U0233042

护理教师必读
——实用教学指导

Teaching in Nursing
A Guide for Faculty

（第 5 版）

原　著　［美］Diane M. Billings
　　　　［美］Judith A. Halstead

主　译　孙宏玉

北京大学医学出版社

HULI JIAOSHI BIDU——SHIYONG JIAOXUE ZHIDAO（DI 5 BAN）
图书在版编目（CIP）数据

护理教师必读：实用教学指导：第 5 版 /（美）黛
安·比林斯（Diane M. Billings），（美）朱迪思·霍尔
斯特德（Judith A. Halstead）原著；孙宏玉主译 . —
北京：北京大学医学出版社，2019.4（2020.12 重印）
书名原文：Teaching in Nursing：A Guide for
Faculty，5th ed

ISBN 978-7-5659-1971-8

Ⅰ . ①护… Ⅱ . ①黛… ②朱… ③孙… Ⅲ . ①护理学
－教学参考资料 Ⅳ . ① R47

中国版本图书馆 CIP 数据核字（2019）第 049128 号

北京市版权局著作权合同登记号：图字：01-2017-8729
ELSEVIER
Elsevier（Singapore）Pte Ltd.
3 Killiney Road，#08-01 Winsland House I，Singapore 239519
Tel：（65）6349-0200；Fax：（65）6733-1817

Teaching in Nursing，5th edition
Copyright © 2016，Elsevier Inc. All rights reserved.
Previous editions copyrighted 2012，2009，2005，1998
ISBN-13：9780323290548

This translation of Teaching in Nursing，5th edition by Diane M. Billings，Judith A. Halstead was undertaken by Peking University Medical Press and is published by
arrangement with Elsevier（Singapore）Pte Ltd.
Teaching in Nursing，5th edition by Diane M. Billings，Judith A. Halstead 由北京大学医学出版社进行翻译，并根据北京大学医学出版社与爱思唯尔（新加坡）
私人有限公司的协议约定出版。
《护理教师必读——实用教学指导》（第 5 版）（孙宏玉 主译）
ISBN：978-7-5659-1971-8
Copyright © 2019 by Elsevier（Singapore）Pte Ltd. and Peking University Medical Press.
All rights reserved. No part of this publication may be reproduced or transmitted in any form or by any means，electronic or mechanical，including photocopying，
recording，or any information storage and retrieval system，without permission in writing from Elsevier（Singapore）Pte Ltd. Details on how to seek permission，
further information about the Elsevier's permissions policies and arrangements with organizations such as the Copyright Clearance Center and the Copyright Licensing
Agency，can be found at our website：www.elsevier.com/permissions.
This book and the individual contributions contained in it are protected under copyright by Elsevier（Singapore）Pte Ltd. and Peking University Medical Press（other
than as may be noted herein）.

注意
本译本由 Elsevier（Singapore）Pte Ltd. 和北京大学医学出版社完成。相关从业及研究人员必须凭借其自身经验和知识对文中描述的信息数据、方法、
策略、搭配组合、实验操作进行评估和使用。由于医学科学发展迅速，临床诊断和给药剂量尤其需要经过独立验证。在法律允许的最大范围内，爱思唯
尔、译文的原文作者、原文编辑及原文内容提供者均不对译文或因产品责任、疏忽或其他操作造成的人身及 / 或财产伤害及 / 或损失承担责任，亦不对由
于使用文中提到的方法、产品、说明或思想而导致的人身及 / 或财产伤害及 / 或损失承担责任。

Published in China by Peking University Medical Press under special arrangement with Elsevier（Singapore）Pte Ltd. This edition is authorized for sale in the People's
Republic of China only，excluding Hong Kong SAR，Macau SAR and Taiwan. Unauthorized export of this edition is a violation of the contract.

护理教师必读——实用教学指导（第 5 版）

主　　译：孙宏玉
出版发行：北京大学医学出版社
地　　址：（100083）北京市海淀区学院路 38 号　北京大学医学部院内
电　　话：发行部 010-82802230；图书邮购 010-82802495
网　　址：http://www.pumpress.com.cn
E - m a i l：booksale@bjmu.edu.cn
印　　刷：北京溢漾印刷有限公司
经　　销：新华书店
责任编辑：赵　欣　　责任校对：靳新强　　责任印制：李　啸
开　　本：787 mm×1092 mm　1/16　印张：36　字数：853 千字
版　　次：2019 年 4 月第 1 版　2020 年 12 月第 2 次印刷
书　　号：ISBN 978-7-5659-1971-8
定　　价：160.00 元
版权所有，违者必究
（凡属质量问题请与本社发行部联系退换）

谨以此书献给所有通过教学缔造护理专业未来的护理教育工作者！

主　译　孙宏玉

副主译　苏艾琳　安力彬　杨晔琴　赵　岳　唐四元
　　　　　郝玉芳　张立力　刘彦慧　周谊霞　周　芳

译者与审校者（按姓名汉语拼音排序）

安力彬　大连大学护理学院　　　　　　孙　颖　北京中医药大学

毕怀梅　云南中医药大学　　　　　　　孙玉梅　北京大学护理学院

蔡端颖　南通大学医学院　　　　　　　唐四元　中南大学湘雅医学院

董超群　温州医科大学　　　　　　　　王冰飞　河北医科大学

范宇莹　哈尔滨医科大学　　　　　　　王　强　河南大学医学院

郝玉芳　北京中医药大学　　　　　　　王　跃　天津医科大学

胡　韵　上海交通大学医学院　　　　　肖　霖　南方医科大学

吉彬彬　湖南中医药大学　　　　　　　徐志晶　上海交通大学医学院

李现红　中南大学湘雅医学院　　　　　颜巧元　华中科技大学同济医学院

刘芃汐　天津中医药大学　　　　　　　杨晔琴　温州医科大学

刘彦慧　天津中医药大学　　　　　　　岳　彤　大连大学护理学院

马　腾　内蒙古医科大学　　　　　　　张立力　南方医科大学

石贞玉　河南大学医学院　　　　　　　张　羽　河北医科大学

苏艾琳　汕头大学医学院　　　　　　　赵　岳　天津医科大学

孙宏玉　北京大学护理学院　　　　　　周　芳　徐州医科大学

孙　玫　中南大学湘雅医学院　　　　　周谊霞　贵州医科大学

秘　书　孙　颖　岳　彤　章飞飞

译者前言

随着医疗行业不断专业化、人性化的发展趋势，护理工作作为整个医疗工作的重要组成部分，在医疗保健中也发挥着越来越重要的作用，护理教育体系也从单一层次的中等护理教育转向了由中专、大专、本科、硕士研究生、博士研究生组成的中等、高等多层次护理教育。当今社会，人们对于健康的需求随着社会及经济条件的改善而提高，中国的护理事业也将面临新的挑战，包括护理患有慢性疾病的群体、有独特健康需要的不同人群等，这对护理人才的培养质量提出了更高的要求。

虽然当前我国拥有较完善的护理教育体系，但是在教育理念、学科建设、科研能力方面与世界发达国家仍然存在一定的差距。为了解全球最新的护理教育理念和把握全球护理教育研究发展现状，推动我国护理教育学科建设，推进我国护理教育事业改革与发展，我们必须靠新知来指导我们前行，帮助我们了解整个护理行业。有关护理教育的文献数量非常庞大，以往我们很难找到并获取对我们有用的护理教育相关知识。《护理教师必读——实用教学指导》正是这样一本能有效帮助我们了解最新护理教育理念和全球护理教育研究现状的专著，这本书可以帮助我们到达护理教育文献宝库的入口，从中获得国外护理教育的更多相关知识，从而获取更大的智慧。

《护理教师必读——实用教学指导》第5版原著较前几版增加了许多章节，并且邀请了更多的护理教育专家、学者共同参与，是一本充分展示了护理教育一线教师和护理教育管理者推动教育教学改革、提高教学水平、提升医学教育研究能力的指导性书籍。也非常期待中国护理教育专家能走向国际护理教育舞台。

长期以来，北京大学医学出版社对护理教育给予高度的重视，并且对本书的翻译出版工作也给予了大力支持，在此深表感谢！第5版的翻译工作也得到了北京大学、北京中医药大学、大连大学、贵州医科大学、南方医科大学、汕头大学、天津医科大学、天津中医药大学、中南大学、温州医科大学、徐州医科大学、哈尔滨医科大学、河北医科大学、云南中医药大学、南通大学、上海交通大学、湖南中医药大学、内蒙古医科大学、河南大学、华中科技大学等多所院校的大力支持，本书的顺利出版与各院校参与老师的宝贵付出密不可分。在此，我向各院校及工作团队成员表示由衷的感谢！为保证翻译内容忠实于原著，主译和全体译者尽最大努力，反复斟酌、修改，但由于水平有限，书中仍难免有疏漏与不当之处，在此恳请读者朋友们批评雅正！

孙宏玉

原著前言

当我们回顾本书作为护理教师使用指南的这近20年时，我们欣喜地发现护理教育和护理实践已经发生了惊人的变化，同时也惊讶于护理教育者砥砺前行、努力发展护理教育科学以及改善教学实践的决心。我们注意到早期的护理教育较多地依赖于由高等教育和教育心理学发展来的理论和实践，然而当前护理教育实践的最佳证据越来越多地来源于我们自己的护理学科。我们还注意到，健康照护的重心已经转变为以患者为中心的护理，从急救照护向基础社区服务转变，并且新出现的学科——互联医疗正在改变护士的角色。以上所有这些变化都提示护理教育者要认真思考他们为学习者做的教学设计，以帮助未来的毕业生做好相应的实践准备去适应不断变化的健康照护体系。未来的护士必须有获取、评估和综合分析庞大信息的能力，有使用临床决策工具的能力，能作为跨学科健康照护团队的成员与患者进行有效沟通的能力，并能为实现患者安全作出临床决策。为了做到这些，需要教育者指导学生进行更高层次的、有深度和应用性的学习，从而使学生能够对他们将来工作所处的复杂的健康照护环境有所准备。同时，护理教育者的角色也发生了转变，因为我们现在在"互联教室"中鼓励学生为达到跨专业目的进行主动学习，我们需要不断调整策略以适应具有不同文化背景和不同语言的学生个体，我们需要设计护理项目中可促进学科发展的课程。各种教育项目的设计目的是让毕业生能适应不断变化的健康照护系统并做好准备，这需要护理教育专家进行课程设置和课程评估，与同事们在实践中在多学科领域进行合作，并且能从护理教育本身出发来倡导资助和制订政策。

我们出版这一版的 *Teaching in Nursing* 一书以帮助护理教育者应对护理学术领域和实践领域的变化。例如：

- 护理教育者的高级实践角色的范围和标准在这本书中被定义得更加明确，并且这一定义有循证的核心能力作为支持。现在可以取得护理教师认证并作为护理教师从教的凭证。第1章描述了近期通过循证得出的教师能力要求以及教师角色的演变。随着教育环境为适应多重影响而不断变化，新手和经验丰富的教师都需要在他们的职业生涯中持续发展。

- 教育者必须做好准备在课堂中做到"翻转""互联化"和全球化。现在的很多班级由不同年龄、年代、性别、种族背景、民族、宗教、语言和学习风格的学生组成。教师必须能满足不同学生的需求，开展包容式教学，选择能吸引各种群体和个人的教学策略，将教育技术融入教学中，在面对大班学生时也能做好课堂管理。为了满足不同类型的教学需要，我们已经更新了一些章节内容，探讨如何满足不同学生的需求，主动地管理课堂学习环境，进行多元文化教育，并且增加一个新的章节专门介绍互联教学。

- 学生将在一个不断变化的健康照护环境中进行实践，在这里，跨专业实践和协作实践成为常态。现在有些教学采取新的临床模式，如使用专用的教育单元和住院医师项目，其目的是使护理教育环境更加紧密地契合于临床现实。与此同时，临床导师、助教和兼职教师在临床教学中急剧增加，他们在向教师角色转变时都要以护理教师角色为导向。临床实习点和临床教师的短缺以及从急救照护到社区保健的转变将使教师发展新的和有针对性的临床教学模式，以保障从互联课堂到临床实践学习的有机联系。诸如模拟教学和展开式案例研究的策略是临床教学的补充。有关临床学习经验和模拟教学的章节在本书中被大幅度修改，并且我们增加了关于跨专业教育的新章节。

- 护理教育者对于新型学术课程的需求进行反馈，最显著的就是护理实践博士学位（DNP）项目，因此，课程开发和课程评估章节的重要性突显出来。教师必须能建立动态且流畅的课程结构和流程，以适应健康照护系统的不断变化。发展能够促进课程间无缝过渡的学术发展模式将持续成为教师必须关注的课程发展的一部分。开发护理预科课程和研究生课程的复杂性十分明显，为此，我们在两个不同的章节中更新和增加了关于课程设计和发展的

相关信息，并且修订了有关课程开发的章节。鉴于持续质量改进以及达到由州委员会和国家认证机构制订的教学质量标准的重要性，我们也修订了关于项目认证这一章节。

- 护理教育者响应政府增加学士学位和博士学位毕业生的号召，以及终身学习要求，这就决定了将出现越来越多的远程护理项目和继续教育课程。学生和教师都在寻找可获得的、可参与的、可互动的教育方式。教育者发现他们在拥有多媒体投影能力的高科技教室里，可以利用电子智能系统、智能手机或其他社交媒体进行教学设计。教育者发现他们同时在进行网络教学和混合式教学，并使用网络研讨会和视频会议与全球的学习者相联系。我们据此修订了关于互联课堂、远程教育及在线学习环境的章节。所有教师都必须做好准备，要有效地利用现有普及的信息技术知识来促进主动学习，从而使教学变得更为便利。

这一版本的 *Teaching in Nursing* 面向的人群有：正在准备教学的护士，近期成为护理教师的护士或正在寻求应如何克服日常教育挑战的教育者，以及期望将来进行教学改革的经验丰富的教师。本书也将适用于将临床实践和教学结合的护士导师、助教或兼职护理教师，以及希望成为专职教师的研究生或助教。由于当前护理教育者的短缺，持续地为未来的护理教师提供培训和指导至关重要。我们希望这本书能够对以能力为导向的教育者角色的有效实践提供必需的指导，以帮助未来的护理教师们做好准备。

本版在修订过程中既借鉴了基础工作，

同时也结合了近期在护理、教育和相关领域的研究成果。我们试图找到理论和实践之间的平衡，并且希望读者不仅要寻求新的证据，也要在课堂上验证其实用性。

我们将继续把这本书当作一本指南，以教师角色为蓝本描述了教学模式和方法，教师与学生互动，开发课程，设计学习经历，使用科技和学习资源，以及评价学生、教师、课程和项目等内容。虽然这本书分为5篇，但护理教学是一个整体的过程，我们鼓励读者根据自己的需要和教学实践选择合适的章节阅读。

我们建议读者将这本书作为护理教学的指南和资源，但也要认识到，具体实施时必须要适应所在机构的价值观、使命以及教师个人的风格和理念。我们希望通过这本书激发教师结合自己教学实践经验开展教学学术活动，应用和评估新方法促进教学与学生间的互动或促进包容式学习，引导他们开展在课堂和临床环境中的教育研究。

近20年前，当我们完成这本书的第1版的时候，我们这样做是因为我们相信护理教育者是一个让人兴奋和有意义的角色，需要长期的培训和发展。我们的目标是为教师提供全面的资源，这会帮助他们作为护理教育者发展实践。我们始终相信，这是一个激动人心的时代，从事护理教育、对护士进行教学，对于即将承担这项责任的人们来说，这项事业充满许多挑战、给予和回报。我们希望这本书能为那些从事教学活动的未来的专业（我们的学生们）提供足以促使教学角色取得更大成就的资源。

Diane M. Billings
Judith A. Halstead
2015 年 10 月

原著致谢

我们感谢在这本书中与我们和读者分享了他们的经验和专业知识的作者。我们仍旧重视并信任原章作者的作品，承认其他编者的工作，并欢迎新加入的编者。我们也要感谢那些提供了深刻见解的审校者，以及许多过去几年使用过这本书的护理教育者。*Teaching in Nursing* 是一本公开的、需要同行评议的书，我们感谢来自不同领域的读者的反馈。

感谢那些在本书创作过程中提供便利的人们。我们特别感谢 Louise Clendenen 在行政管理方面的支持，她的组织能力对我们在准备初稿方面给予了巨大的帮助。我们也向 Elsevier 公司的 Robin Carter、Laura Goodrich 和 Lee Henderson 致谢。

我们感谢我们的家人和同事一如既往地在整个项目中不断的支持和鼓励。我们也特别感谢我们的学生，他们也是我们在护理教学工作中的向导。

Diane M. Billings

Judith A. Halstead

原著者名单

Bimbola Akintade, PhD, MBA, MHA, ACNP-BC, CCRN
Assistant Professor and Specialty Director,
    Adult Gerontology Acute Care Nurse
Practitioner/Clinical Nurse Specialist DNP Specialty
University of Maryland, Baltimore
Baltimore Maryland,
Chapter 18

G. Rumay Alexander, EdD, MSN, BSN, FAAN
Clinical Professor and Director, Office of
    Multicultural Affairs
University of North Carolina at Chapel Hill
    School of Nursing
Chapel Hill, North Carolina
Chapter 16

Halina Barber, PhD, MS, RN
Assistant Professor
University of Portland
Portland, Oregon
Chapter 5

Diane M. Billings, EdD, RN, FAAN, ANEF
Chancellor's Professor Emeritus
Indiana University School of Nursing
Indianapolis, Indiana
Chapter 24

Wanda Bonnel, PhD, RN, APRN, ANEF
Associate Professor
University of Kansas School of Nursing
Kansas City, Kansas
Chapter 25

Mary P. Bourke, PhD, MSN, RN
Assistant Dean, Associate Professor
Indiana University
Kokomo, Indiana
Chapter 22

Lori Candela, EdD, RN, APRN, FNP-BC, CNE
Associate Professor
School of Nursing University of Nevada, Las Vegas
Las Vegas, Nevada
Chapter 13

Linda S. Christensen, EdD, JD, MSN, RN, CNE
Chief Administration Officer
National League for Nursing
Washington, DC
Chapter 3

Jeanne R. Conner, MN, APRN, FNP-C
Nursing Instructor/Course Coordinator
Montana State University-Bozeman
Billings, Montana
Chapter 14

Diann A. DeWitt, PhD, RN, CNE
Professor/Director RN-BSN Option
Colorado Christian University
Lakewood, Colorado
Chapter 23

Peggy Ellis, PhD, RN, FNP-BC
Dean, School of Nursing and Allied a Health
    Sciences
Lindenwood University
St. Charles, Missouri,
Chapter 26

Mary L. Fisher, PhD, MSN, RN
Professor Emeritus, Indiana University
Clinical Professor, University of Florida
Sun City Center, Florida
Chapter 1

Betsy Frank, PhD, RN, ANEF
Professor Emerita
School of Nursing, Indiana State University
Terre Haute, Indiana
Chapter 4

Joan L. Frey, EdD, MSN, RN
Interim Vice President for Academic Affairs,
    Dean—Louisville Campus
Interim Dean—Cincinnati Campus
Galen College of Nursing
Louisville, Kentucky
Chapter 2

Barbara Manz Friesth, PhD, RN
Clinical Associate Professor/Assistant Dean of
  Learning Resources
Co-Director of the ELITE Center—Encouraging
  Learning, Innovation and Technology
Excellence
Indiana University School of Nursing
Indianapolis, Indiana
Chapter 20

Karen Grigsby, PhD, RN
Associate Professor, Interim Director MSN Program
College of Nursing
University of Nebraska Medical Center
Omaha, Nebraska
Chapter 9

Paula Gubrud, EdD, RN, FAAN
Senior Associate Dean for Education
Oregon Health & Science University
School of Nursing
Portland, Oregon
Chapter 17

Susan M. Hendricks, EdD, RN, CNE
Associate Professor
Associate Dean for Undergraduate Programs
Indiana University School of Nursing
Indianapolis, Indiana
Chapter 8

Betty J. Horton, PhD, CRNA, FAAN
Manager for the International Federation of
  Nurse Anaesthetists'
Anaesthesia Program Approval Process
  (IFNA–APAP)
Tower Hill, Illinois
Chapter 27

Barbara A. Ihrke, PhD, RN
Vice President of Academic Affairs, School of
  Nursing
Indiana Wesleyan University
Marion, Indiana
Chapter 22

Pamela R. Jeffries, PhD, MSN, RN, FAAN, ANEF
Dean and Professor of Nursing
George Washington University
Washington, DC
Chapter 18

Jane M. Kirkpatrick, PhD, RNC-OB, ANEF
Head, School of Nursing
Associate Dean, College of Health and Human
  Sciences
Purdue University
West Lafayette, Indiana
Chapter 23

Michael J. Kremer, PhD, CRNA, FNAP, FAAN
Professor & Director
Nurse Anesthesia Program
Rush University College of Nursing & Co-Director
Rush Center for Clinical Skills and Simulation
Chapter 27

Susan Luparell, PhD, APRN, ACNS-BC, CNE, ANEF
Associate Professor/Faculty
Montana State University
Bozeman, Montana
Chapter 14

Julie McAfooes, MS, RN-BC, CNE, ANEF
Web Development Manager
Chamberlain College of Nursing
Downers Grove, Illinois
Chapter 21

Carla Mueller, PhD, RN
Professor, Department of Nursing
University of Saint Francis
Fort Wayne, Indiana
Chapter 12

Janet M. Phillips, PhD, RN, ANEF
Director RN to BSN Degree Completion Program
Clinical Assistant Professor, Indiana University
  School of Nursing
Governor-at-large, National League for Nursing
Indianapolis, Indiana
Chapter 15

Ann M. Popkess, PhD, RN, CNE
Assistant Professor
Southern Illinois University Edwardsville
Edwardsville, Illinois
Chapter 2

Martha Scheckel, PhD, RN
Professor and Chairperson
Winona State University Department of Nursing
Winona, Minnesota
Chapter 10

Elizabeth Speakman, EdD, RN, ANEF, FNAP
Co-Director, Jefferson Center for Interprofessional
    Education, Associate Professor of Nursing
Thomas Jefferson University
Philadelphia, Pennsylvania
Chapter 11

Dori Taylor Sullivan, PhD, RN, NE-BC, CPHQ, FAAN
Principal Consultant
Leadership/Education/Quality Consulting
Stuart, Florida
Chapter 6

Sandra M. Swoboda, RN, MS, FCCM
Research Program Coordinator/Simulation
    Educator, Simulation Team Coordinator
Johns Hopkins University Schools of Medicine
    and Nursing
Baltimore, Maryland
Chapter 18

Theresa M. "Terry" Valiga, EdD, RN, CNE, ANEF, FAAN
Professor and Director, Institute for Educational
    Excellence
Duke University School of Nursing
Durham, North Carolina
Chapter 7

Brent W. Thompson, PhD, RN
Associate Professor, Department of Nursing
West Chester University of Pennsylvania
West Chester, Pennsylvania
Chapter 19

Linda M. Veltri, PHD, RN
Clinical Assistant Professor
Oregon Health and Science University
Ashland, Oregon
Chapter 5

原著审校者

Amanda Alonzo, PhD, RN
Faculty, School of Nursing
Ohio University
Athens, Ohio

Mary Barrow, PhD, RN
Interim Coordinator
Delgado Community College—Charity School of
    Nursing
New Orleans, Louisiana

Suzanne M. Clark, RN, MS
Trauma Critical Care Clinical Nurse Specialist
Commander, Nurse Corps, U.S. Navy (Retired)
Adjunct Professor
California Baptist University
Riverside, California

Tina Covington, RN, MN, CCRN, CNE
Professor, Nursing Faculty
Delgado Community College—Charity School of
    Nursing
New Orleans, Louisiana

Lisa Davis, PhD, RN, NC-BC
Professor
West Texas A&M University
Canyon, Texas

Michelle De Lima, DNP, APRN, CNOR, CNE
Assistant Professor
Delgado Community College—Charity School of
    Nursing
New Orleans, Louisiana

Michelle Dellaria Doas, EdD, MSN, RN
Associate Professor
Chatham University
Pittsburgh, Pennsylvania

Kristina Thomas Dreifuerst, PhD, RN, CNE, ANEF
Assistant Professor
Indiana University
Indianapolis, Indiana

Michelle L. Edmonds, PhD, FNP-BC, CNE
Professor of Nursing
Jacksonville University
Jacksonville, Florida

Ruth Fiedler, EdD, PMH-CNS, CNE
Assistant Professor
Rush University College of Nursing
Chicago, Illinois

Cris Finn, PhD, FNP, RN
Associate Professor
Regis University
Denver, Colorado

Sandy Forrest, PhD, MSN, MEd, LPC
Professor and Master of Science in Nursing
    Program Director
Colorado Mesa University
Grand Junction, Colorado

Wendy Garretson, MN, RN, CCRN, CNE
Associate Professor
Delgado Community College—Charity School of
    Nursing
New Orleans, Louisiana

Suzanne Kim Genovese, PhD, MSN, MSA, RN-BC, CNE
Associate Professor, Coordinator of
    International Students, MHA and HCL
    Program
Valparaiso University
Valparaiso, Indiana

Lynn George, PhD, RN, CNE
Inaugural Dean
Carlow University's College of Health and
    Wellness
Pittsburgh, Pennsylvania

Linda Gibson-Young, PhD, ARNP, FNP-BC, CNE
Assistant Professor
University of Central Florida
Orlando, Florida

Joannie S. Hebert, PhD, RN, CNE
Instructor, Southeastern University School of
　Nursing, Baton Rouge Campus
Southeastern Louisiana University
Hammond, Louisiana

Sarah Jackson, RDH, MS
Associate Professor of Dental Hygiene
Eastern Washington University
Spokane, Washington

Maria Lauer-Pfrommer, PhD, RN, APN-C, CNE
Doctor of Nursing Practice (DNP) Learner
Duke University
Durham, North Carolina

Frances D. Monahan, PhD, RN, ANEF
Consultant Faculty
Excelsior College
Albany, New York
Adjunct Faculty
University of Arkansas at Little Rock
Little Rock, Arkansas

Bridget K. Parsh, RN, CNS, EdD
Associate Professor
Sacramento State University
Sacramento, California

Patricia M. Price, EdD, MSN, RN
Assistant Professor Rowan University
Rowan University
Glassboro, New Jersey

Margaret Reneau, PhD, MSN, RN
Online Nursing Faculty
Saint Xavier University School of Nursing
Chicago, Illinois

Rachel Spector, RN, PhD, CTN-A, FAAN
Associate Professor, Capstone Program
Boston College
Chestnut Hill, Massachusetts

Jason T. Spratt, PhD
Dean of Students
Indiana University–Purdue University
　Indianapolis
Indianapolis, Indiana

Anita M. Stineman, PhD, RN
Associate Clinical Professor
College of Nursing, University of Iowa
Iowa City, Iowa

Kimberly Kilpatrick Uddo, RN, DNP, CNE, CCRN
Professor
Delgado Community College—Charity School of
　Nursing
New Orleans, Louisiana

Ethel Ulrich, DNP, APRN, ANP-BC
Assistant Professor, Division of Nursing
Molloy College
Rockville Centre, New York

Francene Weatherby, RN, PhD, ANEF
Professor
University of Oklahoma, College of Nursing
Oklahoma City, Oklahoma

Peggy A. Weissinger, EdD, MBA
Associate Dean of Evaluation and Educational
　Scholarship
Georgetown University School of Medicine
Washington DC, Maryland

Diane M. Wink, EdD, FNP-BC, FAANP
Family Nurse Practitioner
Professor, College of Nursing
University of Central Florida
Orlando, Florida

目 录

第 1 篇

教师与学生

Faculty and Students

第 1 章

护理教学：教师的角色
Teaching in Nursing：The Faculty Role

Mary L. Fisher, PhD, MSN, RN

（孙 玫 译）

随着时间的变迁，护理教育已经从服务行业转向学院和大学校园，教师职能也逐渐演变得越来越复杂。高等教育和护理学的发展对护理教育产生了巨大的影响。

护理教育经历了深刻的变革，而推动这些变革的驱动力为数众多且难以分割。这些驱动力包括严重短缺的护理师资、日益增强的社会文化多元性、教育和卫生保健领域的经费削减、由医疗改革带来的医疗服务的变化、循证实践的整合、对高学历护士的需求、科技的进步和随之而来的知识爆炸、终身学习的需求、教育重心从教向学的转变，以及公众对教育成果公信度的要求增加等。联邦政府和其他部门呼吁，在高等教育机构中设立更多的学生评估点，以证明高等院校为学生提供学习经验的努力有成效（Dwyer, Millett, & Payne, 2006）。这些也仅仅是护理教育者们在履行其职责时必须考虑的部分问题。

在预期护士岗位短缺持续几十年的背景下要求护士维持精湛的临床技能，是对护理教育者们提出的更为严峻的挑战（Beck & Ruth-Sahd, 2013）。护理教育者的另一项工作压力来自维持其专业资格认证的要求。除了临床（职业）资格证书，护理教育者目前还可以选择通过美国国家护理联盟（National League for Nursing，NLN）的学术护士教育认证项目取得注册护理教育者（certified nurse educator，CNE）的认证（NLN, 2014）。这种教学专长的认证有利于缩小日渐加大的实践和教育间的差距。截至 2013 年，已有 3800 余名护理教育者取得CNE 证书（Hagler, Poindexter, & Lindell, 2014）。预计到 2016 年，取得 CNE 证书的护理教育者人数将达到 5000 人。

为了满足对注册护士的预期需求，护理教育必须提高学生的毕业率，特别是高学历学生的毕业率［Institute of Medicine（IOM），2010；US Department of Health and Human Services，2010］。美国护理学院协会（American Association of Colleges of Nursing，AACN）指出，由于教学师资和临床资源短缺，有 78 089 位合格的申请者被本科和研究生护理教育拒之门外（AACN, 2014）。美国医学会在 2010 年发布的《护理的未来》报告中呼吁，到 2020 年，80%的护士将需要具有学士学位，而且取得博士学位的护士人数也将会翻倍。但同时，由美国护理学院协会、美国护士协会、美国护士行政官员组织以及美国国家护理联盟组成的护理联盟委员会（2010）公布，有资质的护理教师严重不足。截至 2009 年，全职护理教师中只有 1/4 具有博士学位，2/3 的教师仅有硕士学位（Kaufman，2010）。

医疗机构对更多高等学历护士的需求与护理师资的严重短缺给护理教育和正试图满足这一不断增长需求的护理教师们带来极大的负担，护理教育者正努力满足不断增长的高等教育需求。由于学生过多，有限的师资无法满足过大的需求，护理教育正面临着危机。

预计未来 10 年，500 000 名教师的退休将使护理师资的短缺局面雪上加霜（Aiken，2011）。2009 年的统计数据显示，将近 76% 的全职护理教师年龄超过 45 岁（Kaufman，2010）。据 AACN 报告："具有博士学位的教授、副教授、助理教授的平均年龄分别为 61.6 岁、57.6 岁和 51.4 岁；具有硕士学位的教授、副教授、助理教授的平均年龄分别为 57.1 岁、56.8 岁和 51.2 岁"（Nursing Faculty Shortage Fact Sheet，2015，http://www.aacn.nche.edu/media-relations/FacultyShortageFS.pdf）。AACN 还发现，每个护理院校平均每年有接近 2 个全职岗位招聘不到教师。

除了退休以外，教师以惊人的速度离职还受到其他因素的影响。明确的影响教师流失的因素中，包括工作强度、对终身职位的需求、缺乏和睦融洽的气氛以及不具竞争力的薪酬。促进教师留任的满意因素包括教师身份认同（自主性和角色定位）、科研满意感以及在学术界的归属感（Tracy & Fang，2011）。

鉴于高校教师面临的这些挑战，他们必须寻找新的教学方法和履行教师角色。Benner、Sutphen、Leonard 和 Day 等学者（2010）呼吁，对护理学生的教育方式需彻底改变。依据选择的护理教育方案研究结果，他们发现目前的护理专业教育存在许多弊端，包括薄弱的课堂教学法，理论和临床实践无法结合，学生的临床思维和探究能力发展差。他们提出了 26 条建议以改革护理教育，呼吁进行重要的范式转移。如果这些目标能够实现，未来将需要护理教育者支持改革，致力于改变和向前推进。

本章将简要阐述教师角色的历史观点，概述未来的发展趋势，明确教师的职责和权利，描述教师任职、晋升、获得终身职位的过程。另外将讨论教师作为学术奋斗者，其教学能力的发展，以及为了适应目前和未来的需求，教师角色变化的意义。

历史视角：高等教育中的教师角色

随着美国高等教育角色的演化，教师在学术界的角色也在不断发展。美国高等教育史可以分为三个重叠的发展阶段（Boyer，1990）。

第一个发展阶段是殖民时代。受到英国传统的深厚影响，教师在殖民时代学院的角色相对单一，那就是教（学生）。教育系统是"为了教育并提升下一代人的道德"（Boyer，1990，p.4）。教师被认为是崇高的职业，是为了培养学生个性发展，并帮助培养其在国民和宗教方面具有领导力。直到 19 世纪，大学仍然以教为主要任务。

渐渐地，教育的重心从个人发展转移到了国家层面，标志着高等教育发展的第二阶段。一些立法，如 1862 年的莫里尔法案和 1887 年的哈奇法案，帮助树立了公众对教育的期望，在传统教师角色（教学生）中增加了一些服务职责。根据这些立法向每个州提供资金和土地，支持农业和工业领导者的教育。大学和学院为了其共同利益接受了这项教育使命（Boyer，1990）。教育系统被期望为美国国家商业和工业提供服务。

19世纪70年代，第一批正式护士学校在美国建立。为了满足医院的服务需求，护理专业学历证书教育在医院开设。护理教师在医院一边从业，一边教新护士独立工作的方法。护理学生则是在医院边做助手边学习。

19世纪中叶，东海岸的许多大学掀起了投入科学发展的浪潮（Boyer，1990），这也标志着高等教育第三阶段的开始。高校教师的预期角色增加了通过研究成为学者的内容。随后，对科研的重视由于联邦政府对学术研究的大力支持得到了提高，并且从二战开始一直延续到战后时期。

渐渐地，随着教师获取研究经费并进行研究在全国各大院校中逐渐推广开来，教学和服务不再是评价教育机构学术荣誉和成果的重要指标。教师发现，即便在教学和临床服务方面有很高的造诣和成就，但如果没有获基金资助的研究项目和论文发表，获得终身职位也变得越来越困难。自从护理教育被纳入大学体系，护理学科和其他传统以学术为基础的学科一样，对教师设置了相同的研究成果评价标准。值得注意的是，虽然对研究的强调仍在继续，各院校在其宗旨和策略规划方面有很大的差异。希望成为教师的人应当在那些宗旨与其兴趣和资质相符的教育机构中寻求供职的机会。

高等教育中教师角色的未来

随着政治环境和医疗改革的迅速变化，护理教师的角色正受到显著的影响。其中资源的缩减、公众监督的加强和期望的提高，给高等教育师资带来了沉重的压力。《患者保护与平价医疗法案》（2010）引起对医疗卫生的改进，要求更新护理课程，以确保护理毕业生具备未来所需的能力。目前，越来越强调教师在不减少学术研究任务的情况下完成教学。同时，护理教师也负责教育过程的结果评价。许多教学机构正在重新审视护理教师在教学、科研和服务的角色平衡与其机构使命保持一致性的问题。

随着高校教育的重心从"教"到"学"的转变，教学策略也正在发生一场革命。单纯依赖讲授已不再是大众乐于接受的教学方法。教师将先进科学技术融入教学，并充分调动学生主动参与学习过程的积极性。随着学生学习的地点从结构化的教室变成了更大的包括家庭、社区和临床在内的学习环境，计算机辅助课程和模拟技术的使用将成为未来高等教育的模式。当今学生多元的生活方式，对学习途径便捷性和灵活性的需求不断提高，使得远程教育策略将发挥越来越重要的作用。

此外，未来的护理服务体系将向以社区为基础、以消费者为导向转变。重点将从急症护理转变为加强初级保健，如此一来必将对本科和研究生的护理课程体系产生一定影响。

然而少数民族在护理教育项目中的表现仍持续存在差距，几十年内一直保持在10%。因此，有必要在弱势族群扩大护理毕业生规模。即使护士招聘已经向少数民族倾斜，所有护士仍必须提高他们的文化能力，以满足美国少数种族人口持续增长带来的医疗护理需求。

据美国护理学院协会（2010）报告，博士学历护士人力储备的需求不断增长，他们不仅从事教学，而且收集和分析必要的数据，以对卫生保健工作有效性和未来发展趋势做出评估。这一针对高级护理人员需具备护理博士学历的临床举措，使护士攻读博士学位的需求大大增加。大多数护理教育项目（61.4%）显示，由于合格师资的缺乏，无法接收更多的学生，这些项目预示着各项目日益增长的师资需求。上述问题均将护理教师置于护理资源短缺的核心地位。

教师在学术界的权利与职责

在美国，教授阶层一直享有诸多权利，包括有权自主管理大学。管理权利包括参与院系和大学各委员会，主要是学术和工作场所方面的问题，如教师事务、学生事务、课程设置和项目评估，以及向行政人员提供咨询。教师与行政人员合作，可共同解决大学和社区所面临的问题。由于在院系、学院或大学级别的委员会或工作组任职，教师在某种程度上被认为是"大学公民"。在国家护理机构中担任领导职务，也是对教师服务功能的一个期望。

由于公众对教师产出效率寄予越来越高的期望，教师的管理职能并没有受到学术界之外人士的高度重视（Plater，1995）。因此，尽管不能占用太多的时间，也必须建立维持教师在行政工作中参与度的机制。

教师的核心职责是在教学机构内进行教学和学习。校董会和行政人员将教与学过程中的大部分决策权下放给教师。教师的责任不仅包括教学内容的传授，而且包括课程开发和评估、学生评价方法的制订和毕业要求的设定（Trower & Gitenstein，2013）。

知识产权、版权和《公平使用法》是教师和学生可以使用由教师、学生和其他人创作的成果的法律基础。然而，在线课程内容的简单获取性增加了该问题的复杂性，使课程资源的剽窃更加普遍，同时也可以通过软件的使用，曝光剽窃者。为此，大多数学术机构都有指导"职务作品"开发的政策，包括课程内容、书面作品和产品。目前，许多大学签订所有权协议，明确有关教师创作成果的利润财务分成。明智的教师应熟知这些制度政策，就会避免对其他教师创作的课程材料和作品的所有权产生误解。

评价是教师的主要职责，包括对学生和同事的评价。同行评价是教师发展的一个重要方面，是晋升和终身职位决策过程中应考虑的一部分。终身教师则参与到公平公正的评价标准的工作中去，并以此作为评判的标准。教师的另一项职责是指导学生。护理教师指导的不仅是护理专业学生，还有身为教师和学者的其他教职员工。学生指导是贯穿在学术系统和职业生涯中的正规的学术建议、引导、支持和呵护。教师的指导还包括培养、支持和引导教师角色的发展（Jackobson & Sherrod，2012）。当在新学院开始任职时，即使是经验丰富的教师也需要有该机构相关制度规范方面的指导。

为新教师提供指导是高年资教师的一项特别重要的职责，因为护士很少在研究生护理课程中受到学术方面的训练。教师进入一个新的环境，其中存在着与既往实践环境明显不同的潜在规则和期望。教师可从自身的经验中了解学生的角色，但未能近距离看到教师的角色。因此需要通过高年资教师的指导来帮助新教师学习平衡其复杂角色的方法。

护理教师的职责包括教学和科研，以及为学院、大学、社区和护理专业服务。护理教师有责任将服务扩展到大学和当地社区以外的范围，包括在地方、区域和国家各级专业护理组织中担任领导职位，以对国家公共政策的制订产生影响。随着教师职务的晋升和终身职位的进阶，其服务责任增加，并在国内和国际层面承担领导工作。在近期研究中，Young、Stiles、Nelson 和 Horton-Deutsch（2011）发现，大多数护理管理者在没有领悟到这些职责的情况下进入了管理岗位，常常感到措手不及。这些管理者只是用自己的方式行事，用自己的方式发声并逐步达成共识，将他们置于众人所期望的领导角色来回应那些需求。

教师是否能真正成功，取决于个体是否有能力兼顾教师多个角色的方方面面——教学、科研和服务。大多数高校机构要求终身任职的候选人确定一个"卓越领域"，他们任职期间将集中钻研该领域，因此教师尽早精心选择这样一个领域非常重要。通过精心计划和活动筛选，护理教师可以将其临床兴趣融入教学、科研和服务中，从而以最有效的方式达到对其的角色期望。在任职初期，应为教师逐步制订一个 5～6 年的职业发展规划，提供服务，以确保候选人能够达到教师角色各方面的标准。

有些教师在有工会代表的环境中工作。美国大学教授协会（American Association of University Professors，AAUP）可能是最有名的教师工会。教师也可以成为 AAUP 这样一个专业组织的成员，而不属于工会。在有工会的环境中，教师的权利和责任会受谈判合同内容的影响。

教师任职、晋升及终身职位

教师由学院或大学的理事机构任命，与学院的行政部门合作，负责教学、科研和服务（Association of Governing Boards of Universities and Colleges，1996）。教师通过履行各种职责来达到高校和护理学院的宗旨和目标，高校会根据他们的学位和工作经历，在达到特定成果标准的基础上给予晋升及终身教职。教师可在学院的多个部门，包括其他学术部门或服务部门任职。高校机构基于其总体发展宗旨制订晋升及终身教职评定标准，不同机构有所差异。

任职路径

教师可以被任命为各种教职路径中的全职或兼职职位，这个路径可能包括终身职位、临床教师、研究员或讲师。在每一条路径中，教师都有晋升的可能性：从助理教授、副教授到教授。每一个等级都有其对教学、学术和服务的要求，以及在等级中晋升的标准。

在任职中，可在试用期后获得终身聘用合约。试用期通常为 7 年，之后可在护理学院获得终身职位。对终身教职者的再任命，以及对持续服务的审查基于对教学、研究和教师角色中的服务要素的评价，称为终身聘任后评审。非终身职位需要在特定的时间间隔里重新聘任（每年度或每 3～5 年）。

终身教职是为主要负责教学和研究的教师设立的。在大多数护理院校中，终身教职的基本要求是获得博士学位或即将完成博士学历，并且具备优秀的才能和晋升高职称的能力。终身教职的任命要经过任期内试用，需通过多轮评审后才可认定，通常需要经过 7 年的时间。

临床任职路径缺乏任期保护权，已经在许多机构被发展为教育者路径、临床教师路径或教育者-执业者任职路径，这些取决于其被指派的主要职责。这些职位路径的任命基于教学和服务（临床技能或临床联合任用），因为这些路径允许其任职者被晋升为助理教授、副教授和教授。遵循临床任职路径的教职人员通常需要取得博士学位，虽然研究不是临床任职路径的重点，但在这条路径上晋升需要进行临床或教育学术成果的发表。随着大学和学院对终身教职的依赖减少，临床教师的聘用量不断增长。

研究员路径为那些主要职责是通过获得研究资助、公开发表或演讲以传播研究成果的教师设立。尽管研究员也有职责和学生一起工作，在学位论文委员会任职，在专长领域中教学，向学院、学校与专业提供服务，但他们的时间会受到外部研究资助机构的保障。他们的任命以研究计划资助为基准，任命此职位的先决条件是取得博士学位或至少之前有初步的研究经历。

每一所护理学院都规定了任职和晋升（助理教授、副教授、教授）标准，这些标准规定了与教学、学术和服务相关的职责。护理学院也通过设置临时职位来任命教师。

客座职位可以在任何级别被任命，并且任用人员有任职限期（1 年或 2 年），任职者可能是在其他机构休假的人员或者临时聘用人员或是正在考虑学校永久职位的人员。

讲师（有时也被称为教员）被认为是一个职前职位，用于未达到必需资质（通常是最高学位证书）教师的职位任命。一些机构在讲师职位上还有额外的级别（如高级讲师），这样至少允许在这一路径上有一个小的晋升途径。

兼职教师指那些挂名聘用的人员，但其主要聘用合约不在护理学院，而是作为临床导师指导临床教学，或与学生进行研究项目的合作。兼职教师可以在任何一个合适的级别被聘用。

荣誉退休是授予在某个机构作出过重要贡献的退休教师的荣誉称号。拥有荣誉退休头衔的教师有特定的权利，如使用图书馆、计算机服务或得到办公室和秘书处的支持。

学生也可以在某些特定教学岗位工作，如教学助理和辅助教师，这些通常是临时的兼职工作。学生只负责教学或协助教师授课，与全职或兼职教师的职责不同，教学助理必须和一名教师一起工作，以确保工作质量。有教学职责的学生通常会获得一定程度的学费减免，以此作为对他们的一部分补偿。

任职程序

高校的聘用程序与护理服务岗位有一定区别，在护理学院申请教学职位的护士应了解其差异。由院长或大学其他管理人员指定的招聘和筛选委员会负责面试过程。有意向的申请人提交申请表和简历，由委员会筛选。入围的候选人会在适当的时候被邀请接受招聘委员会、护理学院的教师和管理人员以及学院或大学的其他人员的面试。根据申请职位的要求，申请人需介绍他们的研究或展示他们的教学技能。在任命时，申请人档案由晋级与终身教职评定委员会或其他合适的委员会审查，以此向院长建议聘请的职位。

终身职位和晋升

终身职位

终身职位是教师和大学双方相互约定的责任。教职员工被期望保持工作能力和成果产出，如维持高水准的教学、研究、服务和专业行为。在终身职位任职期间，教师也可以晋升职位，通常情况下，在终身任期上也同时晋升到下一个级别。在任期内，教师的学术自由会受到保护。自 1940 年以来，有 200 余所高等院校确立了对学术自由的保障，这保证了教师在教学中自由表达或自由发展研究兴趣，免受政府、学校管理方、学生甚至大众舆论的限制（AAUP，1989）。

另一方面，学术自由不是给教师无限制的权利。例如，教师个人无权修改课程计划、课程顺序、既定课程的内容，或让学生参加与所学课程无关的讨论。由于大学资金紧张和教师不称职的行为，终身职位可以被撤回。最后，终身职位并不能免去教师的绩效考核审查。对此，许多机构都设立了终身职位后的审查程序。

终身职位的聘任是按照公开的标准严格评审教师提交的佐证材料（如简历和档案）而产生的。大多数院校通过机构外部的同行评审来确认需终身聘任的教师具有优秀资质。终身职位或晋升评审通常在教师工作的第 6 年进行，在第 7 年成功通过评审的候选人将获得终身任期。落选的候选人通常被给予 1 年不续聘的提醒（通称"非升即走"）。在聘任时，有重大成就档案记录的教师会被授予可算入终身教职的特定年限，从而缩短任期评审的时间。已在同等级别的院校获得终身教职的教师可受聘为终身任职。每一所高校的护理学院和机构都有特定的聘任程序，被任命为终身任期的教师应在任职前熟知程序和标准。虽然任期和晋升程序看起来有些神秘，但却有明确的标准和规定。目前的观点是聘用那些获得终身职位和晋升很有希望的老师，并通过提供支持和指导，帮助他们在学术界成为成功和优秀的成员。尽管终身任职曾经是教师不容置疑的权利，但也一些质疑它真正的益处的声音，有一些高等教育机构则完全放弃采用此观念。

晋升

晋升指职称的进阶。正如终身教职过程，教师必须提交优秀教学、学术和（或）服务证明，以及符合学校和同行委员会、外部评审人员、学院及学校管理者和理事机构的委员会制订的标准的证据。晋升的标准和程序，如同终身职位的标准，是由教师委员会制订并公布的。

教师在任职期间应熟悉晋升标准和流程，并与负责向教师通告政策和常规程序的主要晋级委员会和终身教职评定委员会及其部门负责人建立联系。如前所述，高年资教师的职责之一是指导初级教师通过任期和晋升程序。一些护理学院会在任用新教师时分配导师；如果没有被分配导师，新任教师应当寻找一位导师。

对教师的指导

教师角色是一个面向多元需求的多层面角色。教师，尤其是新任教师，会发现有一位导师或多位导师传帮带，能够帮助其规划学术生涯并获得成功。和新任教师一样，充当导师同样有助于高年资教师的职业发展（Halatead，Frank，2011）。Singh、Pilkington 和 Patrick（2014）对护理教师任职培训和指导需求进行了研究。辅导涉及"建立一个研究项目，包括如何制订研究计划、建立伙伴关系、树立基金资助机制意识、聘请研究助理和研究生助理、基金标书写作、论文发表，以及平衡教学、研究、服务和个人生活需求的时间管理"（p.7）。从与开发研究项目有关的简短描述可以看出，这个过程的许多方面都受益于更有经验的教师和研究者的参与。教师应当认真思考自身职业发展的需求，并找到能够帮助他们实现职业目标的导师。

教学是一种学术工作

围绕全体教职员工角色的各个方面，Boyer（1990）首次对学术提出新的范式，重新强调了教学是一种学术工作。在学术上，应重新考虑教授优先权，Boyer 呼吁衡量教师在学术方面的成功时，应寻求科研和教学的平衡。他描述教师从事的 4 种学术类型：学术发现、学术整合、学术应用和教学学术。这 4 种类型的学术中，他极大地扩展了之前只有通过研究发现新知识才是学术生产力的狭隘观念。Boyer 的模型支持护理实践模式，该模式呼吁不仅仅是知识的发现，更应该运用知识，并将知识整合到专业实践中。正如 Boyer 所指出的：

> 我们相信，是时候超越陈旧的"教学与研究相对立"的争论了，赋予"学术"这一熟悉而又尊敬的术语更宽泛、更广阔的意义，使所有领域的学术工作都具有合法性。当然，学术意味着从事原创性研究。但学者的工作也意味着从他的研究中退一步，在理论和实践之间寻找关联，建立桥梁，有效地向学生传播知识。具体而言，我们总结出教授可能有 4 个既相互独立又相互重叠的功能，即学术发现、学术整合、学术应用和教学学术（p. 16）。

学术发现

学术发现的传统定义是原创研究或发现新知识（Boyer，1990）。学术发现被视为学术其他三个方面的基础，因为有了新知识的产生，其才能被应用和融合到学科和教学中去。

通过学术发现，用科学的方法形成一个学科强大的知识库。护理循证实践就是基于学术发现产生的。已建立的大多数国家层面的基金拨款用于学术发现，直到最近，许多大学教师的终身职称主要基于其在新知识产生中的贡献。学术发现仍然是包括护理教师在内的许多教师角色的一个重要方面。在联邦级别中，护理方面的研究工作由国家护理学会和特定机构，如美国国立卫生研究院、国立心理卫生研究院和私人慈善基金会支持。

学术整合

学术整合包括学科范围内以及跨学科知识的解释和综合，以丰富知识的内涵和形成新见解的方式进行（Boyer，1990）。学术整合需要不同学科专业人员之间的交流，一起对共同关注的问题形成更全面的看法。综合所有参与专家的意见，对所关注的问题有更全面的了解，并为该问题的解决提出更全面的建议。

长期以来，护理教师把各个学科的知识整合到实践中，使他们具有多种能力以成为研究各种健康问题的跨学科团队中的多产成员。随着当今世界对协同发展、团队建设和跨学科知识共享的强调，学术整合对那些必须站在信息时代最前沿的教师来说，具有越来越重要的意义。护理内容往往建立在学生从其他学科学到的知识的基础上，如生物学和社会科学。学术整合包括设计学习模式，引导学生将以前学到的知识应用到临床情境中，如高保真模拟病人的使用。此时，正有大量的有关模拟病人的学术整合研究成果被发表。

学术应用

学术应用也是护理教师应该擅长的一个学术方面，它是理论和实践的连接。在学术应用方面，教师必须自问："如何负责任地将知识应用于相应的问题？"（Boyer，1990，p. 21）和教师的专业领域相关联的服务活动应该被视为学术应用。实践和理论相互作用表现在服务活动中，从而引起新知识的潜在发展。

例如，在护理中，临床实践和专业知识会引起护理干预的发展和患者照护积极结局（Paskiewicz，2003；Riley，Beal，Levi，& McCausland，2002）。鼓励学生评判性决策、自我反省和自我评价的活动是学术应用在教学领域的一个范例。教师在护理中心实践是另一个范例。教师应该联合实践和服务活动，以在专业期刊上发表的方式传播知识。

学术应用包括为当地、区域、国家、国际各级护理专业服务，也包括为护理和健康照护提供政策。护理教师通常在专业组织和社区或国家团体组织中发挥领导作用。

教学学术

护理教师的核心角色能够在教学学术中体现。有能力、有效地将所具备的知识传授给学生是学者的重要特征。Boyer（1990）提出的对教学学术的定义，为被认可的特殊能力和技能作为教学学术的组成部分提供了一个模式。开发创新课程过程中使用各种促进学生积极参与到学习过程中去的教学方法，在课程学习中与学生合作，探索满足不同学生群体的学习需求的最有效的方法等，都是教学学术的例子。

教学学术要求有效地教学和传播由教学而获得的知识。教师应通过出版和发表其创新的教学方法和他们与学生的工作成果，与同事们分享自己的教学经验。

教学学术基于学术发现、整合和实践，为护理教师在课堂和临床中带来许多令人振奋的机会（Shoffner，Davis，& Bowen，1994）。在医疗保健领域迅速变化的时代，课程模式的设计要适应全社会的需要。技术在教育中的应用正在增加，教学和学习的观念正在改变。教学学术不仅为护理教师提供了展示其创新力和创造力的机会，它还为认可教师为培养学生成为未来合格的健康照护工作者所作的努力提供了途径。

小结

虽然教师的角色复杂，但Boyer（1990）对学术的描述为教师各方面作用的合法化提供了模式。教师角色的范围超越了新知识的创造，包括通过研究为大学、社区和专业提供教学和服务。据Boyer的描述，作为一种学术工作，教学是各种学术类型的综合。教师可以将研究者的角色整合、应用和传播知识相结合。Boyer提出了一个让护理教师将发展专业教学作为学术工作的模型（Shoffner et al.，1994）。护理教育已经脱离了只有一种方法可以做某事的观念，转为每位学生的创造性和独特性的更广泛视角。教师不再是唯一的专家，而是在教学过程中与学生互动、以学术的方式评估教学过程效果的人。

国家护理教育者核心能力联盟

护理教学是一门集艺术、护理科学和临床实践于教与学过程的复杂活动。具体地说，教学是一种技能或能力，对促进学生学习成果必不可少。美国国家护理联盟（2005；2012）发表了护理教育者的8项核心能力（框1-1）。这些能力包括教师角色的整体性（教学、研究和服务），并且可通过教育培训、教师任职培训项目和教师发展机会形成。护理研究生的大部分课程，除非

框 1-1　美国国家护理联盟规定护理教育者所需的核心能力（2012）

能力 1：促进学习

为了促进有效的学习，护理教育者应该：

- 实施多种教学策略，以满足学习者的需要、期望的学习成果、内容、环境等
- 以教育理论和循证教学实践制订教学策略
- 承认多元文化、性别和经历对教学的影响
- 致力于自我反思和持续学习，以完善教学实践、促进学习
- 巧用信息技术支持教学过程
- 锻炼口头、书面和电子交流能力，反映对自我和他人的认识，以及在各种情况下表达想法的能力
- 构建评判性思维与反思性思维
- 为学习者发展评判性思维和评判性推理技能创造机会
- 展示出激励学生的教学、学习和护理热情
- 表现出对学习者的兴趣和尊重
- 利用个人特质（如关怀、信心、耐心、诚实和灵活性）促进学习
- 与学生、教师同事和临床机构人员建立良好的工作关系，促进积极的学习环境
- 维护所需的专业实践知识库，帮助学习者做好现代护理实践
- 作为专业护理的典范

能力 2：促进学习者的发展和社会化

为促进学习者的发展和社会化，护理教育工作者应：

- 确定个人学习风格和独特的学习需求，即国际化、成人化、多元文化、有学习障碍者、有残疾者、弱势群体、第二学位的学习者
- 为不同的学习者提供资源，帮助满足他们个性化的学习需求
- 为学习者提供有效的指导和咨询策略，帮助他们达到自己的专业目标
- 营造关注护士融入专业角色、促进学习者的自我反思和个人目标设定的学习环境
- 培养学习者的认知、精神运动和情感发展
- 认识到教学风格和人际互动对学习结果的影响
- 协助学员发展思辨性和建设性的自我评价及同行评价的能力
- 专业学习行为模式包括但不限于参与专业组织，参与终身学习活动通过出版、展示和宣传来传播信息

能力 3：使用评估和评价策略

有效地使用评估和评价策略，护理教育者应：

- 利用现存文献发展循证评估和评价实践
- 使用多种策略评估和评价认知、精神运动和情感领域的学习
- 实施适合学习者和学习目标的循证评估和评价策略
- 使用评估和评价数据来加强教学过程
- 提供及时的、建设性的和周全思考的反馈给学习者
- 演示设计和使用评估临床实践工具的技巧

能力 4：参与课程设计和项目成果的评估

有效地参与课程设计和项目成果的评估，护理教育者应：

- 确保课程反映系统哲学、使命、当前的护理和健康照护趋势，以及社区和社会的需要，为毕业生在复杂的、动态的、多元文化的健康照护环境中从事实践做准备
- 了解课程开发的知识，包括确定项目成果、专业发展说明、撰写学习目标、选择适当的学习活动和评估策略
- 基于健全教育原则、理论与研究的课程设计与实施决策
- 根据课程成果、学习者需求以及社会和健康照护趋势对课程进行修改
- 运用适当的变革理论和策略对课程实施修订的能力
- 创建和维护社区和临床合作关系以支持教育目标的实现
- 在课程修订的过程中与外部合作
- 设计并实施项目评估模型，以促进项目各方面的持续质量改进

能力 5：作为变革的领导者和促进者

为了有效地作为变革的领导者和促进者，护理教育者应：

- 当倡导变革时创立文化敏感性的模型
- 将长效、创新和创造性的观点融入护理教育者的角色中
- 参与跨领域的活动，以解决地区、国家或国际上的健康照护和教育需要
- 评估护理教育的组织效能
- 实施组织变革策略
- 在附属机构和护理计划中起领导作用，以增加

框 1-1　美国国家护理联盟规定护理教育者所需的核心能力（2012）（续表）

护理的曝光度和对学术界的贡献
- 促进教育环境中的创新实践
- 发展领导技能以形成和实施变革

能力 6：在护理教育者角色中追求持续质量改进

为有效发挥教育者角色，护理教育者应：
- 承诺终身学习
- 认识到职业提升的需要和活动会随着经验的增加而改变
- 参与可增加角色效能的专业发展机会
- 平衡教育者、学术机构成员内在的教学、学术和服务需求
- 利用自我、同行、学生和行政评价获得的反馈来提高角色效能
- 从事促进融入专业角色的活动
- 利用与高等教育和护理教育有关的法律和伦理问题的知识，作为影响、设计和实施与学生、教师和教育环境相关的政策和程序的基础
- 指导和支持教师同事

能力 7：从事学术研究

为了有效地从事学术研究，护理教育者应：
- 借鉴现存文献设计循证教学和评价实践
- 表现出对教学和学习、学生发展、评价方法以及其他方面的探究精神

- 在既定的专业领域设计和实施学术活动
- 通过多种途径向各种受众传播护理、教学知识
- 展示项目申请的写作技巧，包括但不限于研究、资源获取、项目开发和政策制订
- 展现出一个学者的品质——正直、勇敢、毅力、活力和创造力

能力 8：教育环境中的功能

作为一名优秀的"学院公民"，护理教育者应：
- 用高等教育中的历史和当前趋势及问题，作为对教育问题提出建议和决定的基础
- 确定社会、经济、政治和体制力量是如何在总体上对高等教育，特别是护理教育产生影响的
- 发展网络、合作和伙伴关系，以增强护理在学术界的影响力
- 在护理学术机构、附属机构和护理项目的工作范围内确定自己的专业目标
- 将尊重、合作、敬业的价值观和关怀融合在一起，形成促进学生和教师发展的组织氛围
- 当提出变革或管理问题时，将其与护理计划的目标和附属机构的任务相结合
- 在各级机构管理中担任领导角色
- 在政治舞台上倡导护理和护理教育

来源：National League for Nursing.（2012）. *The scope of practice for academic nurse educators*，2012 Revision. New York：National League for Nursing. Included with the permission of the National League for Nursing, Washington，D.C.

是为专门的教育者角色设计的，否则并没有培训其进行教学。因此，对护理教师来说，对新任教师的指导和强有力的专业发展规划必不可少。

任职培训项目和教师发展

随着高等教育和健康照护的迅速变化，对新任教师教学角色的任职培训以及所有教师的持续发展重新受到重视，信息技术的使用正在为教学创造新的环境，教师的角色正在改变。许多护理院校制订了任职培训项目，并建立了教师发展和更新机制。

任职培训项目

综合性任职培训项目是帮助新任教师获得教学能力、促进对教学角色的社会化认知、支持其成长为充分参与的教学成员的必要条件。任职培训项目应包括教师和院校的权利与责任、学校和学院的具体政策和程序、学校使用的教学技术和计算机辅助教学，以及教学任务和临床设施导向之类的信息。任职培训对于那些很少有机会与学校和同事联系的兼职教师尤为重要。

任职培训项目最有成效的方法是长期进行，并提供持续的支持。一些护理院校有学

校、系所或课程的发展计划。对教师教学角色方面的任职培训也可以通过导师制进行。许多护理院校都有正式的导师传帮带计划。每一个新任教师被分配给一名高年资的教师，由高年资的教师指导新任教师。其他类型的指导也可能建立在非正式的导师制基础上。

教师发展

教师发展指有计划地培养全体教师，而不仅仅针对当前新任职的教师和将来的教职人员。随着教师准备在新的和经过改革的医疗保健环境及以社区为基础的环境中，以新的方式进行教学，并使用新的教学和学习技术，教师的发展培养有了新的重要意义。

教师发展是教师个人、系主任和其他学术管理人员以及学院或学校的共同责任。它可能包括学校提供正式和非正式的工作坊和会议、学分课程和非正式的"便当"课（在非正式的时间内进行非正式的培训或传达信息），并鼓励教师参加与教学有关的地区和国家级别的会议并提供资金支持。由于有效的教学也需要临床能力，鼓励教师通过实践保持临床专业知识的更新，并通过文献回顾和参加与实践领域相关的专业会议了解该领域的变化。休假为终身教职教师提供了另一个自我更新的机会。教师可根据其在休假期间提交的研究项目计划或出版计划获准休假。学校支持那些能够满足个人和学校目标的学术休假。学术休假必须要有具体的成果评定标准。

教学绩效评估

为了确保可以胜任教学，教师本人、管理人员、同行、同事和学生应定期评估教师的教学表现。这是对非终身教师任职审查和续聘的重要组成部分。本次评估的结果也可作为决定是否续聘、绩效加薪和表彰在教学上获得卓越荣誉的奖励的依据。

对教学效果评估的证据可以由多个来源提供，包括学生评教、同行和同事的教学听课观察以及对教学产品（例如教学大纲、案例研究、出版物、录像、计算机辅助课程、网络课程、学习指导）的审阅、以往的学生来信、毕业生的成功就业、学生出版物、教学奖励、行政评议和自我评价。用于评价的数据收集方法包括晋升和任期审查、同行和同事回顾、终身聘任后审查制，以及教学档案或档案材料的使用（Halstead & Frank，2011）。

总结

由于教师角色的多面性，学术界的职业要求具有挑战性，要求有能力随着学习者的需要而发展和变化。要想成功，那些渴望成为教师角色的人必须清楚对这个角色的期望是什么。本章描述了期望教师具有的各种能力，以及他们的权利和责任。

许多护理教师发现，这个角色的回报大大超过其要求和期望。角色的挑战为教师提供了许多创造和创新的机会，从而使该职业充满了多样性和多产性。无论是通过教授新一代护士护理的艺术和科学，还是为当地、地区、国家甚至国际社会的人们提供服务和咨询，又或者通过循证护理产生影响护理质量的新知识，作为学术界的一员，都给教师提供了美感的启发，给予他们与自己学科或是其他学科的同事进行辩论和合作的机会。教师被赋予"实验室"来探索新的技术以及解决社会和医疗问题的方法，同时满足重要的社会需求。除了护士，还有什么其他职业，让你既可以影响患者及未来几代护理人的生活，同时又能够为护理事业和医疗健康的发展产生新的知识呢？教师确实是回报丰满的职业。

对证据的反思

1. 描述指导护理教师角色实施的教学理念。
2. 为了帮助学生为将来的护士角色做准备，描述你可以使用的创新教学策略。
3. 比较大学教师对终身教职的期望，是主要侧重于研究，还是主要集中在教学方面。
4. 描述一个用 Boyer 模型创建的项目作为教学模式的例子。

参考文献

Aiken, L. H. (2011). Nurses for the future. *New England Journal of Medicine, 364*(3), 196–198.

American Association of Colleges of Nursing. (2010). *Final data from 2009 survey.* Washington, DC: Author.

American Association of Colleges of Nursing (AACN). (2014). *2013–2014 enrollment and graduation in baccalaureate and graduate programs in nursing.* Washington, DC: Author.

American Association of Colleges of Nursing (AACN). (2015). *Nursing faculty shortage fact sheet.* Washington, DC: Author. From, http://www.aacn.nche.edu/media-relations/FacultyShortageFS.pdf.

American Association of University Professors (AAUP). (1989). *1940 statement on academic freedom and tenure (Updated 1989).* Washington, DC: Author. Accessed 03.09.14., from, http://www.aaup.org/report/1940-statement-principles-academic-freedom-and-tenure.

Benner, P., Sutphen, M., Leonard, V., & Day, V. (2010). *Educating nurses: A call for radical transformation.* Princeton, NJ: The Carnegie Foundation for the Advancement of Teaching.

Beck, J., & Ruth-Sahd, L. (2013). The lived experience of seeking tenure while practicing clinically: Finding balance in academia. *Dimensions of Critical Care Nursing, 32*(10), 37–45.

Boyer, E. (1990). *Scholarship reconsidered: priorities of the professorate.* Princeton, NJ: The Carnegie Foundation for the Advancement of Teaching.

Dwyer, C., Millett, C., & Payne, C. (2006). *A culture of evidence: postsecondary assessment and learning outcomes.* Princeton, NJ: ETS.

Hagler, D., Poindexter, K., & Lindell, D. (2014). Integrating your experience and opportunities to prepare for nurse educator certification. *Nurse Educator, 39*(1), 45–48.

Halstead, J., & Frank, B. (2011). Planning your career trajectory. In J. Halstead & B. Frank (Eds.), *Pathways to a nursing education career* (pp. 161–181). New York: Springer Publishing Company.

Institute of Medicine (IOM). (2010). *The future of nursing: leading change, advancing health.* Washington, DC: The National Academies Press.

Jacobson, S. L., & Sherrod, D. R. (2012). Transformational mentorship models for nurse educators. *Nursing Science Quarterly, 25*(3), 279–284.

Kaufman, K. A. (2010). Findings from the 2009 faculty census: study confirms reported demographic trends and inequities in faculty. *Nursing Education Perspectives, 31*(6), 404–405.

National League for Nursing (NLN) Task Group on Nurse Educator Competencies. (2005). *Competencies for nurse educators.* New York: Author.

National League for Nursing (NLN). (2012). *The scope of practice for academic nurse educators: 2012 revision.* New York: Author.

National League for Nursing (NLN). (2014). Certification for nurse educators, Accessed 07.11.14., from http://www.nln.org/certification/index.htm.

Paskiewicz, L. (2003). Clinical practice: an emphasis strategy for promotion and tenure. *Nursing Forum, 38*(4), 21–26.

Plater, W. (1995). Future work: faculty time in the 21st century. *Change, 27*(3), 23–33.

Riley, J., Beal, J., Levi, P., & McCausland, M. (2002). Revisioning nursing scholarship. *Journal of Nursing Scholarship, 34*(4), 383–389.

Shoffner, D. H., Davis, M. W., & Bowen, S. M. (1994). A model for clinical teaching as a scholarly endeavor. *IMAGE: Journal of Nursing Scholarship, 26*(3), 181–184.

Singh, M. D., Pilkington, F. B., & Linda Patrick, L. (2014). Empowerment and mentoring in nursing academia. *International Journal of Nursing Education Scholarship, 11*(1), 1–11.

Tracy, C., & Fang, D. (2011). *Special survey on vacant faculty positions for the academic year 2010–2011.* American Association of Colleges of Nursing. Accessed 01.09.14., from, http://www.aacn.nche.edu/IDS/pdf/vacancy10.pdf.

Tri-Council for Nursing. (2010). *New consensus policy statement on the educational advancement of registered nurses.* New York: Author.

Trower, C. A., & Gitenstein, R. B. (2013). *What board members need to know about faculty.* Washington, D.C.: Association of Governing Boards of Universities & Colleges.

U.S. Department of Health and Human Services. (2010). *The registered nurse population: Initial findings from the 2008 national sample survey of registered nurses.* Washington, DC: Author.

Young, P. K., Stiles, K. A., Nelson, K. A., & Horton-Deutsch, S. (2011). Becoming a nurse faculty leader. *Nursing Education Perspective, 32*(4), 222–228.

支持学生多样化学习需求的策略
Strategies to Support Diverse Learning Needs of Students

Ann M. Popkess, PhD, RN, CNE; Joan L. Frey, EdD, MSN, RN

（郝玉芳　译）

在如今的大学教室里，学生们有各种各样的学习需求和期望。护理教师不仅面临教授来自不同背景、不同年龄和有大量生活经历学生的挑战，也要面对教授对技术有相当经验并在一定时间内对科技含量有要求的学生的挑战。教师必须进行不断的创造性思考，以建立互动学习环境，促进学生成功地融入不断变化、日益多样化的健康照护系统中。本章将介绍目前护理学生的概况，描述学生独特的构成特征以及促进护理教育成功的策略（参见第16章关于在护理领域多元文化教育的深入讨论）。此外，本章还提供了学生学习的方法、思维技巧和认知能力的相关信息。教师针对学生多样化需求制订具体教学和学习策略，以便为学生传授有效的和成功的学习经验，并帮助学生做好从学校过渡到工作实践的准备。

国家卫生保健需求与人口预测相关联

从现在到2060年，美国老年人口快速增长，民族和种族多样性将显著增加（National Population Projections，2014）。尽管实际的增长率只能基于对国际移民净值的估计，但人口普查趋势显示，许多社区组成的种族多样性不断增加。事实上，美国的3亿700万家庭人口中，有来自超过76个国家的人口，有40多种语言（U. S. Census Bureau，2011）。随着关于国家种族多样化人口数据的收集越来越多，对于满足公民不同健康照护需要的特殊关注随之增加，而医护人员缺少多样性的问题也日益严重（American Association of Colleges of Nursing，2014b）。普遍的情况即如权威的美国医学研究所（IOM）题为"国家重大利益：确保卫生保健工作人员的多样性"（2004）的报告所述的那样，此报告全面描述了卫生专业人员多样性的诸多益处，需要采取各种策略来提高所有卫生专业的多样性，促进不同群体间的互动质量和数量。教育文化的重要性在于促进多样化思想的交流，挑战人们对不平衡教育现象的重新思考，减少对少数族裔医疗教育的财政障碍，以及促进所有利益相关者对多样化策略的全面支持。

当代护理学生的概况

21世纪护理学生的情况与20世纪的情

况大不相同，表现为中等教育向高等教育的转变的不均衡现象、学生人口学特征的变化、性别变化、时代差异以及种族和族裔多样性的增加。与此同时，学生和教师的年龄差距正在增大，且教师的结构不能代表更广泛群体的人口学特征。随着课程设置的需求以及如何将必要的资源整合用于推动所有学生的学业表现，为满足学生学习需求而规划出有效的学习方案，对于护理教育具有特殊的意义。

在校学生人口学特征

劳工统计局报告（2014）称，2012—2022年，注册护士（registered nurse，RN）的就业机会预计将比所有职业的平均增长速度高19%。因此，即使是作为第二选择或后期职业选择，毫无疑问，护理仍是一个热门的职业。美国国家护理联盟（NLN）2011—2012年度调查（2013）结果显示，所有年龄组、性别、少数族裔和专业类型人群中，将获得护理学位作为职业目标的人数在持续增长。本科护理学生中，超过30岁的所占比例是16%，而在大专和文凭护士中，超过30岁的学生所占的比例仍然很高，分别为50%和33%。多学位和护理研究生教育中30岁以上的学生较多，护理学学士层次学生中有71%，硕士层次学生中有67%，博士层次学生中有83%。护理专业的学生在同一课堂中上课，其在年龄上的巨大差异，给护理教育者带来了很大的挑战。

大学生群体也越来越多地代表了美国社会不断增加的文化多样性。根据美国国家护理联盟报告（2013），就读执照前护士教育项目的少数族裔学生的比例从1993年的15.7%上升到2012年的32.5%。此外，鉴于乐观的职业前景，越来越多的男性参

加执照前基础护理教育项目，比例从1992年的10%增加到2012年的15%（National League for Nursing，2013）。进入护理院校读学士学位、大专学位和硕士学位的竞争仍然很激烈，这也使护理学生的人口构成产生了倾斜。在2012年秋季入学的所有合格申请者中，只有39%被录取（NLN，2012）。在2014年的一份报告中，美国护理学院协会（AACN）指出："尽管护理学生的入学人数在缓慢增长，仍有超过53 000名符合初级护理教育项目的合格申请者被拒绝"（American Association of Colleges of Nursing，2014a）。据来自护理院校的报告，拒绝合格申请者的主要原因包括师资短缺、临床教学场地不足、课堂空间有限、教师缺乏、资金有限以及预算削减（American Association of Colleges of Nursing，2014a；NLN，2012）。与此同时，教师和行政人员也面临要继续招募合格、多样化的学生群体，并在资源严重短缺的情况下，保持较高的学术水平和成果的挑战。

医学研究所的报告（2011）《护理的未来：领导变革，促进健康》，被誉为具有里程碑意义的参考文件，它指出发展多样化护理应得到关注，才能为国家应对当前和未来的医疗挑战做好充分的准备。为实现这一目标，护理教育项目需招收并留住那些代表美国人口日益多样化的学生群体。

衔接代沟

护理专业学生的目标是毕业并成为从事护理事业的专业人员，护理学院的目标也同样是培养合格的毕业生从事护理专业。尽管学生和教师有共同的目标，但每个群体对教学和学习经验的看法往往由于主观感觉的不同而不同，例如年龄、时代、性别、教育水

平和背景、经济资源、种族、民族或生活经历等方面都会产生差异。

　　年龄和时代的差异可以造成学生和教师之间的隐性和显性的脱节。根据所有护理教育项目注册登记信息（National League for Nursing，2013），我们发现 50% 或更多学生为 30 岁或更年轻。与这些较年轻的学生群体相比，2013 年人力资源和服务管理局（HRSA）指出，年龄超过 30 岁的教师占护理教育者的 97%；2013 年 HRSA 调查显示，72% 的护理教师都在 50 岁以上。

　　在护理教室里的学生，代表着不同的时代，每个人都有独特的视角和学习的需要。因此，这一时代的学生很可能与教师不同。除了年龄的差异，时代差异也给护理学生和教师带来了挑战。尽管对于这两个群体来说，在价值观、态度、信仰和角色期望的差异上做出快速判断很容易，但教师需要致力于促进对话和主动行动，以缩小价值取向的差距，为所有学生提供支持学习的专业职责（Bonaduce & Quigley，2011；Hutchison，Brown，& Longworth，2012）。学生的时代多样性在被接受和支持的教育环境中，将会发现自己能创造更好的健康照护工作环境。这样的工作场所将得益于毕业生与跨时代、跨文化背景的人群的接触，他们可以与自己的同辈、医疗团队成员以及患者协同工作（Hendricks & Cope，2012）。

X 时代或生育低谷时代

　　X 时代代表的是 1965—1976 年（U. S. Census Bureau，2011）出生的小群体（5000 万）。他们在种族和民族方面比前几代人更加多样化，但其多样化程度却低于"千禧一代"。这些都是婴儿潮时期出生者的孩子，他们的职业道德和忠诚与父母不同。他们中

的许多人是离异父母或工薪族的孩子，被称为"自带家门钥匙的孩子"。这群人"学会了如何管理自己的时间，设定自己的界限，在没有监督的情况下完成工作"（Hendricks & Cope，2012，p. 719）。这一代人第一次证明了工作与生活的平衡和自给自足的必要性，常说"这对我有什么好处？"X 时代的群体对变革和技术游刃有余，因为生长于 X 时代的群体见证了谷歌、YouTube 和亚马逊等公司的发展（Hendricks & Cope，2012）。

千禧一代或 Y 时代

　　千禧一代，或者说 Y 时代，都是 20 世纪 70 年代末到 90 年代中晚期之间出生的人。他们被描述为"下一个伟大的一代"，大约有 7600 万人（U. S. Census Bureau，2011），超过以往任何一代的人口数。千禧一代为 X 时代（生育低谷期）高度重视的孩子，通常被描述为乐观、有团队精神、高标准地遵守规则的人。这一群体的能力测试得分在所有年级的水平上都有所上升，成功的压力也在增加（Dols，Landrum，& Wieck，2010）。千禧一代通常与父母和家人有良好的关系，并在音乐和旅行中分享他们的兴趣。千禧一代的父母让他们的孩子在年纪较小的时候就从事学业和体育活动以便为成功打基础，孩子们已经习惯了由父母安排的高度结构化的生活，而且几乎没有空闲时间。当他们上大学的时候，他们已经学会了如何与他人共事，并成为团队中的一员（Dols et al.，2010；Hendricks & Cope，2012；Howe，2010；Stanley，2010）。

　　这一代对护理教育工作者的启示包括在课堂上提供即时反馈和结构规则、为在校学生和临床场所的学生提供安全保障、提供服务和回馈社区的机会。千禧一代的学习者

在技术上很有经验，而且对多项任务的处理非常得心应手。他们看重的是做，而不是知道。他们是"数字原生代"，与科技同步成长（Wolff，Ratner，Robinson，Oliffe，& Hall，2010）。然而，这有时可能会成为评判性思维的障碍，因为学生可能会很难把注意力集中在优先事项上。作为一个群体，千禧一代比前几代人更多样化，36%的人是非白人或西班牙裔（U. S. Census Bureau，2011；Wolff et al.，2010）。这一代人的父母期望他们孩子的中学和大学教育能够体现多样性，从而为其提供更丰富的学习经验。

Z时代

出生于千禧一代之后的新一代人是Z时代人，代表出生于20世纪90年代中晚期到现在的一代人。这一群体还有其他的名字，包括iGeneration、Gen Tech、Gen Wii、Gen Next和Plurals，但并不仅限于此。重要的是，这群人已经长大，即将进入大学课程和职业生涯，从而呈现出与教育工作者的背景不同的另一种以技术为中心的学生学习环境（McCrindle & Wolfinger，2014；Raphelson，2014）。

这种代际人口结构的影响对护理教师和整个护理专业都很重要。适合千禧一代学习者的教学策略是互动的、群体的、客观的和以经验为依据的（Baker，2010；Hutchison et al.，2012；Igbo et al.，2011；Wolff et al.，2010）。而其他年龄大一些的返校学习的学生，他们有多重角色责任，可能需要一些支持资源，如家教、补习、日托、兼职学习和完全不同的学习策略。学生可能会发现，在线课程有助于提高他们在寻求教育机会的同时承担多重责任的能力。

多种教学策略，如选择性应用以教师为中心的讲座和对多个年龄段学生都有吸引力的趣味性、互动性、基于网络的多媒体教学的融合，可同时满足群体的学习需要和偏好。教师可以从课堂上不同时代的学生中获益，并应充分考虑学习者所代表的不同观点。教师可通过仔细研究学生群体的结构变化、所在机构对成人学习者提供的学习支持是否充分，以及护理课程安排的灵活性，为日益多样化的学生构成做好准备（Baker，2010；Hutchison et al.，2012；Igbo et al.，2011；Wolff et al. 2010）。

种族和民族多样性

在护理行业中，仍然存在民族和种族多样性护士缺乏的现象。即使努力提高护士的多样性，目前美国护士中白人护士仍然保持75%的比例（Human Resources and Services Administration，2013b）。根据人力资源和服务管理局的统计数据（2013a），9.9%的护理人员为非裔美国人，4.8%为西班牙裔，8.2%为亚洲裔。

尽管强调招收多元化学生，但在护理学校注册的少数族裔学生仍然较少。美国国家护理联盟（2012）报告，在所有执照前护理教育项目就读的学生中，12.9%是非洲裔美国人，6.8%是西班牙裔，5.6%是亚裔，还有0.8%是印第安人。这意味着大约26%的学生在参与执照前护理教育项目，代表了种族和民族多样性。这些数据在接下来的2年里保持相对稳定。护理行业面临招募和留住体现多样性学生的挑战。第16章就如何创造一个包容的学习环境和支持多元化学生的学习需求进行了深入讨论。

男护士

根据对学校的年度调查（NLN，2013），男性护理学生比例在学士学位课程项目中占 11.4%，硕士生项目中占 9.9%，博士生项目中占 9%。在以研究为主的博士护理项目中，男生占 6.8%，以临床实践为主的占 9.4%（AACN，2012）。尽管数据显示出令人鼓舞的趋势，但护理教育中的性别比例仍存在不平衡，而且有男护生未完成其教育项目的证据。各种研究表明，专业学习的障碍可能导致男性学生感到被边缘化，某些情况下，甚至在毕业前放弃自己的职业选择（Burke，2011；Rajacich，Kane，Williston，& Cameron，2013）。

根据全国护理就业人员对注册护士的调查，男护士目前约占护士总数的 7%（Budden，Zhong，Moulton，& Cimiotti，2013），男护生占未获得执照的学生群体的 15%（NLN，2013）。因为工作的灵活性和多种职业机会，选择从事护理工作的男性人数继续增长（Burke，2011；Rajacich et al.，2013）。如前所述，男性学生可能会感到被边缘化，在毕业前可能会放弃这一领域（Burke，2011；Rajacich et al.，2013；MacWilliams，Schmidt，& Bleich，2013）。鉴于目前的参考文献很少，对男性护理人员的研究需要更新，从而让教育者了解男护生的问题及其内在的持续挣扎。护理学院的教师应关注学校男护生的学习和心理问题，并寻求解决的办法。

男护生有其独特的感受和需要，而护理教育项目中的课程多是专为女性学习者设计的，特别是在测试、课堂讲授、讨论和课程结构方面，加上在课堂上以及教科书中会使用性别歧视的语言，这无形中营造了一个对男护生来说无充分吸引力的课堂氛围（Burke，2011；Rajacich et al.，2013；MacWilliams et al.，2013）。通过对参与者

录音采访和日记了解影响男护生专业课程完成的因素，明显显示在护理教育中男性榜样的存在对学生的支持和激励很重要。然而，缺乏这些榜样会导致男护生的自我怀疑和社会孤立，从而可能会导致辍学率上升。

使用性别歧视的语言、缺乏榜样以及有偏见的课程，都阻碍了在护理院校成功招募和留住男学生，以及随后的职业过程中也是如此。挑战公众对男性护士的偏见，要致力于在所有的护理教育层次中提高男性学生的数量，鼓励更多关于丰富护理领域性别多样性的学术文章，在护理学院和工作场所提倡导师制，这些都是鼓励进入护理行业的男性的努力，以帮助其消除障碍，包括感受到的或真实的障碍（MacWilliams et al.，2013）。教师需要对他们在课堂上创造的学习环境保持敏感，并确保对所有学生都是友好的。在教科书、考试和讲座中必须避免性别歧视的语言。男生可以从同伴互助小组和与男护士榜样的接触中受益。

退伍军人进入护理行业

退伍军人在为国家服务后，希望能继续运用其军事专业技能。但他们在把以前的知识和技能转移到专业的护理职业生涯中遇到了困难。退伍军人管理局和健康资源与服务管理局（HRSA）最近联合了一些护理院校，帮助他们从军事服务过渡到护理学校，使这个过程更顺利、获得更多回报。帮助退伍军人成为护士的首创之举，是 HRSA 和几个分支的军队（陆军，海军，空军）之间建立伙伴关系的结果。他们调整护理计划中的课程要求，使之与军队医疗人员和救护人员的训练相适应，让学员在服役期间在健康保健相关领域中获得的训练可以折算成学分（American Association of Colleges of Nursing，2014c）。此外，还为将退伍军人的技能转变为护理职业制订了额外的、具体的政策和给予资助。9个不同区域的学院和大学在4年内获得了总计280万美元的资助，让1000名退伍军人参加并完成了护理学士教育（HRSA，2013a）。

除了对男生在护理职业中所存在的障碍进行研究和分类，退伍军人及接收他们的学校还应考虑由于服兵役而面临的其他潜在问题。之前有过身心创伤的经历，而在平民现实世界中退伍的军人需重塑自己。他们可能没有洞察到自己已经进入大学，将会面临挑战，需要将偏向军事的信仰向大学生活转变，需要与严谨的学术和学业建立联系，需要查阅相关资源以帮助这些前军人成功地完成其护理教育项目，并顺利进入该职业。教师可以根据他们的特点给予相应指导，倾听他们的意愿，帮助他们从军事系统转入陌生的学术体系中，帮助安排联络人或其他专人为他们取得成功提供额外的帮助（Bowman，2014；HRSA，2013a）。

第一代大学生

许多学生在大学一年级就经历了作为大学新生的压力。从高中到大学，学生会发现大学与他们过去4年所经历的环境截然不同。在大学里，他们需要在新的社会环境中通过自主学习的学术活动创造自己的未来。一些人很容易因校园规模、寻找上课地点、购买书籍、申请经济援助、理解复杂的教学大纲、完成日常作业、查找学校资源而感到困扰（Baker，2010；Cohen，2013；Shelton，2012；Wright，2012）。

在大学一年级的时候，新生需要调整学习习惯、学会时间管理和应试技能，并适应大学学习的负荷。然而，对于新生来

说，最重要的转变是传统理论思维的改变，其思维应从二元论到多元论，再到相对论（Erickson & Strommer，1991）。一开始，学生认为学习是正确的或者错误的（二元论，双重性），由此产生了一种信念——教师即真理，而学生只是吸收信息并在考试中展示知识。随着学习上的进步，思维多样性得到发展，不再是虚无的对或错，而是要能够阐述观念：针对教师植入理论信念，学生开始有不同的思考和反应。成功的学生最终会（我们希望他们能够尽快地）理解思考过程需要基于证据和推理，也就是相对性。

想象一下，在家庭中第一个接受高等教育的学生都经历过这样的发展过程：没有家庭成员或近亲可以指导他们如何适应大学中的不同和困难的场景；没有家庭成员有信心可以驾驭大学生活，并将这种信心传递给他们。护理高等教育机构和教师通过建立以学生为中心的环境，不仅能够识别高危学生，而且还能提供资源和人员，帮助学生成功完成教育项目（Baker，2010；Cohen，2013；Shelton，2012；Wright，2012）。

影响不同背景学生成功的障碍

大学中不同背景的学生可能会面临许多阻碍其成功的困难。学生和教师群体之间的文化差异，如之前讨论过的性别和代际差异，以及缺乏充分的学业准备，都是教育多元化学生的障碍（Bednarz, Schim, & Doorenbos, 2010）。最常见的障碍有缺乏财政资源、学业准备、语言技能以及不同种族教师中的楷模（Condon et al., 2013; Dapremont, 2014; Davis, Davis, & Williams, 2010; Igbo et al., 2011; Loftin, Newman, Dumas, Gilden, & Bond, 2012; Loftin, Newman, Gilden,

Bond, & Dumas, 2013)。

缺乏财政资源

经济问题是学生的主要压力源。不断上涨的学费和其他费用，加上政府对高等教育的支持减少，影响了所有学生。对于通常是家庭中第一个接受高等教育的少数民族学生来说，经济尤其困难。他们通常来自低收入家庭，因此他们的家庭可能缺乏必要的财政资源支持其教育。以贷款或奖学金形式提供的经济援助的竞争变得越来越激烈，而且可获得的资金也越来越少（Condon et al., 2013；Loftin et al., 2012)。

缺乏充分的学业准备

缺乏学业准备和支持也会阻碍学生完成其学习计划。许多拉丁裔青年上小学和中学时几乎没有学业和物质资源，因此很难为护理教育的学业挑战做好准备（Condon et al., 2013；Donnell, 2015；Shinn & Ofiesh, 2012；Torregosa, Ynalvez, Schiffman, & Morin, 2015)。许多大学提供特殊的补充课程来帮助学生掌握基本学术技能，并适应大学学习环境。教师可通过学术咨询、技能评估和学习技能培训，帮助学生取得更好的学习成绩。通过像纽约的雷曼学院这样的项目（Georges, 2012)，可以为那些来自贫困背景的人创造机会，为其进入大学做准备，包括在入学、继续保留学籍以及学生奖学金方面提供帮助。这些机会包括：①增加弱势群体学生在卫生保健职业中的聘用比例；②制订严格的继续保留学籍计划；③提供奖学金和教育技能，以帮助其学业取得成功；④通过各项目毕业的具有多元文化背景的护士，为不同的人群提供有多元文化能力的、高质量的医疗服务。

另一个名为"将多元文化带到护理中"（Bring Diversity to Nursing, BDN）的项目得到了马萨诸塞大学 Lowell 护理系和卫生职业局资助的支持。BDN 致力于研发入学要求计划和初中、高中研讨会；雇用少数族裔护士招聘员；开展保留学籍活动，其中包括社会文化活动；并整理保留学籍和学业成功的相关数据（Devereaux-Melillo, Dowling, Qbdallah, Findeisen, & Knight, 2013)。

缺乏语言技能

对许多学生来说，英语是一种附加的语言（English is an additional language, EAL），学生们可以在学校里说英语，在家里说另一种语言。大多数关于 EAL 的研究调查了西班牙裔、亚裔和美国印第安学生，但忽略了其他非洲移民。一些研究发现，学生遇到了一些障碍，如缺乏自信、阅读写作和学习困难、孤立、偏见、缺乏家庭和经济支持（Shinn & Ofiesh, 2012)。

缺乏多样化的教师

有必要从不同种族、民族和性别群体中招募更多的教师。美国护理学院协会（AACN）成员学校（2014b）的数据显示，仅 12.3% 的全职护理教师来自少数民族背景。护理人员缺乏种族、民族和性别的多样性，同样地，在本科和研究生群体中也未能招募和留住多样性的学生。此外，缺乏种族多样化的教师对学生多样性的需要缺乏敏感性。

教师需要接受学生的文化差异，并利用现有资源来营造一个成功的学习环境。与校园内的少数民族学生社团合作，可以帮助教师了解并促进多元文化的学生群体的学习。

此外，教师可以通过提供角色榜样、同伴支持和鼓励、辅导机会和交流策略来促进学生的成功（Condon et al.，2013；Devereaux-Melillo et al.，2013；Donnell，2015；Shinn & Ofiesh，2012；Torregosa et al.，2015）。

提升不同背景学生成功的策略

许多护理教育项目已经有了帮助学生在学业上获得成功的计划，其中包括特定课程学习、学业维持和渐进的策略。虽然最近已有报告（American Association of Colleges of Nursing，2014b；IOM，2011；National League for Nursing，2013）指出，护理队伍需要增加多样性，护理领导者和教育者仍然需要增加教育项目和完善策略，以促进多样化学生的成功。来自不同背景的少数族裔学生在中学期间就不同程度地处于劣势，他们通常在高等护理教育环境中继续处于劣势（Condon et al.，2013；Dapremont，2014；Hockings，Brett，& Terentjevs，2012；Loftin et al.，2012；Saunders & Kardia，2014）。

角色榜样和导师

虽然在护理职业中招募和留住不同少数族裔的学生是一个重要问题，而且许多护理教育项目都做了很大的努力，并运用很多资源来招收不同的学生群体，但是同样需要（若非要花更大的力气）努力帮助这些学生获得学业上的成功（Baker，2010；Coddington & Karsten，2014；Loftin et al.，2012；Shelton，2012）。必须注意的一点是，许多护理教育项目依赖于标准化考试和GPA作为入学标准。这些类型的招聘策略并没有考虑到许多少数族裔学生的教育经历，缺乏实现"招生配额外招收多样化学生"的策略。对于那些在社会上或经济上处于劣势的未来申请者来说，这是明显痛苦的情形，特别是当只有有限数量的录取名额时，录取结果仅仅由GPA决定的情况下，他们很可能会被排除。这样的选拔过程得到的结果是，只有很少的少数族裔学生被录取，而其中许多人会被贴上"高风险"的标签（Baker，2010；Coddington & Karsten，2014；Loftin et al.，2012；Shelton，2012）。

可以鼓励在临床工作的少数族裔护士作为榜样和导师。许多护理学生毕业后计划在医院或社区工作，安排执业护士一对一指导，是一种帮助护生树立信心走向成功的有效方法（Payton，Howe，Timmons，& Richardson，2013）。护理学院的教师可以和学校的校友会以及少数族裔护理团体合作，为学生提供角色榜样。

教师的投入对所有学生的学业成功至关重要，那些有学习障碍的学生需要与评定学生成绩无关的教师建立良好的师生关系。据学生报告，教师的指导是帮助其成功完成学业最重要的因素（Baker，2010）。另外一个很有效的、以教师和学生为中心的策略，包括及时得到教师的帮助、教师的辅导以及对学生临床表现和考试表现及时的反馈。对于全体教职员工和管理者来说，要培养他们对学生多样性的敏感性，并认识到这些学生的需求，是至关重要的。教师的投入会使更多的学生成功。

主流种族的教师可通过在教学人员中营造致力于发展文化能力的氛围而帮助招收和保留少数族裔学生。对教师文化能力的评估是获得与多元化种族学生和同事共事的承诺和对这种价值观的支持的重要步骤。Campinha-Bacote（2012）基于其文化能力模型开发了一种文化能力评估工具，即"医疗专业人士教学中文化能力的评估工具"

（IAPCC-M），以协助制订教师的多元文化能力教学计划。使用强调文化能力的教学计划能够帮助少数族裔学生和护理教育项目中其他多样化学生的成功。在这个模型中，文化能力被视为通过整合文化意识来达到教学指导目的的过程。将"意识、技巧、知识、接触和文化愿望（ASKED）模型"作为改进教学计划的基础，能够满足增加和维护护理教育项目中多样性学生的迫切需要（参见第16章，了解更多关于多元文化教育的信息）。

教师还可以在政策、程序和支持服务方面帮助学生，同时支持学校的教师多样化制度。教师需谨记，许多学生在其教育经历中感到孤独。因此，教师需加强与少数族裔学生的交流，帮助学生获得校园支持服务，这将有助于学生感受到与学校的联系。

支持系统

参加特殊的支持项目可以提高文化多样性学生获得学业成功的机会。许多护理院校已经制订并实施了旨在确保文化多样性学生学业成功的策略。在加利福尼亚州州立大学，一个保留少数族裔学生数量的项目（Minority Retention Project，MRP）被开发出来，用来帮助少数族裔学生坚持学习并完成学业（Gardner，2005）。MRP 的设计是基于 Tinto 的学生数量维持理论（1993），认为那些与他们的教育机构有沟通和承诺的学生更有可能在学业上取得成功，并顺利毕业。在这个前提下，加利福尼亚州州立大学随后确定了教师在教学和临床情境中，有责任为学生提供一个安全、温暖和对学生成长有利的学习环境（Gardner，2005）。

应通过语言评估、学业交流网络平台的建立、教师干预和社会活动等形式，为学生提供语言方面的帮助，从而提高其英语水平，进而提高学生在护理院校的学习能力（Torregosa et al.，2015）。该项目的初步结果表明，学业交流网络平台为提高学生的入学平均成绩点（GPAs）和确保学生学业成功（Torregosa et al.，2015）起到了重要的中介作用。历史上，某黑人大学为将英语作为附加语言的学习者提供了语言、学术、师资和社会活动等形式的支持，以提高学生在护理院校获得学业成功的能力（Brown & Marshall，2008）。该计划的初步结果显示，学生坚持学业的比例增加，学生在标准化毕业测试、首次国家执业证书考试（NCLEX）参试中，分数都得到提高并且对学习环境改善的认知方面也得到改善（Brown & Marshall，2008）。

迎接包容性的挑战

尽管教师可能认为其课堂保持了文化和社会的中立性，但考虑到所有的讨论和研究都是为了满足不同学习者的需要，护理教育工作者需要客观地评估院校机构对包容性教学制度的支持，以及个人在包容性教学中的策略。了解学生的社会身份，并认可护理教育项目和教师在对少数族裔和高风险学生招募、使其维持学业及完成学业方面中的重要作用是一回事，积极主动地将多样性融入课堂和课程又是另一回事。

包容性课堂需要学生和教育工作者共同努力，创造和维持一个学生感到安全的表达观点的环境，课程内容可以从多角度去审视，学生和教师可以平等地表达各种意见和分享生活经验（Saunders & Kardia，2014）。

首先，也是最重要的，护理教育工作者需要意识到自身容易对学生抱有刻板印象或持有偏见。因此，为学生和教师的互动创造一个包容性环境是至关重要的一步。只有在这种初步自我检查之后，教师（和机构）才去考虑其他多个因素，建立包容性课堂的策略包括分析以下内容：授课内容对课堂互动的影响程度；在课堂环境中，对潜在文化问题的先验假设和认识；课堂研讨的计划，包括学生学习小组；不同学生的知识背景；以及在课堂中需不断深入的问题、评论和互动（Saunders & Kardia，2014）。

成功的教学策略

在21世纪的护理教育改革中，如果护理教育工作者在教学中继续以其传统的教学方式授课或指导学生，将不会有价值和进展。教学课件必须放在一边，需开发新的教学方法，从而创新教学策略，新技术的运用虽有一定的风险，但可以为所有学生提供创新性的学习方法。模拟、游戏、艺术、叙事、反思和问题导向的学习，以及基于情景的教学和学习策略都已被成功地运用，以满足学生多样化的学习需求（Crookes，Crookes，& Walsh，2013）。

小结

招收具有学业资格和多样化的学生群体是许多护理院校的重点。数据显示，尽管招收有效，但也有人担心，少数族裔学生似乎不如白人学生那样成功地从护理教育项目中毕业。对于护理教育工作者来说，重要的是要对这些少数族裔学生的招收工作以及对这些学生的教学方法和后勤工作进行重新审视。招聘不同的教师并发展他们作为楷模和导师，是成功招收并留住多样化学生的关键。

了解学生的学习风格偏好

学习的定义有赖于从理论角度对学习过程的观察。护理学习是从认知建构主义和经验主义等几个理论模型中衍生而来的。从认知角度来看，学习是一种积极的心理过程。在此过程中，学习者基于先验知识和其对世界的看法建构意义（Kolb，1984），重点是获取知识而不是最终的行为改变。相比之下，从经验框架中学习的结果来自于一个具体的经历、对经验的反思，以及对其后续意义的建构。最后，学习者积极地进行实验或应用其所创造的意义（Kolb，1984）。通过认知发展、体验式学习和其他教学策略促进学习，是护理教育工作者的主要职责。对其他学习理论的进一步解释可以在第13章中找到，这里未做详细说明。目前存在的大量学习理论引发了对学习策略的讨论，深入探究学习理论有助于学生获得学业上的成功。

在教育项目中，应培养学生的认知能力，需要教师将关注的重点从教学内容转移到学生身上。教师必须不断地反思其教学方法，并教授学生使用多样的学习方法以满足其学习需求。下面讨论学生多种学习风格、对这些学习风格的评价及其对教师的意义。

评估不同学习风格偏好

美国国家护理联盟（NLN）提出的《护理教育工作者核心能力和实践范围任务声明》当中的第2条能力（NLN，2012a）指出，教育工作者必须通过识别个人学习风格偏好和独特的学习需要，如来自多元文化背景（包括留学生）、传统和非传统人群、高风险人群（如那些在教育上处于不利地位、学习或身体残疾者或存在社会和经济问题的人；NLN，2012）等，从而促进当前学生的发展和社会融合。多年来，学习风格和偏好在很多文献中已经被讨论和评估过。学习风格的偏好是学习者对学习环境感知、互动和反馈的最有效方式（Kolb & Kolb，2005）。学习风格由认知、情感和生理要素组成，这些要素都可能受到个人文化背景的影响。

文献支持学习风格的存在，更确切地说是学习者偏好的存在（Kolb & Kolb，2005）。然而，因为缺乏研究证据证明学习结果与学习偏好有相关关系，一些研究者断言，没有强有力的证据表明教师应针对特定的学习风格调整教学（Pashler，McDaniel，Rohrer，& Bjork，2008）。相反，这些研究者认为，教师应努力将教学内容与预期的学习成果相匹配。护理教育工作者面对的挑战是识别学生的学习风格偏好，并发展与教学内容相适应的学习经验，以满足护理学生将要面临的复杂需求（Fountain & Alfred，2009；Pettigrew，Dienger，& O'Brien King，2011）。学习风格偏好以及相关策略在本科护理课程开始早期就应明确，从而使学生个体能够根据自己的知识学习风格及偏好进行专业学习，从而取得积极的结果（Dapremont，2014）。

作为一个群体，处于弱势的少数族裔学生和非传统学生有不同的学习风格和文化学习偏好（Bednarz et al.，2010）。认可不同学生的学习方式可改善学习环境，同时有助于其取得更大的学业成就（Choi，Lee，& Jung，2008）。学习风格模型的倡导者假设学生会以不同的方式学习。然而，目前缺乏证据说明学生仅用这些偏好的方式学习（Pashler et al.，2008）。因此，应将学习风格模型进行因势利导的调配，将其作为更好了解学生学习需求的指导。下面简单介绍几种广泛使用的学习风格模型。

学习风格框架和模型

目前有几种学习风格的模型可指导教师了解学生的偏好。Witkin（Witkin & Goodenough，1981）和 Myers-Brigg（McCauley，1990）模型为内在性格因素模型。

Witkin 模型是一个衡量依赖实地或独立于实地认知风格的测量工具，它评估了学生对信息的感知和处理方式，并将学生按照从依赖到独立的连续领域进行分类。对实地依赖-独立的模型描述个体感知、获得、组织加工及应用信息的方法。这些工具区分依赖实地和独立于实地的认知风格。独立于实地的人往往在不熟悉的技术技巧和待解决的问题来临时，更自觉地面对，较少自觉发展人际关系技巧。而对实地依赖的学生更喜欢结构化社会学习环境，并期望进行反馈以助其成功（Witkin & Goodenough，1981）。Noble、Miller 和 Heckman（2008）报告，护理专业的学生与其他健康相关学科的学生相比，更多被归类为依赖实地。因为认知发展的特点，依赖实地的护理专业学生有可能面临学业失败的风险。因此，教学策略应根据学生的需要量身定制护理课程。Myers-Brigg 采用 4 个因素来定义 16 种人格类型。该模型采用的因素是外向型（关注人）-内向型（关注想法）、理性型（注重细节）-直觉型（注重想象）、思考型-感觉型、理性判断型-感性感知型（Hirsh，Hirsh，& Hirsh，2009）。这也是一个有用的工具，因为它可帮助个体了解自己的优点，认识其需要改进的地方。

Kolb 体验式学习模型（1978）是一种信息处理模型，根据学生感知信息和学习信息的方式，将学习方式分为 4 种。Kolb 认为，学习需要不同的能力，包括具体体验（concrete experience，CE）、抽象概念化（abstract conceptualization，AC）、主动体验（active experimentation，AE）及反思性观察（reflective observation，RO）（Hauer，Straub，& Wolf，2005）。学习风格偏好可以是发散的（CE/RO）、同化的（AC/RO）、聚合的（AC/AE）和灵活的（CE/AE）。该模型说明学生不论使用这4种风格中的任何一种，都只是其首选的方法，而不是唯一的方法。Kolb 的学习风格量表（learning style inventory，LSI）根据这个模型对学生进行分类（Willcoxson & Prosser，1996）。Kolb 的 LSI-Ⅱa 测量从 Kolb（1978）的四阶段体验式学习模型发展而来。Kolb 学习风格量表（LSI）（www.learningfromexperience.com）是在护理教育及其他学科中使用的最普遍的测量工具之一。表 2-1 描述了根据 Kolb 的学习风格量表（LSI）获得的学习类型及相应的学习活动。

Gregorc（1982）的思维风格模型区别出大脑处理信息的两个维度：从具体到抽象的感知特性，以及从有序到随机的排序特性。基于 Gregorc 思维风格模型的描绘（Gregorc style delineator，GSD），将学习

者分为4种类型，分别是抽象有序、具体有序、抽象随机和具体随机。GSD 在市场上可购买（www.gregorc.com），该工具要求被调查者将10组4个单词对应于4个端点。学生和教师可以自我测验、自我评分和自我解释 GSD（Hawk & Shah，2007）。与 Gregorc 学习风格相应的教学策略的例子见表 2-2。

Dunn、Dunn 和 Price（1996）的效率环境偏好调查（productivity environmental preference survey，PEPS）提供了关于学习是如何发生的类型的信息。PEPS 理论的基础是，学生具有生物学基础和环境学习偏好，同时有根深蒂固的情感和社会的偏好，这几个方面综合形成了个体的学习风格。

评价技术研究所（2000）对 PEPS（Dunn et al.，1996）的改编形成了自评量表（self-assessment inventory，SAI）。SAI 用来评价学生的个性特点和态度，得分与其能否成为成功的护理人员有关。SAI 由一系列分量表组成，这些分量表旨在衡量4个方面的特质：评判性思维、学习风格、职业特征和工作价值观。与学习风格相关的内容有一个分量表，包括生理（视觉、听觉、触觉）和

表 2-1　与 Kolb 学习风格偏好相应的教学与学习策略			
具体体验	**反思性观察**	**抽象概念化**	**主动体验**
讲座	思考问题	讲座	讲座示例
问题组	头脑风暴	论文	实验室
阅读	讨论	文本阅读	案例研究
电影	日志	项目	家庭作业
模拟实验室	个人日记	模型建立	项目
现场工作，观察	反思写作	模型评论	现场工作，观察

来源：改编自 Hawk，Thomas，Shah，Amit. Using Learning Style Instruments to Enhance Student Learning. Vol 5，1. January 2007，Wiley.

表 2-2	与 Gregorc 学习风格相应的教学与学习策略		
具体有序	**抽象有序**	**抽象随机**	**具体随机**
工作表	讲座	绘图	头脑风暴
概要	概述	小组活动	案例研究（展开式）
图表	阅读	音乐	实践经验
示范	录音带	幽默	模拟
实地考察	撰写报告	角色扮演	问题解决
图表	做研究	面试	调查
流程图	学期论文	日志记录	绘图

来源：改编自 Hawk, Thomas, Shah, Amit. Using Learning Style Instruments to Enhance Student Learning. Vol 5, 1. January 2007, Wiley.

表 2-3	与 VARK 学习风格相应的教学与学习策略		
视觉	**听觉**	**读 / 写**	**动觉**
表和图	辩论	书籍和文献	现实生活中的例子
图示	讨论	阅读	演示
有各种字体的文本	录音带	笔记	模拟和角色扮演
设计	研讨会 音乐	多项选择题 论述题	工作模式 体育活动

来源：改编自 Hawk, Thomas, Shah, Amit. Using Learning Style Instruments to Enhance Student Learning. Vol 5, 1. January 2007, Wiley.

社会（个人和群体）等与 PEPS 要素类似的因素。

Fleming（2001）的模型提出了反映学生体验的 4 个类别。"VARK"这个缩写词用来表示以下类别：视觉（V）、听觉（A）、读写（R）和动觉（运动感觉，K）。VARK 的问题和结果主要集中在人们接收信息的喜好方式及其传递信息的喜好方式。VARK 问卷提供了 4 个感知模式的度量，每个人从 1 种到 4 种不等，都有自己的偏好。免费的 VARK 问卷（http://vark-learn.com/the-vark-questionnaire/）描述了 13 种情况，每种都与 VARK 学习风格的偏好相对应，要求被调查者在 3 ～ 4 个行动选项中选择 1 个或多个。Fleming（2001）报告显示，41% 的普通民众有单一的风格偏好，而 21% 的人表现出对 4 种风格均偏好，只有 27% 的人偏爱 2 种风格，9% 的人偏爱 3 种风格。与 VARK 学习风格相应的教学策略见表 2-3。

学习风格偏好的意义

目前，通过了解学习者的相关情况及其特征来改进教学和学习策略是一种未被充分利用但复杂的方法。针对这一问题，我们应该鼓励教师利用现有的多种工具来评估学生对学习风格的偏好，以帮助学生了解他们喜欢的学习风格（Fleming, Mckee, & Huntley-Moore, 2011; Hallin, 2014; Robinson, Scollan-Koliopoulos, Kamienski, & Burke, 2012）。研究结果还将提高教师选择和设计学习活动的能力，通过这些活动吸收广泛的学生学习偏好，而不是针对特定的学习风格实施狭隘的教学策略。

需要进一步关注的是多样化的学生依然存在的学业成就差别。在有大量成年学生的教育项目中，可能有更多的学生因为家庭或工作相关问题而辍学（Sauter, Johnson, & Gillespie, 2009）。为较多少数族裔、低收入人群和家族第一代大学生服务的院校的毕业率较低。当前的学生正在努力缩小学业差距，而教育工作者应强化这些学生的努力行为（Brown & Marshall, 2008）。学生的经历、文化背景、传统与非传统，以及是否处于高风险状态都各有不同。"一刀切"的教育方式可能会使很多学生感到压力和不适。如果他们的个人独特性得到认可，并在教学中得到相应的关注，他们会做得更好（Li，Yu，Liu，Shieh，& Yang，2014）。

由于这种多样性，任何单一的教学方式都不可能对25人或以上的班级中的所有或大多数学生有效。学生可能会经历艰难的转变，因为在大班课堂中，对个体识别不足的情况下会使学生失去个性。教师必须采用多种创造性的教学方法，使学习者在大班课堂中有多样性，如个人反应系统（"点击器"）、写简短书面作业（Boyd，2010）以及互动的作业（Hourigan，2013）。

教师应帮助学生个体识别他们的学习风格偏好，帮助他们改善学习习惯、选择与他们的学习风格相适应的课程或工作环境（Fleming et al.，2011）。不同年龄段的学生可能会从如何调整自己学习风格的知识中获益（Robinson et al.，2012）。在课堂和临床环境中，教师可以利用学习风格偏好创造学习环境。在这种环境中，不同类型的学习偏好都会被重视。

发展学生的认知能力

在卫生保健系统复杂性不断增加的情况下，需要护士解决问题和跨学科合作。护理学生正面临发展认知能力的挑战，包括培养学生推理、记忆和深度学习，最终达到提高临床推理能力的目的。通过合理的课程设置培养学生的评判性思维，一直以来都是护理教育期望的结果。近几年，护理教育领域的重点一直是学生临床判断、决策和推理能力的培养，这些都是将评判性思维应用于护理工作中的教育期望结果。

由于护理教育中重点的变化，评判性思维通常与解决问题、临床决策和临床推理联系在一起。解决问题主要着重于问题的识别和解决，然而评判性思维则将提出问题和评判性的解决方式结合在一起。临床推理是一种运用于决策过程中的评判性思维，与患者及其诊断有关（Alfaro-LeFevre，2012）。

学生思考和解决问题的方式不同。护理教育的目的是培养学生评判性思维的能力，使其能够为患者做出个体化的安全临床判断。Benner、Sutphen、Leonard 和 Day（2010）建议：应培养学生多种思维技巧，包括评判性思维、临床推理和临床联想。教师应评估学生的认知发展，包括其评判性思维以及决策的倾向及能力，培养其像护士一样思考问题。

评判性思维

专业的护理实践需要用到多种思维方法和解决问题的能力。护理课程设置的重点是指导学生成为终生的独立评判性思考者（Kalisch & Begeny，2010；Oliver，2010）。护理教育工作者一直对不断创新和贯彻课程规划，从而培育出能够将评判性思维运用于临床推理和做出合适的临床判断的护理毕业生负有责任。（Mann，2012）。

尽管多年来，专家在护理教育文献中多有关于评判性思维的讨论，但尚未达成一致的定义，也没有任何有效的方式去衡量评判性思维及其对患者护理的影响。一些研究表明，评判性思维和学习风格偏好有关，但缺乏有力的证据，也难以进行泛化（Andreou，Papastavrou，& Merkouris，2013）。评判性思维强调独立和互相依赖的决策方式。评判性思维者一定要有提出问题和解决问题的态度或期望。在解决问题的过程中，评判性思维者还必须有与问题相关的学科知识和能够运用这些知识的必要技巧（Bradshaw & Lowenstein，2011）。

尽管定义评判性思维仍然很困难，但也有专家制订了一些测量评判性思维的量表，并已经被广泛用于评估护理学生的评判性思维技巧。这些评估工具包括 Watson-Glaser 评判性思维评估（Watson-Glaser critical thinking appraisal；Watson & Glaser，1980）、加利福尼亚评判性思维技巧测试（California critical thinking skills test；Facione，Blohm，Howard，& Giancarlo，1998）、加利福尼亚评判性思维倾向量表（California critical thinking disposition inventory；Facione，Facione，& Sanchez，1994）。表 2-4 对其做了简要描述。

临床推理

临床推理是思考和整合患者信息，分析可选方案和评估各种方案的过程。这种认知分析过程先于行动之前。临床推理是一个循环的过程，依赖先前的经验，是经验丰富的护士的标志（Simmons，2010）。曾经有一项系统综述对 24 个关于通过教育性干预提高护士临床推理能力的研究进行分析，由于整体研究质量不够，在定义干预的有效性方面还缺乏一致结论（Thompson & Stapley，2011）。

发展认知技巧的策略

要培养学生的认知技巧，需要教师实施与授课内容、教学环境、学生需求、学生学习风格和预期结果相适应的教学策略（NLN，2005）。以下是与培养认知技巧和临床决策有关的教学策略的例子。

反思

护理文献强调运用反思开发评判性思维。评判性思维具有提高人们解决问题和做出决定能力的属性（Romeo，2010），它不是一种简单的思考方式，而是一个复杂的过程。Moore（2013）在众多有关评判性思维的程序中提炼出 7 个概念，包括自我反思、判断力、怀疑主义、独创性、知识的运用、合理性和阅读敏锐性。如果护理教育工作者要评估学生的知识和评判性思维能力，在循证实践中提供反思性学习的机会是一个有效的策略。第 15 章对将反思作为教学策略进行了深入的讨论。

模拟

一个包含了 8 个模拟教学研究的系统综述表明，尽管目前还没有强有力的证据证明模拟教学可以提高学生临床推理能力，但它能够提高学生评判性思维、操作技能和学科相关知识水平（Lapkin，Levett-Jones，Bellchambers，& Fernandez，2010）。研究发现，向护理学生提供模拟病人进行场景模拟实践能够提高其评判性思维技能，那些被分配到更多场景模拟的学生的评判性思维能力提高得更多（Sullivan-Mann，Perron，& Fellner，2009）。最近，国家护理委员会公布了第一个全国模拟研究，结果表明精心设计的模拟教学经历可以替代多达半数的临床训练，与临床训练起到相同的效果（Hayden，Smiley，Alexander，Kardong-Edgren，& Jeffries，2014）。在护理教育中运用模拟的有效性还在不断调查中。然而，早期研究表明，当护理教师准备充分，也有足够的资源去设计高质量的模拟训练时，学生的评判性思维技能、临床推理和知识水平就能得到提高。模拟作为教学策略的运用在第

表 2-4 评判性思维测评工具

工具	表格	子量表	注意事项
Watson Glaser 评判性思维评估（**Watson Glaser critical thinking appraisal，WGCTA**） http://us.talentlens.com/watson-glaser-original 2015 Pearson Education，Inc. 认知评估包括陈述、论证、解释需要用到分析推理技巧 根据职业/行业类型分 14 个小组 总分可用于个体录用、职业发展和晋升的评估，工具可适用于各种语言和形式（线上/书面）	WG 表 A 80 项条目 WG 表 S-简表 40 项条目 WGTA Ⅱ-表 D 40 项条目	推理 前提条件的识别 演绎 解释 论证的评价	表 D 有更多较难的条目，区分度好 表 D 的表面效度比其他的高，各项问题经过 6 个国家和美国的验证 可在线获取 对医学专业学生来说有可靠性 表 A 和表 S 的合格率较高，总的来说区分度较小
加利福尼亚评判性思维技巧测试（**California critical thinking skills test，CCTST，大学层面**） 设计旨在客观地测量反思性决策（包括该相信什么和该做什么）所需要的核心推理技巧。计量表格定量评估推理技巧	CCTST 34 项条目 计量的 CCTST	分数由 7 个量表得出：分析、推理、评估、演绎、归纳和总体的推理能力	可以供许多医学专业的学生使用 有 17 种译文 在线提交 护理研究表明结果不一致缺乏足够的公信力，设计上有固有缺陷
加利福尼亚评判性思维倾向量表（**California critical thinking disposition inventory，CCTDI**） http://www.insightassessment.com 从 7 个方面测量能使一个人形成评判性思维的信仰、价值观、态度、和意图的倾向	配套工具可从 7 个量表评估学习者评判性思维的意愿 75 项条目	寻求真理或偏见 心胸开阔或宽容 期待结果或掉以轻心 系统或非系统 对推理的信心或不信任 求知 成熟的评判	目标人群是大学生 被翻译成 17 种语言
医学推理测试（**health sciences reasoning test，HSRT**） http://www.insightassessment.com HSRT 专门针对医学教育项目学员（本科生或研究生）和医学执业者而设计，这个测试可以预测其职业资格考试的成功率以及临床能力评估，计量测试增加了定量推理	HSRT 33 项条目 计量的 HSRT	分数由 7 个量表得出：分析、推理、评价、演绎、归纳和总体的推理能力	类似于 CCTST，可以在线提交 条目是以医学工作场所为背景编写的 在硕士研究生、本科生和 2 年制大学医学专业学生中测试得出评分准则没有公布的可靠性数据；相对较新的测试；少量已发表的研究将其作为入学测试运用于药学专业学生

18 章有深入的讨论。

评估不同学生的学习效果

护理教育工作者有责任让学生成功达成已建立的预期目标，并取得执业许可。教师有各种各样的方法去评估学生的学习效果，如思维导图、情景模拟、示范、论文、反思性写作和汇报展示。到目前为止，最有用的评估技巧是客观的标准化测试。整个课程的成绩、学习进展和毕业全部基于客观结果或标准化测试。这些"高利害测试"被美国教育研究协会（2014）定义为对考生、课程或机构有重大影响的测试。因此，护理教育者必须深思熟虑地考量标准化测试相关的试题设计和政策，同时分析必须参加考试的学生的教育效果。

高利害测试的使用

在护理课程中，高利害（high-stakes）测试被大量地使用。护理课程中的高利害测试有许多典型的特征：①如果测试失败，其严重后果由学生、学校和教育项目承担。②结果是失败还是成功有显著的差别。③考试者对考试结果有个人、金钱或情感上的利害关系（Sullivan，2014）。高利害测试被用来衡量课程的优点和弱点，以及学生为国家执业证书考试（NCLEX）所做的准备程度，并且为学生提供查漏补缺的建议。这些考试为护理院校提供关键的信息，公众和国家委员会将考试的第一次合格率看作检验教育项目质量和有效性的指标。

关于这些测试能够可靠地预测学生是否能通过国家执业证书考试的文献很多，但存在争议（Harding，2010；Santo，Frander，& Hawkins，2013）。护理教育项目的教师采取了一系列的措施，将能否通过这些测试作为学生能否合格毕业和能否参加执业证书考试的基准。关于实施一个简单的高利害预测测试就可能决定学生能否完成教育项目或能否获得许可，还有很多法律和伦理上的问题需要关注（Santo et al.，2013）。美国国家护理联盟已经颁布了文件以指导教师做出关于高利害测试和政策产生的决定（National League for Nursing，2012b）。关于高利害测试可能产生的法律、伦理问题的深入讨论见第 3 章。

尚没有太多揭示高利害测试和相关政策将会怎样影响各种护理教育项目学生的研究。一篇包含 25 篇文章的系统综述，研究对象是英语作为附加语言或是需学习英语的护理学生，要取得学业成功，必须克服文化、语言和学业上的障碍（Olson，2012）。这些具体的障碍包括阅读速度和翻译（Amaro，Abriam-Yago，& Yoder，2006）、教师文化意识缺乏（Starr，2009），以及在多选题中语法和语言的使用问题（Bosher & Bowles，2008；Lampe & Tsaouse，2010）。

教师正面临制订策略，以减少多样化学生固有的障碍，从而利于学生通过高利害测试的挑战。文献建议部分学生和教师可以使用一系列策略以鼓励不同种族、文化和背景的学生取得学业成功。应鼓励 EAL 的学生保存单词卡，随时学习本土英语，也要常备医学词典，在不同族裔的小组中学习（包括英语为母语及英语是附加语言的学生），并练习用自己的语言解释信息（Coddington & Karsten，2014；Hansen & Beaver，2012）。教师也可以提供课件和课堂笔记，允许在课堂上录音（Sanner & Wilson，2008）。在学生入学早期了解 EAL 学生的需求，并提供必要的语言项目进行支持和辅助，这也至关重要。

许多研究已证明，同伴和教师的辅助

支持和补充指导可成功地帮助少数族裔学生建立应试技巧（Brown & Marshall，2008；Sutherland，Hamilton，& Goodman，2007；Swinney & Dobal，2008）。为英语作为附加语言的学生改善可供选择的测试环境，能够降低其焦虑水平（Abel，2009）。英语作为附加语言的学生通常需要更多的测试时间来阅读和应对考试题目（Caputi，Engelmann，& Stasinopoulos，2006）。在整个学业项目中，鼓励学生多练习综合性多项选择题，教学生如何阅读和分析题目，这些对学业成功至关重要（Lujan，2008）。

对考试的偏见也会影响学生在考试中能否表现出色。当一场考试或考试中的题目不能很容易地被所有文化背景的学生所理解时，考试偏见便产生了（Dudas，2011）。教师在设计和审查考试题目时，要确保其没有文化、结构和语言上的偏见（Bosher & Bowles，2008；Hicks，2011）。一项包含 664 道题目的研究显示，教师制作的高利害测试中，有 47.3% 的考试题目有缺陷（Tarrant & Ware，2008）。关于考试题目及其构建的更多信息见第 24 章。

"学习去飞"：让不同的学习者为实践做准备

从学校到实践的转变对于刚毕业者来说充满挑战。新毕业生面临着将其"预期社会角色融入"经验和对新角色的期待整合成现实的"组织形式社会角色融入"（Scott，Engelke，& Swanson，2008，p. 76），换句话说，即真实工作中发生的事情。据报道，新毕业生因为感觉分不清工作主次、不会分配和管理患者、人手不足、缺乏与医生沟通和合作的技巧等而备感工作压力（Lin，Viscardi，& McHugh，2014）。令人惊讶的

是，关于少数族裔的新毕业生从学校向实践转换经历的文献很少。自沙利文委员会（Sullivan Commission，2004）公布了多样化劳动力的贡献，在增加护理多样性以反映人口构成方面的进展甚微。这也许部分是因为政府第七项护理劳动力发展补贴计划资金缺乏的原因，这是一项由政府设计、为了实现与护理教育项目相同的目标而制订的计划（American Association of Colleges of Nursing，2014d）。在一项描述性研究中，111 名拉丁裔和拉美裔护士，有不足 20% 的人是新入职的护士，74% 的参与者在工作中有被歧视的经历（Moceri，2012）。最近，国家理事会护理委员会在从学校过渡到实践模型发展方面的工作报告显示，雇主认为新毕业生不具备执业的技能（Spector & Echternacht，2010），并且新毕业生与经验丰富的护士之间有很大差距（Orsolini-Hain & Malone，2007）。对于继续招收和留住多样化学生，美国护理学院协会的努力和其他私人资金资源的支持至关重要。

Benner 等（2010）建议为所有新毕业生设立临床规培期。学校向临床实践转化的规培期计划可以为 6 个月～ 1 年，各种正式的或非正式的学习机会主要集中于培养新护士对政策、标准和工作环境结构的理解。规培期应包括与其他专业人员一起反思和联络的时间，并发展沟通交流能力、信心和评判性思考的能力（Bleich，2012）。

由美国护理学院协会和大学健康系统联盟创建的过渡计划的模型（http://www.aacn.nche edu/education-resources/nurse-residency-program）由 5 个模块组成，基于 IOM 和护理教育质量安全所制订的能力，并结合指导教师和课堂经验（Spector & Echternacht，2010），明确提出了关于有色

人种新毕业生问题的进一步建议，包括促进无偏见交流、在员工和其他团队成员中讨论关于文化敏感性以及语言偏见。Coppin 州立大学的一个项目中，专业护理人员和学生在工作地点进行一对一指导，为学生提供了身临其境的护理职业体验。

总结

　　本章描述了护理学生群体的人口特征、

不同时代学生的独特需求、男护士以及来自少数族裔的学生。本章也提供了关于理解学习风格和学生认知能力的信息。创造有助于学习的环境是教师的责任。同样，学生也有责任识别怎样的环境才最有利于其学习。理解学生不同的需求有助于教师和学生形成合作性伙伴关系，培养学生获得成为合格护士的态度、知识和技能。

▌对证据的反思

1. 根据学生的需要使用工具评估其学习风格偏好。你会怎样和学生分享学习风格偏好评估的结果？你会怎样帮助学生使用他们学习风格偏好的信息？如何建议他们使用学习策略来成功地完成学业？

2. 通过重构课程模块激发学生的评判性思维和主动学习的兴趣，将其置于创造性学习环境中，以满足学生不同的需要和

学习方式。思考怎样给学生提供选择学习方式的策略，以此激发学生更高层次的思维。

3. 反思一门你教授的课程。你在课程中应采取怎样的学习策略才能更好地强调临床推理和判断？你要怎样为学生创造机会，以培养其临床推理和临床判断技能？

参考文献

Abel, J. V. (2009). The role of intentional caring in ameliorating incapacitating test anxiety. In S. Bosher & M. Pharris (Eds.), *Transforming nursing education: The culturally inclusive environment* (pp. 231–258). New York: Springer.

Alfaro-LeFevre, R. (2012). Nursing process and clinical reasoning. *Nursing Education Perspectives, 33*(1), 7.

Amaro, D., Abriam-Yago, K., & Yoder, M. (2006). Perceived barriers for ethnically diverse students in nursing programs. *Journal of Nursing Education, 45*(7), 247–254.

American Association of College of Nursing. (2012). *Annual survey report of schools*. Retrieved from, http://www.aacn.nche.edu/research-data/standard-data-reports.

American Association of Colleges of Nursing. (2014a). *AACN finds slow enrollment growth at schools of nursing*. Retrieved from, http://www.aacn.nche.edu/Media/Annualreport.htm.

American Association of Colleges of Nursing. (2014b). *Enhancing diversity in the workforce*. Retrieved from, http://www.aacn.nche.edu/media-relations/fact-sheets/enhancing-diversity.htm.

American Association of Colleges of Nursing. (2014c). *Joining forces: Enhancing veterans' care tool kit: Veteran/active military nursing students*. Retrieved from, http://www.aacn.nche.edu/downloads/joining-forces-tool-kit/veteran-nursing-students.

American Association of Colleges of Nursing. (2014d). *The changing landscape: Nursing student diversity on the rise policy brief*. Retrieved from, http://www.aacn.nche.edu/government-affairs/Student-Diversity-FS.pdf.

American Education Research Association. (2014). *Standards for educational and psychological testing*. Washington, D.C: American Education Research Association.

Andreou, C., Papastavrou, E., & Merkouris, A. (2013). Learning styles and critical thinking relationship in baccalaureate nursing education: A systematic review. *Nurse Education Today, 34*, 362–371.

Assessment Technologies Institute. (2000). *Technical manual for the self assessment inventory*. Overland Park, KS: Author.

Bachman, L., & Bachman, C. (2011). A study of classroom response system clickers: Increasing student engagement and performance in a large undergraduate lecture class on architectural research. *Journal of Interactive Learning Research, 22*(1), 5–21.

Baker, B. H. (2010). Faculty ratings of retention strategies for minority nursing students. *Nursing Education Perspectives, 31*(4), 216–220.

Bednarz, H., Schim, S., & Doorenbos, A. (2010). Cultural diversity in nursing education: Perils, pitfalls, and pearls. *Journal of Nursing Education, 49*(5), 253–260.

Benner, P., Sutphen, M., Leonard, V., & Day, L. (2010). *Educating nurses: A call for radical transformation.* San Francisco, CA: Jossey-Bass.

Bleich, M. R. (2012). In praise of nursing residency programs. *American Nurse Today, 7*(5), 47–49.

Bonaduce, J., & Quigley, B. (2011). Florence's candle: Educating the millennial nursing student. *Nursing Forum, 46*(3), 157–159.

Bosher, S., & Bowles, M. (2008). The effects of linguistic modification on ESL students' comprehension of nursing course test items. *Nursing Education Perspective, 29*(3), 165–172.

Bowman, K. (2014). From combat to the classroom: Serving military students. *Public Purpose.* Winter 2014. Retrieved November 2014 from, www.aascu.org/workarea/DownloadAsset.uspx?id=8012.

Boyd, J. (2010). The best of both worlds: The large lecture, writing-intensive course. *Communication Teacher, 24*(4), 229–237.

Bradshaw, M., & Lowenstein, A. (2011). *Innovative teaching strategies in nursing and related health professions* (5th ed.). Sudbury, MA: Jones and Bartlett.

Brown, J., & Marshall, B. (2008). A historically Black university's baccalaureate enrollment and success tactics for registered nurses. *Journal of Professional Nursing, 24*(1), 21–29.

Budden, J., Zhong, E., Moulton, P., & Cimiotti, J. (2013). The national council of state boards of nursing and the forum of state nursing workforce centers 2013 national workforce survey of registered nurses. *Journal of Nursing Regulation, 4*(2), S8. July 2013 Supplement.

Bureau of Labor Statistics, U.S. Department of Labor. (2014). *Occupational outlook handbook* (2014–15 ed.). Registered Nurses. Retrieved September 1, 2014, from, http://www.bls.gov/ooh/healthcare/registered-nurses.htm.

Burke, J. (2011). Men in nursing. *Registered Nurse Journal,* May/June, 12–16.

Campinha-Bacote, J. (2012). The process of cultural competence in the delivery of healthcare services. In P. L. Sagar (Ed.), *Transcultural nursing theory and models: Application in nursing education, practice, and administration* (pp. 39–51). New York: Spring Pub. Co.

Caputi, L., Engelmann, L., & Stasinopoulos, J. (2006). An interdisciplinary approach to the needs of non-native speaking nursing students: Conversation circles. *Nurse Educator, 31*(3), 107–111.

Choi, I., Lee, S., & Jung, J. (2008). Designing multimedia case-based instruction accommodating students' diverse learning styles. *Journal of Educational Multimedia and Hypermedia, 17*(1), 5–25.

Coddington, D. M., & Karsten, K. (2014). Eliminating cultural bias in nursing examinations. *Teaching and Learning in Nursing, 9,* 134–138.

Cohen, S. (2013). Recruitment and retention: How to get them and how to keep them. *Nursing Management, 44*(4), 11–14.

Condon, V. M., Morgan, C. J., Miller, E. W., Mamier, I., Zimmerman, G. J., & Mazhar, W. (2013). A program to enhance recruitment and retention of disadvantaged and ethnically diverse baccalaureate nursing students. *Journal of Transcultural Nursing, 24*(4), 397–407.

Crookes, K., Crookes, P. A., & Walsh, K. (2013). Meaningful and engaging teaching techniques for student nurses: A literature review. *Nurse Education in Practice, 13,* 239–243.

Dapremont, J. (2014). Black nursing students: Strategies for academic success. *Nursing Education Perspectives, 35*(3), 157–161.

Davis, S., Davis, D., & Williams, D. (2010). Challenges and issues facing the future of nursing education: Implications for ethnic minority faculty and students. *Journal of Cultural Diversity, 17*(4), 122–126.

Devereaux-Melillo, K., Dowling, J., Qbdallah, L., Findeisen, M.,

& Knight, M. (2013). Bring diversity to nursing: Recruitment, retention, and graduation of nursing students. *Journal of Cultural Diversity, 20*(2), 100–104.

Dols, J., Landrum, P., & Wieck, K. (2010). Leading and managing an intergenerational workforce. *Creative Nursing, 16*(2), 1–8.

Donnell, W. (2015). A correlational study of a reading comprehension program and attrition rates of ESL nursing students in Texas. *Nursing Education Perspectives, 36*(1), 16–21.

Dudas, K. (2011). Strategies to improve NLCEX style testing in student who speak English as an additional language. *The Online Journal of Cultural Competence in Nursing and Healthcare, 1*(2), 14–23.

Dunn, R., Dunn, K., & Price, G. (1996). *Productivity environmental preference survey.* Lawrence, KS: Price Systems, Inc.

Erickson, B., & Strommer, D. (1991). *Teaching college freshmen.* San Francisco: Josey-Bass.

Facione, N., Blohm, S., Howard, K., & Giancarlo, C. (1998). *California critical thinking skills test manual.* Millrae, CA: California Academic Press.

Facione, N. C., Facione, P. A., & Sanchez, C. A. (1994). Critical thinking disposition as a measure of competent clinical judgment: The development of the California Critical Thinking Disposition Inventory. *Journal of Nursing Education, 33*(8), 345–350.

Fleming, N. (2001). *Teaching and learning styles: VARK strategies.* Christchurch, New Zealand: Neil D. Fleming.

Fleming, S., Mckee, G., & Huntley-Moore, S. (2011). Undergraduate nursing students' learning styles: A longitudinal study. *Nursing Education Today, 31,* 444–449.

Fountain, R., & Alfred, D. (2009). Student satisfaction with high-fidelity simulation: Does it correlate with learning styles? *Nursing Education Perspectives, 30*(2), 96–98.

Gardner, J. D. (2005). A successful minority retention project. *Journal of Nursing Education, 44*(12), 566–568.

Georges, C. (2012). Project to expand diversity in the nursing workforce. *Nursing Management, 19*(2), 22–26.

Gordon, F. C., & Copes, M. A. (2010). The Coppin academy for pre-nursing success: A model for the recruitment and retention of minority students. *ABNF Journal, 21*(1), 11–13.

Gregorc, A. (1982). *Gregorc style delineator: Development, technical and administrative manual.* Maynard, MA: Gabriel Systems, Inc.

Hallin, K. (2014). Nursing students at a university—A study about learning style preference. *Nurse Education Today, 34*(12), 1443–1449.

Hansen, E., & Beaver, S. (2012). Faculty support for ESL nursing students: Action plan for success. *Nursing Education Perspectives, 33*(4), 246–250.

Harding, M. (2010). Predictability associated with the exit examinations: A literature review. *Journal of Nursing Education, 49*(9), 493–497.

Hauer, P., Straub, C., & Wolf, S. (2005). Learning styles of allied health students using Kolb's LSI-IIa. *Journal of Allied Health, 34*(3), 177–182.

Hawk, T. F., & Shah, A. J. (2007). Using learning style instruments to enhance student learning. *Decision Sciences Journal of Innovative Education, 5*(1), 1–19.

Hayden, J. K., Smiley, R. A., Alexander, M., Kardong-Edgren, S., & Jeffries, P. R. (2014). The NCSBN national simulation study: A longitudinal, randomized, controlled study replacing clinical hours with simulation in prelicensure education. *Journal of Nursing Regulation, 5*(2). Supplement S3–S64.

Hendricks, J., & Cope, V. (2012). Generational diversity: What nurse managers need to know. *Journal of Advanced Nursing,* 717–725. May 2012.

Hicks, N. (2011). Guidelines for identifying and revising culturally biased multiple-choice nursing examination items. *Nurse Educator, 36*(6), 266–270.

Hirsh, E., Hirsh, K. W., & Hirsh, S. K. (2009). *MBTI teambuilding program*. Sunnyvale, CA: CPP, Inc.

Hockings, C., Brett, P., & Terentjevs, M. (2012). Making a difference—Inclusive learning and teaching in higher education through open educational resources. *Distance Education*, 33(2), 237–252.

Hourigan, K. L. (2013). Increasing student engagement in large classes: The ARC model of application, response, and collaboration. *Teaching Sociology*, 41(4), 353–359.

Howe, N. (2010). *Millennials in the workplace: Human resource strategies for a new generation*. New York: Lifecourse Associates, Inc..

Human Resources and Services Administration. (2013a). *HHS awards $2.8 million to transition veterans' skills into nursing careers*. Retrieved from, http://hhs.gov/news/press/2013pres/09/20130919c.html.

Human Resources and Services Administration. (2013b). *The U.S. nursing workforce: Trends in supply and education*. Retrieved from, http://bhpr.hrsa.gov/healthworkforce/reports/nursingworkforce/.

Hutchison, D., Brown, J., & Longworth, K. (2012). Attracting and maintaining the Y generation in nursing: A literature review. *Journal of Nursing Management*, 20(4), 444–450.

Igbo, I. N., Straker, K. C., Landson, M. J., Symes, L., Bernard, L. F., Hughes, L. A., et al. (2011). An innovative, multidisciplinary strategy to improve retention of nursing students from disadvantaged backgrounds. *Nursing Education Perspectives*, 31(3), 375–379.

Institute of Medicine (IOM). (2004). *In the nation's compelling interest: Ensuring diversity in the health care workforce*. Retrieved April 27, 2015, from, https://www.iom.edu/Reports/2004/In-the-Nations-Compelling-Interest-Ensuring-Diversity-in-the-Health-Care-Workforce.aspx.

Institute of Medicine (IOM). (2011). *The future of nursing: Leading change, advancing health*. Washington, DC: National Academies Press.

Kalisch, B., & Begeny, S. (2010). Preparation of nursing students for change and innovation. *Western Journal of Nursing Research*, 32(2), 157–167.

Kolb, D. (1978). *Learning style inventory: Technical* (rev. ed.). Boston, MA: William McBee.

Kolb, D. (1984). *Experiential learning: Experience as the source of learning and development*. Englewood Cliffs, NJ: Prentice Hall.

Kolb, A. Y., & Kolb, D. A. (2005). *The Kolb learning style inventory: Version 3.1 2005 technical specifications*. Experience Based Learning Systems, Inc.

Lampe, S., & Tsaouse, B. (2010). Linguistic bias in multiple choice questions. *Creative Nursing*, 16(2), 63–67.

Lapkin, Levett-Jones, Bellchambers, & Fernandez. (2010). Effectiveness of patient simulation manikins in teaching clinical reasoning skills to undergraduate nursing students: A systematic review. *Clinical Simulation in Nursing*, 6(6), e207–e222.

Li, Y., Yu, W., Liu, C., Shieh, S., & Yang, B. (2014). An exploratory study of the relationship between learning styles and academic performance among students in different nursing programs. *Contemporary Nurse: A Journal for the Australian Nursing Profession*, 48(2), 229–239.

Lin, P. S., Viscardi, M. K., & McHugh, M. D. (2014). Factors influencing job satisfaction of new graduate nurses participating in nurse residency programs: A systematic review. *Journal of Continuing Education in Nursing*, 45(10), 439–450.

Loftin, C., Newman, S., Dumas, B., Gilden, G., & Bond, M. (2012). Perceived barriers to success for minority students: An integrative review. *International Scholarly Research Network ISRN Nursing*, 2012. Article ID 806543, 9 pages.

Loftin, C., Newman, S. D., Gilden, G., Bond, M. L., & Dumas, B. P. (2013). Moving toward greater diversity: A review of interventions to increase diversity in nursing education. *Journal of Transcultural Nursing*, 24(4), 387–396.

Lujan, J. (2008). Linguistic and cultural adaptation needs of Mexican American nursing students related to multiple-choice tests. *Journal of Nursing Education*, 47(7), 327–330.

MacWilliams, B., Schmidt, B., & Bleich, R. (2013). Men in nursing. *American Journal of Nursing*, 113(1), 38–44.

Mann. (2012). Critical thinking and clinical judgment skill development in baccalaureate nursing students. *The Kansas Nurse*, 87(1), 26–30.

McCauley, M. H. (1990). The Myers-Briggs type indicator: A measure for individuals and groups. *Measurement and Evaluation in Counseling & Development*, 22(4), 181.

McCrindle, M., & Wolfinger, E. (2014). *The ABC of XYZ: Understanding the global generations*. Retrieved from, http://www.theabcofxyz.com.

Moceri, J. T. (2012). Bias in the nursing workplace: Implications for Latino(a) nurses. *Journal of Cultural Diversity*, 19(3), 94–101.

Moore, T. (2013). Critical thinking: Seven definitions in search of a concept. *Studies in Higher Education*, 38(4), 506–522.

National League for Nursing. (2012a). *The scope of practice for academic nurse educators 2012 revision*. Philadelphia: Wolters Kluwer.

National League for Nursing. (2012b). *The fair testing imperative in nursing education*. NLN Board of Governors. Retrieved from, http://www.nln.org/docs/default-source/about/nln-vision-series-%28position-statements%29/nlnvision_4.pdf.

National League for Nursing. (2013). *Annual Survey of Schools of Nursing, academic year 2011–2012*. www.nln.org/research/slides/index.htm.

National Population Projections. (2014). *United States population projections: 2000 to 2060*. Retrieved from, http://www.census.gov/population/www.projections/2009projections.html.

Noble, K., Miller, S., & Heckman, J. (2008). The cognitive style of nursing students: Educational implications for teaching and learning. *Journal of Nursing Education*, 47, 245–253.

Oliver, G. M. (2010). Wanted: Creative thinkers. *Western Journal of Nursing Research*, 32(2), 155–156.

Olson, M. A. (2012). English as a second language (ESL) nursing student success: A critical review of the literature. *Journal of Cultural Diversity*, 19(1), 26–31.

Orsolini-Hain, & Malone. (2007). Examining the impending gap in clinical nursing expertise. *Policy, Politic, & Nursing Practice*, 8(3), 158–169.

Pashler, H., McDaniel, M., Rohrer, D., & Bjork, R. (2008). Learning styles: Concepts and evidence. *Psychological Science in the Public Interest*, 9(3), 106–116.

Payton, T. D., Howe, L. A., Timmons, S. M., & Richardson, M. E. (2013). African American nursing students' perceptions about mentoring. *Nursing Education Perspectives*, 34(3), 171–177.

Pettigrew, A. C., Dienger, M. J., & O'Brien King, M. (2011). Nursing student today: Who are they and what are their learning preferences? *Journal of Professional Nursing*, 27(4), 227–236.

Rajacich, D., Kane, D., Williston, C., & Cameron, S. (2013). If they do call you a nurse, it is always a "male nurse": Experiences of man in the nursing profession. *Nursing Forum*, 48(1), 71–80.

Raphelson, S. (2014). *From Gis to Gen Z: How generations get nicknames*. Retrieved from, http://www.npr.org/2014/10/06/349316543/don-t-label-me-origins-of-generaltional-names-and-why-we-use-them.html.

Robinson, J., Scollan-Koliopoulos, M., Kamienski, M., & Burke, K. (2012). Generational differences and learning style preferences in nurses from a large metropolitan medical center. *Journal for Nurses in Staff Development*, 28(4), 166–171.

Romeo, E. (2010). Quantitative research on critical thinking and predicting nursing students' NCLEX-RN performance. *Journal of Nursing Education*, 49, 378–386.

Sanner, S., & Wilson, A. (2008). The experience of students with English as a second language in a baccalaureate nursing program. *Nurse Education Today, 28*(7), 807–813.

Santo, L., Frander, E., & Hawkins, A. (2013). The use of standardized exit examinations in baccalaureate nursing education. *Nurse Educator, 38*(2), 81–84.

Saunders, S., & Kardia, D. (2014). *Creating inclusive college classrooms.* Retrieved from, http://crit.umich.edu.gsis/p3_1. 1–7.

Sauter, M., Johnson, D., & Gillespie, N. (2009). *Educational program evaluation.* St Louis, MO: Saunders Elsevier.

Scott. (2008). New graduate nurse transitioning: Necessary or nice? *Applied Nursing Research, 21*(2), 75–83.

Shelton, E. (2012). A model of nursing student retention. *International Journal of Nursing Education Scholarship, 9*(1), 1–16.

Shinn, E., & Ofiesh, N. (2012). Cognitive diversity and the design of classroom tests for all learners. *Journal of Postsecondary Education and Disability, 25*(3), 227–245.

Simmons, B. (2010). Clinical reasoning: Concept analysis. *Journal of Advanced Nursing, 66*(5), 1151–1158.

Spector, N., & Echternacht, M. (2010). A regulatory model for transitioning newly licensed nurses to practice. *Journal of Nursing Regulation, 1*(2), 18–25.

Stanley, D. (2010). Multigenerational workforce issues and their implications for leadership in nursing. *Journal of Nursing Management, 18*(2), 846–852.

Starr, K. (2009). Nursing education challenges: Students with English as an additional language. *Journal of Nursing Education, 48*, 478–487.

Sullivan, D. (2014). A concept analysis of "high stakes testing". *Nurse Educator, 39*(2), 72–76.

Sullivan-Mann, J., Perron, C. A., & Fellner, A. N. (2009). The effects of simulation on nursing students' critical thinking study. *Newborn and Infant Nursing Reviews, 9*(2), 111–116.

Sutherland, J. A., Hamilton, M. J., & Goodman, N. (2007). Affirming at-risk minorities for success (ARMS): Retention, graduation, and success on the NCLEX-RN. *Journal of Nursing Education, 46*(8), 347–353.

Swinney, J. E., & Dobal, M. T. (2008). Embracing the challenge: Increasing workforce diversity in nursing. *Hispanic Healthcare International, 6*(4), 200–204.

Tarrant, M., & Ware, J. (2008). Impact of item-writing flaws in multiple-choice questions on student achievement in high-stakes nursing assessments. *Medical Education, 42*, 198–206.

The Sullivan Commission. (2004). *Missing persons: Minorities in the health professions.* Retrieved January 20, 2015, from, http://www.aacn.nche.edu/media-relations/SullivanReport.pdf.

Thompson, C., & Stapley, S. (2011). Do educational interventions improve nurses' clinical judgment and decision making? *International Journal of Nursing Studies, 48*, 881–893.

Tinto, V. (1993). *Leaving college: Rethinking the causes and cures of student attrition.* Chicago: University of Chicago Press.

Torregosa, M., Ynalvez, M., Schiffman, R., & Morin, K. (2015). English-language proficiency, academic networks, and academic performance of Mexican American baccalaureate nursing students. *Nursing Education Perspectives, 36*(1), 8–15.

U. S. Census Bureau. (2011). *2009 American Community Survey.* Retrieved January 2011 from, http://factfinder.census.gov/.

Watson, G., & Glaser, E. M. (1980). *Critical thinking appraisal manual.* San Antonio, TX: Psychological Corp.

Willcoxson, L., & Prosser, M. (1996). Kolb's learning style inventory: Review and further study of validity and reliability. *British Journal of Educational Psychology, 66*, 247–257.

Witkin, H. A., & Goodenough, D. R. (1981). Cognitive styles essence and origins: Field dependence and field independence. *Psychological Issues, 51*, 1–41.

Wolff, A., Ratner, P., Robinson, A., Oliffe, J., & Hall, L. (2010). Beyond multigenerational differences: A literature review of the impact of relational diversity on nurses' attitudes and work. *Journal of Nursing Management, 18*, 948–969.

Wright, J. (2012). Descriptions from accelerated baccalaureate nurses: Determining curriculum and clinical strategies that work best to prepare novice nurses. *International Journal of Nursing Education Scholarship, 9*(1), 1–12.

学生的学业表现：法律和伦理问题
The Academic Performance of Students：Legal and Ethical Issues

第3章

Linda S. Christensen, EdD, JD, MSN, RN, CNE

（李现红　译）

护理教师在指导学生学习的过程中，有许多方面需要考虑。制订教学大纲、选择教学策略，以及制订学生评价计划是考虑的主要方面。但是，在执行上述工作时护理教师也应该考虑相关法律和伦理问题，因为这会影响护理教育过程及教育效果。

如同护士在临床实践中需要有法律和伦理指南一样，护理教育工作者同样需要法律和伦理指南。护理教师既有责任知晓适用于各种情景的一般法律和伦理准则，也有责任知晓适用于自己特定工作场合的法律和伦理规范。如果护理教师不知晓这些准则和规范、不能够适当地应用，则可能出现大问题。

如果教师能够对学生关注的问题采取主动积极的态度，则可以避免许多潜在问题的发生。那些尊重学生、对学生课程学习目标中取得的进步经常进行诚恳的沟通，以及公平、周全地评价学业表现的教师，很少会遭到学生的质疑。一个支持学生成长和提问的学习环境可以降低问题事件，尤其是诉讼事件的发生率。本章后续将会提供如何避免该类事件发生的建议。

教育的目标在于使学生掌握知识和技能、树立正确的价值观，从而能够提供安全、有效的护理。那些能够应用基本法律和伦理准则的护理教师则可能有效地发挥教师的作用，以达到护理教育的最终目标。

本章对课堂和临床教学环境中常见的学生学业表现相关的法律和伦理问题进行了概述，讨论了师生互动的重要性，以及与学业表现有关的法律和伦理问题，包括法定诉讼程序的提供、学生诉讼程序、学业失败学生的救助以及学术欺诈。

师生互动

在教和学过程中建立的师生关系非常重要。学生通常认为师生关系是经常影响学习效果的一种关系。沙利文委员会报告（2004）明确了几项"显著决定教育质量"（p. 84）的因素，其中即包括师生关系。毋庸置疑，积极的师生互动不仅能够降低法律风险，也能够促进学生成功。

美国国家护理联盟（NLN，2005）强调，教师的重中之重在于营造一种以"合作、理解、相互信任、公正、接受差异"为特征的学习环境（p. 4）。这样的学习环境可以培育护理职业的成长和发展。

有效的护理教育工作者一定能够创建一种人际关系，使之有利于学生发展成为有能力的专业人员（Halstead，2007）。美国国家护理联盟明确将师生关系列为护理教育工作者的核心能力之一（National League for Nursing，2012）。尤其是 NLN 能力 Ⅱ，在阐述促进学习发展和社会化时，强调了人际互动对学习者学习效果的重要性（National League for Nursing，2012）。

教师在课堂和临床教学环境中会遇到不同背景和不同学习需求的学生。教师既要能从教育的视角明确学生的需求，又要能与不同背景的学生建立积极的人际关系，这样才能有效地帮助学生实现他们的预期目标。对教师来说，挑战在于如何明确学生不同的学习需求。为有效地帮助学生，教师必须理解和接纳文化的多样性，并能够利用多种教学策略帮助具有不同学习风格和学习需求的学生。教育过程中，学生的角色要改变，必须成为活动的主动参与者。在教育过程中，当教师将学生视为同伴或同事时，他们就建立了一种支持学生成长和发展的人际关系，从而达到教育的目标和目的。

创建一种鼓励合作、发展积极师生互动的学习环境的第一步，是要求教师审查和明确自己关于"教授-学习"的过程观念和价值取向。与学生一起合作意味着教师要采用学生主动参与的教学策略，而不应将自己作为学习效果的唯一责任人。诸如合作性小组作业、辩论赛和讨论、角色扮演和以问题为导向的练习活动等，都是互动教学策略的例子，从而将"教授-学习"的主角从教师转向学生。这样一种教学法的改变，也需要教师能够放弃"安全"的顾虑和"以讲授控制课堂"的做法，掌握必需的教学技巧，以成功地将互动教学法融入课堂。第 15 章将针对如何提高学生主动学习的教学法进行讨论。

创建积极学习环境的另一个重要步骤是审视学生的态度和信念。学生可能在学业上对自己的能力缺乏信心，尤其是第一代大学生，他们的生活中缺乏成功接受过高等教育的角色榜样。当教师对学生具有关爱的义务感时，就会给学生赋权的体验，在人际互动中秉持谦逊和尊重的态度。让学生在学习过程中主动承担某种角色也被证明是给学生赋权的一种方式。

护理教师如何才能成功地将赋权和公正的概念融入师生关系中呢？教育者可以通过提供各种资源帮助学生实现其独特的需求（National League for Nursing，2012）。可以通过设计学习活动来促进积极的师生互动。例如，使用计算机介导的沟通方式——如电子邮件和在线讨论平台——有利于消除地位和权力的影响，从而更加自由地进行信息沟通。将赋权、合作、协同、团队精神的概念和讨论贯穿于课程大纲，也能帮助发展积极的师生互动关系。与学生的持续和开放性对话、双方期望和责任的明确沟通是所有成功的师生互动最核心的要素，这也会在本章后面的部分进行阐述。

学业表现的法律思考

教师在护理教育中形成的职责之一，即是评价学生在课堂（理论课）和临床教学环境中的表现。这种职责伴随着责任，因为评价结果会影响学生该课程的进展，甚至影响毕业。此外，教师还充当着保护社会大众避免受到尚无安全实践能力的从业者伤害的守护者角色。在先例中，霍罗威茨法院明确提出，它将不再干涉关于学生课程进展以及课程内容的学术决策（Board of Curators of the University of Missouri v. Horowitz，1978）。其他法院也选择遵循霍罗威茨法院设立的标准，反复确认教师具有评价责任——只要提供了法定诉讼程序，且无任何武断或反复无常的证据。然而，为了保证法定诉讼程序，避免被视为武断或反复无常，这个评价过程必须基于不侵犯学生权利的原则。

学生权利

教师必须意识到，学生在参与教育的过程中和教师一样享有权利。数十年前，法律诉讼很少涉及护理学生以及护理教育项目，但近年来，涉及护理教育项目的法律诉讼案件急剧增加。许多在护理教育项目中涉及学生诉讼的案件，在指控校方有关法定诉讼程序、公平对待、保密性以及隐私权等概念方面的欠缺，都有其法律依据。

法定诉讼程序

法定诉讼程序是经常被用于教育领域的术语，可能会被人们误解。法定诉讼程序的概念是基于公正性，并旨在确保某些权利在特定的环境中能受到尊重。法定诉讼程序有两种类型。第一种类型是实质性法定诉讼程序。实质性法定诉讼程序指关于"违反法律"案件"结局"的公正性。换言之，就是罪罚是否相当。因为迟到几分钟而开除学生，这很可能违反了实质性法定诉讼程序的原则。第二种类型是程序性法定诉讼程序。程序性法定诉讼程序指确保被告收到传票，并有机会自辩。明确告知学生被指控的事情，并为他们提供表达自己观点的机会对满足程序性法定诉讼程序的要求至关重要。

广义的学生权利受到美国宪法第五和第十四修正案保护，其对运用于个人的约束条款进行了限制。这两部修正案指出：非经正当法律程序，不得剥夺任何人的生命、自由和财产，并要求联邦政府为所有公民提供法定诉讼程序（U. S. Const. amend. V & XIV）。

尽管《第十四修正案》提及了国家或政府举措（包括公共机构），但法定诉讼程序的原则由法院面向所有教育机构实施。1961年，教育机构发生的一个案例——在未预先发出传票和未召开公开听证会的情况下开除学生——就运用了这一原则（Dixon v. Alabama State Board of Education）。在 Dixon 案中，阿拉巴马州立大学是一所种族隔离的黑人学校，有 6 名学生不明原因地被开除，据说是因为他们参与了公民权利示威游行。上诉法院裁定，公立大学不能在没有公开听证的情况下开除学生。法院明确指出 Dixon 的法定诉讼程序保护所有面临被公立学校（小学、初中、高中、大学）开除的学生；在后来的 Goss v. Lopez（1975）案件[①]

---

① 1975 年"戈斯诉洛佩兹案"（Goss v. Lopez）：本案当事人的一方为俄亥俄州哥伦布学区（Columbus：Ohio Public School System，简称 CPSS）内几个中学的学生，其中 6 位因为不服从学校规定或者有干扰行为而被学校行政人员处以短期停学 10 天。这个短期停学的决定，均在没有召开听证会的情况下下达，只在后来相关会议中，才请这几位学生及其家长参加，讨论学生的未来出路问题。另外 3 名学生，其中一位叫洛佩兹（Lopez），校方以其与一次骚扰活动有关联为由，使其短期停学。洛佩兹指出当天至少有 75 人被短期停学，他只是一位无辜的旁观者，根本未参加破坏活动。这些学生不服校方的短期停学处分，以哥伦布教育委员会及其行政人员为被告，向联邦法院提起诉讼。其诉讼的声明为：①请求法院宣告俄亥俄州法律违宪，因该法允许公立学校行政人员未经任何听证却剥夺其接受教育的权利，违反《第十四修正案》所规定的正当程序；②请求法院禁止公立学校人员对于相关学生施以短期停学处分，并要求学校方将学生短期停学资料从档案中删除——译者注

中，司法体系遵循了对 Dixon 案件的审判原则。后来，法定诉讼程序原则的使用范围被扩展到私立学院及大学，即无论是就读于公立学院还是私立学院，学生的法定诉讼权都会得到维护（Kaplin & Lee，2014）。

学生的法定诉讼权基于两种法定诉讼程序：程序性法定诉讼程序和实质性法定诉讼程序。程序性法定诉讼程序指一个循序渐进的过程，包括发传票、自辩及上诉（Christensen，2010）。该程序为学生提供自辩的机会，或在决策过程中为当事人呈现案件。

实质性法定诉讼程序涉及决策的依据（或决策的实质），并基于公平、客观和非歧视性原则。对这一原则提出质疑的学生需要证明教师的决定是武断的或是专制的。实质性法定诉讼程序常被概括为询问："是否罪罚相当？"

其他影响学生权利的法律概念来源于合同法原则。学生也可利用这些概念起诉学校的某项行为。在这种情形下，合同法可理解为：学生入学实际上是与学校签订了一种契约。如果学生完成了学位要求，修完必修课程，将被授予学位。学生和学校间这种隐含的契约形成了许多以学生权利为导向的判例法的基础。无论是否有书面免责声明，或学校本无意将该文件作为与学生的合同，法院都将其视为合同。教学大纲即被视为合同的常见例子。即使教学大纲包括了"这不是学校和学生之间的合同"的说明，但也经常会被法院视为一种默认合同。即使在学生同意修改教学大纲的情况下，一旦发生争端，仍然要以大纲的原条款为准，因为口头同意的学生可能被认为遭到来自同学和教师的骚扰或责罚而无法反对。此外，因为学校不遵守自己的规章制度和程序而违反默认合同时，学生即可根据契约理论成功赢得诉

讼（Boehm v. U. of PA. School of Vet. Med，1990；Schaer v. Brandeis University，2000）。

因为学习成绩而导致的担忧和因纪律处分导致的情形不同。学业担忧完全基于成绩或临床表现，而纪律处分则基于违背学校或部门的规章制度。学业的法定诉讼程序包括要求学生了解学业问题，并被告知学业标准要求、满足学业要求的时间，以及没有达到学业要求的后果。当考虑进行纪律处分时，法定诉讼程序需更严格的审查。在这种情况下，涉事个人一定要收到关于处罚内容以及违反的法规和法则的详细通知。学生必须有机会对这些指控进行辩护，通常是在正式的听证会上，或者至少能以书面形式表达。因为"开除性"的纪律处分对个人有更长远的影响，所以适用于更复杂的法定诉讼程序规则。学生的法定诉讼程序权利参见以下模拟案例：

> Jane Short 是一名二年级护理本科生，仅以及格的分数完成了第一门护理学课程。她说在进行基础护理操作时，有人看着她会使她紧张，以至于无法进行操作。她没有很好的教育基础，一直都在努力适应这种需要更高层次的思考和决策的学习生活。然而，她只能达到基础护理操作课程的最低要求。当开始下一阶段的课程时，她感到了更大的阻力。她的学习技巧需要提升，并且又错过了几节课。她在进行测试时表现不佳，并且在课程开始的前 3 周，2 次在临床实践课中迟到。她的导师要求和她当面讨论这些问题。导师告知 Jane 这些问题，并提出了解决方案，建议了一些新的学习策略，并告诉 Jane 可以在实验室里进行练习，直至进行这些操作时不那么紧张；导师还告诉 Jane，如果

继续缺课和迟到，会影响对其课堂表现和临床实践的评价；她提醒 Jane，护理学院政策规定，缺席 1/3 临床课程的学生会被自动开除；导师告诉 Jane，她需要在未来 3 周内证明在这些课程中有进步，并要求 Jane 在包含了上述信息的文件里添加自己的评议，并给了 Jane 这份文件的副本，其中包括对问题的详细说明、改进的建议以及如果没有改进的后果。导师还制订了时间表，定期就 Jane 的进展情况给她反馈。

在这种情况下，教师是如何维护 Jane 的法定诉讼权的呢？教师让 Jane 意识到现状，以及怎样做才能改善现状。她提供了改进的建议，并将书面改进建议及如果没有改进的后果文件的副本给 Jane。Jane 已经得到正式通知，并且她的法定诉讼权利在师生互动中也得到了维护。

公平对待原则

学生有权期望被公平、一致、客观地对待。对课程的期望标准能为评价提供客观的指南，并且就此标准必须尽早地、经常地与学生沟通。包括课堂和临床作业在内的课程要求对所有学生都应该一致。学生应该得到相同的作业，即使不是完全一模一样的，并且能让他们在达到课程目标要求的过程中取得进步。另外，必须为学生提供合适的机会以及恰当的时间来展示课程的学习结果。不能在学生上课的第一天就决定该生的课程期末成绩，同样的道理，也不能在临床实践的第一天就决定该生的临床考核成绩。在进行评价之前，必须为学生提供时间学习，学生必须清楚地了解临床学习与评价部分的差异。

这是一个违反公平对待的例子：教师允许一名学生得到额外的课程学分，但并没有给予所有学生同等的机会。临床上，对不同学生采用不同的评价标准将被视为违反了公平对待原则。如果教师总是较少给学生布置具有挑战性的作业，但在评价时认为学生不能处理复杂的案例，这也涉及公平对待的问题。

保密和隐私原则

立法保护患者的健康信息及隐私，提醒了教师应具有保护学生信息的义务。教师角色中对保密性的义务来源于指导护士的道德准则。学生有权期望他们的学习进展、课业成绩和临床表现，以及个人问题的相关信息被保密。

在教学过程中，教师经常接触有关学生个人的私人信息。学生经常向教师吐露影响他们课堂表现的事情，或仅是（向值得信任的人）寻求建议。类似在护患沟通中的信息，这些信息也必须保密。Morgan（2001）指出护理教师经常面临的矛盾是：很难决定泄露学生的信息是不是从学生最佳利益的角度出发。她认为应该有一个"令人信服的专业目的"（compelling professional purpose）（p. 295），如（某项行为是为了）保护患者。这一结论与加利福尼亚大学塔拉索夫评议会的法律先例一致（1976）。在塔拉索夫案中，法院认为在有正当理由相信透露患者信息对他人可能造成伤害的情况下，医患保密规则不适用。对具有爱心的教师来说，很容易为了学生的最佳利益而公开学生信息。但如果没有得到学生的同意，或教师没有合理理由，保密则可能带来伤害；教师在未经学生同意的情况下分享保密信息将侵犯学生的隐私权。教师往往急于和下学期的任课老师分享学生的优缺点。该行为被教师视为一种标准的做法。但学生的课堂表现或课堂中遇到的挑战不见得还会出现在下一门课程中。告知其他教师这名学生的优缺点会使该教师产生偏见，可能被解释为不公平，侵犯了学生的隐私权。然而，提醒教师哪些信息会影响患者或学生安全，仍有需要讨论的余地。

除了保密和隐私权，学生档案也至关重要。1974年的《联邦教育权和隐私法案》（Federal Educational Rights and Privacy Act, FERPA）通常被称为《巴克利修正案》（the Buckley Amendment），为保护学生档案提供了法律依据。颁布本法是为了确保大于18岁的学生能够获得自己的教育档案，也为了确定在没有获得学生同意的情况下能够查看档案的人。修正案还规定，允许学生对记录内容提出质疑：认为某项不准确或他们不认为这样。在实际运用中，最常涉及本法的情况是家长在没有征得学生同意的情况下，要求查看有关学生的进展或学习成绩的信息。家长经常会惊讶地发现，除非学生授权，否则他们没有"权利"获取学生的档案信息。教师了解并遵守这一立法非常有必要。例如，教师不能在任何公共场合张贴学生成绩，让学生在公共场合取回评分材料，或者传阅带有学生识别码或社保信息的打印班级名单。所有这些都违反了FERPA的规定，并使教师及其学校被起诉。我们可以通过美国教育部网站（http://www2.ed.gov/policy/gen/guid/fpco/ferpa/index.html）在线获得FERPA要求的参考资料。

护理院校必须严格遵守FERPA对教育机构规定的相关指南，但同时也要注意保护学生的健康档案。这些健康档案经常储存在一个单独的文件夹里，并且应该遵守1996年《医疗保险可携带性和责任法案》（Health Insurance Portability and Accountability Act, HIPAA）的指南。在课程评价过程中，教师保存的学生档案以及评估笔记必须被监管，以保护隐私。

必须严格保护学生隐私。无论是基于普通法律的隐私标准、FERPA还是HIPAA，学生均有权利保护他们在教育系统内的信息。

为学生提供法定诉讼程序指南

学业问题的法定诉讼程序

即使在最好的环境中也会存在诉讼的可能。因此，采取行动并制订政策以减少因学业失败或退学而导致诉讼的可能性是审慎的做法。以下实践可帮助学生了解教师的期望，以及他们在课程中的进展，并为确保学生获得其需要的信息提供依据。

1. 提供一份明确学生和教师权利与义务的正式文件。在入学时，应给学生一份适用于全体师生的有关权利、义务、政策和程序的文件。虽然学校有权制订政策，但也有义务与学生和教师交流这些政策和指南。对所有在校生以及特定教育项目的政策和程序必须随时可得，并且一致。政策应解决升级、留级、毕业、开除、学分及行为问题。应该让学生知道哪些是阻碍升学和导致终止学业的情况，让学生学习申诉的过程。这些政策应是随时可取的，并刊登在教师和学生手册上。入学教育的一部分内容就是确保学生阅读并理解这些文件。对每一门课程，教师应制订计划以强调这些信息，包括对课程的预期目标。书面课程具体要求应包含在教学大纲里，并在开学第一天与学生讨论。

2. 定期审查、更新手册里的制度与目录。给学生和教师的打印资料应包含当前最新的学业政策和程序。这是为了让学生和教师了解他们需要遵守的制度和程序，也是学校和教学认证机构的要求。教师定期审查制度和程序能够确保教师了解当前的制度，并增加他们遵循制度的可能性。

3. 课程开始时应明确沟通课程要求及课程目标。课程教学大纲应说明课程要求、重点掌握内容及教师所期望的学生结业表现。学校通常为护理课程教学大纲中应包括的内容制订了指南以供参考，教师应遵循这些标准。一份教学大纲至少应包含以下内容：课程简介、课程目标、课程学时数、任课教师责任、课程表、出勤政策、教学策略、内容概要、评估工具和方法、作业提交日期、补交作业制度及课程通过标准。许多学校还要求教学大纲包括一份学生通知教师某残疾学生需特殊照顾的声明。教学大纲应在授课第一天分发给学生，让他们有机会了解和明确课程要求。

4. 将所有的测试和书面报告都保留在一个文件夹里，直到学生完成基本的课程要求或教育项目要求。尤其对有学习障碍的学生来说，学生的作业、测试和评价非常重要。学生所有的课堂表现记录都应至少保留至课程结束。教师必须了解并遵循学校有关保存学生档案和记录的政策和标准。至于学生的这些文件要保存多久，尚无统一规定，不同学校的政策也不一致。学生的临床评价通常会成为档案永久的一部分，尽管有些教育项目只保留至学生结业。学生作业和测试文件的保留也有助于减少学生之间剽窃的可能。当学生知道教师会保留作业和测试的副本时，会减少学生将其他学生的作业据为己有的行为。学生作业等文件可作为范例在认证查阅或评价工作期间与评估员分享。同时，学生作业也可以用作其他学生学习的案例，但教师必须获得学生的同意才可与其他人分享其成果。一些学校让学生签署授权（查看

和使用）的标准化文件，并将其保存在永久档案中。

5. 学生应有机会查看学生文件中所有的评价数据。学生有权查看所有用以确定其评价成绩的文件，同样也有权不同意其评价结果，并有机会回复评价教师的评论。教师应让学生在评价表上签字，并注明日期，表明已经与学生讨论过评价结果，同时也为其提供了在评价表上发表自己的评论的机会。

6. 当学生在课程目标上没有取得令人满意的进展，以及有可能学业失败或被开除时，学生必须收到有关学业不济的通知或信息。学生应定期收到关于他们在课程及临床目标中取得进展的反馈。如果发现不足，应告知学生，哪些行为不理想、怎样做才能有所改善，以及如果不改善的后果。教师应与处于学业危机中的学生开展正式会议，采用书面形式明确不足之处，并与学生一起确定解决方案。所有教师和学生都应签署一份文件，以表明共同参与计划的制订并同意此计划。后续跟进会议应注意在共同商定的目标上是否有进展，并备注修改或增加的策略。所有会议须有书面记录，并且双方当事人应有此记录的副本。之前已用 Jane Short 的例子说明了具体做法。

未能准确评估学生存在的不符合表现要求的教师——无论是主观上不愿意将学生置于学业失败的境地，还是担心潜在被诉讼的可能——会误导学生，甚至可能会危及患者照护，使教师同事处于艰难处境，甚至可能会因教育不当行为遭受控诉。护理教师，甚至是大学都有责任培养安全、具有胜任能力的从业人员。当教师未尽责时，他们可能会被追诉失职的责任，因为他们违背了教育工作者的职责。学生的不足最终会被其他教师发现和处理。学生可能会问，他们为什么没

有在受教育的早期被通知缺乏学习能力，从而可通过法律途径指控"失败"教师的偏见行为。因此，初次发现学生不符合要求的学业表现时，就应告诉学生，这样会更加公平。用充满关爱的、建设性的方式告诉学生，可以为他们提供改善学业表现的机会；相反，不告诉他们就是拒绝给他们这个机会和权利。

这些程序能够确保学生在发生学业失败时获得相关法定诉讼程序，这是法律赋予学生的权利。与未取得学业进展的学生保持开放的交流是解决这类问题以及减少教师责任的关键。如果学生认为他们被公平公正地对待，并在这个过程中得到了足够的信息，他们就不太可能起诉。

纪律问题的法定诉讼程序

因为不当行为或纪律原因被开除的学生应被额外确保遵循法定诉讼程序。在学生违反规定或法律，或者发生不良行为时会被给予纪律处分。对学生的纪律处分需包括向学生提供被指控的侵权行为的副本。这些信息应包括违反了哪些政策或规定的详细信息，并提供足够信息以确保学生能够对这些指控进行辩护。程序性法定诉讼程序应包括一个公正的决策者，公布对学生的指控和证据，在决策者前出庭的机会，提供证人的机会，保护对证人不进行制裁，以及允许学生自愿接受惩罚或决策者的裁决（A v. C. College，1994）。如果学生愿意，法律顾问可为其提供建议，但不能向程序的其他参与者提问或采访。通常学校有法律顾问。在正式听证会之前，学校或教师都不应采取任何行动。根据学校的不同，一个委员会通常会决定指控的结果。法院更可能参与纪律处分的案件，因为它们很少涉及专业判断和评估。

在前面的例子中，如果 Jane Short 继续缺席临床课程，并在错过了足够的天数后被开除，那么作为一个纪律事件中的法定诉讼程序的规定必须包括更多的教师行为。教师必须提供 Jane 违反学校哪一条政策的书面信息（不过我们希望她在会议初期就这么做），并为 Jane 提供一个机会来回应这些指控。这一过程必须为 Jane 提供为自己的行为辩护的机会，或向那些最终决定她处境的人解释其行为的机会。因为这是一个纪律问题，在这种情况下，教师必须采取额外的步骤来确保法定诉讼权得到保护。

申诉和学生上诉程序

即使按照法定诉讼程序、对相关政策和预期的学业标准进行了清晰的沟通，在面临学业失败或被开除时，学生仍可能希望寻求法律援助。在这种情况下，该学生可能会因为教师任性或随意的行为而向法院上诉。传统上，法院通常不会推翻学术性决策，除非学生能够证明教师不遵循"公认的学术规范，以至于其本人或对其负责的委员会没有真正执行专业判断"（Regents of University of Michigan v. Ewing，1985）。有这样一个案例，一名被医学院开除的学生向校方提起诉讼，理由是大学教师因为不合理且反复无常的情况开除了他。法院裁定，大学教师确实有理由开除这名学生，因此学生申诉没有发生"实质性诉讼程序要求"的理由。

还有其他的原因，学生可能会起诉学校。如前所述，未获得法定诉讼程序保护的学生可能会因为违反合同而起诉学校，尤其是在私立学校。法院通常遵循"学生和私立大学之间的关系是合同关系的规则"（Dixon v. Alabama State Board of Education，1961）。然而，在法庭的案件中，根据案件的实质，解决合同问题的申诉不一致。学生可能还会指控学校诽谤或侵犯公民权利，包括歧视。法院一般会毫不迟疑地对被起诉的歧视案件（如种族、性别、年龄或残疾）进行分析。据 Brent（2001）报告，避免此类诉讼的最佳方式是严格遵循根据学校或项目政策制订的制度，而这些政策必须符合所有联邦和州的维护公民权利的法律。

学生申诉流程

在寻求法院系统的帮助之前，学生必须首先在学校内使用所有可用的求助资源。教育法的一个既定原则是，法院通常依靠学术机构来处理成绩纠纷，只在有证据证明侵犯学生权利的情况下才会介入。高等教育机构已经制订了针对学生的申诉和上诉的政策。这些纲领的目的是建立共同程序，以确保学生获得正当程序，并且教师权利也得到支持。

与学生申诉和申诉程序有关的制度和程序政策应以书面形式提供给学生和教师。通常在教师入职介绍时，会在教师手册中告知教师这些信息，并且告知教师这些信息会定期更新。

同样，也应告知学生存在正式的申诉程序，并且学生有责任发起这个程序。通常建议在学生第一次入学时就将这些信息发给学生，并记录学生收到了这样的信息。学生有权利选择不发起申诉程序，但他们应始终知道可以这样做。如果在有需要的情况下，应与学生一起阅读有关上诉程序的信息。

当发生申诉时，上诉程序即启动了，有两种可能的结果。上诉委员会可能会审查所提供的材料，并发现学生的指控没有充足的理由，而应维护既定的成绩或教师的决定。另一种情况是，学生的指控中证据是有效的，然后提出纠正措施的建议。这可能意味着分数的改变，或给予进一步评价的机会。建议的实施可能会因具体的指控和情况而异。如果学生对于上诉的裁决不满意，其有权向法院系统寻求进一步的帮助。

上诉过程中教师的角色

参与上诉过程可能给相关的教职人员和学生带来压力。当一名学生对既定的成绩或评价不满，并考虑上诉时，教师应考虑重新评价。如果教师发现学生的证据合理，确实应得到更高的分数，那么教师应更改成绩。如果教师认为在审查后不进行更改是合理的，并且所有的程序和标准均一致、公正，那么教师应维持既定的分数。然而，教师不应仓促做出决定，或因为申诉的威胁而恐惧。在没有正当理由的情况下更改分数是一种危险的先例，应该避免。清晰、一致地使用那些学生已知的评分标准，将有助于有效维持既定的分数。在布置课程作业或活动前制订好计划，并提供明确的评分标准，有助于减少学生的误解。

临床实践与课堂中的学业表现

护理教师的主要职责之一是评价学生的学业表现。在许多情况下，教师负责评价学生课堂（理论课）和临床教学环境中的表现。学生评价是各级教师的期望，而且出于多种原因需要慎重考虑。

教师必须始终意识到评价结果对学生有重大影响。教师评价学生在课堂（Moeeison，2010）或临床教学环境（Suplee Gardner，& Jerome-D'Emilia，2014）中表现方式的准备可能有限。评价结果通常意味着学生在课程中可以升级；但一项令人不满意的评价意味着学生可能不得不重新学习该课程、延迟毕业或者退学。这些结果会带来经济负担、情感受挫及其他后果。另外，教师也可能会经历一些负面后果，如精神上的打击、来自管理部门维持学生人数的压力，甚至在不得不给出一个不合格成绩的时候产生的挫败感。在这个充满压力的环境中，教师必须充分认识到评估过程中重要的法律概念。

临床环境中的学业失败

讲授临床护理课程的教师负责指导学生发展专业护理技能和价值观。教师必须确保所选择的学习体验为学生提供发展技能的机会，确保他们成为安全和有能力的从业者。能应用基础理论知识，发展精神运动技能，使用适当的沟通技巧与患者和同事沟通，表现出决策力和组织能力，并以专业的方式行事，是护理学生通过临床实践所期望获得的能力。此外，教师还将对学生的能力做出判断，明确是否达到临床实践目标。当学生无法达到临床实践目标时，教师有法律和道德责任拒绝让其继续升级。

开除有临床实践能力缺陷的学生具有法律和道德依据。美国所有的州都有护士执业法规，从而规范护理实践和护理教育。从护理教育项目成功毕业的学生，已经具备了进行安全护理实践所需的基本能力。

在提供临床照护时，护生应对专业过失行为负责，被要求必须为进入临床环境做好充分准备，并在需要时寻求帮助（Christensen，2010）。虽然护理实践受到美国州法律的制约，但不同州的标准不同。目前，主流的观点是学生正在执行自己的"虚构执照"，而不是其带教教师的执照（Christensen，2010）。因此，学生将会按相同的教育背景和经历，被作为一名有知识、审慎的护士，遵守相同的护理实践标准。患者期望得到安全且高质量的护理。此外，尽管学生的教育经历还不完善，但学生和教师也应遵循专业的实践标准和职业道德规范，以此指导其职业发展。

在临床实践时，护生应在临床教师的指导下进行操作。医院（实习单位）的护理人员对患者的护理有基本的管理，因此，在护理人员、教师与学生之间必须保持适当的沟通。允许学校将此单位作为临床实践单位的临床合同中，也可能包含一条附加款项，要求护理学院对学生的操作进行直接监管。如果教育机构的表现不能达到该医院可接受的标准，那么医院保留要求开除学生和教师的权利也很常见，并且学校还可能因此失去医院这一实习场所。教师必须承担责任，确保学生具备医院可接受的实践能力。护理患者的时候，每一个护理小组的成员都要对其潜在过失负责。如果学生没有按照规定的标准进行护理操作，学生应对此造成的伤害负责。如果教师没有合理地分配、监督和管理学生，那么教师应对此造成的伤害负责。如果那些对患者护理有最终责任的临床工作人员（责任护士）忽视了他们在监督护理方面的职责，他们应对此造成的伤害负责。

临床教师对学生的指导负有相应的责任。第一，临床教师必须对学生表现做出明确的期望，并在一开始就向学生传达这些期望。这些期望对于学生来说必须合理，并且适用于该教师指导下的所有学生。第二，教师必须确定监督学生所需要的程度。在确定适当的监督水平时，教师应考虑所分配患者病情的严重性和稳定性、患者所需的治疗类型以及学生适应临床环境变化的能力。临床教师的另外一项职责是判断学生将课堂知识融入临床实践的能力。

在护理中，理论的应用是安全护理实践

的重要组成部分。教师必须收集数据，以确定学生在这方面的表现水平。教师可以用多种方式收集数据。例如，在提供护理之前，可能会要求学生制订书面护理计划，并提供他们提出护理干预措施的依据。教师还可口头要求学生解释他们收集的患者评估数据的重要性，或者学生可能被要求保留每周计划，以便深入了解他们的临床决策。第 17 章和第 25 章进一步讨论了临床教学与评估。教师用来评估学生学业表现的数据收集方法应适用于所有学生。由于教师有给学生安排适当的患者照护任务和对其进行监督的法律责任，以确保遵守相关的护理标准，教师有责任在学生不安全的情况下，将其从临床护理中撤出。

由于担心法律诉讼，教师会犹豫是否给临床实践表现不佳的学生不合格的成绩。然而，联邦和州法院经常支持教师评价学生临床表现的责任和权利，并驳回未取得令人满意成绩的学生的申诉。长期以来，法庭一直表示，作为领域专家，教师最有资格就学生的学业成绩作出决定（Brent, 2001；Christensen, 2014；Guido, 1997；Smith, McKoy, & Richardson, 2001）。当教授临床课程时，教师必须明确建立并交流课程以及临床目标；必须记录学生的表现，并有效地与学生就其临床领域的进展情况进行沟通。这些措施在第 17 章进行了更深入的讨论。这些措施取得成功的关键在于清楚地传达了对学生的期望。

作为沟通的一部分，教师应在课程开始时明确提出期望学生达到的临床实践水平以及临床目标。这些要求及关于如何确定临床实践成绩的信息应在课程大纲中说明。临床教学大纲应明确用于确定临床实践成绩的所有评价措施中。第 25 章提供了有关临床评

价过程的更多信息。学生必须了解评价数据的获得方式，以及临床评价是形成性评价、终结性评价还是二者的结合。在形成性评价过程中，学生必须获得持续、周期性的反馈，以得知自己在学习过程中的进展情况和改进建议。学生必须有足够的时间证明自己具备了临床实践能力。因此，在课程结束之前不要求完全掌握这些能力。达不到学习目标的后果也应明确地传达给学生。

所有临床实践和学生-教师间会议的书面记录应在本课程期间为每位学生保留。Hall（2013）研究了在临床实践中使用轶事记录的效果，并建议使用轶事记录以提高学生的临床评价成绩。

学生学习经历的书面记录应表明该学生有足够的机会达到临床教学目标。如果没有提供达到临床教学目标的机会，就不能对未完成目标的学生进行评价或将其评定为不及格。

临床轶事记录应客观记录，包括学生正面和负面的表现，并体现课程目标。教师应避免评论学生的个性，而应反思学生在课程目标方面完成和未完成的任务。对学生每日和每周作业的评估应以事实为依据，避免偏见。当评定最终的临床成绩时，应对学生做总体评价，要考虑学生正面和负面两方面的表现。

在整个临床经验中，教师应为学生提供一致、有建设性的反馈。确定学生临床表现积极的一面和需要改进的方面，这将有助于培养学生的自尊和自信。最好在私下进行反馈，远离同事、员工和患者，从而维护学生的隐私。最好在离开临床环境的情况下，与学生在会议中讨论反复出现的临床缺陷。采用学生-教师间会议的书面记录方式记录已经讨论过的教师或学生关注的问题，以及为

弥补这些缺陷而采取的措施。关于学生为弥补临床缺陷所取得的进步以及任何不足，都应包括在后续的记录中。教师和学生都应在这些记录上签名。

与表现不尽如人意的学生有效沟通很困难。当学生表现不好时，教师必须向学生表达真正的关心，既帮助学生改善自己的表现，同时也要传达教师在临床环境中确保患者安全的责任。McGregor（2007）强调了师生关系的重要性，教师在帮助学生应对临床失败的同时，也要保持学生的自我价值和尊严感。学生应该有机会澄清并回应教师的反馈意见。有时，一个客观的第三方，如部门主管或课程协调员，可以通过客观的视角，作为一个公正的见证人来证明教师和学生的谈话内容。

当通知学生没有满足课程要求，并且课程可能会不及格时，教师必须遵循已建立的制度和指导方针。通知学生临床表现不佳可能会给学生带来压力，但是，它也为有学术缺陷的学生提供了法定诉讼程序的权利。这使学生了解其表现不符合要求，并为学生提供纠正的机会。教师将学生的表现信息传达给主管该课程的教师也同样重要。

帮助临床环境中落后的学生

临床教师怎样确定学生的临床表现不符合要求，并认定其不合格？在评价之前，学生应该有多少学习的机会？这些问题在护理教育领域争论了数十年，还未得出结论。在临床实习过程中，教师负责评价学生的认知、心理活动和情感行为。即使有可靠和有效的评价工具，也难以客观地评价学生的行为，特别是在情感领域。

临床评价对护理教育工作者来说有很多固有的挑战。临床评价可能是主观的，评价标准可能被教师或学生误解，同时，临床护理实践是非常复杂的（Krautscheid, Moceri, Stragnell, Manthey, & Neal, 2014）。

临床教学需要实施明确的临床评价措施，并为学生在达到临床预期目标的进展过程中经常性地提供反馈意见。然而，一旦确定学生的表现不符合要求，并且可能出现课程不合格，教师必须采取行动保护学生的法定诉讼程序权利，并在这个无疑困难的过程中协助学生通过课程。

在指导临床表现不佳的学生时，教师可以采用多种指导方针。例如，如前所述，应尽可能早地与学生确定并讨论不符合要求的临床行为。应保留学生表现和所有学生参与会议的文件。

与学生合作，教师应制订计划或"学习合同"，确定需要改进的领域，并采取适当措施，以确保提高成绩。学生应该意识到，个别表现良好或不佳的情况不会导致及格或不及格。相反，重要的是学生必须努力保持一致的表现，从而体现出持续改进和提供安全照护的能力。学生还应明白，计划中确定的任何补救工作的顺利完成可能都不足以保证及格分数；最终还需以完成课程目标为准则。在文件中详细说明该计划后，学生和教师都应签字并注明日期。应为学生自己记录的计划和参考资料提供一份复印件。

由于学生都在努力提高成绩，因此在这段时间里，经常反馈必不可少。会议次数取决于实际情况，但同意定期会面通常具有帮助作用，如周会。教师应保留与学生举行的所有会议的客观事实记录，包括对所制订干预策略的描述。学生自我评价应作为该过程的一部分。

学生应明白在这段时间的评价中，教师加强监督和观察是继续确保患者安全的必要措施。学生可能会报告受到不公平的待遇或骚扰，并指出教师加强监督力度造成了紧张的局面。在这段时间里，把学生介绍给辅导员或其他有资格的教师，帮助他们进行压力管理，可能会有所帮助。临床教师应避免担任辅导员的角色，因为利益冲突可能会妨碍教师客观公正的判断。Morgan（2001）告诫教师，像辅导员和心理治疗师一样，教师在与学生建立关系时，有责任避免担任辅导员和教师的双重角色。护理教育工作者必须在自己的定位和角色范围内行事。

有时，临床教师可能会对学生的表现感到担忧，但是难以清楚地识别出不符合要求的行为。教师可能希望向另一位教师寻求有关学生表现的意见。教师有权利，但没有法律责任得到另一位教师的客观评价。如果这样做，教师必须让学生意识到这一观察的目的，并且客观评价的结果可能会影响分数的评定。

即使已采取了干预措施以提高学生的临床表现，如果学生继续为患者提供不安全的护理，教师可以在学期结束前要求学生退学。那些在临床实践中被开除的学生，对自己的不足缺乏了解，多次无法预测自己行为后果或不作为，以及始终不能与教师保持适当的沟通。如果学生与教师在讨论提供给患者的护理时不诚实，则会出现严重的法律和伦理方面的后果。

在这些情况下，给患者的护理可能有害，并可能对患者造成不安全的情况。临床教师可以拒绝让学生在临床实践中继续提供护理；然而，如果学生的表现是安全的，则应当允许学生完成课程的临床要求，即便学生未达到课程目标。因为在课程结束之前，不要求学生达到课程目标。

按照上述程序，有助于确保学生的法定

诉讼权利得到维护。或许在整个临床实践中与学生保持有效沟通很困难，但对于教师和学生来说，沟通是达成一个满意的解决方案至关重要的手段。当学生认为他们得到公平和客观的对待时，大多数人会接受他们无法达到课程目标的事实。教师应避免因学生的临床实践失败而过度自责。

课堂学习中的学业失败

出于实际需要，护理课程体系的学习非常严格。课堂学业失败随之导致从护理专业退学，这并不罕见，如何保留住护理学生是护理教育工作者经常遇到的问题。然而，教师有责任维护学业标准，有时必须在课程中认定不合格。

课堂学业失败的原因很多。首先，学生可能在开学时低估了他们投入到课程学习并获得学位所需要的时间和精力。学生可能没有准备，缺乏必要的学习和时间管理技能来合理安排他们的学习计划。学生可能因为护理课程的学业需求而突然变得不知所措，其带来的压力会进一步加剧焦虑，使学生更加无法应对课程要求。

其次，当今的很多护理学生试图承担各种角色，同时处于对工作、对家庭和对学校的责任的多重压力之下。角色负担过重，学生成绩则会受到负面影响。学生往往被迫做出艰难的决定，而且在面临这些问题时可能无法恰当地确定优先顺序。

再次，一些学生在护理课程所需的认知能力水平上有欠缺。虽然擅长记忆事实和信息，但却无法应用这些概念以发展良好的决策能力。这通常表现在他们不能很好地完成应用性、分析性以及综合性的认知能力测试上。以前从来没有接受过此方面思维训练的学生会很沮丧，因为他们虽然花了大量时间记忆知识，但测试时仍表现不佳。

一些学生可能会有学习障碍，这会影响他们阅读理解、成功通过测试、记忆信息或保持专注的能力。一些学生有令人满意的临床表现，但在课堂学习中表现不佳。有关学习障碍学生的进一步讨论，请参阅第4章。英语是附加语言的学生也可能遇到这些困难。

教师有道德义务在课堂上辨识那些很有可能会学业不合格的学生。Donovan在1989年确定的高风险特征的相同案例在今天仍然适用，包括低学年平均绩点、低标准化考试成绩、缺乏评判性思维能力，以及上过几所大学但都没有拿到学位。另外一个高风险特征是难以在必修科学课程上取得满意的成绩（Wolkowitz & Kelley，2010）。一旦发现具有这些特征的学生成为护理学生时，必须为他们提供支持性的学业帮助服务，以提高他们顺利毕业的概率。有记录显示，每周工作时间超过16小时和英语作为附加语言的学生也是学业表现不佳的高风险群体（Salamonson & Andrew，2006）。

教师也有责任开发和提供学业支持服务，增加学生学业成功的概率，从而提高学生在护理专业的保留率。有许多服务可以在学术上帮助学生，如辅导课程、个体化课程学习班、学习技巧讲习班、师生指导项目、考试支持、同伴学习班，以及时间和压力管理培训班。教师应了解本机构其他部门可以利用的资源，从而为学生提供有价值的帮助。他们还应鼓励开展为学生提供支持性活动，如参加学生会和学生社团。同伴指导也是一个有效的教育策略，既有利于作为导师的学生，也有利于被指导的学生（Dennison，2010；Robinson & Niemer，2010）。为有学习困难的学生开发和提供支持服务有助于确保

这些学生尽早获得所需的帮助。

帮助不能完成课堂学习的学生

在设计干预计划以协助护理学生顺利毕业时，教师必须从学生学习体验的角度考虑，因为这可能对学生继续学习护理专业和顺利毕业有重要影响。教师应获得学生对最关心问题的反馈建议，包括学业和非学业方面。例如，如果学生认为大班上课干扰他们的学习能力，那么可以实施为学生提供小班上课的策略。学生小组访谈可以提供很多反馈信息，教师可以利用这些信息设计应对措施。

教师还需要知晓哪些方案或干预措施（例如辅导课程服务、入学介绍项目、同伴互助学习小组等）有效，以便根据学生的成功与否决定是否继续进行该项目。教师需要知道通过哪些资源来解决学生所关心的问题。利用这些信息，教师将能够制订干预计划，最大程度地提高学生的正面学习体验，并增加学业成功率。

更具体地说，教师可以实施多项主动策略，以支持学生的课堂学习。首先，教师应意识到学生群体的变化和学生存在不同的学习风格。护理教育工作者需要制订创新性、灵活性的学习项目，以适应逐渐增多的非传统的成年学生、研究生以及不同文化背景的学生。

灵活的课程安排、利用科技为学生提供更加便捷的学习项目、校园幼儿托管、认可学生的生活经历，以及为英语作为附加语言的学生提供支持，都可以帮助学生实现自己的教育目标。当代大学生的学习期望和策略可能与过去的学生不同。许多文献表明，当代学生有各种不同的学习风格，从这些研究中获得的信息可为学生提供有意义

的学习体验。

那些成功地将学术和社会生活融入学习环境中的学生更有可能坚持完成学业。学校必须意识到，学生对教育过程有不同的需求。在协助学生顺利适应学业责任的过程中，教师作为咨询者的角色很关键。教师需要了解影响为学生提供咨询的学术政策，这样他们才能提供准确、及时的信息。

教师的学术咨询对学生的学业成功，以及在护理教育项目中防止学生流失起到至关重要的作用（Harrison，2012）。Rosenberg和 O'Rourke（2011）提出，提高教师对多样性文化的理解和接纳能力，可以提高不同文化背景学生的在学率。护理协会或组织可以成为学生的动力源，可以作为一种鼓励学生逐渐融入护理专业的载体。

就个人而言，教师可以采取几个步骤来帮助课堂表现不好的学生。当学生表现出对课程内容缺乏了解，如测试不合格或没有正确完成作业时，教师应与学生会谈，以便从学生的角度明确问题的根源。学生常常能自己认识到问题，如预习时间不够、对材料缺乏理解或是个人问题。对每种表现不佳的原因都需要采用不同的干预策略，并且学生应参与应对方案的制订。应检查试卷以评价出错的地方，并分析问题的根源，如是否是知识掌握不够、阅读障碍、与考试相关的焦虑、学习技巧欠佳或个人方面存在困难等。一旦确定了潜在原因，就可以设计和实施干预策略来帮助学生纠正这种情况。

教师必须明白，学生有责任学习，学生也有责任利用可用的资源提高学业成绩。学生必须负责执行与教师一起制订的行动计划。教师不能承担确保所有学生在课程中取得成功的责任，但他们必须确保学生积极参与问题的发现，制订解决方案并提高学业成绩。教师应始终愿意倾听学生的顾虑，并能根据需求推荐合适的课程资源。

如果做了各种努力，学生仍不能满意地完成课程要求，教师别无选择，只能给出不合格的成绩。此时，学生将需要指导和支持，为其提供可选择的方案。如果这是学生第一门不合格的护理课程，通常学校政策是允许重修该课程。如果这是学生第二门不合格的护理课程，学生可能会被开除。因此，当学生规划未来的教育计划时，其应该接受适当的学业咨询。

与学业表现相关的伦理问题

多数影响师生关系和师生互动的伦理原则，与指导护患互动关系的伦理原则相一致。师生关系和互动关系均以互相尊重和开放沟通为特征。教师有责任以一种示范性、公正和非批判的方式进行行为规范，而且也应成为学生诚实的学业行为的角色榜样。然而，很明显，在师生互动中，有可能会发生冲突。教师应考虑与学生发展师生关系中存在的伦理问题。本部分讨论了在发展师生关系过程中的伦理问题，包括学业欺诈以及师生关系的性质，并为避免发生违反伦理的情况提供建议。

学业欺诈

在考试期间，一名学生抄袭其他同学或使用夹带的"小抄"；另一名学生同意通过提供考试答案来帮助学业较差的同学。有的学生由于撰写期末论文的时间不足，就上交其他同学撰写的论文；另一位学生则抄袭了部分期末论文，心存侥幸，认为教授不会发现被省略掉的参考文献。在一次临床实习时，有学生忘记按时给患者服药，由于害怕承认错误带来的后果，该学生反而将其记录为"已给药"。这些都是学业欺诈或"欺骗"的例子，也成为教师在与学生互动中应对最困难的情况之一。

不幸的是，这类事件并不少见，尤其是随着科技的发展，学生作弊的熟练程度越来越高，作弊方法也变得越来越复杂和高级（DiBartolo & Walsh，2010；Sifford，2006）。随着计算机技术的普及，学生使用更复杂的高科技作弊手段，如对智能手机、摄像头、短信以及计算机的不正当使用。其他作弊方法可能包括使用文身、饮用容器上的标签和网上购买的论文。大量报告出来的详述数据令人担忧，这些统计数据表明，各级学校的作弊现象越来越多，而且对此行为的容忍度也越来越高。Krueger（2014）完成的一项关于护理学生学业欺诈行为的研究发现，超过一半的研究参与者反映在课堂和临床环境中有作弊行为。由于不道德的课堂行为与不道德的临床行为之间存在联系，护理教师尤其应关注学业欺诈。

McCabe（2009）指出，学校和教师在解决学业欺诈的问题上发挥着重要的作用。Fontana（2009）指出，护理教师揭发学业欺诈行为并采取行动的代价是显著的。报告表明，（因为揭发并制止学业欺诈）教师觉得不仅师生关系有显著变化，而且与学生对抗会有很大风险，甚至原本合作性的关系也会发生改变。尽管教师并不总是掌握可以阻止学生作弊的办法，但大多数教师仍致力于保持诚信的护理教育（Stonecypher & Willson，2014）。

许多因素可能会影响学生作弊的决定。许多权威专家指出，学生并不认为他们的作弊行为是不道德或欺骗性的，相反认为这是普遍存在而且可以接受的行为。同时，有这样观点的学生人数令人震惊。文献已经明确了学业权利的概念，因而学生认为他们缴付了学费，也就有了获得学位的权利，而并没有认识到他们被赋予的是学习的机会（Karpen，2014）。课堂环境中的不诚实行为值得护理教师关注，因为这些学生很可能也会在临床环境中出现不诚实的行为。

为了防止在护理教育中作弊，护理院校已经确定了许多相应的策略和办法（Stonecypher & Willson，2014）。解决学业诚信的首要策略是对教师自身行为的仔细审查。例如，教师上课使用的材料是否标引了文献来源？学生对研究和出版物的贡献是否得到适当的确认或致谢？教师对学生的要求期望在时间上是否合理？是否与学生讨论过价值观和价值观发展的话题，还是仅在危机发生的时候才会进行这种讨论？作者指出了学习环境的重要性，即将学业伦理融入整个课程体系中，并利用学习策略发展学生的价值观和诚信行为，这样才能产生持久的影响。护理教师必须建立科研诚信的角色榜样，创建高度诚信的环境，以促进学生的学业诚信实践（Eby et al.，2013）。

在师生互动中保持文明礼貌是另一项举措。教师可以为学生树立积极的角色榜样（DiBartolo & Walsh，2010），创造一个人人都能得到尊重的学习环境。因为欺凌可发生在护理教育的各层级，包括院校护理教育和临床护理实践中（Matt，2012）。在尊重学生方面，教师处于权力关系的上层，因为他们掌握着学生的成绩和课程进度。虽然教师可能不会认为他们的行为是欺凌，但考虑到师生关系中的权力不平衡时，教师自认为是无辜的，甚至对学生有益的行为实际上已经在欺凌学生的范畴了。因此，当务之急是在护理教学中不允许出现教师不礼貌或欺凌学生的情况。

教师可以采取一些措施来制止学生在课程中作弊的行为。最常见的学业欺诈形式之一是在课堂测验中作弊。这可能是抄袭其他同学——不论其他同学有没有配合，藏匿并携带可能涉及的答案，或从以前在本课程中注册的学生获得测试题目。设计可在后续学期中使用的替代测试题目，可以减少学生之间共享测试题目的可能性。同一课堂上可采用不同的测试试卷，从而减少学生偷看旁边同学答案的机会。考试时要求学生把考试相关书籍和其他个人物品放在教室前面或课桌下，并重新安排座位，也会使学生更难以作弊。考试时提醒学生专心看自己的试卷，也是在提醒他们的行为是可以被观察到的，从而让他们避免使自己的行为看上去与作弊相似。

另一种常见的欺诈形式是论文剽窃，即使用其他学生的论文或不恰当地引用参考文献。学生可能不清楚什么可以称之为剽窃，因此，教师应在课程开始时考虑澄清这一点，包括如何引用以及何时引用他人文献，以及一旦构成剽窃将导致的后果。这种积极主动的方法在实际应用中被证明是成功的，特别在营造学术诚信环境时，该环境通常与诚信守则或诚信制度相关联。以上做法可能会减少学生诸如"我不知道什么是错误的"之类的借口。另外，教师要求学生将论文中引用的参考文献副本一并提交，便于教师对学生材料进行审查，并减少学生故意抄袭的可能性。保留以往学生论文的副本也可以降低学生使用以往学生论文的可能性。

有时，有的学生被迫去帮助其他学生在作业上作弊，原因或是出于一种被误导的同情从而想要"帮助"他，或是出于害怕。定期与学生在课堂上回顾教育机构关于学业欺诈行为的政策，对改善此情况可能有所帮助，尤其是当教师怀疑有学生可能存在此方面的问题时。然而，许多学生却并没有认识到，制订的制度和政策通常明确地表明，一名学生参与并纵容另一名学生作弊也是一种学业欺诈行为，而且也可能会受到纪律处罚。此外，大多数护理院校都制订了一些政策，为那些自认为被另一名学生口头或通过其他方式骚扰的学生提供指导。

文献中记载了各种各样的方法用以阻止作弊（Stonecypher & Willson，2014）。Solomon 和 DeNatale（2000）记录了针对学业欺诈召开的护理教育者研讨会，该会议认为将学业欺诈比作职业道德不端，是帮助学生融入护理专业重要的第一步。学术诚信制度可提前预防学业欺诈行为，并促进机构内专业价值体系的形成。学术诚信制度应界定哪些行为会构成学术不端行为，如果学生出现这种行为，可能会产生怎样的纪律处分，以及学生的申诉和上诉程序是什么。具有诚信制度的院校的学业欺诈发生率较低（Krueger，2014）。McCabe 和 Trevino（1996）报告，有证据表明，大学学术诚信制度的存在创造了一种作弊行为不被社会接受的环境，减少了学生学业欺诈行为的发生率。他们还指出，学生参与学术诚信制度的制订过程（例如参加学生听证会及学生法庭等）也可以防止作弊。

如果在课程大纲中采用书面陈述来提醒学生学校关于学业欺诈的政策和学术诚信制度（如果存在的话），也很有帮助。作弊和违反学术诚信制度的后果也应在课程大纲中清楚地描述出来。如果学生作弊，他的这次作业得到 F（不及格）还是作弊的这门课程给 F（不及格）？或者还有其他后果？此类信息可列入课程大纲的评价部分，以使学生知道教师将认真对待所有作弊事件。然而，重要的是，一切既定的处分应以院校政策和规章为指导，所有的课程政策必须与院校总指导方针一致。

如果教师有证据证明学生进行了某种形式的学业欺诈，那么该教师有必要与该学生面对此事件。Jeffreys 和 Stier（1995）的研究建议，在讨论学业欺诈事件时应遵循以下步骤。

当开始讨论此事件时，首先应保护学生的隐私。在讨论中应纳入公正的第三方，如部门主管或其他教师。教师必须明确地与学生沟通所确定的学业欺诈行为和该行为可能造成的后果。更重要的是，教师应以客观的方式传达这些信息，避免责备或愤怒。同时，学生也应被告知相关制度政策和遵守职业标准的重要性。会议应由教师记录。正如有关纪律处分和法定诉讼程序的部分中所述，在采取任何行动之前，应确保学生法定诉讼程序的权利。

师生关系

正如本章前面所讨论的，在课堂和临床环境中发展的学生与教师关系的性质对学生受教育的质量有深远的影响。由于护理专业学生和教师之间的接触较多，学生与教师之间的关系可能比其他学科更加紧密。由于新教师往往不确定如何恰当地与学生发展关系，这可能会对教师在课堂的成功以及他们作为教育者的个人成就感产生重要影响。教师可能确实对他们所教授的内容非常了解，但如果他们不能采取积极的方式与学生联系，那么学生可能就不会倾听他所教授的内容。因此，应鼓励新教师寻求指导，从而掌握如何与学生建立有效的人际关系（Halstead，1996）。

本章阐述了教师建立与学生有效关系的行为方式。在整个教育过程中，与学生进行开放、持续的对话至关重要。学生有权要求教师尊重他们的想法和意见（尽管其观点不一定都被接纳）、对他们的学业表现提供建设性的有帮助的反馈、愿意回答学生的提问并解决学生可能遇到的问题，以及尊重学生的隐私。同时，向学生展示适当的幽默感和亲近感，让学生看到教师人性的一面，也很重要。

在教学情境中，不恰当和不道德的行为包括：讽刺或贬低学生、以学业失败威胁学生、在他人面前批评学生、表现自己的优越姿态、与其他教师讨论学生隐私问题以及表现不适当的性行为。处理性骚扰的标准和准则也是每个机构政策和制度的一部分。护理教师必须了解这些政策并明确地遵守。如果学生被大学其他人员性骚扰并需要相应的帮助，教师也应帮助学生获得适当的资源。

不道德教学行为的其他例子包括：在给学生成绩或评分方面表现出偏袒、拒绝回答学生的问题、行为粗鲁、表现专断等。如果师生互动是利用权力和控制，则不能建立关爱、协作的师生关系。因此，一些机构制订了相关政策，对学生和教师之间适当的交往起到指导作用。这些政策也必须始终被作为引导适当的师生交往和互动的指南。

教师可通过学习体验的设计来促进积极师生关系的发展，从而促进教师和学生之间协同合作的学习交流。教师也需要考察他们自己对教学过程及师生关系的看法，明确自己的态度。在创建促进师生关系的学习环境过程中，第一步就是将学生与教师之间的关系概念化为合作伙伴关系，而不是权威性（专制性）关系（Halstead，1996）。

总结

本章概述了与学生的学业表现相关的法

律和伦理问题，探讨了积极的师生互动关系构建，以及教师在学生表现评价中的作用；阐释了指导师生互动和师生关系的法律和伦理概念，讨论了在课堂和临床环境中学业失败的情况，以及如何在保证学生获得法定诉讼程序权利的同时，帮助学生渡过这种艰难境况。同时也强调了学生与教师明确地交流彼此期望的重要性。

当代护理专业的学生在课堂上表现出的特点，与教师作为学生时在课堂上表现的特点不同。目前，丰富多彩的生活经历充实了学生的学习体验。每个学生都是一个拥有各种知识、技能、价值观、信念和需求的个体，这些都会帮助其成为自己所期望的护理专业人员。更重要的是，护理教育工作者要通过建立积极和天然赋权性的师生关系来满足这些学生的需求，最终为学生提供一个支持他们追求个人和职业目标的学习环境。

▍对证据的反思

1. 在什么情况下，与你的直接领导分享从学生那里得到的个人信息是合适的呢？与同事分享呢？在什么情况下（如果有的话）你必须这样做？

2. 我们需要什么样的"界限"来指导发展师生关系？有什么活动是"超越界限"的吗？

3. 当教师怀疑学生在作业中作弊时，应该考虑采取什么行动？这和在临床场所"作弊"（例如篡改数据、记录未经评估的数据）有区别吗？这些情况应该区别对待吗？为什么应该或为什么不应该？

参考文献

A v. C. College, 863 F. Supp. 156 (S.D.N.Y. 1994).

Board of Curators of the University of Missouri v. Horowitz, 435 U.S. 78 (1978).

Boehm v. U. of PA. School of Vet. Med., 573 A.2d 575 (Pa. Super. Ct. 1990).

Brent, N. (2001). *Nurses and the law: A guide to principles and applications.* Philadelphia, PA: W. B. Saunders.

Christensen, L. (2010). The law and the nurse educator: A look at legal cases. In L. Caputi (Ed.), *Teaching nursing: The art and science* (pp. 83–127). Glen Ellyn, IL: College of DuPage Press.

Christensen, L. (2014, September). *Educational law that all nursing program administrators should know.* In Workshop conducted at the National League for Nursing Education Summit, Phoenix, AZ.

Dennison, S. (2010). Peer mentoring: Untapped potential. *Journal of Nursing Education, 49*(6), 340–342.

DiBartolo, M., & Walsh, C. (2010). Desperate times call for desperate measures: Where are we in addressing academic dishonesty? *Journal of Nursing Education, 49*(10), 543–544.

Dixon v. Alabama State Board of Education, 294 F. 2d 150 (5th Cir. 1961.).

Donovan, M. (1989). The "high-risk" student: An ethical challenge for faculty. *Journal of Professional Nursing, 5*(3), 120.

Eby, R., Hartley, P., Hodges, P., Hoffpauir, R., Newbanks, S., & Kelley, J. (2013). Moral integrity and moral courage: Can you

teach it? *Journal of Nursing Education, 52*(4), 229–233.

Federal Educational Rights and Privacy Act (FERPA), 20 U.S.C. § 1232 g; 34 CRF Part 99 (1974).

Fontana, J. (2009). Nursing faculty experiences of students' academic dishonesty. *Journal of Nursing Education, 48*(4), 181–185.

Goss v. Lopez, 419 U.S. 565 (1975).

Guido, G. (1997). *Legal issues in nursing.* Stamford, CT: Appleton & Lange.

Hall, M. (2013). An expanded look at evaluating clinical performance: Faculty use of anecdotal notes in the U.S. and Canada. *Nurse Education in Practice, 13*, 271–276.

Halstead, J. A. (1996). The significance of student-faculty interactions. In K. Stevens (Ed.), *Review of research in nursing education: Vol. VII.* New York: National League for Nursing.

Halstead, J. (2007). *Nurse educator competencies: Creating an evidence-based practice for nurse educators.* New York, NY: National League for Nursing.

Harrison, E. (2012). Development and pilot testing of the faculty advisor evaluation questionnaire. *Journal of Nursing Education, 51*(3), 167–171.

Health Insurance Portability and Accountability Act, Pub.L. 104-191, 110 Stat. 1936 (1996).

Jeffreys, M. R., & Stier, L. A. (1995). Speaking against student academic dishonesty: A communication model for nurse educators. *Journal of Nursing Education, 34*(7), 297–304.

Kaplin, W., & Lee, B. (2014). *The law of higher education* (5th ed., student version). San Francisco, CA: Jossey-Bass.

Karpen, S. (2014). Academic entitlement: A student's perspective. *American Journal of Pharmaceutical Education, 78*(2), Article 44.

Krautscheid, L., Moceri, J., Stragnell, S., Manthey, L., & Neal, T. (2014). A descriptive study of a clinical evaluation tool and process: Student and faculty perspectives. *Journal of Nursing Education, 53*(3), S30–S33.

Krueger, L. (2014). Academic dishonesty among nursing students. *Journal of Nursing Education, 53*(2), 77–87.

Matt, S. (2012). Ethical and legal issues associated with bullying in the nursing profession. *Journal of Nursing Law, 15*(1), 9–13.

McCabe, D. (2009). Academic dishonesty in nursing schools: An empirical investigation. *Journal of Nursing Education, 48*(11), 614–623.

McCabe, D. L., & Trevino, L. K. (1996). What we know about cheating in college: Longitudinal trends and recent developments. *Change, 28*(1), 28–33.

McGregor, A. (2007). Academic success, clinical failure: Struggling practices of a failing student. *Journal of Nursing Education, 46*(11), 504–511.

Morgan, J. E. (2001). Confidential student information in nursing education. *Nurse Educator, 26*(6), 289–292.

Morrison, S. (2010). Test construction and item writing. In L. Caputi (Ed.), *Teaching nursing: The art and science* (pp. 2–44). Glen Ellyn, IL: College of DuPage Press.

National League for Nursing. (2005). *Transforming nursing education.* New York, NY: Author.

National League for Nursing. (2012). *The scope of practice for academic nurse educators.* New York: Author.

Regents of University of Michigan v. Ewing, 474 U.S. 214 (106 S. Ct 507 1985.).

Robinson, E., & Niemer, L. (2010). A peer mentor tutor program for academic success in nursing. *Nursing Education Perspectives, 31*(5), 286–289.

Rosenberg, L., & O'Rourke, M. (2011). The diversity pyramid: An organizational model to structure diversity recruitment and retention in nursing programs. *Journal of Nursing Education, 50*(10), 555–560.

Salamonson, Y., & Andrew, S. (2006). Academic performance in nursing students: Influence of part-time employment, age and ethnicity. *Journal of Advanced Nursing, 55*(3), 342–349. http://dx.doi.org/10.1111/j.1365-2648.2006.03863.x.

Schaer v. Brandeis University, 432 Mass. 474 (2000).

Sifford, K. (2006). Academic integrity and cheating. *Nursing Education Perspectives, 27*(1), 35–36.

Smith, M., McKoy, M., & Richardson, J. (2001). Legal issues related to dismissing students for clinical deficiencies. *Nurse Educator, 26*(1), 33–38.

Solomon, M., & DeNatale, M. (2000). Academic dishonesty and professional practice: A convocation. *Nurse Educator, 25*(6), 270–271.

Stonecypher, K., & Willson, P. (2014). Academic policies and practices to deter cheating in nursing education. *Nursing Education Perspectives, 35*(3), 167–179.

Sullivan Commission Report. (2004). *Missing persons: Minorities in the health professions.* Washington, DC: Report of the Sullivan Commission on Diversity in the Workforce.

Suplee, P., Gardner, M., Jerome-D'Emilia. (2014). Nursing faculty preparedness for clinical teaching. *Journal of Nursing Education, 53*(3), S38–S41.

Tarasoff v. Regents of the University of California, 17 Cal. 3d 425, 551 P.2d 334, 131 Cal. Rptr. 14 (Cal. 1976).

U.S. Const. amend. V & XIV.

Wolkowitz, A., & Kelley, J. (2010). Academic predictors of success in a nursing program. *Journal of Nursing Education, 49*(9), 498–503.

促进残疾学生学习
Facilitating Learning for Students with Disabilities

Betsy Frank, PhD, RN, ANEF

（王　跃　译）

第<big>4</big>章

40多年前，国会通过了《康复法案》（1973）。该法案指出，任何受到联邦资金支持的项目或活动都不能拒绝残疾人士获得机会或参与。该法案的第504节特别强调了高等教育，并禁止受到联邦资金支持的公立大专院校歧视残疾人士。此外，20多年前，国会颁布了《美国残疾人法案》（Americans with Disabilities Act，ADA）（1990）。该法案于2008年进一步得到了修订，因此现在有时候也被称为《2008 ADA修正案》（ADAAA）。为了促进该法案条款的运用，已出版了一部关键条款概要（关键条款概要未注明出版日期）。由于这两部法案，录取包括护理专业的大学专业中的残疾学生人数有所增长。在2008—2009学年，超过640 000位残疾学生被各级高等院校招收入学（National Center for Education Statistics，2011）。尽管护理学生的人数没有在这些数据中单独给出，人们可以推测，所提供的这些数据包含了护理从业执照前教育项目，以及已有护士执照者继续进修本科项目所招收的护理学生人数。

应对残疾学生不是美国特有的情况。1995年的《歧视法案》及其2005年的修正案，以及2006年的《护理与助产士委员会

标准》也给英国护理教育者教育残疾护理学生做出了指导（Tee et al., 2010）。

有特殊需要的护理学生在课堂和临床环境中都对护理教师提出了挑战。这些学生包括身体有残疾，如视觉、听觉或活动障碍；慢性疾病；学习障碍；或药物依赖问题等。很多护理教育项目都有满足这些学生需要的经验。例如，Betz、Smith和Bui（2012）近期完成了一项对加利福尼亚州65个护理教育项目的调查，该研究估计大约有5%的专科学生、2%的本科学生以及0.6%的硕士研究生有某种形式的残疾。学习障碍是所报告残疾中最常见的类型。Betz等（2012, p.680）还发现大多数学生在录取之前并没有透露其残疾情况。

尽管很多残疾学生被录取到护理教育项目中，教师仍然对于残疾学生是否有对患者提供安全照护的能力持保留意见。一个全国范围内的学士学位项目调查发现，护理教育者更偏爱健全的学生（Aaberg，2012）。其他研究者，如Dupler、Allen、Maheady、Fleming和Allen（2012），向护理教师提出了挑战，要求教师采取一种更开放的方式去接纳残疾学生。事实上，Griffiths、Worth、Scullard和Gilbert（2010）指出一种多层次

的和残疾学生相处的方法，包括全方位、以学生为中心的策略，并鼓励实习点合作者参与进来，为学生提供合适的临床体验。

　　Wood 和 Marshall 关于护士领导者的一项调查（2010）与 Griffiths 等的研究（2010）相呼应。Wood 和 Marshall 发现护理管理者把残疾护士的表现分为"突出或中上水平"（p. 182）。他们进一步发现，尽管很可能已经提供了一些便利条件，但环境和同事的态度阻碍了残疾护士的工作表现。随着越来越多处于工作年龄的残疾学生愿意进入护理教育项目，雇用残疾护士作为劳动力将会十分必要。尽管涉及患者安全问题，但如果不能对残疾学生持开放的态度，可能会失去很多护理人才。

　　本章阐述残疾学生教育相关问题，尤其关注大学生和护理学生所经历的普遍问题，包括学习障碍、生理残疾、心理健康问题，以及化学药物损伤问题等。本章也将讨论1973 年的《康复法案》、2008 年的《美国残疾人法案修正案》（关键条款概要，未注明出版日期），以及这些法案对于护理教育的意义。

与残疾学生相关的法律问题

　　教师应了解与教授残疾学生相关的法律问题。《美国残疾人法案》保护残疾人士在教育、就业和无障碍环境等方面的权利。高等教育机构必须保证给予残疾人士同等的受教育机会。《美国残疾人法案》禁止歧视身体和心理残疾的人士。然而，《美国残疾人法案》并不保证被录取的学生将获得学业上的成功，而只是保证该学生有获得学业成功的机会。大学有义务保持全体学生的学术和行为标准，无论他们残疾与否（Meloy &

Gambescia，2014）。

　　当更多潜在的残疾学生寻求护理教育项目的入学机会时，还需继续探讨 ADA 对专业教育的整体影响。注重既定的项目结果而非具体的技能，会使教师处在一个更有利的位置上，做出为残疾学生或有其他特殊需要学生提供合理的便利条件的决定。Aaberg（2012）指出，基本的功能应是更注重和工作相关的，而非适用于所有护士或护理学生。例如，并非所有护士都从事重症监护工作，因此不是所有护士都需要在规定的距离内听到监护器报警。机构如果不能为残疾学生提供合理的便利条件，该机构的这种行为就被视为歧视（Dupler et al.，2012），并且该机构及其教师可能会因为未能提供合理的便利条件而被起诉。例如，一个密苏里州上诉法庭曾判决一项护理教育失职，因为其错误地开除了一名失聪的护理学生，理由是该学生需要在临床实践中得到便利条件（Wells v. Lester E. Cox Medical Centers，2012）。

对护理教育的意义

　　根据法律规定，学生有责任告知学校其自身的残疾情况，以及对便利条件的需要（Dupler et al.，2012）。尽管透露残疾情况是自愿的，而且不是法律强制的，但这名残疾并需要便利条件或特殊照顾的学生仍被鼓励将此信息告知该机构的残疾学生管理办公室。然而，很多学生由于害怕被拒绝或被开除而不告知其残疾情况。

　　学生成功的障碍也许更多地与教师和实习点合作者的态度，而非与学生能力有关（Aaberg，2012；Scullion，2010）。根据对教师的访谈，Ashcroft 和 Lutfiyya（2013）发展了一个关于护理教育工作者与残疾学生相处的感受的扎根理论。该理论被命名为"培养有能力的毕业生"（p. 1317）。理论中的亚主题包括"让我们和它（残疾）相处""提供便利条件变得很困难""如果（因为不安全的操作）有人死亡了，会发生什么？""一个谨慎的挑战""教育者的特点（包括过去与残疾学生相处的经历）""感知的学生的特点或残疾的类型"。

消极的教师态度能够改变。Tee 和 Cowen（2012）的研究表明，许多策略都能够加强实践合作者与残疾学生相处的能力。这些策略包括让学生讲自己的故事，制作一系列 DVD 光盘和互动幻灯片以便实习点合作者（亦被称为带教老师）能够理解残疾学生面临的问题，以及理解如何恰当地为残疾学生提供便利条件。对教师进行相关教育，包括提供便利条件、理解残疾学生取得成就的可能性等，是学生学业成功的关键所在。

当学生公布自己存在残疾，并向教师告知自己残疾的情况时，任课教师就会被告知需要提供便利条件的残疾情况。任课教师必须对此信息保密，而且不向其他教师透露，因为学生有责任决定什么时候以及在哪里透露其残疾情况。学生也许会选择在某些课程上不透露自己的残疾情况。甚至当学生同意向教师透露残疾情况的时候，除非学生决定透露，残疾的性质也不会被告知给教师（Meloy & Gambescia, 2014）。框 4-1 举例说明了关于为残疾学生提供服务的描述。为了获得便利条件，学生必须在开始学习之前透露其残疾的存在。如果学生未能成功参与学习过程，再追溯性地宣布对便利条件的需要则不可能。

教师是不允许询问和打听学生的残疾性质的。事实上，关于是否可能给予便利条件的决定，必须在学生已经被录取之后才能定，除非已公布必备技能要求，而且所有学

框 4-1　为残疾人士提供的服务

残疾支持服务为那些已知残疾的人士提供合理、适当、有效的学业方面的便利条件。这包括：学业方面的调整和服务，如特殊的考试安排等。记笔记服务可提供给符合条件的个人。为残疾人提供的服务基于个人需要，同时也基于大学根据学生文件中记录的需要提供适当便利条件的意愿。这些服务由学生支持服务补助基金项目来协调。建议残疾人士在做出入学决定之前，参观印第安纳州州立大学。

Courtesy Indiana State University Undergraduate Catalog, 2014-2015.

生在入学前都已被询问是否具有实现学业成功所需的能力（Aaberg, 2012）。然而，大多数列出的必备技能中，会有一部分内容着重于身体或生理能力，如举重物。最近一些新的举措对这些要求提出了质疑（ANA，未注明出版日期）。虽然一些学校公布了学生必须达到的必备能力，但教师需要考虑这些能力是否是护理实践所必需的。Levey（2014）完成了一项综合性文献回顾，重点探讨教师对于和残疾护理学生相处的方方面面的态度，并得出了结论，即在入学前就透露残疾情况对学生来说有障碍，尤其是在必备技能已经公布的情况下。Levey 更进一步指出，这些基本功能更多地与就业而非与学生状况有关。尽管如此，教师必须谨记，学生不必在入学之前就透露其残疾情况。

当考虑招收残疾学生入学时，护理院校的招生委员会必须考虑下列问题：

- 不考虑残疾因素，该生在其他方面是否符合招生入学的资格？
- 学校能够提供哪些合理的便利条件，从而使该生成功地成为一名护士，为患者提供安全的护理？

虽然并不期待机构为了给残疾学生提

供便利条件而降低或改变学术上或技术方面的标准，但机构应该能够决定哪些便利条件对残疾学生来说是合理的（Meloy & Gambescia，2014）。合理的便利条件的例子包括改变考试时长或考试方式，提供监考人员读出试题或写下试题答案，允许延长时间完成学业，提供额外的学习帮助，如教材的录音带，提供笔记记录人员，或者改变授课方式，如使用一些临床实践模拟方法（Azzopardi et al.，2014）。必须给予在就读护理教育项目期间发生残疾的学生同样的考虑。需要提出以下问题：

- 不考虑残疾因素，该生在其他方面是否有资格继续进行护理教育项目学习？
- 能够提供哪些合理的便利条件，以使该生继续完成学业？

全方位无障碍设计的概念能够为所有学生的学习方式提供便利条件，而不仅仅是针对残疾学生（Meloy & Gambescia，2014）。Marcyjanik 和 Zom（2011）指出，全方位无障碍设计对于远程课程的讲授尤其重要。全方位无障碍设计促进了课程设计，这种课程设计能够在课堂学习和远程学习过程中，运用多种方法呈现课程材料，并使学生投入学习，同时运用多种方法使学生展示其学习成果（Tobin，2013）。大多数学习管理系统使教师能够运用全方位无障碍设计来呈现课程材料（框4-2提供了推荐的全方位无障碍设计策略）。教学设计专家应加入设计方便使用的远程课程的团队中。

教师应该考虑到，不能单单因为学生有残疾而认定其患有疾病，而且学生所需要的支持类型并不是为了治愈疾病所需的那类支持，而是为了维持健康所需的支持类型（Evans，2014a）。一个人的缺陷是否被看作

框4-2　全方位无障碍设计策略
1. 保证课程材料具有音频和视频形式
2. 设计简洁，但并非单纯靠色彩来展现网页
3. 提供方便使用的 Java 脚本
4. 提供使用文字和声音之间互相转换的网页途径

残疾，是由社会而非该个体的实际能力来界定的。因此，对一名残疾人来说，决定什么是合理的便利条件的过程很复杂，并且在同等程度上受教师和实习点合作者态度以及学生实际能力的影响。

随着《美国残疾人法案》，即现在的《2008 美国残疾人法案修正案》对护理教育的影响持续不断地体现在法庭和工作场所，护理教育工作者必须随时了解与残疾人攻读卫生保健领域学位教育有关的法律新动向。一些关于提高教师对残疾学生需求的认识程度的建议包括：阶段性的关于残疾学生教育法律意义的继续教育课程，以及聘请残疾学生相处方面的专家作为顾问。大多数高等教育机构都有一个致力于帮助和支持在校园入读的残疾学生的办公室。这个办公室能够为师生提供各种资源和专家建议。另一个信息来源是那些已经成功进入护理职业发展的残疾学生。这些成功的护士能够帮助护理教师理解教育残疾学生时涉及的问题，而且他们可以作为正在接受护理教育的残疾学生的指导者。残疾执业护士能够成为残疾学生的支持者，也能帮助护理教育项目支持那些毕业后寻找就业机会的残疾学生。

护理教师应将护理教育真正的必要要素从单纯的传统护理教学课程和教学方法中分离出来。护理教师需要考虑这样一些哲学问题，例如护理教育是否可以扩展或延伸到那些在紧急护理场所中可能从来都不会从事床旁护理的人员。这种护理工作可能包括员

工发展、感染控制、病案管理或在社区护理环境中的其他性质的工作。一项对加利福尼亚州护理院校招生和保留实践情况的研究发现（Betz et al.，2012），护理教师采取不同的方法应对残疾。在为所有学生做出入学和升学决定时，教师需要平衡学生的权利、安全、与患者安全相关问题的能力、学校根据《美国残疾人法案》提供合适的便利条件的责任等。教师能够运用各种临床环境来达到既定的学习成果。与实践中带教教师合作，不仅能够在教育过程中帮助学生（Tee & Cowen，2012），而且能够通过提供学生安全实践的证据，来展示残疾学生也能够成功地毕业。

有学习障碍的护理学生

学习障碍是大学校园里最常见的一类学生残疾（National Center for Education Statistics，2011），大约有 2% 的本科生患有某种形式的学习障碍（Vickers，2010）。学习障碍是一种不可治愈的神经系统病变，能以不同的方式影响学习（LD Online，2015b）。阅读障碍或阅读困难是学习障碍的常见形式。学生经常在开始大学学习的时候就已经患有未被发现的学习障碍。在护理教育过程中，当教师注意到学生的课堂表现和临床表现之间的显著差别时，学习障碍通常才会被发现。学生也许在临床实践中表现出扎实的知识基础和较强的能力，但在参加课堂考试时却不能展示出同等程度的知识储备。这种表现方面的悬殊差别会导致学生更大的挫折感和压力，并经常会导致学业失败。教师应理解学习障碍的特点，从而能够指导学生向大学里应对不同类型残疾学生的办公室寻求帮助。

学习障碍的特点

学习障碍可以表现为一系列特点，每一种特点都需要不同的治疗和便利条件。学习障碍的学生可能在听从口头指令和写作时思维组织方面出现困难；或者能够清楚地通过写作表达，但却不能口头表达自己的想法。学生也可能有听觉处理缺陷，从而影响其背诵记忆能力（Kamhi，2011）。时间管理也可能是这些学生的问题之一（Child & Langford，2011）。

学习障碍高度个体化，每个学生可表现出不同的特征群。一些没有学习障碍的学生可能会经历和学习障碍学生同样的困难。在一项研究中，Wray、Aspland、Taghzouit、Pace 和 Harrison（2012）应用成人阅读障碍量表筛查了 242 名英国本科生。研究结果表明，28.5% 的学生达到了提示潜在学习障碍的分值。在接受进一步评估的学生中，只有 6 名学生没有学习障碍。

确诊为学习障碍意味着学生将调整其学习习惯并得到相应的支持。Ridley（2011）采用半结构式问卷，对 7 名被诊断为阅读障碍的英国学生进行了访谈。学生指出一经确诊，就采取行动进行应对。学生也认识到确保不犯错误的需要，采取行动以克服自身的弱点，并在临床环境中取得成功。学生也表达了向他人透露其自身阅读障碍的焦虑。有时，来之不易的支持对学生成功达到学业标准非常重要。

在另一项研究中，Sanderson-Mann、Wharrad 和 McCandless（2012）比较了阅读障碍学生和无阅读障碍学生的临床经验。阅读障碍学生和无阅读障碍学生相比，认为阅读 / 填写患者表格、应用护理计划、执行医嘱更困难。但是，某些任务如交接班报告、药物剂量计算、时间管理等，对所有学生来说均困难（Sanderson-Mann et al.，2012）。

Evans（2014a）调查了阅读障碍的护理学生如何构建其身份认同。12 名就读于爱尔兰护理教育项目的学生参加了访谈。学生报告了对于阅读障碍的不同感受，包括接受自己的身份、产生情感冲突等。一些学生提到自己曾经被他人视作愚蠢。学生不想让自己的阅读障碍被当作表现差的借口，并认识到保持标准水平的需要。在另一项研究中，通过采用描绘各种学习障碍学生的图片，Evans（2014b）访谈了来自爱尔兰两所护理院校的 19 位护理教育工作者（讲师），得出的主题与教师对学习障碍学生的感受有关。教师指出，如果学生在完成工作中需要得到支持，他们可能会被认为能力较低。一位教师承认，对待学生像照料小孩一样是有问题的方式，而且一些人似乎不愿意为学生提供便利条件。Evans 认为，这些访谈以及其他类似引证反映了教师培训的需要，从而帮助教师理解支持学生的需要和法律义务。

对学习障碍提供便利条件

当教师认为学生可能存在以前未被诊断的学习障碍时，首先采取的措施是指导学生向为有特殊需求学生提供支持的学校办公室寻求帮助。学习障碍确诊后，即可为学生制订一个针对障碍提供便利条件的计划。提供咨询可能也会帮助有学习障碍的学生在学习环境中获得自信。如前所述，如果学生同意，教师可以被告知残疾情况，以及需要提供哪些便利条件。除非学生同意，已经得知学生残疾的教师不允许和其他教师讨论这些信息。

根据学习障碍的类型，可以提供适合学生的多种不同的便利条件。确诊后，一些学生可能需要便利条件，如允许在其他场所

参加考试、给予更多的时间完成作业等。使用颜色叠加 / 色彩覆盖去阅读文字，以及完成作业的书面合同，或许也是合适的便利条件（Job Accommodation Network，2013）。McPheat（2014）列举了其他在临床和课堂环境中均有用的策略。例如，将纸质材料打印在彩纸上，并使用 12 或 14 号的 Arial 字体能够方便阅读。授课的录音也能促进对复杂资料的理解。

帮助学生理解自己的学习风格，有助于学生发现促进成功的策略。框 4-2 列出了全方位无障碍设计策略，以指导教师教授学习障碍的学生。应用模拟也是一种能帮助学生对发展临床能力建立自信心的策略（Azzopardi et al.，2014）。

学生也可以得益于课堂笔记记录者的帮助，这是一种根据《美国残疾人法案》规定并被普遍接受的便利条件。此举能够使学生专注于课堂讨论，同时避免因为设法记笔记而分心走神。一些学生在同时应对多种刺激方面有困难。有阅读困难的学生往往读得很慢，经常会发现这对于其学业成功是一个最大的障碍。教师能够用多种方法帮助学生克服困难，包括提供教材和其他阅读材料的录音、学期初即提供给学生要求完成的阅读作业、帮助学生识别阅读作业的重点等。由 Tee 等人（2010）完成的一项研究表明，对学生大声朗读，以及使用简单的词语来描述医学术语可帮助学生学得更好。

有学习障碍的学生也可能需要考试相关的便利条件，因为较差的阅读技能会影响学生在规定时间内完成考试的能力。那些语法复杂的问题或包含双重否定的问题，尽管对所有学生来说都较困难，但对有学习障碍的学生来说尤其具有挑战性，因此应避免出现。延长学生考试时间，以及提供安静的不

会分散学生注意力的房间，也是必须给予的便利条件。监考教师也会提供帮助，既可以将试题读给学生，也可以写下或录下学生口述的答案。

另一个教师可以用来帮助学习障碍学生的策略是采用多媒体方法，如计算机辅助教学。这再一次证明，采用全方位无障碍设计原则能够帮助学习障碍的学生，当然也能对所有学生有帮助。这些策略包括：课前提供补充学习材料的复印件，在课堂笔记中加入可视性提示。使用装有合适应用程序的智能手机也可以对所有学生，特别是对学习障碍的学生有帮助。还有一个使所有学生，包括学习障碍的学生受益的策略是定时与学生会面，以确保学生确定并完成了恰当的学习目标。

提供便利条件并非意味着降低学业标准，而意味着提供给包括学习障碍学生在内的所有学生能够达到学业标准的多种方法。所有课堂都有学习风格不同的学生。通过构建满足不同学习风格的课堂教学和提供各种不同的学习辅助工具，护理教育工作者也可协助为确诊学习障碍的学生提供便利条件（Tobin，2013）。当考虑到学生具有不同的学习方法时，教师会设计出能够适应不同学习需要的学习体验。

校园支持服务

如前所述，大多数高等教育机构都设有专门负责为明确患有学习障碍的学生提供支持服务的办公室。使用这些服务是自愿性质的，而且这些服务通常是低收费或免费提供给学生。尽管各机构提供的服务不尽相同，但典型的服务都包括对学习障碍的评估和诊断、为学生确定合适的便利条件、指导性咨询、发展学习和应试技巧等。对教师进行学

习障碍学生相关的教育通常也由这些办公室提供。校园教学中心能够在如何依据全方位无障碍设计原则来设计课程方面为教师提供帮助。

国家执业证书考试相关的便利条件

护理教育工作者需要熟悉参加国家执业证书考试时各州提供给残疾学生的便利条件。根据《美国残疾人法案》规定，需要为患有学习或其他障碍的人士提供便利条件（National Council of State Boards of Nursing，2014）。每个州基于学生的不同情况，独立决定为其提供便利条件的程度。教育者应查找并明确学生所在各州提供给他们的便利条件，并鼓励残疾学生寻求合适的便利条件。其中最常见的便利条件与考试时间分配有关。由于规章制度不断变化，因而应鼓励学生和教师都去查阅国家护理委员会网站（www.ncsbn.org），或咨询各州的护理委员会，从而得到更详细的信息。在抵达考试中心之前，学生必须提供相应的文件，注明在其学习过程中已获取的便利条件。

有身体残疾的学生

将身体残疾视为障碍，且只提供有利于非残疾人士的环境，可能会限制残疾学生和残疾护士的发展机会（Hargreaves & Walker，2014）。学院用来拒绝学生入学、要求学生必须具备的能力可包括听、看和抬举重物的能力。基本护理教育项目要求的必备能力可能会与研究生专业学位项目所要求的能力不同。例如，Helms 和 Thompson（2005）指出，麻醉专科护士和麻醉专科护理学生必须能够在快节奏环境中工作，处理复杂的信息并转化为迅速的行动。麻醉专科

护士也必须能够和团队成员密切合作。因此，那些因残疾而影响其团队工作能力的人可能就不适合麻醉专科护士的角色。

35年前，美国最高法院即裁定，一个有听力障碍、预备申请护理专业的学生可因有降低教育标准的潜在可能性而被拒绝入学[Southeastern Community College v. Davis, 442 U. S. 397（1979）]。然而，《美国残疾人法案》及其修正案已明确指出，通过给予合理的便利条件，这样的学生有潜力获得成功。事实上，确实存在关于听力障碍的学生在学习护理课程期间及在后续工作中获得成功的报道（Manning, 2013; Sharples, 2013）。现在有很多供听力障碍的医务人员使用的辅助工具（如具备声音放大功能的高级听诊器），而且助听器可以用来听诊（Association of Medical Professionals with Hearing Losses，未注明出版日期）。通过笔记记录员的帮助以及使用磁带录音机，很多听力障碍的学生几乎能够毫不困难地参加课堂学习。有振动功能的传呼机和手机可以帮助听力障碍的学生在临床环境中与他人保持联系。

很多有关身体残疾的研究证据是个案研究证据。因为一些有视力障碍的护士在职场上非常活跃（American Foundation for the Blind, 2014），所以教师可假定一些患有视力障碍的学生可以通过获得便利条件而适应学习和工作环境。可选择的学习环境、使学生能够与带教导师合作，都是可以提供的合理便利条件。例如，患有视力障碍的学生可能需要帮助其阅读印刷材料的放大镜、电脑上较大的字号、文字-声音转换设备等。

坐轮椅的学生也可以通过为其提供的便利条件以适应，并继续拥有成功的护理职业生涯（National Organization of Nurses with Disabilities, 2012）。Pecci（2013）报告了一例坐轮椅的护士发挥医院护士作用的事例。失去肢体的护士也能承担包括静脉输液在内的医院护士的职能（Maheady & Fleming, 2012）。

抬举受限可能不属于障碍，因为很多医院和养老院正努力创造一个尽可能减少抬举操作的环境。教学生如何正确使用抬举设备，有助于避免职场损伤和继发性体力受限的发生。十八九岁和二十岁出头的学生可能还没有在生理上完全发育成熟，容易发生损伤（Kneafsy, 2010）。与临床教师共同努力，通过教学生如何安全地抬举，使自身成为正确搬运患者的行为榜样，可以防止工作中损伤的发生（Kneafsy, 2010）。然而，学生经常在学习过程中观察到不正确的实践操作。在一项由Cornish和Jones（2010）完成的研究中，学生描述了在应用抬举设备和床单移动患者的过程中护士的不良操作行为。学生提到自己也参与了这些行为，因为他们感到自己是护士中的一员；也因为在某些场合下，护士不具备使用现有抬举设备的技能（Cornish & Jones, 2010）。

在校学习期间，学生也可能发生残疾，那么合理的针对身体残疾学生的便利条件可包括延长作业完成时间、对于没能按时完成的课程给予部分分数。Smith-Stoner、Halquist和Glaeser（2011）报告了一例患癌症本科生的个案研究。虽然该生继续上课，但由于接受化疗，不得不推迟临床实习。该生也被批准延期完成作业，以方便治疗安排。尽管比计划的时间晚一些，但该生最终确实顺利毕业。教师需要注意，不要理所当然地认为学生在面对身体障碍或疾病时，能够或不能做什么，而是应该考虑提供合理便利条件的方法或途径。

学生还可能有一些不太明显的残疾。Dailey（2010）实施了一项针对 10 位患有不同慢性疾病（包括多发性硬化、糖尿病、肾上腺皮质增生症和哮喘等）学生的现象学研究。学生报告表示他们决心完成学业，尽管大多数时间自己处于生病状态。学生表达了对正常出勤的愿望，其害怕因为过多缺勤而受到惩罚，因此经常置自己的健康甚至患者的健康于不顾，而继续上课和参加临床实践，其实这些学生本不应当这样做。Dailey（2010）建议教师为学生提供的便利条件包括：在临床实践中提供短暂的休息时间；促进学习活动中的小组合作，以便减轻所有学生的负担；将自护策略纳入课程，这样就能使全体学生而非仅是患有慢性疾病的学生受益。

残疾退伍军人是一个特殊的群体，他们可能需要来自退伍军人支持办公室或残疾学生管理办公室的帮助。退伍军人可能会丧失肢体或存在创伤后应激障碍（DiRamio & Spires，2009）。校园支持服务办公室可通过提供导师来指导退伍军人完成教育过程。为退伍军人特别建立的学习社团也可促进他们的学业成功（O'Herrin，2011）。

当有身体残疾的学生毕业时，他们的成功就业取决于护士管理者与残疾护士合作的经验。Wood 和 Marshall 的一项研究（2010）发现，护士管理者评价残疾护士的表现时，在 22% 的时间里评价为表现优秀，而仅在 11% 的时间里评价为表现中下。大多数人认为残疾护士的工作表现和非残疾护士的表现相当。

存在物质滥用情况的护理学生

确定因药物或酒精滥用而受损伤的护理学生的数量很困难，但在大学生中已经出现了物质滥用现象。2012 年全国药物使用和健康调查结果显示，22% 的 18 ～ 22 岁大学生在过去 1 个月中使用过违禁药品（Substance Abuse and Mental Health Services Administration，2013）。这项调查还发现，在 18 ～ 25 岁人群中，有 39.5% 的人报告在过去 1 个月至少有一次狂饮行为。狂饮的定义是一次饮酒不少于 5 杯。

其他研究证实了大学生物质滥用的程度。大学的环境确实提供给学生更容易接触到酒精和药物的机会，包括处方兴奋剂如哌甲酯（利他灵），而且能够使学生暴露在一种将酒精和药物使用视为可接受行为的情境中。Garnier-Dykstra、Caldeira、Vincent、O'Grady 和 Arria（2012）进行了一项关于非医疗性使用兴奋剂如哌甲酯的纵向研究。有 1253 名学生参加了该研究，并被随访了 4 年。到第 4 年的时候，有 61.8% 的学生曾被给予兴奋剂，45.8% 的学生在接触到该药物的同年里，因为非医疗原因已经使用了兴奋剂。研究指出，非法使用药物和较低的平均学分绩点常密切相关。

所有大学生都会经受学业压力，而护理学生还会有额外的压力源。护理教育项目经常有留级和开除政策，这些都给予学生需要保持好的学习成绩的压力；同存在各种复杂健康问题的患者打交道，也给学生增加了额外的压力。

研究生也存在物质滥用的问题。例如，Bozimowski、Groh、Rouen 和 Dosch（2014）用了 5 年时间研究麻醉专科护理学生中物质滥用的发生率；111 个护理教育项目中有 23 个项目参加了调查。在所报告的来自 2439 名学生的数据中，有 16 名学生被查出存在物质滥用问题，而且阿片类药物是最常见的滥用物质。值得注意的事实是，23 个护理教育项目都曾有目地地进行药物检测，7 个教育项目曾在整个教育过程中实施随机药物筛查。

化学物品和酒精损伤学生的特点

护理学生中很显然存在物质滥用的潜在现象。如果不采取措施，物质滥用会影响学生毕业后的专业实践。Monroe、Kenaga、Dietrich、Carter 和 Cowan（2013）估计了那些被纳入到为期 1 年的物质滥用监控项目的执业护士的数量。应用来自护士纪律处分委员会的调查数据、纪律处分替代项目报告、2009 年注册护士的全国样本调查，他们证实在全国范围内，0.51% 的受雇护士存在物质滥用问题。

为了帮助学生处理潜在的有可能持续到毕业之后的物质滥用问题，教师需要理解这些问题，以便帮助学生得到适当的专业性支持。Hensel、Middleton 和 Engs（2014）调查了本科护理学生的专业认同（也被定义为"自我概念"）和饮酒习惯之间的关系。该调查共涉及全部 4 个年级在内的 333 位护理本科生。其中 33% 的学生被归为大量饮酒者，亦即女性每周饮酒 7 次以上或男性每周饮酒 14 次以上。由于饮酒而导致成绩低下的情况出现在 5.1% 的调查样本中。同时还发现，每周总酒精消耗量和消极的一般自我概念之间的关系具有统计学显著性，虽然两者之间的关系较弱。

教师也有责任确保学生实施安全的患者照护，包括保护服务对象避免受到潜在不安全学生行为的伤害，而且这些学生在临床实践中的表现也比较差。教师应该了解那些可能有化学物质依赖学生的特点，了解其所在机构与有化学物质依赖学生有关的政策和程

序，并熟悉提供给有化学物质依赖问题学生的支持服务。常见的物质滥用表现包括言语不清、满口酒气、瞳孔缩小、课上睡觉，以及频繁的缺勤或拖延。其他表现包括衣着方面的变化以及令人费解的行为借口（Cotter & Glasgow，2012）。

教师对受损伤学生所负的责任

如果怀疑学生表现出化学物质依赖的指征，教师的责任是什么？教师对学生以及学生的患者有伦理方面的责任，因此他们不能对这种行为视而不见或者寻找借口。尽管《美国残疾人法案》认为物质滥用是一种残疾，但不安全的临床实践并未受到法律的保护（Menendez，2010）。

对护理学生进行强制性药物检测已经变得越来越普遍，这也许是为了应对临床机构的要求。Cotter 和 Glasgow（2012）讨论了强制性药物检测的法律和伦理意义。他们指出，教师有责任确保学生提供安全的照护。因此，监测物质滥用征象已成为必需。然而，目前仍无定论的是谁有权利得知学生是否在物质滥用的检测中呈阳性结果。Cotter 和 Glasgow（2012）指出，应该出台相关政策以保护所有受牵涉人员的权利，包括学生、教师、管理者以及患者。例如，相关政策应阐明学生是否可以因为物质滥用而被开除出护理教育项目。

在采取任何措施之前，教师需要充分理解所在机构中已制订的为帮助有化学物质依赖学生的政策和程序。教师所采取的行为必须被记录下来，而且必须遵守书面政策（Cotter & Glasgow，2012）。例如，在临床环境中，当一名学生显示出受损伤表现时，教师可能不得不立即采取措施将学生从临床环境中撤离去。如果学生没有对被照

顾者造成直接危害，但被怀疑存在物质滥用问题，那么就应该和学生预约见面以便采取适当的措施。除了教师以外，第二个人如管理者也应该在场，以便确保根据政策处理学生，并且没有违背正当程序。

在学生手册中应该清楚地阐述和化学物质损害有关的书面政策，包括该机构对化学物质依赖的定义、护理教师对化学物质依赖的理念、学生和教师与可疑的化学物质依赖相关的责任。更重要的是，遵守该机构已确立的政策能够确保不违背学生法定诉讼程序的权利，并在学生可能采取法律行动时保护教师。国家护理学生协会（2009）支持那些促进有物质依赖问题学生的治疗和康复政策。此外，国家护理委员会（2011）颁布的"纪律处分替代政策"模式也涵盖了护理学生。然而，并不是所有的州都把学生纳入其帮助有物质滥用护士的项目中。

一些护理院校已经为受损伤学生规划了干预项目。下列是一些重要的考量：①为参加项目的学生严格保密；②明确项目相关人员（包括教师、学生、管理者、校友、顾问，以及物质滥用方面的专业人员）的责任；③为学生群体普及该项目的目的、活动和责任等相关信息（Monroe，2009）。

一所院校是否应该制订随机药物检测政策，目前仍存在争议。尽管运动员必须接受随机药检，而且大多数机构有就业前药物筛查，但尚不清楚护理学生被要求进行随机药检的程度。虽然学校可能没有要求进行药检的相关政策，但应告知学生临床机构的政策可能要求个人，包括学生、怀疑有化学物质依赖者进行血尿检验，或者可能是在该机构内从事临床实践的一项要求。尽管如此，一些学院因为临床机构的要求而正在制订入学前药检的政策，而且如果学生被怀疑有化学

物质依赖，则学院会提出药检要求。需要开展更多的研究，以决定在护理教育项目中药检政策的范围和性质。

为了应对物质滥用，很多高等院校试图通过校园教育项目来提高学生对物质滥用影响的认识。Bozimowski 等（2014）建议，开展科学研究来评估包括药物滥用预防策略在内的健康促进项目。Cadiz、O'Neill、Butell、Epeneter 和 Basin（2012）进行了这样一项研究，他们为学生设计了一个研讨会，从而促进学生对不良实践的认识。研讨会的内容包括院校针对物质滥用的政策、如何保护物质滥用者的隐私以降低其寻求帮助时的耻辱感等。实验前和实验后测试的比较结果表明，研讨会参加者自我感觉对存在物质滥用问题的学生实施干预的能力有所提高。与物质滥用相关耻辱的评分在研讨会之后没有增加，可能因该研讨会只有 2 小时。Cadiz 等（2012）指出，这类研讨会有助于防止护理学生发生物质滥用行为，并且符合国家护理委员会的提议（2011）。

存在心理健康问题的护理学生

尽管可能认为护理学生由于存在通常所报告的较强压力而有发生心理健康问题的危险，但鲜有研究实施干预措施以缓解护理学生的心理健康问题。目前的研究基本是描述性的，而且着重于研究行为方面，如焦虑、紧张和愤怒的表现等。心理健康问题包括焦虑、抑郁、饮食失调、强迫行为等（Storrie，Ahern，& Tuckett，2010）。一些护理学生可能在入学之前就有心理健康问题，这也许恰恰是让他们被护理这个"助人"专业所吸引的原因。有着心理健康问题的学生可能在识别和诉说这些问题时需要帮

助。护理本科生和研究生对于他们获得学业成功的能力方面都有很多的恐惧和担心。考试焦虑是护理学生经常出现的特殊焦虑形式。当学生面临重大考试的时候，教师应时刻警觉极端的考试焦虑表现（Røykenes，Smith，& Larsen，2014）。

与学生有着密切关系的教师也许是第一位注意到学生的压力和其他心理健康问题迹象的人（Chernomas & Shapiro，2013）。在课堂或临床情境中的一些行为指征可以包括疲劳、注意力低下、外貌改变、频繁缺勤、逻辑思维型态损坏、工作质量降低（Phimister，2009）。尽早制订干预措施能够帮助减轻护理学生感受到的压力和焦虑。

由于研究中采用了多种研究工具，所以确定护理学生的压力源并不一定容易。PulidoMartos、Augusto-Landa 和 Lopez-Zafra（2012）根据他们对文献所做的系统综述指出，尽管很难得出具体的结论，但护理学生中存在的一些压力源包括与学习相关的问题、与护理院校有关的工作负担、害怕在临床环境中犯错误等。他们建议教师应仔细思考如何能够以一种降低学生压力的方式对学生的临床技能进行评估。Alzayyat 和 Al-Gamel（2014）也谈到，因为研究工具缺乏一致性，以及学术界对压力的定义不一致，确定临床环境中护理学生的压力源非常困难。

压力和焦虑在全球护理学生中普遍存在，特别是对临床实践的恐惧能够导致抑郁发生。Chernomas 和 Shapiro（2013）测量了 442 名加拿大护理学生的抑郁、焦虑和压力水平及其生活质量。学生报告的抑郁、焦虑和压力水平处于正常高值。尽管大多数学生（84%）对其生活质量的评分为好或很好，40% 的学生报告睡眠障碍，41% 的学生报告几乎没时间参加业余活动。质性研

究数据也进一步强调，与临床实践相关的恐惧导致了压力和焦虑的产生。Chernomas 和 Shapiro 建议教师应参加教育培训，学习如何减轻学生感受到的压力、焦虑和抑郁。Moridi、Khaledi 和 Valiee（2014）证实临床实践是来自库尔德斯坦的 230 名护理学生的主要压力源。Shaban、Khater 和 Akhu-Zaheya（2012）发现，临床实践中，约旦护理学生以逃避作为应对行为增加其压力，而解决问题的应对行为则减低其压力。

在 Xu 等（2014）对护理学生抑郁的研究中，采用抑郁量表对 729 名中国护理学生进行了调查，发现较低的抑郁和较好的职业前景、学业表现及人际关系质量之间呈正相关。他们建议制订以学校或家庭为基础的干预措施来预防抑郁发生。Cha 和 Sok（2013）发现在 320 名韩国学生中，愤怒的表达、抑郁和自尊之间存在关系。他们指出，应教会学生如何控制愤怒，并以此作为增强自尊和缓解抑郁的方法。

一项关于 335 例泰国护理专业研究生和本科生的研究发现，较高的压力与较差的健康及较高的心理痛苦相关（Klainin-Yobus et al.，2014）。然而，与较差的身体健康相比，压力更多与心理痛苦相关。一项关于 123 例塞浦路斯护理学生的研究提示，宗教和精神信仰的力量与较低的抑郁和压力以及较高的自尊相关（Papazisis，Nicolaou，Tsiga，Christoforou，& Sapountzi-Krepia，2014）。

前文提到的全球范围内关于导致护理学生心理健康问题因素的研究，确实证实了 Papazisis 等（2012）的假设，即护理教师不能从一系列描述性研究中得出强有力的结论；因为很少有研究是在多个场所开展并采用了多种不同的资料收集工具。更重要的是，最近的研究都是在美国之外的其他国家

进行的，而且其结果不一定能够完全在美国学生中得到应用。尽管如此，研究结果中的一些共识确实具有一定推广性。

研究也发现临床实践中的压力与临床机构的组织特点有关。Blomberg 等（2014）研究了来自 3 所不同大学的 74 名瑞典学生在其最后课程学习阶段的压力水平。和其他研究结果相似的是，大多数学生确实感受到了压力，特别是那些在医院进行临床实践的学生。一些学生在临床实践期间还参加了全国临床期末考试。研究结果表明，如果学生实践所在医院是拥挤的、有多个而非一个指导教师或带教导师，以及在临床实践期间参加全国临床期末考试，其都有较强程度的压力。这些结果对于如何安排临床实践具有重要意义。研究者提出，应进行实验性研究来确定何种临床带教模式可能减轻护理学生的压力。

大多数关于心理健康问题的研究都是描述性的。但是，也有少数研究探讨干预措施对降低压力和焦虑的效果。Kang、Choi 和 Ryu（2009）检验了正念冥想作为一种减低压力、焦虑和抑郁的策略。41 名护理学生被随机分配到实验组和对照组。实验组在 8 周时间内参加了 90 ~ 120 分钟的课程。在随机分组之前，两组均参加了关于压力管理的讲座。实施干预措施后，实验组学生的焦虑和压力强度有所降低。然而，抑郁水平在两组之间没有显著的区别。

Van der Reit、Rossiter、Kirby、Dluzewska 和 Harmon（2015）对 14 名本科助产专业的一年级学生进行了一项描述性质性试点研究，目的是评价一个 7 周的压力管理和正念干预效果。从提炼出的主题可以看出，Van der Reit 等确认该项目能够帮助学生有更好的睡眠、减少的消极思想、促进更好的专注

力。然而，该项目在实施过程中也遇到了挑战，主要是因为学生有上课的任务而不能参加所有的课程。

尽管专门的训练能够帮助学生学会控制焦虑，但也不能忽视教师和同伴辅导在应对焦虑中的作用。适当地使用幽默也能减低焦虑、帮助增强自尊，并形成一个总体上积极的学习环境（Moscaritolo，2009）。一个更积极的学习环境可能会使学生得到更好的学习结果。

另一个已经被研究证实能够降低压力并促进学业表现的策略是采用"家庭"医院项目（Yucha, Kowalski, & Cross, 2009）。家庭医院项目尽可能使护理学生在整个学习过程中留在相同的临床机构进行实践，医院护士则作为学生的临床指导教师。该项目的开展必须基于一个事实，即熟悉的临床机构能够减低学生压力。同时，作为一个附加的益处，即该项目可以被临床机构当作招募途径。参加本项目的学生与那些没有参加的学生相比，报告了较低的焦虑水平。

尽管一些干预措施为帮助学生应对压力和焦虑带来了希望，但学生参与这些干预措施的意愿可能会受到一些因素的影响，如学生对压力在其自身及他人中普遍存在的态度、寻求帮助的意愿等。Galbraith、Brown 和 Clifton（2014）从 219 例英国护理学生中收集资料，了解他们在压力状态下寻求帮助的意愿。对数据的描述性分析结果表明，74.9% 的学生经历过压力，大多数学生（87.2%）会将其压力透露给家人和朋友，很少有人会透露给同事或专业机构，因为他们相信家人能够提供最好的建议。只有 11.4% 的人寻求专业帮助。学生还指出他们不会对有压力的同事丧失信心。另外一个有趣的发现是，学生大都认识到在护理职业中

存在着高强度的压力。根据这些发现，如果以研究为基础的干预措施能够经常定期地提供给护理学生，尚不清楚学生是否还会借此机会参加减低压力和焦虑的缓解项目。

教师对有心理健康问题学生相关的责任

心理健康问题的范围涉及焦虑（包括考试焦虑和压力）、严重抑郁和其他心理疾病。用来帮助疑似存在心理健康问题学生的过程与用于任何被不良表现所阻碍其学业进步的方法相似。首先，《美国残疾人法案》及其修正案禁止歧视患有心理疾病的个体。其次，教师所采取的所有行动必须与所在机构现行政策一致，且给予学生属于其自身权利的正当程序。当心理健康问题影响学生行为时，教师必须以符合该机构政策的方式处理这种行为。正如 Cleary、Horsfall、Baines 和 Happell（2012）所指出的，使学生直接面对其问题行为的证据，而且教师需要在采取行动之前就设法减少问题行为的发生。应使学生清楚地意识到这种会对其学业表现产生不良影响的行为，以及纠正这种行为的方法。在这种情况下，必须制订一个学习合同来阐明学生需要做什么来改善其行为，并给出如何实现的时间表。很多校园都有学生行为准则来指导政策的发展和制订。Cleary 等（2012）指出，政策应描述评估、记录、报告、干预和指导学生去寻求治疗的具体程序。很多大学校园都免费或以较低的费用向学生提供这些服务。

尽管实施了这些干预措施，如果学生行为没有改善，不能有效地完成学业，或患者安全受到危害，那么就有必要采取行政管理上的退学或开除措施了。一如既往的是，被行政管理上的退学或开除的学生有权在院校机构内提起申诉和上诉程序。

心理健康问题也可能表现为学生在课堂上的不文明行为，最终对师生关系表现出愤怒，并且可能导致暴力事件的发生（Clark，2009）。但是，心理健康问题不能被当作不文明行为的正当理由。学生的不文明行为体现为冷嘲热讽、在课堂上睡觉、通过与周围人交头接耳分散其注意力、课上使用手机、迟到或早退，以及对教师提出过分要求等（Clark, Farnsworth, & Landrum, 2009）。Clark（2009）指出，为了处理不文明行为，教师应该识别危险因素，如竞争性学业环境和临床实践等。然后，教师才能设计一些策略来缓解学生由于这些因素而产生的压力和焦虑。Clark（2009）也建议教师检验这些策略以确定它们的效果。详见第14章关于师生不文明行为的更深入讨论。

犯罪背景调查

除了护理学生的心理健康问题会危害患者安全以外，那些有犯罪行为记录的学生也会危害患者安全。患者安全是州护理事务委员会和卫生保健认证机构最关心的问题。联合委员会（2008）指出，"当法律、法规或组织政策要求时，对员工及与员工有同样能力提供护理、治疗和其他服务的学生和志愿者，应予以犯罪背景调查"（第1段）。因此，护理教育项目经常要求对学生进行犯罪背景调查。很多州，如路易斯安那州、俄亥俄州、马里兰州和德克萨斯州等，要求申请从业执照的人接受犯罪背景调查。搜索各州护理事务委员会的网页，能够提供给学生关于在取得执照之前进行背景调查的相关信息。

尽管最新的数据尚难以获得，但要求

背景调查的护理教育项目数量逐渐增长。无论院校是否要求学生入学前完成犯罪背景调查，教师都有责任警告学生，尽管他们可以成功地完成护理学业，但如果学生有犯罪背景，则有可能不得向其颁发执照。除此以外，如前所述，临床机构可能也会有背景调查的要求，而且可能会根据犯罪背景调查的结果拒绝接受学生进行临床实践。犯罪背景调查政策的示例见框 4-3。

根据犯罪背景调查的结果拒绝招收学生入学时，需要慎重考虑。做出这个决定需要符合州法律规定和临床机构的政策。所有教师和学生都应随时能够获取到关于做此类决定的指导原则。当做出招收入学决定时，教师需要考虑学生刑事定罪的性质、既往犯罪的时间，并给予那些被拒绝入学的学生法定诉讼程序的权利。Philipsen 等（2012）质疑对学生进行犯罪背景调查的价值，因为学生在教师的严密监督之下。尽管如此，他们指出教师必须遵守临床机构现有的政策。他们也认为对犯罪背景调查的结果必须逐案分析评估。

研究证据确实表明，入学前的犯罪背景调查可以帮助识别那些入学后可能犯罪的学生（Smith，Corvers，Wilson，Douglas，

& Bienemy，2013）。在 2006 年路易斯安那州的 3000 多位注册护士执照的申请者中，14.7% 的人有犯罪史。人们应注意到路易斯安那州护理事务委员会也要求在入读临床课程之前进行犯罪背景调查。因为样本量的巨大差异，研究者为了分析数据建立了配对队列。研究结果表明，10% 的在入读之前有犯罪记录的学生发生了后续犯罪活动，只有 2.3% 的先前没有犯罪记录的学生发生了后续犯罪活动。

随着犯罪背景调查的范围以及药检要求的持续发展，护理教师需要保持对卫生保健机构的政策和各州法律变化的了解。国家护理委员会已经发表了一份立场文件和一个资源包，包括供州护理事务委员会在构建犯罪背景调查相关法律时使用的法定语言规范（National Council of State Boards of Nursing，2006a，2006b）。国家护理委员会将持续不断地更新相关政策。

总结

本章阐述了与教授残疾学生和有其他特殊需要的学生有关的法律和教育问题。也阐述了有学习障碍、化学物质依赖、心理健康问题学生的需要，以及与教授这些学生有关的教师责任。本章还阐明帮助学生应对残疾或损伤的干预措施，所有学生均可以应用这些措施，从而促进学业成功。

护理教师有责任创造一个支持所有学生教授–学习过程的学习环境。通过创造一个关爱的环境，学生可能更乐于透露其残疾情况（Ridley，2011）。与有残疾或损伤的学生相处，给师生关系带来了特殊的挑战。没有具体的原则规定何种程度的残疾或损伤能够阻止学生入读护理教育项目。然而，如果

框 4-3　犯罪历史背景调查政策示例

在你提出入学申请时，你会被要求提交最新的全国范围犯罪背景调查材料，这也是决定你是否具备资格的部分标准。

犯罪背景信息将被保存在你的护理学生档案中，这些信息为保密信息且不会泄露任何调查结果。

学生有责任立即通知部门主管任何新的指控或个人犯罪史的补充。

学生隐瞒新的指控会导致从学业项目中被开除。

经印第安纳州州立大学本科护理系的护理教育项目批准而引用

教师熟悉与有残疾或损伤学生相关的法律问题、其所在机构和学院中与有这些特殊需要的学生相关的政策和程序、为帮助学生保持自尊并获得成功所设计的干预措施，教师将会发现自己有能力以一种关爱、促进的方式迎接这些挑战。将残疾视为差异而非障碍，可以帮助教师在保持学业标准的同时，为学生提供更好的便利条件。

此外，如果教师和残疾学生相处时持开放态度，学生就可能会更倾向于透露其所需要的便利条件，而不害怕产生不利结果。与临床机构发展良好的伙伴关系可能也是成功地将残疾学生融入护理教育项目中的一个关键因素（Kneafsy，2010）。学院教师、临床实践中的护士以及学生不要视残疾人为患者，对鼓励残疾人进入护理专业很有帮助。应针对入学的残疾护理学生以及他们后来在读和毕业后在实践中取得的成功开展大规模研究，这能够提供更多关于为学生提供便利条件的信息，从而促进他们在毕业后融入实践的证据。

残疾学生将继续寻求入读护理教育项目的机会。教师需要参考那些指导如何接纳残疾学生并为其提供便利条件的资源。

案例讨论

案例1

查理是一名49岁的建筑工人，他在建造一所医院的附加建筑时不慎跌落。他遭受了严重的脑损伤，陷入昏迷并发生偏瘫。通过积极的康复锻炼，查理重新恢复了四肢的全部运动功能，并且开始寻求新的职业生涯。因为他认为需要更新自己的职场定位，他入读了大专学历的护理教育项目。他成功地用4年时间完成了学业，并通过了国家执业证书考试。为了促成学业成功而提供给查理的便利条件包括：允许他与其他学生分开进行考试；如果需要，将考题读给他听，以促进其对问题的理解；并允许其用更多的时间完成考试。另外，和其他学生一样，他也被允许进行非全日制学习。来自教师的支持对于他的成功非常关键。特别是有一位自己也曾患过脑损伤的教师，指导查理在他阅读的文字上覆盖透明彩色薄膜，并在文字上方划横线，从而帮助改善查理的阅读理解能力。

案例2

安是一名护理教师，她患有听力障碍。尽管她当时并没有意识到，但这可能是由于其在针对未获得执照学生的教育项目的学习期间患有自身免疫性疾病所致。毕业大约1年之后，她的一位同事告诉她可能患有听力损失，并应去接受听力检查。安承认她的耳鸣已经有一段时间了，而且耳鸣在进行性加重。当她在职业生涯中不断进步发展，以及生了第一个孩子之后，她感到耳鸣变得更响而且能听到不同的声音，但她适应了这种情况。最终，在她生了第二个孩子之后，她的听力障碍严重干扰了她的生活。一个朋友介绍她认识了一位从事听力障碍患者相关工作的社工。通过这位社工，安与职业康复部取得了联系。她安装上了合适的助听器，收到了放大听诊器，并最终通过慈善组织得到了一只辅助犬。在她的职业生涯中，她曾经在儿科、社区健康、门诊、长期照护甚至重症监护室工作。在重症监护室工作期间，她总是确保监护仪面对自己，以便她不必依靠警报声来通知她潜在的患者问题。安重返校园后获得了硕士和博士学位。作为一名教师，她在课堂和临床环境中都从事教学工作。当她在社区健康、长期照护领域指导学生的时候，她的辅助犬陪伴她完成相关工作。职业康复部还为她在一个大教室里安装了环绕音响系统。她让同学们围坐成一圈，并不时走动以便能够读学生的唇语并听懂学生所说的话。安指出，她将环境视为有缺陷，而非人有残疾。辅助犬也在课堂陪伴她工作。安的故事能够为那些质疑残疾人如何能够在实践中担任护士角色和成为护理教师的师生树立很好的榜样。

（本文节选自安的私人信件，2014 年 9 月 22 日）

对证据的反思

1. 案例分析表明，有不同残疾的护理学生能够取得学业成功并找到工作。这些毕业生找到了什么类型的工作？他们在工作中获得了怎样的成功？这些护理学生如何处理患者的安全问题？

2. 有证据表明，一些护理院校要求学生进行药检。有多少院校要求学生进行药检？如果学生随机药检出现阳性结果，会怎么样？

3. 当教师试图维持一个积极的学习环境的时候，学生的不文明行为是一个重要的问题。教师需要何种支持以有效处理具有挑衅性的学生？

4. 教师需要在学习环境中提供什么便利条件以使全体学生，包括非残疾和残疾学生在内，获得最佳的学习效果？

参考文献

Aaberg, V. (2012). A path to greater inclusivity through understanding implicit attitudes toward disability. *Journal of Nursing Education, 51*(9), 505–510. http://dx.doi.org/10.3928/01484834-20120706-02.

ADA Amendments Act of 2008, 42 USC 12101. Retrieved from, http://www.gpo.gov/fdsys/pkg/PLAW-110publ325/html/PLAW-110publ325.htm

Alzayyat, A., & Al-Gamel, E. (2014). A review of the literature regarding stress among nursing students during their clinical education. *International Nursing Review, 61*(3), 406–415.

American Foundation for the Blind. (2014). *Profile of Leora Heifetz, labor and delivery nurse.* Retrieved from, http://www.afb.org/info/living-with-vision-loss/for-job-seekers/our-stories/mentors/labor-and-delivery-nurse-profile/12345.

American Nurses Association. (n.d.). *Safe patient handling and mobility.* Retrieved from, http://nursingworld.org/Safe-Patient-Handling-and-Mobility.

Americans with Disabilities Act, 42 U.S.C. § 12111 et seq. (1990). Retrieved from, http://www.ada.gov/pubs/ada.htm.

Americans with Disabilities Act, 42 U.S.C.A. § 12101 note. (2008). Retrieved from, http://www.eeoc.gov/laws/statutes/adaaa.cfm.

Ashcroft, T. J., & Lutfiyya, Z. M. (2013). Nursing educators' perspectives of students with disabilities: A grounded theory study. *Nurse Education Today, 33*(11), 1316–1321. http://dx.doi.org/10.1016/j.nedt.2013.02.018.

Association of Medical Professionals with Hearing Losses. (n.d.). *Stethoscope information* (Online forum). Retrieved from, http://www.amphl.org/stethoscopes.php.

Azzopardi, T., Johnson, A., Philips, K., Dickson, C., Hengstberger-Sims, C., Goldsmith, M., et al. (2014). Simulation as a learning strategy: Supporting undergraduate students with disabilities. *Journal of Clinical Nursing, 23*(3/4), 402–409. http://dx.doi.org/10.1111/jocn.12049.

Betz, C. L., Smith, K. A., & Bui, K. (2012). A survey of California nursing programs: Admission and accommodation policies for students with disabilities. *Journal of Nursing Education, 51*(12), 676–684. http://dx.doi.

org/10.3928/01484834-20121112-01.

Blomberg, K., Bisholt, B., Engström, A. K., Ohlsson, U., Johansson, A. S., & Gustafsson, M. (2014). Swedish nursing students' experience of stress during clinical practice in relation to clinical setting characteristics and the organisation of the clinical education. *Journal of Clinical Nursing, 23*(15/16), 2264–2271. http://dx.doi.org/10.1111/jocn.12506.

Bozimowski, G., Groh, C., Rouen, P., & Dosch, M. (2014). The prevalence and patterns of substance abuse among nurse anesthesia students. *AANA Journal, 82*(4), 277–283.

Cadiz, D. M., O'Neill, C., Butell, S. S., Epeneter, B. J., & Basin, B. (2012). Quasi-experimental evaluation of a substance abuse awareness educational intervention for nursing students. *Journal of Nursing Education, 51*(7), 411–415. http://dx.doi.org/10.3928/01484834-20120515-02.

Cha, N. H., & Sok, S. R. (2013). Depression, self-esteem and anger expression patterns of Korean nursing students. *International Nursing Review, 61*(1), 109–115.

Chernomas, W. M., & Shapiro, C. (2013). Stress, depression, and anxiety among undergraduate nursing students. *International Journal of Nursing Education Scholarship, 10*(1), 255–266. http://dx.doi.org/10.1515/ijnes-2012-0032.

Child, J., & Langford, E. (2011). Exploring the learning experiences of nursing students with dyslexia. *Nursing Standard, 11*(13), 39–46.

Clark, C. M. (2009). Faculty guide for promoting civility in the classroom. *Nurse Educator, 34*(5), 194–197.

Clark, C. M., Farnsworth, J., & Landrum, R. E. (2009). Development and description of the incivility survey in nursing education (INE) survey. *The Journal of Theory Construction and Testing, 13*(1), 7–15.

Cleary, M., Horsfall, J., Baines, J., & Happell, B. (2012). Mental health behaviours among undergraduate nursing students: Issues for consideration. *Nurse Education Today, 32*(8), 951–955. http://dx.doi.org/10.1016/j.nedt.2011.11.016.

Cornish, J., & Jones, A. (2010). Factors affecting compliance with moving and handling policy: Student nurses' views and experiences. *Nurse Education Today, 10*(2), 96–100.

Cotter, V. T., & Glasgow, M. E. S. (2012). Student drug testing in nursing education. *Journal of Professional Nursing, 28*(3), 186–189. http://dx.doi.org/10.1016/j.profnurs.2011.11.017.

Dailey, M. A. (2010). Needing to be normal: The lived experience of chronically ill nursing students. *International Journal of Nursing Education Scholarship, 7*(1), 1–23. http://dx.doi.org/10.2202/1548-923X.1798.

DiRamio, D., & Spires, M. (Summer 2009). Partnering to assist disabled veterans in transition. *New Directions for Student Services, 2009*(126), 81–88. http://dx.doi.org/10.1002/ss.319.

Disability Discrimination Act 1995. Retrieved from, http://www.legislation.gov.uk/ukpga/1995/50/contents.

Disability Discrimination Act 2005. Retrieved from, http://www.legislation.gov.uk/ukpga/2005/13/contents.

Dupler, A. E., Allen, C., Maheady, D. C., Fleming, S. E., & Allen, M. (2012). Leveling the playing field for nursing students with disabilities: Implications of the Amendments to the American's with Disabilities Act. *Journal of Nursing Education, 51*(3), 140–144. http://dx.doi.org/10.3928/01484834-20120127-05.

Evans, W. (2014a). "I am not a dyslexic person I'm a person with dyslexia": Identity constructions of dyslexia among students in nurse education. *Journal of Advanced Nursing, 70*(2), 360–372. http://dx.doi.org/10.1111/jan.12199.

Evans, W. (2014b). "If they can't tell the difference between duphalac and digoxin you've got patient safety issues": Nurse lecturers' constructions of students' dyslexic identities in nurse education. *Nurse Education Today, 34*(6), e41–e46. http://dx.doi.org/10.1016/j.nedt.2013.11.004.

Galbraith, N. D., Brown, K. E., & Clifton, E. (2014). A survey of student nurses' attitudes toward help seeking for stress. *Nursing Forum, 49*(3), 171–181.

Garnier-Dykstra, L. M., Caldeira, K. M., Vincent, K. B., O'Grady, K. E., & Arria, A. M. (2012). Nonmedical use of prescription stimulants during college: Four-year trends in exposure, opportunity, use, motives, and sources. *Journal of American College Health, 60*(3), 226–234.

Griffiths, L., Worth, P., Scullard, C., & Gilbert, D. (2010). Supporting disabled students in practice: A tripartite approach. *Nurse Education in Practice, 10*(3), 132–137. http://dx.doi.org/10.1016/j.nepr.2009.05.001.

Hargreaves, J., & Walker, L. (2014). Preparing disabled students for professional practice: Managing risk through a principles-based approach. *Journal of Advanced Nursing, 70*(8), 1748–1757. http://dx.doi.org/10.1111/jan.12368.

Helms, L. B., & Thompson, E. S. (2005). Nurse anesthesia students with disabilities: A legal and academic review of potential professional standards. *AANA Journal, 73*(4), 265–269.

Hensel, D., Middleton, M. J., & Engs, R. C. (2014). A cross-sectional study of drinking patterns, prelicensure nursing education, and professional identity formation. *Nurse Education Today, 34*(5), 719–723. http://dx.doi.org/10.1016/j.nedt.2013.08.018.

Job Accommodation Network. (2013). *Accommodation and compliance series: Employees with learning disabilities.* Retrieved from, http://askjan.org/media/downloads/LDA&CSeries.pdf.

Joint Commission. (2008). *Requirements for criminal background checks.* Retrieved from, http://www.jointcommission.org/.

Kamhi, A. G. (2011). What speech-language pathologists need to know about auditory processing disorders. *Language, Speech, and Hearing Services in the Schools, 42*(3), 265–272.

Kang, Y. S., Choi, S. Y., & Ryu, E. (2009). The effectiveness of a stress coping program based on mindfulness meditation on the stress, anxiety, and depression experienced by nursing students in Korea. *Nurse Education Today, 29*(5), 538–543. http://dx.doi.org/10.1016/j.nedt.2008.12.003.

Klainin-Yobus, P., Keawkerd, O., Pumpuang, W., Thunyadee, W. T., Thanoi, W., & He, H. (2014). The mediating effects of coping on the stress and health relationships among nursing students: A structural equation modelling approach. *Journal of Advanced Nursing, 70*(6), 1287–1298. http://dx.doi.org/10.1111/jan.12283.

Kneafsy, R. (2010). Editorial: Musculo-skeletal injury—Are universities doing enough to protect students? *Nurse Education Today, 30*(5), 383–385. http://dx.doi.org/10.1016/j.nedt.2009.10.010.

LD Online. (2015b). *LD basics: What is a learning disability?* Retrieved from, http://www.ldonline.org/ldbasics/whatisld.

Levey, J. (2014). Attitudes of nursing faculty towards nursing students with disabilities. *Journal of Post-Secondary Education and Disability, 27*(3), 321–332.

Maheady, D. C., & Fleming, S. E. (2012). Missing a limb, but not a heart. *Reflections on Nursing Leadership, 38*(1). Retrieved from, http://www.reflectionsonnursingleadership.org/Pages/Vol38_1_Maheady_Fleming.aspx.

Manning, L. (2013). Listen to my story. *Nursing Standard, 28*(12), 66.

Marcyjanik, D., & Zom, C. (2011). Accessibility in online education for persons with disabilities. *Nurse Educator, 36*(6), 241–245. http://dx.doi.org/10.1097/NNE.0b013e3182333f9d.

McPheat, C. (2014). Experience of nursing students with dyslexia on clinical placement. *Nursing Standard, 28*(41), 44–49.

Meloy, F., & Gambescia, S. F. (2014). Guidelines for response to student requests for academic considerations: Support versus enabling. *Nurse Educator, 39*(1), 138–142. http://dx.

doi.org/10.1097/NNE.0000000000000037.

Menendez, J. B. (2010). Americans with Disabilities Act—Related considerations: When an alcoholic nurse is your employee: When is a nurse legally considered a "direct threat" to patient safety. *JONA'S Healthcare Law, Ethics and Regulation, 12*(1), 21–24.

Monroe, T. (2009). Addressing substance abuse among nursing students: Development of a prototype alternative-to-dismissal policy. *Journal of Nursing Education, 48*(5), 272–278. http://dx.doi.org/10.9999/01484834-20090416-06.

Monroe, T. B., Kenaga, H., Dietrich, M. S., Carter, M. A., & Cowan, R. L. (2013). The prevalence of employed nurses identified or enrolled in substance use monitoring programs. *Nursing Research, 62*(1), 10–15. http://dx.doi.org/10.1097/NNR.0b013e31826ba3ca.

Moridi, G., Khaledi, S., & Valiee, S. (2014). Clinical training stress-inducing factors from the students' viewpoint: A questionnaire-based study. *Nurse Education in Practice, 14*(2), 160–163. http://dx.doi.org/10.1016/j.nepr.2013.08.001.

Moscaritolo, L. M. (2009). Interventional strategies to decrease nursing student anxiety in the clinical learning environment. *Journal of Nursing Education, 48*(1), 17–23.

National Center for Education Statistics. (2011). *Students with disabilities at degree-granting postsecondary institutions: First look.* Retrieved from, http://nces.ed.gov/pubs2011/2011018.pdf.

National Council of State Boards of Nursing. (2006a). NCSBN 2006 annual meeting: Section 2. In *The threshold of regulatory excellence: Taking up the challenge* (pp. 107–135). Retrieved from, http://www.ncsbn.org/pdfs/II_BB_2006_Section_2a_Recom.pdf.

National Council of State Boards of Nursing. (2006b). *Using criminal background checks to inform licensure decision making.* Retrieved from, http://www.ncsbn.org/pdfs/Criminal_Background_Checks.pdf.

National Council of State Boards of Nursing. (2011). *Substance abuse disorder in nursing: A resource manual for guidelines for alternative and disciplinary monitoring programs.* Retrieved from, https://www.ncsbn.org/SUDN_1v

National Council of State Boards of Nursing. (2014). *2014 NCLEX examination bulletin.* Retrieved from, https://www.ncsbn.org/2014_NCLEX_Candidate_Bulletin.pdf.

National Organization of Nurses with Disabilities. (2012). *As a nurse or nursing student with a wheelchair, how can I perform a head-to-toe physical exam?* Retrieved from, http://www.nond.org/NOND-FAQs/files/e8f98c88835440309b-f66aaaaa48bf49-40.html.

National Student Nurses Association. (2009). *Code of ethics part II: Code of academic and clinical conduct and interpretive statements.* Retrieved from, http://www.nsna.org/Portals/0/Skins/NSNA/pdf/NSNA_CoC_Academic_Clinical_Interp_Statements.pdf.

Nursing and Midwifery Council. (2006). *Guidelines to support learning assessment in practice.* Retrieved from, http://www.nmc-uk.org/Documents/NMC-Publications/NMC-Standards-to-support-learning-assessment.pdf.

O'Herrin, E. (2011). Enhancing veteran success in higher education. *Peer Review [AAC&U], 13*(1), 15–18.

Papazisis, G., Nicolaou, P., Tsiga, E., Christoforou, T., & Sapountzi-Krepia, D. (2014). Religious and spiritual beliefs, self-esteem, anxiety, and depression among nursing students. *Nursing and Health Sciences, 16*(2), 232–238. http://dx.doi.org/10.1111/nhs.12093.

Pecci, A. W. (December 10, 2013). *Give nurses in wheelchairs a chance. Health Leaders Media.* Retrieved from, http://www.healthleadersmedia.com/page-1/NRS-299106/Give-Nurses-in-Wheelchairs-a-Chance.

Philipsen, N., Murray, T. L., Belgrave, L., Bell-Hawkins, A.,

Robinson, V., & Watties-Daniels, D. (2012). Criminal background checks in nursing: Safeguarding the public? *The Journal for Nurse Practitioners, 8*(9), 707–711.

Phimister, D. (2009). Pressure too much? *Nursing Standard, 22*(33), 61.

Pulido-Martos, J. M., Augusto-Landa, J. M., & Lopez-Zafra, E. (2012). Sources of stress in nursing students: A systematic review of quantitative studies. *International Nursing Review, 59*(1), 15–25.

Rehabilitation Act, 29 U.S.C. 794 § 504 et seq. (1973). Retrieved from, http://uscode.house.gov/download/pls/29C16.txt.

Ridley, C. (2011). The experiences of student nurses with dyslexia. *Nursing Standard, 25*(24), 35–42.

Røykenes, K., Smith, K., & Larsen, T. M. B. (2014). It is the situation that makes it difficult. Experiences of nursing students faced with a high-stakes drug calculation test. *Nurse Education in Practice, 14*(4), 350–356. http://dx.doi.org/10.1016/j.nepr.2014.01.004.

Sanderson-Mann, J., Wharrad, H. J., & McCandless, F. (2012). An empirical exploration of the impact of dyslexia on placement-based learning, a comparison with non-dyslexic students. *Diversity and Equality in Healthcare, 12*(2), 89–99.

Scullion, P. A. (2010). Models of disability: Their influence in nursing education and potential role in challenging discrimination. *Journal of Advanced Nursing, 66*(3), 697–707. http://dx.doi.org/10.1111/j.1365-2648.2009.05211.x.

Shaban, I. A., Khater, W., & Akhu-Zaheya, L. M. (2012). Undergraduate nursing students' stress sources and coping behaviours during their initial period of clinical training: A Jordanian perspective. *Nurse Education in Practice, 12*(4), 204–209. http://dx.doi.org/10.1016/j.nepr.2012.01.005.

Sharples, N. (2013). An exploration of deaf woman's access to mental health nurse education in the United Kingdom. *Nurse Education Today, 33*(9), 76–980. http://dx.doi.org/10.1016/j.nedt.2012.10.017.

Smith, D., Corvers, S., Wilson, W. J., Douglas, D., & Bienemy, C. (2013). Prelicensure RN students with and without criminal histories: A comparative analysis. *Journal of Nursing Regulation, 4*(1), 34–38.

Smith-Stoner, M., Halquist, K., & Glaeser, B. C. (2011). Nursing education challenge: A student with cancer. *Teaching and Learning in Nursing, 6*(1), 14–18.

Southeastern Community College v. Davis, 442 U.S. 397 (1979).

Storrie, K., Ahern, K., & Tuckett, A. (2010). A systematic review: Students with mental health problems—A growing problem. *International Journal of Nursing Practice, 16*(1), 1–6. http://dx.doi.org/10.1111/j.1440-172X.01813.x/full.

Substance Abuse and Mental Health Services Administration. (2013). *Results from the 2012 national survey on drug use and health: Summary of national findings.* Retrieved from, http://www.samhsa.gov/data/NSDUH/2012SummNatFindDetTables/NationalFindings/NSDUHresults2012.pdf.

Summary of key provisions: EEOC's notice of proposed rule-making (NPRM) to implement the ADA Amendments Act of 2008 (ADAAA). (n.d.). Retrieved from, http://www.EEOC.gov/laws/regulations/upload/adaaa-summary.pdf

Tee, S., & Cowen, C. (2012). Supporting students with disabilities—Promoting understanding amongst mentors in practice. *Nurse Education in Practice, 12*(1), 6–10. http://dx.doi.org/10.1016/j.nepr.2011.03.020.

Tee, S. R., Owens, K., Plowright, S., Ramnath, P., Rourke, S., James, C., et al. (2010). Being reasonable: Supporting disabled nursing students in practice. *Nurse Education in Practice, 10*, 216–221. http://dx.doi.org/10.1016/j.nepr.2009.11.006.

Tobin, T. J. (2013). Universal design in online courses: Beyond disabilities. *Online Cl@ssroom, 13*(12), 1–3.

Van der Reit, P., Rossiter, R., Kirby, D., Dluzewska, T., & Harmon,

C. (2015). Piloting a stress management and mindfulness program for undergraduate nursing students: Student feedback and lessons learned. *Nurse Education Today*, 35(1), 44–49. http://dx.doi.org/10.1016/j.nedt.2014.05.003.

Vickers, M. Z. (2010, March). *Accommodating college students with learning disabilities: ADD, ADHD, and dyslexia*. Raleigh, NC: John W. Pope Center for Higher Education Policy. Retrieved from, http://www.popecenter.org/.

Wells v. Lester E. Cox Medical Centers, 379 S.W.3d 919, (Mo.App. S.D.,2012).

Wood, D., & Marshall, E. S. (2010). Nurses with disabilities working in hospital settings: Attitudes, concerns, and experiences of nurse leaders. *Journal of Professional Nursing*, 26(3), 182–187. http://dx.doi.org/10.1016/j.profnurs.2009.12.001.

Wray, J., Aspland, J., Taghzouit, J., Pace, K., & Harrison, P. (2012). Screening for specific learning difficulties (SpLD): The impact upon the progression or pre-registration nursing students. *Nurse Education Today*, 32(1), 96–100. http://dx.doi.org/10.1177/1744629509355725.

Xu, Y., Chi, X., Chen, S., Qi, J., Zhang, P., & Yang, Y. (2014). Prevalence and correlates of depression among college nursing students in China. *Nurse Education Today*, 34(6), e7–e12. http://dx.doi.org/10.1016/j.nedt.2013.10.017.

Yucha, C. B., Kowalski, S., & Cross, C. (2009). Student stress and academic performance: Home hospital program. *Journal of Nursing Education*, 48(11), 631–637. http://dx.doi.org/10.3928/01484834-20090828-05.

第 **2** 篇

课程设置是一个过程

Curriculum as a Process

第5章

影响课程设置的推动力和问题
Forces and Issues Influencing Curriculum Development

Linda M. Veltri, PhD, RN; Halina Barber, PhD, MS, RN
（王冰飞　译）

护理行业的领导者必须对影响专业教育方向的推动力和问题保持警惕。对任何动态变化的组织来说，课程变革并没有选择，而是一种必然。卫生保健平台大小、速度、强度的变化都会对提供者、消费者、教育者、卫生保健的财政投资方产生影响。因此，护理教育工作者必须持续不断地开发和实施与全球趋势、国家事件、科学和技术进步、专业优先、学术推动力、学校使命、教师价值观相一致的课程。这样做的目的：一是确保从业者已经做好了准备，且具备了提供以患者为中心护理的必需的知识和能力；二是能有效应对现代医疗保健的挑战；三是为确保提供安全和优质的医疗服务发声。

为了在不断发展变化的卫生保健环境中提供有意义的课程，我们必须对引导变革方向的内部和外部的力量有深刻的了解。本章描述课程设置的社会背景，包括护理专业外部环境、高等教育环境、专业内部环境的问题和推动力。此外，本章也会阐述一些策略，帮助教师识别影响护理专业和课程的推动力和问题。在影响护理课程的推动力和问题上，精通前沿知识的教师可以更好地驾驭该政策进程，即凝聚共识和获得所有重要利益相关者的认同。

护理专业以外的课程设置问题的社会背景

理解护理专业以外的问题，是形成指导当代课程设置的重要基础。医疗改革、全球灾害和全球化这些正在改变人口结构、技术、环境等外部问题，给护士提供了学习和实践的世界背景。上述这些问题包含了健康和疾病的风险因素，带来了错综复杂的因果关系网，描述了人文和健康的现状。

人们在社区中生活、工作、娱乐，而健康问题越来越多地与社区的社会政治和经济特征相关联。课程必须考虑决定健康的诸多因素，从而使执业护士能有效地应对以下复杂问题，如生物恐怖主义和其他大规模的灾难、气候变化、全球和国内暴乱、经济衰退、无家可归的人、青少年怀孕、新发传染病以及一直持续增长的生物耐药性等。

以下6个趋势，反映了社会重大发展和关注，是护理实践和教育广泛的社会政治和经济背景。尽管这些趋势是分开讨论的，但是它们的相互联系不可否认。

医疗改革

2010年，联邦政府签署的《患者保护

和平价医疗法案》（Patient Protection and Affordable Care Act，PPACA）成为推动医疗改革和最终课程设置的重要力量。这一法案在美国历史上，第一次使所有公民享受能够负担的医疗保险。与此同时，为了在控制成本的情况下，提高医疗保健质量和享有医疗保健权利，联邦政府实施了一项名为"三个目标"的国家战略（Institute for Healthcare Improvement，2009）。

通过（美国）公共卫生署法案Ⅷ条的修订，PPACA 使护理实践和教育获得更多的利益。因此，在健康资源和服务管理局（Health Resources and Services Administration，HRSA）的掌管之下，护理教育、实践、质量及防止人员流失（nurse education，practice，quality and retention，NEPQR）项目的资金拨款顺序，转而成为支持护理教育、实践和防止人员流失。例如，对有强烈愿望从事教学的护理学生来说，增加了对他们追求学历提升的财政支持，与此同时，来自家庭贫困或资产有限的大量护理学生，也可以通过贷款来支付他们的教育费用。另外，新的补助津贴中有超过 10 亿的资金用于提高社区高危家庭访视的次数，并用于建立护士主管的健康中心的新补助津贴（U. S. Department of Human and Health Services，2011；Wakefield，2010）。针对预期的医疗改革领域，护理教育者必须确保培养执业证书前护理学生和研究生的护理课程，保证护士在门诊或社区机构中为患者提供服务并具有协调照护患者的能力，能够担当跨专业团队的成员工作，提供优质而高效、低成本的照护，并发展领导才能。护理课程越来越多的需要聚焦在健康、疾病预防、姑息照护，而不是在急症环境中对患者的管理（IOM，2010；Sherman，2012）。在卫生保健服务

系统新的或改革模式的再设计中，护理课程应努力为学生提供想象、创造并积极参与实践的机会（表 5-1）。

全球暴力、暴力威胁和其他灾害

劫持飞机并撞毁纽约世界贸易中心大楼和华盛顿五角大楼，还有第 4 架飞机在宾夕法尼亚州郊外坠毁的事件，距今已超过 10 年。2001 年 9 月 11 日是个悲惨的日子，随之而来的事件有新传染性疾病的出现，如埃博拉病毒；以及自然灾害带来的后果，如 2005 年卡特里娜飓风、2010 年海地地震、2011 年袭击日本的海啸、2013 年俄克拉荷马州的龙卷风，这些都改变了我们的国家和世界。卫生保健系统为应对上述事件和灾害，将资源聚焦在预防灾害和大规模群体伤害、应对生物恐怖主义，以及应对不可预测且变化多样的灾难性事件的大量策略方面（Lewis，2009）。不论经验或教育储备情况怎样，世界各地的护士都必须具备恰当应对大规模伤亡事故的基本知识和技能（International Nursing Coalition for Mass Casualty Education，2003）。为了达到这个目标，护理课程必须将执业者培养成具有领导才能，并能够在跨专业中工作和在团队中发挥作用的人，这样护士就能够充分参与应急反应系统的建立，在以社区合作交流为特征的公共卫生基础设施中工作，在公众政策议事日程中占据应有的地位。护士需要具备与生物制剂相关的临床知识。针对在经历灾难事件后遭受心理影响的幸存个体、家庭和社区，护士也需要具备管理和帮助的技能（Norman & Weiner，2011；Warsini，West，Mills，& Usher，2014）。因此，新的和重新设计的护理课程应考虑为专业护士应对大规模灾难性事件准备教育培训能

表 5-1 提供患者照护的新型模式

有责任的医疗组织	• 健康照护提供者团队［内科医生，医院；或许包括专科医生、高级执业注册护士（APRNs），以及其他护士］，以一个相对固定的补偿比例来提供协调照护和慢性疾病的管理 • 目标是提高患者照护的质量和加强照护的协同性，同时控制成本的增长 • 健康照护质量目标和结果的实现导致成本节约，但同时也在组织付费上有限制
以患者为中心的家庭医疗	• 基于初级保健服务的团队应包括不同的卫生保健专业人员，如社会工作者、营养专家、协同和提供综合护理的教育者 • 协调患者需要的额外护理（专科医生；以医院、家庭、社区为基础的照护） • 与患者和家庭的合作，共同决策、指导自我照护管理
护士主管的健康中心	• 护士运营的中心经常与护理院校或以社区为基础的非营利性机构保持联系 • 提供全面的初级保健服务和其他服务，经常为医疗投保不足的人们提供服务 • 注册护士提供了大部分护理 • 可以雇用内科医生和其他卫生保健工作人员

数据源于：American Nurses Association.（2012，June 29）. The Supreme Court decision matters for registered nurses，their families and patients. Retrieved September 20，2014，from http://www.emergingrnleader.com/wp-content/uploads/2012/07/SupremeCourtDecision-Analysis.pdf
Institute of Medicine.（2010）. *The future of nursing*：*Leading change*，*advancing health*. Washington，DC：National Academics Press and Sherman，R.（2012）. 5 ways the Affordable Care Act could change nursing. Retrieved September 20，2014，from http://www.emergingrnleader.com/5-ways-the-affordable-care-act-could-change-nursing/

力，这方面的能力是大规模灾害教育的国际护士联盟（2003）协同合作开发出来的。这些教育应具备的能力见网址 http://www.aacn.nche.edu/leading-initiatives/education-resources/INCMCECompetencies.pdf。

除此以外，疾病预防和控制中心网站（www.bt.cdc.gov）是另一个与公共卫生应急准备和应对措施有关的、可提供信息的有效资源。

人口结构方面的变革

美国人口增多，老龄化加剧，种族和民族多样化急速发展（IOM，2010）。预计到 2030 年，美国年龄在 65 岁及以上的人口基本接近全部人口的 20%。85 岁及以上的人口同样也会不断增长，有一个重要的趋势是"退伍军人年龄在 85 岁的男性比例

增加"（Federal Interagency Forum on Aging-Related Statistics，FIFARS，2012）。这些人口结构方面的变化导致护士和其他卫生专业保健人员将会面临老龄化与多样化人口数量增加的局面，和之前的几代人相比，这些人受过更好的教育、患有各种各样的慢性病、医疗保健费用增加（FIFARS，2012；IOM，2010）。"老人潮"包括退伍军人，这一代人将会进入需要生活援助或长期照护的护理院，或由自己的家人以及社区照护。例如，哈特福德老年护理研究所（http://hartfordign.org/）采取的一些举措，可以给护理教育者提供一些如何更好地融合最佳实践和其他资源的优秀实例，从而促进老年人的卫生保健质量的改进。

临终问题在人口老龄化和护理专业中显得尤为突出。2009 年，美国的老年人在

医院去世的比例下降了，而使用临终关怀服务和在家死亡的人数增加了（FIFARS，2012）。2000 年，约翰逊基金会开始建立临终关怀教育联合会（ELNEC），由美国护理学院协会（AACN）和希望之城国家医疗中心进行管理。该联合会项目是一项国家教育计划，致力于在姑息照护方面培养优秀的护士。迄今为止，来自美国 50 个州和其他 85 个国家 19 300 余名护士以及其他卫生保健专业人员，接受了临终关怀教育联合会（ELNEC）培训，使护理人力资源具备姑息照护必要的知识和技能。最近，为了努力改善美国退伍军人的姑息照护状况，开发了专门针对退伍军人的临终关怀教育联合会课程，以满足护士照护罹患生命有限期的疾病的人的独特需求（AACN，2014b）。

　　另一个影响护理学课程重要的人口结构现象是美国人口的多元化。2010 年，人口普查数据显示，在过去 10 年，美国人口的增长主要来源于非白人、西班牙裔或拉丁美洲人这些种族。尽管所有主要种族人口在同一时间内均增加，但亚洲人口经历了最快的增长速度，纯白种人口增长速率最慢（Humes，Jones，& Ramirez，2011）。预计到 2050 年，少数族裔群体将会超过美国人口总数的一半（U. S. Census Bureau，2008）。

　　美国人口的变化是世界人口变化的缩影。作为回应，护理专业人士长期以来一直认为，不断增长的多元化会给提供高质量护理带来挑战。因此，文化敏感性是学士学位课程以及护理研究生教育课程的基本组成部分（AACN，2008，2011；Sanner，Baldwin，Cannella，Charles，& Parker，2010）。尽管努力转向确保文化敏感性和意识的课程

已经被设计和实施，但事实上，大部分护士、护理学生、教师是白人血统（AACN，2014c；Sanner，et al.，2010）。护理院校有责任创建和启动机制来吸引、招募、保持较高数量的不同背景的少数民族学生和教师（Sanner，et al.，2010）。这样做可以使护理课程具有不同的视角，并帮助建立一个多样化的护理队伍，能够为各种文化和种族的患者提供服务，这就基本满足了国家卫生保健需求，并减少了卫生保健系统的差异和排斥感（AACN，2014c）。

　　无论是年龄、多元化还是其他人口特征的改变，都会对健康和促进健康所需的资源产生一些影响。未来护士需要具备"影响政策的制订和创造性解决方案的开发，从而应对人口结构变化和正在老龄化的慢性疾病的技能"（Hegarty，Walsh，Condon，& Sweeney，2009，p. 5）。为了培养未来合格的护理实践者，无论是在发达国家还是在发展中国家，都需要关注人口的变化，包括增长型态、人口迁徙、种族或民族结构。

　　不论文化多样性和人口老龄化接受照护的发生场所如何，围绕多样性和老年健康这些问题，需要教育者培养护士，从而提升文化敏感的健康和自我照护、预防疾病和人口老龄化的失能问题的能力，同时，还可以游说政府关注该问题，从而得到更多人力、物力资源支持的机会，以影响公共政策决定，这些政策决定与健康和人类需求的卫生资源合理分配相关。以这种方式培养未来护士的责任感，是符合医学研究所 2010 年报告"护理未来：引领变革，促进健康"所阐述的高质量卫生保健的愿景的，该报告包括讨论不同人群可获得的保健、疾病预防、促进健康，并在整个生命周期中提供具有同情心的护理。

技术爆炸

美国从以资源为基础，以半自动化工厂、工人和原材料为特征的工业经济，转变为以知识为基础的信息时代经济，该转变已经重塑美国社会长达数十年。如今，技术正在继续改变护理实践和教育。最近，电子健康档案（electronic health record，EHR）系统在全国范围内被接受和使用，要求护士、教育者和学生都会"使用、熟知、准确地在电子健康档案文件中记录"（Winstanley，2014，p. 62）。2009年的《美国复苏与再投资法案》协助加快开发电子健康档案的标准化格式，电子健康档案作为获取临床信息的一种方式，可以改善健康结果和降低卫生保健费用。为确保这项新技术更好地应用，并在日益复杂的卫生保健环境中发挥作用，希望所有护士都"有计算机基础、学习过信息处理、有信息管理的技能"（Tellez，2012，p. 230）。

高科技、数字化的护理实践，要求教育者在课堂中融合信息技术相关概念，并通过学生访问、记录、收集、检索卫生保健数据，以及如电子健康档案这样的电子资源等其他信息，提高教学策略。护理院校的信息学教育，常通过技术帮助学生理解数据、融合数据和知识、做出决策（Tellez，2012）。随着技术越来越多地融入护理课程，以及卫生保健系统越来越自动化和数字化，护理教育者和实践者必须仍然要注意保持科技与关怀本质和床旁护理之间的平衡（Winstanley，2014）。

科技进步在很大程度上影响了护理教育，提供"新机会"以增强和拓展学习体验（Flynn & Vredevoogd，2010，p. 7），并将学生培养成在复杂医疗环境中工作的决策者（IOM，2010）。随着技术的发展，越来越多的护理教育项目，发现在线学习、情景模拟、移动设备在护理教育上，均能给学生提供更多学习的机会（IOM，2010）。网络辅助或在线学习，尤其给执业护士提供了完成护理教育项目的机会，有时这对学习者来说是很方便的（IOM，2010；Murray，McCallum，& Petrosino，2014）。因此，科技支持教育的灵活性，使专业人员一周7天24小时全天候均可接受教育和知识，为教学和学习或者职业晋升提供了更多的机会，并有助于培养合格的护理人力资源（2010）。

在某种程度上，科技也促使教育者改变面对面课堂的教学方法。教育者越来越多地使用"翻转"课堂教学方法，即把一些可选择的内容改成在线格式。这样做为学生接触在线资源提供机会，如旁白、视频、附加一些相关信息的链接，作为一种在面对面的班级教学之前学习基本的或以知识为基础内容的方式。这种教学策略，允许护理教育者利用课堂时间将学习内容应用到新的情境中，引导学生解决问题，让学生参与高层次的思考（Murray, et al.，2014）。随着"翻转"课堂的融入，护理课程应考虑如何使学生和教育者使用其他技术来传授课程内容、在课堂和临床轮转中获得信息、完成作业、互相沟通。

得益于科技的发展，模拟技术成为广泛融入护理课程的另一种教学策略，并取得了长足进步（Hayden，2010；Sanford，2010）。中等或高保真的模拟人及数字记录功能的出现和使用，将模拟中心变成了具备高水平专业技术和真正模拟护士真实工作能力的学习环境；让学生在一个安全的环境中学习和实践。随着智能手机或平板电脑等移动设备的使用，仿真模拟教学给学生真实世界的技能，并且让学生准备好在真实的环境中进行护理实践（IOM，2010；Wolte Kluwer Health，2014）。

全球化和全球健康

全球化指"不同国家的人、企业和政府之间的相互作用和整合过程"（The Levin Institute，2014，para.1）。由国际贸易、投资、信息技术推动的这个过程，会影响环境、文化、政治制度、经济发展、繁荣、世界各地人们的健康和幸福（The Levin Institute，2014）。因此，国界在即时通讯、自由贸易、跨国公司这个时代的影响力已经逐渐减弱。相比之下，全球健康重点是影响健康的问题，这些问题超越了国界，倡导的概念是为全世界所有人提供平等的疾病预防和健康公平（Koplan, et al.，2009）。

全球化在一定程度上取决于一个国家的状态或发展情况，它的影响惊人。同时，全球化对全球健康既有积极也有消极的影响。从积极意义上讲，全球化导致了贸易扩张，从而提高了生活水平，推动社会进步和提升经济地位（The Levin Institute，2014）。这样还创建了一个包括护理在内的互通劳动力市场，即"跨越了国际界限、系统、结构、过程，从而提供照护并改善世界各地人们的健康状况"（Jones & Sherwood，2014，p.60）。全球化带来的另一个积极和新兴的健康结果与移动技术前所未有的传播有关，例如移动电话、患者监控设备、掌上电脑，以及其他正在使用的无线设备，从而加强了健康系统并实现与健康相关的目标。特别是智能手机和相应医疗应用就是一个例子，展示了移动技术如何改变健康信息和服务的回收、分配和管理方式。随着移动电话网络渗透到许多低收入和中等收入国家，所有这

些都变为可能，结果是超过 85% 的世界人口被商业无线信号覆盖（Istepanian，2014；World Health Organization，2011）。然而，全球化的进步也会对健康产生负面影响。例如，西方不健康的习惯和生活方式，会导致肥胖和慢性疾病增加。此外，开放边境和通道使病原体和疾病快速传播（Abbott & Coenen，2008）。全球化肯定会增加护理人力资源在各州、各省、各国的内部和外部的流动性。然而，在工作或生活条件较差的地方，增加流动性会减少当地护士的数量，因此，整个国家或地区的健康水平就会下降（Jones & Sherwood，2014）。

全球化给教育者设计和实施课程带来了挑战和伦理责任，以引导学生面向全球社会和全球健康，并在全球范围内培养具备照护能力的护理人员（MacNeil & Ryan，2013）。由于上述原因，理论和临床教与学的策略应致力于发展护士所需的知识、技能、态度，从而"识别和改变影响边缘化人群健康的社会、政治和经济的决定因素"（Peluso，Hafler，Sipsma，& Cherlin，2014，p.371）。此外，护士必须了解现实，即以市场驱动或需求驱动的卫生保健系统，正越来越多地以全球经济为基础；卫生保健是一个重要的行业，即它的利润率、股价和底线影响工资和就业机会；全球化是如何影响疾病的传播和治疗的。护士需要理解全球化和全球经济的重要性，在面对经济推动力带来的变革方面也应做好准备。

环境挑战

就像货币轻而易举可以跨越国界一样，环境和流行病危害也是如此。除了全球各地的健康问题，人们还关心可持续发展、能源利用率、无污染的水、气候变化等。环

境卫生关系到如何理解环境对人类健康和疾病的影响。人们意识到环境条件影响个人和群体的健康；意识到干预措施会增强护士和其他人对环境的影响，而环境是会对人们的健康产生影响的（National Institute of Environmental Health Sciences，2005；Shaner-McRae，McRae，& Jas，2007）。

美国人逐渐意识到，地球的脆弱与我们微妙的相互依赖，存在着对公共卫生和生命的威胁。因此，护士能够认识到环境对人类健康的影响，以及认识到我们的专业行为和个人生活行为确实会带来影响非常重要。护理课程应包含与环境卫生有关的内容和能力，以及在临床实践中培养对环境负责任的能力。另外，课程应鼓励和教育护士将环境问题纳入居民发病原因网，并对改善环境卫生进行干预。全球变暖的影响给学生提供了很好的平台，共同讨论保护环境的伦理问题，节约资源以及对环境友好的产品做出明智的选择。优质的环境卫生资源在美国护士协会网站（http://nursingworld.org/rnnoharm/）和护士的健康卫生网站（http://www.envirn.org/）上可以找到。

高等教育存在的问题

目前，高等教育机构至少面临两个全球主题：技术爆炸和全球化。随着学习、知识和技能成为国家的主要资源，公众和个人高等教育的花费面临更多挑战。高等学校面临着资源缩减、技术革新、生源增加、课程全球化的呼吁，如果想在千变万化和不断进化的世界里仍然保持相关性和与时俱进，就必须在革新和传统之间寻找一个平衡点（Flynn & Vredevoogd，2010；Hornberger，Eramaa，Helembai，McCartan，

& Turtiainen，2014）。因此，对高等教育来说，对教育的支付能力、获得机会、责任感、国际化仍然是关键问题。每一个问题都会影响其他问题，因为对教育的支付能力决定了获得机会以及公众对这些问题的关注增加，所以出现了越来越多关于责任感的呼吁。我们必须在缩减公共高等教育预算的情形之下，面对这些挑战。

对教育的支付能力

早在 1947 年，人们对可负担性的担忧便一直存在，随着经济和社会的发展，目前依然存在大学学位费用提升的问题。当前证据表明，长期来看，对高等教育的投资超过了教育的成本。例如，对大多数人来说，高等教育与安全的生活方式、显著增加的就业机会、稳定的职业、积极的经济收入相关。高等教育也与一个更健康、更令人满意的生活、一起积极参与公民活动联系在一起（Baum，Ma，& Payea，2013）。今天，高等教育面临许多挑战，这些挑战是由当前经济形势、学生人数增加、对质量和公平性期望值提高所引起的（Flynn & Vredevoogd，2010；Heyneman，2006）。然而，股市的波动导致捐赠价值下降，联邦和州的资金削减已经影响到公共资金资助的院校。简而言之，高等教育"将被要求用更少的经费做更多的事情"（Flynn & Vredevoogd，2010，p. 6）。

社会对最基本生活工资的关注，使高等教育财政支出成为一场至关重要的公共政策争论。在这场争论中，院校应拿出有说服力的论据，这些论据包括教育在高工资以外的优点、投资人类基础设施的社会责任、公众投入对高等教育的重要性。护理院校具体收费应阐明成本-效益的贡献，即护理促进和改善了整个国家的健康。

获得机会

目前，另一个历史根源问题是获得高等教育的机会。考虑到社会从工业经济转变到以信息为基础的全球经济，获得机会这个问题很重要，因为大学毕业生"在劳动力市场上，与高中毕业后就结束正式教育的同龄人相比，确实有更美好的前景"（Brock，2010，p. 110）。实际上，女性、西班牙裔、亚洲人和太平洋地区族裔、其他种族和民族，如美国印第安人和阿拉斯加原住民等接受高等教育的机会大大地提高了（Brock，2010）。

美国人从高等教育中获益和获得机会的能力，需要公共政策和政治意愿的支持，还需要高等教育机构真正提供机会。随着护理院校的管理者追求多元化和有才能学生的入学率，可负担性和获得机会成为该专业的重要考虑因素。

责任感

在世界范围内，政府和纳税公众对稀缺公共资源的分配情况提出了质疑。高质量、可负担公共教育的观念也会受到其他公共需求竞争资金的威胁。美国高等教育体系衰退、毕业率低、劳工受教育程度的不足，使之缺乏在全球化市场上的竞争力，随着对上述问题的担忧越来越多，导致了战略委员会的形成。这个委员会的目的是推荐高等教育改革的国家战略，重点是"大学如何更好地将学生培养成 21 世纪的劳动力"（Floyd & Vredevoogd，2010，p. 19）。

有几股推动力促成了高等教育更强的责任感。在成本削减和公司裁员时期，商业和私营部门的管理层都将目光转向教育及其产品以增强自己的竞争策略。同时，国家财政预算的严重削减，使政策制订者和纳税人要求高等教育经费要有正当理由。立法机构倾向于取消学费上涨，要求教育机构提高资源利用率来促进高等教育的发展。此外，"公共资助的机构必须对主要利益相关者——公众负责任"（Floyd & Vredevoogd，2010，p. 10）。每一个推动力都会促使公众加强监督和产生更高的期望。

因此，责任感成为一个多方位的推动力。高等教育机构依靠政府的资金支持，因此在学术生产力和财政审慎上必须对公众高度负责。为回应公众眼中的责任感，政府要管理和改革高等教育。护理院校有责任为立法机关、国会、公众培养大量有能力的护士。国家护理委员会、认证机构、对获执照前学生教育和护理研究生教育制订标准的机构，建立了规章制度，责任感包括融入和遵守上述三个机构建立的规章制度。显然，责任感将继续作为高等教育中的一个重要主题。

国际化

高等教育国际化，很大程度上有助于增强"思想和人口的流动性"，因为技术爆炸不断压缩时间和空间（Egron-Polak，2012，p. 1）。预计在接下来 10 年时间里，提供以英语为基础的高等教育的院校，将会面对大量希望在国外求学的留学生（Ruby，2013）。反过来，高等教育院校正在增加开放程度来吸引更多的留学生，并为教师提供从事国际化研究的机会。因此，当学术机构由于前面讨论过的可负担性原因陷入经济困境时，新的资金来源就出现了（Egron-Polak，2012）。

护理专业的具体问题

本节从观察问题入手，观察的角度是塑造世界和影响当代生活的广泛社会经济和社会政治问题。而本节更具体地将镜头聚焦在护理专业上，并着重描述该专业考虑的具体问题，包括护理专业工作的背景、新的和重新出现的学位，以及 21 世纪应具备的能力。

护理专业工作的背景

护理专业和卫生保健服务系统之间是相互影响的关系，卫生保健服务系统为护理服务提供背景环境。2010 年，美国医院环境审查协会深入了解了影响卫生保健领域的几个趋势，其中对护理实践和教育有重要意义的 5 个趋势是：科学和技术、成本递增、卫生政策、护理质量和患者安全、人力资源（O'Dell，Aspy，& Jarousse，2011）。这些趋势告诉教育者在教育新护士时应决定教学的内容和方法。

科学和技术

在护理临床环境和学术界内，科学和技术持续引发卫生保健变革的可能。例如，从科学角度看，人类基因组计划展示了许多个体基因疗法和伦理困境。因此，护理课程应纳入一些策略，即在面临与基因问题相关决策时帮助护士识别和理解、支持患者（Forbes & Hickey，2009）。美国护士协会（2008）基因和基因组护理的基本要点是能力、课程指南、结果指标，这些基本要点详细说明护士应具有"提供专注于基因和基因组能力的护理服务"（Forbes & Hickey，2009，p. 9）。因此，这对负责课程设置和重新设计者来说，是一个很好的资源。

一项来自皮尤研究中心的互联网和美国生活项目（2013）的全国性调查显示，技术是如何渗透到我们生活的方方面面。皮尤调查的结果显示，美国 1/3 的成年人曾经上网

搜寻与自己身体状况有关的资料，此外，在过去 1 年，72% 的互联网用户在网上查找健康相关信息（2013）。通过互联网，消费者可以提前获得只有临床医生才知道的信息。如今的卫生保健消费者知道应从卫生保健提供者那里期待些什么，并期望参与影响卫生保健的决策（Hegarty et al.，2009；Heller，Oros，& Durney-Crowley，2013）。熟悉互联网的卫生保健消费者经常在接触医生时就拥有大量信息，如治疗方案或药物、看医生和医疗机构的质量评价报告单。因此，护理应当重视这些有知识的消费者和"越来越多的知识渊博的患者并予以尊重、肯定、分享决策权"（Hegarty，et al.，2009，p. 6）。

使用模拟技术来提供更多的教育和评价，特别是在稀缺和复杂临床环境方面，卫生保健行业正在追随处于领先地位的航空业的步伐。因此，护理院校面临的挑战，是将尖端的模拟技术，作为帮助学生掌握技能和提升评判性思维的一种方法（O'Dell，et al.，2011）。护理教育者可以利用高仿真模拟技术复制很多"真实世界"的患者情况，学生可以在没有照护患者风险的环境中练习护理操作。最近一项随机对照研究结果显示，用高质量模拟代替传统的临床实践，只用一半时间就可达到类似的教学效果（Hayden，Smiley，Alexander，Kardong-Edgren，& Jefferies，2014）。

成本递增

第二个趋势是医疗成本持续激增，要求医院和医疗服务提供者在有限的预算里更有效地管理护理服务。医院预算将受到一些挑战，如慈善捐赠和投资收益的减少，付费方式为医疗保险、医疗补助、个人自费的患者数量增加，劳动力的短缺，制药和设备成本

的增加（O'Dell，et al.，2011）。我们需要有关于护理对提高效益和照护质量方面的记录的研究，以便在预算拨款谈判及医院改革中发声。

卫生政策

第三个趋势是卫生政策，它在塑造、管理卫生保健系统及提供经费方面成为越来越重要的策略。截至 2017 年，卫生保健支出成本从国民生产总值（GDP）的 16% 增加到 20%，州和联邦政策将寻求成本监管，将医疗服务转移到更便宜的机构，在可能的情况下利用市场力量控制成本（Henry J. Kaiser Family Foundation，2009；O'Dell，et al.，2011）。美国确保人人享有医疗保险的策略将会帮助卫生保健支出减少到国内生产总值的 18.5%（O'Dell，et al.，2011）。在所有美国人都能享受并负担得起的医疗保险上，PPACA 取得了重大进展。从它一开始实施，美国人投保的数量就持续上升。根据美国人口普查局（2013）报告，2012 年，美国人健康保险的百分比和数量分别增加到 84.6% 和 26 320 万美元，高于 2011 年的 84.3% 和 26 020 万美元。

当政府健康保险的覆盖数量在不断增加时，私人健康保险覆盖的人数在不断下降。PPACA 的另一个特点是强制性振兴初级和公共卫生保健基础设施（U. S. Department of Health and Human Services，2014）。卫生保健的重点，将从基于医院的急性和慢性护理转移到以社区为基础的护理。护理将需要继续协调合作性、跨学科、以社区为基础的医疗服务，并担当初级保健提供者，在他们所受的教育和培训相符的最大范围内进行实践。在 PPACA 下护理角色的扩展，将会带来护理就业数量的转变，并给新毕业的学生

创造更多的工作机会（IOM，2010）。

预计中的从以医院为基础到以社区为基础的护理人员就业转变已经开始。2008 年，有 62.2% 的注册护士（RN）在医院工作。目前，超过 50% 的护士在医院以外的工作场所工作（Benner，Sutphen，Leonard，& Day，2010）。2010 年，健康资源与服务管理局（Health Resources and Services Administration，HRSA）估计，2020 年以社区为基础的注册护士（RN）需求量增加 109%，与之相比，以医院为基础的注册护士（RN）需求量仅增加 36%。

针对卫生服务的转变，当局建议护理院校调整课程，并且将传统的主要聚焦在以医院为基础的急性和慢性疾病教学，转变为更多聚焦在团队、以社区为基础的实践，同时强调政策技术和培育领导力的项目（IOM，2010；U. S. Department of Health and Human Services，2014）。护理教育创新者响应上述当局的建议，即正通过与以患者为中心的家庭医疗和护士主管的健康诊所建立合作关系，为护理学生提供临床经验，这些临床经验展现了在社区环境中社区护理、领导力和患者护理的基本原理（AACN，2013）。

护理质量和患者安全

改善患者安全和提供优质护理是很有必要的（Forbes & Hickey，2009）。虽然在过去 10 年里，护理质量一直稳步提升，但进一步的提升仍在缓慢进行。不仅医疗质量未达标准，患者的安全管理落后，而且在护理质量上仍有地域性显著差异（U. S. Department of Health & Human Services，Agency for Healthcare Research and Quality，2008；O'Dell，et al.，2011）。2010 年，医学研究所（Institute of Medicine，IOM）建

议患者和家属获得医院相关信息，如关于安全、循证实践、患者满意度方面的表现（Hinshaw，2011）。随着信息需求的增加，我们面临的挑战是卫生保健机构要尽可能收集最准确的数据，然后在这些数据基础上改善患者护理。最近，医疗保健改善机构针对上述趋势，开发了《三个目标框架》（2009），它作为一种通过财政管理系统来衡量卫生保健质量数据、干预公众健康、协调护理、全民医保及控制成本的方法。

鉴于医学研究所、罗伯特·伍德·约翰逊基金会、卫生保健研究和质量机构这几个权威机构的大力呼吁，再加上在保护患者安全和提供卫生保健质量中护士所起的关键作用，我们需要更好地培养当今护士的专业实践能力。为此，美国护理学院协会（American Association of Colleges of Nursing，AACN）确定了关于护士确保高质量照护和患者安全的6个基本核心能力：评判性思维、卫生保健系统和政策、沟通、疾病和疾病管理、伦理观、信息卫生保健技术。护理教育者可以采用教学策略和学习活动的具体实例去传授这些能力，见护理质量与安全教育网站 www.qsen.org。此外，教育者应帮助学生了解护理行业正在不断变化的保健环境中采取的主动措施，以定义护理实践，并教育公众了解护理在优质护理中的作用。由美国护士资格认证中心开发的磁性认证标准项目®（American Nurses Credentialing Center，ANCC，2008），在护理专业实践上从优质的患者服务、优质护理和创新方面认证卫生保健组织。磁性认证名称是高质量护理的最终凭证，也是学生理解护理行动的一个强有力证据。ANCC网站提供了更多关于磁性认证标准的项目®（http://www.nursecredentialing.org/Magnet/ ProgramOverview/New-Magnet-Model.aspx）。

人力资源

由于护士和医生的短缺以及卫生保健从业者的工会化发展，人力资本变成了一个十分重要的趋势。2009年2月，三家护理工会合并成立了美国护士-国家护士组织委员会。这个联盟有15万成员，其最优先的立法事项包括提高护理人员比例、工作场所安全条例、注册护士（RN）的国家养老金政策（O'Dell，et al.，2011）。

留住优秀的员工是组织生存的目标，它与创造并维护健康和安全的工作环境相关。考虑到"医院新护士工作第一年的平均自愿离职率是27%"，创建"可以吸引并留住医护人员的工作场所文化"将是未来医院的重要组成部分（Joint Commission，2008，p. 29）。在某种程度上，尊重人力资源意味着关注工作环境和人际关系，以及制裁对医生、患者和其他护士的口头侮辱、性骚扰行为、工作场所暴力，包括横向暴力或护士同事间的敌对行为（Felblinger，2008；Joint Commission，2008）。2005年，美国危重护理护士协会创建了一份文件，该文件详细描述了建立和维护健康工作环境的6个基本标准。教育者在课程以及学术和临床工作场所中，最好采用这些标准。美国护理学院协会（AACN）制订的建立和维持健康工作环境的标准——卓越之旅，见网站 http://www. aacn.org/wd/hwe/docs/hwestandards.pdf。

总而言之，未来的实践者需要知识和能力，来帮助有知识的卫生保健消费者了解科学、应用科技、遏制成本上涨、提供优质的卫生保健和保护患者安全、提倡有效的卫生政策、积极参与卫生保健改革过程，并努力创建一个有能力、有赋权力的人力资源的卫生保健系统。简而言之，"在确保卫生保健质量中，护士需要有人力资源领导才能"（Q & A with Kathy Rideout，Associate Dean for Academic Affairs，2010，p. 11）。

新兴的学位

过去十年，创建和实施了临床护理主管（clinical nurse leader，CNL）和护理实践博士学位（doctor of nursing practice，DNP）两个研究生学位。这两个新兴学位提供了这样的一个实例，即在这个专业里努力创造角色和课程，来满足不断变化的社会卫生保健需求。

2000 年，和其他专业相比，考虑到护理在校人数正在减少，美国护理学院协会（AACN）决定必须在教育、实践、许可、资格审查这几个方面做出改变。AACN 为硕士项目推荐了一种新的教育模式——临床护理主管（CNL），目的是改善患者护理和最大限度地提高患者安全（AACN，2007）。最后，临床护理主管（CNL）的目标，是在所有卫生保健机构中成为领导者，该领导者对以患者为中心的照护结果承担责任，并对个人和患者群体提供照护和管理照护（AACN，2013）。CNL 实践的其他基本方面在框 5-1 中概述。临床护理主管（CNL）的教育项目需要实践和教育不间断的合作关系，从而使实践和教育这两个平台共同塑造学习经验，以及确保毕业生可以进入能够对口使用他们技能的实践环境。

2004 年，美国护理学院协会（AACN）投票决定，到 2015 年将高级实践护理必要的教育水平，从硕士学位提升成博士学位，创建临床博士学位——护理实践博士学位（DNP）。当前卫生保健的复杂性和课程逐渐发生转变，结果是一些高级实践项目远

框 5-1　临床护理主管实践的基本要点

为患者提供照护服务和为其发声的临床领导力，包括针对个人、家庭、群体和人口的设计、协作、护理评价
参与护理结果的识别和采集
负责进行定点照护的评价和改进，包括数据和其他证据的综合，以评估和获得最佳结果
对个人和同种疾病患者的风险预期
对个人和患者群体照顾的横向整合
设计和实现循证实践
与其他健康专家团队成员的领导、管理和合作能力
信息管理或使用信息和技术来改善卫生保健结果
管理和利用人类、环境和物质资源
对患者、社区和健康进行专业宣教

来源：AACN.（2013）. Competencies and curricular expectations for clinicalnurse leader education and practice. Retrieved September 22，2014，from http://www.aacn.nche.edu/cnl/CNL-Competencies-October-2013.pdf

---

超过了正常硕士学位所需的学时数，从而促使 DNP 的创建。自从美国护理学院协会（AACN）成员投票，将所有高级实践护士的教育转变为护理实践博士学位（DNP），大约 250 个与 DNP 的基本要素与专业项目标准一致的新的博士项目被创立（AACN，2014a）。然而，其他学校认识到从护理硕士学位（MSN）项目转变为护理实践博士学位（DNP），存在预算、监管和理念上的困难。因此，可能会继续提供高级实践教育的硕士学位，与此同时，护理专业正进一步解决与高级实践护理有关的研究生教育问题。第 9 章会深入讨论护理研究生课程。

21 世纪所需的能力

护理专业不仅需要大量的劳动力，而且需要具备满足人口健康需求必要的知识、能力、工作行为的实践者，同时需要有领导

才能的护士。教育者面临的挑战是将每个学生培养成毕业时能够引领实践，能胜任安全、高质量、以患者为中心、实施人文关怀的照护的人，并有能力驾驭系统未来的变化，获得与不断演变的角色有关的未来能力（IOM，2010）。

最近，美国护士行政官员组织（2011）发布了一份新的文件，在忽略教育水平或头衔的前提下，列举了护理领导者通常需具备的能力。这些能力分为五大类别：①沟通和建立关系；②卫生保健环境的知识；③领导力；④专业素养；⑤商业能力。框5-2展示了本章阐述的与许多问题有关的这五种能力中每一种能力的详细信息，包括职业规划、工作表现评价和课程设置。

10多年前，Bellack和O'Neil（2000）已经讨论了来自皮尤卫生专业委员会第4次和最终报告提出的一些建议，这些建议的内容是继续努力以支持卫生专业的教育改革，并使教育项目更充分地满足人口健康需求。他们对所有卫生专业学校，包括护理院校在内，提出了5个建议：①为了满足新的卫生保健需求而更新专业培训；②在卫生专业人员中确保多样性；③跨学科的能力；④继续将卫生保健教育转移到门诊部门；⑤鼓励卫生保健学生从事公共事业服务。尽管10多年前就已经发布了这些建议，但是这些建议在通过当前的现实追求理想未来的努力中仍继续给护理教育者提供优秀的指路标。

在很多方面，护理教育仍然努力开发教育模式，该模式成功实现了2000年皮尤委员会的一些建议。最近，医学研究所的报告（2010）提供了一组新的建议，即在医疗改革时期，针对如何教育和培养护士，呼吁进行一些重要改变。《未来护理》报告传递的4个关键信息，即护士：①能够在与其教育

框 5-2　美国护士行政官员组织（ANOE）护理领导者的能力

1. 沟通和建立关系的能力
   a. 有效的沟通
   b. 关系管理
   c. 受影响的行为
   d. 多样性
   e. 分享决策
   f. 社区参与
   g. 与医生、团队成员之间的关系
   h. 学术关系
2. 卫生保健环境的知识
   a. 临床实践知识
   b. 提供模式、工作设计
   c. 卫生保健经济学
   d. 卫生保健政策
   e. 管理方式
   f. 循证实践，结果衡量
   g. 患者安全
   h. 资源使用及个案管理
   i. 质量改进及衡量
   j. 风险管理
3. 领导力
   a. 基本的思维能力
   b. 个人总结记录
   c. 系统思考
   d. 继任计划
   e. 变革管理
4. 专业素养
   a. 个人和职业的责任感
   b. 职业规划
   c. 伦理观
   d. 临床管理的循证实践
   e. 倡导
   f. 在专业组织中的积极参与
5. 商业能力
   a. 财务管理
   b. 人力资源管理
   c. 策略管理
   d. 市场营销
   e. 信息管理和技术

引用自护士行政官员核心能力，2011年，AONE版权所有

培养相符的整个范围内进行实践；②在无缝学术晋升系统中寻求教育培养的更高水平；③在跨学科团队合作伙伴中发挥作用，重新设计卫生保健服务；④从改进的数据收集和信息基础设施中获益。护士在领导和倡导卫生保健变革上遇到了一些障碍，医学研究所的报告有助于将注意力集中在解决这些障碍上。

识别影响推动力和问题的策略

影响护理专业和课程的推动力和问题，来源于外部环境、高等教育和内部环境。本节阐述的是能够帮助护理领导者识别这些影响因素的策略。

环境扫描

"在当今混乱的环境中，战略计划对卫生保健机构的生存至关重要"（Layman & Bamberg，2005，p. 200）。环境扫描作为战略计划的组成部分，包含监控和评价来自外部环境信息的各种各样的活动（Layman & Bamberg，2005）。环境扫描的目标，是让领导者和管理者认清影响卫生保健、一般的高等教育、具体的护理教育的总体趋势和事件。环境信息可以通过多种方式获得，包括对科学和专业期刊的认真回顾，以及文学和报刊出版物、出席会议、参加网络专业会议。从这些活动收集的信息成为了"未来计划的基础"（Layman & Bamberg，2005，p. 200）。

高等学校持续成功地使用环境扫描，来决定影响课程设置的推动力背景。例如，使用战略性的环境扫描，来引导某所东南大学开发非护理执业者的项目，这个项目将护士培养成其他类型的高级实践角色。随着对项目评价的回顾，以及对社区中研究生和其他护理领导者评估的回顾，开发了高级护理管理和领导力项目的护理科学硕士，它的目标是将护理领导者培养成"具有管理和改善患者护理结局的能力的人"（Aduddell & Dorman，2010，p. 171）。

在课程设置中，环境扫描允许教师兼具被动性和主动性。通过认识和了解一些重要趋势（被动），教师可以更积极地选择护理教育和课程的未来方向（主动）。环境扫描作为一种策略，可用来获取广泛信息并评估护理相关信息，因此它是以下其他策略的基础。

战略计划

教育者、领导者、管理者通常都非常关注"迫在眉睫的事情"，以至于他们忽略了最终目的和目标。战略计划是一个策略，教育者和组织机构可以用它来进行质量检查、评估、计划、分析。战略计划可充当决策框架，为详细计划提供基础，用来向其他人解释"工作"，帮助基准测试和性能监控，促进改革（PlanWare，2014）。

战略计划的过程可以包括使用优势、劣势、机会和威胁（strengths，weaknesses，opportunities，threats，SWOT）分析。负责课程设置或重新设计的教育者，可以使用 SWOT 来指导课程设置、分析课程目标、提出关键策略来满足这些需求。SWOT 也可以作为一种教学策略，帮助学生进行求职和就业规划（Weiss & Tappen，2015）。

流行病学

流行病学是关于疾病健康状态分布和决定因素的研究。流行病学给护理教师提供了系统的方法，来理解疾病的类型、疾病高风险人群的特征、环境因素、人口结构特征的转变。利用群体或人口的流行病学数据，护士了解并记录项目和政策的需求，来降低风险和促进健康。因此，流行病学被视为一种计划性变革方法。

同样，负责课程设置的护理教师，可以使用流行病学数据和方法，来了解人群健康的影响因素，以及健康和疾病状态的发展趋势。流行病学分析为教师提供了方法，以了解有关人口中健康的广泛决定因素、疾病和失能模式的一部分背景。

调查研究与建立共识

教师可以使用的另一个工具是调查研究。调查涉及系统地收集个人信息和生成统计报表，如一些衡量集中趋势的指标，或者来自专家小组或相关人员的共识性声明。如果调查设计是反复进行的，包含一系列调查、反馈和更多的调查，那么它就是德尔菲法。调查和建立共识过程提供了机会，即对各种各样利益相关者和专业知识专家的观点进行取样，如雇主或消费者。

这样有助于挖掘与复杂问题相关的群体丰富多样的智慧。

环境扫描、战略计划、流行病学、调查研究和建立共识，这些策略对课程设置的准备或修改是有效用的。将这里阐述的4种策略结合起来使用，教师可以开发与影响护理及卫生保健目前的问题和预计问题相匹配的课程。

总结

在外部环境、高等教育和内部环境中，推动力和问题与护理课程是相互影响的关系。对主要社会政治经济趋势敏感的教育者，能够开发出与全球特征相匹配的课程。能够意识到高等教育普遍问题的教育者，可以帮助护理院校在其中成为引领者。对专业有主流意识和远见思考的教育者，可以通过改进课程和教育方法去塑造未来。护理应当有既与当代卫生保健环境兼容，又兼具灵活应对新情况及需求的课程。

对证据的反思

1. 护理教育项目课程怎样与广泛的社会变革、问题和医疗改革相关联？可以采用什么方式使之在广泛的层面上与社会变革、问题和医疗改革的关系更为密切？

2. 护理教育项目课程如何将学生培养成实践与当前问题和趋势相匹配的社会公民？

3. 护理教育项目课程如何与这门学科的新进展保持一致？

4. 在护理课程设置上，教师采用哪些方式结合新内容和了解新趋势以对课程发展产生影响？教师对这些变革的反响如何？

5. 护理教育项目课程怎样将学生培养成领导者来参与医疗改革和协作实践？

参考文献

Abbott, P. A., & Coenen, A. (2008). Globalization and advances in information and communication technologies: The impact on nursing and health. *Nursing Outlook, 56*(5), 238–246. e2. http://dx.doi.org/10.1016/j.outlook.2008.06.009.

Aduddell, K. A., & Dorman, G. E. (2010). The development of the next generation of nurse leaders. *Journal of Nursing Education, 49*(3), 168–171. http://dx.doi.org/10.3928/01484834-20090916-08.

American Association of Colleges of Nursing (AACN). (2007). *White paper on the education and role of the clinical nurse leader*. Retrieved from, http://www.aacn.nche.edu/.

American Association of Colleges of Nursing (AACN). (2008). *The essentials of baccalaureate education for professional nursing practice*. Retrieved August 8, 2014, from, http://www.aacn.nche.edu/education-resources/BaccEssentials08.pdf.

American Association of Colleges of Nursing (AACN). (2011). *Tool kit of cultural competence in masters' and doctoral nursing education*. Retrieved October 25, 2014, from, http://www.aacn.nche.edu/education-resources/Cultural_Competency_Toolkit_Grad.pdf.

American Association of Colleges of Nursing (AACN). (2013). *Competencies and curricular expectations for clinical nurse leader education and practice*. Retrieved September 22, 2014, from, http://www.aacn.nche.edu/cnl/CNL-Competencies-October-2013.pdf.

American Association of Colleges of Nursing (AACN). (2014a). *The DNP by 2015: A study of the institutional, political, and professional issues that facilitate or impede establishing a post-baccalaureate doctor of nursing practice program*. Retrieved December 30, 2014, from, www.aacn.nche.edu/DNP/DNP-Study.pdf.

American Association of Colleges of Nursing (AACN). (2014b). *ELNEC fact sheet*. Retrieved November 16, 2014, from, http://www.aacn.nche.edu/elnec/about/fact-sheet.

American Association of Colleges of Nursing (AACN). (2014c). *Fact sheet: enhancing diversity in the nursing workforce*. Retrieved November 16, 2014, from, http://www.aacn.nche.edu/media-relations/fact-sheets/enhancing-diversity.

American Nurses Association. (2008). *Essentials of genetic and genomic nursing: Competencies, curricula guidelines, and outcome indicators*. Retrieved November 26, 2014, from, http://www.annanurse.org/essentials-genetic-and-genomic-nursing-competencies-curricula-guidelines-and-outcome-indicators.

American Nurses Association. (2012, June 29). *The supreme court decision matters for registered nurses, their families and patients*. Retrieved September 20, 2014, from, http://www.emergingrnleader.com/wp-content/uploads/2012/07/SupremeCourtDecision-Analysis.pdf.

American Nurses Credentialing Center (ANCC). (2008). *A new vision for magnet*. Retrieved from, http://www.nursecredentialing.org/Magnet/ProgramOverview/New-Magnet-Model.aspx.

American Organization of Nurse Executives. (2011). *The AONE nurse executive competencies*. Retrieved October 22, 2014, from, http://www.aone.org/resources/leadership%20tools/nursecomp.shtml.

Baum, S., Ma, J., & Payea, K. (2013). *Education pays 2013: The benefits of higher education for individuals and society*. Retrieved September 22, 2014, from, http://trends.collegeboard.org/sites/default/files/education-pays-2013-full-report-022714.pdf.

Bellack, J. P., & O'Neil, E. H. (2000). Recreating nursing practice for a new century: Recommendations and implications of the Pew Health Professions Commission's final report. *Nursing and Health Care Perspectives, 21*(1), 14–21.

Benner, P., Sutphen, M., Leonard, V., & Day, L. (2010). *Educating nurses: A call for radical transformation*. San Francisco, CA: Jossey-Bass.

Brock, T. (2010). Young adults and higher education: Barriers and breakthroughs to success. *The Future of Children, 20*(1), 109–132.

Egron-Polak, E. (2012). *Higher education internationalization: Seeking a new balance of values*. Trends & Insights for International Education Leaders. Retrieved October 25, 2014, from, http://www.nafsa.org/Explore_International_Education/Trends/TI/Higher_Education_Internationalization__Seeking_a_New_Balance:of_Values/.

Federal Interagency Forum on Aging-Related Statistics (FIFARS). (2012). Older americans 2012: Key indicators of well-being. *Federal Interagency Forum on Aging-Related Statistics*. Washington, DC: U.S. Government Printing Office.

Felblinger, D. M. (2008). Incivility and bullying in the workplace and nurses' shame responses. *Journal of Obstetrics, Gynecology, and Neonatal Nurses, 37*(2), 234–242.

Flynn, W. J., & Vredevoogd, J. (2010). The future of learning: 12 views on emerging trends in higher education. *Planning for Higher Education, 38*(2), 5–10.

Forbes, M. O., & Hickey, M. T. (2009). Curriculum reform in baccalaureate nursing education: Review of the literature. *International Journal of Nursing Education Scholarship, 6*(1), 1–16.

Hayden, J. (2010). Use of simulation in nursing education: National survey results. *Journal of Nursing Regulation, 1*(3), 52–57.

Hayden, J. K., Smiley, R. A., Alexander, M., Kardong-Edgren, S., & Jeffries, P. R. (2014). The NCSBN national simulation study: A longitudinal, randomized, controlled study replacing clinical hours with simulation in prelicensure nursing education. *Journal of Nursing Regulation, 5*(2), s3–s64.

Hegarty, J., Walsh, E., Condon, C., & Sweeney, J. (2009). The undergraduate education of nurses: Looking to the future. *International Journal of Nursing Education Scholarship, 6*(1), 1–11.

Heller, B. R., Oros, M. T., & Durney-Crowley, J. (2013). *The future of nursing education: Ten trends to watch*. Retrieved from, http://www.nln.org/nlnjournal/infotrends.htm#4.

Heyneman, S. P. (2006). *Global issues in higher education*. Retrieved from, http://www.america.gov/st/econ-english/2008/June/20080608095226xjyrreP0.6231653.html&distid=.

Hinshaw, P. M. (2011). Understanding the triple aim. *Nursing Management, 42*(2), 18–19.

Hornberger, C., Eramma, S., Helembai, K., McCartan, P., & Turtiainen, T. (2014). Responding to the call for globalization in nursing education. The implementation of the transatlantic double-degree program. *Journal of Professional Nursing, 30*(3), 243–250.

Humes, K., Jones, N., & Ramirez, R. (2011). *Overview of race and hispanic origin: 2010*. Retrieved August 8, 2014 from, http://www.census.gov/prod/cen2010/briefs/c2010br-02.pdf.

Institute for Healthcare Improvement. (2009). Optimizing health, care, and cost. *Healthcare Executive, 24*(1), 64–66.

Institute of Medicine (IOM). (2010). *The future of nursing: Leading change, advancing health*. Washington, DC: National Academics Press.

International Nursing Coalition for Mass Casualty Education. (2003). *Educational competencies for registered nurses responding to mass casualty incidents*. Retrieved from, http://www.aacn.nche.edu/leading-initiatives/education-resources/INCMCECompetencies.pdf.

Istepanian, R. (2014). M-health: A decade of evolution and impact on services and global health. *British Journal of Healthcare Management, 20*(7), 334–337.

Joint Commission, The. (2008). *Health care at the crossroads: Guiding principles for the development of the hospital of the future.* Retrieved from, http://www.jointcommission.org/.

Jones, C., & Sherwood, G. (2014). The globalization of the nursing workforce. Pulling the pieces together. *Nursing Outlook, 62*(1), 59–63.

Henry J. Kaiser Family Foundation. (2009). *Health care costs: Key information on health care costs and their impact.* Menlo Park, CA: Author. Retrieved from, http://www.kff.org/.

Koplan, J., Bond, T., Merson, M., Reddy, K., Rodriguez, M., Sewankambo, N., & Wasserheit, J. (2009). Towards a common definition of global health. *The Lancet, 373*, 1993–1995.

Layman, E. J., & Bamberg, R. (2005). Environmental scanning and the health care manager. *Health Care Manager, 24*(3), 200–208.

Levin Institute, The. (2014). *What is globalization.* Retrieved September 21, 2014, from, http://www.globalization101.org/what-is-globalization/.

Lewis, K. L. (2009). Emergency planning and response. In G. Roux & J. A. Halstead (Eds.), *Issues and trends in nursing: Essential knowledge for today and tomorrow* (pp. 261–285). Sudbury, MA: Jones & Bartlett.

MacNeil, J., & Ryan, M. (2013). Enacting global health in the nursing classroom. *Nurse Education Today, 33*, 1279–1281.

Murray, L., McCallum, C., & Petrosino, C. (2014). Flipping the classroom experience: A comparison of online learning to traditional lecture. *Journal of Physical Therapy Education, 28*(3), 35–41.

National Institute of Environmental Health Sciences. (2005). *What is environmental health?.* Retrieved from, http://www.niehs.nih.gov/.

Norman, L., & Weiner, E. (2011). Emergency preparedness and response for today's world. In B. Cherry & S. Jacob (Eds.), *Contemporary Nursing: Issues, Trends, and Management.* (5th ed.)(pp. 317–332). St. Louis, MO: Elsevier.

O'Dell, G. J., Aspy, D. J., & Jarousse, L. A. (2011). 2012 AHA environmental scan. *Hospitals and Health Networks, 64*(8), 13–24.

Peluso, M., Hafler, J., Sipsma, H., & Cherlin, E. (2014). Global health education programming as a model for inter-institutional collaboration in interprofessional health education. *Journal of Interprofessional Care, 28*(4), 371–373.

Pew Research Center's Internet and American Life Project. (2013). *Health online 2013.* Retrieved from, http://www.pewinternet.org/2013/01/15/health-online-2013/.

PlanWare. (2014). *Business planning papers: Developing a strategic plan.* Retrieved September 22, 2014 from, http://www.planware.org/strategicplan.htm#1.

Q&A with Kathy Rideout, Associate Dean for Academic Affairs. (2010). *Nursing.* Rochester, NY: School of Nursing, University of Rochester Medical Center.

Health Resources and Services Administration. (2010). *The registered nurse population: Initial findings from the 2008 national sample of registered nurses.* Retrieved from, http://bhpr.hrsa.gov/healthworkforce/rnsurveys/rnsurveyfinal.pdf.

Ruby, A. (2013). *International education supply and demand: Forecasting the future.* Retrieved October 25, 2014, from, http://www.nafsa.org/_/File/_/ti_supply_demand.pdf.

Sanford, P. (2010). Simulation in nursing education: A review of the research. *The Qualitative Report, 15*(4), 1001–1006.

Sanner, S., Baldwin, D., Cannella, K., Charles, J., & Parker, L. (2010). The impact of cultural diversity forum on students' openness to diversity. *Journal of Cultural Diversity, 17*(2), 56–61.

Shaner-McRae, H., McRae, G., & Jas, V. (2007). Environmentally safe health care agencies: Nursing's responsibility, Nightingale's legacy. *Online Journal of Issues in Nursing, 12*(2), 1–13. http://dx.doi.org/10.3912/OJIN.Vol12No02Man01. Retrieved November, 17, 2014, from, http://nursingworld.org/MainMenuCategories/ANAMarketplace/ANAPeriodicals/OJIN/TableofContents/Volume122007/No2May07/EnvironmentallySafeHealthCareAgencies.html.

Sherman, R. (2012). *5 ways the Affordable Care Act could change nursing.* Retrieved September 20, 2014 from, http://www.emergingrnleader.com/5-ways-the-affortable-care-act-could-change-nursing/.

Tellez, M. (2012). Nursing Informatics education past, present, and future. *Computers, Informatics, Nursing, 30*(5), 229–233.

U.S. Census Bureau. (2008). *An older and more divers nation by midcentury.* Retrieved November 16, 2014, from, http://renewpartnerships.org/articles/older-and-more-diverse/.

U.S. Census Bureau. (2013). *Income, poverty, and health insurance coverage in the United States: 2012.* Retrieved from, http://www.census.gov.

U.S. Department of Health and Human Services. (2014). *12th annual report to the Secretary of the United States Department of Health and Human Services and the Congress of the United States.* Retrieved from, http://www.hrsa.gov/advisorycommittees/bhpradvisory/nacnep/meetings/12thannualreportpublichealthnursing.pdf.

U.S. Department of Health & Human Services, Agency for Healthcare Research and Quality. (2008). *National health-care quality report.* Retrieved from, http://www.ahrq.gov/.

U.S. Department of Health and Human Services. (2011). *Nursing education, practice, quality and retention program report to congress for fiscal year 2011.* Retrieved October 25, 2014 from, http://bhpr.hrsa.gov/nursing/grants/nepqrfy11report.pdf.

Wakefield, M. K. (2010). Nurses and the Affordable Care Act. *American Journal of Nursing, 110*(9), 11. http://dx.doi.org/10.1097/01.NAJ.0000388242.06365.4f.

Warsini, S., West, C., Mills, J., & Usher, K. (2014). The psychosocial impact of natural disasters among adult survivors: An integrative review. *Issues in Mental Health Nursing, 35*, 420–436.

Weiss, S., & Tappen, R. (2015). *Essential of nursing leadership and management* (6th ed.). Philadelphia, PA: Davis.

Winstanley, H. (2014). How to bring caring to the high-tech bedside. *Nursing, 2014*, 60–63. Retrieved from www.Nursing2014.com.

Wolters Kluwer Health. (Septembers 16, 2014). *Wolters Kluwer Health survey finds nurses and health care institutions accepting professional use of online reference & mobile technology.* Retrieved September 21 from, http://www.fiercemobileit.com/press-releases/wolters-kluwer-health-survey-finds-nurses-and-healthcare-institutions-accep.

World Health Organization. (2011). mHealth: New horizons for health through mobile technologies. *Global observatory for eHealth Series. Volume 3.* Geneva, Switzerland: WHO.

课程设置的介绍

第6章

An Introduction to Curriculum Development

Dori Taylor Sullivan, PhD, RN, NE-BC, CPHQ, FAAN

（蔡端颖　岳　彤　王冰飞　译）

课程设置与重新设计的主题是护理及其他领域教育者工作的重点，为了能够实现服务社会的教育目标，我们需要优化学生和教师教学的课程大纲。教师群体有责任创建有效、高效的当代课程，使各层次教育的毕业生均可达到专业实践标准，以改善所服务人群的健康。美国国家护理联盟（NLN）列出了护理教师应具备的能力，其中很重要的一部分就是教育者在课程设置、传授和评价中的角色（NLN，2012）。

在当今世界，多种因素影响着高等教育机构并向其提出挑战，要求证明所培养的毕业生在进入工作岗位方面的有效性。与此同时，高等教育成本、护士师资短缺等问题也是影响护士教育的因素和变化的一部分（见第5章）。

创新课程模式的目的是要提供质优价廉的项目给日益多样化的学生群体。大学有责任设置灵活的课程来迅速满足地方、区域、国家甚至国际受众的需求。此外，高等教育缺乏创新，对其有效性和重要成果的取得带来了严峻的挑战。最近一项评估（Kirschner，2012）显示，美国大学毕业生就业市场最糟糕时，学生债务高达1万亿美元。2010年，在36个发达国家中，25～34岁拥有学士学位的人数，美国位列第12位。随着高等教育机构重新评估如何最好地实现既定使命和为未来定位，高等教育的广泛变化显然影响课程设置和实施。护理教育者需要积极参与创建有成本效益、综合的课程（Broome，2009；NLN，2012；Valiga & Ironside，2012）。

学生多样性的增加也为课程设置提供了机遇和挑战。为适应工作安排，课程需灵活；课程和项目需多样化，包括远程教育项目；强调文化敏感性、领导力、授权和谈判技巧；促进口头和书面表达以及信息技术技能；提高决策能力（Allen & Seaman，2010；AACN，2009；Jones & Wolf，2009；Levitt，2014；Phillips，Shaw，Sullivan，& Johnson，2010；Valiga，2012）。

对于护理及其他卫生相关专业来说，为获得教育项目预期成果，课程质量、效果和效率越来越重要。课程所有构成要素的质量必须得到保证，如第7章所描述的那样（图7-1）。这些要素包括学校和护理院校的使命、愿景和价值观；专业价值观和信念、教师的价值观和专业知识；护理院校理念、组织或理论框架；项目结束时学生的成绩和能力；能力级别；课程设计；课程、教学策略和学习经历；以及开展课程所需的资源。

本章概述了课程意识形态、课程和课程设置定义的历史观点，以及构成课程要素的描述，包括课程模式。描述了在变化的环境中课程设置的过程以及教师的角色。同时阐述了一些特选的报告和最新教育方法相关的证据，以及需要在护理教育课程方法上做出重大改变的按轻重缓急列出的主题，以确保护士培养满足当前和不断发展的卫生保健需求。

课程意识形态

一个学科、学院及其教师如何看待课程这一术语对于综合课程的设置至关重要，这一认识始终如一。对课程建立的基本原则和假设的理解夯实了课程计划的结构、过程和结果。Schiro（2013）提出了"课程意识形态"的概念，以描述教育者的基本信念和理念，并确定了 4 种主要的教育方法。这 4 种意识形态是学者学术、社会效率、以学习者为中心和社会重建。这些意识形态都从教育领域的丰富传统演变而来，都有推动社会的潜力，但各种意识形态的方法和核心价值观却截然不同。对这 4 种意识形态的简要描述揭示了教师在课程设置或课程修订中出现的一些经常引起辩论的问题。

学者学术意识形态是围绕学科概念组建起来的。拥护者认为，初学者的学习重心是不断增加学科知识，因此专家更需要拓展知识面。学科知识包括思维方式、概念框架、传统和专业内容（Schiro，2013，p. 4）。从学者到教师再到学生，形成一种等级关系，而学生是新知识的发现者、用户和消费者。学者学术方法着重于确保课程反映学科的本质。

社会效率意识形态着重于社会服务，通过培养学生用基于知识的工作贡献和提高社会功能的高效生活，来满足社会需求（Schiro，2013，p. 5）。反映社会效率意识形态的课程依赖于一种刺激反应模式，它的特点是教师创建最终目标，并关注学习经历的类型和顺序，以及学习者能够满足明确的优先社会需求度。

以学习者为中心意识形态关注的是个人，而不是整个社会，认为人才和能力应自然地发展，并与个人独特的特点和偏好相一致。在这种意识形态中，个人学习目标成为期望的学习结果，而教育者的角色是营造一个通过社会互动和学习者自我创造意义来刺激成长的环境（Schiro，2013，p. 6）。

最后的课程意识形态是社会重建，接受社会重建思想的主要驱动力认为教育是解决、改变社会问题和不公平的主要因素。在社会重建框架中，教育的目标是促进建立一个惠及所有人的新的和更公平的社会。从社会角度来看，教育被文化和其他社会经验所影响，目的是创造期望的社会价值，从而改善社会整体，使社会的个体成员受益（Schiro，2013，p. 6）。护理作为一门专业，逐渐将目标放在促进社会和全民健康上，需要培养护士的相关技能。

课程意识形态对护理教育的影响

有些护理课程的实例能够反映各种意识形态，但以学习者为中心的意识形态是个例外，因为其要求把重点放在国家护理委员会为使毕业生执照考试通过率最大化而制订的能力要求上。然而，对以学习者为中心的教育策略的巩固和日益增长的支持正在极大地影响护理教育，本章将在后面加以详述。

学者学术意识形态在许多护理院校都

很突出，它既影响课程，也影响对教师贡献的认可的价值等级（例如，终身职位研究者与实践教师或临床专家就是一个典型的例子）。本类别中的课程与医学或临床专业密切相关，并与当前的实践模式和卫生保健组织结构（如服务部门）相一致。这一意识形态将教师定位为具有知识并能根据所学知识做出很多决策的专家。因此，在那些信奉学者学术意识形态模式的项目里，采用以学习者为中心的策略和学习者参与的策略，可能比那些实施其他课程意识形态的护理院校要低一些。相对于使命是以教学与服务为主的大学，以学者学术意识形态模式为基础在研究型大学中最为明显。

针对高等教育机构对责任制日益增长的预期，以及第 5 章指出的其他因素，社会效率意识形态模式在许多护理院校已变得更加明显。护理和卫生专业中的课程受到何种影响？社会效率意识形态对教师重新设计内容丰富的课程的意义又是什么？卫生保健系统的结构调整和改革正在迅速改变护理课程的重点，因为毕业生必须学会在卫生保健环境中提供护理，而这种环境正越来越多地集中在延续性护理和个人初级卫生保健需求上。与此同时，有人呼吁通过教育来重建各种社会基本原则以解决社会、经济和其他的不平等。护理实践对患者而言必须安全和有成本效益，护理教育必须继续保持高标准，符合国家护理委员会和国家认证机构的要求，同时有意义地解决这些重要的值得关注的事情和预期。

社会重建意识形态有助于培养学生和教师参与和引领卫生保健政策和宣传的能力。卫生保健差异、全球健康问题和人口健康问题日益成为护士作为全球领导者能够并应该解决的重要问题。为培养学生影响卫生政策的能力来设计学习经历是当代护理教育的重要项目成果。

当代护理课程设置

在设置当代护理课程的过程中，教师需要考虑很多概念。例如，护理课程需包括患者安全、协调护理、自我管理及健康素养的概念，患者及家属的疾病负担、缩小实践和循证实践差距的策略，以及在人群中可普遍应用的策略（Finkelman & Kenner，2009；Shattell et al.，2013）。领导力和其他技能也是护理课程的重要内容，以帮助实现"健康人群 2020"的既定目标，包括缩小差距，预防疾病、残疾、损伤和早产儿死亡，以改善全民卫生保健状况。

在设计课程时，教师必须熟悉很多不同来源的立场声明、专业标准、建议和指导原则，并考虑纳入课程中。2014 年的全球埃博拉疫情表明，当前卫生保健领域的突发事件会很快对课程设置产生影响。因此，需要教师迅速考虑并采取行动。对于教师来说，找到能够定期进行环境扫描的方法很重要，这样可以保持课程的动态、流畅和与时俱进。为设置相关的本科和研究生护理课程，教师必须考虑以下问题：

- 学生是否准备好在复杂多变的卫生保健环境中进行实践？是否了解他们将需要终身学习，从而成就持续、相关的护理事业？

- 学生是否准备好作为专业人员来展示必备的相关知识和技能，包括在患者安全文化的框架里运用循证实践的原则学习思考和做出临床决策？

- 学生是否准备好与本专业及跨专业人员合作，从事卫生保健领导工作，并在法律和伦理实践中表现出正直？

- 在全球健康需求和挑战的背景下，学生是否学习多元文化和整体概念，以对患者提供文化敏感的照护？
- 教师能否动态而有效地设计课程，包括临床教学模式的创新设计，从而为毕业生最有效地适应各种工作环境做好准备？
- 课程是否将重点放在循证研究和实践上，促进教师与学生之间的合作，与专业同事进行探究和改进？
- 课程是否与国内和国际卫生工作目标一致（例如"健康人群 2020"、世界卫生组织的目标及其他），从而满足老年人、妇女、儿童、多元文化和其他弱势群体的需要？
- 毕业生是否准备好引领护理团队在地方、全国乃至国际上倡导改善卫生保健成果和服务？
- 课程是否使用主动学习策略，包括叙事教学，如展开式案例学习、情境教学和反思、使用互动技术，让学生参与话题讨论并应用他们的知识？
- 教师是否可以设计出学习体验能让学习者在过渡性护理环境中从业做好准备？
- 与同行机构相比，大学或学院是否提供高质量、易获取和价值高的项目？
- 课程是否满足社区共同利益和其他相关利益者的需要？
- 课程是否应用当前和新兴教学及患者护理技术？教师是否做好充分准备将这些新技术整合到教学中去？

此外，知识指数级膨胀、急剧变化的社会人口和文化多样性、经济和消费者为中心的政治环境、愈演愈烈的全球恐怖主义活动，将继续对护理教师形成挑战，教师应批判性地回顾当前的课程和教学方法，培养好未来的毕业生。护理教育必须处理各类影响课程设计、实施和护理教育改革的问题，为各层次教育的毕业生适应日益复杂的工作做好准备。今后的实践工作将提出更大的期望，更依赖于在整个卫生保健统一体中使用先进技术（Benner，Sutphen，Leonard，& Day，2010；Valiga，2012）。

课程的定义

"课程"一词最早于 1820 年在苏格兰使用，在近 1 个世纪后成为美国教育术语的一部分。"课程"由拉丁文 *currere* 引申而来，原意为"跑"，随着时间的演变被翻译成"学习的进程"（Wiles & Bondi，1989）。

1949 年，Tyler 出版了一本至今已使用了 50 多年的关于课程和指导原则的手册（Tyler，2013）。在其他重要的概念中，Tyler 提出了有效组织课程的 3 个主要标准：连续性、顺序性和整合性。连续性通过关注"主要课程要素垂直重复"来实现（Tyler，2013，p. 84）。也就是说，必须在整个课程中纳入关键概念和技能，以支持知识和技能的获取。顺序性与连续性有关，但将注意力放在以过去活动为基础的新的学习经历上，同时扩展内容的广度或深度。最后，"整合性指课程经历的横向关系"（Tyler，2013，p. 85）。综合考虑如何培养学生在不同的科目和情境中的鉴赏力以及运用技能的能力。在护理教育中，如何在许多主题和环境中使用数学概念是一个经常被引用的例子（例如药物计算、疾病患病率等）。

Doll（2002）最初描述了与范式转移有关的课程设置，即从一个正式的定义向关注个人与他人和周围环境的多重互动转变。他定义的课程有 5 个概念：课程、复杂性、宇宙学、对话和社区。课程被定义为教师、学生和文本之间的"谈判通道"（pp. 45-46）。复杂性的概念指课程由动态和复杂的相互作用组成，最终通过教师的视野和毅力形成相互联系（p. 46）。宇宙学用来描述课程的"活的"本质，唤起创造力和活力（p. 48）。对话的概念描述了教师和学生之间相互表达尊重，以及他们如何"理解他们自己的为人"（p. 49-50）。社区指"所有人都身处其中的生态、全球和宇宙问题"（pp. 51-52）。

在后来的工作中，Doll（2012）描述了自己思想的演变，并指出了在复杂科学背景下整合理性科学方法（例如 Tyler）与教育美学和精神观的重要性，本质上是"设置不同的课程与教学观念——开放、动态、相关、创造和系统导向"（p. 10）。

由于课程的无定形本质，因此，它有多种定义。教育者倾向于基于个人哲学信念和强调教育具体内容的特殊定义。近期的两个课程概念捕捉了一些最重要的进化改变。Parkay、Anctil 和 Hass（2010）提出，"课程是学习者在教育项目中拥有的全部教育经验，其目的是在理论和研究框架下，在过去和当前专业实践和变化的社会需求中，实现广泛和具体目标"（p. 3）。Lunenburg（2011）建议重新考虑如何看待课程设置，包括"课程作为内容、学习经历、行为目标、教学计划和非技术方法"（p. 1）。非技术方法被描述为对传统课程计划的拒绝，包括哲学、美学、道德和伦理，以及其他与当今世界相关的理论。

许多课程定义中的共同元素包括以下内容：

- 预先选定的目标和预期取得的成果
- 在学习项目中选择特定的内容
- 促进传统和成人学习者学习的过程和经历
- 支持课程传授所需的资源
- 教师和学习者承担的学习责任范围
- 学习的方式和地点
- 校际活动，包括课外活动、指导和人际关系
- 作为学校教育成果的个体学习者的学习经历

课程类型

无论如何解释课程的意识形态，课程的几种类型都有可能同时存在。官方（或正式）课程包括公开的理念和使命的课程框架；公认的项目和单个课程的结果、能力、教学目标；课程目录；大纲。Bevis（2000）表示，"正式课程是由教师含蓄或明确同意的课程"。记录课程计划的书面文件，包括所要教授的内容和在项目完成时预期的学习结果与能力，要发给教师、学生、临床实践合作者和认证机构。

操作课程由"教师实际教给学生什么和如何将其重要性与学生沟通"组成，包括教师在课堂和临床环境中强调的知识、技能和态度（knowledge，skills，and attitudes，KSAs）。

Bevis（2000）指出，非正式课程是一种已知的、教师主动教学，但由于缺乏行为描述，所以无法评价。这些行为包括"关心、同情、权力及其运用"。

隐性课程指教师通过语言和非语言传授的价值观和信念。教师可能无意识地通过他们的表达、处理事情的优先次序，以及与学生的互动传授给学生，但学生能够意识到课程的"隐秘内容"，而且这种课程比书面课

程更有影响力。隐性课程包括教师与学生互动的方式、采用的教学方法和处理事情的优先次序。

缺失课程（Bevis，2000）指未教授的内容和行为。教师需要认识到未教授的内容和行为以及这样做的原因。其中的例子是教师认为有些知识和技能已经教过了，而事实并没有，如临床推理。当教师回顾课程时，所有的内容和关系都需要评价。

护理课程设置

从历史角度来看，Bevis 对护理教育者如何看待课程设置的影响很大。Bevis 将课程定义为"学生和教师之间的交流与互动，以及学生之间旨在学习的交流与互动"（2000，p. 72）。Bevis 向护理教育者提出了挑战，从她所说的泰勒式行为主义的课程设置技术范式转变为专注人类互动和主动学习，并将重点放在学生和教师的互动的范式上。从 Bevis 时代以来，有些护理学教育学者已经扩展了这些概念，其中最著名的是 Diekelmann 和 Diekelmann（2009）以及 Ironside（2014）。

护理课程往往基于现行实践、认证标准、管理要求和教师兴趣，导致课程缺乏标准化。在有些问题如何进行对话与合作式争论方面，出现了许多新机会，包括如何完成以下工作：

- 加强学生在授权委派、监督、任务优选、临床推理、决策和领导力方面的能力，以促进变革。
- 着重于健康促进、疾病预防和延续性护理，以缩小卫生保健机构之间的差距。
- 在学习过程中加强学生-教师-临床指导教师之间的互动。

- 设计让学生参与实践的临床模式。
- 设置以学习者为中心的环境。
- 运用循证研究和护理实践提供高效且有效的护理。
- 加入安全文化的概念，包括协调和延续护理，特别是跨专业教育和合作实践经验的设计。
- 着重于以患者为中心的护理，以达到改善患者保健服务体验（包括质量和满意度）、改善人口健康、降低人均卫生保健成本的"三重目标"（Berwick，Nolan，& Whittington，2008）。
- 扩展文化敏感的护理实践，着重于减小健康差距。

正如 Valiga（2012）总结的那样："护理教育者应积极主动地预见未来，而不是等待历史告诉我们时代的经验教训。尽管我们不确定，我们也必须采取行动，我们必须具有创新性和学术性，因为我们在塑造护理教育的未来。转变并不容易，但却迫切需要"（Valiga，2012，p. 432）。支持护理教育必要转变的关键是为护理教育研究制订国家议程（Valiga & Ironside，2012）。

教师在课程设置中的角色

课程设置历来是教师的职责，教师是各自学科中的专家，并且在确定学生毕业所需知识和能力方面具有最佳权威。《美国国家护理联盟护理教育者实践范围》（NLN，2012）概述了护理教育者"制订项目结果，设计反映当代医疗趋势的课程，并培养毕业生在卫生保健环境中有效发挥作用"的职责（NLN，2012，p. 18）。

随着对设计当代和有成本效益课程的不断重视，需要在课程设置过程中引入更广泛的利益相关者。在课程设计、发展、实施和评价中，护理等实践学科正在积极地吸引不同的利益相关者。增加参与度确实会提高设置过程的复杂性和及时改变课程的能力。为满足劳动力期望要求，教师需要灵活设计课程，随着期望的变化，接受广泛的解释说明，并能够使用各种不同的方法来实施。

传统上课程设置通常建立在概念框架、目标和紧密编排的学习经历基础上。这种方法将课程设置视为一个符合逻辑、连续的过程。尽管有些结构是计划和设置课程的必要条件，但更现代的方法把重点从认识论转变为本体论（Doane & Brown，2011；Ironside，2014）。教育认识论侧重于知识或"被覆盖的内容"。而教育本体论更注重以学习者为中心，着重于学生"成为护士的方法"（Doane & Brown，p. 22）。在哲学取向的这种转变中，知识用以促进学习者向护理专业人员的转变。从认识论到本体论的转变，对课程设计及如何选择帮助学生像护士一样思考，以及在实践中发展能力的教学策略的问题上产生了深远的影响。

护理教师已经开始从结果的角度看待课程设置，而不是在护理课程设置中使用传统的教育过程论。将重点放在学习产出（结果）上，强调学生如何利用知识在变化莫测的临床情境下进行实践，这种方法可以使学生和教师在个性化学习体验和创造知识的相关过程方面都有一定的自由度。

传统上，教师自主权与课程紧密相连；事实上，教师被认为"拥有"课程。这意味着教师负责评估、实施、评价和修订课程，以确保课程的质量和与项目的关联性。在目前的教育环境中，教育的价值取决于就业市场。在护理学科中，教育的重点已经转为学生毕业时所具备的知识和能力，因为这与他们在实践中的期望和角色有关。

不可避免的是，当实施课程设置时，学术自由与课程完整性的概念对比出现了。正如先前所建议的，教师共同负责使用他们的专业知识和多方面的才能来构建课程，以培养成功、高素质的毕业生。课程的完整性要通过教师努力实现，但并非总是可以达到协商一致的决定。课程中的沟通是决定课程质量、一致性和学生经历的关键因素。美国护理学院协会的一份声明中明确提到这个主题：

> 然而，在最初的原则中，学术自由的另一个维度没有充分发展，这与教师对教育项目的责任有关。教师有责任制订学生学习的目标，设计和实施通识教育项目和特意培养某种学识的专业学习，并评价学生的成果。在这些问题上，教师必须与系、学院、学校同事以及相关管理者合作。学术自由是必要的，不仅教师可以进行个人研究并教授他们自己的课程，学生也可以通过整个学院的学习项目，获得他们所需要的知识，为社会做出贡献（American Association of Colleges and Universities，2006，p. 1）。

该声明强调，学术自由并不意味着个别教师可以任意或单方面决定他们将在课堂教什么。通过教师管理过程，教师必须共同确定课程，然后将坚持集体决策作为实现课程完整性和有效性的方法。

国家报告、教育趋势和重要建议

近年来，一些享有盛名的组织或团体发布了一些具有开创性的立场声明、报告和建议，要求开展实质性课程改革，有时甚至是破坏性创新。对实质性课程改革的 5 个最重要的来源作出重新回顾，以便在现实情况下思考与护理课程相关的定义和过程。

医学研究所：护理教育质量与安全

2001 年，医学研究所（IOM）发表了一篇题为《跨越质量鸿沟》（IOM，2001）的开创性报告。该报告呼吁对卫生专业教育进行实质性改革，以加强卫生保健的质量与安全实践。简单地说，该报告指出，21 世纪的卫生专业人员应具备 5 项基本能力：以患者为中心的卫生保健、团队与合作、信息学、循证实践和质量改进（包括安全）。同时建议学科在重要领域发展通用语言，整合学习经历，使用循证的课程和教学策略，并提供塑造这些能力的教师培养计划。

护理教育质量与安全（quality and safety education in nursing，QSEN）计划始于 2005 年，其总体目标确保所有毕业的注册护士都已具备为实践做好准备的质量与安全能力。定期从护理教师和临床实践领导者那里收到的反馈显示，迫切需要确保教师教学的实时性，教授关于质量与安全实践的准确信息，并将质量与安全的内容快速整合到所有针对执照前学生的护理教育项目中（Sullivan，Hirst，& Cronenwett，2009）。为了给护理教师提供可以立即纳入课程的信息，护理教育质量与安全计划设置了一个知识、技能、态度课程框架（QSEN，未注明出版日期），列出 5 项能力（将质量与安全分开共是 6 项），并在医学研究所 2001 年的报告中通过（Cronenwett，2012）。护理教育质量与安全网站（www.qsen.org）的建立用以协助知识、技能、态度课程框架的传播，并作为教学资源的交换中心。

护理教育质量与安全计划被扩展到涵盖研究生水平的护理能力发展，研究生教育项目中知识、技能、态度课程框架促进了质量与安全能力发展（Cronenwett et al.，2009）。与美国护理学院协会的合作以及与美国国家护理联盟的沟通，使教师得到同护理教育质量与安全相关的持续发展机会。最后，护理教育质量与安全计划的基本内容已被整合到护理教育项目认证标准中，以确保在进行审核时其在护理教育项目中的存在和有效性。

卡耐基（Carnegie）教学促进基金会：教育护士

卡耐基教学促进基金会发起了一项为期多年的比较研究，名为"为专业做准备"，主要集中在美国医学、护理、法律、工程和神职人员的专业教育上。这一重大举措的目标是更好地理解各种专业如何通过识别教育方法以及加强和改进专业教育的结果来为实践做准备。这一系列关于专业研究的第 4 卷名为《教育护士：呼吁彻底改革》（Benner et al.，2010）。Benner 等人（2010）的研究提出的 4 项主要建议为课程设置和实施带来诸多启示：

1. 重视教学效果、情境认知和特定情境下的行为，而不是教授脱离现实的理论知识。这一建议常常被称为教学生如何"像护士一样思考"。

2. 整合临床与课堂教学，而不是将两者分离开来。鉴于当今护理实践所需知识的复杂性和广度，教师应设计能将课堂和临床教学更好地联系起来的策略，以跟随护理实践的复杂性和步伐。

3. 重视临床推理和多种思维方式，而不仅是评判性思维。多种思维方式的例子包括临床推理、临床想象和科学推理。

4. 着重于职业认同的形成，而不是专业

角色的社会化和角色扮演。护理学生需要体验能够提供学习机会并内化为"专业"要素的学习环境。

这 4 项建议，特别是当结合到实际的教学实践中，要求教育者在快速实现"三重目标"的卫生保健系统改革的背景下，从不同角度思考关于课程创建、获取和有效利用许多新的教学策略。三重目标旨在改善患者保健服务体验（包括质量和满意度），改善人群健康和降低人均卫生保健成本（IHI，2007）。

模拟的使用

在过去 10 年，模拟技术在护理和卫生专业教育中的应用出现了爆炸式增长，体现在应用频率、技术的复杂性及在教学策略方面的应用，给课程设置带来了若干启示。具体而言，目前学生期待的模拟活动包括进入临床实验室环境，随时可以获得类似于实际的临床环境。模拟可以简单地定义为模拟真实世界实践的活动或事件，包括低和高仿真的活动。设计学生学习体验，可以清晰地整合模拟、课堂和临床活动，促进为获得所需能力必要的合作与所进行的学习。对模拟使用的深入讨论见第 18 章。

跨专业教育与合作实践

通过跨专业教育（interprofessional education，IPE）与合作实践来实现整个美国卫生保健系统质量、安全和创新目标的重要性得到了众多有分量的报告和声明的支持，其中最引人注目的是医学研究所（IOM）的 3 个研究项目（2001，2003，2010）。世界卫生组织（WHO，2010）和一些促进跨专业教育的机构给出了对跨专业教育具有指导意义的定义。这些定义表明，跨专业教育可以被描述为不同专业的学生了解和学习多样化的卫生专业角色，这样，在现实世界环境中围绕卫生保健的跨专业合作将更容易出现。

2009 年，6 个代表不同卫生专业的全国教育协会（护理学、对抗疗法和整骨医学、牙科学、药学和公共卫生）联合创建了跨专业教育合作组织（Interprofessional Education Collaborative，IPEC），并制订与跨专业合作实践相关的核心能力（Interprofessional Education Collaborative Expert Panel，2011）。这些组织有能力在相应学科中影响课程的变革。跨专业教育合作组织的目标包括推进实质性的跨专业教育，为培养未来以团队为基础的保健医师做好准备。因此，跨专业教育被认为是促进跨专业合作实践的前身。第 11 章讨论了跨专业教育与合作实践，为毕业生跨专业实践做好准备而将所需能力纳入卫生专业课程中的情况。

跨专业教育合作专家小组（2011）提出的核心能力已被纳入几乎所有卫生学科认证标准，在多样化的课程中得到了更广泛的应用。许多院校已经发表了关于如何应用跨专业教育合作核心能力以及多个有关这些活动评价研究的案例（Sullivan & Godfrey，2012）。展望未来，护理和其他卫生专业课程将包括实质性的跨专业教育经历，以培养毕业生掌握已得到普遍认可的新型跨专业教育合作能力（Thistlethwaite & Moran，2010）。

网络技术与在线学习

在过去 5 年里，护理专业学生全部或部分在线学习的数量激增，原因包括访问更容易、方便、适宜于成人的教育和服务，以及在线学习可以提供灵活的项目计划。已建立的顶级高校以及新的非营利性和营利性高校越来越多地接受在线学习的发展趋势，将网络技术融入以校园为基础的课堂中，形成混合式课程。

　　一项针对卫生专业本科生在线学习的研究综述得出了积极的结论，包括学生知识、技能、满意度和成本效益。在纳入的 50 项研究中，有 12 项研究表明，在线学习者具有积极的显著差异；有 27 项研究表明在学习上没有显著差异，提示在线学习至少与传统的方法一样有效（George & Shocksnider，2014）。有证据表明，包括博士研究生项目在内的研究生在线学习也取得了类似的正面结果（Broome，Halstead，Pesut，Rawl，& Boland，2011）。一项在高等教育中使用混合式学习与技术的 Meta 分析表明，混合式学习比传统的面对面课堂教学效果更好。此外，使用计算机支持及一种或多种互动的存在（学生-教师-内容）提高了学生的学习效果（Bernard，Borokhovski，Schmid，Tamim，& Abrami，2014）。

　　在设置或重新设计各级课程时，应对网络学习技术的预期变化有明确的认识和规划。其中最重要的一个趋势报告是新媒体联盟（New Media Consortium，NMC）的《地平线报告》（NMC，2015）。年度《地平线报告》详细阐述了高等教育的主要趋势、阻碍高等教育技术应用的显著特点，以及在高等教育中教育技术的重要发展。这份报告对护理教育意义重大，其中包括持续关注和发展综合或混合式学习，以及社会媒体的普及。据报道，在高等教育中阻碍教育技术应用的特点包括：教师的数字化应用流畅度低、教学奖励相对缺乏、来自新教育模式的竞争和扩展教学创新。翻转课堂、学习分析、3D 打印、游戏和教育活动游戏化也被称为短期内高等教育的重要发展。教育技术

和相关教学方法，以及对教师有影响意义的更多细节讨论见第 19、20 和 21 章。

课程设计

　　精心设计的课程对各级别的执业护士至关重要。当一个项目的课程设计出来时，课程设计就会成为一项持续不断的任务，这项任务尽管与教和学分离，却是不可或缺的。课程是一个动态、不断发展变化的实体，由下列因素所塑造：学习者的需求和期望；教师对护理科学和艺术的信念；不断变化的卫生保健服务系统中新的需要；传授课程的结构体系和组织。

　　为专业特定的项目创建一个具体的课程设计，必须考虑诸多因素，包括教育实体的使命愿景和目标；教育实体和护理学院的理念；主要利益相关者优先考虑的因素（如学生、教师、雇主、校友等）。在决定了项目需要的结果和能力之后，教师需对课程进行设计。然而，值得注意的是，创建一个基本的组织框架，来指导项目结果和能力的开发是有益的，因为这两个组成部分必须和课程的完备性同步。

　　课程设计模型的主题复杂，因为有大量经常重叠的术语或相同术语的不一致使用。这个讨论更加复杂，因为护理教育项目经常使用设计模型的组合。以下阐述的是目前在护理教育课程设计中最常用的两个模型的简介。

课程设计模型

　　课程的整体结构可以是主要基于以下三个模型中的一个设计出来的：①内容模块（通常在护理教育中反映临床专业）；②概念（通常反映的是护理学科和其他学科中

被认为至关重要的护理实践）；③能力（反映的是关于毕业生预期表现的广义领域，即通过学期、学年或其他时间参数的课程进行"水平"分级，从而使学生在知识和技能发展上逐步提升并取得预期学习成果）。几乎所有的护理教育项目都将重点放在能力上，因为护理是一门实践专业，并且因为项目认证和执业资格要求包含期望的结果或能力。能力可以被嵌入"模块"或概念设计模型中。护理和其他实践学科共同面对的特殊挑战，是如何最佳规划临床或实践经验。更传统的模型通常由并行计划组成，理论课程和临床实践课程平行搭配，以满足这两个目标。实际上，这基本上不可能成功，并且实际安排实施的问题也难以应对。许多项目使用混合方法，即一些理论护理课程与临床实践有关，但和其他实践没有关系。一些项目正在试用前置的理论教学内容，有时候是临床模拟活动，之后是增强或浸入式临床实践，以实现整合 KSA 能力的目标。教师也应仔细考虑临床实习点是否能够给学生带来连续护理以及和其他学科的学习者一起合作的临床体验。

模块化课程内容的设置

希望主要使用内容模块设计课程的教师，必须首先仔细列举需要在课程中体现信息的主要模块或群集。模式可以根据具体课程进行排序和相应的临床学习经验进行安排。这种方法假定有一个逻辑顺序，能促进学习并且要求教师进行思考，究竟有什么可以帮助他们做循证决策，即关于什么是"逻辑"顺序的决策。

模块化课程通常围绕临床专业领域、患者群体、病理状况和身体系统来构建。从历史上看，护理教育项目有时通过患者类型

（医疗条件、专业或年龄），有时通过环境（主要是急诊医院，这种医院有门诊或养护中心和临床经验，以及在社区内的一些医疗点）来组织。以医学或临床专业领域为主体的课程，如成人外科护理、儿科护理、母婴护理、社区护理，就是课程设计模块方法的例子。其他重要的内容或概念会在单独的课程中教授，如研究和循证实践、护理专业基础。此外，还有一些重要的内容或概念被安排在看似最佳匹配的课程中，这些例子包括质量和安全、领导力、多元文化的主题。在课程设计中，以一个模块为主的方法也是可能的，即在整个课程中有选择性地整合一些内容领域，如药理学和营养学，或一些概念如疼痛或炎症。

模块内容理念组织了教学和学习两个方面。它帮助教师安排课程的分配，并补充教师的专业知识，允许教师主要在课程的特定位置中他们的专业领域内进行教学。追踪课程内容的安排也很容易。

但是，进入具体课程的内容分割或模块，可以使内容变成与之前或以后学习的课程相分离，并且阻碍学习者整合知识以及在课程之间传递概念、信息和经验的能力。总体来说，这种课程设计模型产生了一个高度结构化、几乎没有偏差、能够满足个体学习需求的课程。通过模块设计课程的教师也需要警惕这种趋势，即在认为课程"是属于他们的"教师中，有强烈意识要巩固课程所有权，并且因此拒绝课程完整性的改变。持续开放式交流和围绕课程设置的教师决策分享，在维持课程完整性方面必不可少。

模块化课程设计也有可能掩盖学生发展和成长为专业人员过程中出现的问题。例如，当学生没有通过某一门课程，听到教师说该学生"儿科护理"或"重症护理"不及

格这种情况很常见。在现实中，尽管学生似乎无法达到掌握预期的针对特定人群的知识、技能和行为的要求，但实际上，学生是因为没有能力转换关键概念和应用安全临床推理，从而导致了失败。教师必须超越"内容"看到"概念"，从而理解是什么导致了学生失败的表现。

以概念为基础的课程

目前，人们对更多用概念方法设计课程以及使用核心概念作为课程建设焦点的兴趣越来越浓厚（Giddens，Wright，& Gray，2012）。当使用对护理实践十分重要的核心理念或概念，帮助学习者理解相关性，以及通过更深层次的学习来理解他们在护理实践中遇到各种各样的情况和状况的时候，以概念为基础的课程的设计能更好地反映护理和卫生保健的复杂性。这些目标与传统课程形成对比，因为传统课程是围绕医疗诊断或患者群体而构建的，采用灵活性差且兼容性差的模式，如"模块"课程。

在一门以概念为基础的课程中，教师要识别和定义这些被认为是护理实践的核心，并且能帮助毕业生完整达到课程设计学习效果的概念。这些概念贯穿于整个课程，在一定程度上帮助获得贯穿整个课程要求的能力，最终达到预期学习效果。教师开发学习过程，引导学生将这些概念应用于各种各样的患者群体和照护机构。

尽管选择组织护理课程的概念有很大区别，但在大多数护理本科课程中已经出现了部分概念。常见概念的一些例子包括氧合、认知、疼痛、营养、药理学和生命周期。此外，护士的角色、交流与合作、质量与安全、伦理与法律问题也经常出现。表 6-1 显示了堪萨斯大学护理学院在设计新的本科课程时使用的一些概念。研究生课程也可能通过与高级实践角色和环境相关的概念系统组织起来。

在疼痛概念的以下描述中可以看到内容整合的示例。在课程早期，学生首先要学习引起疼痛的病理生理原因、疼痛的原因和主要特征、引起和影响疼痛的因素，以及如何评估和评价疼痛的特点。随着学生学习完课程，他们提升了对疼痛临床表现和治疗方法的理解，回顾了与疼痛概念相关的研究，确定适当、治疗性、与疼痛患者护理有关的护理干预措施。因此，将对疼痛从笼统理解进展到更具体、更深入的理解。最终，学生学习了疼痛，因为它涉及急性和慢性健康问题、身体或以非疾病为基础的原因，或诸如手术和分娩之类的不同临床人群的具体情况。

以围绕以下 4 个概念主题的课程设置为例，D'Antonio、Brennan 和 Curley（2013）描述了过去开发本科课程框架的过程，这个框架基于判断、调查、参与和表达。教师使用了共享的决策模型，来识别对教师和学生有意义的概念。此外，QSEN（护士质量安全教育）标准提供了与质量和安全相关的关键概念，可以连同其他重要的概念一起构建一个框架来组织课程（Chenot & Daniel，2010；Pollard et al.，2014）。

从历史上看，认证标准与对学生表现的预期对许多组织框架产生了显著的影响，因为教师认识到需要直接满足这些期望，包括一些概念如临床推理、解决问题、沟通、关怀、多元化、有治疗意义的护理干预措施（Kumm & Fletcher，2012；Mailloux，2011）。临床推理或"站在护士角度思考"的概念，正在逐渐取代更笼统的评判性思维概念，这样更好地聚焦于引导行为的情景知

表 6-1 以概念为基础的课程计划：护理学士项目（BSN）

健康和疾病概念 I：护理基础	健康和疾病概念 II：生命全周期照护	健康和疾病概念 III：多样化人口护理	专业实践的相关概念（其他课程的介绍顺序）
临床推理 1	人体发育	成瘾	关怀
舒适	家庭动力	行为	专业认同
排泄	体液平衡	细胞调节	学术探究
健康促进	电解质平衡	凝血	团队
感染	代谢	认知	合作 1、2
炎症	氧合 1	氧合 2	伦理
移动	酸碱平衡	颅内调控	领导力 1、2
营养	灌注 1	灌注 2	变化
自我概念	感官知觉	遗传易感性	终身学习
睡眠	情绪和情感	生殖	多样性
压力和应对 1	压力和应对 2	性欲	健康素养
体温调节	衰弱	灵性	医学信息学
组织完整性	哀伤		关系
	临终		教和学
			卫生保健质量 1、2、3
			患者安全
			证据和研究
			交流
			健康政策 1、2
			临床推理 2
			照护协调
			健康经济学
			健康系统 1、2
			健康公平性

Fletcher，K.，Kumm，S.，Buchanan，L.，Gay，J.，Laverentz，D.，Pierce，L.，Tarnow，K.，Meyer，M.，Nelson-Brantley，H.，Martin，D.，Belchez，C.，Johnson，G.，Young，E.，Barr，N.，Godfrey，N.，Phillips，C.，Schwartz，L.，& Klenke-Borgman，L.（2015）. Concepts in the University of Kansas School of Nursing Bachelor of Science in Nursing program. Unpublished manuscript, University of Kansas School of Nursing, Kansas City, KS. 得到使用许可

识的发展，而不是一般的知识技能（Benner et al.，2010）。

教师采用以概念为基础、以结果为导向的课程，必须能在课程结构中构建预期结果的背景和意义。结果的焦点是在课程完成时，学生获得期望的目标能力，达到项目的预期效果。教师必须识别并整合课程概念，以支持学生实现具体的能力和效果。

在一个以概念为基础的课程设计中，正如在模块方法中提到的那样，知识发展和技能获得没有界限。构成课程的概念必须向学生解释清楚，从而使他们在整个课程中看到并体验这些概念的整合性。学生利用临床经验学习具体概念的本质，并且鼓励他们将知识转移和扩展到不同的环境、人群和经历。积极参与教和学策略，自然地与在护理教育

中的概念性方法相配对。以问题为基础的学习、以小组为基础的学习、案例研究和反思，只是教和学策略的几个例子，可以帮助学生理解已经学习的概念，并帮助他们成为知识的"使用者"。请参阅第 15 章对主动学习策略的深入讨论。

对课程设计更概念化方法的缺点，包括难以保持课程完整性，这是由于缺少内容的边界，以及无意中将重点概念从课程中删除的可能性。教师必须认真地将概念在整个课程里规划出来，确保学生对概念知识的了解逐渐增强，更有深度和广度，不会陷入重复或遗漏的麻烦中。参见本章"开发组织框架的指导原则"部分，将进一步介绍如何选择课程概念。

另一个潜在劣势，是学生的学习风格可能会倾向于选择更传统、更不具有概念化的学习方法，因为他们已经习惯了如何学习。在课堂上，教师应当考虑学生各种各样的学习风格和设计方法，以帮助学生选择更具概念化的学习方法。

以能力为基础的教育

以能力为基础的教育（competency-based education，CBE）作为课程方法的术语，有一个特定、正式的定义，并且常用它来定义包含此类做法的特定课程。根据正式的定义，CBE 是一个"设计和实施教育的框架，侧重于卫生保健专业特有期望行为特征……CBE 通过建立可观察和可测量的绩效指标，明确（在更传统教育的框架中隐含的能力目标）学习者必须达到公认的能力"（Gruppen, Mangrulkar, & Kolars, 2012, p. 1）。相比之下，传统教育课程的学习目标，对能力的定义不清晰、不明确，实际测试测量学习能力的方法较弱或前后不一致。CBE 的支持者带来了系统的、有效的能力评估方法，并且允许学生按照自己的节奏发展，而不是按照设定好的时间和程序进行学习活动。此外，CBE 可能比传统教育方法更节约资源。在与健康相关的专业角色中完全实施 CBE，面临的挑战包括识别社区的健康需求、定义能力、发展自我调节和灵活的学习方法选择、评估学习者的能力。正式的 CBE 方法不一定适合所有学习者的偏好和能力。

正如之前提到的，几乎所有的护理和专业人员教育课程，因为需要认证和执业许可，都包含了 CBE 的一些内容；然而，CBE 原则的使用数量和一致性，在整个护理教育项目中有很大不同。

课程中知识的排序或构建

无论课程设计选择什么样的模型，教师都必须对课程的知识如何排序或构建做出决定。Wiles 和 Bondi（2011）描述了在课程中排序或构建知识的 5 种模型。类似于课程设计方法的混合使用，许多护理教育课程设计在整个课程中使用 5 种模型的某些方面，有时在同一学期或同一门课程。这有助于教师明确引导学生了解课程设置，所有课程应提供明确的期望以避免混淆。

在构建模块设计中，内容和学习活动首先从基础知识或技能开始，然后是更详细或更专业的材料。如果适用，接下来是更高层次的深度或专业知识。分枝设计与构建模块设计相似，也是首先展现基础知识或技能，之后是通过多种多样的学习选择途径来实现期望的 KSAs（知识、技能、态度）。这种类型在课程的模块设计模型中表现尤其突出。

在螺旋设计中，选定的知识领域在课程中反复出现，深度和广度逐渐加深。在有些地方，这一领域还在进一步区分为螺旋性和链性设计。在螺旋性课程中，很多不同的主题在整个课程里面特定的地方出现。由于担心学生会经常忘记之前所学过的信息，因为前面讲授时间较短，而且没有时间掌握重要的基础知识，所以这些要点可能需要有规律地或间歇性地出现。为了减少这些问题，一些教育专家建议使用链性（有时也称为线性）设计。在链性设计中，主题被安排成有意义的规律性重复组别，以达到更好的成效和留存率。在以概念为导向的课程中，螺旋性或链性设计很突出。

任务或技能设计的特征是具体的知识和经验的传授，计划达到预期的能力。对学生来说，不管是作为个体还是群体，都可能有不同的途径来反映学习偏好或其他特征。这种模型在 CBE 项目中通常显得很突出，尽管在评估时任务和技能通常被分到更大的能力组中去。

知识排序的第 5 个模型是过程设计，焦点是在学习的过程中，通过具体信息或内容的举例来阐述这个过程。一些教育家认为，加强对叙事性教育以及相关教和学策略的关注（例如，"站在护士的角度思考"学习的概念），反映了过程设计。

课程元素

课程设置是教师的重要责任之一，充满挑战性，但值得我们努力去完成。尽管关于课程及其相关的内容过程已经做过诸多研究，但由于有很多方法和术语，导致对哪些元素构成课程的混乱和分歧。本章仅收录和讨论以下课程元素：课程设计、组织框架、项目终极的结果和能力、分级别的能力、一门课的设计、教学策略和学习经历、实施课程的所需资源。在各护理学院最常用的一些术语和定义在此处得到反映。课程的每个元素都突出了现代思想的影响以及教与学的较为新颖的方法。

组织框架

组织框架是一种方法，用于使该学科感兴趣或重要的现象的知识有可以获取的渠道。组织框架提供了编目分类和检索知识的逻辑结构。这个经常被描绘成一个图解的概念化模型的结构，在为教师指导学生开发知识间认知关联的时候，对教与学的过程至关重要。这可以帮助教师和学生理解护理的抽象本质。Fawcett（1989）关于概念模型和框架的经典著作可以向读者提供关于理论、模型和概念的讨论，但不在本章讨论范围内。

组织框架已运用在课程设置中，可以描述包含在传统理念陈述中的构造，反映了教师的集体信念。不应将组织框架理解为项目的永久特性，而应理解为复杂模式的万花筒，对学生知道需要学习哪些知识以及如何才能以最佳方法学习十分重要。

构建框架的目的，是在教师和学生的脑海中系统地构建一个图像，以此决定哪些知识重要，并对当今护理有价值，这些知识应该如何定义、分类，并与其他知识联系起来。尽管大多数护士仍继续在急诊护理环境中实践工作，但随着越来越多地强调延续护理，在全球化背景下，护理环境的连续性需要更宽广的定位。这种想法和 IOM 里程碑式报告的建议一致（2010），即未来的护士应该准备好在广泛的护理环境中进行实践，并反映和《患者保护与平价医疗法案》（Patient Protection and Affordable Care Act, PPACA）相关的发展变革（2011）。因此，组织框架应反映与人口和环境相关的概念。

组织课程框架为教师和学生提供了决定知识范围的蓝图（即在教师和学习者的记忆中哪些概念是重要的），以及用有特色和有意义的方式构建知识的方法。正因为如此，组织课程框架是进行教学和学习的教育路线图。与其他路线图一样，多个路线的选择都可以到达指定的目的地或效果。在定义和形成框架中使用了多种方法。然而，组织框架必须反映护理实践范围、护士关注的现象，以及护士和其他处理健康问题的工作的人员有怎样的关系，而这些通常被称为护理学的形而上范式（Lee & Fawcett，2013）。

框 6-1 是一所学校对本科课程组织框架的描述（D'Antonio et al.，2013，p. 410）。在回顾组织框架时，人们可找到以下概念，以作出进一步扩展并为学生在课程中明确地相互关联：基于关怀关系的护理实践；健康、疾病和治疗；护理融入卫生保健系统、社会

框 6-1　佩恩护理组织框架

大学、学院和课程情况

佩恩学校的学士学位课程引入了结构框架，在促进健康和康复的照护关系中，居护理实践首位的是学校使命、愿景和价值观。学士学位课程建立在护理的概念化上，因为它会让学生越来越倾向于针对个人、家庭、社区以及与健康和疾病共存的人群进行情境化理解。随着学生经历动态变化的本质，即护理融入了卫生保健系统、社会结构和社会中，也会让他们融入越来越复杂的情况和护理环境。

学士学位课程集中在 4 个交叉的核心主题，描述了护理实践的复杂性和情境相关的性质：判断、调查、参与和观点的表达。

Journal of Professional Nursing, 29（6），D'Antonio, P. O. B., Brennan, A. M. W., & Curley, M. A., Judgment, inquiry, engagement, voice: Reenvisioning an undergraduate nursing curriculum using a shared decisionmaking model, 407-413,（2013）. 得到 Elsevier 授权

结构和社会；判断、调查、参与和观点的表达。将这个组织框架作为结构课程的指南，教师能够设计学习经历，帮助学生在围绕患者、家庭、社区、人群越来越复杂和情境化的临床经验中应用这些概念。

随着教师在课程建设中采用结果导向的方法，组织框架或模式将继续为相同的目的服务。然而在不断变化的护理实践中，理念观点和未来主义前景将会推动组织框架或模式。例如，在远程医疗和基于个体服务的诊所中的护士角色，不论是本科还是研究生教育，均为护士提供了新的和宽广的职业选择。因此，护理能力必须在护理实践要点上反映出更广泛的视角。组织框架直接为教育结果和项目终极能力的开发提供指导，并且需要根据更详细的规划目的进行等级划分。

要能够很好地服务于项目或学校，其组织框架的选择或设计过程不是一件容易的事。然而，对教师创建团队合作和创新技能来说，该过程是一个极好的机会。有两种常用方法，决定了教师希望构建组织框架的类型。第一种方法是选择单一、特定的护理理论或模式，在此基础上建立框架，如今在一些学校中使用的是这样一个传统方法。第二种常用的方法是更折衷和混合的概念，来源于多种理论或模型，随着护理和卫生保健环境的复杂性增强，这种方法逐渐流行起来。

发展单一理论框架

构建组织框架的传统方法，是使用特定护理理论或模型，从而帮助塑造与教师理念一致的视觉形象。例如，如果教师认为关怀是护理的核心，当向学生解释关于护理专业和护理学科的编录知识时，关怀理论（Hills & Watson，2011；Swanson，1999；Watson，1997）可能起锚定模型的主导作用。建立单

一理论或模型的组织框架，其优势是可以使用单一形象，使学习者和教师共同分享定义好的词汇。使用单一理论或现有的概念模型具有局限性和挑战性，包括不能反映每个人关于护理和护理实践的观点。当教师在过去课程中已受过训练或已然接受不同的理论或方向的理论时，就会遇到问题。框架中只采用一种理论，可能会限制教师将课程的所有要素集合在一起的能力。随着护理实践正在被动态的、不断发展的卫生保健系统改变，这就为不使用此种方法提供了理论依据。因此，护理教育者和实践者不会仅接受单一理论。当学生发现自己在临床实践环境中，不能将遇到的事情以同一理论或任何理论解释

时，课程中使用单一理论的学生很可能会遇到挫折和困惑。

发展折衷框架

使用单一理论作为组织框架，会带来挑战和局限性，教师不一定非得选择单一理论或模型。人们相信许多理论或概念的结合，更能反映他们对护理的信念，或许可以用折衷的方法来开发课程框架。图 6-1 向我们展示了一个已经用在一些护理项目中指导工作的折衷框架。护理质量委员会的框架包括照护、治愈等传统护理角色概念的最新使用，并结合以护士质量安全教育（QSEN）和跨专业教育（IPE）能力作为主要指导性结构。

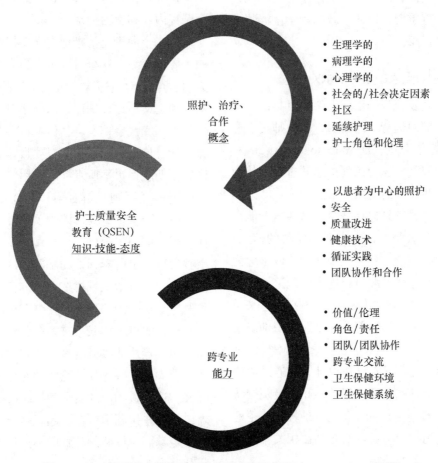

照护、治疗、
合作
概念

- 生理学的
- 病理学的
- 心理学的
- 社会的/社会决定因素
- 社区
- 延续护理
- 护士角色和伦理

护士质量安全
教育（QSEN）
知识-技能-态度

- 以患者为中心的照护
- 安全
- 质量改进
- 健康技术
- 循证实践
- 团队协作和合作

跨专业
能力

- 价值/伦理
- 角色/责任
- 团队/团队协作
- 跨专业交流
- 卫生保健环境
- 卫生保健系统

图 6-1　针对护理教育的护理质量委员会组织框架（D. T. Sullivan 提供）

设计组织框架时，使用比较折衷的方法也有隐患。有些人认为这种方法阻碍了全面护理理论的发展和独特护理知识体系的发展。折衷方法的优点是可以"借用"概念和定义，这些概念和定义来自护理或非护理理论，并最符合教师的信念和价值。折衷方法或许可以促进现代化的或不断演变的包括护理、健康、环境等一系列重要概念与其他关键概念的融合，也能更好地反映横贯环境和患者人群的连续统一体的护理实践。然而，如果教师开发折衷框架，在这个框架里，概念和定义是从一些其他理论"借鉴"过来的，他们要确保这个"借"的行为没有改变概念的原本意思。清晰地阐明所选择概念之间的关系很重要。因此，阐明组织框架中应用的概念的意思十分重要，以便使教师和学生清楚正在研究的现象。

开发组织框架的指导原则

尽管开发课程的组织框架没有具体的步骤或"应如何进行"的指引，但教师可以遵循一些指导原则。D'Antonio 等人（2013）描述了护理院校识别课程概念的过程，从而阐明了这些原则的使用方法。

第一个原则是选择概念，这些概念能最准确地反映教师对护理实践和学科的信念，以及学生如何学习。引入现代的、以学生为中心的学习方法，源自建构主义理论（见第13章），这在教师的信仰声明中变得越来越明显，并且一直影响着课程设置。识别出来的概念也应反映项目所在的大学或院校的理念、使命、目标或对其作出补充。通过创建一个反映能够同时被护理学科和上级院校认为有价值的概念的组织框架，是教师清楚地表述他们的护理项目对所有利益相关者实体所做出的贡献的开端。

选择概念最重要的方面是相关性，这个概念可以将课程联系在一起。这意味着所选择的概念必须对未来的执业护士是相关的或有意义的，符合护理科学和艺术，以及与卫生保健系统所服务的人群的需要相一致。在课程设置阶段，让利益相关者参与进来是十分重要的。阅读专业标准和建议；理解监管和认证标准；收集来自临床实践合作者、学生、社区领导者和其他确定的利益相关者的建议，都可以帮助教师选择恰当的概念。所选的概念经常被组织成图示法，便于对组织框架的理解和认识（图6-1）。组织中的概念通过创立项目终极结果和能力得到进一步发展。必要的 KSAs 将进一步为每一个概念定义，并且整合进课程中，自始至终贯穿整个课程内容和学习活动。

第二个原则是清晰地定义支撑课程框架的主要概念。在这个过程中应建立共识，因为向学生明确表达这些概念是教师的责任。术语和定义一致，确保组织框架对教师、学生、临床实践合作者、其他项目的利益相关者清晰可见，会增强框架对项目完成时需掌握的预期能力水平所发挥的作用。

第三个原则是解释辨识概念相互之间的关联性。这很重要，因为关联性是学生如何理解、应用、分析、综合，以及评估在整个教育过程中所学知识的基础。这些原则类似于将一个拼图玩具拼在一起。在这里，这些概念是拼图的碎片，并且整个拼图是高质量、现代的护理实践。拼图有各种各样的碎片。通常碎片的数量越多，在它的构建中挑战就越大。这些碎片的轮廓和颜色是概念的定义。这些拼图碎片定义和描绘的颜色越清晰，将这些拼图组合在一起就越容易。教师和学生掌握对框架的理解而不需过多投入时间和精力至关重要。

教师必须决定一些主要概念，组成组织框架并重点阐述这些概念之间的关联性。没有必要或不需要识别学生接触到的每一个概念。教师关注微小概念越多，则他们定义事实（而不是概念）的可能性越大，这很快就会变得本末倒置了。将概念识别、定义、关联性的工作继续保持在更广泛层面上很重要，而且应该包括那些能够保持以安全和高质量的实践为显著特点的概念。

然而，教师着手处理为他们课程制订框架的工作，其最终构建的框架必须和以下列举内容一致：学校的使命和理念陈述、教师价值和信念、项目目标、专业标准、州和联邦法规、现在和未来护理实践的趋势。教师应该在课程框架上有广泛的共识，因为这个共识是课程解释、实施、评估的一致性的基础，以满足预期项目目标和结果。如果理念、价值、项目期望、专业实践期望和结果、框架之间存在分离，教师需要对已创建的框架使用提出质疑。

当工作完成时，教师应与各种不同的利益相关者分享完成的框架，并就他人如何理解组织框架征求反馈意见。这样可以帮助教师判别是否成功地公开向他人表述自己的信仰和价值观。

结果和能力

如果课程框架是理解护理学科的旅程线路图，那么结果可以等同于旅程的目的地，能力则是沿途看到的里程标记。项目结果（也被称为学习结果或预期结果）取代了传统所说的终极目标，因为结果代表了学生在项目完成时所表现出来的综合知识、技能和才能或能力。

结果，简言之就是学生应该在指定的时间，特别是在课程完成时表现出来的特征

和呈现出的项目理想毕业生的样子。能力有时被描述为学生在教育项目期间或结束时的指定节点，凭借自己的所学能做些什么。每一个广泛的课程结果都可能与多个能力相联系，以获得对学生评估和总体课程评价有意义的针对性。第 5 篇"评价"中提供了有关学生学习评价、课程评价及相关主题的详细信息。

确认课程结果

正如高等教育一样，以结果为导向也逐渐在护理教育中发展起来。由此带来的变化是使中学后的教育更为注重质量和价值（美国小学到高中的教育也经历了类似的一系列以能力测试为主的变化）。能够呈现所述项目结果的成效，符合本章前面讲到的课程的社会效率思想。区域高等教育认证机构已经完全认可了教育结果应该是培养服务于社会需要或进步方面的毕业生的观点，因此有人会指出，正是由此引起了对学生学习评价和增强项目评价指标的强硬的规定方法。

Newman 等人（2010）负责的一个名为"高等教育的未来：文辞、现实与市场风险"的项目就是这种思想转变的例子。来自这个项目的假定之一是，教师需要在课程设置时就有关教育目标和结果提出正确的问题。与课程设置相关的问题包括以下内容：

- 所有的毕业生需要哪些知识和技能？
- 学生需要获得哪些必备知识，使其在就业中具有生产力？
- 现有的知识及技能和未来的需求之间有什么差距？
- 技术在促进获取必要知识和技能方面的作用是什么？
- 我们如何提供课程才能使结果最大化？

在过去十年中，对高等教育结果的重视不断提升。在回应项目结果方面的尖锐问题时，美国国家护理联盟（NLN）召集了一个咨询小组，探讨了各种层次的教育项目，包括从执业护士到临床博士学位的项目结果和所需能力（NLN，2010）。美国护理学院协会（AACN）也做了类似的努力，其"要领"（essentials）系列出版物包含护理学学士（2008）、硕士（2011）和博士（2006）项目的预期结果和能力。

护理教育者需要确保所设计的课程与卫生保健和高等教育的不断变化相适应，这使大家更多地关注学校证实自身成功的能力。而结果评价一直被视为确定学校项目优缺点的关键。全面的课程评价可以帮助教师确定哪些做法在达到学术质量和所需项目结果方面是有效或无效的（Astin，2012；McDonald，2014；Oerrmann & Gaberson，2014）。

这与主要以过程为导向的 Tylerian 的课程和评价方法有很大不同，Tylerian 的方法注重详细的课程目标，明确需要满足课程目标的教学内容，以及根据所教内容的类型辅以适当的教学方法。而结果评价强调学生在教学中实际学到了什么，而不仅仅是课程设计所要传递的知识和经验（Astin，2012；McDonald，2014；Oerrmann & Gaberson，2014；Wittmann-Price & Fasolka，2010）。这些差异对许多人来说似乎是细微的，但却是在课程设置和学生学习评估及评价中的焦点变化的核心，并将在高等教育和护理教育中继续发展。

当一门课程更注重发展与护理实践相关的结果时，思考课程建设往往更容易从一个项目的结果而非起点入手。结果就成了课程设置的关键点。这种课程设置方法强调，需

要将组织框架作为课程设置的起点。课程设置开始于明确课程的预期结果，或学生毕业时成为一名合格护士需要呈现的综合能力，然后回归到课程设置的起点，这给教师提供了机会，以确定他们期望学生在完成课程时所需的必要结果和能力。值得注意的是，课程结果的开发应基于课程的使命、愿景、价值观和理念，环境扫描以涵盖主要外部利益相关者的观点，利用护理和医疗专业教育中最好的现行证据，以及来自教师、学生、校友和其他内部利益相关者的取向。框 6-2 是一个宗教附属学院护理学士项目结果的例子，与其使命陈述显著保持一致。

由于组织框架的建立基于融入结果和能力之中的理论和概念，这使得组织框架与结果和能力之间的相互关系变得清晰起来。例如，如果教师认为学生需要具备临床推理、沟通、团队合作和领导力，那么这些概念都将在组织框架中呈现。在以结果为中心的课程中，教师对话的驱动力不在于必须讲授什么内容，而是学生需要展示什么知识、技能、态度（职业价值）来实现预期的课程结果。教师在思考课程结果或课程的最后阶段之前，首先必须根据利益相关者已知的和着眼于未来的护理实践来确定所期望的项目结果（Sroczynski，Gravlin，Route，Hoffart，& Creelman，2011）。这里有一些项目能力方面的例子，反映了利益相关者不断变化的优先事项，如强调跨机构的过渡期护理协调、新兴技术和文化敏感性护理。

完成护理学士项目的毕业生将能够：
- 在不同的服务提供者和部门之间协调护理和过渡
- 在护理实践中应用沟通和新兴技术，以达到最佳患者结局
- 为患者和家属提供文化敏感性护理

框 6-2　阿昆纳斯学院的使命和核心原则

阿昆纳斯学院的使命是在多米尼加传统下以基督为中心的天主教学习团体。学院将所有的努力都集中在智力、道德、精神和职业培养方面。学生在基督教环境中接受个体化的培养，信仰和理性的和谐融合可以渗透到他们生活的每一个层面。在探索人类文明与拯救灵魂教义之间的关系中，大学环境信奉多米尼加必须宣讲福音、为他人服务、从事真理和慈善的文化

护理学士项目结果

完成该项目的毕业生将能够：

1. 为在各种环境中的个人、家庭、团体以及有着不同人口和文化特征的多维人群提供循证和临床相关的整体护理

2. 有效地使用口头、书面和电子方法进行沟通，传递分析和整合提供安全质量护理所需的数据，并指导护理实践

3. 整合评判性推理和解决问题的方法，进行有效

的护理决策，帮助患者做出相关决定，以改善他们的健康和生活质量

4. 实施干预措施，整合道德、法律和基督教原则与行为，所有专业护理活动符合天主教和多米尼加传统，以倡导护士、患者、家属、伴侣和社会的健康、幸福和最佳利益

5. 整合教学策略，帮助个人、家庭和社区实现最高水平的健康和幸福

6. 与其他医疗团队成员协作，促进、保护和改善患者在疾病 / 健康连续体中任一阶段的健康状况

7. 在多学科医疗环境中从事领导和管理活动，以计划、实施、授权、评价和促进安全、优质、全面和有成本效益的护理

8. 融入持续不断的专业和实践变化中，促进安全优质的患者护理，并通过持续学习和高级实践教育，时刻为提升专业目标做准备

阿昆纳斯学院护理学院授权使用

（Thomas Jefferson University College of Nursing，2015）

在教师确定课程结果时，将这些结果融入促进护理实践的活动中很重要。重要的是采用结果视角时，教师不仅要明确和定义他们希望在结果开发中使用的概念，而且要确保结果范围足够宽泛，以包含所需的所有属性。

所需项目结果的数量是一个常见的问题。这个问题没有循证答案。然而，许多项目一般不超过 8 ～ 10 个结果。应谨记，结果应该宽泛，包括大量随实践而发展的能力。如果教师确定了大量的项目结果，他们很可能把项目结果同知识、技能或与能力相关的行为混淆了。项目结果不应经常更新，应经得起时间的考验。例如，思考下面的护理学士项目结果（9 个中的 2 个）。作为护理学士项目的毕业生，你将成为：

- 一个文化敏感者，能提供整体、个体、家庭、社区和以人群为中心的护理。

- 一个有效的沟通者，能与跨专业团队成员、患者和他们的支持系统合作，以改善健康结局（Indiana University School of Nursing，2012）。

这些结果都写得很宽泛，在未来的一段时间内均实用。毕业生呈现这些结果所需获得的知识、技能和行为（能力）可能会改变，但结果仍保持不变。教师可以根据需要审查和更新能力，以保持与时俱进。

一些标准将有助于确定多少结果应被包括进去，以确保：组织框架的主要内容被包含在内；适当地反映重要的专业实践和认证标准；当把结果视为一个整体时，实践者从事安全优质护理服务的主要内容将被清晰地呈现。

考虑用更具本体论的哲学方法来定义结果，增加了学习者对核心特性的观察角度。例如，在 Doane 和 Brown（2011）的著作中提到，学生应该表现出"自我倡导、自我纠正和自我评价的行为，他们认为这是具有技能的实践者的核心"（p. 24）。作者指出，培养交流技巧至关重要，学习者识别未知知识的能力构成了课程的基本内容。反思和反思性实践的重要性越来越被认为是一项用以发展职业认同、培养高情商实践者及终身学习和发展的关键策略（Sherwood & Horton-Deutsch，2012）。

确认和发展能力

在预期的项目结果确定之后，课程设置的下一步是确认要达到这些结果学生需要具备的能力。能力陈述是明确学生为了达到项目结果而需要发展的知识、技能、职业态度和价值观。能力陈述是为行为定位和以学生为中心的。护理教师进行课程设置必须以护理知识和技能基于或结合通识教育的知识和技能为前提。项目结果应包括护理学科特定的能力，以及那些为终身学习奠定基础的能力。无论是本科生还是研究生，学生均通过所学的必要知识、技能和态度来获取既定的能力，从而实现预期的项目结果。

能力陈述在评价学生学习方面很重要，因为它是驱动评价的基础。在确定能力时，教师应注意确定针对正确的学生、正确的行为、正确的行为水平和正确的行为环境。在这里，学生是指与教师期望行为相对应的学生水平（例如低年级护生、大二护生、高年级护生、硕士或博士学位的学生等）；行为水平是指行为所呈现的学习水平或成绩水平（这正是学习分类学的有用之处）；行为环境是指行为发生的环境。例如，如果教师认为学生有必要在一个连续的医疗环境中或特定的患者群体护理中展示特定的技能、知识或态度，那么能力陈述应明确所要表现的行为参数。同样重要的是，教师应谨记能力陈述不能过于具体，以免"让自己陷入无法逃脱的困境"（例如，如果教师指定对门诊术后患者的护理中需展示某一行为，那么所有的学生都必须保证这种行为体验，以便教师对学生的表现做出准确、一致的评估和评价）。

能力水平测定

在能力水平测定或规定中，教师必须识别所达到的知识、技能和态度水平，以证实是否达到预期结果。教师需要设计学习环境，使学生达到既定的知识水平。评价措施也需要与所确定的学习水平相一致，以确保从信息输入到预期的能力输出过程的评估一致性。学习有不同的层次，在课程中教师要明确说明各学习层次所对应的能力。表 6-2

表 6-2 课程能力水平测定：沟通

项目能力： 与患者、同事和他人间进行恰当、准确、有效的沟通

第1学期	第2学期	第3学期	第4学期
通过评价自己的沟通形式（口头、书面和借助技术手段）来评估信息准确传达和接收的优缺点	获取和评价通过信息技术来源取得的专业信息和患者教育信息的质量和适当性	运用有效人际沟通理论的原则来实施与个人和团体间的以目标为导向的沟通	有效地通过各种媒介和环境表达自己，来教育、影响和与他人合作

提供了本科护理项目最后 4 个学期中与沟通相关的能力水平。

能力一旦以一年、一学期或学术的水平被界定，教师就必须仔细审查这些能力，并确定如何设计课程，以促进这些能力的持续发展。植入每个能力中的行为成为课程层面能力的重点。不是所有的能力都会或应该被包括在所有课程中。课程层面上的能力更具体、更详细地说明所选择的能力如何与课程明确相关。然后，教师要确定学生需要具备什么样的必要条件和知识、技能来证明这种能力。

例如，如果教师认为标准护理的个性化是护生学习体验的关键，那么课程层面的能力需要包括相应的课程目标、学习活动和学习评价来反映这一点。

由于结构化学习扎根于发展理论，所以学生在完成课程时，会越来越擅长于将知识应用于越来越复杂的或新的情况中。书写课程能力（课程期望）时，应该要反映出在所有课程中该课程的位置；先修、衔接和后续各门课程的学习期望；以及每门课程如何促进项目能力的发展。在书写能力陈述时的精确度是必要的。描述能力的语言必须体现持续发展的意识。发展可能是以增加复杂性、区分度、划分度或熟练度的形式体现的。

能力学习进展图

正如本章前面所述，结果通常是通过更具体的能力陈述来衡量的。总的来说，就是提供证据来证明结果已经实现。为了保持课程的完整性，跟踪与每个课程结果相关的能力是一项重要的举措；然而，跟踪与所有结果相关的众多能力可能会成为一项繁重的任务。综合内容网格表的使用是有利和必要的；然而，它可以非常庞大，以至于在描绘预期的知识、技能、态度的结构单元时会失去效用。

记录学习进展有若干个方法，其中的一个典型就是能力学习进展图。能力学习进展图（Sullivan，2014）可以简洁地呈现学习的进展（表 6-3）。每个项目结果是通过多个反映学习成绩的衍生能力来衡量的。能力

表 6-3　能力学习进展图			
卓越大学：护理学士项目			
能力编号：1			
能力的主题 / 线：护理 / 合作			
终极项目能力：以尊重和了解他人的角色为基础，与医疗团队其他成员合作			
能力	课程	学习活动	评价
展现其他医疗团队成员对照护贡献的知识	N 100	总结对 3 个非护理医疗团队成员有关执业范畴及护理重点的采访	任务规则
		与适当主题的其他学科结合，构建一个患者教育计划	小组报告同行评分
运用群体行为和合作技能的知识，促进有效的团队关系和决策	N 200	描述一个以理论为基础的有效团队合作方法	带有评分标准的学术论文
		使用团队合作和质量改进原则，评估两个医疗团队的情况	带有汇报分析的模拟活动

的每个成分都显示在学习结果的网格下，包括有关课程位置的信息、具体的学习活动和评价标准，以评估学生的学习。一旦能力被教师认可并将其包括在能力学习进展图中，教师一般不会改变关键的学习活动和评价方法。此外，选定的任务作业可以用来创建学生档案，作为预期学习结果的综合体现。最后，重点学习活动的规范是辨别内容的重复和遗漏的有效工具。

在一个近期的护理项目中，发现学生被要求用几乎相同的标准在三个不同的课程中进行三次社区评估。教师认为一次社区评估就足够了，从而为其他学习主题让出宝贵时间。能力学习进展图可以用于定期评审，以便纳入新的信息和概念，由指定的教师小组负责作出是否改变的决定。这种做法是课程完整性如何与先前讨论的学术自由的概念相平衡的典范。

课程设计

到目前为止，教师已经完成了总体课程结构，并确定了组织框架、结果和能力。这些能力现在需要通过教师开发的课程来组织或贯穿。为此，教师必须考虑需要在总的课程大纲中的每一门课程应取得的结果和能力所需要的前因或因素。前因被定义为发展或培育确定的属性或特征所需的必备知识。假设总的课程大纲中的每一门课程都会对学生的能力有独特的贡献，则以此来实现每一项目层次的既定能力。

教师作为课程设置的关键，要有意识地考虑和设计课程及顺序，以便用最佳方式在多元化学生群体中实现学生所期望的学习结果。对课程设计和学习体验的深入讨论见第10章。

课程设计中教学与学习的趋势

概念化和设计护理教育项目正发生巨大的变化。这些变化已在本章的前面讲述。这里简要介绍一些额外的重要趋势，因为它们对护理教育课程产生了深远的影响。其中最重要的是理论和方法，以寻求促进更深层次、更具参与性的学习，以及更能体现护理教学的复杂性，尤其是针对（但也不仅仅限于）考取执照前的护理学生。下面概述了4种流行的趋势，以说明护理教育发生的演变：建构主义、叙事教学法、基于问题和基于团队的学习及翻转课堂。

建构主义和叙事教学法

建构主义和以现象学为基础的教学与学习方法的影响，带来了教学方法的创新，这体现在教育的基本理念转变上。建构主义观点包含认知心理学的要素，认为知识不是简单地被吸收，而是必须由学习者"创造"，教师是其中的指导者。Hartle、Baviskar 和 Smith（2012）发表了大学层面的建构主义实地指南，指出了四个基本标准：先验知识评估、认知失调创造、应用和反馈以及元认知。元认知可以被简单地定义为由学生来反思其以前所学的内容、是怎样学会的，以及为何其所学是重要的。

在叙事教学法中，"教师注重的是对与学生共同创造的经验的重新思考，而不是普通的常规教学活动……和与学生一起诠释学习及实践护理的经验分享"（Ironside，2014，p. 212）。虽然叙事教学法可以被解释为一种全新的护理教育模式，但目前它经常被作为一种策略来实施，并与传统的课程设置方法同时使用。考虑到 Benner 等人（2010）在此领域的开创性工作，他们提出了护理教育的重大变化，包括情境化知识、临床情境推理的促进、课堂教学与临床的联系和对职业认同形成的注重，叙事教学法为护理教学和学习的革新提供了循证策略。第13章对建构主义理论、叙事教学法和其他学习理论进行了全面探讨。

基于问题和基于团队的学习

虽然基于问题和基于团队的学习两者之间存在着实质性差异，但它们具有共同的基本特征，包括同伴学习的价值。对护理课程中同伴学习的系统回顾表明，在 18 项研究中，有 16 项报告了客观效果或主观评价的改善（Stone，Cooper，& Cant，2013）。此外，在护理教育中，同伴学习可以培养学生的交流能力、评判性思维和自信心。基于问题的学习可以被定义为一种"学习者建构与问题相关的心理模型的认知努力"（Schmidt，Rotgans，& Yew，2011，p. 792）。

基于团队的学习也是一种以学习者为中心的方法，其中教师作为专家主持人（Hrynchak & Batty，2012；Mennenga & Smyer，2010）。在基于问题的学习中，案例和情景被用来促进小组互动和分析以解决问题。两者主要的差异在于基于团队的学习是一个更具结构化的过程。基于团队的学习的一个好处是它具有能够在相当大的学生群体中使用这一策略的能力；相反，基于问题的学习通常在较小的独立团队中进行。第15章进一步讨论了基于问题的和基于团队的学习，以及其他主动学习策略。

翻转课堂

最后，"翻转课堂"的概念在小学到高中的教育和高等教育领域备受关注。与先前的内容一致，翻转课堂的目标是让学生独立准备学习，以此在课堂上创造有意义和参与性的学习活动。教师促进课堂讨论，以促进积极、参与性的学习，从而获取更持久和深入的知识（Alexandre & Wright，2013；Dickerson，Lubejko，McGowan，Balmer，& Chappell，2014）。第19章对互联课堂的概念，包括"翻转课堂"进行了探讨。

临床教学与学习

作为一门实践学科，医疗环境下护士角色的教与学对达到预期学习结果至关重要。临床教师与获取执照前学生间的师生比例由国家护理委员会监管，以确保学生临床实习时的公共安全。临床教学是护理教育最耗费时间和资源的一个方面，在各级护理教育和实践学科中都至关重要。临床教师必须发展教学技能和策略，将他们的临床专业知识转化为对学生有意义的学习经验。在众多，尤其是研究生水平的临床实习中，多有带教导师的参与。因此，带教导师的确认、培养和评估应得到必要的关注和支持。

医疗卫生机构的复杂性和由于护理学校为了满足医疗卫生需求而扩招引起了临床实习点的竞争，往往以多变的排班，12 小时制工作以及无法跟踪患者病情和康复的轨迹而让学生的临床经验打了折扣。学生通常不照护与课堂教学内容相匹配的患者；会和不同的护士一起工作，而没有一个确定的带教导师；在一学期里他们可能会被分配到多个临床实习点，因此要努力熟悉多个实习点必要的结构、系统和操作。考虑到这些现实情况，使用概念来展示不同患者诊断中的相似性和差异性是特别有用的，因为它们有助于学习者将信息与多种情况联系起来。最后，在许多情况下，不是专职教师的临床导师可能不熟悉整个课程，他们的教学方法和角色往往不明确或不一致。第 17 章对临床教学进行了深入探讨。

临床浸入式体验受欢迎的程度时高时低，目前似乎又流行起来了。根据课程设计和临床实习点的关系和支持的程度，浸入式实习的时间可能短至 1 周、2 周或长达 1 ～ 2 个学期。浸入式的好处包括有足够的时间来学习实习点的设置以及其操作与程序，有机会在较长时期内看到患者的健康和疾病模式轨迹，并且能够与多种健康相关学科建立联系，从而掌握专业内和跨专业技能的团队协作。虽然对获得执照后的规培项目的支持力度增加，可能会缩短由理论到实践的过渡，但在此之前的临床实践教学和学习的重要性值得被继续关注。

资源

在设计或修订课程时，为确保质量结果，重要的是要考虑各种决策对为实现这些计划所需资源的影响。这种评估和讨论需要教学管理者和课程教师之间的合作。在师资（全职和临床导师或其他）、模拟教学和相关资源、临床实习点和支持服务方面达成一致意见最有帮助。在某些情况下，资源会受到限制，故要求在课程设置中考虑到这一事实。

关于许多课程要素的抉择对资源有影响，有三大要素对资源产生的潜在影响最大：组织框架、学习结果和教学策略。例如，如果基于问题的学习方法被确定为主要的教学策略，那么同样数量的学生可能需要额外的指导教师。或者，如果要增加可能需使用模拟病人的模拟教学学时及增强其复杂性，那么这些方案的费用必须在课程更改完成之前而不是在完成之后进行考虑和审批。教学管理者和课程负责人最好概述课程设置或项目变更的范围，包括对资源的评估和未来的假设，以避免失望和返工。

与课程设计和变更相关的另一方面资源是完成这项重要工作所需的教学时间和精力。不幸的是，在许多情况下，课程变更是根据现有的程序和会议结构来处理的，这可能是繁重、费时的，有时甚至是不明确的。从项目管理和质量改进的角度看待课程改革工作，会导致接受数据收集、评估和决策的测试模型，该项工作是在规定时间框架内，而不是以开放的方法完成的。最近，各护理学校公布在 1 ～ 2 年内完成主要课程的重新设计；然而，课程项目扩展至 3 年或以上仍然很常见。鉴于接受各种机构和监管部门批准的时间可能很长，可能把课程实施的时间拖得更长，因此，有可能"新"课程还没有实施，日期就已经提前写上去了。

这种更为结构化的方法的一些潜在缺点可能包括让人感到教师决策权力关系的转移，以及需要更多的时间来充分考虑所有的问题和主题。可以采用适当的策略主动解决这些问题，以有效方式完成课程改革。考虑到资源在所有课程中的重要性，充分了解有关现有资源及其数量和类型的预期将会使课程项目成功完成。

课程设置或修订过程

教师有责任发展、评估和修订课程。课程评价和修订是一个持续的过程。由于为此花费了大量的时间，教师应该考虑有价值和高效的方法。

第一步是确定领导和结构。领导者可能是被聘请来咨询或引领开发或修订过程的顾问，但通常，领导者是被任命或当选的教师。在进行重大的课程修订时，以教师小组而非个别教师作为这一过程的共同领导者，可能对课程修订有帮助。以这种方式共同承担责任，领导课程改革，避免把压力过多地放在任何个人身上。教师还必须确定课程工作是否由全体教师、志愿人员或由在课程委员会任职的选出的教师代表完成。教师还必须制订规章制度来明确课程过程。

课程设置或修订是一个变化过程，一些教师认为使用变革模型指导课程是有益的。有几种模型，包括 Rogers（2003）的创新扩散，Lewin（1951）的力场分析，或优势、劣势、机会、威胁（SWOT）模型。不管采用什么模型，如果使用，建立改革的规范、确定改革的好处和风险、确定什么必须改变、什么可以保持不变以及获得所需的资源来完成这项工作，将会使教师获益。

改革不可避免地会遇到障碍和阻力。障碍可能包括缺乏时间；大量缺乏经验的教师；教师失去控制感、缺乏信任或担心失去他们在课程中的专家地位；或因学习新的临床技能、教学策略或内容带来的不确定性。同时，教师可以利用策略促进改革。由主要教师参与课程的开发和修订是很重要的，同样重要的是有一致的目标、透明的过程和对每个人意见的尊重。制订完成工作的时间表也很重要，否则工作可能会停滞不前，甚至在执行之前就过时了。认识到这一过程中的障碍和促进因素会有助于课程的开发和修订。

总结

虽然一些传统的课程设置概念继续为实现预期的教育结果提供重要、有计划和有序的方法，但护理教育的各个方面正在经历重大的，甚至有时是天翻地覆的变革。虽然对变革的支持越来越多，但学校护理教师要重新构建现有的课程，同时要继续在目前的框架和教学策略下授课，这对他们而言是很大的挑战。影响课程变革的主要力量是护理课程革新的背景，利用创新的又是以证据为基础的方法来达到预期的学习效果和能力。设计和记录课程的方法要与实例一起被重新审视以支持所选元素或策略的有效性。

今天，护理教育中有令人兴奋的创新，希望能为毕业生带来更好的成果，并且在这一过程中令教育者的角色有新的提升。课程开发、实施和结果的系统过程和效果评价，将是学习如何设计最好的教育课程的关键，此课程将培养毕业生适应在卫生保健连续体中作为护理人不断扩大和复杂化的角色，从而确保为社会提供全面、优质的护理服务。

对证据的反思

1. 教师如何知道课程框架是否提供了足够的结构，以支持其在课程设置和实施方面做出的决定？

2. 教师可以采取什么策略来确保他们的课程项目保持流畅和能动性？

3. 教师可以采取哪些策略来促进有效和令人满意的课程改革，以反映基于证据和创新的概念和实践？

参考文献

Alexandre, M. S., & Wright, R. R. (2013). Flipping the classroom for student engagement. *International Journal of Nursing Care*, 1(2), 103–106.

Allen, I. E., & Seaman, J. (2010). *Class differences: Online education in the United States, 2010*. Babson Park, MA: Babson Survey Research Group.

American Association of Colleges and Universities. (2006). *Academic freedom*. Retrieved from, http://www.aacu.org/publications-research/periodicals/academic-freedom-and-educational-responsibility.

American Association of Colleges of Nursing (AACN). (2006). *The essentials of doctoral education for advanced nursing practice*. Washington, D. C: Author.

American Association of Colleges of Nursing (AACN). (2008). *The essentials of baccalaureate education for professional nursing practice*. Washington, D. C: Author.

American Association of Colleges of Nursing (AACN). (2009). *The impact of education on nursing practice*. Washington, D.C: Author.

American Association of Colleges of Nursing (AACN). (2011). *The essentials of master's education in nursing*. Washington, D. C: Author.

Astin, A. W. (2012). *Assessment for excellence: The philosophy and practice of assessment and evaluation in higher education*. Lanham, MD: Rowman & Littlefield.

Benner, P., Sutphen, M., Leonard, V., & Day, L. (2010). *Educating nurses: A call for radical transformation*. San Francisco, CA: Jossey-Bass.

Bernard, R. M., Borokhovski, E., Schmid, R. F., Tamim, R. M., & Abrami, P. C. (2014). A meta-analysis of blended learning and technology use in higher education: From the general to the applied. *Journal of Computing in Higher Education*, 26(1), 87–122.

Berwick, D. M., Nolan, T. W., & Whittington, J. (2008). The triple aim: Care, health, and cost. *Health Affairs*, 27(3), 759–776.

Bevis, E. O. (2000). Nursing curriculum as professional education. In E. O. Bevis & J. Watson (Eds.), *Toward a caring curriculum: A new pedagogy for nursing* (pp. 74–77). New York: National League for Nursing Press.

Broome, M. E. (2009). Building the science for nursing education: Vision or improbable dream. *Nursing Outlook*, 57(4), 177–179.

Broome, M., Halstead, J., Pesut, D., Rawl, S., & Boland, D. (2011). Evaluating the outcomes of a distance accessible PhD program. *Journal of Professional Nursing*, 27(2), 69–77.

Chenot, T. M., & Daniel, L. G. (2010). Frameworks for patient safety in the nursing curriculum. *Journal of Nursing Education*, 49, 559–568.

Cronenwett, L. (2012). A national initiative: Quality and Safety Education for Nurses (QSEN). *Quality and safety in nursing: A competency approach to improving outcomes*. Hoboken, NJ: Wiley-Blackwell.

Cronenwett, L., Sherwood, G., Pohl, J., Barnsteiner, J., Moore, S., Sullivan, D. T., et al. (2009). Quality and safety education for advanced nursing practice. *Nursing Outlook*, 57(6), 338–348.

D'Antonio, P. O. B., Brennan, A. M. W., & Curley, M. A. (2013). Judgment, inquiry, engagement, voice: Reenvisioning an undergraduate nursing curriculum using a shared decision-making model. *Journal of Professional Nursing*, 29(6), 407–413.

Dickerson, P. S., Lubejko, B. G., McGowan, B. S., Balmer, J. T., & Chappell, K. (2014). Flipping the classroom: A data-driven model for nursing education. *Journal of Continuing Education in Nursing*, 45(11), 477–478.

Diekelmann, N., & Diekelmann, J. (2009). *Schooling learning teaching: Toward narrative pedagogy*. Bloomington, IN: iUniverse.

Doane, G. H., & Brown, H. (2011). Recontextualizing learning in nursing education: Taking an ontological turn. *Journal of Nursing Education*, 50(1), 21–26.

Doll, W. E., Jr. (2002). Ghosts and the curriculum. In W. E. Doll Jr., & N. Gough (Eds.), *Curriculum visions* (pp. 23–70). New York: Peter Lang.

Doll, W. E., Jr. (2012). Complexity and the culture of curriculum. *Complicity: An International Journal of Complexity and Education*, 9(1), 10–29.

Fawcett, J. (1989). *Conceptual models of nursing*. Philadelphia: F. A. Davis.

Finkelman, A. W., & Kenner, C. (2009). *Teaching IOM: Implications of the Institute of Medicine reports for nursing education*. Silver Springs, MD: NursesBooks.org.

George, V. M., & Shocksnider, J. (2014). Leaders: Are you ready for change? The clinical nurse as care coordinator in the new health care system. *Nursing Administration Quarterly*, 38(1), 78–85.

Giddens, J. F., Wright, M., & Gray, I. (2012). Selecting concepts for a concept-based curriculum: Application of a benchmark approach. *The Journal of Nursing Education*, 51(9), 511–515.

Gruppen, L. D., Mangrulkar, R. S., & Kolars, J. C. (2012). The promise of competency-based education in the health professions for improving global health. *Human Resources for Health*, 2012(10), 43.

Hartle, R. T., Baviskar, S., & Smith, R. (2012). A field guide to constructivism in the college science classroom: Four essential criteria and a guide to their usage. *Bioscene: Journal of College Biology Teaching*, 38(2), 31–35.

Healthy People 2020. (n.d.) Retrieved from http://healthypeople.gov/2020/TopicsObjectives2020/pdfs/HP2020_brochure.pdf.

Hills, M., & Watson, J. (2011). *Creating a caring science curriculum: An emancipatory pedagogy for nursing*. New York: Springer.

Hrynchak, P., & Batty, H. (2012). The educational theory basis of team-based learning. *Medical Teacher*, 34(10), 796–801.

Indiana University School of Nursing. (2012). *Indiana University Schools of Nursing Baccalaureate Program Outcomes*. Indianapolis: Author.

Institute for Health Care Improvement (IHI). (2007). *The IHI Triple Aim Initiative*.

Institute of Medicine (IOM). (2001). *Crossing the quality chasm: A new health system for the 21st century*. Washington, D.C: The National Academies Press.

Institute of Medicine (IOM). (2003). *Health professions education: A bridge to quality*. Washington, D.C: The National Academies Press.

Institute of Medicine (IOM). (2010). *The future of nursing: Leading change, advancing health*. Washington, D.C: The National Academies Press.

Interprofessional Education Collaborative Expert Panel. (2011). *Core competencies for interprofessional collaborative practice: Report of an expert panel*. Washington, D.C: Interprofessional Education Collaborative.

Ironside, P. M. (2014). Enabling narrative pedagogy: Inviting, waiting, and letting be. *Nursing Education Perspectives*, 35(4), 212–218.

Jones, D. P., & Wolf, D. M. (2009). Shaping the future of nursing education today using distant education and technology. *The ABNF Journal: Official Journal of the Association of Black Nursing Faculty in Higher Education*, 21(2), 44–47.

Kirschner, A. (2012, April 8). *Innovations in higher education?*

Hah!. The Chronicle of Higher Education. Retrieved from, http://chronicle.com.

Kumm, S., & Fletcher, K. A. (2012). From daunting task to new beginnings: Bachelor of science in nursing curriculum revision using the new *Essentials*. *Journal of Professional Nursing, 28*(2), 82–89.

Lee, R. C., & Fawcett, J. (2013). The influence of the metaparadigm of nursing on professional identity development among RN-BSN students. *Nursing Science Quarterly, 26*(1), 96–98.

Levitt, C. G. (2014, July). *Bridging the education-practice gap: Integration of current clinical practice into education on transitions to professional practice.* Paper presented at the 25th international nursing research conference, Hong Kong.

Lewin, K. (1951). *Field theory in Social Science*. New York: Harper and Row.

Lunenburg, F. (2011). Theorizing about curriculum: Conceptions and definitions. *International Journal of Scholarly Academic Intellectual Diversity, 13,* 1–6.

Mailloux, C. G. (2011). Using the essentials of baccalaureate education for professional nursing practice (2008) as a framework for curriculum revision. *Journal of Professional Nursing, 27*(6), 385–389.

McDonald, M. E. (2014). *The nurse educator's guide to assessment of learning outcomes* (3rd ed.). Burlington, MA: Jones & Bartlett.

Mennenga, H. A., & Smyer, T. (2010). A model for easily incorporating team-based learning into nursing education. *International Journal of Nursing Education Scholarship, 7*(1). http://dx.doi.org/10.2202/1548-923X. 1924, January 2010.

National League for Nursing (NLN). (2010). *Outcomes and competencies for graduates of practical/vocational, diploma, baccalaureate, master's, practice doctorate, and research doctorate programs in nursing*. Washington, D.C: Author.

National League for Nursing (NLN). (2012). *The scope of practice for academic nurse educators*. Washington, D.C: Author.

New Media Consortium (NMC). (2015). *Horizon report*. www.nmc.org.

Newman, F., Couturier, L., & Scurry, J. (2010). *The future of higher education: Rhetoric, reality, and the risks of the market*. New York: John Wiley & Sons.

Oerrmann, M. H., & Gaberson, K. B. (2014). *Evaluation and testing in nursing education* (4th ed.). New York: Springer.

Parkay, F. W., Anctil, E. J., & Hass, G. (2010). *Curriculum leadership: Readings for developing quality educational programs*. Boston, MA: Allyn & Bacon.

Phillips, B., Shaw, R. J., Sullivan, D. T., & Johnson, C. (2010). Using virtual environments to enhance nursing distance education. *Creative Nursing, 16*(3), 132–135.

Pollard, M. L., Stapleton, M., Kennelly, L., Bagdan, L., Cannistraci, P., Millenbach, L., et al. (2014). Assessment of quality and safety education in nursing: A New York state perspective. *Nursing Education Perspectives, 35*(4), 224–229.

Posner, G. J. (1992). *Analyzing the curriculum*. New York: McGraw Hill.

Quality and Safety Education for Nurses (QSEN). (n.d.). [Website]. Retrieved from http://www.qsen.org/.

Rogers, E. (2003). *Diffusion of innovations* (5th ed.). New York: Simon and Shuster.

Schiro, M. (2013). *Curriculum theory* (2nd ed.). Los Angeles: Sage.

Schmidt, H. G., Rotgans, J. I., & Yew, E. H. (2011). The process of problem-based learning: What works and why. *Medical Education, 45*(8), 792–806.

Shattell, M. M., Nemitz, E. A., Crosson, N., Zackeru, A. R., Starr, S., Hu, J., et al. (2013). Culturally competent practice in a pre-licensure baccalaureate nursing program in the united states: A mixed-methods study. *Nursing Education Perspectives, 34*(6), 383–389.

Sherwood, G., & Horton-Deutsch, S. (2012). *Reflective practice: Transforming education and improving outcomes*. Indianapolis, IN: Sigma Theta Tau.

Sroczynski, M., Gravlin, G., Route, P. S., Hoffart, N., & Creelman, P. (2011). Creativity and connections: The future of nursing education and practice: The Massachusetts initiative. *Journal of Professional Nursing, 27*(6), e64–e70.

Stone, R., Cooper, S., & Cant, R. (2013). The value of peer learning in undergraduate nursing education: A systematic review. *International Scholarly Research Notices, 2013*. Article ID 930901, 10 pages, http:dx.doi.org/10.1155/2013/930901.

Sullivan, D. T. (2014). *Using competency learning progression charts to enhance assessment of student learning outcomes*. Unpublished manuscript.

Sullivan, D. T., & Godfrey, N. S. (2012). Preparing nursing students to be effective health team partners through interprofessional education. *Creative Nursing, 18*(2), 57–63.

Sullivan, D. T., Hirst, D., & Cronenwett, L. (2009). Assessing quality and safety competencies of graduating prelicensure nursing students. *Nursing Outlook, 57*(6), 323–331.

Swanson, K. M. (1999). What's known about caring in nursing science: A literary meta-analysis. In A. S. Hinshaw, S. Feetham, & J. Shaver (Eds.), *Handbook of clinical nursing research* (pp. 31–60). Thousand Oaks, CA: Sage Publishers.

Thistlethwaite, J., & Moran, M. (2010). Learning outcomes for interprofessional education (IPE): Literature review and synthesis. *Journal of Interprofessional Care, 24*(5), 503–513.

Thomas Jefferson University College of Nursing. (2015). *College of Nursing, BSN curriculum program outcomes*. Philadelphia: Author.

Tyler, R. W. (2013). *Basic principles of curriculum and instruction*. Chicago: University of Chicago Press.

Valiga, T. M. (2012). Nursing education trends: Future implications and predictions. *Nursing Clinics of North America, 47*(4), 423–434.

Valiga, T. M., & Ironside, P. M. (2012). Crafting a national agenda for nursing education research. *The Journal of Nursing Education, 51*(1), 3–6.

Watson, J. (1997). The theory of human caring: Retrospective and prospective. *Nursing Science Quarterly, 10*(1), 49–52 Thousand Oaks, CA: Sage Publishers.

Wiles, J. W., & Bondi, J. C. (1989). *Curriculum development: A guide to practice* (3rd ed.). Columbus, OH: Merrill.

Wiles, J. W., & Bondi, J. C. (2011). *Curriculum development: A guide to practice* (8th ed.). Boston: Pearson Education.

Wittmann-Price, R. A., & Fasolka, B. J. (2010). Objectives and outcomes: The fundamental difference. *Nursing Education Perspectives, 31*(4), 233–236.

World Health Organization (WHO). (2010). *Framework for action on interprofessional education & collaborative practice*. Geneva: World Health Organization. Retrieved from, http://whqlibdoc.who.int/hq/2010/WHO_HRH_HPN_10.3_eng.pdf.

第7章

课程的哲学基础
Philosophical Foundations of the Curriculum

Theresa M. "Terry" Valiga, EdD, RN, CNE, ANEF, FAAN
（董超群　译）

学校应在网站、目录、学生手册及认证报告中突出显示美丽的辞藻、高尚的价值观的部分。一种护理学院的哲学陈述要被学院教师所接受，且必须被制作成让外部评审者满意的文档，但很多也就仅此而已。通常是将学校的哲学理念安安稳稳地放置在报告中，很少看到将它作为一份鲜活的文件以指导学校的日常工作。

事实上，护理学院的哲学理念应该经常用来参考和思考，应该被教师职位的候选人及新入职教工认真审阅，应该有目的地被未来可能就读的学生及在读学生讨论，应该是学校在修订或锐化其目标、概述执行其战略计划的行动步骤，以及制订资源分配决策时强有力的指引力量。

本章探索思考哲学理念、表述哲学理念以及哲学理念引领的重要意义；检验护理学院哲学理念的必要组成部分；指出哲学陈述如何指导课程的设计、实施及有效性评价；讨论学院教师、管理者、学生在制订并"恪守"哲学理念时所扮演的角色；检验"实践哲学"（Greene，1973）中存在的问题及争论。最后，对学院教师该如何书写及修订学院的哲学理念提出建议。

什么是哲学理念？

教育哲学家 Maxine Greene（1973）的"实践哲学"对教育者提出了挑战。所谓"实践哲学"，意指教师需冒风险思考在教学中的一举一动，以及在谈及使他人可以学习时的用意。这也意味着教师需要逐步认识到自己在职业生涯中所做出的选择及承诺。Greene 挑战教育者去关注前提假设、评判性地检验作为教育者所思所言隐含的原则，以及面对每一个个体。她承认当教师在"实践哲学"时，往往不得不提出并回答一些痛苦的问题。

在 Park Palmer（2007）的创造性著作《教学的勇气》（*The Courage to Teach*）中，他指出，"尽管大学声称要重视认知的多种模式，但却仅重视一种模式：一种通过带我们'脱离自我'而进入'真实'世界的认知方式"。他鼓励教育者通过将更人性化、个体化的观点带到教学-学习体验中以挑战这种文化。正如 Greene 和 Palmer 所说，要做到这些，教育者必须向内心审视，以便能理解"只有了解自己才能教书育人"这句话的意思，以便能领会这种洞察力对"真正的教学、学习和生活"是至关重要的。

因此，哲学理念是一种构建与预设、感知、直觉、信念和已知的事物相关问题的方式。它是一种对那些被认为是重要的、有价值的、值得付出之事所进行的考虑、检验、思考的方式。此外，这是一种让人变得自知并将日常经历视作反思、考虑和练习好奇心机会的方式，从而提出做什么以及如何做的问题，并挑战常规做法，不再仅将之接受为"事情就该这么做"，进而产生积极变化。事实上，我们中的每一个人，作为存在的基本实践，必须超越所面对的现实情况，拒绝将现实接受为既定事实。相反，我们要将生活视作待创造的事实。

这些关于"实践哲学"的观点主要侧重于个体（普通个体或教师）对其信念和价值观的认真反思。毫无疑问，这种反思至关重要，值得重视，并值得鼓励。然而，当个体参与课程工作时，"实践哲学"也必须是一种团体行为。在为护理学院制订哲学陈述时，必须考虑、解决并尽可能整合所有学院教师的信念和价值观。事实上，讨论一个人的信念和价值观这个过程，尽管会产生激烈的争论，但可使个体对团体所接受的处事原则有更深入的了解。

哲学陈述

哲学理念本质上是价值观或信念的叙述性陈述。它反映了指导行动及决策制订的广泛原则或基本"主义"，表达了人们对人、情境或目标所做的假设。正如 Bevis（1889，p. 35）在他的创造性著作中所提到的，哲学理念"为优先级排序及从各种数据中做抉择提供了有价值的系统"。

在书写哲学陈述时，我们必须提出问题，对想法进行深思熟虑，对真正相信的事物进行检验，变得自知，并且探索可能是什么，以及应该是什么。这要求我们评判性地、深入地思考，开拓思想和理想，高度认识世界上的现象和事件。

我们也必须反思上级机构及专业自身的使命、愿景及价值观。图 7-1 阐明了学院的哲学陈述如何与这些资源相互关联而又有一定区别。使命陈述描述了一个机构或护理单位存在的独特目的：改善周围社区的健康、提高科学素养、促进护理学科发展、培养负责任的公民，或者培养出那些可影响公共政策以确保人人享有优质医疗保健的毕业生。愿景是一个机构或护理单位对想要成为什么的表述：一家高素质的学生所选择的院校希望对世界产生积极的作用；将创新技术整合到护士培养中的领导者；或者集教学、研究、专业实践和公共服务于一体的协同中心。大学或护理学院也经常产生一套指导他们运作的价值观：诚实和透明，服务大众，追求卓越、创新，或者对改变及转型持持续开放的态度。

如上所述，哲学陈述是一种叙事，它反映并整合了那些在使命、愿景和价值观中所表达的概念；它用以指导那些机构中所涉及的行动和决策。教育哲学是一种在教育者的参与下，教育机构"实践哲学"的问题。它涉及对复杂教学-学习关系所包含内容以及对教育真正含义的评判性理解。下列关于教育的陈述（很多是由知名人士提出来的）提供了不同哲学观点的例子：

> 教育的秘密就在于尊重学生。
>
> ——Ralph Waldo Emerson
>
> 教学相长。
>
> ——孔子
>
> 我想（教育）使你变得精致。我

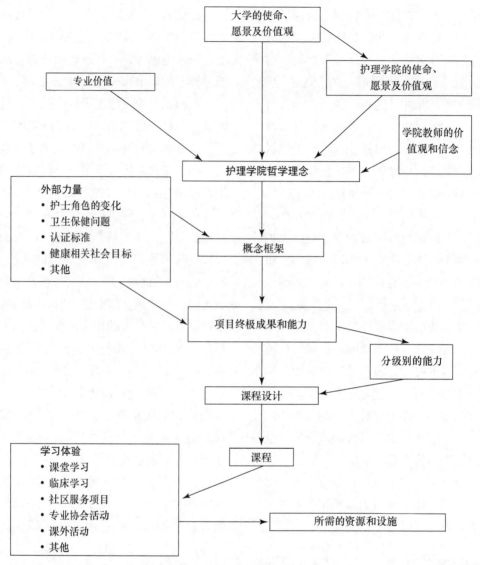

图 7-1　课程要素的相互关系

想我们中有些人棱角粗糙，而教育就像打磨一块木头一样，使之变得有光泽。

——Suzanne Gordon（1991，p. 131）

教育的全部艺术只在于唤醒年轻人内心与生俱来的好奇心，并继而满足其好奇心。

——Anatole France

在面授过程中，教师从学生处学习，正如学生从教师身上学习一样，这就是对彼此需求相互开放的例子。

——Nili Tabak，Livne Adi 和 Mali Eherenfeld（2003，p. 251）

护理教育相关的哲学理念

正如之前所言，当开展课程开发、实施和评价工作时，"实践哲学"必须从个人工作转向团队工作。学院教师需要反思个人

表 7-1　哲学观点总结

哲学观点	简单介绍
行为主义	教育关注发展心智训练，特别是通过记忆、演练和诵读的方式。由于学习是系统的，因此先前学习的顺序构建很重要
要素主义	知识是关键，因此教育的目标就是传承和维护过去的文化遗产
存在主义	教育的功能是帮助个人探索存在的原因。个人的选择和承诺至关重要
诠释学	由于每个人都是自我解释的个体，是由个人的信念、关注之事和生活经验所独特定义的个体，因此教育必须注重学习者经验之意义
人本主义	教育必须为学习者提供自主权，并尊重其尊严。它也必须帮助个体通过发挥全部潜能以获得自我实现
理想主义	人们渴望生活在一个有着崇高理想、美好事物和艺术的完美世界，并寻求最终的真理，而教育为这个寻求过程提供了帮助
后现代主义	教育挑战惯例，重视对歧义的高度容忍性，强调文化和思维的多样性，并且鼓励创新和变革
实用主义	真理与个人的经历有关，因此教育必须提供"现实世界"的经验
进步主义	学习者的角色是对重要事物做出抉择，教师的角色是促进他们学习
现实主义	教育旨在帮助学习者了解调控一切事物的自然规律
重建主义	教育拥戴民主生活的社会理想，因此学校被视作社会变革的主要载体

摘自 Csokasy J.（2009）. Philosophical foundations of the curriculum. In D. M. Billings & J. A. Halsted, *Teaching in Nursing：A guide for faculty*. St. Louis，MO；Sauders.

的信念及价值观，将之与同事分享，确定达成一致意见的地方，讨论不一致的地方。表 7-1 总结了近年来所表达的一些哲学观点，并且在教师参与这些可指导其工作的哲学陈述的制订、审查或完善的过程中，鼓励其探索每一个哲学观点的意思和内涵。这里对三个基本的教育意识形态进行了讨论，以此指出如果每个教师只能从其自己的信念系统出发从事教育所可能产生的差异。

第一个基本的教育意识形态是浪漫主义（Jarvis，1995）。20 世纪 60 年代出现的这个观点是以学习者为中心，并且认为来自学习者的内容最为重要。在该教育意识形态视角下，人们将建立一个宽容、自由的教育环境以促进创造力和新发现；允许每个学生展现其内在能力并获得发展；强调独特性、新颖性及个体化。Bradshaw 指出"这个浪漫主义教育哲学理念支撑着当前的护理教育"（1998，p. 104）。然而，那些认为我们当前护理教育中"课程内容过多"的人（Diekelmann，2002；Diekelmann & Smythe，2004；Giddens & Brady，2007；Tanner，2010）将不同意这种说法，并假定：尽管浪漫主义哲学理念被认为是一种典范，但在日常实践中却并不常见。

第二个教育意识形态是文化传递（Bernstein，1975），它更趋向以社会或文化为中心。这里强调了传递信息、规则、价值观和文化事实的载体（即我们教育环境和整个社会的核心信念及做法）。人们会期待在文化传播视角下构建一个教育环境以使其结构化、稳固化和可控化，并强调普遍之物及已确立之事。

第三大教育意识形态被称作进步主义（Dewey，1944；Kohlberg & Mayer，1972），其重点是面向未来，其教育目标是培养学生与世界的自然互动。这里建立教育环境是为了提出那些可被解决的、真正的问题或冲突，这些问题或冲突可"迫使"学生思考，以便他们能够在今后的生活中变得有效率。学习者的总体发展，而非单纯的认知能力或智力，得以强调和提高。

越来越多的教育者认为发展必须是教育的首要范式，学生必须是教育事业的中心，教育必须旨在赋予学习者权利并帮助他们发挥潜能。信念、价值观及诸如此类肯定会影响学院教师对学生及自身能力的期望、师生间关系、课程设计及执行方式（图 7-1），以及为确定课程是否成功、有效而收集的"证据"。

毫无疑问，护理学院的哲学陈述必须解决有关教育、教学和学习的信念和价值观。然而，它也必须解决对护理实践至关重要的其他概念，即人、社会和环境、健康和护士自身角色。这些主要概念被称作护理的形而上范式，这是 Fawcett 于 1984 年首先引入的概念。

护理学院哲学理念的核心概念

一些核心概念通常包含在教师所传递信念及价值观的护理学院哲学陈述中。这些概念包括对人、人所生活和活动的社会或环境背景、健康和护理的信念。学院教师还可以添加他们在项目中创建的认为对学习环境有特殊意义的有关现象的概念。

在准备或修改护理学院的哲学陈述时，学院教师必须阐明他们关于人的信念及价值观，包括护士所护理的每位患者、患者的家庭、患者生活和工作的社区、学生、护士同事及学院教师。如果一方面表示希望让患者和家属参与制订对他们有影响的决策，另一方面却又不给学生机会做出对他们有影响的决定，这种信念是前后不一致的。同样，虽然"要尊重他人、要有尊严地对待他人、要重视人与人之间的差异"这些说法值得赞扬，但是当教师用不尊重的方式对待彼此，或者坚持每个人要以同样的方式进行教学及做完全相同的事情时，就必须质疑这些教师所表达的价值观的有效性。思考以下可能在学院哲学陈述中提到的关于人的陈述，同时要记住这里的人是指学生、教师、行政人员和患者。

- 人是独特、复杂、整体的个体。
- 人在其生命周期中具有理性思考、自我实现和成长的固有能力。
- 人参与有目的的行为以实现目标。
- 人想要并有权参与影响他们生活的决定。
- 所有人都有优势和弱点，他们经常需要支持和指导才能利用这些优势，克服或管理那些弱点或局限。
- 所有人都要受到尊重和重视。

教师还需反思他们与社会和环境相关的信念和价值观、其对人的影响，以及个体和团体如何影响其环境和社会的方式。下列是教师在编写或完善护理学院哲学理念时会考虑到的陈述：

- 人与家庭、团体和社区进行相互依赖的互动。

- 个体、家庭和社区反映了独特多样的文化、民族、经验和社会经济背景。
- 人决定社会目标、价值观和道德体系。
- 社会有责任提供有利于最大限度地发挥其成员健康和幸福感的环境。
- 尽管人必须经常适应环境，但是环境也以相应的方式适应人类。

由于护理的目标是促进健康和幸福感，教师必须考虑他们对健康所持有的价值观和信念。譬如，以下陈述表达了教师可能会考虑的有关健康的价值观和信念。

- 健康意味着整体感或完整感。
- 健康是一个需实现的目标。
- 健康是维持生命、允许个体参与各种人类体验、支持个体建立并实现生活目标的能力。
- 健康是一个动态、复杂的状态，是人用以实现目的的手段而非目的本身。
- 健康可被促进、维持和恢复。
- 健康是一种权利而非特权。
- 所有人都必须能够获得优质的健康保健。

最后，学院教师讨论他们关于护士及护理的看法至关重要，因为这是项目的精髓所在。此举对于反思护士当前及其不断演变的角色、护理的目的、护士与其他健康保健专业人士合作的方式和护士身份如何不断演变非常重要。下列陈述可能激发对护士和护理相关信念及价值观的思考：

- 护理是人的互动过程。
- 护理的重点在于提高人们为自己及其受依赖人采取有目的行为的能力，从而达到最佳健康状态这一目标。
- 护理是一门实践学科，它需要有目的地使用专业技能及广泛的科学知识来设计、实施、协调和管理复杂个体、家庭、团体、社区及人群的照护。
- 护士是用科学能力、成熟智力及对他人的人文关怀开展实践工作的学者。
- 护士身份认同感的形成需要深刻的自我反思、他人的反馈及终身学习的承诺。
- 护士必须接受大学教育。
- 护士必须准备好在其实践环境和整个行业中提供领导力。
- 护士与患者及其他专业人员合作，成为卫生保健团队中平等但又独特的成员。
- 护士必须对自己的实践负责。

框 7-1 提供了关于这些形而上范式组成部分的哲学陈述的例子。这些例子阐明了各种教师群体的信念，其中有一些表达了非常不同的观点，而另一些则用不同的语言表达了本质相同的思想。

哲学陈述的目的

鉴于"实践哲学"是一项艰苦的工作、耗时且可能会引起学院教师间的大量争论，人们可能会问："何必那么麻烦呢？"在著名教育学家 Alexander Astin 的开创性研究（1997）中或可找到这个问题的部分答案。该研究中超过 20 000 名学生、25 000 名教师以及 200 家机构帮助教育者更好地了解：我们的学生是谁？什么对他们是重要的？他们看重什么？他们对教师的看法是什么？他们在大学中如何改变及发展？学术项目、学院教师、学生同伴群体及其他因素如何影响学生的发展及学习体验？虽然 Astin 最初的研究已经完成将近 20 年，该研究关注传

框 7-1 来自当今护理学院的哲学陈述案例

克莱顿州立大学护理学院

我们认为护理是一门动态的、具有挑战性的专业，它需要将评判性思维能力和基于理论的实践进行综合，为经历各种发展阶段和健康–疾病转变的个体、家庭、社会提供照护。照护是护理专业的核心，它涉及一个忠诚培育关系的形成，并以关心他人及尊重他人的尊严、价值观和文化为特点。我们认为，护理实践必须反映我们对每个人及人类多样性的理解和尊重。

转变是基本生活方式的运转及改变过程，这一过程在所有人身上均有体现。转变引起身份、角色、关系、能力及行为模式的变化。转变经历的结局受到与个人观点、资源、健康状态交互作用的环境因素的影响。成功通过转变取决于有效护患关系的建立。这种关系是一个高度的交互过程，可对患者和护士产生影响。

克莱顿州立大学护理学院，Morrow, GA. 来自 http://www.clayton.edu/health/Nursing/Philosophy

维拉诺瓦大学护理学院

护理学院的理念与维拉诺瓦大学在"使命宣言"中所述的哲学理念一致。虽然该哲学理念根植于大学的天主教及奥古斯丁传统，但是护理学院欢迎并尊重那些来自其他信仰传统的内容。我们认识到人是由上帝创造的独一无二的个体。学院教师认为，人是生理、社会和精神的个体，天生具有智慧、自由意志和固有尊严。人拥有指导、整合和（或）适应他们所处环境的潜能以满足其需求。

学院教师认为，教育为学生提供了建立评判性、建构性思维的机会，以便他们能够在追寻真理过程中做出有辨别能力的判断。这种智力发展可以在高度技术化的教学环境中得到最有效的实现。高科技化的教育环境促进了知识、技能和态度的分享以及发展新知识的学术。学院教师和学生组成了一个学习者社区，在这个社区里老师是促进者，学生对自己的学习负责任。

维拉诺瓦大学护理学院，Villanova, PA. 来自 http://www1.villanova.edu/villanova/nursing/about/mission/college_philosophy.html.

杜克大学护理学院

杜克大学致力于在研究、教育和患者护理方面获得卓越成绩，这从我们对人、社会和环境、健康保健实施、护理、教与学方面的信念中可见一斑。

人——我们认为每个人的尊严都要受到尊重和培养，接受我们的多样性是对每个人独特性的肯定、尊重和赞美。我们认为每个人受其环境、社会准则、文化价值观、生理特点、经验、宗教信仰和实践的影响而表达出独特的特质、行为和价值观。我们认为人的存在是与他人（包括家庭、社区和人群）相联系的。

教/学——我们认为我们的目标是在实践、教育、管理和研究领域发展护士领导者，这通过关注学生的智力成长，并将学生发展成为拥有高的道德标准、致力于充分参与社区的成年人得以实现。我们认识到有责任开展持续学习，并且不断完善那些可促进终身学习的评判性探究的技能。

杜克大学护理学院基于自由开放式探究的承诺创建智力环境，该智力环境是促进学术以及护理学科、实践和教育进步的卓越中心。我们申明，教师有责任创造和培养学术主动权，即通过预测知识形成的新模式以及将知识应用到社会问题的手段来加强我们对现实问题的参与。我们相信，这会使学生具备必要的认知技能、临床推理能力、临床想象力、专业身份和对专业价值观的承诺。这些都是在不确定、偶然和随时间改变的情境下作为一名高效、合乎道德的护理领导者所必需的能力。

杜克大学护理学院，Durham, NC. 来自 http://nursing.duke.edu/about/academic-philosophy

---

统学生的入学（通常是全日制，因此不能完全反映当今的学生群体），但是以下评论与教师为什么要为哲学理念而"操心"有关："加强和改革美国高等教育的问题的根本是价值观的问题"（着重强调）（Astin, 1997, p. 127）。

认真讨论关于人、社会和环境、健康、护士和护理以及教育的信念和价值观，对学院教师寻求一致点提出了挑战。它将不一致或差异显现出来，并强调了对团队真正重要的东西。在护理学院的教师尽力减少过多内容，并更多关注核心概念时，明确真正重要的内容将对决定课程中"需要保留和删除的部分"有所帮助。

这样的练习可以确保学院教师充分意识并坚定他们在与学生和他人的互动方式以及对学生和他人的期待方面所持的特定信念和价值观，从而帮助学院教师减少或避免所谓的"隐性课程"（Adler et al.，2016；D'eon et al.，2007；Gofton & Regehr，2006；Smith，2013）。这样的一致性和相容性可避免课程中有三个组成部分："为学生所做的计划、向学生传授的知识、学生所体验到的内容"（Prideaux，引用自 Ozolins et al.，2008，p.606）。譬如，计划可能在于帮助学生将自己当作不断发展的学者，而传递给学生的却仅仅是研究过程或者是循证实践，而学生所体会到的则是教师关于自身学术行为以及他们如何将自己视为学者的少量讨论。当传授给学生的以及学生所体会到的内容不符合为学生所做的计划时，困惑就会占上风，正常程序将受到挑战，师生关系将被破坏且无法弥补。因此，拥有清晰的、所有教师一致认可的价值观可同时为实用目的和哲学目的服务。

建立或精炼护理学院的哲学陈述

建立或精炼护理学院的哲学陈述虽然重要且有价值，但并非易事。它需要花费时间和精力，切不容小觑。但是，学院教师如何着手为学院制订哲学陈述并且"认同"它呢？正如所料，这里并没有如何开展此项工作的分步指南或公式，但是该过程的一些例子（Colley，2012；Snyder，2014；Thistlethwaite et al.，2014）和建议可能会有所帮助。

参与此项工作的一种方法是对已经发展的护理理论进行反思，以确定是否有一种理论抓住了教师信念的本质。譬如，如果学院教师一致认为人是自我决定的个体，他想对自身健康负责，并需要特定的知识、技能和态度来做任何可维护、重获、促进其健康的事情，那么 Orem（1971）的自护理论模式可能在学院的哲学陈述中较为重要。同样，当学院教师认为个体和家庭的核心挑战是适应其环境和遭遇，并且护士的角色是促进适应，那么 Roy（1980）的适应模式就可能体现在一个学院的哲学陈述中。最后，如果关怀这一概念对作为第三方的教师至关重要，那么他们的哲学理念可能与 Watson（2008）的人文关怀理论一致。

近年来一直在争论是否在学院的哲学陈述中承认某一单个护理理论（然后使用该理论构建学院的概念框架、毕业时的成绩和能力，以及其他的课程要素）。赞成这种做法的人认为，它为学生提供了一种"思考护理"的方式，以一种明确以护理为重点，而非医学模式为重点的方式处理护理情境，并且为学习者提供了持续发展护理理论并对护理学科做出贡献的机会。反对这种做法的人认为，它限制了学生的思维，将之限定在一种于实践中并不多见的语言和观点中，从而使毕业生难以与他们的护理和保健团队中的同事进行有效沟通。显然，该争论并无正确答案。需要考虑的关键问题是一种理论中的核心概念（护理或其他）是否真正与大多数学院教师的信念和价值观一致，因为这才是一个哲学陈述必须体现的内容。

归纳法是学院教师在制订或精炼哲学陈述时最为有用的方法；学院教师不是从现有理论、政策声明或者其他文献中选择概念，而是将自己产生的概念纳入到哲学陈述中。譬如，可能要求所有教师列出不超过 5 个清单条目以表达他们在形而上范式上对每个概念的看法：人、社会和环境、健康、护士和护理、教育以及教与学。之后对每个类别的答复进行汇编，学院教师可能以小组形式对每个类别的条目进行分析。要求这些工作小组指出具体想法被提到的频次，从而确定哪些是高度一致的要点，哪些是单个或少数教师所提出的想法。然而，仅由一名或少数教师提出的特定信念或价值观并不意味着它需要被摒弃。很有可能其他教师在创建自己的列表时根本没有想到这个观念，或者有可能是其他教师虽已确定了这个想法，但由于仅限于 5 个清单条目而没有将其包括在内。然后将每个工作组的汇编与所有学院教师分享。接着，对每个分类中各陈述的含义及意义展开讨论，或者可以要求教师审查每个列表，选出他们认为最重要的应包含在哲学理念中的 3 ～ 5 个陈述，然后就为什么选择这些陈述展开对话，等等。哲学陈述的草案（由归纳式的、自下而上过程演变而来）可以由个人或小组撰写，并传阅给学院教师进行评论和进一步讨论。

另外一种可能会用到的方法是将演绎法（或利用现有文献、标准或政策文件）和归纳法（或通过访谈学院教师"从下而上"产生想法）进行结合。可能会要求个别教师，也就是那些被视作团队领导者、被其同伴所尊敬和信任者、拥有良好写作技能者、对课程开发非常有见识者，与学院教师谈论他们关于人、社会和环境等方面的信念，并使用这些信息来起草一份包含学院教师所述内容的哲学陈述。然后，可以将这份草案分发给所有学院教师进行评论、编辑和修改。原作者随后根据同事的反馈意见修改陈述，并将

新的陈述呈递给小组进行讨论和对话。这个重复的过程将持续到所有人对陈述中需要包含的内容达成共识。

在任何一种上述情境中，或者是对已有哲学陈述进行审查以便更新和修订时，"点击法"这种简单的在线匿名调查方式可以用来获得学院教师的同意或认可。通过该方式，哲学理念的草案（或者现有哲学理念）中的每个句子被列为单独的条目，并要求学院教师指出他们对该条目的同意程度（如非常同意、同意、不同意、非常不同意）。相较于使用整个句子作为需回复的条目，使用每个句子中的短语或者主要概念作为回复的条目可能更为有用。无论每个条目中的细节程度如何，都可以对这些匿名回复进行编辑，并将这些结果与所有学院教师分享，然后开展讨论以探索所得数据的意义。

最后，无论是从现有哲学理念开始，还是创造新的哲学理念，整个过程均可通过思考护理学院之外的事物得以促进或激发。譬如，可指派教师回顾主要的当代文献和报告，例如卡耐基研究（Benner et al.，2010）、《护理未来报告》（IOM，2010）、认证标准，或者已发表的关于雇主对毕业生什么能做、什么不能做的评估。在回顾这些报告时，学院教师可能会确定那些已表达的或者隐含的价值观、关于患者或者护士的信念，或者与健康、健康保健及护士角色相关的社会期待。然后，对这些价值观和信念进行汇编，要求学院教师考虑它们在多大程度上符合学院教师的信念。通过一个如前所述的反复过程，小组可以制订自己的哲学陈述，这将是一个取材于教育项目所处的更大背景下的哲学陈述。

不管采取何种过程，所有学院教师的参与，以及为教师产生分歧、进行思想斗争、

考虑、反思、辩论及"实践哲学"提供充沛的时间及安全的环境至关重要。过早结束这个过程是不明智的。同样重要的是要记住，从某种程度而言，这个反复的过程将在课程开发的后续步骤中持续存在。譬如，尽管学院教师赞同哲学陈述，并认可其概念，但不同小组在建立课程大纲过程中可能会对哲学陈述中的某些东西产生"我们究竟想表达什么意思"这样的疑问。如果发生这种情况，我们就需要重新审视哲学陈述，如果修改哲学陈述可以使其意义更加清晰，则要对哲学陈述进行修订。

前面的讨论仅侧重于学院教师在创建及修订学院哲学理念中的作用。人们认为学院的行政人员（如院长、项目主任）也必须参与到该过程中。此外，应考虑将学生也纳入到对信念和价值观的对话中；然而，最后的文件最终必须反映学院教师的信念，并由人、社会和环境、健康、护士和护理、教学以及教与学等概念来指导。

最终的哲学陈述应该书写清晰、内部一致、易于理解，并应为随后的工作做出明确的指导。它应该有足够的长度，以便能够清楚地表达那些指导学院教师行动的重要信念和价值观，但不应过于细化。因为细节（而非基本信念）的表述往往更适合那些在形成概念框架、项目终极成果或能力以及课程设计时需完成的工作。后面的章节将详细探讨课程开发的所有后续步骤（图 7-1），因此这里仅提供一些哲学理念如何指引课程开发、实施和评估的例子。

哲学陈述对课程的影响

如果包含在护理学院哲学理念中的陈述反映了学院教师真正的信念，而不仅仅是停留在字面上的"完成任务"，那么这些价值观必须在课程的设计、实施和评价方式中有所体现。框 7-2 以"如果–那么"的陈述方式呈现了这种影响的例子。

希望这些例子加上后续章节中的细节可以强化哲学理念的重要性。学院教师旨在与学生、临床合作伙伴、校友、管理人员以及彼此之间建立积极的关系；实现该目标的其中一个途径就是要清楚我们所共同认可的价值观，更重要的是，在我们所说与所做的每一件事中体现这些价值观，使其保持"生命力"。

总结

如前所述，"实践哲学"是一项艰苦的工作。但是，这是一项重要且有价值的工作，因为它对学院教师、对我们教师实践工作以及对我们的学生都具有影响。

"实践哲学"可能会在我们设计学习体验和与学生互动时促使我们更加有目的地参与情感领域的学习以及身份认同。这是一个可能会增强学生教育体验的重点。它对我们提出了挑战：对我们的教师实践工作提出新的问题，并努力通过严格的教学研究工作寻求答案。这种努力有助于护理教育科学的发展。它也可以指引我们寻找新的教学策略和评价方法，以便更好地促进学生学习，在我们看到学生成长为护士而兴奋时，也是教师保持从事教学工作乐趣的一项成果。

可以得出结论，课程的哲学基础远远超出了项目设计和课程大纲的范围。对这些哲学基础的反思和澄清有助于我们更好地理解我们是谁以及我们如何最佳地帮助我们的学生、同事以及自身获得成长，并持续学习。

框 7-2　关于哲学陈述对课程开发、实施和评价影响的"如果-那么"表述的例子	
如果哲学陈述说……	**那么人们期待看到……**
我们认为人可选择他们做什么……	在课程设置中自由的、不受限制的选修课程，或者可在一些课程中做出选择以满足学位要求（如英语）
我们认为人要参与有目的的行为以实现目标……	整个课程中为学生提供机会，让学生写下他们自己的学习目标，并与学院教师或临床工作人员合作设计独特的学习体验以实现这些目标
我们认为个体反映出独特、多样的文化、民族、经验和社会经济背景……	当面或以虚拟的形式与各种各样患者群体以及在拥有一系列资源和挑战的社区中进行体验
我们认为健康可被促进、维持和重获……	在健康机构、慢性病患者及家属、急性照护机构中平等分配临床学习体验
我们认为护士是以学术和智力成熟度开展实践工作的学者……	能使学生了解学术概念、成为学者的意义，以及个体如何发展并维持学术的课程和学习体验
护士必须准备好在其实践环境和整个行业中起领导作用……	能帮助学生鉴别领导和管理之间的差异，研究护理领导者，并反思自己成为领导者之路的课程和学习体验
护士作为卫生保健团队中平等但又独特的成员，与患者及其他专业人员开展合作……	护理学生与其他职业角色学生一起学习、与其他卫生保健专业人员对话或访谈，或承担需跨专业合作的项目以满足患者群体或社区健康需求的当面或虚拟的体验
我们认为教学的目标是唤醒学习者天生的好奇心……	基于问题的学习体验：学生必须明确他们解决问题所需知道的内容，寻找这些信息，判断信息的质量，对成规提出质疑等
我们认为教育是培养学生，并引领他们到一个新的地方……	将一个项目评价计划整合入开放论坛，使学生感知到教师在多大程度上对他进行培养、支持和挑战；与毕业生就他们的教育经历如何改变人生的话题进行讨论；就学生和校友在其实践场所和专业方面所做贡献进行调查

对证据的反思

1. 尽管学院教师共同致力于专业价值观的形成，但他们很可能对这些价值观以及其他价值观的含义有不同的看法，尤其是关于这些价值观该如何在教育领域"呈现"。那么这种差异对学生会有什么影响？如何解决这种差异？

2. 学院教师如何从使命、愿景和价值观，到哲学理念、框架，再到项目终极成果和能力，以及在为学生所设计的特定学习体验中"追踪"信念、价值观和重要概念的一致性？他们如何在自己个人的信念中评估这些信念和价值观的一致性？

3. 哪些迹象表明正在运行"隐性课程"，即教师说一套做一套，或者哲学理念所表达的信念（如护士必须参与到专业协会中）在学生的体验中（如教师从不讨论他们在专业协会中的参与情况）并不明显？这些信号对于重新审视学院的哲学基础有什么影响？

参考文献

Adler, S. R., Hughes, E. F., & Scott, R. B. (2006). Student "moles": Revealing the hidden curriculum. *Medical Education, 40,* 463–464.

Astin, A. W. (1997). *What matters in college? Four critical years revisited.* San Francisco, CA: Jossey-Bass.

Benner, P., Leonard, V., Day, L., & Sutphen, M. (2010). *Educating nurses: A call for radical transformation.* San Francisco, CA: Jossey-Bass.

Bernstein, B. (1975). *Class, codes and control: Volume III—towards a theory of educational transmission.* New York, NY: Routledge.

Bevis, E. O. (1989). *Curriculum building: A process* (3rd ed.). New York: National League for Nursing.

Bradshaw, A. (1998). Defining "competency" in nursing (part II): An analytic review. *Journal of Clinical Nursing, 7,* 103–111.

Colley, S. L. (2012). Implementing as change to a learner-centered philosophy in a school of nursing: Faculty perspectives. *Nursing Education Perspectives, 33*(4Z), 229–233.

D'eon, M., Lear, N., Turner, M., & Jones, C. (2007). Perils of the hidden curriculum revisited. *Medical Teacher, 29,* 295–296.

Dewey, J. (1944). *Democracy and education: An introduction to the philosophy of education.* New York: The Free Press.

Diekelmann, N. (2002). "Too much content …" Epistemologies' grasp and nursing education (Teacher Talk). *Journal of Nursing Education, 41*(11), 469–470.

Diekelmann, N., & Smythe, E. (2004). Covering content and the additive curriculum: How can I use my time with students to best help them learn what they need to know? (Teacher Talk). *Journal of Nursing Education, 43*(8), 341–344.

Emerson, E. (1921). *The complete writings of Ralph Waldo Emerson.* In E. Emerson (Ed.), New York: Wm. H. Wise & Co.

Fawcett, J. (1984). The metaparadigm of nursing: Present status and future refinements. *Image: The Journal of Nursing Scholarship, 16*(3), 84–86.

France, A. (1894). *The crime of Sylvestre Bonnard translated by Lafcadio Hearn in The works of Anatole France in an English Translation (1920).* London: J. Lane Publishers.

Giddens, J. F., & Brady, D. P. (2007). Rescuing nursing education from content saturation: The case for a concept-based curriculum. *Journal of Nursing Education, 46*(2), 65–69.

Gofton, W., & Regehr, G. (2006). What we don't know we are teaching: Unveiling the hidden curriculum. *Clinical Orthopaedics and Related Research, 449,* 20–27.

Gordon, S. (1991). *Prisoners of men's dreams: Striking out for a new feminine future.* Boston: Little, Brown.

Greene, M. (1973). *Teacher as stranger: Educational philosophy in a modern age.* Belmont, CA: Wadsworth.

Institute of Medicine. (2010). *The future of nursing: Leading change, advancing health.* Washington, DC: The National Academies Press.

Jarvis, P. (1995). *Adult and continuing education.* London, UK: Routledge.

Kohlberg, L., & Mayer, R. (1972). Development as the aim of education. *Harvard Educational Review, 42*(2), 449–496.

Orem, D. (1971). *Nursing: Concepts of practice.* New York: McGraw-Hill.

Ozolins, I., Hall, H., & Peterson, R. (2008). The student voice: Recognizing the hidden and informal curriculum in medicine. *Medical Teacher, 30,* 606–611.

Palmer, P. (2007). *The courage to teach: Exploring the inner landscape of a teacher's life.* San Francisco, CA: Jossey-Bass.

Roy, C., Sr. (1980). The Roy adaptation model. In J. P. Riehl & C. Roy (Eds.), *Conceptual models for nursing practice* (pp. 179–188). Norwalk, CT: Appleton, Century Crofts.

Smith, B. (2013). *Mentoring at-risk students through the hidden curriculum of higher education.* Lanham, MD: Lexington Books.

Snyder, M. (2014). Emancipatory knowing: Empowering nursing students toward reflection and action. *Journal of Nursing Education, 53*(2), 65–69.

Tabak, N., Adi, I., & Eherenfeld, M. (2003). A philosophy underlying excellence in teaching. *Nursing Philosophy, 4,* 249–254.

Tanner, C. A. (2010). Transforming prelicensure nursing education: Preparing the new nurse to meet emerging health care needs. *Nursing Education Perspectives, 31*(6), 347–353.

Thistlethwaite, J. E., Forman, D., Matthews, L. R., Rogers, G. D., Steketee, C., & Yassine, T. (2014). Competencies and frameworks in interprofessional education: A comparative analysis. *Academic Medicine, 89*(6), 1–7.

Watson, J. (2008). *Nursing: The philosophy and science of caring* (Rev. Ed.). Boulder, CO: University Press of Colorado.

第8章

本科课程模式
Curriculum Models for Undergraduate Programs

Susan M. Hendricks, EdD, RN, CNE

（蔡端颖 译）

在这个史无前例的医疗改革时代，护理专业教师有大量的机会发展本科课程模式，来应对新的挑战和培养创新性思维。本科护理教育的教师所讨论的课程，通常是指学生们为获得护士执业资格证所需的学习计划或学习进程。然而，课程这一概念应更为宽泛地被理解为教什么、如何组织、如何教（比如授课方式和教育方法），以及学生和课程的预期成果是什么。Dezure（2010）指出课程的概念应该是宽泛和动态的，应体现教学方法、教学顺序、教学目标及教学内容方面的创新性。

一门构思良好的课程对初级护士的培养至关重要。过去20年来，所有学科的本科课程均受到越来越多的审查。自20世纪80年代以来，有许多报告提出对高等教育的批判，表明了如果毕业生要达到行业和市场的期望，教育改革势在必行（Dezure，2010）。这些对改革的呼吁带动了一系列的举措，不断影响着今天的本科课程，比如将学习成果以能力的语言体系表达出来，强调学习体验的整合，注重优化和精简学习，以及在学习中成长以形成更具全球化的视野。今天，学习的重点不在于学到了什么，而在于毕业生能利用所学的知识做什么。对于护理而言，

课程学习必须使毕业生在不断变化、日益复杂的医疗环境中行使其职能。

护理教育者面临的挑战是如何重新构建课程，培养能在不断变化的医疗体系中实践的护士，并主动创造学习，使毕业生能够全面提升。Tanner（2010）建议，课程设计需要解决的关键问题是确定必须教什么内容，如何有效、高效地教，以及在哪些环节开展教学活动能达到最好的效果。Dezure（2010）指出课程的形成基于如下的课程演变，即由强调对较窄范围具体学习内容的掌握转变为对广泛学习能力的注重；由对特定技能的重视转变为对更具整合性的学习体验的注重；由旨在传授知识的传统教学方法转变为对创新教学实践的探索。

在护理专业中，本科课程的设计必须灵活。Benner等（2010）呼吁激进的课程改革，以更好地培养护士进行实践和领导。这种改革过程需要把重点放在如何设计或修订课程上，而不是简单地在已经超负荷的课程设置中增加教学内容。教师们过去总是从内容的角度思考符合学生学习需求的课程修订，而不是因地（时）制宜。随着新技术的出现、新证据被发现以及新的最佳实践被确定，它们常常被纳入一个在内容上早已饱和

的课程结构中。在规划本科课程时，对教师来说，最关键的挑战就是确定学生胜任实践需要学习哪些能力以及设计学习环节以促进其获得所需能力，而不是简单地在课程中添置内容。Mackey 等（2013）呼吁培养能在新环境和不同环境下实践的护士，如家庭、社区和需运用新技术的领域。他们认为护士除了要应对患者的生理需要之外，还应有效应对与患者健康相关的社会决定因素。这一转变将要求教师对被认为是护理实践中至关重要的传统能力进行重新定义，以更广泛地涵盖与社区实践、服务人群相关的能力，同时考虑到护士在促进过渡期护理中的关键角色。此外，随着护理环境的变化、新治疗方法的运用，如远程医疗、消费者设备和健康促进项目等，对能力的理解也应适当修订以顺应这些变化。本章将讨论本科课程和课程设计。教师是课程设计的决策者，他们对影响护理课程形成的相关问题的反思很重要。

护理本科教育的基本目的

本科护理课程主要是为了培养学生进入实践。此外，有些课程被设计为一些学术发展模式，可供注册护士（RN）获取护理学士学位（BSN），或供有执照的从业护士（LPN/LVN）攻读注册护士学位。本科课程也为研究生教育和高级护理实践提供了必要的基础。近年来，一些医疗机构已更改了注册护士的就业要求，急症照护机构往往偏爱或需要申请人持有护理学士学位。设计课程以促进护理人力资源的学术发展（National League for Nursing，2011）将势在必行，以达到美国医学研究所（IOM，2010）提出的有关增加学士学位护士和高等学位护士的建议，以及满足市场的需求。

社会大众对公共责任的期望增加，扩大了国家、州和地方各级护理教育的能见度，也增加了在护理教育及护理实践中利益相关者的参与度。作为专业教育学位课程，护理是高等教育院校中最规范的教育产业之一。规范护理课程带来的一大好处是在高水平的审查及保证大多数护理院校的最低标准情况下，能培养一批可胜任患者照护的劳动力。利用护理项目中课程计划存在的相对相似性，部分原因也是由于规范要求，教师对学习计划进行了调整，以促进升学和教学进展。这种控制水平的一个缺点是指令性指导和规则对教学创新会产生负面影响；教师感知到教学改革过程中会遇到许多阻碍，这可能会阻止教师在课程组织、教学内容及教学方法方面追求新理念。

与其他学科的课程相比，多所学校的护理课程往往看起来非常一致。这确实确保了新毕业生能学到公认的对实践至关重要的知识。但另一方面，让学生掌握大量的教师认为必要的知识，会潜移默化地扼杀学生的创新性。也许这就是应对环境变化的创新课程成为挑战的原因之一。不管怎样，创新贯穿于课程改革中，以满足更多的非传统学生、攻读第二学位的学生，以及有个性化需求的学生的要求，从而使课程建设和教学更具创造性和灵活性。课程教学的预期结果是能吸引、保留和培养不同类型的学生。

理解当今本科课程的历史影响

弗罗伦斯·南丁格尔被认为是现代护理的奠基人。作为一位多产的作家，她对护士的教育和实践发表了强有力的论述。南丁格尔认为护理不仅仅是对疾病的了解。引述她的话就是，"病理学讲述的是疾病已造成的危害。但除此之外没有更多的内容"

（Nightingale，1969，p. 133）。她将护理定位侧重于将健康理解为一个广泛和包容性的概念，需要理解人性和自然能力对个人健康的影响。南丁格尔认为护士需要理解人类存在的科学性和艺术性，她的思想不断渗透到本科教育中，从起初以医院为基础的培训项目，到目前的学位教育项目。

护理哲学和理论从传统意义上讲对护理课程至关重要，因为哲学和理论阐明了护理是什么及应该是什么。以南丁格尔为首的护理理论学家们，为教育哲学、使命陈述、课程模式和课程内容的传授提供了理论基础。虽然公认的护理理论学家们有不同的理念，但以他们的思想为基础的课程模式都把重点放在了人类、社会和护理实践的本质上。目前的护理课程设计更注重教学成果，以往强调的护理哲学和理论在课程设计中的作用似乎正在减弱。Donohue-Porter、Forbes 和 White（2011）指出，我们的本科课程在内容上已经趋于饱和，对护理理论的重视度减弱，导致课程结构在内容上过于充实，对知识的理论组织结构的关注减少，不利于学生将知识整合到实践中。课程发展中以概念为基础的运动是解决课程过分关注内容的一种手段。

对人本质和社会理解的渴望仍然是构建当前本科课程，尤其是护理课程的一个主要因素。在课程建设和教学方法中有效地应用理论，可以逆转当今护理教育中将护士作为"实干者"而不是"思想者"的一种错误想法（Grealish & Smale，2011）。Popoola 的整体实践模型（Popoola，2012）是一个有效地运用理论促进整体思维的课程结构的例子，它把一个有计划的理论概念框架融进学习项目中，以强调把多种理论明显地应用到整个护理课程中。

影响本科课程设计的因素

多种因素会影响本科护理课程的设计与发展。护理课程应反映大学或学院所信奉的使命、愿景和价值观，同时与护理学院自身的理念和愿景应保持一致。此外，重要的国家和国际相关报告也正呼吁行动和改革。伴随着这些影响，护理院校设计课程时应考虑特定学习者的特征。在规划护理课程时，护理院校还必须响应关键利益相关者如认证机构和护理委员会的期望。另外，由于护理教育培养的是执业护士，关注执业要求很重要——学生能否成功获取护士执照是护理教育公认的质量标志。最后，教师设置护理课程时，应考虑在未来几年中可能会影响护士实践的当前及未来的健康及医疗服务趋势。虽然预测医疗领域未来的问题和需求具有不确定性，但没有这样的展望，护理院校的发展将始终落后于迅速变化的医疗卫生环境，从而损害了专业发展。

教师设计课程以满足广泛的设计因素的要求，需要创造力、政治头脑、谈判技巧、严谨分析、精神能量和团队合作意识。参与设计项目和建设课程的教师必须具有明确的目标意识、获取资源的承诺、对市场形势的了解、预测未来医疗卫生趋势的能力，以及具有辨别什么时候目标已经完成的能力。一旦设计了课程项目，课程的建设和修订应遵循持续质量改进原则，且应与教与学行为既相互关联，又相互独立。课程是一个动态、不断发展的实体，由学习者的需求及教师对护理科学和艺术的信念塑造而成。

与学校和组织的力量相一致的设计

护理院校在各种不同的环境中运作，每一种环境都有其特定的世界观、一套隐含的或明确的价值观、使命和愿景。致力于课程设计的教师应考虑所属上级组织的价值、使命和愿景来设计课程、教学策略和教育效果。使命和愿景陈述通常包含关于教学、学术和服务的本质和重要性的特定观点；包括对特定职业价值的陈述；也常常需要界定领域的范围和重点及利益人群，如针对社区、全州的需求，以及国内及国际关注的领域。关于使命、愿景和价值观与课程发展之间的关系的进一步探讨，请参阅第 7 章。

顺应改革的主要呼声

课程发展面临的一个挑战是跟上各种不同的改革呼声，它们来自专业组织、机构和可能影响护理实践的研究发现。在创建 21 世纪的护理课程时，Glasgow、Dunphy 和 Mainous（2010）建议课程应该把重点放在科学与研究的融合以及由医疗卫生政策带来的影响方面。Benner 等（2010）致力于转变护理教育，在一定程度上补充了 Glasgow 等的建议。基于她的研究成果，Benner 等根据收集的证据提出了应该指导课程设计的四个"转变"：第一个转变是教学应针对某个情境中最重要的方面及对特定情境中相关关键行为有所感知；第二个转变是整合理论教学与临床教学；第三个转变是重新重视临床推理及多种思维方式，包括评判性思维；第四个转变是重新强调职业养成，而不仅仅是简单地成为某一特定的角色。

美国护理管理者组织（AONE，2010）提出的指导原则在本质上比 Benner 等提出的更规范，但在设计本科课程时也需要慎重思考，尤其是那些学士学位课程。指导原则并不专注于教学内容，而是注重如何在充满爱心和以患者为中心的环境中获取、综合和管理护理的"知识性工作"。指导原则还强调了跨学科关系及患者关系在护理服务方面的重要性。质量和安全被认为是护理服务的核心概念（AONE，2010）。

将美国医学研究所（IOM，2001，2010）的一些期望转化为护理课程的操作原则时，教师需要注重改善人们的健康和功能；培养学生以一种安全、有效、以患者为中心、及时、高效和公平的方式提供医疗服务；发展能力来建立护理基准，并根据这些基准评估护理效果。护士质量与安全教育（quality and safety education for nurses，QSEN）的能力也在护理本科课程中占有突出的地位。基于 Cronenwett 等人（2007）的工作，QSEN 机构在本科课程中制订了质量和安全方面的知识（knowledge）、技能（skills）、行为或态度（behaviors or attitudes）（KSA）的能力陈述（www.qsen.org）。许多护理院校已在使用全套 KSA 课程或据此构建了自己的课程。

另一个重要的行动呼吁是世界卫生组织（WHO）发布的重要报告——《跨专业教育和合作实践的行动框架》（2010），以此向全球呼吁跨专业健康教育来改善全球患者的健康结局。WHO 声称有充分的证据表明，跨专业教育会带来专业间的合作实践。在这个报告之后，跨专业教育合作专家小组（2011）发表了一套跨专业合作实践的核心能力的报告，包括适用于所有卫生专业人员的学习效果。这两个关键报告促进了跨专业健康教育的国际运动，得到多个专业机构的支持，也有助于护理本科课程发展。有关跨专业教育与合作实践的进一步探讨可参见第 11 章。

最后，由于护理院校的目标是培养一支多样化、代表不同服务群体的劳动力，许多学校制订了旨在吸引和留住不同学生群体的课程方案。在这里，多样性是指包罗万象，包括种族和性别的多样性、性取向、社会经济地位甚至经历的多样性。能拥有丰富经历和与所服务人群相同的学生是当今许多护理院校关注的焦点。有关在课堂中实现包容性的进一步讨论可参见第 16 章。

通过课程设计满足学习者的特征

随着目前对学生学习和参与的重视，基于促进学生个体发展的目的来设计课程非常重要。这在某种程度上可以通过促进学习者、教师和所学内容之间的相互联系来实现。影响课程设计和学生发展的其他因素还包括对社会健康和福祉的关注；基于当代证据的学习；创造一个融入以经验及文化为基础的学习机会的学习环境；支持个人创造力，尤其是与探究、解决问题及反思有关的创造力。

对于本科学生，教师设计课程时应考虑学习者中的特殊群体。如果英语作为第二语言（English as a second language，ESL）的学习者占多数，那么通过阅读、写作及测试策略来提升学生的英语水平非常重要。在学术发展项目中，正在从事医疗保健工作的学生想攻读一个额外的学位，即有执照的从业护士（LPN）攻读护理副学士学位（ASN）或注册护士（RN）攻读护理学士学位（BSN），学习活动和时间表安排应该满足该学习者的需求，做到灵活，且适用于临床实际，在作业的数量和类型方面也要切合实际。学生寻求第二学位说明其对先前学识的认可，能良好地适应严谨的学术环境。在为这一群体的学习者设置课程时，应为他们提供将先前的学位学习与护理专业工作经验建立联系的机会，为学习者所重视的示范性实践建造一座桥梁。关于学生的不同学习需求的进一步讨论参见第 2 章。

应对利益相关者的期望

利益相关者的期望对取得执照前学生的护理教育的影响不容小觑，美国国家护理委员会、护理认证机构和美国教育部对课程的设计和实施产生了巨大影响。各州护理委员会在界定护理课程的规范性方面并没有统一标准，但它们确实影响着教学内容、临床要求和教学方法。认证标准明确影响课程建设是否合乎标准，且随着美国教育部更明确地强调结果数据作为是否承认专业认证机构的标准，这种影响的作用越来越明显（U. S. Department of Education，2010）。

此外，虽然我们期望护理教师会使用专业标准来制订课程，但有时教师会依赖这些标准，而不考虑教学内容和教学方法的其他资源，或不考虑自身机构的独特使命。由美国高等护理教育委员会（CCNE）认证的课程项目必须把护理专业本科教育的要点（AACN，2013）和美国高等护理教育委员会的要求（CCNE，2009）融入课程中，这也是认证机构会影响课程项目的开展与课程设计的一个例证。

专业标准为护理课程提供了重要指导，但是教师也应关注与学校使命相关的其他因素、学习者的需求以及学校毕业生将要服务的机构和社区的需求。关于课程评估和认证过程的进一步探讨，可分别参见第 26 和第 27 章。

应对取得执照前学生课程设计的未来趋势

能灵活应对未来的护理及医疗保健趋势的护理院校将能维持其课程不断培养出能胜任未来临床实践的学习者。能不断监测、应对发展趋势，并能及时修订课程的教师，将制订出面向未来的和切合实际的课程计划。

据预测，许多医疗卫生趋势对执业和注册护士层面的护理实践有重大影响。目前在医疗卫生领域盛行的，并即将成为护理重要方面的趋势包括：跨专业实践能力、了解对全球健康挑战的问题、遗传学和基因组学。对以患者为中心的结局的重视和进一步把质量和安全的概念融入课程的理念将在课程设计中延续。Tella 等（2014）完成了护理院校的患者安全教育实践及其结果的综述，在这一重点领域找到了护理课程设计的多种方法。

目前医疗保健的其他问题和趋势包括提供以退伍军人[①]为中心的护理；响应新的护理角色以加强医疗系统导航、健康指导及远程医疗；采用持续质量改进的方法提高护理和医疗保健的有效性和可靠性。Kovner、Brewer、Fatehi 和 Katigbak（2014）指出新注册护士的就业模式正从以急症护理为重点转变为向社区提供护理服务；因此，护理课程需要针对毕业生的预期护理环境的转变做好准备。另外，设置为就业场所做准备和促进健康工作环境（包括礼仪、欺凌、为实践做好准备等问题）的课程在近年来具有重要意义，因为人们逐渐意识到新护士离职率高的成本——而这一高成本体现在患者安全结局、患者满意度、护士工作满意度及费用方面。

本科课程模式

目前已开展多种护理本科课程模式，这为学生提供了进入护理行业的多个准入点，也鼓励了本科学生在护理职业早期学习研究生课程。一般来说，多种课程模式之间有许多相似之处，但在课程的内部结构和课程内容上会有所不同。

取得执照前学生的护理课程包括执业护士（LPN）、职业护士（LVN）和注册护士（RN）课程项目。培养注册护士的三种最常见的传统课程模式包括 2 年制副学士学位课程、4 年制学士学位课程和 3 年制文凭课程。除了这三种教育模式外，还有速成的学士学位课程及速成的研究生学位课程供已取得非护理专业学位的学生攻读。比如，持有非护理学位的学生可以选择攻读速成的学士学位课程或通用硕士学位课程或临床护理领导者课程。也为本科生提供了一种通向博士研究生的流线型学术途径。在本节中将进一步详细讨论文凭、副学士和学士学位课程的设计，同时会讨论执业护士和职业护士课程，也会探讨学术发展模式。

执业 / 职业护士课程

执业护士课程，在一些地区也被称为职业护士课程，为许多人首次进入护理队伍提供了机会。执业护士课程通常为 1 年，在社区学院和职业学校开展。执业护士受雇于结构化的环境，截至 2012 年，大约有 20% 受雇于医院，29% 在长期照护机构，12% 在医生门诊（Bureau of Labor Statistics，U. S. Department of Labor，2014）。据估计，对执业护士的需求从 2012 年到 2022 年将增长 25%，主要是由于婴儿潮人口老龄化，对居

---

　　① 退伍军人医疗系统：于 1946 年建立，为全美退伍军人提供全面医疗保障，是美国目前最大的医疗服务系统，每年为 876 万退伍军人提供医疗服务——译者注

民区医疗设施和家庭健康服务的预期需求增加。最近，美国国家护理联盟（2014）在"执业/职业护士在推进国家健康方面的作用的设想"中提出，执业护士在国家医疗卫生系统中的角色日益突显，发展课程以充分培养执业护士非常重要。另外，针对执业/职业护士课程，已经依据美国国家护理联盟的成果和能力模型（2010）建立了课程框架，读者可以在 www.nln.org 网站的"教师发展和资源"栏目中找到执业护士课程资源。

以执业护士途径入行者可通过回校继续学习获得注册护士资格，从而提高在医疗环境中承担责任和义务的水平。认可执业护士先前的学习及工作经验并为其提供学术发展途径，将继续成为护理教育学术发展项目的重要组成部分。

文凭课程

文凭课程是 19 世纪末和 20 世纪初至中期培养护士的第一种课程模式。许多提供文凭课程的护理专科学校最初隶属于医院，现在也隶属于高等教育机构。文凭课程培养在各种医疗环境中给患者提供直接护理服务的技术型人才。课程通常在 3 年内完成，且注重临床实践。生物科学及社会科学方面的通识教育课程可由联盟的当地学院或大学提供。如果学生选择继续接受教育，这些课程的学分通常可用于攻读护理学士学位。随着护理教育向高等教育的转变，专科学校在过去 30 年中逐渐关闭，转变为单一目的机构，或与现有学院或大学合并。文凭课程在美国的护理教育中所占比例不到 10%（American Association of Colleges of Nursing，2011）。

副学士学位课程

护理专业的副学士学位课程（ASN/ADN）

是 Mildred Montag 在 1952 年为应对严重的护理短缺问题时首次提出的。正如 Montag 最初所设想的，副学士学位课程的目的是在 2 年内培养技术型护士，他们能在专业护士的监督下在急症照护机构给患者提供直接护理（Dillon，1997）。尽管我们在不断呼吁提高注册护士的培养水平，副学士学位课程仍然非常受欢迎。健康资源和服务管理局（HRSA，2010）的数据显示，2008 年副学士学位护士在注册护士中的比例约占45.4%。但随着急症照护机构对护理学士需求的增加，许多副学士学位的护士返回校园继续攻读护理本科或研究生学位的趋势越来越变得明显起来了。

副学士学位课程通常设在社区学院，多年来解决了当地社区对注册护士的需求。随着注册护士需求的增加，副学士学位护士已成为满足劳动力需求的重要途径。针对专业护理角色的复杂性增强，以及快速变化的环境对护理实践的期望，副学士学位护理课程已经做出了调整［Robert Wood Johnson Foundation（RWJF），2013］。然而，这势必会面临一大挑战，即如何将大量复杂信息和技能融入副学士学位课程中。一些课程通过增加学分来解决问题，但超出了 2 年制学习的常规学分数（60），这种解决方案可能会延长学制。由于人们越来越重视高等教育的费用和学生所欠助学贷款的数额，副学士学位课程所需的学分正在受到更严格的审查。对于设计和修订副学士学位课程计划的教师来说，考虑课程中所需的学分数及找到方法来确保课程不出现过多的学分非常重要。

副学士学位课程最为注重的是作为一名初入门的注册护士应具备什么条件。与国家委员会执照考试的大纲一致，该课程一般包括内外科、儿科、妇产科和精神-心理健康护理等护理课程，涉及与这些实践领域相关的概念和内容。有些课程可能还包括管理、社区卫生、老年学和研究。因为全国护理联合委员会对实践环境的变化做出了应对，大多数注册护士护理课程拓宽了教学重点，融入了护理管理相关的原则和实践，如优先级排序、授权委派和多患者的管理。

学生完成了副学士学位课程后可在结构化医疗机构中进行实践。

针对未来的劳动力需求和就业模式，副学士学位课程的教师需要灌输给学生终身学习的意识及将其初始教育至少提高到学士学位水平的期望。最近美国医学研究所关于未来护理的报告建议，到 2020 年，实践护士中持有学士学位的比例应提高到 80%。通过创新的课程模式促进副学士学位护士的学术进展将成为护理专业未来十年的战略目标。

学士学位课程

学士学位（护理学学士、理学学士、文学学士）课程传统上由 4 年制学院和大学提供。Robert Wood Johnson 基金会（2013）指出美国现在有 19 个州允许社区学院提供学士学位。本科护理课程培养的毕业生向机构、家庭和社区环境中的个人、家庭、团体和社区提供医疗服务。除了与特定的护理领域相关的内容外，学士学位课程还包括与管理、社区卫生、护理理论和研究、卫生政策、团队和团队动态以及专业问题有关的概念。可能还需要强调健康促进、疾病预防和患者教育。

学士学位课程除了护理课程外，还为人文艺术与科学奠定了坚实的基础。该课程可能要求学生在被录取进入护理专业前预修科学、艺术和人文学科的课程，或者是学生直接被录取进入学士学位课程，在修读护理专业课程的同时修读以上课程。教师在对总体课程设计做出决策时，必须要考虑与每一个项目设计相关的每一个问题、教育理念、学生群体的特点以及教育机构的使命。

教师建立足够灵活的课程培养学士学位护士以适应不断变化的临床实践期望，这是势在必行的，尤其是越来越多的证据及用人单位的选聘显示学士学位是护理实践的入门条件（IOM，2010）。考虑到数据显示学士学位护士实践能提高患者的安全及患者照护效果，越来越多的证据支持在护理队伍中增加学士学位护士的这种需求。为了发展顺应时代的课程，满足劳动力的需要，并遵循 2010 年美国医学研究所对突破性合作关系的呼吁，我们需要继续强调学术-临床实践合作关系的建立（Niederhauser，MacIntyre，Garner，Teel，& Murray，2010）。护理院校必须最大限度地利用这些合作关系，来修订课程所培养的能力，包括但不限于临床推理、评判性探究、专业内和跨专业的协作实践、领导力、健康教育、复合性思维、有效的护理管理与协调、推动卫生政策、循证决策、信息技术、生物恐怖主义、遗传学和基因组学、老年学和护理再设计。当然以上并不是一个详尽的能力清单，它会随着医疗卫生系统的不断变化而变化。

学术发展模式

考虑到护理专业有多个准入点及社会对具备高等教育和先进技能护士的需求，促进学术发展的课程设计是护理教育中的重要组成部分。这些课程旨在为学生提供从一种教育水平提升至另一种水平的速成途径。这些课程革新有三个主要特点：侧重于减少从一个学位到另一个学位的时间；认可先前的教育和实践或生活经历；以及具有转换教育学分的能力。这些课程在部分克服从一个学位项目到另一个学位项目过程中的效率损失方面至关重要。

执业/职业护士的学术发展模式

通常，出于生活方面的各种原因，学生会选择执业或职业护士来开始他们的护理职业生涯。例如，学生可能希望在短期内完成课程学习，尽早进入劳动力市场，且经济上能够承受。对执业护士来讲，最常见的学术发展模式就是从执业护士（LPN）进入副学士学位（ASN）课程或学士学位（BSN）课程的学习。Porter-Wenzlaff 和 Froman（2008）指出执业/职业护士课程提供了进入医疗行业的准入点，能吸引大批的少数族裔学生、弱势群体、大龄学生和英语作为第二语言的学生。因为护理专业在许多领域并没有实现多样化目标，因而这一护理专业的准入点是使专业变得更具多样化的一种机制。而成功的课程项目能在支持性环境中为学生提高阅读理解能力、发展写作技巧和克服经济困难提供支持性服务。

可以预期的是，护理教育者将继续设计学术发展项目，以促进执业（LPN）/职业护士（LVN）的教育转型。美国国家护理联盟（NLN，2010）的教育能力模型，是促进学术发展教育模式中的一个范例，它明确提出了所有护理课程项目的教学成果和能力，包括从执业（LPN）或职业护士（LVN）课程到博士课程，为护理课程项目之间的过渡提供无缝衔接。

持有副学士学位或文凭的注册护士的学术发展模式

为了促进注册护士在行业内的学术发展，院校开设了许多本科护理课程项目。这些课程旨在简化学位项目之间的课程衔接。课程设计各不相同，取决于各护理院校的理念和所属机构的期望。最常见的包括注册护士（RN）攻读护理学士学位（BSN）课程项目，以及副学士学位（ASN）跳过学士学位（BSN）直接攻读护理硕士学位（MSN）或副学士学位（ASN）在攻读护理硕士学位（MSN）时被授予学士学位（BSN）。

注册护士（RN）攻读护理学士学位（BSN）课程，通常包括文科教育中的额外课程，以满足通识教育的要求，使毕业生拥有广泛的教育背景。注册护士（RN）攻读护理学士学位（BSN）项目中的护理专业课程通常包括那些在副学士学位或文凭课程中没有深入讲解的重点领域。大多数注册护士（RN）攻读护理学士学位（BSN）项目的课程计划包括社区卫生、护理领导或管理、基于研究和循证的实践，以及专业护士关注的话题，如专业沟通、医疗伦理和卫生政策。许多注册护士（RN）攻读护理学士学位（BSN）项目包括一门"总整"课程，以促进学习成果的整合。临床护理课程的参与是这种学术发展模式预期的一个方面，通常以带教导师制课程的形式进行。

近年来，为满足不同学习者的需求而采取的策略，使得构建课程实施的成功模式不断增多。一些课程将教育时间安排为一天、一晚或一个周末的形式，允许学生在继续工作的同时获得学分。其他课程结合在线和面授的形式，利用在线的优势，便利地在教育同年级模式中开展相互支持及同行协作。完全在线的课程也变得很普遍，给学生以适合自己的速度和很大的灵活性来攻读他们的学士学位（Hendricks et al.，2012）。

虽然以学士学位（BSN）入职护理行业

的护士更有可能获得护理硕士学位，但促进副学士学位（ASN）的注册护士（RN）获得护理硕士学位（MSN）的学术发展课程也在不断增多。一些硕士项目在学生读到一半时便授予护理学士学位（BSN），而另外一些硕士项目并没有授予护理学士学位（BSN）。这些由注册护士（RN）到护理硕士（MSN）的课程为提高护理人员的教育水平提供了另一种简化的途径。

进入护理实践的第二学位

尽管预测的注册护士短缺并没有像预期的那样来得迅猛，但对专业护士的需求仍在继续增长，对护士短缺的预测也将在未来持续下去（Auerbach, Buerhaus, & Staiger, 2014）。伴随着这种对劳动力的需求，许多持有非护理专业学士学位的人正在寻求可能更令人满意或具有更大就业前景的职业机会。护理往往是一个很好的职业选择。许多能授予护理学士学位的院校已经为寻求第二学位的学生设计了一个课程方案。这种 BSN 学位课程进展快、课程密集，在短时间内就能完成，有时也被称为速成课程。这些第二学位护理课程可能有助于学生获得学士学位、硕士学位甚至博士学位。鉴于某些地区预计到下一个十年将继续存在护理短缺的情况（Buerhaus, Auerbach, Staiger, & Muench, 2013），第二学位护理课程的增长很可能持续下去。通过这条途径进入本专业的学生往往比传统学生的年龄稍大一些。许多人有专业工作经历，为他们的教育经历带来了各种各样的技能。

有多种教育课程项目可供选择，为希望从事护理事业的人提供了很多机会和选择。在地区和国家范围增加获得更多课程项目的学习机会方面，技术将继续发挥它的重要作用。越来越多的在线护理学位课程可以满足学生个性化的学习需求。

丰富的学术发展模式给护理院校和应对这些教育课程产品的公众带来了挑战。如前所述，影响课程选择的因素与授予的学位类型有关，而学位类型又与劳动力需求及所属机构的使命相符。这便决定了课程的学分、学制、必修课程以及学习经历的形式必须与授予的学位一致。在学术发展模式中，院校必须决定如何认可学生之前的学习经历。这可能可以通过衔接协议、预修课程机会、学分转换以及通过测试及档案袋来验证先前的学习经历等形式来实现。

由于护理领域需要继续增加本科和高级实践护士的人数，学术发展模式将继续成为实现这一目标和支持职业流动的一种高质量、高成本效益的手段。而教师需要具备开创性和创造力，因为他们是设计未来课程的主力军。他们必须有致力于教学尝试的意愿，只有这样才能开创和提供高质量、高性价比的课程以及具有创新性的、与课堂教学配套的临床教学模式。课程需要包括建立在学习者先前知识及经验之上的结构化和非结构化的学习经历。这些护理课程的建设需要最大限度地利用新技术，来支持创新的教学方法和突破性的学习环境。

合作课程模式

Gerardi（2014）称 Robert Wood Johnson 基金会的创立和对护理学术进展（APIN）项目的支持促使了九州联盟的创立，从而通过州级层面的举措来实现无缝衔接的学术发展。例如，新墨西哥州的一个模式涵盖了全州范围护理课程的创建。另一个加利福尼亚州的模式，通过 APIN 位于洛杉矶的加利福尼亚州立大学的倡议，创立了一个联合八个社区学院的合作模式。该模式开展师资共享、双重录取程序和综合课程。除了创造途径使学生及时获取护理学士学位，这些项目也提升了护理行业在该领域的多样性。这些合作课程模式正变得越来越普遍，给学生带来的益处包括提供攻读 BSN 的无障碍途径，减少专业进展不必要的障碍，早期引入把学术发展作为一种目标来追求的理念，以及形成学术发展道路相似的同学社区。对于护理院校而言，这种模式有助于对多种类型的学院和大学的资源进行有效利用，确保了强有力的培养渠道。

合作关系、联盟和全州模式

在当今复杂的社会体系中，护理实践和教育无法以一孔观天的形式运作。致力于与医疗机构、其他院校、州和地方政府以及社区中心合作的护理教育课程，将实践放在了强有力的位置。这种合作关系可以加强合作双方涉及的方方面面，通过整合资源来达到共同目标，由此解决所有利益相关方的共同问题。例如，Halstead 等（2012）提到由四所护理院校和一个医学中心组成的学术和临床实践联合会共同培养了 40 多名能够有效使用仿真技术的护理教育者。在为期 1 周的技术运用浸入式学习之后，他们合作开发了一些可用在广泛临床情境下的仿真场景，以供所有参与机构共享。

社区和护理院校之间的合作关系也能有效地解决当地的健康问题，同时提供很好的临床教育机会。在一个社区联盟模式下，Luque 和 Castañeda（2013）为一个独特社区中的移民和临时工提供了流动诊所服务。这种学术合作关系为学生提供了很好的社区卫生学习体验，同时也为广大有卫生服务需求的人群提供了服务。在护士短缺的区域，

服务提供者与学校之间的合作关系可能会发挥作用。Murray 等（2010）描述了护理院校和医务工作者之间通过州医院协会建立了合作关系的项目。该项目为护理教师的注入提供了渠道，增加了学生入学率，并建立了护理院校和医疗机构之间可持续合作的关系模式。Everett 等人（2012）将这些合作关系建立的原因归结为未来各组织成功的动力。

课程设计

在选择一个特定的项目设计时，如副学士或学士学位项目，并不等于自动就有了项目的课程模式。教师需要设置一个课程结构，与课程的既定类型和预期结果相一致。在第 6 章中讨论了课程结果和能力的发展。在决定所期望的课程结果和能力之后，教师就可以为课程设计额外的结构。

课程设计的构建有多种不同的思路。传统课程设计的方法是以特定的顺序提供结构化的课程。这种方法明确规定学生学什么、什么时候学以及学习结果是什么。重点强调对护理及辅助内容、护理技能、关键的学习体验、评价学习结果的方法进行描述。这些内容将被融入其中的一个课程模式中。第 6 章描述了两种常见的课程模式，即"模块化"课程内容和整合或"链式"课程内容或概念。

本科护理课程的未来趋势

课程设置较为传统的方法侧重于确定教学关键内容、内容顺序和内容的有效传授。传统的做法导致了课程在内容上过度饱和，因为教师在不断增加教学关键内容，以应对迅速变化的医疗卫生系统对实践能力的需

要。当规划课程改革时，不管是一定范围内还是大面积改革，都应该考虑融入循证教学法，利用策略来吸引学生主动学习。这种重心的转移则要求教师在如何看待对未来护理劳动力的教育方面作出范式转移。

未来医疗卫生、护理和教育的趋势将对今后十年护理教育方案的设计和实施产生重大影响。而我们最大的挑战可能在于界定护士角色该如何转变，以满足不断发展和变化的医疗保健需求，并将这些变化转化为相关课程。为了迎接这一挑战，护理教育的未来趋势将需要增加护理实践和教育之间的合作关系（Everett et al.，2012）。在这方面的努力需要注重以下三点：保持护理课程和当代护理实践之间的一致性，发展举措以帮助新毕业生过渡到护理实践，以及建立机制保持和提升对护理队伍里经验丰富的护士的教育。当然，仍应更加重视学科之间的协作。

做到学位间基本无障碍的无缝衔接，需要继续消除职业流动和衔接的障碍。过去的障碍，例如费用昂贵、耗时的认证考试、重复学习、缺乏灵活性，以及学分转换的困难正在被解决。现在的衔接模式在设计上灵活，可以进行广泛的课程和学分转换，并通过课程组合最大限度地利用学生的时间。远程教育技术在成功地向地理位置分散的学生提供教育方面将继续发挥重要作用。这些新的策略将在促进非传统学生的课程学习方面起到重要的作用，而专门为远程学习者设计的课程，将更多地以整合的概念导向形式来教授。

所有护理院校都必须把培养下一代护士的方式与方法提上议程。护理教育者必须推进护理教育的创新（Spector & Odom，2012）。教师需不断地探索增加实习和多种

形式的深入实践的体验，将它们作为正式课程设计的一部分，或是融入与医疗卫生机构合作的新护士培训课程，以此来缩小毕业生与能够胜任实践的护士间的差距（Tri-Council for Nursing，2010）。

应对以健康人群和慢性病患者为主的社区卫生服务这样的医疗卫生环境，在传统意义上不是本科护理教育的重点。在美国，角色专业化历来限于研究生教育。然而，随着知识和技术的爆炸，对急性病患者进行护理所需的技能和能力，完全不同于在健康促进、疾病预防和慢性病护理方面所需的技能和能力，因此本科教育的其他形式值得推敲。

在高等教育领域，护理专业一直是教育改革的引领者。我们在此指出的这些问题对护理教育的未来至关重要，但这并没有囊括护理教师在设计未来护理项目和课程时必须考虑的所有问题。护理教师过去所呈现出来的创新和创造力，无疑巩固了他们继续引领未来专业和高等教育的领导地位。

总结

护理领导者所畅想的未来是护士能在医疗服务领域发挥主导作用，而不是单纯地应对他人的要求。随着护士在引领医疗改革中发挥更为积极的作用，护理教育需要培养包括本科生在内的具备一定领导技能、对复杂性和变化有理解能力的学生。护理课程需要将刻板的要求转变为灵活的学习机会，培养护士能够在技术导向型医疗环境中管理大量数据，以此对患者护理做出决策。

设计课程是教师运用他们的科学知识储备、临床能力和创造力的机会。课程开发要以在学生的教育经历中不断地融入机会，让

毕业生获得所需的知识、技能和能力为导向，也必须认真关注专业认证的要求和为执业资格考试做准备。开发创新的课程设计来培养毕业生，使其对自身具备的知识及技能充满自信并做好迎接当代护理实践的挑战，是护理教育者必须欣然接受的趋势。

对证据的反思

1. 你认为在未来5年中，影响本科护理教育最重要的力量是什么？你预测的依据是什么？
2. 在管理与快速变化的医疗保健及高等教育环境相关的课程改革时，护理院校面临哪些挑战？
3. 各种学术发展模式的扩增是如何影响护理教育质量的？

参考文献

American Association of Colleges of Nursing (AACN). (2011). *Nursing fact sheet*. Retrieved from http://www.aacn.nche.edu.

American Association of Colleges of Nursing (AACN). (2013). *The essentials of baccalaureate education for professional nursing practice*. Retrieved from, http://www.aacn.nche.edu.

American Organization of Nurse Executives (AONE). (2004a). *AONE guiding principles for the role of the nurse in future patient care delivery toolkit*. Retrieved from, http://www.aone.org/.

American Organization of Nurse Executives (AONE). (2004b). *BSN-level nursing education resources*. Retrieved from, http://www.aone.org/.

American Organization of Nurse Executives (AONE). (2010). *AONE guiding principles for the role of the nurse in future patient care delivery toolkit*. Retrieved from http://www.aone.org/.

Auerbach, D. I., Buerhaus, P. I., & Staiger, D. O. (2014). Registered nurses are delaying retirement, a shift that has contributed to recent growth in the nurse workforce. *Health Affairs, 33*(8), 1474–1480.

Benner, P., Sutphen, M., Leonard, V., & Day, L. (2010). *Educating nurses: A call for radical transformation*. San Francisco, CA: Jossey-Bass.

Buerhaus, P. I., Auerbach, D. E., & Staiger, D. O. (2009). The recent surge in nurse employment: Cause and implications. *Health Affairs, 28*(2), 124–128.

Buerhaus, P. I., Auerbach, D. I., Staiger, D. O., & Muench, U. (2013). Projections of the long-term growth of the registered nurse workforce: A regional analysis. *Nursing Economic$, 31*(1), 13–17.

Bureau of Labor Statistics, U.S. Department of Labor. (2014). *Occupational outlook handbook, 2014-15 edition, licensed practical and licensed vocational nurses*. on the Internet at http://www.bls.gov/ooh/healthcare/licensed-practical-and-licensed-vocational-nurses.htm (visited July 04, 2015).

Commission for Collegiate Nursing Education (CCNE). (2009). *Standards for accreditation of baccalaureate and graduate degree nursing programs*. Retrieved from, http://www.aacn.nche.edu/Accreditation/pdf/standards09.pdf.

Cronenwett, L., Sherwood, G., Barnsteiner, J., Disch, J., Johnson, J., Mitchell, P., et al. (2007). Quality and safety education for nurses. *Nursing Outlook, 55*(3), 122–131.

Dezure, D. (2010). *Innovations in the undergraduate curriculum*. Retrieved from, http://education.stateuniversity.com/pages/1896/Curriculum-Higher-Education.html.

Dillon, P. (1997). The future of associate degree nursing. *Nursing & Health Care Perspectives, 18*(1), 20–24.

Donohue-Porter, P., Forbes, M. O., & White, J. H. (2011). Nursing theory in curricula today: Challenges for faculty at all levels of education. *International Journal of Nursing Education Scholarship, 8*(1), 1–18. http://dx.doi.org/10.2202/1548-923X.2225.

Everett, L. Q., Bowers, B., Beal, J. A., Alt-White, A., Erickson, J., Gale, S., et al. (2012). Academic-practice partnerships fuel future success. *Journal of Nursing Administration, 42*(12), 554–556. http://dx.doi.org/10.1097/NNA.0b013e318274b4eb.

Gerardi, T. (2014). AONE leadership perspectives. AONE and the Academic Progression in Nursing Initiative. *Journal Of Nursing Administration, 44*(3), 127–128. http://dx.doi.org/10.1097/NNA.0000000000000038.

Glasgow, M., Dunphy, L., & Mainous, R. (2010). Future of nursing. Innovative nursing educational curriculum for the 21st century. *Nursing Education Perspectives, 31*(6), 355–357.

Grealish, L., & Smale, L. (2011). Theory before practice: Implicit assumptions about clinical nursing education in Australia as revealed through a shared critical reflection. *Contemporary Nurse: A Journal for the Australian Nursing Profession, 39*(1), 51–64. http://dx.doi.org/10.5172/conu.2011.39.1.51.

Halstead, J. A., Phillips, J., Koller, A., Hardin, K., Porter, M., & Dwyer, J. (2012). Preparing nurse educators to use simulation technology: A consortium model for practice and education. *Journal of Continuing Education in Nursing, 42*(11), 496–502.

Hendricks, S. M., Phillips, J. M., Narwold, L., Laux, M., Rouse, S., Dulemba, L., et al. (2012). Creating tomorrow's leaders and innovators through RN to Bachelor of Science in Nursing consortium curricular model. *Journal of Professional Nursing, 28*(3), 163–169. http://dx.doi.org/10.1016/j.profnurs.2011.11.009.

Institute of Medicine (IOM). (2001). *Crossing the quality chasm: A new health system for the 21st century*. Washington, DC: The National Academies Press.

Institute of Medicine (IOM). (2010). *The future of nursing: Leading change, advancing health*. Washington, DC: The National Academies Press.

Interprofessional Education Collaborative Expert Panel. (2011). *Core competencies for interprofessional collaborative practice: Report of an expert panel.* Retrieved from, http://www.aacn. nche.edu/education-resources/IPECReport.pdf.

Kovner, C. T., Brewer, C. S., Fatehi, F., & Katigbak, C. (2014). Original research: Changing trends in newly licensed RNs. *American Journal of Nursing, 114*(2), 26–34.

Luque, J., & Castañeda, H. (2013). Delivery of mobile clinic services to migrant and seasonal farmworkers: A review of practice models for community-academic partnerships. *Journal of Community Health, 38*(2), 397–407. http://dx.doi.org/10.1007/s10900-012-9622-4.

Mackey, S., Hatcher, D., Happell, B., & Cleary, M. (2013). Primary health care as a philosophical and practical framework for nursing education: Rhetoric or reality? *Contemporary Nurse: A Journal for the Australian Nursing Profession, 45*(1), 79–84. http://dx.doi.org/10.5172/conu.2013.45.1.79.

Murray, T., Schappe, A., Kreienkamp, D., Loyd, V., & Buck, E. (2010). A community-wide academic-service partnership to expand faculty and student capacity. *Journal of Nursing Education, 49*(5), 295–299. http://dx.doi.org/10.3928/01484834-20100115-03.

National League for Nursing (NLN). (2010). *Outcomes and competencies for graduates of practical/vocational, diploma, associate degree, baccalaureate, master's, practice doctorate, and research doctorate programs in nursing.* New York: Author.

National League for Nursing (NLN). (2011). *Academic progression in nursing education.* New York: Author.

National League for Nursing (NLN). (2014). *Vision for recognition of the role of licensed practical/vocational nurses in advancing the nation's health.* New York: Author.

Niederhauser, V., MacIntyre, R. C., Garner, C., Teel, C., & Murray, T. A. (2010). Transformational partnerships in nursing education. *Nursing Education Perspectives, 31*(6), 353–355.

Nightingale, F. (1969). *Notes on nursing.* New York: Dover.

Popoola, M. (2012). Popoola holistic praxis model—A framework for curriculum development. *West African Journal Of Nursing, 23*(2), 43–56.

Porter-Wenzlaff, L., & Froman, R. (2008). Responding to increasing RN demand: Diversity and retention trends through an accelerated LVN-to-BSN curriculum. *Journal of Nursing Education, 47*(5), 231–235.

Robert Wood Johnson Foundation. (2013). The case for academic progression: Why nurses should advance their education and the strategies that make this feasible. *Charting Nursing's Future, 21.* Retrieved from, www.RWJF.org.goto.CNF.

Spector, N., & Odom, S. (2012). The initiative to advance innovations in nursing education: Three years later. *Journal of Nursing Regulation, 3*(2), 40–44.

Tanner, C. A. (2010). 2010—A banner year for nursing education. *Journal of Nursing Education, 49*(6), 303–304.

Tella, S., Liukka, M., Jamookeeah, D., Smith, N., Partanen, P., & Turunen, H. (2014). What do nursing students learn about patient safety? An integrative literature review. *Journal of Nursing Education, 53*(1), 7–13. http://dx.doi.org/10.3928/01484834-20131209-04.

Tri-Council for Nursing. (2010). *Educational advancement of registered nurses: A consensus position.* Retrieved from, http://www.aacn.nche.edu/Education/pdf/Tricouncil EdStatement.pdf.

U.S. Department of Education. (2010). *Accreditation in the United States.* Retrieved from, http://www2.ed.gov.

U.S. Department of Health and Human Services, Health Resources and Services Administration. (2010). *The registered nurse population - initial findings from the 2008 national sample survey of registered nurses.* Retrieved from, http://bhpr.hrsa.gov/healthworkforce/rnsurveys/rnsurveyinitial2008.pdf.

World Health Organization (WHO). (2010). *Framework for action on interprofessional education and collaborative practice.* WHO reference number: WHO/HRH/HPN/10.3. Retrieved from, http://www.who.int/hrh/resources/framework_action/en/.

第9章

研究生课程模式
Curriculum Models for Graduate Programs

Karen Grigsby, PhD, RN

（徐志晶　译）

研究生课程模式

研究生教育响应卫生保健、社会与专业的需求，正在发生着范式转移。具有高学历的护理管理者、教育者、学者以及高级实践者也出现短缺的现象。在全美范围内，亟需增加具有高级实践以及受过博士学位教育的护士。传统上用于护理研究生教育的课程设计模式也受到更多的关注。本章讨论的内容包括：美国护理硕士项目和博士项目课程设置的发展本质，研究生项目导师的资质，总结未来持续影响护理研究生项目发展的因素以及趋势。

护理研究生教育发展的历史

对研究生教育发展过程的充分认识是理解目前研究生教育变化的基础。护理研究生教育开始于 20 世纪早期。最初，研究生教育的对象是监督和管理人员。现在，研究生教育是提供给那些想要在更高水平执业的护士，如执业护士（NP）、临床专科护士（clinical nurse specialist，CNS）、麻醉护士、助产士、教育者、研究者或管理者。帮助护士在其职业生涯的早期阶段获取研究生学位

的课程模式正不断涌现出来，以适应不断增长的需求，并使护士在其职业生涯中，对护理和卫生保健事业做出最大的贡献。

护理研究生教育项目不仅为高级临床护理实践岗位培养人才，同时也开设了针对特殊类型护士的课程，如信息学、教育学和管理学。这些虽然不能培养提供直接护理的护士，但却是对提升系统质量和保障其他护士在各个环境里进行安全、高质量照护工作的不可或缺的角色。这些角色需要基础护理教育项目之外的知识和技能。这些教育项目可以培养硕士、哲学博士（PhD）或护理临床博士（DNP），也可以增设到培养高级实践护士（APRNs）的某个专业领域的课程中。

护理硕士项目

1960 年，只有 14 个研究生项目为护理院校培养师资。Rutgers 大学开设了第一个护理硕士项目，旨在培养精神科护士。社会需要有在理论和研究方面具备更高水平的护士来促进实践的发展以及增强能力级别。为了应对这些需求，需要发展在研究、教育、管理和临床实践领域的护理硕士项目。随着注册学生人数的增加，硕士项目开始从功能

性分类（教育者、研究者和管理者）转而强调临床领域的分类（CNS），这也使得知识更多地用于促进照护工作。

1964 年的《护士培训法案》建议联邦政府资助发展护理研究生教育。到 1970 年，护理研究生项目开始激增。培养的角色包括专科护士、教育者、研究者和管理者。鉴于 CNS 越来越普及，很少有护士选择教育者、研究者或管理者的培养项目。因为这种趋势，不少培养教育者和管理者的硕士项目被取消或转型为培养 CNS 的项目而提供课程支持。

此阶段发展起来的执业护士（NP）项目，旨在培养能够为难以获得医疗服务的人群提供费用较低的初级保健服务的执业护士。第一个这样的项目由科罗拉多大学在 1965 年开办。最初，NP 项目是按照继续教育项目来设计和应用的，最后颁发证书。到 1970 年，NP 项目的培养层次在硕士教育水平。在这些项目中还增加了推动政策改革方面的培养，为了更好地影响政策改变从而使得 NP 的执业范围可以充分体现其所接受的专业教育。这些努力促使立法者对州法律进行修改，使 NP 可以充分执业，这种努力今天仍在继续。

新的护理硕士项目的发展：临床护理领导者

临床护理领导者（clinical nurse leader，CNL）是在硕士研究生层次培养能够起到改善患者结局、协调和促进循证实践、促进患者自我照护和决策的作用的专业人才。这个专业强调的是利用改进质量的策略，进行注重护理结局的实践。CNL 为特定人群服务，并且与其他医护人员协调工作，一起为患者进行群体服务。退伍军人医院首先开始聘请

CNL 为患者提供更安全、高质量和注重成本效益的服务。

CNL 的发展也不是没有非议的。当 CNL 第一次被引入时，很多人质疑这个角色的必要性，因为 CNS 也为人群提供服务。然而，当 CNL 逐渐被理解后，这两个角色的区别就逐渐清晰了。CNS 是 APN 的一种角色，是某个临床专科或亚专科的专家。CNL 的工作在微系统的层面管理和协调照护。CNS 是要设计、实施和评价特殊患者和人群的照护项目。最终，CNS 和 CNL 协同工作，共同为患者提供安全、高效和高质量的照护。

护理博士项目的发展

护士的博士教育从 20 世纪 20 年代就开始了，博士项目开始时是要培养护理教师和管理者。第一个博士教育项目是由哥伦比亚大学师范学院在 1924 年开办的。毕业生获教育学博士学位。20 世纪 50—60 年代，很多想要获得博士学位的护士获得的大都是教育学、社会学和心理学博士学位，而不是护理学位。

尽管硕士学位在 20 世纪 70 年代成长起来，护理领导者率先想到了要发展护理专业自身的理论。一个职业应该有自己的理论而不是借用其他专业的理论。护理博士项目首先为促进护理理论和研究的目的而设立，同时也进行护理教师的培养；这些项目在 20 世纪末期发展迅猛，旨在培养专注于护理领域的哲学博士。今天，在美国有 131 个研究型护理博士项目。

当大家认识到临床实践的重要性时，临床型护理博士项目便开始了。第一个专注于护理临床实践的护理临床博士项目始于 1960 年的波士顿大学。这些项目有不同的学位名称，如护理博士科学家。事实上，该

名称只是为了区别于 PhD，说明是专注于临床实践，而不是为发展理论而进行的科学研究。在 20 世纪 70 年代，领导者开始倡导护理博士学位（nurse doctorate，ND），即有基础执照，同时在临床实践中有更高级更先进知识的护士。第一个护士博士项目是在凯斯西储大学（Case Western Reserve University）开展的，而后成为 DNP 发展的一个阶段。

国家研究协会建议培养可以教学的临床博士的主张将发展 DNP 的想法进一步加强。AACN 建议实践博士应能够培养高级护理实践者，所有的 APRNs 应获得 DNP 才能进入高级护理实践领域。DNP 着眼于护理实践的科学依据、领导力、循证实践、卫生保健技术、医疗保健政策、跨专业合作、临床预防和人群照护，以及专科领域的高级实践。2004 年，AACN 建议设立从本科到 DNP 的项目，将高级实践护士的培训从硕士转为博士水平。这一建议的实施，使得更多博士护士出现。指导护士将研究转化为实践，促进循证实践的实现（American Association of Colleges of Nursing，2010a）。

DNP 项目在 21 世纪初期激增，使得一些护士领导者开始担心很少会有护士参加 PhD 的项目，NP 的硕士项目会被取消，APRNs 不再注重给患者提供照护，特别是对于缺乏医疗资源地区的个人和家庭来说，这个问题尤其严重。这种观点认为 DNP 毕业生应该关注促进健康系统的改进，而不是给人群提供直接照护（Cronenwett et al.，2011）。围绕 DNP 作为进入高级护理实践从业起点的争论，有其经济、社会和卫生保健实践上的意义。DNP 是高级护理实践最高学位，主要是专注于转化知识和发展循证实践。现在有超过 250 个院校提供 DNP 学位（American Association of Colleges of

Nursing，2014c）。

鉴于 AACN 要求高级实践护士具有 DNP 学位，此时便出现了一些问题，例如，如何在培养高级实践护士的同时，发展其领导技能以及引领系统变革的能力（Fontaine & Langston，2011；Malone，2011）。一些领导者认为，护士从本科毕业后不久就直接进入 DNP 培养而进行高级实践，会减少护士对专业的贡献。但也有人认为这样对学生来说经济利益更多，同时又可以促进卫生保健的实施（Potempa，2011）。

护理哲学博士学位

护理哲学博士学位是为了培养护理科学家，能够产生新知识并转化为学科知识，可以引领学科并教育下一代（American Association of Colleges of Nursing，2010a）。PhD 项目是要培养研究者，能够设计和实施研究项目，以促进循证实践的发展，并影响健康领域的政策制订（Bednash, Breslin, Kirschling, & Rosseter，2014）。这些课程通过引导学生参与团体来让学生思考自己的研究议题，并提供机会准备研究基金，撰写论文和进行某项研究。

博士课程专为在职和全日制学生提供。课程的形式从传统的校内课程到完全在线课程，大多数课程使用混合方式。博士项目为初级护理科学家做准备。博士后项目为希望继续成为一名护理科学家的人提供更进一步的培养。博士后项目通常由联邦拨款资助，给学生机会，扎实地将其培养成为独立和成熟的研究人员。此时博士后项目已不再扩展。因此，学生要成为护理科学家后再投身工作的机会非常有限（Bednash et al.，2014）。

DNP 学位

DNP 项目专为培养那些参与直接实践和在某些领域为临床实践提供支持的护士，如作为一名管理者（Bednash et al.，2014）。这些项目培养护士作为高级实践护士，有能力承担临床组织领导角色，开发和影响医疗政策，应用由护理科学家开发的新知识，推进循证实践，改善卫生保健服务系统（Udlis & Mancuso，2012）。

DNP 学位被认为是护理实践的一个最高学位。虽然不是培养护士成为教育者，但 DNP 学位被很多机构接受，以弥补专业护理教师的短缺。如果 DNP 毕业生不仅具有高级护理实践能力，而且还具有教学能力，这些毕业生将能够很好地培养各层次的学生，缩短实践与教育之间的距离（Danzey et al.，2011）。

教育学博士学位

20 世纪初，希望成为教师的护士会选择教育学院的博士项目，教育学院提供 PhD 和 EdD 项目（教育领域的"实践博士"）。随着护理博士项目的发展，护士有了更多选择他们希望获得博士学位的可能。有些选择 PhD 项目或 DNS 项目，有些选择教育学院的博士项目，以便能够在护理学院工作并着手改进培养护理学生从业的教育项目。希望从事教育工作的护士，多选择 EdD 项目。

最近，由于强调护理教育者应具有博士学位，不少护理学院提供护理专业的 EdD。这些项目可能与所在学校合作，提供基础性课程以及主要是教育学方向的课程。例如，某个护理学院开发了合作博士课程，培养护理学术型教师；项目的目标是由护理学院和教育学院教师合作培养教育领导者方向的 EdD 学位（Graves et al.，2013）。这是一种培养护理博士生的创新方法，毕业生成为致力于推进护理教育科学的学者和教育家。

有关 APRN 角色的管理

由于培养高级实践护士的研究生项目以及入学人数的增多，APRN 的人力也相对增多。APRN 的培养和认证的一致性越来越重要。通过综合护理专业组织、立法机构和认证机构的协作成果，制订出 APRN 共识模式，从四个方面阐述了监管的要求：执照、认证、证书和培养（licensure, accreditation, certification, and education, LACE）。这样的合作产生多项与 APRN 教育相关的重要成果，而这些成果至今仍然影响着研究生课程的不断发展。

NP 教师的全国性组织

NP 国家执业护士教育组织（National Organization of Nurse Practitioner Faculties, NONPF）由 NP 教师组成，目的在于提高 NP 教育质量，影响可提升 NP 教育政策的制订，提倡多样化，促进 NP 教育者进行学术研究，以及加强维持 NONPF 现存的资源。NONPF 与全国护理协会（NCSBN）和其他专业机构一起，对开发 APRN 共识模式起到了举足轻重的作用。

1990 年，NONPF 发展了 NP 的核心能力标准。这些能力标准已经更新，并应用于所有完成硕士项目或博士项目准备进入临床实践的 NP。这些能力是着眼于为特定患者进行群体服务，包括以下几个方面：科学基础、领导力、质量、实践探究、技术和信息文献、政策、健康实施系统、伦理和独立实践。NONPF 也让 NP 教育者共同讨论 NP 教育的课程问题，并在全国范围内提出对 NP

项目的建议（以促进项目的卓越性，并维持教育质量）。NONPF 关心的问题如教师/学生比例、达到研究生毕业前所需能力的临床实践小时数、使用技术手段远程监督学生实习的过程等（National Organization of Nurse Practitioner Faculty，2012）。

APRN 共识模式

2003 年，制订了 APRN 共识模式（American Association of Colleges of Nursing，2008）以规范 APRN 实践工作的开展。从事该工作的人员来自各个利益方，包括 APRN 共识工作组和 NCSBN APRN 咨询委员会。APRN 被定义为认证注册护理麻醉师、认证护理助产士、认证 CNS 和认证 NP。关于共识模式的报告于 2008 年发布，截至 2010 年，有 48 个组织认可了该报告。该报告建议各个州之间 APRNs 的 LACE 因素保持一致，以确保患者的安全，并扩展 APRN 可诊治的患者群体的接触渠道。每个州自行确定 APRN 的合法实践范围、角色、从事高级实践的标准，以及所认可的认证考试种类。由于缺乏统一的模式管理所有州的 APRNs，这会对各个州之间 APRNs 的畅通流动造成阻碍，并可能限制患者获得护理的渠道。共识模式的目的是减少这种障碍，使 APRNs 能够随时在州与州之间流动。既定目标是在 2015 年之前全面实施该模式，但目前尚未实现。

LACE 机制旨在实施 APRN 共识模式，并作为监管机构之间的沟通机制进行运作。LACE 包括 LACE 的四个基本监管要素。APRN 监管模式概述了对 LACE 所有四个要素的预期，这将使共识模式得以实施。在各州之间实施 LACE 机制将使 APRN 更容易在州与州之间流动，改善 APRN 的监管，并最终增加患者获得护理的机会。

医学研究所

医学研究所（IOM）于 20 世纪 90 年代末期发表了几个具有里程碑意义的报告，介绍了美国卫生保健状况，并就卫生保健系统需要作出的改变和在这些系统工作的专业人员的教育提出了建议。这些报告促使研究生项目做出了许多调整以满足社会的需要（IOM，2010）。名为《跨越质量鸿沟》的报告（2001）认定，需要重组卫生保健系统，以促进安全、有效、及时、高效和公平的卫生保健制度的建立。2003 年，医学研究所建议所有卫生专业人员应接受教育，从而提供以证据为基础、以患者为中心的护理；所有专业人员都应当在跨学科团队协同工作时，采用质量改进策略和信息技术。2010 年，医学研究所就护士在工作中发挥全部职权和培养更多博士级别的护士提出了建议。

研究生项目课程设计

由于有多个旨在培养学生在学术上达到研究生水平的项目模式，研究生护理教育的课程设计已经变得多样化。研究生护理教育项目的质量部分通过招收充分符合要求的学生来保持。本节介绍各种研究生课程模式以及学生资格。

学生资格

有各种各样的因素影响对一名学生的研究生项目的录取。总体而言，要评估他们在选定学习项目中取得成功的潜力。在以研究为重点的博士项目中，学生的研究兴趣与教师的专业技能和学术研究相匹配也很重要。

被硕士项目录取的学生应表现出取得学

术成功的潜力，这些潜力由学生之前的学业成绩［平均成绩点数（GPA）］、在标准化考试（比如 GRE）中的表现、录取面试和专业人士的推荐所体现。一些硕士项目的录取不需要标准化考试成绩。另外一些对已经取得注册护士证书的学生常见的硕士项目录取要求包括，毕业于国家护理认证机构认证的本科项目和当前有效且无限制的注册护士（RN）许可证。一些硕士项目传统上规定学生在入学前要有一定的工作经验，但这些要求越来越受到同行业人士的质疑，因为这些规定对促进学术进步具有过度的限制。另外，不同的硕士项目，可能会要求在某些特定课程中，完成一些先修课程（如统计学或健康评估）。

护理博士生项目的入学往往具有竞争性，部分原因是录取人数少和严格的资质要求。根据博士项目的性质，要求会有所出入。在研究型博士（PhD）或临床博士（DNP）项目录取学生时，成功的候选人需要在以前的项目中表现出高水平的学业成绩（GPA），并要提供标准考试成绩（GRE）。毕业于已认证的护理项目并具有当前有效且无限制的 RN 许可证也是常见的要求。根据研究生项目的重点，完成某些特定领域的研究生水平的预修课程也可能是必需的。对于面向硕士毕业生的、专注于高级实践职责的 DNP 项目，申请的学生也将被要求提供能够证明其在硕士项目中的临床小时数的材料。

面试和书面论文通常是博士研究生录取过程中的关键要素。对于教师来说，确定学生的职业目标和研究兴趣适合学生申请的项目很重要。在以研究为重点的博士项目中，重要的是学生的研究兴趣与教师的研究特长和兴趣一致。

硕士教育项目设计

硕士学位项目使护士具备实践技能，这些技能是在学士学位或初级入门阶段的实践基础上构建的。硕士学位项目的毕业生对护理学科有更深入的了解，能够在各种环境中从事更高层次的实践和领导工作。硕士学位项目的毕业生可进入以研究或以实践为重点的博士项目（AACN，2011）。

硕士学位项目的课程设计建立在科学和人文科学基础上，让毕业生有能力在临床或非临床护理专科进行实践。项目设计的要点包括科学和人文学科基础；组织制度和领导力；质量改善和患者安全，将学识转化应用于实践；卫生政策和宣传；跨专业合作以改善人口健康和患者结局；旨在改善健康的临床预防和群体健康；以及达到硕士水平护理实践的某个领域（AACN，2011）。护理专业组织也提供了在特定实践领域中硕士学位获得者的能力预期和临床期望。

各个硕士项目的时间长度和重点不同，根据项目设计和临床小时数的要求，项目的学分要求可在 30～45 分。硕士项目的一些重点领域包括管理、教育、CNL 和信息学。即使设置了 DNP 学位项目，仍然存在着众多硕士级别的高级实践项目。

大多数硕士项目需要 2 年的全日制学习，但可以在 12～18 个月之间完成。项目的长短由各种因素决定，包括学生入学时的水平、课程设计、所要求的学时数和临床时间。许多学生是非全日制学习，这增加了他们在项目中所需的时间。许多 MSN 项目完全或部分在线提供课程，从而使该项目能够延伸到国内服务欠缺的地区，并允许学生在项目期间和毕业后留在自己所在的地区。

虽然许多硕士项目需要获得护理学士学位作为入学条件，但越来越多的学术发展模式有助于学生获得硕士学位（RN 到 MSN）。还有入门级的硕士项目，该项目面向非护理人员，即那些拥有其他领域学士学位的人。硕士后证书（PMCs）是一个可选项目，该项目允许具有护理硕士学位的学生获得另一个护理专业的文凭。

博士生项目设计

在护理领域有两种类型的博士项目，即 DNP 和哲学博士（PhD）。DNP 项目以实践为重点，哲学博士项目以研究为重点。每个机构的博士课程往往具有各个院校自己的特点。因为这两个博士项目有不同的目的和目标，它们的项目设计具有显著差异。

哲学博士项目设计

授予哲学博士（PhD）学位的博士项目以研究为重点，其项目成果是让毕业生能够从事知识创造和传播。课程大纲通常包括与哲学和理论建构相关的课程；统计与研究方法论；科学护理知识的状态；社会、政治和道德问题；以及教学和指导（American Association of Colleges of Nursing, 2010a, 2010b）。学生也可以选择一门辅修专业来补充主修专业的学习。虽然大部分哲学博士护理项目要求硕士学位，但越来越多的项目录取具有护理学士学位的学生，该项目被称为"BSN 到 PhD 项目"。具有硕士学位的博士生通常全日制学习约 3 年并完成论文，而具有护理学士学位的学生通常全日制学习 5 年并完成论文。对于许多学生来说，因为他们选择非全日制学习，项目时间相应延长。

完成课程学习后，在撰写论文之前，学生通常必须完成资格考试，以证明其具有进行研究的能力，并有资格进入项目的最后阶段。资格考试的过程因机构而异，但常见的

有书面或口头环节，往往是两者皆有。

哲学博士项目的研究生应能够进行独立研究，并能准备一份传达研究过程和结果的文档。该文件在历史上一直是学位论文。目前，该项目的教师正在重新考量长篇论文的价值，并且是否应该允许采用其他形式来展示学生的研究成果。这些选项可能包括撰写一篇或多篇文章以提交发表，甚至可能是包括动画、声音和图形的数字产品（Morton, 2015）。

DNP 项目设计

DNP 项目是一个以实践为重点的博士项目，用来培养研究生在将临床知识发展和应用于高级实践专业领域方面起领导作用（AACN, 2006）。该项目的研究生专注于护理实践的创新和循证，并将研究成果应用于实践，而不是为实践提供证据。DNP 项目的课程可能会有很大的差异，有的项目将实践类的研究生培养为高级实践护士，有的项目更多侧重于系统和间接护理角色如管理领导力的培养。

DNP 项目有几个入学条件（例如学士后、硕士后、非护理专业）。按照预期，DNP 项目的毕业生将为实施循证实践提供指导，并且在为担任教学角色做适当准备后，也可以作为临床教师在护理课程中进行教学。DNP 项目需要在硕士学位基础上额外增加 35～40 个学分，完成学位课程的时间长短取决于学生以前的学习经历。已获得硕士学位的 DNP 学生可以全日制学习 2 年后毕业，而"BSN 到 DNP 项目"的学生可能需要 4～5 年的全日制学习。

美国护理学院协会（2006）已经建立了"高等护理实践博士学位教育要点"，这些标准可以由教师用来指导课程开发。这些要

点包括实践的科学基础，质量改进和系统思考的组织和系统领导，循证实践的临床科研和分析方法，用于改善和转变医疗卫生的信息系统和技术以及患者护理技术，促进卫生保健的相关政策，改善患者和人群健康结局的跨专业合作，改善国家健康的临床预防和群体健康，以及高级实践。

研究生教育的学术发展模式

医学研究所（IOM，2010）的《未来护理》报告提出了护士应通过精准连接教育体系实现更高水平的教育，以实现优质护理的建议。学术发展模式是一种让个人及时获取高等学位，而不是复制或重复以前学过的课程的程序。例如，护理学院的学术发展模式的常见例子是那些帮助没有 BSN 学位的RN 取得研究生级别的护理学位的项目。这些方案使护士能够更快地承担高级实践的角色。学术发展模式可以帮助促进通常全职工作的 RN 在业余时间上课以获得研究生学位。非全日制研究生项目可让护士在上学期间继续留在工作岗位；毕业后，这些护士可迅速晋升到新的职位（AACN，2014b；AACN，2012b；AACN，2010b；Pellico，Terrill，White，& Rico，2012）。

学术发展模式还可以帮助作为弱势群体的少数族裔学生获得研究生学位，为护理院校的教师职位培养合格的少数族裔候选人。促进少数族裔研究生取得博士学位的学术发展模式的一个例子是与温斯顿塞勒姆州立大学和杜克大学合作的桥梁计划（Brandon，Collins-McNeil，Onsomu，& Powell，2014）。

对接协议

促进没有 BSN 学位的护士进入研究生项目的另一个例子，是在提供护理研究生项目的学校和提供副学士学位项目的社区学院之间使用对接协议。该协议有时被称为"桥梁项目"，分析护理学士和硕士项目的课程，以确定持有副学士学位的护士需要哪些课程来满足所有 BSN 和 MSN 的毕业要求。使用该模型意味着护士可以比传统方式更快地作为高级护理人员进入劳动力队伍，传统方式是先进入更传统的"RN 到 BSN 项目"，然后再申请进入研究生项目。

包括伙伴关系和协议在内的学习进修模式的一个例子是由罗伯特·伍德·约翰逊基金会（RWJF）支持的护理学术发展（academic progression in nursing，APIN）计划和其他类似计划。虽然 APIN 倡议中出现的许多伙伴关系和模式都侧重于 RN 到 BSN 的路径，但也鼓励学生考虑 RN 到 MSN 的选择，这有助于更快速地向高级实践过渡。目前有大约 173 个"RN 到 MSN 项目"存在，许多 RN 选择绕过 BSN 学位，宁愿专注于获得研究生学位证书（Robert Wood Johnson Foundation，2013）。这种趋势在未来可能会持续下去，并将通过协作努力和伙伴关系的形成而更多地得以实现。

研究生证书项目（硕士后证书）

研究生证书项目，也称为硕士后证书（post master's certificate，PMC）项目，可用于已经获得硕士学位或 DNP，但希望增加一个专业到当前的职业里，以此成为高级实践护士的人士。例如，准备作为家庭 NP 的护士可以返回学校获得心理健康的 PMC。这种额外的教育将允许护士参加心理健康NP 的认证，然后在两个专业的实践范围内提供服务。这种方法对于在农村和社区环境（如诊所或急诊室）执业的护士特别有用。

研究生证书项目也可能在除了高级实践

以外的其他专业实施。例如，护士可以返回学校获得某个领域的 PMC，从而增加他们的职业选择。下面仅举出几种可能性，如护理教育、领导力、卫生保健信息学、姑息治疗，以及卫生保健伦理。

目前已有专业标准帮助教师设计面向 NP 的研究生证书项目。为不同专业的 NP 制订 PMC 项目的学院采用"护士执业者项目评估标准"（NTF，2012）来评估高级实践护士获得另一个 NP 专业的 PMC 所需的知识和技能。通常，这通过差异分析过程来完成，即将申请人以前的教育和工作经验与另一专业的预期培养成果进行比较。该过程严格执行所提供项目的标准，同时也有接受申请人已完成学业学分的便利。

博士项目的学术发展：BSN 到 PhD 和 BSN 到 DNP

一些项目模式正在被开发，以便护士在职业生涯早期获得博士学位。通常情况下，在护理行业工作多年的护士会返回学校寻求博士学位。虽然这种工作经验对个人和护理学科有益，但护士如果可以在就业早期获得博士学位，将会更加有效地提升在护理行业的地位。因此，BSN 到 PhD 和 BSN 到 DNP 项目模型被开发出来，并且鼓励那些刚入行的专业护士在其职业生涯早期进入这些项目。有些项目还为希望结合实践技能和侧重点在研究的学生提供 DNP 到 PhD 的博士证书或学位。

BSN 到 DNP 模式的数量在快速增长。根据最近美国护理学院协会（AACN，2014c）对 DNP 项目发展进展的综述报告，目前有大约 30% 的学校在当前同时提供 APRN 项目和 BSN 到 DNP 项目。在未来几年，这个数字估计会增长到 50% 以上。最终，大多

数硕士项目可能会从学院和大学中消失，以致培养高级实践护士的唯一学术通道是临床博士学位（DNP）项目。一些硕士项目仍将存在，如培养 CNL 的硕士项目，或是没有资源提供博士护理教育的大学。

美国护理学院协会（AACN，2010a）也为博士项目确定了一些额外的学术发展模式。除了 BSN 到 PhD 模式外，AACN 还提出了另外两种模式：BSN 到 DNP/PhD（同时参加这两个项目）或 BSN 到 DNP 再到 PhD。这两种模式面向那些希望在获得高级实践学位的同时，也获得以研究为重点的 PhD 学位的护士。目前这些项目的数量相对较少。

想要申请护理博士项目的护士面临的挑战之一，是如何选择最佳的项目。他们应该获得将其培养为护士科学家的 PhD 学位吗？还是应该获得一个将知识转化为实践的 DNP 学位？在选择博士项目时，重要的是他们应考虑自己的职业目标和抱负。教师可以开发简单的工具来帮助申请人判断究竟是 PhD 项目还是 DNP 项目最适合自己。一个例子是内布拉斯加大学护理学院使用的评估工具（可从 http://www.unmc.edu/nursing/Doctoral_Programs_in_Nursing-DNP_or_PhD.htm 获得）。

研究生项目的课程开发

研究生项目的课程开发遵循第 6 章概述的相同过程。研究生项目以课程所在护理院校的使命和理念为基础。教授研究生课程的教师负责对课程进行设计、实施和评估。

随着研究生项目的发展，教师必须确定哪些专业标准适合为特定专业设立的课程。例如，AACN 开发了《硕士教育要点》

（AACN，2011）和《高级实践博士教育要点》（AACN，2006），以供教师在开发研究生课程时使用。NLN 已经建立了《护士教育工作者的核心能力（2012）》，用于指导培养护理教育者项目的研究生课程开发。国家执业护士教育组织（NONPF，2012）已经建立了 NP 课程的核心能力，国家质量护士执业者教育工作组（NTF，2012）制订了护理执业者项目的评估标准。培养 APRN 的项目需要在学生课程中提供规定的临床小时数，并按照国家指导方针（NTF，2012）保持学生/教师的临床比例。硕士项目至少需要 500 小时受监督的直接患者护理；对于临床博士项目，1000 临床小时是当前规定的数量。硕士后的临床博士项目可以包括学生在其硕士项目中完成的受监督的直接患者护理时间。国家认证可用于所有 NP 专业以及 CNL、护理教育者、护理管理人员和护理信息学家。所有 APRN 都需要国家认证；培养 APRN 的研究生项目的课程要按照预期标准设计，使该项目的毕业生有资格参加其专业领域的认证考试。

另外，在制订课程大纲时，MSN 和 DNP 项目必须遵循护理认证机构［护理教育认证委员会（ACEN）、CCNE 和 NLN 护理教育认证委员会（CNEA）］的标准和能力要求。研究型博士项目无需被外部认证机构认证，但是美国护理学院协会（AACN，2001）已经发布了《以研究为重点的护理学博士项目的质量指标》，教师可以将其用作博士项目的标准。博士项目通常需要进行定期的外部和内部学术审查程序，这些程序遵循项目所属机构制订的标准。

研究生项目的课程模式

卫生保健的快速变化要求改变通常以内容为基础的传统教育模式，以适应卫生保健环境的不断发展。针对这一需求，出现了各种项目模式（Benner，Sutphen，Leonard，& Day，2010）。

基于能力或结果的模式

研究生项目开发中需要考虑的一个关键模型是基于能力或结果的模式（Gibson，2013；Sroczynski，2010）。该项目设计的重点是知识、技能和态度，涵盖专业护理实践，并从一开始即与利益相关者就预期结果和相关能力达成一致，并以实施和评估结果为结束。因为该模式具有周期性，所以没有真正的结局。随着卫生保健环境的变化和对卫生保健从业者提出的新要求，结果和能力都要得到更新，而研究生项目需要做出相应的调整来确保新的能力会体现在教学和评估中。Sroczynski 和 Dunphy（2012）确定了该模式如何被用作培养全科保健中 NP 的基础。他们主张使用这一模式将使护理教育工作者快速实施项目，以适应卫生保健的快速变化，从而使 NP 能够为患者提供优质护理。

协作模式

协作模式可以用于提高开展多种专科硕士或博士学位项目的护理院校的效率。鉴于目前存在的护理教师不足的情况，这种模式尤其重要。协作课程是旨在满足学生跨专业的共同需求的课程。每个研究生专业教师检查他们的项目计划，确定需要达到的共同结果和能力，然后设计研究生项目，适当地在各个专业间分享。这可以提高学校培养多个类型 NP 的效率。这种类型的模式要求核心课程，如药理学和健康评估在通用专业课程中教授，然后在专业内针对某种人群的课程进行教学。该模式要求教师严格审视内容重复问题，确定促进护理教师合作的教学方法，同时针对患者群体相关的特定内容是链式的。

护理教育 Xchange 是另一个合作模式的例子，该模式设立了一个全国范围的联盟，为博士和 DNP 项目提供课程。护理院校通过提供在线课程和教师参加教学活动，将这些课程提供给参与联盟的学校的学生。由于有了这个联盟平台，所有的学校都可以比任何其他一家学校独立为学生提供更多种类的课程（Lobo, Hass, Clark, & McNeil, 2014）。

跨专业教育模式

目前环境中的一个相应的挑战是需要跨专业教育（interprofessional education, IPE），以促进合作和提供以患者为中心的护理（American Association of Colleges of Nursing, 2012a）。IPE 促进相互理解，尊重每个专业人员对患者所需护理作出的贡献，并采用多种策略，如模拟、协作护理研讨会和交互式学习体验等形式（Olenick et al., 2011）。IPE 项目正在区域性以及学术型医疗中心内开展，要求跨学科合作建立共同的课程核心，同时保持专业重点，为学生提供进入高级护理实践的教育，承担 NP、教育工作者、管理者、信息学家或研究人员等角色。IPE 和协作实践促进良好的患者结局，显示对消费者的责任感并提高护理服务系统的效率（Gerard, Kazer, Babington, & Quell, 2014）。

研究生项目的教学

护理研究生教育项目的质量通过选拔合格的教师来维护。教授 APRN 专业实践

硕士研究生项目的教师必须至少获得硕士学位，并在其教学的专业领域获得证书，而且必须坚持进行临床实践。

如果在 DNP 或哲学博士项目中授课，教师应具有博士学位，并在他们所教授的领域拥有适当的经验。教授哲学博士项目的教师应该有一个研究计划，指导博士生向护理科学家方向发展。护理院校必须有大量的教师，作为积极的研究人员来支持博士课程。教师必须是优秀的教师和学者，作为研究人员有效地指导和建议学生的发展。作为科研界的成员，教师通过在同行评议的期刊发表文章和科学会议上的演讲，传播他们的研究成果。博士生通过参与导师的研究和传播研究成果来学习。

通过认证为 APRN 并在 DNP 项目中教授的教师应进行积极的临床实践。除临床专业知识外，DNP 项目中的教师教学还应具备必要的经验以教授他们负责的课程。根据课程设计，这些内容可以包括卫生政策、流行病学、复合性科学、复合系统领导力和卫生保健技术等主题。鉴于 DNP 项目的课程性质，教师可能具有跨学科特点。

研究生进展和毕业资格的评估

研究生项目的教学是机遇和挑战并存。许多问题需要教师对研究生项目的最佳方式进行熟练的沟通，并确保学生掌握他们正在规划的职业所需的知识和技能。

例如，许多就读于博士项目的学生需要进行资格考试，旨在测试学生的专业知识，以及成功作为研究人员和学者所需的评判性思维和分析技能，并完成论文。虽然资格考试和论文的要求因学校而异，但普遍的期望是教师将担任学生的导师和顾问。通常，教师被赋予博士生主要顾问的角色，并且有责

任指导学生进行选课，确定辅修课，并在整个课程学习中作为顾问。主要教师顾问可以主持资格考试委员会，负责根据学校政策出试题。主要教授顾问还可以主持论文委员会，对学生在其他论文委员会成员的选拔中进行指导。资格考试和论文委员会成员的责任是确保学生符合博士项目的预期能力和结果，并合格毕业。研究生导师必须共同确定博士项目的预期结果，以便在一定程度上客观地评估学生的成果。

就读于 DNP 项目的学生的进展和毕业要求往往由于不同学校对预期成果要求的不同而有所差异。有些学校遵循类似于博士项目的形式，要求学生在进入学术研究项目之前进行综合考试。综合考试过程可能包括书面考试，展示综合所有课程和实践活动结果的自我反思课题，并进行口试。其他 DNP 项目不需要综合考试。然而，所有 DNP 项目都要求学生设计完成一个最有可能用于改善医疗保健服务或形成健康政策的学术研究项目。有些学校认为学术研究项目是一种综合考核，可以确保 DNP 学生的能力。到目前为止，护理院校在 DNP 学术探究项目中应该包括什么，甚至称为什么都有很大差异。它并非以类似博士项目的论文为目标。护理学术界正在全国范围内对应采取何种模式作为 DNP 最终合理的学术项目的问题展开对话。

类似于哲学博士项目，大多数 DNP 项目分配教师作为主要顾问，并指定教师委员会在整个学习和学术研究项目过程中指导和引导学生。实践伙伴也可能是项目委员会的成员。委员会将负责确定学生是否符合 DNP 项目的预期结果要求。

无论教师采用什么流程来确保 DNP 学生的能力，所有过程都是为了评估学生个人是否达到教师选择融入教学大纲里的专业标准。最普遍被选择融入大纲的专业标准反映了《高级护理实践博士项目要点》的内容（American Association of Colleges of Nursing，2006），如果是培养 NP，则采用评估 NP 计划的标准（National Organization of Nurse Practitioner Faculty，2012；National Task Force on Quality Nurse Practitioner Education，2012）。

研究生师资准备

研究生师资准备是所有护理院校面临的挑战。由于目前护理教师不足，希望从事教学的护士必须接受过这方面的教育就显得尤为重要。如果新聘用的教师没有在研究生学习期间专修过教育方面的课程，那么护理院校必须确定如何更好地协助新教师获得在进行研究生教学层面的必要技能。

在博士课程方面，教学的成功尤其需要掌握一套独特的技能。除了有扎实的护理科学基础，进行研究和学术交流的能力，强有力的写作和口头表达技巧，掌握与学术专长领域相关的社会、政策和伦理问题的坚实基础外，教师还需传授知识，并指导学生开始制订自己的研究方案或临床实践方面的专长。这些指导需要有时间和精力付出的承诺，以帮助学生形成研究或临床项目的概念并成功实施。教师要进行团队合作和有效沟通，帮助他们参与论文和项目委员会，既要支持学生，又要形成一个客观评估学生成果的环境，这一点也很重要。研究生教师里的新手，特别是博士生教师，也需要有人来指导，以帮助他们适应这一角色。

并非所有聘任教职的人在其研究生课程里都有过对教学方法的培训。要成为有能力的教育工作者，教师必须接受课堂和临床教学方法方面的培训。有些学校应对这个问题的办法是，要求新教师去修一些教授如何使用各种促进学生主动参与策略的课程。有效的临床监督是教师技能发展的另一个方面。最后，APRN 项目教学中的新教师必须学会如何有效地与带教导师进行合作，了解学生、带教导师和教授在带教关系里的责任。如果教师没有经过护理教育的培训，那么重要的是要建立教师发展计划，为新教师提供在研究生教学过程中取得成功的技能和知识。有经验的教育工作者的指导对于促进教师在这一层面的教学成功至关重要。

博士项目还有责任为毕业生担任教师职位做准备，并教会他们作为教师的教学要素（National League for Nursing, 2013）。Minnick、Norman、Donaghey、Fisher 和 McKingan（2010）发现，只有 20% 的博士课程需要教学实习；同样，Udlis 和 Mancuso（2012）发现，只有约 12% 的 DNP 项目为毕业生提供教育技能的课程。应对这个问题的策略包括，将某些给予学分的课程纳入博士项目里，如培养未来教师的课程，让学生参加与教育者角色有关的研讨会，承担教学助理工作，以及修选修课以取得培养教师课程的学分（Billings, 2014）。

研究生教师必须平衡教学、实践、学术和服务的角色，以促进自身在学术界的职业发展。有经验的博士生教师需要指导和教导年轻博士生教师如何在所有这些领域取得成功。教授哲学博士课程的教师必须是可以在教授博士生的过程中指导和教导年轻的研究学者的人，并能够通过获取科研基金和实施科研项目，在同行评议的期刊上发表文章，以及在科学会议上发表演讲，进行自己的研究项目并传播研究成果。必须考虑为在完成 BSN 到 DNP 或 BSN 到哲学博士项目后进入学术界的教师提供教学技能和实践技能方面的培训，以帮助其成功从事教育工作。教师需要了解成功因人而异，并需要个体化计划来帮助每位学生取得成功。

研究生教育的未来趋势

研究生护理教育在努力应对卫生保健环境所发生的变化。教师必须愿意对项目作出相应的改变，以确保毕业生能够满足他们所服务对象的健康需求。这将包括审查所有学术课程的目的，确定硕士学位项目的可行性，以及使用成功的进度计划成果和对接协议培养出合适数量的博士毕业生。目前其他趋势包括 IPE 的扩大，社交媒体的使用，数字设备在教学和医疗保健中的应用，使用远程医疗，将技术融合到课程中，以及将合作纳入研究生项目和跨专业合作（Keating, 2011c; Schmitt, Sims-Giddens, & Booth, 2012）。研究生项目也将受到有关专业执业问题的国家和州立法规的影响，受到跨州执照以及研究生项目要求内容的影响。另外值得关注的是联邦立法中有关助学金、学院或大学认证，以及开设接受外州学生的在线课程要求的变化。

从急症护理转向以社区为基础的环境和门诊护理，将影响需要什么类型的护士和需要什么水平的学术培养。卫生指导、护理主管、过渡护理协调员、信息专家以及一些还没有出现的新角色将要求教师制订出学位及证书的相关要求，以便培养这些类型的护士，满足医疗保健系统的需求。

必须引起重视的最重要的趋势是制订使护士能够更快发展到研究生学位的方案。这将需要教师放弃传统的教育方式，探索新的培养方法，以此培养出来的护士能够管理不断扩大的知识库，从而改善护理服务系统和提供给患者的护理服务。

正在日益显现的学术界人力短缺问题需要教师决定如何开发和培养新的教师来教育研究生。研究生教师需要考虑如何以最佳的方式确保新入职教师得到培训，且能够胜任博士、DNP或MSN项目的教学任务，并同时继续自身作为研究人员、学者和执业者的职业生涯的发展。

由于缺乏博士生教师，在设有博士和DNP项目学校工作的教师应同时为博士和DNP学生提供指导。这对于可能更多立足于研究或实践的教师来说是一个挑战。重要的是，教师应清楚每个项目对学生期望方面的差异，并支持学生满足其所在项目对学习结果的要求。

总结

本章概述了研究生项目的发展情况。护理研究生项目已经发展并演变成为应对社会、科学和专业力量变化而出现的，培养新型高级实践护士的新方法。现有研究生项目可以使护士成为护理科学家、高级护理人员、行政人员、教育工作者和卫生政策专家。研究生的课程设计正在从以内容为重点转向以能力或结果为重点。影响研究生课程设计变革的动力是在学科中以及跨专业之间进行合作的必要性。一个持续的挑战是如何将教学培训作为研究生教育的一部分，使博士毕业生除了发展专业知识或将知识转化为实践外，还可以成为护理教育工作者。研究生项目必须继续改变，以满足人们对医疗护理和医疗系统提出的需求。

对证据的反思

1. 比较DNP和博士项目课程。二者有什么相似之处和差异？是否有重叠区域？为了缩短从入学到毕业的时间，可以简化的方案有哪些方面？

2. 什么样的研究末项目、论文或发表的文章可以作为实现DNP教育目标的证据？这与PhD论文有什么不同？

3. 高级实践护士通过远程医疗提供护理有哪些法律和政策方面的影响？

4. MSN学位的未来是什么？是否会融入DNP学位？目前存在多少BSN到DNP学位项目？什么是这些课程设计的特色？应该使用什么证据来指导终止MSN项目的决定？

5. 现在有什么证据表明DNP可以成功培养护士进行高级实践？

参考文献

American Association of Colleges of Nursing (AACN). (2001). *Indicators of quality in research-focused doctoral programs in nursing.* Retrieved from, http://www.aacn.nche.edu/.

American Association of Colleges of Nursing (AACN). (2006). *The essentials of doctoral education for advanced nursing practice.* Retrieved from, www.aacn.nche.edu/publications/position/dnpessentials.pdf.

American Association of Colleges of Nursing (AACN). (2008). *Consensus model for APRN regulation: Licensure, accredita-tion, certification & education.* Retrieved from, http://www.aacn.nche.edu/education-resources/APRNReport.pdf.

American Association of Colleges of Nursing (AACN). (2010a). *The research focused doctoral program in nursing: Pathways to excellence.* Retrieved from, www.aacn.nche.edu/education-resources/phdposition.pdf.

American Association of Colleges of Nursing (AACN). (2010b). *Tri-Council for nursing issues new consensus policy state-ment on the educational advancement of registered nurses.*

Retrieved from, http://www.aacn.nche.edu/publications/position/tri-council-sept-2000.

American Association of Colleges of Nursing (AACN). (2011). *The essentials of master's education in nursing*. Retrieved from, www.aacn.nche.edu/education-resources/MastersEssentials11.pdf.

American Association of Colleges of Nursing (AACN). (2012a). *AACN advances nursing's role in interprofessional education*. Retrieved from, www.aacn.nche.edu/news/articles/2012/ipec.

American Association of Colleges of Nursing (AACN). (2012b). *Joint statement on academic progression for nursing students and graduates*. Retrieved from, http://www.aacn.nche.edu/aacn-publications/position/joint-statement-academic-progression.

American Association of Colleges of Nursing (AACN). (2013). *Competencies and curricular expectations for clinical nurse leader education and practice*. Retrieved from, www.aacn.nche.edu/publications/white-papers/cnl.

American Association of Colleges of Nursing (AACN). (2014a). *The doctor of nursing practice: DNP fact sheet*. Retrieved from, http://www.aacn.nche.edu/media-relations/fact-sheets/dnp.

American Association of Colleges of Nursing (AACN). (2014b). *Fact sheet: Creating a more highly qualified nursing workforce*Retrieved from, http://www.aacn.nche.edu/media-relations/NursingWorkforce.pdf.

American Association of Colleges of Nursing (AACN). (2014c). *Progress made in transition to the practice doctorate*. Retrieved from, http://www.aacn.nche.edu/news/articles/2014/dnp-study.

Bednash, G., Breslin, E., Kirschling, J., & Rosseter, R. (2014). PhD or DNP: Planning for doctoral nursing education. *Nursing Science Quarterly*, 27(4), 296–301.

Benner, P., Sutphen, M., Leonard, V., & Day, L. (2010). *Educating nurses: A call for radical transformation*. San Francisco: Jossey-Bass.

Billings, D. (2014). Preparation for nurse educator and faculty roles in nursing PhD/EdD programs in the United States. In: *Presented at STTI-NLN Research in Nursing Education Conference, April 3, 2014,*. Indianapolis, IN.

Brandon, D., Collins-McNeil, J., Onsomu, E., & Powell, D. (2014). Winston-Salem State University and Duke University's bridge to the doctorate program. *North Carolina Medical Journal*, 75(1), 68–70.

Carter, M. (2013). The evolution of doctoral education in nursing. In S. DeNisco & A. Barker (Eds.), *Advanced practice nursing: Evolving roles for the transformation of the profession* (pp. 27–36). Burlington, MA: Jones & Bartlett Learning.

Cronenwett, L., Dracup, K., Grey, M., McCauley, L., Meleis, A., & Salmon, M. (2011). The doctor of nursing practice: A national workforce perspective. *Nursing Outlook*, 59, 9–17.

Danzey, I., Ea, E., Fitzpatrick, J., Garbutt, S., Rafferty, M., & Zychowicz, M. (2011). The doctor of nursing practice and nursing education: Highlights, potential, and promise. *Journal of Professional Nursing*, 27(5), 311–314.

Egenes, K. (2009). History of nursing. In G. Roux & J. Halstead (Eds.), *Issues and trends in nursing: Essential knowledge for today and tomorrow* (pp. 1–26). New York: Jones & Bartlett.

Fairman, J. (2014). *Nurse practitioners: Shaping the future*. Retrieved from, http://www.nursing.upenn.edu/nhhc/Pages/Nurse-Practitioners.aspx.

Fontaine, D., & Langston, N. (2011). The master's is not broken: Commentary on "The doctor of nursing practice: A national workforce perspective." *Nursing Outlook*, 59, 121–122.

Gerard, S., Kazer, M., Babington, L., & Quell, T. (2014). Past, present, and future trends of master's education in nursing. *Journal of Professional Nursing*, 30(4), 326–332.

Gibson, R. (2013). *Competency based learning: Four challenges and impediments*. Retrieved from, www.evolution.com/opinions/competency-based-learning.

Graves, B., Tomlinson, S., Jandley, M., Oliver, J., Carter-Templeton, H., Gaskins, S., et al. (2013). The emerging doctor of education (EdD) in instructional leadership for nurse educators. *International Journal of Nursing Education Scholarship*, 10(1), 1–7.

Institute of Medicine (IOM). (2001). *Crossing the Quality Chasm: A New Health System for the 21st Century*. Washington, DC: The National Academy Press.

Institute of Medicine (IOM). (2003). *Health professions education: A bridge to quality*. Washington, DC: The National Academies Press.

Institute of Medicine (IOM). (2010). *The future of nursing: Leading change, advancing health*. Washington, DC: The National Academy Press.

Keating, S. (2011a). Curriculum planning for master's nursing programs. In S. Keating (Ed.), *Curriculum development and evaluation in nursing* (pp. 241–252). New York: Springer Publishing.

Keating, S. (2011b). The doctor of nursing practice. In S. Keating (Ed.), *Curriculum development and evaluation in nursing* (pp. 253–260). New York: Springer Publishing.

Keating, S. (2011c). Issues and challenges for nurse educators. In S. Keating (Ed.), *Curriculum development and evaluation in nursing* (pp. 353–378). New York: Springer Publishing.

Lobo, M., Haas, B., Clark, M., & McNeil, P. (2014). NEXus: Evaluation of an innovative educational consortium for doctoral education in nursing. *Journal of Professional Nursing*. http://dx.doi.org/10.1016/j.profnurs.2014.07.005.

Malone, B. (2011). Commentary on "The doctor of nursing practice: A national workforce perspective." *Nursing Outlook*, 59, 117–118.

Minnick, A., Norman, L., Donaghey, B., Fisher, L., & McKirgan, I. (2010). Defining and describing capacity issues in US doctoral nursing research programs. *Nursing Outlook*, 58(1), 36–43.

Morton, P. (2015). What is the future of the PhD Dissertation? *Journal of Professional Nursing*, 31(1), 1–2.

National League for Nursing (NLN). (2012). *The scope of practice for academic nurse educators*. Washington, D.C: Author.

National League for Nursing (NLN). (2013). *A vision for doctoral preparation for nurse educators*. Retrieved from, http://www.nln.org/aboutnln/livingdocuments/pdf/nlnvision_6.pdf.

National Organization of Nurse Practitioner Faculty (NONPF). (2012). *Nurse practitioner core competencies*. Retrieved, http://c.ymcdn.com/sites/www.nonpf.org/resource/resmgr/competencies/npcorecompetenciesfinal2012.pdf.

National Research Council of the National Academies. (2005). *Advancing the nation's health needs*. Washington, D. C: The National Academies Press. Retrieved, https://grants.nih.gov/training/nas_report_2005.pdf.

National Task Force on Quality Nurse Practitioner Education (NTF). (2012). *Criteria for evaluation of nurse practitioner programs*. Retrieved from, http://c.ymcdn.com/sites/www.nonpf.org/resource/resmgr/docs/ntfevalcriteria2012final.pdf.

Olenick, M., Foote, E., Vanston, P., Szarek, J., Vaskalis, Z., Dimattio, M., & Smego, R. (2011). A regional model of interprofessional education. *Advanced Medical Education Practice*, 2, 17–23.

Pellico, L., Terrill, E., White, P., & Rico, J. (2012). Integrative review of graduate entry programs in nursing. *Journal of Nursing Education*, 51(1), 29–37.

Peplau, H. (1966). Nursing: Two routes to doctoral degrees. *Nursing Forum*, 5(2), 57–67.

Potempa, K. (2011). The DNP serves the public good. *Nursing*

Outlook, 59, 123–125.

Robert Wood Johnson Foundation (RWJF). (2013). *The case for academic progression: Why nurses should advance their education and the strategies that make this feasible*. Retrieved from, http://www.rwjf.org/content/dam/farm/reports/issue_briefs/2013/rwjf407597.

Schmitt, T., Sims-Giddens, S., & Booth, R. (2012). Social media use in nursing education. *Online Journal of Issues in Nursing, 17*(3) Manuscript 2.

Sroczynski, M. (2010). *The competency or outcomes based curriculum model*. Retrieved from, http://campaignforaction.org/sites/default/files/Competency%20%20Model%20 Summary.pdf.

Sroczynski, M., & Dunphy, L. (2012). Primary care nurse practitioner clinical education: Challenges and opportunities. *Nursing Clinics of North America, 47*, 463–479.

Stotts, N. (2011). Curriculum planning for doctor of philosophy and other research focused doctoral nursing programs. In S. Keating (Ed.), *Curriculum development and evaluation in nursing* (pp. 261–268). New York: Springer Publishing.

Udlis, K., & Mancuso, J. (2012). Doctor of nursing practice programs across the United States: A benchmark of information. Part 1: Program characteristics. *Journal of Professional Nursing, 28*(5), 265–273.

第 10 章

设计课程和学习经历
Designing Courses and Learning Experiences

Martha Scheckel, PhD, RN

（岳 彤 译）

课程的目的是为学生创造一个专业护理实践所必需的学习环境，从而将知识、态度与技能更好地结合起来。课程大纲由教师和学生通过以学习者为中心的课程与学习经历来实施。本章侧重于设计能够有效推进教学进程的课程与学习经历，让学生获得教育并致力于自我发展及积极适应社会多样化的护理角色。设计课程与学习经历不能一蹴而就；相反，它需要深思熟虑、协调一致地开展，以便为学生提供机会达到预期的课程结果。

以学习者为中心的课程

近年来，与以教师为中心的教学传统不同，人们越来越强调以学习和学习者为中心的教学。在以教师为中心的教学中，教师只是尽力收集信息并提取、灌输给学生（Stanley & Dougherty，2010）。因此 Freire（2006）一针见血地将之命名为"填鸭式"教育——学生只是信息容器。追溯起来，多数护理院校正是采用了填鸭式教育，很大一部分原因是护理教育工作者认为护理专业的学生需要储备足够多的知识来应对实践。尽管学生确实需要专门的学科知识以提供安全有效的护理，然而，过度依赖以教师为中心的教学将会阻碍学生对知识、技术技巧、伦理道德等方面的专业整合（Benner et al.，2010，p. 82）。整合需要主动学习，而不是被动参与。因此，以学习者为中心的课程设计提倡"教学着重于学习"（Weimer，2013，p. 15）。Weimer（2013）指出，以学习者为中心强调让学生参与学习，自主控制学习，鼓励在课堂上合作，提倡反思学习，甚至包括"学习指导"的技能（p. 15）。提倡"教学着重于学习"的方法很多，其中最重要的是由 Benner 等提出的四种思维转变的学习理论和教学策略（2010，p. 89）：

1. 将着重于对理论知识的覆盖转变为重视教学效果，培养情境认知和特定临床情境下的行为。

2. 将课堂与临床教学的分离转变为将二者在所有情境中进行结合。

3. 将重视评判性思维转变为重视临床推理和包括评判性思维在内的多种思维方式。

4. 将重视社会化和进入角色转变为重视能力形成［感知能力，运用知识和技术技巧，以及实践的存在和行动方法（p. 166）］。

课程设计过程

课程设计是一个连续的过程，开始于普遍的项目结果，结束于具体的课程计划（Diamond，2008；Fink，2013；Wiggins & McTighe，2005）。尽管描述的是一个连续过程，但实际上课程设计的展开却是不断重复的。课程可由教师团队或学科领域的某位专家来设计。很多大学里教学资源中心的教学设计者才是课程开发过程中最具价值的教学资源。

初步设计

课程设计从了解参加课程学生的学习背景和经历开始，然后识别课程如何达到整个学术项目的结果和能力要求、课程设置理论框架、核心概念和课程能力要求。在设计初期，如果课程开发是建立在其他课程基础之上，教师应回顾所需的必修课程、同时修的课程及其他课程。如果该课程是以前已经教过的，学生的课程评价可以为课程的开发提供额外的深入了解。

在撰写课程结果之前，教师应回顾国家卫生保健组织的建议，对护理教育有重要影响的报告，专业护理组织对核心能力、概念、课程开发内容相关的建议。而且州的法规和认证机构也有关于课程内容和学时分配的规定。

课程目标、结果和能力

课程目标、结果和能力来自教育项目的终极结果（毕业）和教育项目分级水平（学年或学期）的结果，通过指标指出学生应该知道什么、能够做到什么，以及学生在课程结束时的收获、评价和评分。虽然教师用词有所不同，Wittman-Price 和 Fasolka（2010）认为，"学习结果"这个词（而不是"目标"）的局限性较小，更适用于以学习者为中心的环境。不管使用什么措辞，这些"行为指标"激活了课程、引导学习材料的选择、指导学习活动的发展，并向学生传达他们所期望学习的内容以及他们会被如何评价。因此，课程目标、结果和能力必须合理或与临床实践相联系，使学生易于理解，并指导效果评价。

课程概念与内容

明确了学习结果后，教师就可以决定课程中应包含的概念和内容。通常，开发和教授课程的教师拥有相关的专业知识背景，并且可能倾向于把所有相关的知识都包罗进去。然而，他们也必须根据课程的相关性和培养学生的专业实践层次进行课程设计。

为避免课程内容超负荷，Candela 等（2006）推荐发展一个决定保留哪些教学内容的程序，并建议只包含满足教育项目、课程结果和安全实践所必需的内容，以及有必要再三强调和实施的内容，还应包括专业护理机构的课程建议及需要时不易获得的信息。其他学者（Davis，2009；Diamond，2008）还建议区分基本资料和可选资料、核心概念和细节，并涵盖与实践或常见问题相关的内容。如果课程是概念导向课程的一部分，课程设计者必须明确能够代表当代护理实践的概念，反映该护理教育项目的特点，并且对学生来说内容清晰和容易理解（Giddens et al.，2012）。

模块中的概念和内容组织

一旦确定了核心概念和内容，下一步就要将其组织到相关材料的模块中。组织模块有多种方式：使用从开始到结束的逻辑顺序组织（例如整个生命周期）；采用连续的过程组织（例如管理过程）；按照复杂性组织（从简单到复杂、从具体到抽象）；按身体各系统组织；或在以案例或问题为中心的学习中，对某一具体问题进行探究，也包括拆分模块单元的内容，使内容的教学更有效。无论如何组织概念和内容，课程框架对学生来说都应是有据可循并贯穿课程始终的。以初级水平的本科生健康促进和疾病损伤预防课程的组织模块和单元为例说明（框10-1）。

设计课堂计划

在组织模块后，教师便可以根据每个模块的单元设计课堂计划。课堂计划应说明模块和模块中单元的名称；单元的目的；项目、水平、课程结果和与课堂相关的能力；课堂的结果；作业和学习经历；以及评价策略。在设计课堂计划时，必须考虑到时间限制，所花费的时间应与概念和内容的相对重要性、学生学习材料的能力和完成课程的时间成比例。下面介绍的示例体现了课堂计划各部分的一般要求（框10-2）。

- 目的：简洁明确地向学生描述他们将学习什么以及与单元的相关性。

- 项目、级别、课程结果和能力：识别与课堂最相关的项目、级别、课程结果和能力，可以让学生了解单元的中心思想，还能帮助教师明确课堂计划的内容在什么程度上共同解决有关整个项目、级别、课程结果和能力的问题。帮助教师找出概念和内容间的潜在差距，这样做使学生有最好的机会理解课程材料。

- 课堂结果：给学生展示他们在一堂课结束时的收获。在撰写课堂结果时，需谨记学生最需要学习的是"真实世界"中的护理实践。这将有助于教师将护理实践中学生所需要的最重要的学习内容的范围缩小。

- 作业：作业的描述应让学生对学习经历有一个清晰的预期。尽可能具体，并在课堂或在线论坛上详细说明。一定谨记，作业必须与课程、项目与课堂结果一致，从而提高单元和课程的一致性，使学生轻松学习。作业还应尽可能包含主动学习的策略（见第15章）。

- 评价策略：学生需了解教师将如何测评学习、使用什么评价方法。要

框 10-1 本科健康促进和疾病损伤预防课程中模块和单元的示例

模块 1：健康促进和疾病损伤预防的基础单元
- 健康决定因素
- 健康和卫生保健差距
- 流行病学原则

模块 2：健康促进原则单元
- 健康促进的定义
- 健康促进理论
- 健康促进中护士的角色

模块 3：健康素养的原则单元
- 健康素养的定义
- 健康素养的测评
- 健康素养中的护士角色

模块 4：疾病损伤预防单元
- 疾病和损伤预防的定义
- 预防的分级
- 损伤预防的流行病学原则
- 疾病损伤预防中护士的角色

感谢 Mary Mundt 和 Theresa Wehrwein；经密歇根州立大学护理学院准许使用

框 10-2　本科健康促进和疾病损伤预防课程的课堂计划的示例

模块 1：健康促进和疾病损伤预防的基础

● 单元 1：健康决定因素

目的：了解健康决定因素及其对健康促进和疾病预防的影响

与课堂相关的项目结果：

● 整体健康促进：通过广泛的个体、社会和环境干预，使患者改善健康状况

● 文化一致性：在患者的文化背景下有效地应用知识、技能和态度

与课堂相关的课程结果：

● 评估健康 / 疾病信仰、价值观、态度，以及对个人、社区和人群的实践

● 使用流行病学和健康决定因素，为个人、社区和人群发展健康促进和疾病预防的干预措施

与本节课相关的结果：

● 解释健康决定因素

● 描述"健康人群 2020"关注的健康决定因素

● 展示护士在影响健康决定因素方面的角色

● 讨论人口健康与健康差距中心（Centers for Population Health and Health Disparities，CPHHD）如何解读健康决定因素

课前作业：

● 阅读教材第 4 章

● 在"健康人群 2020"网站上阅读"关于健康人民"和"健康决定因素"

● 在网站上阅读人口健康与健康差距中心（CPHHD）的介绍

● 完成"健康决定因素"的在线阅读并写读后感

课堂学习经历：

● 学习小组 1：回顾教材案例。采用第 4 章提供的原则，制订与此案例相关的健康促进策略。用 5 分钟的口头报告向全班同学展示你的学习小组制订的健康促进策略

● 学习小组 2：查阅人口健康与健康差距中心的一项信息。描述一个已经完成或正在进行的项目，识别最能够被项目所影响的健康决定因素及原因。与全班同学分享展示你的成果

评价策略：

● 口头报告案例学习讨论评价

● 人口健康与健康差距中心评价量表

● 考试 #1：识别护士可以设计并实施干预的健康决定因素和优先健康促进策略

感谢 Steve Yelon、Mary Mundt 和 Theresa Wehrwein；经密歇根州立大学护理学院准许使用

将评价方法与课堂计划的每一方面联系起来，以确保课程教学的连贯性和一致性。

选择学习材料与资源

设计课程的教师有责任选择课程学习的材料。在选择学习材料时，教师应考虑这些材料该如何与学习结果保持一致，与课程设计相适应，反映教师的教学理念。确保材料能够满足学生的学习需求，容易获取，为所选读物提供理论依据，同时指导学生如何及何时使用材料，并解释说明材料与课程概念的相关性及评价方法，所有这些都是满足学生的学习需求的方法。

此外，教师还需要更好地使用教材出版社或其他出版物提供的电子学习资源。电子书正变得越来越普及，比印刷版图书成本低，在临床环境中易获得、轻便、能够快速搜索所需内容（Abell & Garrett-Wright，2014）。Abell 和 Garrett-Wright（2014）认为，教师需要学习和有时间来适应电子书的使用；然而，电子书的普及需要教师学会使用好这些电子资源。

在选择学习材料和学习资源时，教师应了解如果事先包装好的课程材料与课程目标不一致时，可以自行开发课程包，教师可能发现课程包里包括在线上阅读资料、教科书中的重点章节以及与课程相关的期刊文章，这样才能帮助学生学习。教师可以自行制作课程包并印刷出来，或利用图书馆的电子资源系统。

教师也可很容易使用以学习者为中心的方法来选择课程材料。例如 Weimer（2013）建议教师可提供适用于课程的多种教材给学生。然后学生可以使用教材评价标准，在预选教材中选一种。另一种以学习者为中心的方法包括运用策略以避免分配过量阅读，有效利用时间。例如，Roberts 和 Roberts（2008）建议让学生选择一种方法来展示他们所理解和完成的指定阅读材料。学生可以选择作曲、说唱、写读后感，或描述运用学习小组的阅读。Roberts 和 Roberts（2008）认为，这些方法可以比表面化的学习更能促进深度学习，并且学生可以通过小测验作为保证完成阅读作业的手段。

设计学习经历的原则

课程设计的成功实现需要对课程内的学习经历进行精心构建。精心设计出的学习经历可以帮助学生提升高阶思维能力和临床决策技巧，使他们将理论学习与临床实践更好地结合（Benner et al.，2010）。学习经历包括参与模拟教学，采用案例学习，完成写作任务，如写日志，分析患者经历叙述，绘制概念图，参与讨论或辩论，以及计算机介导的活动和资源，如计算机辅助教学和万维网（详细示例见第 15 章）。

设计学习经历适用于单个学生、一组学生或学生团体。这些经历可以通过必须完成的作业或选习作业、补充或补救的活动来完成，可在课堂或网上进行，也可作为课前准备。经历应体现在教学大纲并从每级、每科的课程中构建。课程计划当中的经历应该与项目、级别、课程、课堂结果和能力相一致，并给学生提供课程评价的信息。例如，框 10-2 中体现了课堂目的，是与相关项目

和课程结果相联系的。课堂结果有助于学生了解他们如何达到课堂的目的、项目的结果和能力的要求。作业反映学生如何达到预期的能力目标和结果。评价策略描述如何对学生的学习进行测评。此外，教师应计划在课堂上尽可能给学生安排多样化的学习经历，以避免教师和学生感到厌倦，也能更好地适应学生不同的学习风格偏好。不管学习经历的内容是什么，教师在设计学习经历时应考虑以下三大原则：

1. 使用结构化或非结构化的学习经历。
2. 使用主动、被动或二者相结合的学习策略。
3. 使用学习领域（认知、情感和精神运动）。

将在下面的内容中更详细地阐述这些原则。

结构化和非结构化的学习经历

设计学习经历时，考虑何时使用结构化或非结构化的学习经历很重要。在帮助学生发现和提出问题、解决问题、考虑各种选择时，常使用结构化学习经历（Pascarella & Terenzini，2005）。非结构化学习经历则帮助学生从教师那里获得非定向性的知识和技能。虽然非结构化学习经历适用于本科水平，但它们更适用于荣誉或荣誉选择课程、自学课程和总整顶点课程，教师也可允许学生使用非结构化学习经历获得额外学分。

结构化的学习经历

在结构化的学习经历中，学习的刺激因素是特别挑选出来的。结构化的经历是指在参与经历的同时对与经历相关的目的、结果、能力、内容和过程进行的清晰和简明的描述；具体方向按照逻辑顺序展开，按步就

班地进行；还包括经历的时间和报告任务完成的方法。

良好的结构化经历可以让学生在获得理想结果的同时获得丰富的独立性和创造性。例如，当布置给学生教材、文章或其他形式的学习媒介时，提供与预期结果直接相关的具体建议，有助于学生专注于基本概念。教师可以任选一种方法让学生分享学习结果。例如，学生要做到：

1. 完成由同伴、教师或二者共同评价的问卷。

2. 写一份概念、内容和过程的一般性或具体的总结报告，交给教师。

3. 向全班做报告。

4. 和另一名学生或一个小组的学生讨论经历。

5. 发起一个小组讨论或课堂讨论，探讨学习中逐渐出现的主要观点、问题或困难。

这些例子可以单独使用或相互结合。教师也可以允许学生选择最佳分享方法。

非结构化学习经历

非结构化的学习经历来自 Bruner 的发现学习（Bruner，1977），近来被称作探究式学习（Levy et al.，2009）。发现学习要做到以下几点：

1. 促进探究的意向。

2. 提高独立思考并增强问题解决能力。

3. 激发学生的学习动机和兴趣。

4. 促进知识记忆。

5. 通过激发学生寻找和发现信息与周围情况之间的联系来促进学习的转化。

在非结构化的学习经历中，学生可能要接受一项作业，把他们过去和现在的知识、技能和经验应用到一个教师指定的情境或自己选择的符合教师提出的一般要求的情境中。可以是实践环境中一个真实的事例，也可以是通过模拟、案例学习或媒体形式描绘的一个事件。例如，在社区健康护理课程中，学生可能会被要求去了解社区会议期间的各种活动和互动，学生在自选的某个社区会议中以参与者-观察者的身份直接参与进来。这可能是某个特别健康问题的支持小组会议、一个议员与选民的会议、一个城镇委员会会议，或者一个社区居民协会会议。学生可以在课堂上或在临床会议上口头描述或通过日志的形式记录下他们的经历。与发现学习相关的主要局限在于，学生需要适应以学生为中心而不是以教师为中心的自主学习（Hains & Smith，2012）。

被动和主动学习

在设计课程和学习经历时，考虑有关解释学习过程的理论十分重要。其中主要是基于行为、认知或社会的理论（Andrade，2013），包括但不限于建构主义、基于大脑的学习、体验式学习以及成人学习理论。其他学习理论是属于其他哲学起源的现象学和后现代主义（Diekelmann & Diekelmann，2009）。这些理论的共同观点是，学习可以是被动或主动的过程。在整个学习生涯中，学生通常会经历这两种学习类型。对学习理论的深入探讨见第 13 章。

被动学习

被动学习体现在学生通过听讲座、阅读作业或从视听媒介中获得信息。被动学习通过记忆内化获得想法和信息（Michel et al.，2009）。

被动学习能让教师在短时间内提供大量信息，他们可以提前选择并准备课堂讲稿、讲义和视听媒介。教师的教学体验通常较好，因为他们能在一个可控的环境中向学生提供信息。对于新任教的教师或第一次教新内容的教师来说，被动学习中使用的教学策略可以使教师在教学时感到更自如。

因为很多学生已经习惯于被动学习的方式，他们通常更喜欢采用该方式。学生通过理解重要的概念和内容来合理组织材料。在被动学习中，学生往往有安全感并很少感到焦虑，因为他们相信，听讲座、阅读作业和讲义、记笔记、从视听媒介抄写信息足以使他们得到课业成功所需要的信息。

然而，被动的学习活动是有缺点的。它很难让教师了解学生对所学内容的掌握程度。除非精心设计，否则从授课的时间里很难再挤出时间用于答疑、澄清或讨论。学生可能羞于让教师知道他们没能理解关键点或内容之间的联系，他们甚至可能并不愿提问或者问足够多的问题来解决自己的疑惑。此外，学生可能无法清晰地表述出他们不知道或不了解的内容。

听演讲、记笔记、从纸质媒介上摘抄时，学生并不需要太多思考，也不需要用到高阶的认知技巧。尽管阅读活动很重要，但仅靠阅读并不能给学生带来应用理论的机会。虽然很多学生可能更喜欢被动学习，但随着时间的推移，被动学习经历往往会变得乏味。

主动学习

主动学习包括帮助学习者积极地处理输入的信息（Svinicki & McKeachie，2014）。促进主动学习的学习经历有助于提高学生对学习情境的参与和反应（Price & Nelson，2011）。

主动学习的益处（Price & Nelson，2011；Stevenson & Gordon，2014）包括但不限于：

1. 提高学习专注力
2. 增强学习兴趣
3. 渴望运用多种学习方式
4. 增加信息保留量
5. 增强同化学习
6. 深入理解课程材料
7. 提高评判性思维能力
8. 提高问题解决能力
9. 增强团队合作能力
10. 在学习中增加成就感

有时不能确定学生是否主动参与学习，是因为在学习活动中他们的反应可能是沉默的，但沉默并不意味着学生不学习。有些主动的学习活动可以让教师更容易评估主动学习的程度。例如，在大课堂，教师让学生以小组形式独立完成任务以观察学生上课的准备程度、学生使用的课程相关材料，以及他们在课堂上的参与程度（Clark et al.，2008）。在同伴主动学习中，学生通过思考-结对-共享技术、基于案例的学习、角色扮演、互动演示和讨论的方法来展示自己的评判性思维能力（Stevens & Brenner，2009）。"翻转课堂"能为学生提供传统课堂内和课堂外的学习经历。例如，学生可以使用播客听讲座或在课堂外参加测验；在课堂上，学生花时间应用他们课前的案例学习、小组讨论来整合学习（Bergmann & Sams，2012；Hawks，2014）。虚拟世界是用计算机来模拟实际环境中的社交互动场合（"现实世界的存在"）（Mastrian et al.，2011，p.197）。例如，化身护生（avatar-student nurse）在流浪者收容所需要积极与服务对象互动来解决他们的健康问题。在课堂上培养学生的主动学习是教师的目标，有证据支持主动学习更适用于一些学生（Lo，2010；Sisk，2011）。

主动学习有缺点。教师需要意识到内容领域和概念之间的关系常常是学生学习的难点。教师应设计以学习者为中心而不是以教师为中心的教学策略，以此组织学生主动学习的经历。

不管采用什么主动学习策略，向主动学习范式转变可能会给教师带来压力，尤其是在与大量学生一起尝试这些方法时。此外，教师可能担心会得到负面的课程评价。学生往往对新的教学方式持抵制态度，因为理解新的学习方式是有压力的，他们可能对这一过程感到不耐烦，不愿意做出相应的努力。White 等（2010）建议，尽管最新的证据支持教师使用主动学习策略，但学生觉得使用主动学习策略让他们在课堂中没有学到任何东西，可能是因为学生在主动学习环境中缺乏自主学习意识；对教师来说，得到机构和同行的支持对于他们将主动学习的策略成功应用到教学实践中是十分重要的。

学习领域和学习经历

从历史上看，教师使用Bloom 的（Anderson & Krathwohl，2001；Bloom，1956）认知、精神运动、情感领域的学习和分类系统来阐述学生达到目标和预期学习结果时需要获得的能力，使学生具有能够进行安全、有效的实践所需的知识、态度和技能。图 10-1、10-2 和 10-3 按照从简单到复杂的顺序列出了每个领域的分类。在设计学习经历时，教师需要使用最合适的领域。然而，领域是相互依存的，一个领域可能强调需要依赖于另一个领域的学习经历和结果。教师需要使用行为动词来书写各领域的学习结果。行为动词可以帮助教师评价学生是否达到预期结果。以下内容概述了每个领域的行为动词和

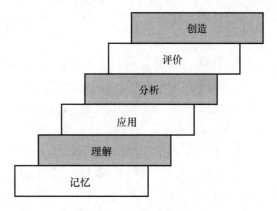

图 10-1　认知领域

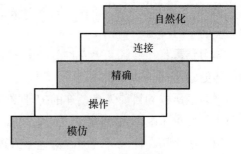

图 10-2　精神运动领域

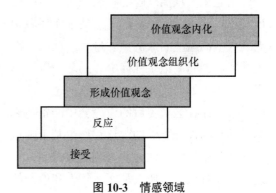

图 10-3　情感领域

学习经历的例子。

认知领域

学习的认知领域重点强调知识。从护理的角度非常强调这一领域的高度复杂性。行为动词的例子如下：

- 记忆：定义、列出、标注、选择、定位、匹配
- 理解：解释、描述、说明、总结、预测
- 应用：解决、运用、使用、关联、改变
- 分析：比较、分类、鉴别
- 评价：重构、评判、支持、评估
- 创造：设计、撰写、创造、制订、开发

下面的例子是为社区健康护理的临床学习经历编写的，列出了认知领域的学习结果和相应的学习经历。

学习结果： 在社区老年人预防跌倒中运用群体健康原则。

学习经历： 到目前为止，你的护理教育经历主要集中于临床患者的急症护理。你正准备第一次经历在社区舒缓中心对老年人进行护理。当你去社区之前，至少阅读两篇关于评估老年人跌倒风险的跌倒预防量表的循证文章。准备讨论最适用于评估临床环境中老年人跌倒风险的跌倒预防量表。在第一次去社区后，简单记录社区中心的环境以及那里的老年人如何改变你对跌倒预防量表使用的看法。在社区实习后的讨论会中准备与你的教师和同伴分享你的观点，讨论基于临床环境的跌倒风险评估需要修改的地方，以及这些修改对社区工作人员、老年人和他们的家庭可能的意义。

这种学习经历要求学生在进入社区舒缓中心之前了解老年人跌倒预防量表的使用情况。在经历第一次社区实践之后，学生要应用知识区分跌倒量表在医院和社区环境中的使用，在不同情况下进行跌倒风险评估。情感领域和认知领域相互依存，因为它有助于让学生把关于社区与临床环境中跌倒风险评估的知识形成价值观念，以此预防非住院老年人的跌倒。

情感领域

学习的情感领域包括态度、信念、价值观、情感和情绪。这一领域的各部分沿着不断内化的各个环节进行组织，反映个体成长的过程、从外部到内部控制力的变化（Krathwohl et al., 1964）。教师经常会发现这个领域最难融入学习，也最具评估挑战性。行为动词的例子如下：

- 接受：问、选择、挑选、定位
- 反应：讨论、表演、背诵、阅读、帮助
- 形成价值观念：区分、形成、证明、报告、分享
- 组织化：改变、安排、制订、排序、综合
- 特征化：一致、修改、判断、改变行为、重新排列优先级

下面的例子是为社区健康护理课程编写的，列出了情感领域的学习结果和相应的学习经历。

学习结果： 安排患者及家属参与慢性疾病的自我管理与决策。

学习经历： 课前指定阅读关于一位新确诊为糖尿病患者的文章。患者描述了向同样患有糖尿病的家庭成员学习很重要。要关注患者最看重的是向他的家庭成员学习哪些自我管理的内容。在你的学习小组里，讨论你如何回应患者从家庭中获得的知识，以及如何利用这些知识设计个性化的患者教育计划，来教他进行糖尿病自我管理。

这种学习经历关注的是患者的价值观和学生对这些价值观的反应，所以它属于学习的情感领域。然而，认知领域与情感领域相

互依存，因为学生需要具备临床糖尿病管理的知识，才能识别患者从家庭中已获得了哪些知识、哪些方面还需要加强教育，从而设计患者的教育计划。

精神运动领域

学习的精神运动领域解决的是动手能力和体能的发展，教师最常将其用来发展学生与临床实践相关的能力。学生通过模仿和重复操作开始学习技能，并最终内化技能。当学生获得护士执照，他们的重复操作最终像骑自行车或开汽车一样不太需要有意识思考时，技能的内化才得以产生。行为动词的例子如下：

- 模仿：重复、模仿、跟随、表现
- 操作：移动、操控、组装、展现
- 精确：一致、精确、演示
- 连接：适应、改变、变革、连接、展现
- 自然化：创造、修改、变化、改变

下面的例子是本科护理教育项目第三学期的模拟实验室学习经历，列出了精神运动领域的学习结果和相应的学习经历。

学习结果：演示静脉注射（iv）给药。

学习经历：在模拟的学习情境中演示静脉注射给药之前，回顾一下静脉注射的步骤。在模拟护理患者的场景中，演示怎样将维持静脉注射的基本液体进行给药，包括连接针管、将针管放进静脉推注泵、合理设置给药速度、评估静脉注射部位，准备讨论由静脉注射可能引起的可能的并发症。

虽然这种学习活动主要针对在精神运动领域的技能发展进行设计，但是认知领域与精神运动领域相互依存，因为学生需要正确运用静脉注射给药知识、给药并发症及部位评估的知识。情感领域和精神运动领域也相互依存，因为学生需要正确回答患者关于静脉注射的问题。

评价课程和学习经历

设计课程和学习经历需要教师决定如何对学生的学习进行评价、计算和评分。在可能的情况下，学生应能够选择他们学习成绩的评价和评分方法。教师需要意识到，在教育中对教学的评价是一个连续的过程。两种常见的评价类型是形成性和终结性评价。这些评价类型将在后面的章节中进行描述，并在第 23 章中进一步讨论。另一种评价类型——先前学习评价（prior learning assessment，PLA）在本章后面描述。这种评价类型已经得到越来越多的重视，作为给从前的学习学分的一种方法，以促进高等教育学位的完成。

形成性评价

形成性评价在教学逐渐开展的过程中进行。教师在以下情况中使用形成性评价：①在开发和使用学习经历过程中对之作出评价；②评估学生学习和应用内容的能力；③识别在实施学习经历过程中出现的任何困难。学生在以下情况中使用形成性评价：①评价学习策略的有效性；②在课程中确定知识、技能和态度的掌握程度；③识别需要进一步说明的材料；④认识进一步学习的需要。

显然，区分学习和评价，并为学习和评价分配特定的时间很重要。然而，将学习与评价分开并不意味着可以忽略对学生学习进行频繁的形成性评价。系统地收集学生口头和书面反馈是教学过程的重要组成部分，在课堂上可以很容易、有效地进行。这些数据能帮助教师监控学生的学习情况，并设计出适当的方法来提高学生成绩。

在特定的学习经历中，如果学生在获取预期结果的过程中不断产生问题，教师可能有必要选择其他的学习经历来加强学生对课程的理解。教师可以使用多种其他的方法来促进学生的学习，例如提供补充作业、将不同能力的学生编到学习小组中、安排与单个学生或学生小组的见面会谈，以及为学生介绍补习家教。学生有权知道评价的时间和目的。由于形成性评价数据可以为学生提供关于学习表现有价值的反馈，所以教师应经常与学生分享这些数据，包括口头和书面形式。

课堂评价技术

形成性评价的一个重要方法是课堂评价技术（classroom assessment technique，CAT）。课堂评价技术是用来监控学生学习的非正式评价工具和程序，包括学生和教师之间随时、持续的互动，以确认、澄清和促进学习。课堂评价技术可以用来评价学生的态度和对课程概念、学习习惯，甚至是对特定课程使用的教学策略的反应。Angelo 和 Cross（1993）的经典工作描述了多样化的课堂评价技术，至今仍是帮助教师寻找关于如何成功地将课堂评价技术融入教学实践中的恰当的资源。Angelo 和 Cross 开发和使用的课堂评价技术的三个阶段是计划、实施和反馈。

计划阶段

在计划阶段，教师选择一个特定的班级来实施课堂评价技术。形成性评价可以提高教学和学习是基于教师可能对学生的了解，例如考试成绩、学生不能用语言表达或完成主要课程内容，或者在课堂上经常提问。教师需要明确识别课堂评价技术的目标和期望

获得的信息，选择一个最适合评价目标的课堂评价技术。为了有效地使用课堂评价技术，教师应专注于评价一个特定的目标。

实施阶段

实施课堂评价技术可以在上课之前、期间或之后进行。课堂上可以先授课，然后进行课堂评价，或者可以在开始阶段先采用课堂评价技术，从而为后面的授课定下基调。实施课堂评价技术的时间取决于课堂评价的目标和特定课程内容。在实施课堂评价技术之后，教师必须检查并将课堂评价技术的结果组织到有意义的理论框架中，以此指导教师如何使用所获得的信息。

反馈阶段

反馈阶段是将课堂评价技术的结果告知学生，是实施课堂评价技术的最后一步。反馈以解释、组织和呈现的方式来提高学生的学习能力。为了最大限度地提高学生的学习能力，教师应尽快将课堂评价技术的结果呈现给学生。有些课堂评价技术需要集中时间来解释和分析，学生获得反馈结果的时间越短，对学生学习结果的影响就越大。反馈阶段的最后一个活动是反思（Angelo & Cross，1993），教师评估课堂评价技术的使用情况——用课堂评价技术完成了第一阶段确立的目标了吗？课堂评价技术按计划执行了吗？课堂评价技术的结果提高学生的学习了吗？学生如何看待课堂评价技术的使用？教师对课堂评价技术的使用有什么看法？回答完这些问题和教师所提出的其他问题也就完成了课堂评价技术的三个阶段。然而，反馈通常会带来更深远的影响，如将来是使用另一种课堂评价技术还是重复使用同一种课堂评价技术，重新设计学习经历，甚至是课程修订都是进行评价后可能产生的未来行动。

请看框 10-3 和框 10-4 的两个示例。

终结性评价

终结性评价由教师实施来测评学生成绩、课程和项目的有效性，这与形成性评价不同。形成性评价帮助教师定期（如每天或每周）了解学生是否正朝着获得学习结果的方向前行（Price & Nelson，2011）。与此相反，教师在学生学习过程的特定时间点使用终结性评价，目的是确定学生是否达到了预期的结果。例如，一门课程的期中考试或项目结束时的学习成长档案属于终结性评价的形式。总的来说，终结性评价主要是为了评价学生是否达到了预期的学习结果。教师还可以利用终结性评价数据合理修订教育项目中的课程学习经历。

在使用终结性评价来评价学生学习结果时，教师应将终结性评价的形式与教育项目、课程结果结合起来。例如，框 10-2 的课程计划描述了与特定课程相关的教育项目和课程，以及对结果的评价策略。最后一项评价策略是"考试 #1：识别护士可以设计并实施干预的健康决定因素和优先健康促进策略"，告知学生用何种考试（一种终结性评价形式）来测评他们的学习。构建终结性评价指标十分重要，这样教师可以为学生描述学习的测评重心。在先前提供的例子中，为回答与健康决定因素和选择健康促进策略有关的试题，学生知道要将学习重心放在健康决定因素和临床判断的运用上。

将项目、课程和课程结果与终结性评价策略相结合非常有用。然而，教师在使用终结性评价来衡量学习方面的努力并非止步于此。教师需要利用终结性评价方法的结

框 10-3　课堂评价技术示例 1

标题： 简答

描述： 在一节课结束时收集学生学习的书面信息的有效方法。教师要求学生回答问题，如"你在这节课中学到最重要的内容是什么？"或者"还有什么重要的问题没有得到解答？"

目的： 为教师提供评估学生学习程度并促进教学所需调整的方法。教师针对简答给学生以反馈，可帮助学生学习"专家"如何从细节中辨别主要的观点。

目标：

学生能够：

- 发展综合和整合信息的能力。
- 学会全面思考，看整体而不只是局部。
- 发展提高注意力和倾听的能力。
- 改善学习技巧和习惯。
- 学习重要的概念和理论。

示例： 一名教师刚刚给学生讲授完家庭理论。她知道学生常常很难理解各种理论之间的差异。

为了帮助他们学习，她为学生提供了"真实生活"的案例。学生在教室里以小组为单位，把家庭理论应用到案例中。最后，她要求学生在网络论坛上讨论，在学过相关理论又把理论应用到案例中之后，仍存留了问题。在看了这些回应之后，她找到那些对其中某些理论间的差异仍感到困惑的学生。为了确保学生能有效地学习家庭理论，她为每一个理论都做了一页的讲义，描述理论的主要观点，在教材中可以复习这些要点的位置，以及在实践中应用每一种理论的其他例子。她在下堂课上和学生一起复习资料。学生在课堂上反映讲义非常有益，考试分数也一样反映了学生对家庭理论内容的掌握达 92%。

注意： 简答是非常有效的课堂评价技术，但如果这项技术被过度使用或者使用不当，学生就不会认真对待它。因此，重要的是要准备能够有效获得足够信息来评价学生学习的问题。

A teacher implemented the Exemplar in a nursing classroom. The remaining aspects of this example are derived from Angelo and Cross（1993，p. 148-153）.

框 10-4　课堂评价技术示例 2

标题： 课程相关的自信心调查

描述： 测量学生对课程相关技能或能力的自信心的粗略方法。

目的： 帮助教师了解学生在课程内容学习技能方面的自信程度。了解学生自信心的教师可以通过布置作业帮助学生增强信心，并同时提供动力和学习体验。学生对自信心的意识可以增强他们的表现。Angelo 和 Cross（1993）将这一过程描述为"良性"循环（p. 275）。

目标： 学生能够：

- 发展终身学习的欲望。
- 发展自我管理技能。
- 发展领导力。
- 发展对成功的承诺。
- 提高自尊。
- 忠于自己的价值观。
- 培养情绪和身心健康。

示例： 在进行初级阶段护理领导力课程中专业沟通的教学时，教师想要应用课堂前后评价技术来评价学生对在临床环境中进行有效沟通的自信心。在开课之前，她对学生进行了调查并获得以下信息：

圈出能准确反映你在临床环境中沟通能力的自信程度的选项。

与其他护生	没有	较低	中等	较高
与教师	没有	较低	中等	较高
与护士	没有	较低	中等	较高
与医疗团队中的其他成员	没有	较低	中等	较高

专业沟通教学后，教师再次进行调查，并让学生讨论自己的优势及探讨其在临床环境中学习有效沟通需改进的方面。在与学生的合作中，她为学生选择了更多在护理实践中增强有效沟通自信心所需要的技能。

注意： 尽管使用课堂评价技术来布置作业以提高学生的自信心非常重要，但课堂评价技术的局限性在于对过度自信学生的应用。教过于自信的学生是有挑战性的，此外，当许多学生在技能或能力上表现出较低自信心时，教师和学生也会气馁。

The exemplar was contributed by Colleen Thompson, MSN, BSN, Adjunct Faculty Winona State University Department of Nursing, Winona, Minnesota. The remaining aspects of this example are derived from Angelo and Cross（1993，p. 275-279）.

果来确定课程中学习经历的有效性。Moss（2013）指出，关于终结性评价实践的研究表明，"对学生成绩准确而有效的描述对高质量和有意义的学习至关重要"（p. 251）。Moss（2013）进一步表明，教师在终结性评价中报告较高的能力水平，但他们在解读终结性评价结果时经常使用"非系统性的方法"（p. 252），这些方法会降低终结性评价的严谨性，从而降低成绩评价的标准。Moss（2013）主张，在使用终结性评价方法及其结果时，需要让教师相互协作，向那些对终结性评价有专长的教师学习，以促进发展。这些策略可以帮助教师提高应用终结性评价方法的能力，以提高终结性评价方法的准确性，促进评价结果的有效利用。一旦教师制订了与学生结果相一致的终结性评价策略，并参与到确保他们的方法使用严谨性的过程中去，他们就需要使用终结性评价结果来促进合理修订教育项目中的课程学习经历计划。关于如何使用终结性评价数据改变教学策略的例子见框 10-5。

无论教师使用的终结性评价策略是什么，他们都必须共同研究评价的结果，利用证据作为基础来调整学习经历，并评价新的终结性评价策略的实施，这些努力有助于确保有效地利用终结性评价方法。

先前学习评价

先前学习评价是"授予大学学分、认证、进修或培训免修学分的过程"（Klein-

框 10-5 案例研究：使用终结性评价数据来改变教学策略

一所护理学院的教师发现，在考试和国家执照考试准备评估中，药理学分数比他们所期望的要低。他们还注意到，学生在临床给药方面难以表现出期望的能力。考试成绩和临床表现的评价结果表明，学生需要有一种能够促进他们对给药技能、知识和态度整合的学习经历。为找到以证据为基础的解决问题的方法，教师回顾了关于药理学教学策略的文献，文献建议在模拟实验室中应用客观结构化临床考试（OSCE）可以有效地提高学生的药理学能力。客观结构化临床考试是通过模拟场景让学生来展示自身能力的一种终结性评价方法。他们共同设计并实施了药理学客观结构化临床考试方案。初步发现，学生药理学考试分数及临床药物管理表现得到提高。

Collins & Werthheim，2013，p. 51）。先前学习评价始于 1974 年，源自美国教育学院学分建议服务部门帮助成年人在大学传统学位课程之外所修读的课程和考试取得学分（American Council on Education，2014）。近年来，基于对历史上大学高入学率、低毕业率的认识，对先前学习的评价需求有所增加（National Commission on Higher Education Attainment，2013）。随后，学分的获取不再只是通过修课和参加考试，在工作场所、军队和通过自学，都可以获得学分。对先前学习的评价成为一种重要的学分评价方法（Klein-Collins & Werthheim，2013）。

有很多方法可以评价先前的学习，如先前学习评价档案、挑战式和标准化考试，以及在企业和军事培训方面的评估（Sherman et al.，2012）。上述这些方法以及其他方法以学生为中心，并能促进学位的完成（Kamenetz，2011）；然而，Boilard（2011）批评了先前学习评价的方法，因为它使教学与教学评估发生了分离。为了确保对先前的学习进行适当的评估，Fiddler 等人（2006，p.xi）提供了"评价学习的 10 个标准"（p. xi），该标准用于决定是否为先前的学习提供学分（框 10-6）。

框 10-6 评价学习的 10 个标准

1. 学分或同等学力应仅通过学习被授予，而非工作经历。
2. 对于可接受的学习水平之评价，应基于一定的标准和准则，而且这种学习必须是既得到认可又是公开的。
3. 评价应作为学习的一个重要组成部分，而不是与学习分离，并且应该建立在对学习过程的理解上。
4. 学分授予和能力等级的确定必须由适当的科目和学术专家或认证专家来决定。
5. 其他资格证书的学分应该与授予和接受的环境相符。
6. 如果授予学分，成绩单应清楚地描述学习的内容，并且应进行监控以避免同样的学习内容重复获得学分。
7. 评估应用的政策、程序和标准，包括提出申诉的条款，应充分公开，并显然要提供给评估过程中涉及的各方。
8. 评估的费用应以在该过程中完成的服务为基础，而不是由学分多少来决定。
9. 所有参与学习评估的人员都应追求并接受足够的培训和持续的专业学习。
10. 评估项目应定期监控、审查、评价和修订，以反映需求的改变、要满足的目的和评估技巧的状态。

来源："Assessing learning：Standards，principles，and procedures"（2nd ed.）by Fiddler et al.，2006，p. xi. Dubuque，IA：Kendall/Hunt Publishing Company.

开发教学大纲

教学大纲中应明确、简洁地描述课程设计和学习经历的组成部分。一份完善的教学大纲是教师与学生的契约，也能指导学生达到学习结果。学生期望在上课的第一天或之前收到教学大纲，这样他们就能在上课之前对课程有一个清晰的理解。教学大纲也解释了如何评估、评价和评分。同样重要的是，教学大纲通过介绍教师及其理念，大学、学院、教学政策和行为规范来奠定教学的基调。因此，教学大纲应以学习者为中心来撰写。Harnish 等（2011）描述了能够体现"温暖"和受欢迎的教学大纲的 6 种特征（表10-1）。以学习者为中心的教学大纲也诠释

了教师和学生在教学过程中扮演的角色，并传达了学习的态度和行为会促进学习效果和积极性这一信息。

教学大纲为校园和在线学术课程而开发。关于使用课程管理系统和远程课程参与的额外信息应包含在混合式课程和全在线课程的教学大纲中。

完整的教学大纲包含了课程的基本信息、课程实施的信息、大学和学校的政策，以及预期的行为规范。完整教学大纲的各个组成部分在以下内容中描述（框 10-7 和框 10-8）。

教学大纲的缩写形式可以根据学校或教育项目的要求进行制订，包含课程要求的基本信息，如课程名称、描述和结果。一些学校在网站上发布了简短的教学大纲，并在

表 10-1　温暖的教学大纲的 6 个特征

特征	描述
语言积极、亲切	让学生感到舒适和受欢迎 例如：在办公时间部分——"随时预约个人帮助""我希望可以在上课时间看到你"
作业的合理性	通过明确作业与课程目标及学习的关系，激发学生的学习动机 例如：在作业清单部分——"学生可能认为工作表只是罗列繁多的工作；然而并不是这样。课程工作表的问题设计是帮助培养你对护理实践的评判性思维"
表露自我	让学生了解教师的交际风格 例如：在学习资源部分——"在人生的某个时刻，我们都会需要帮助。列出的学习资源能支持你在这门课程中的学习"
热情	提高学生的学习主动性和教师的效率 例如：在课程目标部分——"思考一下护理研究与循证护理实践是如何改变人们日常生活和促进健康的？"
同情心	承认突发事件和生活环境 例如：在考勤部分——"期望你的出席。但是如果有意外发生，如家人生病或死亡，请与我联系"
幽默	提高学生学习的主动性和教师的效率 例如：在课程目标部分——教学理念部分——"请注意课程中使用漫画很常见，这能够激发你对课程内容的关注"

摘自 Harnish R. J., O'Brien McElwee R., Slattery J. M., Frantz S., Haney M. R., Shore C. M., and Penley J., "Creating a foundation for a warm classroom climate: Best practices in syllabus tone" *Observer* Vol. 24, No 1 January, 2011.

框 10-7　本科护理课程完整教学大纲的示例

密歇根州立大学护理学院
NUR 324 健康促进和疾病损伤预防 I

上课时间：
周二 10:20—12:10；临床：周一或周三 08:00—15:00

课程目录：
健康教育的原则和实践；健康促进、行为改变；基于流行病学认识的健康素养；健康决定因素；健康保护因素和健康预测因素

课程结果：
1. 将通过教育原则纳入课程理念的应用、综合和评价中。
2. 评估个体、社区和群体的健康或疾病信念、价值观、态度和实践。
3. 表现出专业精神，包括注意外表、言行举止，尊重自己及他人，以及跨专业团队和利益相关者在对待个体、社区和群体方面的专业界限。
4. 应用流行病学和健康决定因素，为个人、社区、群体制订健康促进和疾病损伤的预防措施。
5. 识别跨专业的观点，要先确保个人、社区、群体层面的健康促进和减少风险的干预措施。
6. 使用创新、循证的策略来帮助个人、社区、群体实现健康促进和减少风险的行为结果，考虑到质量和患者安全倡议、复杂的系统问题和利益相关者的偏好。
7. 运用循证实践来提供健康教育、健康咨询、行为改变技术、筛查和转诊，根据患者的年龄、文化、精神、偏好和健康素养提供护理，以加强患者参与，从而促进健康和降低风险。
8. 在使用保健技术、信息系统和通信设备方面展示技能，以支持个人、社区、群体层面的健康促进和减少风险的干预措施。
9. 讨论健康教育和预防保健资源的可信度，不仅限于数据库和互联网资源。
10. 发展补充性和替代性模式的认识基础及其在卫生保健中的作用。
11. 利用伦理框架来评价社会政策对卫生保健服务提供的机会、平等、经济承受能力、健康差异及社会公正等问题的影响。
12. 秉承涉及数据安全、法规要求、保密性和患者隐私权相关的道德标准。

先修课程： HDFS 225　　　　　　**并修课程：** NUR 205，NUR 322

主题提纲：
Ⅰ. 健康促进和疾病损伤预防的基础
Ⅱ. 健康促进
Ⅲ. 健康教育和健康素养
Ⅳ. 疾病和损伤预防

授课教师：
姓名和职称、联系方式和办公时间——根据学生的课程表安排的办公时间。

教师教学理念：
这门课程的教师坚信主动学习，以及临床推理、临床判断和临床决策的发展。坚信学生和教师合作达成学习结果的民主学习，限制被动学习策略，促进形成良好的学习环境。

教学策略：
你将会通过阅读指定材料、讲座、学习小组共同学习、案例学习、书面信函和论文、角色扮演和模拟、考试、采访护士、走街调查法、健康筛查事件、社区健康教育讲座以及教授整体健康干预措施等方式来学习。课程包提供每次作业和作业截止日期的详细说明。

课程材料和资源：
此处列出需要的材料：
其他指定的将在课堂上引用的教学材料，均需在课前完成，用于课堂和临床活动，并进行考试。

框 10-7　本科护理课程完整教学大纲的示例（续表）

评价：

学习经历和相应的评估和评分：

课堂评价

传染性疾病暴发的电脑游戏（课堂）	5%
健康保险需求案例学习（课堂）	5%
损伤预防宣传书（课外—1 页）	5%
文献综述（课外—限制在 5 页）	10%
考试—2 次考试	<u>15%</u>
	40%

临床 / 实验室评价

健康教育讲座	15%
整体健康护理干预	15%
动机性访谈模拟	15%
护士宣传采访	10%
走街调查法及清单	<u>5%</u>
	60%

课程评分表：

将采用标准的护理学院评分表。

作业和临床 / 实验室经历预期：

本课程教师希望学生能在期限内完成任务。若家里有紧急情况或生病，教师允许迟到或未完成任务。没有正当理由的迟到或未完成任务，会减少 5% 的成绩。教师也希望学生参加所有的临床 / 实验室活动。由于家里有紧急情况或生病等原因而缺席临床 / 实验室经历的学生需要另行安排时间补课。

本课程的专业预期：

1. 本课程的临床经历将在社区进行。与医院相比，社区具有不同的"观察和感觉"。有时，社区比医院更"随意"。但是，在社区中依然要保持与在其他医院相同的专业行为。你的专业行为向我们服务的社区传递着密歇根州立大学和护理专业的积极信息。

2. 这门课的着装要求是身穿密歇根州立大学的绿色衬衫、卡其裤和佩戴胸牌。请遵循本科护理学专业学生手册中列出的所有其他着装要求。

3. 与所有其他临床医院一样，请每月至少查看一次大学医学网站（University Physicians Website），确保在符合最新要求的情况下参加临床活动。

大学及学院政策：

其他具体的专业预期可以在相应的手册中找到。请查看下面列出的信息，并按照以下政策和程序去做：（来源链接插入此处）

大学政策：

除了熟悉上述资源中列出的政策之外，还要熟悉以下大学政策：

学术诚信：

《学术自由报告》2.3.3 规定："学生与教师在保持学术、成绩和专业标准的诚信方面负有共同责任"。此外，学院坚持《学生条例》1.0、《奖学金与成绩保障》等规定的学术诚信政策、所有《大学奖学金及评分操守政策》及《考试条例》17.00（见斯巴达式的生活[①]：学生手册和资源指南 http://splife.studentlife.msu.edu/ 或密歇根州立大学网站 www.msu.edu）。因此，除非教师同意，你将独立完成包括作业、实验室活动、测验、考试等在内的所有课程任务。这门课程的作业应为原创。因此，为了达到本门课程的要求，不要上交另一门课程的作业。

---

① 斯巴达为该大学的标志——译者注

> **框 10-7　本科护理课程完整教学大纲的示例 （续表）**
>
> 残疾学生的住宿：
>
> 残疾学生应联系残疾人资源中心，安排合适的住宿。
>
> 破坏性行为：
>
> 密歇根州立大学《学术自由报告》（AFR）2.3.5 规定："学生在课堂上的行为应该有利于所有相关人员的教学过程"。AFR 中 2.3.10 规定："学生应与教师建立相互信任和礼貌的学术关系"。《学生条例》5.02 规定："学生不得……干扰大学的功能和服务（例如，但不限于，课堂……），使大学的功能或服务被阻碍或中断。对课堂学习环境有不利影响的学生，可能会受到学生及教师司法程序的纪律处分"。
>
> 出勤：
>
> 不在课程正式名单上的学生不允许参加课程。前四次课都没来上的学生将会被判为不及格。请参阅申诉专员的网站中关于学生出席重大宗教节日、学生运动员参与体育竞赛、学生参与大学批准的实地考察、病假以及在学期开始时未能参加课程的学生由系主任实行除名的相关讨论。
>
> ---
>
> 感谢 Steve Yelon，Martha Scheckel，Kathy Forrest，Carol Vermeesch，Judy Strunk，Doug Olsen，Emily Wilson，Theresa Wehrwein，Mary Mundt；经密歇根州立大学护理学院批准使用

> **框 10-8　研究生课程教学大纲的示例**
>
>
>
> **威诺纳州立大学护理系：研究生护理**
> **NURS 608—组织和系统领导力**
>
>
>
> **学分：** 3 学分
>
> **上课地点：** 秋季（混合式在线）；春季（校园—互动电视会议）
>
> **先修或并修课程：** 无
>
> **教师：** 姓名、职称、办公室、办公时间、办公电话、电子邮件
>
> **课程介绍：**
>
> 具有文化敏感的组织和系统领导力技能对改善医疗结局、实践和安全的必要性。重点是领导力理论、领导力伦理原则和专业沟通策略。
>
> **学生学习结果：**
>
> 完成本课程后，学生应具备以下能力：
>
> 1. 整合领导力理论和文化敏感的方法，引导多样化的劳动力来改善患者的结局。
> 2. 将咨询和领导力技能与跨专业人员和跨专业团队相结合，促进卫生保健的变革。
> 3. 在护理系统中评价正式和非正式沟通过程，以提高护理质量。
> 4. 分析影响组织行为、政策、实践和护理系统的内部和外部因素。
> 5. 分析可以促进安全、及时、有效、高效和公平的以患者为中心的护理质量改进方法。
>
> **主题提纲：**
>
> Ⅰ. 领导力基础
> Ⅱ. 领导力特点 / 能力
> Ⅲ. 引领多学科团队
> Ⅳ. 促进复杂环境的变革
> Ⅴ. 领导力伦理
> Ⅵ. 领导力结果
> Ⅶ. 领导力挑战
> Ⅷ. 权力、影响力和责任感
> Ⅸ. 追随力
> Ⅹ. 人才培养

框 10-8 研究生课程教学大纲的示例（续表）

XI. 失败 / 错误管理

XII. 领导者业务基础

教学策略：

本课程所使用的教学策略反映了对学习的承诺，彰显内在智慧和经历。本课程以混合式在线的形式进行授课，每学期有 4 次面对面或互动电视会议。教学策略包括录制 / 现场演讲、小组讨论、汇报、自主学习和书面作业。学生应主动学习，积极参加课程学习活动。

参与和出勤：

作为一个学习团体，你的个人参与很重要；因此，在每次面对面会议期间，通过积极参与会议获得成绩。我期待你对我们的学习团体做出贡献，你的参与和出勤会获得分数。

你的经历是宝贵的，我们将共同创造一个支持所有学习者的课程学习环境。这所大学有一个包容、卓越作出承诺的声明，可以在这里找到（插入链接）。如果你有任何疑问或想法，请通过电子邮件或电话与我联系。期待你的提问。

课程作业：

1. 领导力发展计划   100 分

2. 全球领导者分析   100 分

3. 业务计划（小组作业）   100 分

4. 课堂参与 / 学术贡献   40 分

5. 自助讨论聊天室   <u>50 分</u>

总分：   390 分

评分：

插入评分表

四舍五入的分数将根据护理系研究生学生手册中的政策进行计算。

评分政策：

所有的学生都要对自己的工作负责。剽窃将导致本课程不及格。护理系研究生学生手册中详细说明了伦理行为。可以在以下链接中找到大学学术诚信政策。（在此插入链接）

指定材料：

讨论期望：

参与自助讨论（10 分最大值 / 发帖）：以小组形式，以往学生表示，理想的讨论小组规模是 4 ～ 5 名学生。不要担心你和谁一组，你会慢慢认识他们！

所有的学生都要加入到某个讨论组中。请在开学十天内完成这项工作，所有的学生都将参加每周的讨论作业，要求在同一时间进行讨论并发帖。

讨论要求：

及时回应讨论问题，并提供分析、综合和整合的证据。

课堂讨论部分期望（10 分最大值 / 课堂）：

积极参与在线和面对面的研讨会。

NURS 608—主要作业说明

领导力发展计划（100 分）交作业日期 ××

这个作业不管是对于你还是你作为领导者的目标都是非常个体化的。

第一部分：交作业日期 ××

至少完成四项领导力评估：两项来自"基于优势的领导力"文章，另外两项自己选择。我已经将一些评估建议放到在线课程系统中。完成评估后，将评价结果及对应的总结发布到作业下拉框中。

第二部分：交作业日期 ××

第二部分首先简要叙述你的处事风格，以及你为当前工作职位带来的优势。你将根据在第一部分完成的评估来设计一个提高你领导力技能的计划，作为成长的机会。

框 10-8　研究生课程教学大纲的示例　（续表）

介绍（20 分）

当前领导力情况（15 分）

活动计划（25 分）

未来的领导力目标及个人任务陈述（15 分）

领导力发展计划表（15 分）

写作形式和 APA 格式（10 分）

全球领导者分析（100 分），交作业日期 ××

反思一位全球领导者的成就、背景和风格，然后将这位领导者的特质运用到你自己的优势和发展领域。
　　这个作业可以让你学习一位全球领导者，并分析其领导风格。选择一位你尊重、欣赏或想了解更多的
　　人，将你选择的领导者的姓名在上述作业截止日期前通过电子邮件发送给教师。运用 APA 格式写一
　　篇包括以下内容的论文。要求如下（论文页数为 6 ~ 8 页）：

介绍（10 分）

领导者背景（20 分）

论文正文（按 APA 要求拟定标题）（30 分）

总结（20 分）

APA 格式（20 分）

业务计划（100 分），交作业日期 ××

这个作业是为了给你提供一个可以将业务计划中要求的内容应用到卫生保健部门的服务领域的机会。这
　　是一个团队的作业，你要选择小组成员和项目的重心。

业务计划的要求：

a. 执行摘要：20 分

b. 识别问题或需要（为什么要这样做？）：10 分

c. 产品定义：10 分

d. 市场分析：10 分

e. 财务分析：10 分

f. 时间线：10 分

g. 结论和可行性说明：10 分

h. 汇报：最后一堂课上，要将书面业务计划进行口头汇报，此部分小组中的每位成员得分相同，此外，
　　小组成员还需要对彼此进行同伴评价测验，会包括在个人成绩中，此部分共 20 分

感谢 Jane Foote，经威诺纳州立大学护理系批准使用，修订压缩版

课程开始时提供电子或印刷格式的完整课程信息。

课程信息

　　教学大纲中应包括以下基本信息：标题、介绍、先修课程、并修课程、结果、教学策略、学习经历、主题提纲、政策和程序、评估和评价策略、评分计划和量表。此外，教师应列出所有课程的上课时间。如果一学期要在不同的地点上课，如同步或非同步在线课堂，在学习资源中心或在临床医院上课，那么在一开始就必须说明这些信息。因为教学大纲是学生和教师之间的默认契约，所有相关人员都必须遵守大纲上的日期。

教师教学理念的信息

　　教师基本信息应包括姓名、职称、办公时间、通常可约见时间、联系方式，以及与

教师联系的首选方式。教师也应注明课堂内外的可约见的时间。如提供电话联系方式，教师应说明方便接听电话的时间和原因。在线课程中，教师可以加入个人简介以及照片或简短的欢迎视频。教师也应提供对教学理念的简介，以帮助学生理解其独特观点。

课程材料及资源

教师在这部分提供有关要求和补充读物，如教科书、期刊读物和课程包、参考书目和列表。

课程要求

完整教学大纲应包括课程要求，包括课堂出勤、临床作业、课堂参与、考试和书面作业等。教师还应明确规定达不到课程要求的后果，以及是否可以晚交作业或不完成要求的作业，尤其是在临床实践的课程中。

课程评分政策

在完整的教学大纲中，教师可以提供关于作业的详细信息以及如何评分；评分准则量表能使其更清晰。教师应提供提交作业和考试的截止日期、补考流程、有关使用自选作业评分信息，以及最终论文和项目的步骤，并及时通知学生考试和论文的成绩。

学习辅助

如果学校提供资源来帮助学生学习和提升写作技巧，这些信息可以在教学大纲中注明。教师也可以就学生如何学习课程材料以及学生如何形成自己的学习小组提出建议。

课程、学院、校园政策

每一所护理学院和校园都有自己的一系列政策，其中包括行为准则、学术诚信、不文明行为、犯罪行为、学生隐私以及针对残疾学生或特殊需要的资源。与项目和课程有关的犯罪背景调查和毒品测试的信息也应提供。在教学大纲中可提供项目和校园政策的相关信息，以及校园或学校网站的链接。

课程规范

课程规范是课堂行为准则。课程规范可以用来描述个人和小组参与主动学习的期望，如可以使用电脑和手机、如何处理迟到或早退，以及如何预防和管理其他扰乱秩序和不文明的行为（见第14章）。

每门课程开始时，教师应花时间解释和回答问题，征求学生的意见并适当调整教学大纲。Clark（2009）指出，在上课之前提出要求，有助于促进课堂学习。教师可以要求学生以书面形式承诺遵守教学大纲中规定的行为；在线课程中，教师可以要求学生发送电子邮件或在讨论论坛上发帖，表明他们同意该文件。教学大纲可以成为学习合同，在整个课程中作为审查和参考。

课程设计评价

课程和教学大纲一经制订完毕，在学生使用之前，教师可以要求同行和其他课程专家进行内部和外部审查。同事可以审查教学大纲内容的准确性、完整性以及合理性。对于外部审查，如果情况允许，教师可以在校园课程中心咨询课程设计专家。最后，教学大纲代表课程预期的学习结果，是提交给护理学院和学院指定的课程委员会的一份课程审查文件。

选择和实施课程以及学习经历的制约因素

设计课程和学习经历的制约因素可能来

自教师、学生、时间和资源。虽然可能无法消除所有制约因素，但是在规划阶段仔细评估各种制约因素的来源，教师还是能够避免许多缺陷。课后教师可以总结课程设计和学习经历的优势和局限性，反思学生的课堂反应，并评估学习经历对学习的贡献，可以帮助教师决定是否继续重复使用、修改或删除教学活动。表 10-2 概述了选择和实施学习活动制约因素的来源。

来自教师的制约因素

设计课程和学习经历的一些制约因素来自于教师。教师缺乏学术或课程教学的经验时，可能在设计课程和学习经历中遇到一些困难。当教师对学生的认知能力有所了解，并且对学生的知识基础以及以前的学校和生活经历有所熟悉，他们就更容易设计课程并选择合适的教学方法。高估或低估学生的能力和经验会破坏学习经历的预期价值。教师可能会遇到的另一个问题是，未能充分理解学生不参与课程和学习经历的情况，他们不参与可能是由于学习经历太复杂，或者是课程设计和学习经历对学生来说没有足够的挑战性。

新教师甚至是有经验的教师在教授一门新课时，可能没有充分掌握课程内容和学习经历及课程所要求的过程。此外，他们在处理课程中出现的各种问题时可能会不自如。即使在最好的环境下，教师也很难充分理解学生对课程的各种观点，学生可能提出教师未曾考虑到的与课程有关的问题，在设计课程和学习经历之前，咨询之前教过该课程或教过同一水平学生的教师，可以获得有价值的信息，有助于减少困难。因为课程和学习经历是以学习者为中心的，教师不但要做好可能出现意见分歧的准备，而且还要随着课程的进行灵活教授，充分利用机会向学生了解他们是如何处理课程经历的、学生对课程设计和学习经历的不同表达方式的反馈，以及对特定内容的反馈可以作为讨论的重点，从而拓展课程和学习经历。

由于学生课堂外有各种责任，使教师的工作变得复杂，并且也是制约因素。保持标准和严格的同时为有大量工作和家庭需求的学生提供适当的学业期望，使教学具有挑战性，并对教育产生重大影响。以学习者为中心的教育能减轻教师来自学生课堂外需求的挑战。Weimer（2013）建议让学生通过重新分配权力来控制学习。权力重新分配可以发生在四个领域，一般由教师来做关于学生学习的大部分决定：课程活动和作业、课程政策、课程内容和学习评价（Weimer，2013，p. 98）。权力重新分配包括为学生提供作业选

表 10-2 选择和实施学习活动制约因素的来源

来源	制约因素

教师	• 师生比
	• 缺乏经验
	• 对课程内容缺乏了解
	• 对学生知识和技能缺乏理解
	• 个人特质
	  • 性格
	  • 音质

学生	• 注意力不集中 • 无法使用设备和技术 • 缺乏必备的知识和技能 • 参与积极性不强 • 压力和焦虑 • 生师比过高
时间	• 活动时间不充足 • 汇报时间不充足
资源	• 版权限制 • 临床或教室设备不足 • 资金不足 • 视听设备无法使用 • 电子技术无法使用

项，而不是规定作业，应用合作学习建立课堂政策（如参与规则），提供主题和读物的选择，并通过共同制订教学大纲让学生参与课程设计（Weimer，2013）。重新分配权力可以促进包容性，反映学生的需求，并考虑到教室和临床环境的多样性。然而，Weimer（2013）强调，这并不意味着废除合法的教学责任，如评分和其他评估要求。

教师的个人特质可能会影响他们营造一个让学生对课程和学习经历感兴趣的氛围。教师说话声音太小或音质差、太快或太慢或太单调，都会给学生听讲座带来困难。教师性格腼腆或害羞，或有实事求是倾向，可能被学生认为疏远、冷漠或漠不关心。教师可能没有意识到的个人习惯可能会分散学生的注意力，干扰他们对学习的专注力。学生可能不愿意分享他们对教师个人特质的看法，邀请一位同事来听课可以提供一些有用的信息，以提高课堂表现。这对教师学习"关注学校教学实践"有一定帮助。"关注实践"还可以培养积极的学习环境，包括开放和欢迎、促进团结、倾听、创造提问和对话的空间等做法（Diekelmann & Dekelmann，2009）。

来自学生的制约因素

学生的制约因素来自于参加课程的学生人数。在课程中学生过多可能影响教师对学生的认识，教师难以处理各种学习方式，以及确保学生有较好的学习经历。生师比过高可能会使某门课程或学习经历变得劳动力与时间紧张。

学生可能缺乏课程或学习经历所需要的知识和技能，而教师应合理地预计学生能力。通常有一些学生，不管活动和方向是什么，他们都无法掌握课程内容或学习经历目标。他们无法将课程概念与之前的知识和经历联系起来，有些学生存在理解困难，无法跟上进度。

压力或焦虑可能会影响一些学生的注意力、参与课程和学习的能力。教室环境中温度不适和机械噪声等干扰学生的学习活动。小组讨论发出的噪声也可能干扰那些喜欢安静环境的学生的学习。

参与积极性不强是另一个制约因素。习惯被动式学习的学生，可能会抵制需要主动参与的学习经历。学生可能认为这种学习经历是对他们没什么意义却又复杂的功课。

学生可能不具备使用学习经历所需的资源、设备或电子技术的技能或经验。尽管许多计算机设备学起来很容易，但还是有一些学生缺乏使用计算机的经验、技能，并感到不自在。教师需要明确课程中的技术使用期望，以及对学生的能力期望。

来自时间的制约因素

时间在课程中是一个很普遍的制约因素。当决定如何最有效地利用课堂时间时，教师必须认真权衡以教师为中心和以学习者为中心的学习经历之间的关系。对于所有课程和学习经历，教师必须把事情按优先顺序排好，然后选择结果或能力以及相关的内容和过程。教师还必须评估课程和学习经历的复杂性，以确保学生有能力在规定的时间内完成课程。

要使课程和学习经历有意义和有价值，学生和教师必须有足够的时间积极计划和参与课程及学习经历。完成学习经历后，应预留时间进行汇报，虽然是否需要汇报取决于学习的内容，但汇报是学习的重要组成部分，对于学生和教师来说都有好处。汇报扩展了学习过程，因为学生可以分享成果，教师可以更全面地了解学生的思维过程，在学习经历中为学生提供了一个发现问题或困难的机会。教师可以利用这些信息作为对学生近期学习中遇到的问题和困难进行进一步讨论的基础。从学生身上收集到的有关方向、成分或经历本身重点存在的问题，在教师决定是否保留、修改或删除这些经历时非常有用。

来自资源的制约因素

资源是另一个制约因素。用于支持课程和学习经历的资源包括临床设施、学习资源中心、体检室、教室、用品和设备、印刷材料、视听设备、计算机辅助教学程序和各种信息技术。由于缺乏实践所需的合适资源，可能无法进行某种学习经历。例如，临床科室可能无法容纳学生，所需的临床设施不能使用，教室太小或设计不充分，视听设备在上课期间不能使用，或因为需求过多或资金不足导致 DVD 或计算机软件不能使用。此外，许可或版权限制可能会禁止或限制教师对特定资源的使用。

信息技术、电子邮件及其他电子信息和会议系统都是可以用来设计课程和学习经历的有用工具。虽然教师可以提前通知学生上课需要用到的电子技术，但学生经常反馈说他们太忙，没有时间参加培训。除时间外，金钱可能也是一个障碍。一些学术机构向学生收取学习如何使用电子信息系统或计算机软件程序的费用。非常需要应用计算机或电子技术实现学习经历的教师会发现有必要在上课时间为学生安排此类培训。

总结

设计课程和学习经历是一个需要深思熟虑的、系统的计划，它需要注意几个重要问题。教师必须牢记，课程设计和学习经历要求学生积极参与自己的学习，这对学生和教师都有益。在此基础上，教师必须运用以学习者为中心的教学方法，将课程结果与课程设计和学习经历有关的概念和内容相联系，有效地为学生的护理实践做准备。教师还必须了解使用形成性和终结性评价技术和方法评价学生学习的重要性。汇编教学大纲是同样重要的教学技能，能够向学生介绍课程设计和学习经历，并以积极方式让学生参与学习。教师如何设计课程和学习经历对学习结果有很大的影响。课程设计和学习经历的成功取决于教师的周密思考以及解决能威胁学习经历完整性和严谨性的制约因素的能力。

‖ 对证据的反思

1. 选择一个以教师为中心的学习经历，你想将其改编成为以学习者为中心。你会用哪些资源来设计以学习者为中心的学习经历？

2. 回顾现有课程，存在哪些设计元素？课程概念和内容如何确定？组织结构是否有证据支持？

3. 分析课程内的学习经历，其是主动的还是被动的？结构化的还是非结构化的？这些经历所涉及的学习领域是什么？

4. 比较形成性评价和终结性评价。举例说明何时使用何种类型的评价。

5. 终结性评价的证据如何引导教师利用文献重新设计被证明是无效的学习经历？

6. 在设计课程和学习经历方面，减少制约因素的最佳做法是什么？

参考文献

Abell, C. H., & Garrett-Wright, D. (2014). E-books: Nurse faculty use and concerns. *Nursing Education Perspectives, 35*(2), 112–114.

American Council on Education. (2014). *College credit recommendation services (CREDIT)*. Retrieved from, http://www.acenet.edu/news-room/Pages/College-Credit-Recommendation-Service-CREDIT.aspx.

Anderson, L. W., & Krathwohl, D. R. (2001). *A taxonomy for learning, teaching, and assessing: A revision of Bloom's taxonomy of educational objectives*. New York: Longman.

Andrade, H. L. (2013). Classroom assessment in the context of learning theory and research. In J. H. McMillian (Ed.), *Sage handbook of research on classroom assessment* (pp. 17–34). Los Angeles: Sage.

Angelo, T. A., & Cross, K. A. (1993). *Classroom assessment techniques: A handbook for college teachers*. San Francisco: Jossey-Bass.

Benner, P., Sutphen, M., Leonard, V., & Day, L. (2010). *Educating nurses: A call for radical transformation*. San Francisco: Jossey-Bass.

Bergmann, J., & Sams, A. (2012). *Flip your classroom: Reach every student in your class every day*. Eugene, OR: International Society for Technology in Education and Association for Supervision and Curriculum.

Bloom, B. S. (Ed.), (1956). *Taxonomy of educational objectives. Handbook 1: Cognitive domain*. New York: Longman.

Boilard, S. D. (2011). Prior learning assessment challenges the status quo. *Change, 43*(6), 56–59.

Bruner, J. (1977). *The process of education*. Cambridge, MA: Harvard University Press.

Candela, L., Dalley, K., & Benzel-Lindley, J. (2006). A case for learning-centered curricula. *Journal of Nursing Education, 45*(2), 59–66.

Clark, C. M. (2009). Faculty field guide for promoting student civility in the classroom. *Nurse Educator, 34*(5), 194–197.

Clark, C., Nguyen, H. T., Bray, C., & Levine, R. E. (2008). Team-based learning in an undergraduate nursing course. *Journal of Nursing Education, 47*(3), 111–117.

Davis, B. G. (2009). *Tools for teaching* (2nd ed.). San Francisco: Jossey-Bass.

Diamond, R. M. (2008). *Designing and assessing courses and curricula* (3rd ed.). San Francisco: Jossey-Bass.

Diekelmann, N., & Diekelmann, J. (2009). *Schooling learning teaching: Toward a narrative pedagogy*. New York: iUniverse.

Fiddler, M., Marienau, C., & Whitaker, U. (2006). *Assessing learning: Standards, principles, and procedures* (2nd ed.). Dubuque, IA: Kendall/Hunt Publishing Company.

Fink, L. D. (2013). *Creating significant learning experiences: An integrated approach to designing college course*. San Francisco: Jossey-Bass.

Freire, P. (2006). *Pedagogy of the oppressed: 30th anniversary edition*. New York: Continuum International Publishing Group, Inc.

Giddens, J. F., Wright, M., & Gray, I. (2012). Selecting concepts for a concept-based curriculum: Application of a benchmark approach. *Journal of Nursing Education, 51*(9), 511–515.

Hains, B. J., & Smith, B. (2012). Student-centered course design: Empowering students to become self-directed learners. *Journal of Experiential Education, 35*(2), 357–374.

Harnish, R. J., McElwee, R. O., Slattery, J. M., Frantz, M. R., Haney, C. M., Shore, C. M., & Penley, J. (2011). *Creating a foundation for a warm classroom climate: Best practices in syllabus tone*. Observer. Retrieved from, http://www.psychologicalscience.org/index.php/publications/observer/2011/january-11/creating-the-foundation-for-a-warm-classroom-climate.htmlHoffman.

Hawks, S. J. (2014). The flipped classroom: Now or never? *The Journal of the American Association of Nurse Anesthetists, 82*(4), 264–269.

Kamenetz, A. (2011). The transformation of higher education through prior learning assessment. *Change, 43*(5), 7–13.

Klein-Collins, R., & Wertheim, J. B. (2013). Growing importance of prior learning assessment in the degree completion toolkit. *New Directions for Adult and Continuing Education, 140*, 51–60.

Krathwohl, D., Bloom, B., & Masia, B. (1964). *Taxonomy of educational objectives. Handbook II: Affective domain*. New York: Longman.

Levy, P., Aiyegbayot, O., & Little, S. (2009). Designing for inquiry-based learning with the learning activity management system. *Journal of Computer Assisted Learning, 25*, 238–251.

Lo, C. C. (2010). Student learning and student satisfaction in an interactive classroom. *The Journal of General Education, 59*(4), 238–263.

Mastrian, K. G., McGonigle, D., Mahan, W. L., & Bixler, B. (2011). *Integrating technology in nursing education: Tools for the knowledge era*. Sudbury, MA: Jones and Bartlett.

Michel, N., Cater, J. J., & Varela, O. (2009). Active verses passive teaching: An empirical study of student learning outcomes. *Human Resource Development Quarterly, 20*(4), 397–418.

Moss, C. M. (2013). Research on classroom summative assessment. In J. H. McMillin (Ed.), *Sage handbook of research on classroom assessment* (pp. 235–255). Los Angeles: Sage.

National Commission on Higher Education Attainment. (2013). *An open letter to college and university leaders: College completion must be our priority*. Retrieved from, http://www.acenet.edu/news-room/Documents/An-Open-Letter-to-College-and-University-Leaders.pdf.

Pascarella, E. T., & Terenzini, P. T. (2005). *How college affects students: A third decade of research. (Vol. 2)*. San Francisco: Jossey-Bass.

Price, K. M., & Nelson, K. L. (2011). *Planning effective instruction: Diversity responsive methods and management* (4th ed.). Belmont, CA: Wadsworth.

Roberts, J. C., & Roberts, K. A. (2008). Deep reading, cost/benefit, and the construction of meaning: Enhancing reading comprehension and deep learning in sociology courses. *Teaching Sociology, 36*(2), 125–140.

Sherman, A., Klein-Collins, B., & Palmer, I. (2012). *A resource guide for state leaders: State policy approaches to support prior learning*. Retrieved from, http://www.cael.org/pdfs/college-productivity-resource-guide2012.

Sisk, R. (2011). Team-based learning: Systematic research review. *Journal of Nursing Education, 50*(12), 665–669.

Stanley, M. J. C., & Dougherty, J. P. (2010). A paradigm shift in nursing education: A new model. *Nursing Education Perspectives, 31*(6), 378–380.

Stevens, J., & Brenner, Z. R. (2009). The peer active learning approach for clinical education: A pilot study. *The Journal of Theory Construction & Testing, 13*(2), 51–56.

Stevenson, E. L., & Gordon, H. A. (2014). Students as active learners and teaching partners in the clinical setting. *Nurse Educator, 39*(2), 52–53.

Svinicki, M. D., & McKeachie, W. J. (2014). *McKeachie's teaching tips: Strategies, research, and theory for college and university teachers* (14th ed.). Belmont, CA: Wadsworth.

Weimer, M. (2013). *Learner-centered teaching: Five key changes to practice* (2nd ed.). San Francisco: Jossey-Bass.

White, J., Pinnegar, S., & Esplin, P. (2010). When learning and change collide: Examining student claims to have learned nothing. *The Journal of General Education, 59*(2), 124–140.

Wiggins, G., & McTighe, J. (2005). *Understanding by design.* Columbus, OH: Pearson/Merrill/Prentice Hall.

Wittman-Price, R. A., & Fasolka, B. J. (2010). Objectives and outcomes: The fundamental difference. *Nursing Education Perspectives, 31*(4), 233–236.

第11章

跨专业教育和合作实践
Interprofessional Education and Collaborative Practice

Elizabeth Speakman, EdD, RN, ANEF, FNAP
（安力彬 译）

在不久的将来，美国提供卫生保健的系统及该系统内负责提供保健服务的人员队伍将需要重新配置和扩大。卫生保健需要重置的部分原因是 2010 年由国会通过并由奥巴马总统签署的《患者保护与平价医疗法案》（PPACA）[U. S. Department of Health and Human Services（HHS），2012]，该法案承诺为数以百万计没有保险的美国人提供保健服务，并承诺在卫生保健决策时以参保者为重。但是这种应用于未来的保健服务方式是依靠以患者和个体为中心的有效团队合作才能实现的。尽管在某些卫生保健场所中自然产生了一些团队，团队合作方式的转变仍要求对现阶段的大部分卫生保健人力进行再培训，更迫切的是重构包含跨专业团队学习机会的卫生保健教育[Interprofessional Education Collaborative（IPEC），2011]。

近年来，创造更有效的卫生保健团队的呼声使得跨专业教育（interprofessional education，IPE）和合作实践（collaborative practice，CP）在卫生专业得到很大的关注。医学研究所（IOM，2000，2001，2003，2011）和世界卫生组织（WHO，2010）发布的一些报告中均提到了跨专业团队合作对患者结局的价值、需要与效果。但临床医师在卫生保健服务中的团队合作能力取决于他们在有效沟通和参与合作方面接受的培训与教育。图 11-1 和图 11-2 展示了跨专业教育对创建合作实践准备人力的效果，以及对卫生保健服务质量的影响。

本章阐述了跨专业教育和合作实践对护理教育的影响，跨专业教育可以被定义为来自两个或两个以上专业的学生彼此了解、向彼此学习和共同学习的过程（WHO，2010），护理教育者必须找到一个兼具意义性与目的性的方法，使学生与卫生保健团队中的其他成员合作，以成为具有实践能力的人力资源。跨专业教育的两个主要原则是团队合作与沟通。本章探讨了教师在课堂、临床和模拟学习环境中可以提供的跨专业和合作实践经历的具体方法。

发展历史

在美国卫生专业中，呼吁促进以团队为基础的教育并不是新现象。第一届医学研究所会议（1972）报告——《卫生团队的教育》里记录了来自不同卫生专业背景下的卫生保健服务提供者如何被召集并探讨团队合作艺术的教学方法。20 多年后，皮尤卫生

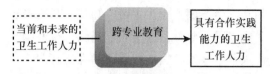

图 11-1　跨专业教育

经出版商许可，转载自跨专业教育和合作实践行动框架，日内瓦，世界卫生组织，2010（图 2 http://www.who.int/hrh/resources/framework_action/en/，2014 年 10 月 29 日访问）

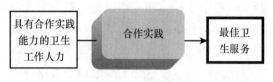

图 11-2　合作实践

经出版商许可，转载自跨专业教育和合作实践行动框架，日内瓦，世界卫生组织，2010（图 3 http://www.who.int/hrh/resources/framework_action/en/，2014 年 10 月 29 日访问）

专业委员会发表了一份报告，指出所有卫生专业人员都需要跨学科的能力（O'Neill，1998）。2003 年，医学研究所建议教育者、专业认证、执照授予和资格认证机构应确保学生和专业工作人员在 5 个核心领域发展和保持熟练：提供以患者为中心的保健服务，作为跨学科团队成员进行工作，循证医学实践，注重质量改进，以及运用信息技术。

很明显，许多卫生保健机构反复呼吁卫生专业的跨专业教育已经超过 40 年，但是能够使学生成为一个有效团队领导者或成员的学术准备存在吗？更重要的是，能够使教师和临床医师在团队中指导和教导学生的准备是否存在？一个简单的事实是，那些负责教学生如何进行跨专业团队实践的临床医务工作者同样缺乏团队合作和有效沟通技巧的训练。世界卫生组织（2010）的报告表明："卫生和教育系统必须共同努力协调卫生人力战略，只有整合卫生人力规划和政策制订，跨专业教育和合作实践才能得到充分支持"。

因为学生从经验中学习，如果他们不能通过参与团队的方式进行学习，很可能将来也不会采用团队的方式进行实践。Chan 等（2009）指出，由于护士是患者的主要照顾者，护生在保健服务系统中处于一个独特的位置。因此，护理教育者应为帮助学生成为团队领导和成员的角色做好准备。护理教育项目需要提供包括跨专业课堂、模拟和临床经历机会的课程。

"三重目标"：连接跨专业合作实践和患者结局

跨专业合作实践的需求与改善患者保健服务结局有关，卫生保健改善机构（Institute for Healthcare Improvement，IHI）开发了一个优化美国卫生保健服务系统绩效的"三重目标"框架（IHI，2007）。

"三重目标"指改善患者保健服务体验、改善人口健康和降低人均卫生保健成本，如图 11-3 所示（IHI，2007）。《患者保护与平价医疗法案》（2010）承诺为额外的百万民众提供卫生保健（U. S. Department of Health and Human Services，2012），拓展远程卫生服务模式，如基于家庭的监测，可以使患者、家属及照顾者成为卫生保健服务团队

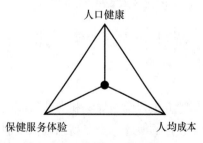

图 11-3　卫生保健改善机构三重目标

三重目标框架由马萨诸塞州剑桥市的卫生保健改善机构（www.ihi.org）开发。获准转载

中的积极成员。因此，提供卫生保健的方式也将从随机性的急症保健服务转移到长期的、以社区为中心的保健服务（Speakman & Arenson，2015），就像退伍军人健康管理局这样的机构一直是国内家庭电子健康监测的先驱。事实上，在 2013 财年，有超过 144 000 名高危退伍军人通过远程卫生服务对其包括糖尿病、高血压、慢性阻塞性肺病、抑郁症、创伤后应激障碍、体重管理、药物滥用障碍和脊髓损伤等在内的慢性疾病实行监测（Conn，2014）。

利用"三重目标"来改善保健服务体验、改善人口健康和降低人均卫生保健成本，卫生保健教育需要有针对性地让学生参与到技术丰富、以患者为中心的学习环境中去。学生将需要成为有效的合作者，并在团队中工作，使他们能够学会在实践中发挥最大的作用。在这一新范式中，教师的角色将是重新考虑课堂和临床机会，使学生拥有在这些合作环境中工作的最大潜力，并学习成为卫生保健团队的有效成员和领导者。但三重目标也创造了在护理教育中需要探索的新动力。Berwick 等（2008）设想"增加两个家庭外联护士对于达到三重目标可能比增加一个心脏病专家更好"。与为学生创造学习机会同样重要的是，护理教育者需要意识到任何护理实践模式的改变都必须符合"三重目标"，并创造支持这些模式的学习机会。

跨专业教育与合作实践的国家标准

尽管卫生保健领导者和专业组织已经将跨专业教育的概念作为提高患者保健服务结局质量的核心战略，但在卫生专业课程中，跨专业教育的广泛整合仍然由于在项目、教师和学生层面上存在主观感知及实际障碍而受到局限。此外，这些问题仍然与在卫生专业项目中开发、实施、评价和维持有效跨专业教育需要的基础设施有关。例如，哪些教师的能力和发展项目是必要的，以便让教师做好提供跨专业课堂、模拟、实验室和临床学习经历的准备？教师参与跨专业教育是否会影响教学生产力和工作负荷？参与跨专业教育是否会影响教师的满意度？确保实现跨专业教育使患者受益的承诺，重点在于找到有效的解决和克服感知上的障碍的策略并将最佳实践进行传播推广。

2011 年，跨专业教育合作组织确立了跨专业合作实践的核心能力。4 个核心能力是价值观和道德、角色和职责、跨专业沟通、团队和团队合作（表 11-1）。它的目的是将核心能力作为一个框架，可以整合到卫生专业项目的课程中。教师可以设计和实施学习经历来促进以能力为代表的知识、技能和态度的获得。本节简要描述跨专业合作实践的核心能力。

价值观和道德

跨专业价值观和相关的职业道德是塑造职业身份的新的重要部分，本质上既是本专业的也是跨专业的。这些价值观和道德是以社区 / 群体患者为中心的，以支持良好卫生保健的共同目的为基础，并反映出共同致力于创造更安全、更高效、更有效的卫生保健体系。（Interprofessional Education Collaborative Expert Panel，2011，p. 17）

跨专业价值观和道德行为一直是护理实践的信条和贯穿整个护理课程的主要概念，这在所有的卫生专业项目中都是正确的。由

表 11-1 跨专业教育合作组织的跨专业合作实践核心能力

价值观和道德	角色和职责	跨专业沟通	团队和团队合作
与其他专业人士一起工作，维持相互尊重和分享价值观的氛围	利用自己的角色和其他专业的知识来适当评估和满足患者和群体的卫生保健需求	与患者、家庭、社区和其他卫生专业人员以一种响应的和负责任的态度进行沟通，支持团队维护健康和治疗疾病的方法	应用关系建立的价值观和团队动力原则，在不同的团队角色中有效地计划和提供安全、及时、高效、有效和公平的以群体患者为中心的保健服务

Interprofessional Education Collaborative Expert Panel（IPEC）.（2011）. Core competencies for interprofessional collaborative practice：Report of an expert panel. Washington，D. C.：从 https://ipecollaborative. org/uploads/IPEC-Core-Competencies.pdf 获取

于价值观和道德是卫生专业课程不可或缺的一部分，所以在学术项目中有很多为学生创造跨专业学习经历的机会，着重于发展专业价值观和道德，在跨专业团队中探索相互尊重和相互信任的概念。基于团队的学习、价值观澄清、案例分析、反思、跨专业的大型查房与总结报告的机会、角色扮演和模拟教学都是可以促进学生有效学习的教学策略。关于模拟作为一种教学策略的讨论详见第 18 章。

角色和职责

> 跨专业学习需要了解在以患者为中心的照护和社区 / 群体导向的保健服务中专业角色和职责如何相互补充。
> （Interprofessional Education Collaborative Expert Panel，2011，p. 20）

要充分参与合作实践，重要的是要让团队成员了解彼此的角色和职责，对每个团队成员来说，在患者保健服务中清晰地表达自己的角色和职责也很重要（Interprofessional Education Collaborative Expert Panel，2011）。护士的专业性质决定了他们已经习惯和其他卫生保健专业人员一起工作，然而，不能保证护士了解其他卫生保健提供者的角色和职责，或其他卫生保健提供者也了解护士的角色。这种了解需要在相互尊重和信任的环境中进行有意培养，对卫生保健团队的许多成员的角色和职责的相互了解应该从教育环境中开始。跨专业教育合作专家小组（2011）指出，真正的"合作实践依赖于了解、精炼和改进那些一同工作人员的角色和职责"。

教师可以创造机会，让护生参与到卫生保健团队的其他成员中来。例如，临床环境中跨学科查房后的总结报告，在课堂和模拟学习活动中加入对跨专业案例学习的汇报演示等一些策略，可以使将成为卫生保健提供者的学生团队在一起讨论患者的保健服务方案，并有意识地要求他们说出自己的角色和职责应如何配合其他团队成员的工作，形成对患者保健服务的共同目标。

跨专业沟通

> 沟通能力有助于专业人员为合作实践做好准备。传达共同工作的就绪状态，可以启动有效的跨专业合作。
> （Interprofessional Education Collaborative

Expert Panel，2011，p. 22）

尽管护理教育培养各层次学生努力成为有效的沟通者，但跨专业沟通的实施意味着所有卫生专业人员都有同等的职责来展示领导力，并加强团队内部的彼此关注。每个团队成员在管理和提供安全有效的患者保健服务方面也具有同等的价值。根据跨专业教育合作组织的说法，"学习提供和接收及时、敏感和有指导意义的反馈，有助于卫生专业人员改善团队合作和以团队为基础的保健服务"（2011，p. 22）。然而，在团队中，能够觉得有底气并且可以安全地对在专业领域具有资历的有权威地位的卫生专业人员提出质疑是一项挑战。护理教育者必须找到沟通实践的机会，如情境、背景、评估和建议技能，以帮助学生树立在团队中"发声"的信心。模拟的使用也是一种让学生对自己的沟通技巧更加自信的有效策略。在实践中使用明确肯定的沟通技巧，将对安全和有效的患者保健服务产生重大影响。

团队和团队合作

在团队中工作需要分享自己的专业知识，放弃一些专业自主权，与他人紧密合作。共同责任制、共同解决问题和共同决策是团队合作和团队有效工作的特点。（Interprofessional Education Collaborative Expert Panel，2011，p. 24）

跨专业教育和合作实践的完形就是有效的团队合作。护士要适应既在团队中扮演领导角色，同时也是有效的团队成员。正如前面所讨论的，护士经常在团队中工作，但是这些团队能否总是有效地合作来产生高质量的保健服务结局呢？只有当团队成员了解彼此的角色，并且每个人都能畅所欲言、参与

开放式讨论时，跨专业团队才能有效。对于许多护士，尤其是新手护士来说，在团队中担任领导角色可能会不自在，学习成为一个有效的团队成员和为患者权益发声者需要进行练习，护生可以通过多种方式学习团队合作。例如，在课堂上与同伴一起进行基于团队的学习，或与其他学科的学生完成小组项目任务，包括那些卫生专业以外的学生，这可以帮助学生培养成为团队领导者和成员所必需的团队动力技能。跨专业的模拟活动，在临床环境中与其他卫生保健服务提供者共同学习的经历，以及以社区为基础的跨学科服务学习项目，是教师应在课程中有意识地培养团队合作技巧的几个例子。

跨专业合作实践的文献表明，团队合作有可能对患者结局产生积极的影响。高功能的保健服务团队一起工作，共同解决问题和决策，可以提高团队内部人员以及在微系统中如医院、临床科室和社区之间的相互依存性（Interprofessional Education Collaborative Expert Panel，2011）。

在跨专业教育中评价学习效果的模型

创建一个组织框架是每一个教育项目课程的重要组成部分。为取得预期的教育成果，向教师提供合适的组织知识与技能的方法至关重要。Kirkpatrick 模型（Kirkpatrick & Kirkpatrick，2010）是一个在跨专业教育中经常应用的帮助达到和评价预期学习成果的框架（Pardue，2015）。

Smidt 等人认为 Kirkpatrick 模型的应用价值在于它为教育者提供了一个可以评估和评价训练项目是否满足组织和参与项目学习者需要的框架。例如，Sheppard 等（2014）运用 Kirkpatrick 模型来评价在老年照护中

心有跨专业合作临床实习体验的学生对团队及老年人的态度的改变。

Kirkpatrick 模型最初开发于 1954 年，通过 4 个层面来评价教育项目的效果。第一层面——反应：评价参与者对训练及教育项目如何反应；第二层面——学习：评价参与者从实际训练中学到了多少；第三层面——行为：评价参与者如何把他们学习的内容应用到实际工作安排中；第四层面——结果：评价训练和教育项目的最终结果。最近，Kirkpatrick 模型增加了一个新的称为期望回报率的维度，期望回报率是医护人员确定训练的组织价值和组织期望满足程度的方法（Kirkpatrick & Kirkpatrick，2010）。

为了达到理想的期望回报率和患者结局，跨专业学习机会应整合到卫生保健项目的课程中，并运用丰富多样的教学策略持续为学生提供。表 11-2 列举了一些如何应用 Kirkpatrick 模型评价跨专业学习活动的例子。

跨专业教育中的教师发展

将跨专业教育活动与合作实践融入课程中需要教师发展。尽管一些有过跨专业教育经历的教师可以为缺少这种经历的教师作指引人，但对于很多教师来说，参加跨专业教育并且与来自其他学科的教师合作将会是他们作为教育实践者的一个改变，这必须要

求各方作出协同的努力来对教师进行有关跨专业教育和合作实践要素的取向教育。下面的活动可以帮助护理教师进行跨专业教育准备：

- 明确一个参与跨专业教育的理由。医学研究所关于未来护理（2011）的报告可以用于为教师讨论建立框架，而且为跨专业教育和合作实践加入到护理项目中的重要性提供基础。确定将跨专业教育融入课程的负责教师，并分配导师帮助缺乏经验的教师。

- 使用最新的资源支持跨专业教育融入课程中。2012 年，通过联邦捐赠资金，跨专业实践教育国家中心在明尼苏达大学成立。中心网站（https：// nexusipe.org）拥有大量可以供教师用于计划、实施和评价跨专业教育和合作实践项目的资源，通过国家跨专业教育领头人寻求建议和资源也是另一项有用的策略。

- 从本单位中的跨学科同事、其他当地与区域的学院、大学和卫生保健机构中寻求合作伙伴。尽管在特定学习环境下探索形式多种多样的跨专业教育和合作实践活动是很重要的，但是与其他人一起学习并从他人身上学习也同样重要。形成当地

表 11-2　Kirkpatrick 模型在跨专业教育中的应用

反应	学习	行为	结果
学生对经历跨专业合作的想法和感受是什么？学生对学习活动的反应如何？反应有利吗？	学生如何学习预期内容？学生是否承认跨专业合作的知识有所增加？	学生在多大程度上能够有效地运用团队合作和沟通技巧？	在卫生保健环境中，学生在跨专业合作团队中学习和实践的结果是什么？

或区域的团体和合作关系伙伴、回顾文献中跨专业教育项目的成功例子、分享共同努力的成果都是有帮助的活动。为教师实施跨专业教育后的总结报告提供时间来评价经历，证实学到的经验教训，并且为推进跨专业教育课程探索新的道路。

在课程中实施跨专业教育和合作实践

设计和实施跨专业教育和合作实践课程将会是一项艰难的任务，因为这要求和其他专业的合作与协调。Pardue（2015）为教师提供了一个可以用来设计、实施和评价跨专业教育的框架。她建议，首先要有一个预期的学习结果，然后才是设计具体的学习活动。教师期望学生展示的学习经历结果中，与跨专业实践有关的知识、技能或行为是什么？计划和实施跨专业教育和合作实践的指南见框 11-1。

Ranford 和 Bates（2015）确定了可以成功地将跨专业教育融入护理课程中的 6 个步骤：第一步，为教师建立一个平台，激发他们的创造动力与意识。第二步，邀请其他学科参与学习经历，建立一个负责实施项目的跨专业团队。接下来两步包括确定项目目标和制订实施细节。最后两步是在学生成果方面评价共同努力的成功与否，接下来是作为一个团队决定下面的为确保整个跨专业教育课程持续扩展的步骤（Cranford & Bates，2015）。

实施跨专业教育的最大挑战通常是为学习经历找到共同时间和解决日程上的时间冲突，为多种项目中不同层次的学生找到适合的学习活动也很重要。考虑到预期的学习成果，教师可能会让相同教育水平的学生合作。例如，一年级护生可能和一年级或二年级医学、药学、康复物理或职业治疗的学生搭档。然而，缺少经验的学生和那些在教育项目中有更多经验的学生合作可能会更有利于巩固学习。如果所有学生都参与了临床经历，那么二年级护生和三年级或四年级医学、药学、康复物理治疗、职业治疗或医师助理学生合作可能更为合适。

表 11-3 是托马斯·杰弗逊大学应用的系统性跨专业教育活动计划，可以作为指导实施跨专业教育和合作实践的例子。不同种

框 11-1　跨专业教育和合作实践计划指南

- 决定参与计划经历的人员，确保每个学科的代表性，并找到共同认可的见面时间
- 识别每个学科所需要的关键信息以促进计划
- 确定参与学习经历的学习者水平，努力在不同的学生群体中实现一致性
- 描述和讨论各种项目课程和项目认证标准的影响
- 考虑在课程中植入临床学习经历。利用跨专业教育合作组织的能力作为学习活动设计的框架
- 利用跨专业合作核心能力作为指导，在期望的项目成果上建立共识
- 避免多个项目的全部课程都成为一致的。着重于跨专业的努力，在课程中以某种方式交叉（时间表、临床轮转、公共概念等）。描述项目、对象、内容、时间、地点和方式
- 开发项目元素，包括目标、要覆盖的概念以及项目评价
- 确定主办项目的共同时间和确定让所有学生易于到达的地点
- 确定实施项目所需的管理支持和资源。检查和选择可靠和有效的测量项目成果评价工具（https://nexusipe.org/measurement-instrument）
- 考虑应用系统的计划来促进项目的实施，应用跨专业实践的核心能力来评价

表 11-3　系统性活动计划

		课堂学习——健康导师计划				评价措施
卫生专业项目	学习者的水平	V/E	R/R	IP Comm	TT	● 学生刻板印象评价问卷（SSQR）
BSN	3&4	×	×	×	×	● 跨学科教育知觉量表（IEPS）
CFT	1&2	×	×	×	×	● 卫生保健团队态度量表（ATHCT）
医学	1&2	×	×	×	×	● 卫生专业的角色（HP）
药学	1&2	×	×	×	×	● 同伴和自我评价（P/S Evals）
PT	1&2	×	×	×	×	● 团队绩效调查（TPS）
OT	1&2	×	×	×	×	

BSN，护理学士学位；CFT，夫妻和家庭治疗；IP Comm，跨专业沟通；OT，职业治疗；PT，康复物理治疗；R/R，角色 / 职责；TT，团队和团队合作；V/E，价值观 / 道德。托马斯·杰弗逊大学（2014）。杰弗逊中心跨专业教育系统性活动计划。费城：作者。获准使用

类的机构可能会在实施跨专业教育和合作实践中遇到不同的挑战。

学术卫生中心和规模较大的大学

设想在学术卫生中心和规模较大的大学中创立和实施跨专业教育并非难事，组织的复杂性和不统一的时间安排将成为这一设想的挑战，这些机构中也许从来没有跨专业学习合作的传统。克服这些挑战的关键在于找到一个愿意参与设计和实施跨专业教育学习活动的其他学科中跨专业教育的负责人，提供一个设计好的、体现国家核心能力的跨专业教育课程，并从不同学科招收学生，利用虚拟或课堂教学，可以部分克服因时间问题带来的挑战并开始发展机构中的跨专业教育文化。

非学术卫生中心

除了后勤之外，对于在规模较小的或较大的学院、大学和非学术卫生中心的教师来说，最大的挑战是召集利益群体和得到社区中其他卫生保健人员的支持。设计和计划团队合作与沟通机会不需要学术卫生中心的环境。规模较小的机构可以通过几种不同的方法加入到跨专业教育和合作实践中来。例如，护理教师可以和其他项目的教师碰头，一起明确着重于合作学习活动的由跨专业教育合作组织制订的跨专业合作实践核心能力共识。

Hall 等（2014）进行了一个初步试验来判断"人文是否能够使学习者与患者和保健服务团队成员进行有意义的互动"（p. 519）。在临床实践经历中，运用基于人文的学习活动，学生可以从人文的视角更好地理解和体验团队合作，更好地从独特和整体的角度理解患者和家属（Hall et al., 2014）。这个初步试验可以作为学生如何在规定的课程之外学习团队合作和沟通的范本，护生有机会与人文学科学生合作来实践护理艺术。

组织跨专业教育和合作实践经历

在四个核心能力主导之下对个人能力的组织被看作行为学习的目标，可以与学习活动和跨专业效果评价联系起来（Interprofessional Education Collaborative Expert Panel, 2011)。需要重申，跨专业教育与合作实践的基础是团队合作。因此，应给护生大量机会参与团队合作。与卫生保健专业人员及辅助人员实践协同合作、以团队为基础、以患者为中心的保健服务，让学生更多地参与到跨专业和合作实践中可以促进学生获得四个由跨专业教育合作组织制订的跨专业教育合作核心能力。确保每个教师和项目有最大的潜力来应对预期的实施过程中的各种挑战。改变无合作的文化状态很困难，但在大多数卫生教育专业机构组织的认证标准和指导方针里增加跨专业教育的成分是有帮助的，而且将会继续帮助推动合作文化。接下来的内容包括了一些教师如何为护生创造跨专业学习机会的例子。

自然跨专业关系

"自然"跨专业关系是指护生和一个或多个医学、药学、职业和康复物理治疗、医师助理、食物和营养以及社会工作卫生保健教育项目的学生搭档。在大多数情况下，这些学生的学习计划项目包括为有长期和临时卫生保健需要的患者提供服务，护生很"自然"地在临床科室参加工作。对于这些合作者来说，跨专业团队合作可以在教室、临床和模拟学习环境中进行演示。一些观点如下：

- 和来自其他学科的搭档进行跨学科案例学习。让工作在跨专业团队中的学生讨论每个专业如何进行患者保健服务管理，创建跨专业保健服务计划。
- 邀请跨专业专家团队和学生进行面对面或在线互动，解释他们在患者保健服务中所扮演的角色，同时可

以设计并提供给单个学科学生这样的学习经历，提供给代表多个学科的学生这样的经历更具有影响力。

- 让跨专业团队学生进行关于临床事件或灾难预防模拟案例学习。在模拟环境中给学生机会练习团队合作、沟通技巧和临床决策，这是一个低风险的学习经历，有助于学生建立在临床环境中运用这些技巧的信心。
- 在临床科室让护生和其他卫生保健团队成员一起查房，如果可能，在查房之后让这些学生共同完成对患者的评估，并把目前的发现进行总结报告。

设计跨专业关系

"设计"跨专业关系是指护生和一个或多个法学、心理学、生物或化学、放射科学、音乐、艺术、影视学或商学的学生搭档。对这些搭档来说，培养团队合作的跨专业活动可能会被限制在潜在模拟的课堂环境、临床或服务学习经历中。一些观点如下：

- 和来自其他学科的搭档进行案例学习。让学生组建跨专业团队来讨论案例学习中描述的情境管理。学生应该讨论他们各自的专业角色和职责。作为一个团队，明确在情境管理中他们的专业应该如何交叉。
- 邀请多专业的学生参加常规课堂经历，运用诸如搭积木的团队建设技能来组建团队，如 Zoom、纸链建筑或乐高积木。在总结报告的时候，让这些学生描述他们在组建的过程中用到的技术。
- 和其他学科的学生进行灾难预防模

拟案例学习，让学生在跨专业团队中练习团队合作和沟通技巧。

- 设计社区服务学习或联合的临床机会。让学生合作实践跨专业保健服务计划或项目活动。召开联合课后讨论会，讨论团队合作和沟通的宗旨。

跨专业教育和合作实践的教学策略

学生无法避免组织文化改变带来的挑战。对于一些学生来说，跨专业教育与他们之前的经历有所不同，而对于其他学生，可能他们的信仰和对护士角色的理解都被颠覆了。无论如何，为学生创设包括阐明跨专业教育和合作实践学习经历的成因与期望的导向项目非常重要。跨专业教育的教学策略类似于一般教学策略，这些原则概述见第 15 章。

总结

对安全、高质量、以患者为中心的保健服务的需求持续存在。可以肯定地说，参与跨专业学习经历和在团队合作中有机会实践有效沟通技巧的学生，将具有最大的潜力去影响以患者为中心的保健服务。在跨专业教育环境中，毕业生可以成为具有丰富协作和团队合作技巧的卫生保健团队成员，在卫生保健服务中最大程度地避免传统的一孔观天的方法。目前，很多跨专业教育领导者很重视检查"三重目标"中患者结局与跨专业团队合作之间的联系（Brandt et al.，2014）。世界卫生组织（2010）提醒，为了确保未来卫生保健工作者的实践能力，高等教育机构必须创造和支持跨专业教育和合作实践的环境。Reeves 等（2013）注意到，由于患者的复杂性，为学生提供跨专业教育机会是对未来的一种投资。护士角色的本质使其成为保健服务的中心，护理教育者应提供跨专业教育和合作实践的机会，为学生在合作性卫生保健服务系统中的实践做好准备。Corbridge 等（2013）认为，跨专业教育经历是提高团队成员之间沟通的关键，也是为学生提供合作和参与共同决策机会的关键，目前已到见证窥一斑而知全豹的时候（Guinier et al.，1997）。

对证据的反思

1. 支持护生需要参与跨专业团队的证据是什么？
2. 你会用什么教学策略来创造跨专业教育和合作实践的学习机会？
3. 设计跨专业教育或合作实践计划时，从一开始应该包括哪些关键要素？
4. 跨专业教育或合作实践活动系统性评价计划的价值是什么？

参考文献

Berwick, D. M., Nolan, T. W., & Whittington, J. (2008). The triple aim: Care, heath, and cost. *Health Affairs*, 27(3), 759–769.

Brandt, B., Lutfiyya, M. N., Kinga, J. A., & Chioresoa, C. (2014). A scoping review of interprofessional collaborative practice and education using the lens of the triple aim. *Journal of Interprofessional Care*, 28(5), 393–399.

Chan, E. A., Mok, E., Po-ying, A. H., & Man-chun, J. H. (2009). The use of interdisciplinary seminars for the development of caring dispositions in nursing and social work. *Journal of Advanced Nursing*, 65(12), 2658–2667.

Conn, J. (2014). *Staying connected: Providers and patients increasingly relying on home-based monitoring modern health-*

care. Retrieved from, http://www.modernhealthcare.com/ article/20140118/MAGAZINE/301189929/staying-connected.

Corbridge, S. J., Tiffen, J., Carlucci, M., & Zar, F. A. (2013). Implementation of an Interprofessional educational model. *Nurse Educator, 38*(6), 261–264.

Cranford, J. S., & Bates, T. (2015). Infusing interprofessional education into the nursing curriculum. *Nurse Educator, 40*(1), 16–20.

Guinier, L., Fine, M., & Balin, J. (1997). *Becoming gentlemen: Women, law school, and institutional change*. Boston: Beacon Press.

Hall, P., Brajtman, S., Weaver, L., Grassau, P. A., & Varpio, L. (2014). Learning collaborative teamwork: An argument for incorporating the humanities. *Journal of Interprofessional Care, 28*(6), 519–525. http://dx.doi.org/10.3109/13561820.2014.915513. Retrieved from, http://informahealthcare.com. proxy1.lib.tju.edu/doi/full/10.3109/13561820.2014.915513.

Institute for Healthcare Improvement (IHI). (2007). *The IHI triple aim initiative*. Retrieved from, http://www.ihi.org/ Engage/Initiatives/TripleAim/Pages/default.aspx.

Institute of Medicine. (1972). *Educating a health care team: Report of the Conference*. Washington, DC: National Academies Press.

Institute of Medicine. (2000). *To err is human: Building a safer health system*. Washington, DC: National Academic Press.

Institute of Medicine. (2001). *Crossing the quality chasm: A new health system for the 21st century*. Washington DC: National Academies Press.

Institute of Medicine. (2003). *Health professions education: A bridge to quality*. Washington DC: National Academies Press.

Institute of Medicine. (2011). *The future of nursing: Leading change, advancing health*. Washington, DC: The National Academies Press.

Interprofessional Education Collaborative Expert Panel (IPEC). (2011). *Core competencies for interprofessional collaborative practice: Report of an expert panel*. Washington, D.C.: Interprofessional Education Collaborative. Retrieved from, https://ipecollaborative.org/uploads/IPEC-Core-Competencies.pdf.

Kirkpatrick, J. D., & Kirkpatrick, W. K. (2010, August 15). *ROE's rising star: Why return on expectation is getting so much attention*. T&D: Magazine for the Association of Talent Development.

O'Neil, E. H.(chair) for the Pew Health Professions Commission (1998). *Recreating health: Professional practice for a new century*. San Francisco: Pew Health Professions Committee.

Pardue, K. (2015). A framework for the design, implementation, and evaluation of interprofessional education. *Nurse Educator, 40*(1), 10–15.

Reeves, S., Perrier, L., Goldman, J., Freeth, D., & Zwarenstein, M. (2013). *Interprofessional education: Effects on professional practice and healthcare outcomes (update)*. Cochrane Database of Systematic Reviews. Issue 3.

Sheppard, K. D., Channing, R. F., Sawyer, P., Foley, K. T., Harada, C. K., Brown, C. J., et al. (2014, August 20). The interprofessional clinical experience: Interprofessional education in the nursing home. *Journal of Interprofessional Care*, http://dx.doi.org/10.3109/13561820.2014.942776. Retrieved from, http://informahealthcare.com.proxy1.lib.tju.edu/doi/full/10.3109/13561820.2014.942776.

Smidt, A., Balandin, S., Sigafoos, J., & Reed, V. A. (2009). The Kirkpatrick model: A useful tool for evaluating training outcomes. *Journal of Intellectual & Developmental Disability, 34*(3), 266–274.

Speakman, E., & Arenson, C. (2015). Going back to the future: What is all the buzz about interprofessional education and collaborative practice? *Nurse Educator, 40*(1), 3–4.

Thomas Jefferson University. (2014). *Jefferson center for interprofessional education systematic activities plan*. Philadelphia: Author.

U.S. Department of Health and Human Services (HHS). (2012). *The Patient Protection and Affordable Care Act, 42 U.S.C. § 18001 et seq. (2010)*. Retrieved from, http://www.hhs.gov/ healthcare/rights/law/index.html.

World Health Organization (WHO). (2010). *Framework for action on interprofessional education & collaborative practice*. Geneva: World Health Organization.

第12章

服务性学习：培养价值观、文化能力、社会责任感和全球意识

Service Learning: Developing Values, Cultural Competence, Social Responsibility, and Global Awareness

Carla Mueller, PhD, RN

（刘芃汐 译）

20 多年来，一些关注高等教育和专业培养的机构和委员会（American Association of Colleges of Nursing 2008a；Campus Compact，2001；National Service-Learning Clearinghouse，2010；Pew Health Professions Commission，1998）建议教育项目中需要公民参与和社区参与的体验。高等教育机构与其护理学院在课程中除了要设置基本的专业技术，也要寻找机会培养学生的道德判断能力、公民责任感、文化能力和全球意识。服务性学习作为课程中的结构化组成，能通过对个人、群体或社会服务获得社会价值，从而为学生提供培养这些价值观的机会。服务提供了任何其他方式都不能提供的学习机会。因此，服务体验可能是学生生活中最有意义的行为之一。服务性学习以一种深思熟虑的方式，运用反思性学习将学习和学生的想法、感觉连接起来。它构建了一个情景，让学生探索对自己的想法有怎样的感受，以及对自己的感受有怎样的理解。正因如此，服务性学习成为学生教育一个不可或缺的部分。本章将阐述服务性学习在护理课程效果中的益处。

服务性学习

服务性学习由教育理念衍化而来，强调主动学习不仅为满足课程目标，还要以社会责任和公民参与为目标导向。服务性学习不仅仅是志愿服务，但也不能代替课程中正常的临床体验和实习。服务性学习与临床护理经验不同，它的作用焦点是要同时满足所在社区以及护理课程两方面的需求。然而，学生的学习不能被忽略。服务性学习提供了一种方法，使学生既能达到学习目标，也能培养其领导力、文化能力和与社会公正原则、社会变迁原则相符的公民责任感（Foli，Braswell，Kirkpatrick，& Lim，2014；Gillis & MacLellan，2013）。服务对象和学生都将从服务性学习的经历中受益。

服务性学习是一种使学生参与服务活动的教育体验，它基于特定的学分课程框架，既满足多方利益相关者在专业方面的需求，又满足社区环境的需求。服务性学习注重培

养社会价值感，而不是提供抽象的体验式教育。服务性学习也被定义为一种将学术学习与服务相结合的方法，为学生提供具体的机会学习新的技能、评判性思维并检测情景中的新角色，从而鼓励学生承担风险和给予回报。

服务性学习作为广泛教育目标的一部分，可促进公民参与。公民参与包括通过个体或集体的行动来处理社会所关注的方面，包括服务-学习项目和教师以社区为中心的研究。像服务性学习一样，公民参与涉及结构化活动，如要求学生与社区合作来共同解决问题。但不同于服务性学习，公民参与的活动重点是促进公民责任感和公民身份的发展。

虽然服务性学习和体验式学习是两个不同的存在体，但却经常相互替代使用。体验式学习包括实际动手操作，主要目的是学习与工作有关的技能，如传统的临床护理经验。相反，服务性学习包括满足社区需要的工作，其中一个目标是培养"一种关爱他人的感觉"，服务性学习还包括结构化的反思时间（Bailey, Carpenter, & Harrington, 2002）。服务性学习能平衡社区需求和学生学习目标之间的关系。在对体验的设计、实施和评价过程中，社区机构是真正的合作伙伴。

服务性学习拓展了学生和教师的学习环境。它基于社区并以人群为中心，提供给学生用本土化行为解决社会问题的机会（Eads, 1994）。尽管传统学习与服务性学习呈现出一些相似性，但它们之间存在着关键的不同点。这些区别在表 12-1 中进行了总结。

各院校可根据自身不同的要求和传统，加入不同程度的服务性学习。有些大学将服

表 12-1　传统学习与服务性学习的区别

	传统学习	服务性学习
地点	教室	教室，社区
教师	教授	教授，临床带教或引导者，患者
学习内容	活动	与社区合作
	写作	写作
	考试	考试
	被动	主动
	独裁主义	分担责任
	结构化	反思
	分门别类	扩展，整合
	认知	认知和情感
	短期	短期和长期
逻辑	演绎	归纳
评价	教授	教授，临床带教或引导者，社区，学生自我评价

务性学习作为一种理念，有些作为精神使命的一部分。还有一些院校将它作为对公民责任承诺的一部分，或作为促进社区合作的一种方式。不管院校以怎样的方式接纳服务性学习，它都必须遵循以下几点：

1. 将项目与课程学习效果相联系，促进学习

2. 体验式

3. 允许学生参与活动，通过结构化机会来解决居民和社区的需求，促进学生学习和发展

4. 在讨论、写作或媒介中，提供指导下反思的时间

5. 培养一种关爱感、社会责任感、全球意识和公民参与意识

6. 纳入对于参与者来说具有真实意义和能促进深度学习的活动

7. 处理由社区识别出的问题，并要求解决问题

8. 促进合作学习和团队合作

9. 认可在学习者和个人、机构或被服务的社区之间的相互作用

服务性学习在大学课程中可以是一门独立的课程，也可以贯穿多个课程。它的发展趋势更倾向于后者。教师有针对性地将服务性学习体验计划成课程的一部分。考虑到其重要性，它不能作为"附加的"课程要求整合到现有的课程中。相反，它可以作为一项学习活动，代替一个或多个之前进行过的学习活动。给这项活动以学分，不是因为服务本身，而是为了学习以及其与课程的关系。服务活动必须与课程内容相匹配，而且可以通过运用课堂上讲授的理论原则来促进学习。在有些院校中，有服务性学习内容的课程会在课程目录中标注出来，用以作为一种提供服务性学习的机会。同时，有些院校允许学生在他们不愿意参与的时候选择另一种学习活动来代替。

服务性学习的理论基础

在设计和分析服务性学习项目时，广泛使用的理论基础是库伯（Kolb，1984）的体验式学习理论。而体验的反思性观察在学习过程中必不可缺。它能将具体的体验和体验的抽象概念体系联系起来。当学生主动参与并用体验式方法解决问题、做出决策而获得知识时，就能够促进学习（Bailey et al.，2002）。反思的应用建立在库伯（Kolb，1984）和杜威理论（Dewey，1916，1933，1938）的基础上。在服务性学习中，反思既是一个认知过程（Mezirow，1990），也是一种结构化学习活动（Silcox，1994）。有效的反思能促进道德发展并促进做出道德决策。道德决策包括练习做出选择，并愿意为

该选择承担责任（Gilligan，1981）。

基于道德决策理论和价值澄清法，Delve、Mintz 和 Stewart（1990）开发了服务性学习模式。他们的模式中包括 5 个发展阶段：探究、澄清、领悟、激活和内化。这个模式说明服务性学习是发展的，并为学生提供一个机会使他们在越来越具有同理心的同时，从仁爱转变为公正。Delve 等（1990）相信，若没有同理心，学生将不会认识到在更大的社会范围中，患者群体是有价值的群体，也不会认识到患者可以作为学习的新资源。

服务性学习作为一种教学法，具有强大的灵活性。它可以基于学科，也可以基于学习过程；可以将理论和实践相结合；可以整合不同知识的学习方法和应用；可以鼓励学习如何学；它还可以专注于各种各样的话题、问题和兴趣（Pellietier，1995）。它也能在基于问题学习法和案例分析法中使用。

服务性学习的结果

在课程中运用服务性学习能帮助学生达到个人目标、专业目标和课程目标，也有助于院校的整体教育体验，因此对教育机构大有益处。最后，它还能使社区和服务对象受益。

学生获益

对服务性学习效果的文献回顾显示，学生以多元化、综合性方式获益（Amerson，2010；Gillis & MacLellan，2013），包括个人发展、专业发展和对课程结果的掌握。

直接参与活动能帮助学生职业社会化，引入新的技术或专业技能，增加学习的动力，鼓励自主学习，促进获得领导力技能，以及促进护士做好倡导社会公正服务的准

备（Foli et al., 2014；Gillis & MacLellan, 2013）。部分护理学院已经将服务性学习的方法整合到一年级学生体验中，向护生介绍护士角色（Baumberger, Krouse, & Borucki, 2006）。它可以提供一个跨专业学习的机会，也可以与其他专业建立合作关系。尽管大部分服务性学习在本科项目中进行，但护理专业研究生项目也开始探索社区参与，以进一步培养学生的领导力和责任感，以及增强他们的评判性思维能力和对学术内容的学习（Francis-Baldesari & Williamson, 2008；Sheikh, 2014）。

服务性学习能使学生对"自我"有更深入的理解，并洞察个人优势和劣势（Batchelder & Root, 1994）。它也有助于个人视野、道德敏感性、价值观的澄清和灵性的发展。

服务性学习通过将理论和实践相结合来促进学术研究，加强对学科和复杂内容的理解，提供与课程密切相关的内容，并帮助学生把他们的学习推延到新情境（Jarosinski & Heinrich, 2010）。服务性学习体验还能培养评判性思维、沟通能力、合作能力、领导力和专业技能。Reising、Allen 和 Hall（2006a）发现，参加一个在大学社区中关于高血压筛查的服务性学习项目，能锻炼参与者评估血压、病史采集和健康教育的能力。

社会影响包括培养公民责任感、增强志愿服务导向、增强政策和全球意识、培养文化能力和改善伦理决策（Gehrke, 2008；Reising, Allen, & Hall, 2006b）。学生也能学习社区健康促进的理念（Reising, 2006a, 2006b）。

教师获益

因为涉及时间投入，明确教师的获益才是获得教师认同的关键。尽管教师可能不在现场直接指导学生服务活动，但教师在计划任务分配、寻求社区合作、阅读学生日志和促进反思等过程中显然需要投入大量的时间。教师将课程中的服务性学习活动与他们的研究、服务兴趣相结合，增加了他们继续采用服务性学习的概率。有些大学采用了 Boyer 学术模式，除了开阔科研视野之外，也用来开阔学术视野，其中包括教学、服务和实践。Boyer（1990）认为通过学术视野的开阔，大学和它们所服务的社区之间将会有更强的联系。这个学术模式有助于将服务性学习融入到教师的学术角色和晋升、获得终身职位的要求中。卡耐基学院高等教育教学学术项目（The Carnegie Academy for the Scholarship of Teaching and Learning in Higher Education）中，提供了跨专业项目的在线作品展示廊，其中包括教师通过服务性学习的实施来进行教学改革。作品可在卡耐基教学促进基金会的网站上（Carnegie Foundation for the Advancement of Teaching's website）查看（http://gallery. carnegiefoundation.org/gallery_of_tl/castl_ he.html）。

机构获益

服务性学习也有利于院校机构，包括振兴校园教育文化、培养强烈的校园社区意识、增加机构知名度、提升对潜在捐助者的吸引力、维持学生在校率。它通过振兴校园文化增加学生对自身学习的参与度，使教师恢复活力，允许教师将服务项目与研究兴趣相结合。服务性学习的跨专业性帮助校园重新获得了一种强烈的社区精神，让学生和教师更多地参与学校生活，并有助于留住学生（Hamner, Wilder, Avery, & Byrd, 2002）。

将服务性学习体验放在前期的课程中，如大一学生的体验，通过培养学生自我效能感和对学习领域的理解，来提高新生的在校率。机构既可以通过提供在社区和机构之间可见的联系来提高知名度，从而有助于增加招生，同时也让原来以为自己不可能有机会接受高等教育的社区居民有一种高校就在身边的感觉。通过建立院校和社区之间的直接联系，服务性学习能提高学院对潜在捐助者的吸引力，并使对社区服务教育改革感兴趣的捐助者更乐于慷慨解囊（Pellietier，1995）。

"高等教育的复杂生态环境"是一种建立在学生、教师、职工、行政部门和广泛的社区间"能够提供知识、支持和灵感"的引导环境（Daloz, Keen, Keen, & Parks, 1996）。服务性学习也能为社区提供一种真实世界的学习环境，有助于知识的转化和实践环境的过渡。美国医学研究所（IOM, 2010）报告的主要建议有：护理教育应平稳过渡到实践，并增加社区、公共健康环境的使用。在学术机构和社区服务机构、组织之间形成的新联盟能帮助消除或降低"大学和社区"间的传统分离。

社区获益

当院校将服务性学习和公民参与的成果应用于学术项目中时，社区也会获益。例如，Reising 等（2006b）发现，一项护生对社区人群进行了高血压筛查和健康宣教的服务性学习项目结果表明，1 年后社区服务对象在健康管理行为方面有所改善，如改变饮食和减重。在另一个服务性学习课程中，护理研究课程中的学生与社区组织建立了合作关系，共同构建研究计划，其中一些已上交给资助基金会（Rash，2005）。社区获益应该还包括增强了学生对社区卫生需求的

意识和在社区环境中工作的兴趣（Ligeikis-Clayton & Denman，2005）。

卫生保健系统获益

传统的服务性学习不仅能在社区环境中进行，也可以在传统急症护理环境中进行。护理人员也可以受益于服务性学习，因为服务性学习项目的想法是基于护士的需求和当务之急，且项目由护士和学生合作实施，而形成有意义的结果，比如开发患者照护循证规范和指南、改善患者照护效果指标等。正在争取获得"磁性医院"认证的医院可以采用这些项目来提供对认证申请的支持。

将服务性学习整合到课程中

皮尤卫生专业委员会（Pew Health Professions Commission，1998）认为服务性学习在项目中的一个关键能力是对卫生专业人员的教育。一些国家组织，如美国护理学院协会（American Association of Colleges of Nursing，2008b）、美国国家护理联盟（National League for Nursing，2005）和美国医学研究所（IOM，2010）认识到护理课程应该让护士在多元环境中实践，这也是全球性的共识。IOM（2010）的报告中指出，对于一些将跨专业团队工作作为一项重要技能的工作岗位来说，提倡服务性学习可以帮助学生向这些工作场所平稳过渡。服务性学习趋向于跨专业的努力，而跨专业努力的性质也将丰富和改变服务性学习体验。

基于社区的服务性学习正在逐渐被整合到护理课程中（Gillis & MacLellan，2013）。一些服务性学习项目的尝试者是联盟中的一分子。比如社区-学校卫生合作伙伴关系（Community-Campus Partnerships for Health，

CCPH）就是由一个非营利的独立机构来组织的"在照护与社区中的合作伙伴：护理教育中的服务性学习"项目。在这个项目中，护理教师、学生和社区合作伙伴一起工作，来促进服务性学习融入到护理教育课程中，增加在护理教育中对服务性学习的理解和支持，且传播最佳实践方法、服务性学习模式、护理教育模式的新知识和新信息（CCPH，未注明日期）。CCPH 网站将提供参与机构和海量信息的相关链接（http://depts.washington.edu/ccph/index.html）。

支持结构

教师的支持对成功的培养至关重要。支持从校内和学院的管理者对服务性学习的认可开始，并将资源投入到课程的实施。尽管大学院校已经接纳了服务性学习，但它们迟迟没有为服务性学习的有效执行提供所需的支持系统（Schmidt & Brown，2008）。教师可以组织一个教师服务性学习委员会或顾问委员会来提供必要的支持。这个团队是将服务性学习作为一种教学工具的不可或缺的倡导者。顾问委员会可以为服务性学习课程制订教师手册和指南，支持特定的部门或整个院校举办关于服务性学习的午餐交流会，开发网络研讨会，确保教师能通过参加服务性学习研习班获得继续教育学分，并组织教师开发服务性学习教学法的机会（AACC，2010）。这个委员会也鼓励跨专业间关系的发展，并提供一个途径来分享想法、成功和失败的经验。

计划的目标是将服务性学习持续贯穿在整个课程中。资金可以从社区、当地或国家的基金资助中获得，通常高校自身也会提供经费支持。尽管服务性学习并不昂贵，但它确实需要时间来统筹计划及开发课程，也需

要人力来进行安排管理。许多院校设有服务性学习办公室或协调员，协助构建项目，确定社区合作伙伴，并根据多方的需要安排学生。

为了将服务性学习体验融入到课程中，需要精心的计划。在课程开始之前，必须积累经验和获取相关资源。而拥有热情的教师队伍和确保教师发展是成功的关键（AACC，2010）。

挑战

由于高等教育中常规预算的限制，服务性学习的实施面临一些挑战。多个部门和项目竞争有限的资源。开始尝试服务性学习的机构，不仅要寻找外部的资金来源，还要寻找愿意花额外时间学习服务性学习的教师，使其融入教师的课程中而无需额外的报酬。

缺乏专门的服务性学习办公室的机构可能在组织和有效的评估策略问题上犯难。当资金问题成为服务性学习办公室建立的阻碍时，来自于校园内各部门的教师将组成服务性学习委员会，指明教师发展的方向、协调学生与社区机构之间的学习活动、评价服务性学习体验，以及促进信息的共享。

说服教师将服务性学习作为一种有效的教学手段同样也是一种挑战。这种阻碍是可以理解的，因为将其融入课程中需要大量的时间和精力。参与服务性学习的教师通常会成为最好的变革推动者，并对服务性学习的优势大加赞赏，包括能增加学生在学习过程中的参与度，以及在本专业和跨专业的活动中增加学生的共同协作感。

教师遇到的挑战还包括时间限制、学生对工作和家庭的责任承诺，以及学生、教师和社区合作伙伴的繁重工作量。社区合作伙伴的挑战在于每学期都要培训新学生，且在

暑期缺少学生的参与。还有一些挑战，即当服务性学习体验的时间超过一个学期或学生参加多个包含服务性学习内容的课程时，如何将其留在同一个社区机构来增加延续性的问题。

规划教师发展

改善服务性学习的计划应从教师发展开始，学术机构、工作坊和自主学习都可以促进教师发展。这些资源将帮助教师获得关于如何设计和实施服务性学习的重要信息。计划中还涉及一些需要实际考虑的事项，如与社区机构建立良好的关系、确定适合课程内容的体验类型、寻找机构中有代表性的指导者、构建活动类型以及安排活动进度等。

准备工作能将服务性学习活动与特定的学习成果联系起来，并让学生做好执行活动的准备。服务工作需要对学生具有一定的挑战性、吸引力和意义，而且它必须专注于满足社区的实际要求。只有如此，才能使学生认识到服务性学习的重要性，且与其自身发展相关。

准备工作也包括寻找能安排学生的机构。学生通常是志愿在非营利社区或公共税收支持的服务机构及组织工作，且提供能满足人们实际需要的服务。因此，需要选择与学术项目、课程相关或与学生目标相符的机构和项目。教师还必须为学生评估该机构的能力，并判断学生的能力是否符合该机构的需求。

教师发展能为许多人提供新教学法的解释，并且能建立一个共同的定义和完善的知识库。早期的发展过程中咨询顾问能提供非常宝贵的援助，大部分院校内都有服务性学习办公室，用以提供或帮助教师发展。它对不同院校之间教师的相互联系也很有帮助，

能帮助教师认识到其他院校教师正在从事的工作。参与服务性学习的教师可以通过互联网进行联系。电子邮件名单和参与服务性学习教师的许多信息资料都能通过网络获得。互联网还能够作为一种信息资源，开启服务性学习项目，提供课程描述范例、教学大纲、电子邮件名单、资助基金的信息和最佳实践的方法。一些被广泛认可的互联网资源有：

- 校园联盟（Campus Compact）：www.compact.org
- 国家和社区服务委员会（Corporation for National and Community Service）：www.cns.gov
- 学习和服务、国家服务性学习交流中心（Learn and Serve，National Service-Learning Clearinghouse）：www.servicelearning.org

开拓实践地点

Anstee、Harris、Pruitt 和 Sugar（2008）提出了一个将服务性学习融入到学术课堂的过程模式。该模式有 6 个阶段：①建立社区协作；②在课堂上合作；③学生培训；④提供服务；⑤回归教室；⑥向利益相关方报告。在早期步骤中，最重要的是选择实践地点，在社区内建立合作是重要的早期步骤。在规划服务性学习体验时，很重要的一点是社区组织、服务类型和学院机构的任务要匹配。在制订关于服务地点的计划之前，教师不论通过个人或电话联系的非正式渠道，还是通过调查或评估需求的正式渠道，都应评估社区需求，并建立资源目录。社区机构人员在确定哪里最需要学生和什么是最迫切的需求时至关重要。允许社区合作伙伴负责服务的认定，能帮助确保项目满足社区机构的

需要。机构人员在计划过程中的参与，也能帮助社区机构了解服务性学习。社区顾问委员会经常帮助机构、学生、教师和职员之间保持联系，并明确社会需求的发展。学生安全也是一个问题，机构和学校也有责任选择合适的地点以保证学生的安全。

一旦确定了地点并落实了项目，指导教师也必须确定下来，并且需要规划学生介绍会及头几次会议的时间。在第一次上课的时候，应该给学生准备好书面的项目介绍、联系方式和启动会的议程。只有在学期开始前组织好，才能确保学生及时开展项目，并有可能在学期期限内完成项目。

尽管精心的计划能够避免很多问题，但教师也应该对预料不到的问题做好准备。例如，社区机构的需求可能会改变（如因为经费削减或获得基金资助），机构对服务的需求与学生的时间安排可能会有冲突，甚至会引起学生的不满。而导致不满的原因可能是学生认为各个小组的时间投入不均衡、现实和预期的落差，以及一些沟通上的问题。为防止问题升级，教师可能需要进行干预，并与学生重新协商他们的预期。

计划学习活动

服务性学习作为一种基于体验的教学法，能给课堂带来刺激和活力，在向社区成员学习的同时，帮助满足他们的需求。服务性学习也可以通过让学生在评判性反思社会需求和个人对社区的责任的同时，为学生提供信息和体验。它可以通过不同的途径发掘机会。教师可以从他们自身在不同社团机构中参与的服务活动里找出适合服务性学习的情境，也可以通过朋友、同事、机构人员、学生的建议或专业文献、世俗文学找到合适的机会。当教师发现潜在的适合课程的服务

性学习体验时，可以与机构人员进行讨论和协商。

在计划服务活动时，同样也需要考虑法律问题。每次学生在校外实施与课程任务相关的服务时，就会产生责任问题。对于潜在的责任问题，教师应该从院校中寻求法律咨询，就像与临床机构签订合同时的法律咨询一样。此外，如果学生需要在服务性学习项目中收集数据，就需要机构伦理委员会（Institutional Review Board）的批准。

一旦计划好服务性学习体验，学生就必须参与进来。教师可以利用团队，如护生协会、学生会、学生生活办公室和校内公共设施（如报纸、广播站、在线学习系统公告栏）的协助，向学生提供有关服务性学习的信息。课程或含有服务性学习元素的课程通常向不同学科的学生开放，因此教师应该广泛发布课程通知。服务性学习最好的推广者是已经参与到课程中的学生，他们通过口口相传来吸引其他学生参与服务性学习。

学生活动需要根据课程目标和内容来计划（Phillips，Bolduc，& Gallo，2013）。护理专业学生可以参加的服务性学习机构和项目的类型包括：州和国家为不同形式的损伤者或残障者提供的服务、各种类型的健康和卫生保健设施、社会福利机构和日间照护项目、上门送餐服务、老年人中心、青年服务机构、公民联盟、毒品教育项目、与政府某些方面相关的团体或委员会。社区机构为学生提供了许多与机构合作的机会，以满足未竟的需要。有些服务体验需要评估，有些项目正在进行，还有一些是正在开发和实施的新项目和服务。在服务体验的最后阶段，开发新项目的学生应该与机构伙伴共同合作，建立持续发展该项目的计划。学生应编写相关资料以促进后续合作。尽管在活动中，社

区机构应是一个积极的合作伙伴，但结束服务体验的形式应是与利益相关者举办总结会议。

在护理课程中实施服务性学习

护理文献中提供了各种各样将服务性学习纳入课程的范例。在一个项目中，学生上半学期在教室中学习背景资料，下半学期进行服务性学习体验。服务性学习课程旨在为学生提供一个与缺乏服务者和弱势群体合作的机会。例如，在一所学校中，课程实践地点包括孤儿院、老年人项目、青少年父母服务中心、流浪者项目、仁爱之家[①]和启智计划[②]（Hales，1997）。另一门课程为学生提供了一个与社会缺乏服务的群体一起工作的机会，这些群体都有各种各样的需要和挑战，且常常是各有不同。学生可以为他们提供健康筛查和发育筛查、给父母制作传单、评估儿童的社会行为、给儿童宣读安全指南、协助课堂活动（Kulewicz，2001）。健康促进活动，如烟草使用的教育，有助于吸烟率的降低（Bassi，Cray，& Caldrello，2008）。在另一个例子中，与警察局建立合作后，由学生来实施健康评估、参与病例发现，并提供健康教育（Fuller，Alexander，& Hardeman，2006）。

服务性学习也可以融入基于信仰的课程和基于信仰的护理实践中（Brown，2009；Lashley，2007）。在服务性学习项目中，一些天主教慈善机构项目被用于服务体验，包括为受虐妇女和受虐的孩子提供紧急庇护所，为经济困难的成瘾者提供成瘾康复治疗中心，提供食品救济站，以及市中心学校的咨询服务。最初护理系的关注点是学生在服务体验中应用理论知识的能力。然而，Herman 和 Sassatelli（2002）认为，随着项目的发展，Brakley（1988，p. 38）提出的挑战——"有勇气不是要避开贫困者的眼光，而是让他们直击我们的内心和世界"——逐渐被接纳。他们同样赞同 Dorr（1993）的观点，不仅强调了对经济脆弱个体的感受很重要，而且还发现了和他们在一起的意义。教师和学生发现，在服务体验中与经济脆弱的个体建立友谊能提高对什么是人性软弱和无力的理解（Herman & Sassatelli，2002）。Brown（2009）报告说，基于信仰的服务性学习体验，在缺乏服务的社区中能减少心理障碍的耻辱感，增加学生对心理健康问题和药物滥用的理解。调查报告显示，耻辱感的减少使患者更愿意寻求治疗方案并利用社区资源。

通过服务性学习培养全球意识

全球化服务性学习项目支持全球公民的参与，提供了对多元文化社区的理解，并促进现有模式转向全球公民权利和全球卫生保健（Burgess，Reimer-Kirkham，& Astle，2014；McKinnon & Fealy，2011）。全球公民"不仅主要（或只）认同自己的国家，而且也要认同超越民族国家界限的其他国家和社区居民"（Abowitz & Harnish，2006，p. 675）。全球公民的参与扩大了社会正义关注的界限，不再局限于自己的城市、州和国家。McKinnon 和 Fealy（2001，p. 95）认为

---

①　是为贫穷的人建立简单、舒适和可负担住房的非营利组织——译者注
②　为低收入家庭的孩子提供全面的儿童早期教育、健康和营养——译者注

全球化服务性学习项目应该围绕最佳实践方法的 7 个 "C" 原则来建立，即 "同情、能力、好奇心、能力建设、勇气、创造力和协作"（compassion, competence, curiosity, capacity building, courage, creativity, and collaboration）。协作是促进合作关系和避免文化差异及语言误解的关键。

尽管人们对全球卫生健康越来越感兴趣，但只有不到一半的美国护理项目提供国际服务的机会，而教师认为在开拓新项目时会遇到重大阻碍，如费用、时间、兴趣和统筹安排（McKinnon & McNelis, 2013）。为了帮助教师克服阻碍，美国国家护理联盟（2012）提供了 "全球化体验教师准备工具包"（Faculty Preparation for Global Experiences Toolkit）等资源。

经过仔细探究后，课程目标必须与社区需求相关，以此来满足双方的需要。有一所学校为学生安排了在尼加拉瓜进行的营养需求评估的体验；为社区卫生工作者和没有受过专业训练的接生人士提供强调营养因素的产前教育；以及支援飓风 "米奇" 避难营地的救助工作（Riner & Becklenberg, 2001）。在开始体验前，学生需要先了解尼加拉瓜的文化。这一点至关重要，因为提供与文化相应医疗的能力很重要。

在一个跨专业的全球化服务项目中，有一所学校给洪都拉斯带来了由高级执业护生、本科护生和医学生组成的流动医疗诊所（Green, Comer, Elliott, & Neubrander, 2011）。另一所学校为本科大四护生在危地马拉设立了为期 2 周的浸入式体验，他们将提供产前和儿童健康的护理评估和健康教育、成人日间照护项目、乡村保健诊所（Curtin, Martins, Schwartz-Barcott, DiMaria, & Ogando, 2013）。教师在学生出

发前开展关于文化和语言的研讨会，并教会学生运用日志记录和体验后研讨会来促进对体验的反思。教师发现只有将反思过程与课程目标、护理项目任务联系起来，才能使学生学习到全球参与、文化意识和培养专业能力（Curtin et al., 2013）。

国际旅行涉及额外步骤和预先计划，如国家及文化的学习、办理护照、必要时安排翻译、接种疫苗（部分地区）和保证住宿安全等。全球教育中心（Center for Global Education）提供各种有用的信息来协助准备，此外，美国国务院领事事务局（U. S. Department of State Bureau of Consular Affairs）提供的海外旅游清单也很有帮助。一般情况下，旅行者都希望有一个当地向导的陪伴以确保安全，并在任何时候旅行者都应该以团队出行。在国外特定地区旅行或健康受损时，可以向美国国务院领事事务局寻求帮助。在国外旅行时，可能会要求接种额外的疫苗。各地区的卫生问题不尽相同，可能包括旅行者腹泻、埃博拉病毒感染、黄热病和伤寒。学生应该在出国旅行前核对医疗保险，以明确医疗保险可以覆盖的疾病。

在国外旅行时，电话和互联网沟通可能会受到一定限制。若提前联系手机供应商，可以避免一些问题。有些为国际旅行设计的应用软件可能会提供语言翻译和电话短信服务。互联网使用有可能会受限，但有些国家在咖啡馆中提供上网服务。国际服务性学习联盟（International Service Learning Alliance）、服务性学习和领导力国际合作伙伴（International Partnership for Service Learning and Leadership）等机构可能会提供有用的信息。

尽管规划国际旅行需要更多的时间和努力，但它通过增强文化知识、致力于全球

社会需求和形成有价值的全球联系，有助于护士做好准备面对多元化的世界（Crabtree，2013）。

适应服务性学习的远程教育

服务性学习历来被安排为线下护理项目的一部分。然而，随着越来越多的项目向整体或部分远程教育转移，必须考虑学生能选择远程服务性学习体验。

远程学习的学生可以通过多种方式来进行服务性学习。第一，在线学生可以通过其所在社区已有的社区合作伙伴进行服务体验，并利用在线的优势学习技术。例如，教师在大专学历注册护士（RN）进修护理学士项目（BSN）中教授领导力课程的教师应用服务性学习，可以增强教 - 学之间的合作关系，并为一项关于变革的作业提供场所（Anderson & Miller，2007）。讨论和反思可以于在线论坛中实现。在校学生可以在网上发布对机构和服务项目的描述，以帮助远程教育学生在自己的社区中找到类似体验的项目。教师与学生共同合作以与机构作出最终的安排。

第二，参加在线课程的学生可以和线下课程中的学生一样出国参加服务性学习体验（无论是在线学生还是在校学生）。

第三，这项服务可以成为数字化服务性学习。这将打破传统的时间和地域界限，允许学生在线实施服务活动。数字化服务性学习提供了参与、技能培养、实践经验的机会，否则可能会使学生在参加在线课程中受限制或缺少了此项体验（Waldner，McGorry，& Widener，2012）。数字化服务性学习允许学生和社区合作伙伴使用电子技术（聊天室、电子邮件、视频会议、Skype、维基百科和讨论区）沟通，这样就消除了传统的地域界限。数字化服务性学习的最佳实践包括提供对所需技术的培训、在学生和社区合作伙伴之间以书面形式明确交流的期望、安排会议加强沟通和保证教师参与到整个数字化服务性学习体验中（Walder et al.，2012）。通过这些方式可帮助远程教育的学生顺利进行服务性学习。

服务性学习的准备

一旦确定了学生的安排和服务重点，在课程中就应做好准备。把服务性学习构想成单纯是一个互益的项目，就会忽略了对这种接触进行准备的重要观念。Radest（1993，p. 183）介绍了关于团结的看法："我和仍然未知的陌生人——只是抽象意义上的一个人——之间的关系的命名，但大家和我一样都是人类。所以团结就是在现在的基础上，筹备现在和未来"。Sheffield（2005，p. 49）指出，"Radest 提出的团结的概念发展成为一个倾向于民主的互动和服务"，而对这种接触的学术准备必不可少。前期准备工作培养了学生的理解意识，这对服务来说意义重大，并使学生意识到陌生人和他们很像，从而进一步培养团结意识。

准备工作应该包括对社会问题的探索，以及了解服务环境和将要遇到的人。可以通过阅读机构资料、阅读文本资料、探索互联网上的资料或看电影的方式并伴随讨论，为学生的服务体验做准备。预热课堂活动应该有一个全面的目标，如增进理解、帮助与陌生人熟悉。Sheffield（2005，p. 52）指出，"学术准备不仅巩固特定的服务活动，而且也促进与未来将要遇见的'陌生人'之间的团结，并培养一种随时准备与他人互动的习惯"。准备工作还能使学生对多元化有更深的理解、培养接受和承认差异性的能力，并意识到他们与社区居民沟通时要承担的伦理责任。Sheffield（2005，p. 52）提出，"如果没有理解，服务就会退化为做义工，只关注行为而不是相互之间的联系"。

结合反思

在服务性学习中，反思是一个既关键又重要的方面，且不同于志愿服务、社区服务活动和护理学生的临床经验。反思是一种积极、持久、缜密和有意识进行思考的服务活动。反思的内容必须包括学生的行为、实践和成果。在反思过程中，学生必须对基本的问题进行回答，如"我在做什么？""我为什么要这么做？"和"我在学什么？"同样，他们也应该评判性地审视自己的行为、感受和想法。在考试和回答以上问题时，学生对服务体验的思考、想法、原因和推测进行阐述（Gillis & MacLellan，2013）。

反思是一种学习工具，通过将服务体验与课程的学习目标相匹配，最大程度地增强学生个性化的学习体验。反思将认知和情感活动结合起来，以弥补服务体验和课程之间的鸿沟。

反思为学生提供增强自我评估技能的机会，并有助于增强对自己优势的洞察。因为反思和自我评估是需要培养的技能，所以许多对服务性学习感到陌生的学生觉得教师引导和日志记录有助于反思过程（Gillis & MacLellan，2013）。

教师的责任包括设计反思活动、在反思过程中指导学生、监督学生的反思和提供反馈意见（Rama，2001）。教师还可以在互联网上发现大量关于反思活动的信息。

反思具有持续性、连贯性、情境性和挑战性时才最有效。持续性反思包括服务性学习体验开始前、过程中和结束后的反思。连贯性的服务性学习与课堂学习一起，协助学生为其服务项目建立一个概念性框架，并在体验中应用课堂上所学的概念和理论。反思必须合乎体验的相关背景和环境。部分服务性学习体验会采取正式的方法进行反思，如写文章，而其他的则采取非正式的讨论。无论是使用正式还是非正式的方法，反思都应该让学生以新的方式思考、质疑他们的假设，并形成理解和解决问题的新方法（Rama，2001）。

通过反思与服务合作伙伴的对话，可以加强相互之间的沟通，增加学习的深度和广度。如果不强调学生和社区合作伙伴之间的对话，反思就是片面的，只关注片面的观点和个别学生的看法，而不是了解每个人的观点（Rama，2001）。Keen 和 Hall（2009）的研究表明，在服务体验及反思练习中跨越感知差异边界的对话才是核心体验，而不是服务本身。

促进反思的常用方法是让学生进行日志记录或直接写作，而教师在课程中应经常阅读学生的作品并进行反馈。日志记录允许学生记录在服务性学习体验中的想法、观察、感受、参加的活动、疑问和遇到的问题及解决的方法。如果学生以团队的形式参与服务性学习项目，那么团队日志可以用来促进团队成员共同探讨与项目相关的问题，并介绍给学生关于项目的不同观点（Rama，2001）。团队可以通过对服务性学习的集体反思来总结工作。

建立档案袋来收集与服务性学习项目有关的资料，并记录成绩、学习成果。其他反思活动包括将服务体验与课堂理论概念相结合的小组讨论和报告、给学生介绍不同的观点、要求学生对服务体验进行评判性思考。教师提出指导讨论的问题是有帮助的，同时也允许学生自由讨论、反思想法和观点。学生经常会在讨论中透露出对服务体验的预期和误解。像社区需求、社会分析和公民责任的重要性这样的主题，可能会在反思中出现（Bally et al., 2002）。学期中最后一篇反思论文的写作能全面描述学生学习的情况。

在 Bringle 和 Hatcher（1996）的指南中，阐明了在服务性学习课程中反思活动的有效性。有效的反思活动：

1. 把服务性学习体验与学习目标相关联

2. 是由教师设计、构建和指导的

3. 是计划好贯穿整个服务性学习体验的跨度范围的

4. 允许教师反馈，对进展和学习进行评估

5. 培养对价值观的澄清和探索

总结报告

根据经验，总结报告对加强课堂理论来说非常重要，可以让学生在分享不同体验的同时加强培养团结意识。总结报告补充了国际化服务体验，还能促进不同实践地点的学生之间进行沟通。总结报告能将对服务体验的评价结合起来。社区合作伙伴也可以参与到总结报告中，分享他们对体验成果的看法，以及服务性学习对学生服务过的机构有怎样的影响。

评价

在完成服务性学习后，社区合作伙伴、教师和学生都应评价服务项目的实用性，以满足他们的需求、服务项目的优势和需要改进的方面，以及学生表现情况。教师还应评价学生的成果和体验对整个课程目标的贡献。对学生成绩的评价不仅是基于服务体验或服务活动的参与，还应基于学生的学习情况。评价数据应由教师、机构指导者和学生的自我评价共同提供。

教师在服务前、后对学生进行问卷调查，衡量学生对社区服务的态度、对公民责任的态度和对课程作业的态度的变化。这类工具不仅能帮助教师评价学生和服务性学习的实用性，也帮助学生看到他们学会了多少，以及因服务性学习体验而发生的态度转变。除了短期课程评价，在课程结束后对学生进行系统的长期随访，也有助于确定所有可能发生的额外学习。

总结

为高等教育机构和护理院校提供公民参与、培养文化能力、培养领导力、宣传技术及服务性学习机会的最终目标，是构建一个更有爱心的社会、促进社会公正的宣传和增加对全球卫生保健的关注。当服务性学习是课程的一部分时，学生、学校和社区都会从中获益。服务性学习体验有利于增加学术资料的保留，并培养全球意识，使学生产生社会责任感。学生经常会在服务性学习体验后，继续作为社区的公民为社会公正而努力。尽管把服务性学习融入课程要求教师发展性和缜密性的规划，但服务性学习的应用对院校、学生和社区来说是一个三赢的局面。

对证据的反思

1. 服务性学习和护理项目中的临床实践经验有哪些相同点？又有哪些不同点？

2. 为一门特定的课程规划一个服务性学习项目。

   a. 服务性学习如何符合院校或护理学院的使命？

   b. 在美国或其他国家的服务性学习开始前，需要考虑哪些需求？

c. 校内有哪些资源可以被利用？存在哪些阻碍和促进因素？

d. 最适合体验的实践地点有哪些？

3. 在课程中，服务性学习的最佳实践方法是什么？

   a. 存在的证据是什么？

   b. 需要确认哪些额外的证据？

   c. 提出一个研究问题，并设计一项研究。

参考文献

Abowitz, K. K., & Harnish, J. (2006). Contemporary discourses of citizenship. *Review of Educational Research, 76*(4), 653–690.

American Association of Colleges of Nursing. (2008a). *Cultural competency in baccalaureate nursing education.* Retrieved from, http://www.aacn.nche.edu/Education/pdf/competency.pdf.

American Association of Colleges of Nursing. (2008b). *The essentials of baccalaureate education for professional nursing practice.* Retrieved from, http://www.aacn.nche.edu/Education/pdf/BaccEssentials08.pdf.

American Association of Community Colleges (AACC). (2010). *Creating a climate for service learning success.* Retrieved from, http://www.aacc.nche.edu/Resources/aaccprograms/horizons/Documents/creatingaclimate_082010.pdf.

Amerson, R. (2010). The impact of service-learning on cultural competence. *Nursing Education Perspectives, 31*(1), 1822.

Anderson, S., & Miller, A. (2007). Implementing transformational leadership as a model for service learning activities in an online RN to BSN leadership course. *Online Journal of Nursing Informatics, 11*(1). Retrieved from, http://ojni.org/11_1/Miller.htm.

Anstee, J. L. K., Harris, S. G., Pruitt, K. D., & Sugar, J. A. (2008). Service learning projects in an undergraduate gerontology course: A six-stage model and application. *Educational Gerontology, 34*(7), 595–609.

Bailey, P. A., Carpenter, D. R., & Harrington, P. (2002). Theoretical foundations of service-learning in nursing education. *Journal of Nursing Education, 41*(10), 433–436.

Bassi, S., Cray, J., & Caldrello, L. (2008). A tobacco-free service-learning project. *Journal of Nursing Education, 47*(4), 174–178.

Batchelder, T. H., & Root, S. (1994). Effects of an undergraduate program to integrate academic learning and service: Cognitive, prosocial cognitive, and identity outcomes. *Journal of Adolescence, 1*(4), 341–355.

Baumberger, M. L., Krouse, A. M., & Borucki, L. C. (2006). Giving and receiving: A case study in service learning. *Nurse Educator, 6*, 249–252.

Boyer, E. L. (1990). *Scholarship reconsidered: Priorities of the professoriate.* New York: The Carnegie Foundation for the Advancement of Teaching.

Brackley, D. S. J. (1988). Downward mobility: Social implica-

tions of St. Ignatius's two standards in studies of spirituality of Jesuits. *Studies in Spirituality of Jesuits, 20*(1), 38.

Bringle, R. G., & Hatcher, J. A. (1996). Implementing service learning in higher education. *Journal of Higher Education, 67*(2), 221–239.

Brown, J. F. (2009). Faith-based mental health education: A service learning opportunity for nursing students. *Journal of Psychiatric and Mental Health Nursing, 16*(6), 581–588.

Burgess, C. A., Reimer-Kirkham, S., & Astle, B. (2014). Motivation and international clinical placements: Shifting nursing students to a global citizenship perspective. *International Journal of Nursing Education Scholarship, 11*(1), 1–8.

Campus Community Partners for Health. Retrieved from http://depts.washington.edu/ccph/index.html.

Campus Compact. (2001). Retrieved from http://www.compact.org.

Crabtree, R. D. (2013). The intended and unintended consequences of international service learning. *Journal of Higher Education Outreach and Engagement, 17*(2), 43–66.

Curtin, A. J., Martins, D. C., Schwartz-Barcott, D., DiMaria, L., & Ogando, B. M. S. (2013). Development and evaluation of an international service learning program for nursing students. *Public Health Nursing, 30*(6), 548–556.

Daloz, L. A., Keen, C. H., Keen, J. P., & Parks, S. D. (1996). Lives of commitment. *Change, 28*(3), 11–15.

Delve, C. I., Mintz, S. D., & Stewart, G. M. (1990). Promoting values development through community service: A design. *New Directions for Student Services, 50*(2), 7–29.

Dewey, J. (1916). *Democracy and education.* New York: Macmillan.

Dewey, J. (1933). *How we think.* Boston: Heath.

Dewey, J. (1938). *Experience and education.* New York: Macmillan.

Dorr, D. (1993). *Options for the poor: A hundred years of Vatican social teaching.* Maryknoll, NY: Orbis Books.

Eads, S. E. (1994). The value of service learning in higher education. In R. J. Kraft & M. Swadner (Eds.), *Building community: Service learning in the academic disciplines* (pp. 35–40). Denver: Colorado Campus Compact.

Foli, K. J., Braswell, M., Kirkpatrick, J., & Lim, E. (2014). Development of leadership behaviors in undergraduate nursing students: A service learning approach. *Nursing Education Perspectives, 35*(2), 76–82.

Francis-Baldesari, C., & Williamson, D. C. (2008). Integration of nursing education, practice, and research through community partnerships: A case study. *Advances in Nursing Science, 31*(4), E1–E10.

Fuller, S. G., Alexander, J. W., & Hardeman, S. M. (2006). Sheriff's deputies and nursing students service-learning partnership. *Nurse Educator, 31*(1), 31–35.

Gehrke, P. M. (2008). Civic engagement and nursing education. *Advances in Nursing Science, 31*(1), 52–66.

Gilligan, C. (1981). Moral development in the college years. In A. Chickering (Ed.), *The modern American college* (pp. 139–157). San Francisco: Jossey-Bass.

Gillis, A., & MacLellan, M. A. (2013). Critical service learning in community health nursing: Enhancing access to cardiac health screening. *International Journal of Nursing Education Scholarship, 10*(1), 1–9. http://dx.doi.org/10.1515/ijnes-2012-0031.

Green, S. S., Comer, L., Elliott, L., & Neubrander, J. (2011). Exploring the value of an international service-learning experience in Honduras. *Nursing Education Perspectives, 32*(5), 302–307.

Hales, A. (1997). Service-learning within the nursing curriculum. *Nurse Educator, 22*(2), 15–18.

Hamner, J. B., Wilder, B., Avery, G., & Byrd, L. (2002). Community-based service learning in the engaged university. *Nursing Outlook, 50*(2), 67–71.

Herman, C., & Sassatelli, J. (2002). DARING to reach the heartland: a collaborative faith-based partnership in nursing education. *Journal of Nursing Education, 41*(10), 443–445.

Institute of Medicine. (2010). Transforming education. In Institute of Medicine (Eds.), *The future of nursing: Leading change, advancing health.* (pp. 139–186). Retrieved from, http://books.nap.edu/openbook.php?record_id=12956&page=139.

Jarosinski, J. M., & Heinrich, C. (2010). Standing in their shoes: Student immersion in the community using service-learning with at-risk teens. *Issues in Mental Health Nursing, 31*(4), 288–297.

Keen, C., & Hall, K. (2009). Engaging with difference matters: Longitudinal student outcomes of co-curricular service learning programs. *Journal of Higher Education, 80*(1), 59–79.

Kolb, D. A. (1984). *Experiential learning: Experience as the source of learning and development.* Englewood Cliffs, NJ: Prentice Hall.

Kulewicz, S. J. (2001). Service learning: Head Start and a baccalaureate nursing curriculum working together. *Pediatric Nursing, 27*(1), 27–43.

Lashley, M. (2007). Nurses on a mission: A professional service-learning experience with the inner-city homeless. *Nursing Education Perspectives, 28*(1), 24–26.

Ligeikis-Clayton, C., & Denman, J. Z. (2005). Service learning across the curriculum. *Nurse Educator, 30*(5), 191–192.

McKinnon, T. H., & Fealy, G. (2011). Core principles for developing global service learning programs in nursing. *Nursing Education Perspectives, 32*(2), 95–101.

McKinnon, T. H., & McNelis, A. M. (2013). International programs in United States schools of nursing: Driving forces, obstacles, and opportunities. *Nursing Education Perspectives,* 34(5), 323–328.

Mezirow, J. (1990). How critical reflection triggers transformative learning. In J. Mezirow (Ed.), *Fostering critical reflection in adulthood: A guide to transformative and emancipatory learning* (pp. 1–20). San Francisco: Jossey-Bass.

National League for Nursing. (2012). *Faculty preparation for global experiences toolkit.* Retrieved from, http://www.nln.org/facultyprograms/facultyresources/toolkit_facprepglobexp.pdf.

National League for Nursing. (2005). *Transforming nursing education.* Retrieved from, http://www.nln.org/aboutnln/PositionStatements/transforming052005.pdf.

National Service-Learning Clearinghouse. (2010). Retrieved from, http://www.servicelearning.org/.

Pellietier, S. (1995). The quiet power of service learning: Report from the National Institute on Learning and Service. *The Independent, 95*(4), 7–10.

Pew Health Professions Commission. (1998). *Recreating health professional practice for a new century.* San Francisco: The Center for Health Professions.

Phillips, A., Bolduc, S. R., & Gallo, M. (2013). Curricular placement of academic service-learning in higher education. *Journal of Higher Education Outreach and Engagement, 17*(4), 75–96.

Radest, H. (1993). *Community service: Encounter with strangers.* Westport, CT: Praeger.

Rama, D. V. (2001). *Using structured reflection to enhance learning from service.* Retrieved from, http://www.compact.org/disciplines/reflection.

Rash, E. M. (2005). A service learning research methods course. *Journal of Nursing Education, 44*(10), 477–478.

Reising, D. L., Allen, P. N., & Hall, S. G. (2006a). Student and community outcomes in service-learning: Part 1—Student perceptions. *Journal of Nursing Education, 45*(12), 512–515.

Reising, D. L., Allen, P. N., & Hall, S. G. (2006b). Student and community outcomes in service-learning: Part 2—Community outcomes. *Journal of Nursing Education, 45*(12), 516–518.

Riner, M. E., & Becklenberg, A. (2001). Partnering with a sister city organization for an international service-learning experience. *Journal of Transcultural Nursing, 12*(3), 234–240.

Schmidt, N. A., & Brown, J. M. (2008). Girl Scout badge day as a service learning experience. *International Journal of Nursing Education Scholarship, 5*(1), 1–14.

Sheffield, E. C. (2005). Service in service-learning education: The need for philosophical understanding. *The High School Journal, 89*(1), 46–53.

Sheikh, K. R. (2014). Expanding clinical models of nurse practitioner education: Service learning as a curricular strategy. *The Journal for Nurse Practitioners, 10*(5), 352–355.

Silcox, H. C. (1994). *A how to guide to reflection: Adding cognitive learning to community service programs.* Holland, PA: Brighton Press.

Waldner, L. S., McGorry, S. Y., & Widener, M. C. (2012). E-service learning: The evolution of service learning to engage a growing online student population. *Journal of Higher Education Outreach and Engagement, 16*(2), 123–150.

第**3**篇

教学和学习

Teaching and Learning

第13章

教学和学习的理论基础
Theoretical Foundations of Teaching and Learning

Lori Candela, EdD, RN, APRN, FNP-BC, CNE
（张 羽 译）

教学是一项复杂的任务，必须自始至终考虑到学习者、预期学习结果和学习环境，以及怎样才能知道真的学到了知识。这些因素中最重要的是学习者。参加护理课程的学生在多方面都是多样化的。他们在以前的教育、工作和生活经历、性别、年龄、种族、宗教、社会经济地位、社会支持系统、学习方式、语言和技术能力等方面均存在差异。每个人都是带着他们的动机和期望来的。有些学生可能会在课堂中表现出不太感兴趣和难以达到期望的学习结果的情况。Chickering 和 Gamson（1987）提出了 7 条本科教育良好实践的原则，很好地解决了这些问题，并明确了教师在教学中使用的学习概念，如学习者活动、合作、互动和职责的概念。

社会人口结构的变化及其发展趋势、持续更新的卫生保健信息及教学实践活动也使教与学更趋复杂。显然，要想有效地教学，教师也必须不断地学习。在这一过程中，利用教育理论来解释、引导，甚至预测教学实践非常必要。

理论也许有助于解释关于教与学过程中的"为什么"，这样就可以对学习者产生更为直接的影响。在教学实践中应用理论，为教师提供了一种在不断升级的新环境以及快速发展的医疗保健环境下理解这些多样的学习者及其学习程序的方法。这种理解是做出决定的先决条件，包括在课程或课堂中包含哪些概念和内容、学习经历的顺序，以及确定学习者参与评价和评估的方法。花费一定时间学习思考这些理论并将其应用到实践中，可以提升学习效果，促进学生的参与度。本章概述了相关教学理论，包括各种理论的基本概要、内容及其应用后的效果。

学习理论

学习理论解释了学生与他们的学校、学习环境，以及与学科相关事宜之间相互作用的复杂性。学习理论是描述性的，关注并描述由此带来改变的过程。这些过程是学生表现的方式，也是学生理解或组织环境因素的方式。

学习理论提供了指导教学策略选择和以学生为中心的学习活动的基础结构。教师对学习的信念提供了使用教学方法的设想。对各种教学理论的认知也是进行有效教学的先决条件。在选择使用何种理论时，教师必须考虑那些支持学校价值观的理论，且满足学生的学习需要，并弥补他们的教学偏好。

学习理论源于哲学、教育心理学、高等教育学，以及最近的神经科学等多个领域的研究。本章的学习理论按范式进行了分类，包括行为主义理论、认知主义和建构主义理论的学习观，以及从人本主义教学法中衍生出来的解释教育学、人类发展学理论和新兴的神经科学领域。见表 13-1。

行为主义学习理论

Ivan Pavlov 和 Edward Thorndike 在 19 世纪末建立了行为主义基础，他们对动物和人类如何学习（Hilgard & Bower, 1966）进行了系统的、科学的研究。这项工作为后来的行为主义心理学奠定了基础。根据 Skinner（1953）的操作性条件反射原理，重点是为学习者行为安排结果。一种行为会因积极或消极的后果而加强或减弱。积极的结果被称为强化物，因为它们增强或增加了行为的频率，而消极的结果则通过不强化行为来削弱行为（Slavin, 1988）。复杂的行为通过提供强化来形成。强化是学习的必要条件，因为强化反应可以被记住。基于行为主义科学的演变，Mager（1962）开发了一种模型，用于编写由三个组件组成的有高度规定性的行为目标：要获得的行为规范，需要证明行为的条件，以及执行行为的标准。20 世纪 70—80 年代的著名护理教育家采用了行为主义范式，包括 Bevis、deTornyay 和 Reilly。在此期间，许多护理教育项目广泛运用了行为主义原理。

假设

行为学习理论的主要内容是所有行为都是习得的，可以被塑造和奖励，以达到适当和期望的目的。

对护理教育的意义

行为主义原理被用于教室、临床环境和学习资源中心。行为目标和指定的学习效果引导着教学的组织方法，并且行为可以被观察和测量。行为主义原理适用于目标能够被一步步清晰地建立，且期望的行为能够被定义、快速学习和观察的结构化情境。

在行为主义理论范围中，教学人员通过学习经历（例如情境模拟、技能展示）的设计营造学习氛围，并通过持续的课堂反馈积极巩固该氛围。教师的注意力集中于学生正确的行为表现，同时对学生不适当的表现提出建议并督促其改进。学生学习目标的实现，是通过观察其在一段时间内所表现出的行为方式来监测的。

学生运用行为目标或能力声明来作为学习内容的指导。学生达到且表现出被期望的行为，并规划时间去尽可能多地实践，以达到期望中的行为。学生通过有形奖励获得达到目标的积极性，进一步巩固被期望的良好行为。

认知学习理论

认知学习理论关注的是内部学习者环境和思维的心理结构。对学习认知方面的最初关注，是在 20 世纪初的格式塔心理学（又称完形心理学）的研究。格式塔心理学家认为，人们对整个情况或模式有反应，而不是对局部有反应。洞察力是这种心理学中的一个重要概念。洞察力或"顿悟"现象是一种知觉的问题，被解释为在寻求解决方案中的精神试验的过程。当一个人的知觉场被打乱时，秩序会被重组为一个更好的格式塔（模式）；重组可能发生在反复试验的过程中。Lewin（1951）认为，由于人类有基本的需要对这种情况进行调整，所以学习动机往往

表 13-1　学习理论

理论	假设	代表理论家
行为主义理论	所有行为都是后天习得的，是可以被塑造和奖励的。行为是以行为目标和能力声明为导向的	Skinner，Mager，Pavlov
认知主义理论	学习的条件通过改变认知结构及形成"图式"和心智来影响知识的获取和保留，同化和适应是学习的过程	Lewin，Ausubel，Bruner Piaget，Gagne
建构主义学习理论	学习是由学习者建构的，学习者通过对个人经验的解释来建立现有的知识。过去的学习与新的学习有关	Bruner
社会学习理论	学习包括主动信息处理。学生通过观察他人作为行为模型来进行学习。相信自己能表现得很好的学生，在处理复杂任务时，有很高的自我效能感，也更有自信	Bandura
社会文化学习理论	学习发生在社会互动的环境中。学习者有一个可以独立执行某些技能的"最近发展区"（ZPD）；而他们在学习其他技能时则需要帮助。教师或者同伴提供的帮助被称为**脚手架**，当学生获得技能时，支持就会逐渐取消	Vygotsky
情境学习理论	学习发生在其可以应用的环境中	Lave & Wenger，Benner*
认知发展主义理论	学习随着时间分阶段进行	
成人教育	成年人是自我导向的，并且将问题集中。成年人需要学习有用的信息，并自我指导	Knowles
智力、道德和伦理发展	学生在获得智力技能和价值观的同时，也会以一种连续的方式（二元论、多重性、相对主义和承诺）发展	Perry
新手到专家	护士有5个阶段的专业技能：新手、高级初学者、胜任者、精通者、专家	Benner*
人本主义理论	教育是人类潜能发展的动力。目标是完成自我实现	Maslow，Rogers
关怀理论	教育由人本主义、女权主义和关怀意识形态融合而成	Watson*
解释教育学	当经验被探索、解构和批判时，学习就发生了	Diekelmann*
现象学理论	用哲学的方法去理解人类的行为和人生阅历	Heidegger，Benner*，Tanner*
叙事教育学	通过学生、教师、患者、临床医生的经验获得知识	Dieklemann*，Ironside*
神经科学、基于大脑的学习、深度学习、多元智能	学习通过研究大脑中的生物变化来理解，因为信息是经过处理的	
深度学习	利用大脑的许多功能区域，学生将先前的知识与所学内容相结合。学习是为了应用和记忆	Smith & Colby
基于大脑的学习	增强大脑学习的最佳状态；放松警觉性；积极地处理经验	Connell；Caine & Caine
多元智能	学习包括发展和使用多种智能：语言、逻辑数学、空间、动觉、音乐、个人、人际	Gardner

* 护理理论家

是在情况不明或混乱状态的感知中被激发的。认知心理学有几个观点和方法试图解释人类行为的某些方面（Weinstein & Meyer, 1991）。与认知学习理论相关的理论学家还有 Anderson（1980, 1985）、Ausubel（1960, 1978）、Tulving（1985）和 Wittrock（1977, 1986）。

假设

认知理论学家关注和强调从行为指数中推断出的心理过程和知识结构。认知学习理论学家关心的是调节刺激与反应之间关系的心理过程和活动；学习者根据自己的内部结构选择环境中的刺激物（Grippin & Peters, 1984；Slavin, 1988）。认知理论学家寻找解释复杂学习的因素；他们关心的是意义而不是行为。在学习的认知系统中，行为不会被强化物自动强化；强化物提供情感和教学信息。特别关注的是心理过程，包括感知、思考、知识表达和记忆，强调理解和获取知识，而不仅仅是获取一种新的行为或学习如何去执行一项任务。

信息处理是认知学习的一个重要方面。在这个理论中，记忆被看作一个复杂的有组织的系统。在此系统中，信息通过记忆系统的三个组成部分来处理：感觉登记、短时记忆系统和长时记忆系统。学习的目标是在短时记忆系统中练习信息并加以保留，以便将信息转移到长时记忆系统中，供今后回忆和使用。

认知主义学习理论将**学习**定义为一个积极、累积和建设性的过程，其为目标导向并依赖于学习者的心理活动。学习是一种内部事件，在此过程中，对现有的知识内部表征进行修正。学习是具有实践性并建立在个人经历基础上的信息处理过程。

对护理教育的意义

在认知主义学习方法中，学生在教学中是主动而非被动的角色，并有新的学习责任。学校教育的重点是培养学生如何思考（Torre, Daley, Sebastian, & Elnicki, 2006）。不是信息的传递导致了学习；相反，学生必须通过使用信息处理策略、记忆、注意力和激励机制来组织和理解其意义（Wittrock, 1992）。

建构主义学习理论

建构主义作为一种学习理论，是基于 Piaget（1970a, 1970b, 1973）、Vygotsky（1986/1962）和 Bandura（1977）的理论学说发展而来的。建构主义认为学习是发展的（Fosnot, 1996），而知识的同化、适应和建构是学习的基本操作过程。学习者建构一个新的知识，是建立在个人解释的经历中现有知识的内在表征，以及教师的训练和促进上的。建构论者认为，学习者建构知识是为了理解他们的经验，而这些学习者也积极地寻求意义。学习者产生、精心设计并测试他们的心智结构，直到能够得到一个令人满意的结果。在建构主义范式中，随着新的知识结构被添加到现有的基本结构和联系中，知识表征对改变是开放的。

建构主义也有助于理解交互式的社会情境如何促进学习。在学习过程中，社会建构主义观点既涉及个体认知，也涉及社会互动。

从这个角度来看，建构主义也被称为社会互动主义，由于与他人的互动，知识的建构得到了加强（Frank, 2005；Hean, Craddock & O'Halloran, 2009；Vianna & Stetsenko, 2006）。而 Packer 和 Goicechea（2000）认为，学习是在社区实践中进行的，且是在环境的社会类型中构建起来的。学习者的参与和彼此联系，是一个社会建构主义学习环境的象征，包括向他人学习，并从被研究的课程的主题（Adams，2006）中汲取语境。学习环境应是一种让学生彼此接触，促进创造性思维和新思想表达的舒适性和安全性的环境（Powell & Kalina，2009）。社会学习理论、社会文化学习和情境（实境）学习理论被作为能引起护理教育者兴趣的建构主义理论的例子来加以讨论。

社会学习理论

在 Bandura（1977）提出的社会学习理论中，学习涉及主动处理信息。学生通过观察他人行为模型来学习。这一理论的重要组成部分是，相信自己能够使表现良好的学生有很高的自我效能感，并能够自信地承担复杂的任务。学习目的是发展自我效能。环境、认知和行为都是通过一系列过程相互作用来影响学习和表现的，这些过程包括注意力（如复杂性和重要性）、保留（记忆、编码、心理图像）、复制（尝试和观察发生方式），以及影响学习和表现的动机（令人信服的理由）（Bahn，2001）。

假设

社会学习理论的基本假设是，人们可以通过观察（如角色榜样）学习，以及个人的心理状态（如感知价值）影响所有的学习。

对护理教育的意义

社会学习理论以自我效能为重点，运用于护理教育中，引导学生学习角色扮演、模拟、临床学习等教学策略，培养学生的自我效能感。Bandura 的理论也被用作护理教育研究的框架（Lasater, Mood, Buchwach, & Dieckelmann，2015）。

社会文化学习理论

社会文化学习理论（sociocultural learning theory，SCT）的创立者是 Vygotsky。该理论虽然承认了人类发展潜力的生物学基础，并认识到皮亚杰提出的认知学习理论，但 Vygotsky（1986/1962）认为学习包括：①认知自我指导；②辅助学习；③最近发展区（zone of proximal development，ZPD）。辅助学习需要高级学习者（成人，教师）为学习者提供必要的支持，让学习者最终解决问题。随着学生获得独立，高级学习者逐渐退出教学和辅导，支持包括线索、肯定、将问题细化到步骤、角色榜样和举例。真正的学习发生在 ZPD，即学习者不能独自解决问题，但有成功的潜力，并能在帮助下做到这一点。教师或引导者必须了解学习者已掌握了什么，以及接下来会发生什么。

假设

SCT 的主要宗旨是"学习是互动的"，且发生在社会环境中。学生与专家（教师，临床医护人员）进行互动，承担起掌握知识、技能或态度的越来越多的责任。教师与 ZPD 的学生合作，在学生学习的同时提供"脚手架"或必要的支持，然后随着学生的掌握而退出支持。

对护理教育的意义

SCT 可以在教室、网络、临床或实验室环境中使用。为了促进进一步的学习，教师识别出学生的最近发展区，并通过鼓励、肯定、角色榜样和分解步骤提供帮助。他们支持学生，并鼓励学生通过使用创新的教学策略进行学习（Phillips & Vinton，2010）。Sanders 和 Sugg（2005）讨论了教师作为辅助表现的行为，包括反馈和认知结构化。重点是通过他人的参与来促进学生的发展。当

"脚手架"被撤回时，教师必须乐于让学习显现出来并信任学生。

　　教师可以通过个人反思、讲故事，以及在课本或临床实例和他们自己的经验之间进行比较，以鼓励学生识别以前学习的社会文化性质。鼓励学生在书面和口头报告中说出自己心中的想法并进行交流，这样既可以阐明自己，也可以丰富个人和同伴的学习。Sanders 和 Welk（2005）应用 Vygotsky 的 ZPD（1986）开发了一种策略来支持学生学习。基于学生需要构建或逐渐减少的"脚手架"技术包括角色榜样、反馈、指导、提问和认知结构化。

　　团体互动的活动，如从实际临床工作中审视问题，可以促进社会文化学习。小组间在模拟活动之后的汇报为反馈和学习提供了很多机会。真正的案例研究可以用来促进学生提问、对话甚至辩论。如果需要的信息较多而给出的案例较复杂且包含的信息少，团体活动则会使案例得到增强。Peer 和 McClendon（2002）指出，教师需要专注于建立联系的活动，如同伴交流、相互提问技巧和合作学习，旨在构建新知识的社会文化学习也可以应用于跨专业教育（Hean et al., 2009；Sthapornnanon, Sakulbumrungsil, Theeraroungchaisri, & Watcharadamrongkun, 2009）。

　　学生通过与他人的交流和合作来学习，包括以反思、分享和提问为渠道向他人学习。学生参与设计和评估学习，通过类比、应用及描述先前的知识和经历来发现这个意义，与教师和同伴就需要应用有内容的现实生活情境进行对话。通过教师、同伴的支持和"脚手架"，学生可以获得越来越多的自我意识，了解新知识如何融入其现有的知识结构中。学生对内容的意义和学习经验的思考可以用来提高和扩展他们的学习过程。

情境（实境）学习和情境认知理论

　　情境学习是在实际的护理实践环境下进行的。目标是将"真实"的世界带入学术环境，这样，学生就能更好地适应复杂多变的环境，而这将会是他们最终从事护理工作的环境。Rule（2006）指出，这些情况通常是开放式的，需要通过多个来源进行调查探索，如与他人合作，以及个人和集体反思。情境学习的一个重要方面是将认知或思考嵌入其发生的环境中（Elsbach, Barr, & Hargadon, 2005）。Benner、Sutphen、Leonard 和 Day（2010）指出，情境学习是护理教育的显著特点，在呼吁护理教育转型的过程中，建议从脱离语境的教学转换为更贴近课堂教学和临床经验的具有情境认知特点的教学。

假设

　　关注现实情况为学生提供了培养实践技能的机会，包括协作、临床决策、沟通和创造力。

对护理教育的意义

　　教师设计学习体验，如案例分析、展开式案例研究、角色扮演、模拟，以及在临床环境中学习，让学生沉浸在真实的护理实践所应用的情境中。学生将学习应用于临床实践中。这里不再强调死记硬背，而是通过学习来进行信息的综合，提供安全且高质量的患者照护。

认知发展理论

　　认知发展理论关注的是在长时间内学习者的顺序的发展。这些理论学家认为，学习依赖于学生的成熟、在现实世界中的经历，以及时间。"护理教育"的三个认知发展理论是 Knowles（1980）的"成人学习理论"、Perry（1970）的"智力与道德发展理论"（1970），以及 Benner（1984）的"从新手到专家的学习理论"。

成人学习理论

根据 Malcom Knowles（1980）的理论，成年人的学习方式与儿童不同。他采用成人教育学（andragogy）这个词来指代成年人的教育，而教育学（pedagogy）则用来指教育孩子。Knowles 将成年学习者描述为那些在被要求使用他们的经验并应用新知识来解决现实生活中的问题时表现最好的人。成年学习者的学习动机比年轻学习者更注重实效和存在的问题。成年人更有可能学习那些与他们相关的且重要的信息（Mitchell & Courtney，2005；Peterson，2005）。关于成人学习者的基本假设是，他们越来越有自主性，并且拥有经验作为他们自己和他人学习的资源。他们愿意从生活的任务和问题中学习，学习倾向是以任务为中心或以问题为中心的。他们愿意从生活的任务和难题中学习，学习方向同样是以任务为中心或以问题为中心。

以下是 Jackson 和 Caffarella（1994）所描述的成人学习者的 5 个额外特征：

1. 成人有更丰富和更多不同类型的生活经历，其组织方式与儿童的生活体验不同。

2. 成人体现出了个人学习风格的差异。

3. 成人更倾向于积极参与到学习过程中。

4. 成年人希望在学习过程中相互联系和相互支持。

5. 成人有其个人的责任和生活环境，这构成了影响他们学习的社会环境。

成人的学习行为是由过去的经验所决定的；他们的成熟和生活经验为他们提供了洞察力和看透人际关系的能力。成年人不以内容为中心；而以自我为中心，并且学习的动力是内在的（Goddu，2012）。他们以问题为中心，需要并想要学习易于应用的有用信息。成年人需要一种使他们能够承担学习责任的氛围。

假设

关于成人学习者的基本假设是，他们越来越有自主性，并且拥有经验作为自己和他人学习的资源。其学习的意愿源自生活中的任务和问题，其学习倾向是以任务为中心或以问题为中心的。

对护理教育的意义

由于成年人害怕失败，教师必须创造一种轻松和心理安全的环境，同时培养一种信任和相互尊重的氛围，从而促进对学生的赋权。教师为成年学员提供帮助、引导或指导。尽管教师承担着成为领域专家的责任，但与成人学习者的合作关系和使用民主的过程至关重要。教师可以设计有意义的学习活动，使学习转为现实。学习活动应激励和鼓励对过去和现在经验的反思，并根据学习者的需要进行排序。教师将成人学习者的需求和关注点作为学习过程合理和重要的组成部分，这有助于确保他们学习经历的最大化。

课程资料和学习经历是根据学习者的准备程度安排顺序的。学习计划实际上是与学习者建立的学习合同。学习合同经常在正规课堂和职员培训中被成人学习者使用。合同是合作开发的，应该明确学生将获得的知识、技能和态度，学生达到目标的方法，将被鉴定的标准和证据，以及完成学业的日期（Knowles，1980）。

合作学习活动应包括独立的研究和探究项目，重点是探究和经验技巧（Caffarella & Barnett，1994）。基于实地的实习经历，如实习和实践任务，提供了体验式学习。反思日志、关键事件和成长档案是其他类型的活动，允许成年学习者将他们的过去和当前的经验引入到学习活动的内容中。这些活动也帮助学习者理解他们的生活经历，提供更多的学习动力（Caffarella & Barnett，1994）。评价应与学生和同伴进行分享，并且学生应该有一些选择权去选择评价的方法。

在学生与他人协同工作以实现其个人的学习目标的过程中，应使用成人学习的原则，让学生积极参与和促进使用更广泛的各种资源。框 13-1 确定了与 Knowles 的成人学习模式相关的教学和学习原则（Knowles，Holton，& Swanson，2005）。学生必须能够在教师和同伴的支持下，决定他们自己的学习需求，并在磋商他们学习经历的过程中通力合作。成人学习者的本质属性是自我导向的，能控制学习进度，并能监测目标完成的进度。

智力与道德发展理论

智力与道德发展理论的特点是了解大学生如何理解知识以及发展思维和推理认知过程的方式。Perry（1970）提出，大学生通常经过从简单到复杂的可预测的思维发展过程，学习者从只有正确与错误的绝对二元思维发展到更加详尽的观点。但是，该过程可能会在任何时候停止或暂停进一步的发展。学生思维的发展增长通常不是线性的，而是经常出现波动。学生需根据实际情况，不断提炼和衡量一些重要信息来训练自己解决问题的能力。最后，学生意识到要了解世界的相对性，则必须要作出一个承诺。

框 13-1　基于 Knowles 的成人学习模式的成人教学和学习原则

1. 教师
   a. 与有价值观的学习者联系，尊重他们的感受和想法。
   b. 创造一个舒适的心理和物质环境，促进学习。
   c. 让学习者参与评估和确定他们的学习需求。
   d. 与学习者合作规划课程内容和教学策略。
   e. 帮助学习者最大限度地利用自己在学习过程中的经验。
   f. 协助学习者制订学习合同。
   g. 协助学习者制订策略以满足他们的学习目标。
   h. 协助学习者确定能够满足学习目标的资源。
   i. 协助学习者开展学习活动。
   j. 协助学习者实施他们的学习策略。
   k. 鼓励参与到与其他学习者合作的活动中。
   l. 为学习者介绍自我实现的新机会。
   m. 协助学习者制订自我、同伴和教师评价的计划。
2. 学习者
   a. 在他们的经验规划中承担合作的责任。
   b. 把学习经历作为他们的目标。
   c. 积极参与学习经历交流。
   d. 调整自己的学习节奏。
   e. 参与到他们自己学习进展的监测工作中。

假设

根据 Perry（1970）的理论，学生在智力和道德方面的发展要经过不同阶段。学生成长始于对世界狭隘的二元观点；发展到对知识和价值观的认识被认为是相互联系也是相对而言的；最终认可在多元世界中建立个人认知。

对护理教育的意义

Perry 模型的研究结果应用在护理中具有特别的相关性，因为教师有责任培养毕业生具有充分发展的道德和智力技能，以便在日益复杂的社会和保健系统中提供照护时提高处理不确定因素的能力。Valiga（1988）从 Perry（1970）模型中与认知发展的相关研究里总结了几个变量。与学生有关的变量包括年龄、性别、社会经济地位、言语表达、学生家庭状况、教育动机和学习风格偏好等。与课程的制订和实施相关的变量包括课程的学科内容、数量结构和灵活性，应对的挑战和给予的支持程度，课程作业类型，学生间互动的性质，学生与教师关系的开放程度以及学生间在 Perry 模型与学习环境中的契合程度。

Frisch（1990）对低年级学士学位护理学生的研究显示，大多数学生在二元认知阶段接近结束时才达到了认知的多重性，只有一名学生在相对性阶段的一开始就已达到。Valiga（1988）的研究发现，在学年的开始和结束时，大多数学生处于二元认知阶段。虽然多数显示没有变化，但少部分人接近获得了双重角度思考的能力，如此使他们向相对认识的阶段发展。

使用 Perry 模型的学院不仅关注智力能力，而且注重学生的伦理和道德表现。教师与学生建立开放、诚实和相互支持的合作伙伴关系，同时促进学生的智力成长。Valiga（1988）建议教师设计课程，要求学生与其他以不同方式思考、论证和审视世界的同学交流。这些经历应该在大一期间推出，并且提供复杂程度渐进的不同学科应成为课程设计的一部分。专业课程可提供将复杂性和不确定性的情形与成功实施临床实践所必需的协作相结合的学习（Sargeant，2009）。

应用 Perry 理论时，学生必须愿意在其大学经历中进入社会化角色，并且愿意尝试融入与他们背景和观点不同的生活环境。用开放和接受的态度自然地展现自我十分重要。学生会认识到他们积极参与新的、具有挑战性事物的重要性，这一经历将增加他们的认知能力，有利于他们的发展。学生也可

以期待，在学校中取得的进步将带来更多的知识需求，超越教师的期望，以及颠覆一些曾经对事物确定性的认知。

专注于唯一或绝对答案的学生可能会在护理实践中多变的情况下感受到压力。这些学生对于满足课程和课程目标所需的时间和精力会采取负面态度。因此，他们的学习背景及学习经历本身就成为一种消极的经历。

从新手到专家

随着过去几十年来患者的持续快速增加，新护士毕业生在早期的实践和其他工作中需要持续发展和指导。Benner（1984）使用 Dreyfuss 技能获取模型来解释各级护士的专业知识差异。Benner 将这些级别描述为新手（相对具体的知识水平；需要密切监督）、高级初学者（开发更多的实践知识，更多地使用判断力，需要整体监督）、能胜任者（越来越多的实践知识，大部分能够使用自己的判断）、精通者（越来越深入地了解实践和护理，为自我和他人负责），以及专家（有实践和学科的权威知识，为自我和他人负责，创造超越行业内容的新的含义）。

假设

这个关键的假设是，护理的专业经验要在长时间里逐步拓展。护士经过五个阶段完全建立他们自身的工作技能。护生从新手开始，可以逐步进入高级初学者阶段，但只有在现实世界的护理实践经验才能够为护生逐步发展专业技能提供机会。

对护理教育的意义

虽然从新手到专家的模型建立在对护理实践工作的认知基础上，但其仍与学生从护理课程中获取的知识和经验程度有关。教育者首先需要明白教育对象的接受能力，如处在第一学期和最后一学期的学生，以及他们

之前学习和经历的不同。还有其他可获取的更多信息的途径，包括回顾课程排序、课程说明、与其他曾经讲授该课程的教师探讨、对学生进行问卷调查等。通过学习的过程，学生对学科是什么、学什么和怎么学的自我反省的能力会加强。需要持续评估学生在课堂和实践中的表现，并据此作出教学调整。调整的内容可包含加强之前的概念，将抽象概念细化或提高学习内容及相关作业的深度及广度。从新手到专家的理论被用来指导建立最佳的教学体验和规培项目。

人本主义理论

人本主义，有时被称为人类潜能运动，在 20 世纪 70 年代成为对过度使用行为主义和专注于技能发展的一种强烈反应的重要力量。人本主义心理学家主要关注激励学生完成自我实现的成长。对个人行为的描述依据的是个人而不是观察者。人本主义教育被定义为一种教学实践，教学过程强调所有个人的重要性、价值、尊严和诚信。有两种人本学习理论与护理教育有关：人文主义与关怀。

人本主义方法支持和促进个人的尊严，尊重学生的感受，并促进针对他人的人文观点的发展。学习被定义为一个发展自己潜力的过程，目标是成为一个自我实现的人。人本主义教育运动的支持者包括 Combs、Glasser、Kohlberg、Learn、Leininger、Maslow 和 Rogers 等理论学家。

假设

教育激励学生发展自己的潜力，使他们能够朝自我实现进步。

对护理教育的意义

采用这种方式的教育者使用强调建立有效的情感方面的学习经历，提高学生的责任感、合作意识和相互尊重的品质。人本主义教育涉及一种对个人自由和价值的认可和重视的氛围，可用于学术课程、继续教育课程、员工发展计划和个人发展研讨会及课程。

教师创造学习环境，通过建立一种非正式和轻松的气氛来促进自我发展。这可以通过前几堂课开始的几分钟来完成，使用"破冰式"策略，邀请学生交流，熟悉彼此和教师。帮助学生学习与人本主义运动相一致行为的方法是角色榜样。教师可以对所期望的行为和态度起模范作用，这些行为和态度是人本主义教育不可或缺的组成部分：作为一个有爱心、善解人意的人，应表现出真诚，同时尊重自己和他人。教师在教育工作中将自己视作一个合作学习者，这将促进更加平等的师生关系。通过表扬学生的积极行为，让其从经验中学习并分享他们自己的经验，提出问题；让学生参与讨论，并详细阐述学生的反馈和问题，这样可以促进学生的学习积极性。

学生对自己的学习负责；确定自己的需求、目的和目标；并进行自我评估。学生积极参与学习过程，承担责任，开放讨论，能够反思和内省。此外，学生采取由教师树立的尊重和关爱的榜样行为。

关怀理论

由 Watson（1989）提出的关怀理论整合了从人本主义、存在主义的观点和女性主义哲学以及现象学中得出的人类科学取向的概念和原则。该理论的主要概念是：

- 施行仁爱和平行
- 真实存在：使他人（患者、同事、家人等）有更深刻的信仰

- 培养自己的精神实践，使自己的心灵/身体/精神的整体超越自我
- "营造"关爱性的治愈环境
- 允许奇迹的发生（以开放的态度面对意外和无法解释的生活事件）

假设

该理论的主要前提是在爱和价值观的道德、伦理和哲学基础上关爱自己和他人，根本是使用10个对于关爱他人来说至关重要的因素，包括超越个人的教学和学习，协助满足人的需要，系统科学地（创造性地）解决问题的关怀过程，人本利他价值观，促进和接受积极和消极的感觉表达，灌输和实现信仰和希望，允许存在-现象的灵性维度，提供支持性、保护性、矫正性的心理社会和精神环境，并培养对自己和他人的敏感度等（Watson，2007）。这些因素脱离了较多的治疗领域的思维，转向了当下对自我和他人的关怀，而这本身就是一种治疗。

对护理教育的意义

Watson的关怀理论和关怀实践理论已被用作临床实践模型，并作为课程框架。护理课程的目标是创造一种护理教育的经历，与真正的教育相符合，与专业的护理理念和价值观相一致，这是当代护理实践、研究和教育的重要组成部分。Bevis和Murray（1990）将基于关怀理论的护理课程描述为提供专业护理教育，强调分析、解决问题和评判性思维能力的模式。

学习内容和学生的学习经历必须建立在人类关怀这个基础上，从实际生活经验的现象中得到，而不仅仅是护理教育者传统上教授的内容，或者他们认为应该讲授的内容。尽管从传统层面来讲，理论是用来指导实践的，但在新模型中，理论和实践被视为相互

作用。重组学习的重点建立在临床实践的基础上，并以内容为实质，让学生积极参与学术研究。

关怀教育理论在实践中也有很好的描述。Mitchell（2005）提出了基于关怀理论的假设，用于开发一种临床实践模型，该模型将患者和员工的观点考虑进来，也可以作为护理领导力的框架（Britt Pipe，2008）。在课程中引入关怀概念可以为未来实践的感知和实现打下坚实的基础。

教师实施关怀课程，以寻求消除与学生敌对关系的方法；教师也努力维系开放、诚实、关心和支持的关系。正是在这种背景下，教师创造了一种氛围和结构，促进理想的学习环境。教师培养和塑造探究精神，帮助学生发展成熟的学习和认知能力。学生在观察信息、概念和原则的时候会面对不确定因素而挣扎徘徊，需要给他们以引导（Bevis，1989）。所选择的内容是基于课程理念和预期的毕业成果之需的。教师集中力量帮助学生透过信息的表象，明辨潜在的设想。

为了给学生提供深入的教育学习经验，教师在不同的角色中发挥作用，成为学习和研究的专家。教师经常使用教学策略以促进学生的主动学习，如使用提问和对话是很重要的。与学生展开由教师发起的对话专注于培养学生的求知欲、关怀、关怀的角色、道德理想和自信等特质。在探究精神的语境下进行对话，探索内容的含义，激发和增强教师及学生的学习。

学生承担主动学习的责任，并寻求教师的支持和指导。重要的是，学生将教师的概念从作为权威人物转变为共同学习的伙伴，因为学生被期望在决策结构中发挥积极参与者的作用。教师与学生关系的变化促进了一

种充满活力的氛围，在这种氛围中，教师成为学生的盟友。学生积极参与教学过程，使教师有更多的机会观察学生在自尊心、自信心和能力上的增强。而学生也感受到了内在动机和责任感有所增强。

解释教育学

解释教育学的重点是探索、解构和评判性经历。他们信奉多种认识论、认知方式和思维方式（Diekelmann，2001）。当教育重点是理解或欣赏经历的本质时，就应当用到此教学法。解释性教育学赋予学生权利，减少权威，鼓励社会行动，建构新知识。这里讨论了两种解释性教学法——现象学和叙事教学法。

现象学理论

现象学是一种哲学，是一种护理教育者用来研究人类生活经历的定性研究方法。它是一种归纳性和描述性的方法，用来解释人类经历的现象（Omery，1983）。现象学涉及传达对现象意义的理解，并提供多种方法来检查任何系统层面的问题。它涉及通过对语言和关怀经历的对话来反思和讨论关于现象的意义，从这些现象将意义转化为捕捉人们想要理解现象的主题（Van Manen，1990）。在护理教育和临床实践中，现象学可以用来了解临床实践中护理重点的现象。护理关怀的现象包括护士自己作为学生和实践者，当然还有他们的患者。这些关注包括但不限于人类的经历，如痛苦、失落、悲伤和希望（Taylor，1993）。

假设

现象学提供了一种在实践环境中描述护理实践性质的方法；从整体角度来看，它是一种既灵活又动态的教学法，位于整个专业护理领域体系。这一观点使人们能够感知到护士和患者整体的生活经验。身体和社会环境融合成为个体、亲密和整体的体验。现象学方法建立了一种观点，将重点从技术、技能导向转移到对全人的关注上。现象学已经被 Benner（1984）、Tanner 等（1993）、Bevis（1989）和 Diekelmann（2001）等护理学者使用。现象学的目标是理解人类的经历——经历事件的过程和原因。

对护理教育的意义

现象学理论可以在教室使用，也可在临床实践和任何其他情形下使用，患者、护士和护理学生都是可以引起兴趣的现象。教师和学生有独特的机会获得知识和学习所有科目的新技能。患者、临床医学专家、学生和教师都有可展开的故事。现象学清楚地认识到学生在促进信任、创造力和探究的同时，在故事中构建意义的价值。这些学习经历有可能促进更深入的了解，增强学生临床实践的关爱成分。

教师在运用现象学教学方法时，从与课程内容相关的专业文献中选择现象，并在课堂上进行探索。教师还可以通过使用开放式和探究的问题来说明患者或护士的生活经验的各个方面是可以被考查出来的。主讲嘉宾可以通过分享自己对患者或他们自身生活经历有关的个人知识来增强课堂学习体验。教师可以使用各种各样的教与学的策略，包括明辨护理的观点、护理散文、日志、案例研究、轶事记录、对话、小说和自传性的经历、艺术作品读后感和艺术表现形式等。

在临床实践环境中，临床护理专家协商积极参与学习的过程。教师指导并向学生展示如何向临床专家学习。教师承担识别和与临床专家合作的责任，由专家引导和指导学生在临床实践中的学习体验。此外，教师发起讨论和辩论，提供不带指责的批评，指导但不限制议程。最终教师成为倾听者和回应者，并与学生进行对话。这种氛围为学生们提供了赋权的机会。

学生的作用是解读信息。学生必须自我指导，寻找他们想要的东西，并需要向临床专家或教师学习。

叙事教育学

叙事教育学借用了传统的、现象学的、批判和女权主义的教学法。叙事教学法是对实践探讨的承诺，通过教师、学生和临床医护人员的经验获得知识。这是对鼓励共同学习的共通经验的汇总解读。叙事教学法不是要替代其他类型的教学，而是真正应用于护理课程的补充教学法（Walsh，2011）。

一项为期 12 年的研究从教师、学生和临床医护人员（Diekelmann，2001）获得的采访文本中产生了 9 个主题。教与学的体验以共同分享经历的形式进行了阐述，在护理教育中究竟什么才是真正重要的问题。由 Diekelmann（2001，p. 57）概述的教育、学习和教学的相关实践如下：

- 收集：引入和唤起
- 创建位置：对未来的可能性持开放态度
- 组装：构建和培育
- 停留：了解和联系
- 关怀：建造社区
- 解读：忘却旧知和形成新知
- 存在：参与和持开放态度
- 保持：阅读、写作、思考和对话
- 质疑：意义和可见性

Ironside（2003）对护理教师和学生进行了一项定性研究，以找出在叙事教学法课堂中教学（或学习）是什么样的。该研究发现了两个主题：一是以提问题的形式进行思考，以发现究竟还有什么，以及还有哪些其他的方法来解决这个话题，而不是找到"最好的"答案。另一个主题与保持不确定和不可靠与何种能力有关。考虑到在 21 世纪的临床实践中大量涌现的信息、分散的观点和混乱的现象，在护理学生中发展这样的想法是有益的。在另一项定性研究中，Ironside（2006）发现，使用叙事教学法鼓励在一个学习的社区里进行对话和解释，研究的重点是寻找护理实践的意义和探索不同的观点。

假设

叙事教学法是教师、学生和临床医护人员之间的对话和辩论，对隐藏的内容和揭示的内容提出质疑。通过我们的叙述，我们认识了彼此（Brown，Kirkpatrick，Mangum，& Avery，2008）。前面列举的 9 个主题说明了学校教育、学习和教学的重要实践方法。

对护理教育的意义

教师构建获取内容和技能的活动的方式是通过鼓励学生对与经验相关的故事的理解。这可以通过他人的叙述来完成——例如观看和讨论一部电影、演讲或书籍（McAllister et al.，2009）。Gazarian（2010）描述了学生如何使用数字媒体讲述他们的故事。这种策略利用了计算机的视觉和音乐方面的功能。通过聆听、写故事读后感和个人感知，使知识在情境中得到发展。Sheckel 和 Irosnide（2006）对学生思维如何受到叙事教学法的影响进行了现象学研究。培养解释性思维的一个分主题出现了。举例来说，学生就怎样才能完成自己的临床作业进行了讨论。围绕故事的问题和讨论，使叙事教学法成为一种手段，将思维从已知的转向重要的、需要被知道的事物。

这些重要的实践为临床医护人员、教师和学生之间的建设性对话创造了一种氛围。教师必须提高自己的理解能力和技能，运用9个重要实践主题，揭示隐藏的含义，并在护理教育中激发新的可能性。与常规教学法相反，教师还必须了解叙事教学法的本质。教师可能会进行个人和专业的自省，因为这9项重要的实践将揭示积极和消极的属性。学生与临床医护人员和教师分担论述和解构的责任。

叙事教学法与建构主义、认知学习两个方面相符，可以从复杂的科学角度来看待学习，即把学习看作交互式、适应性强、有创造性、有构建能力、难于预测的和不断发展的（Mitchell，Jonas-Simpson，Cross，2013；Fraser & Greenhalgh，2001）。

神经科学、基于大脑的学习、深度学习和多元智能理论

过去，脑的发展被认为只存在于出生前及孩童时期。但是，如今众所周知，脑的发展贯穿整个人生并且可适应不断学习的过程。这些变化能够被神经学家从各种直接成像方法中找到。神经元回路自身改变结构和功能的能力被称作"神经可塑性"（Kalia，2008）。神经分支生长的变化和一些数量的神经元突触在学习的过程中被增强，并且集中在"4 个主要脑皮质区域"（感觉区、后部综合区、前部综合区、运动区）（Zull，2006）。这一过程可以通过在学习中配合理解和领悟、抽象思考、创造性思维和不断试验而完成。不断重复亦可以通过脑神经网络加快信息处理速度。同时，情绪用来调节神经信号并加强额叶皮质功能（包括脑部执行功能）（Cozolino & Sprokay，2006；Zull，2006）。学习和脑发展的直接联系为教学重

要性和影响提供了更多的证据，这些影响也体现在护理教育环境的学习过程中。3 种基于神经学概念的理论也在本章做进一步阐述，分别是基于大脑的学习、深度学习和多元智能（multiple intelligences，MI）。

神经科学同时为年轻学习者的脑不同于与他们相比较的年长学习者的现象提供了新的解释。很大一部分护理学生将由新一代年轻人构成。Auerbach、Buerhaus 和 Staiger（2011）主导了一项全国性研究，表明自2002 年以来，23 ～ 26 岁注册加入护理工作的年轻人数量呈现稳定上升状态。Prensky（2001）将 20 世纪 80 年代后出生的人称作"数字原住民"，这些人成长在一个 24 小时不停获取信息、娱乐和交流的世界。他们运用先进技术不断接触 600 个频道以上的电视节目；上网；玩复杂、快节奏、高度可视化的视频游戏；接触形形色色的社会媒体。广泛持续使用以上新技术可影响脑神经的可塑性，尤其是一些神经系统的化学处理程序和一些神经网络的建立（Bradley Ruder，2008；Prensky，2001）。这些学习者习惯于应对多项任务，并且能快速将注意力从一种事物转向另一种事物。年轻的学习者同时被发现缺乏耐心、急功近利，同时他们习惯于与他人共同学习并分享成果。护理专业教学者可以运用教育学理论，如用一种开放交流和具有建设性的方式确保学生能主动参与教学。他们注意力集中的时间较为短暂，需要直接的课堂反馈和不同的激励方式。教学者也可以在课堂上与学生合作，发挥他们所精通的不同技术，包括网络视频的运用过程以及小组学习中必须从互联网获取和利用信息的过程。Revell 和 McCurry（2010）指出，现代课堂上需要采用一些先进技术，例如课堂上的个人反馈系统，进一步提高学生

的辩证思维、交流技巧和年轻学生的课堂参与程度。

基于大脑的学习理论

基于大脑的学习的概念衍生于过去30年间人们对神经科学、心理学以及生物学的研究，并且该研究专注于大脑最佳的学习环境（Connell，2009；Gulpinar，2005；Jensen，2008）。这一领域持续演变并被不断论证，获得了更多的名称，例如**脑部培育、神经科学和教育学以及教育神经科学**（Petitto & Dunbar，2009）。该学科的早期发现是Gardner的MI和左右大脑半球对于人体功能不同的控制。大脑内复杂关联的活动处理着从记忆或者外部感受到的信息，并转化为直接行动，或者忽略这些信息，抑或是进一步的处理和储存。大脑的学习功能受到多方面因素的影响，包括一天之中的时间因素、脑部营养的供应以及心理压力（Jensen，2008）。Caine和Caine对大脑学习功能进行了更为先进的研究，并提出了12种理论，其中三种理论包括"学习中的大脑能够持续建立思考模式并重建自身""情感对于脑部思考模式建立的必要性""学习能力可以通过无威胁的难度挑战而加强"。

情绪化的想法也与大脑的认知功能有关，包括多个脑部区域和若干关于决断、记忆和学习的过程。各种想法会触发情绪，且这些情绪能够被外界的信息或身体的感觉所影响。与学习有关的情绪被用来进一步理解其中复杂的关系，例如认知模式、主观能动性、实际行动和最终付出的努力。

神经科学反映了大脑在不同年龄段学习能力的差异。现行的记忆能力对于简单的任务来说也许并无差别，但是较为年轻的学习者能够在任务更加复杂的情况下使用更多的记忆能力去完成学习。同时，年长者的抑制控制（阻断外部干扰的能力）、认知处理速度和长期记忆存储的能力会稍逊于年轻的学习者（Reuter-Lorenz & Park，2010）。这意味着对教师的挑战在于与可能是跨越3～4代的成年学习者一起工作。由Gozuyesil和Dikicl（2014）主导的元分析探究了31项研究以及运用基于大脑的学习方法对于学术成就的影响。实验结果表明，取得较高学术成就的实验对象借助了基于大脑的学习方法。

假设

学习能力应能够通过提供大脑最佳的学习环境而提高：

- 放松性警觉：一个充满挑战但又无威胁性的学习环境
- 学习者经过精心安排能够沉浸在真实和复杂多样的体验中
- 能够主动和经常地总结以上过程，以此建立自己的学习方法（Caine & Caine，1991）

基于大脑的学习对于建立学习方法和较深层次的学习非常有效。它激励人们发现更全面的观点去解释大脑、身体及环境对于学习能力的影响。

对护理教育的意义

基于大脑的学习理论扎根于大量新知识的建构积累和对过往知识的联系。一些实例包括基于新内容和初始反应的真实的案例研究、模拟练习、团队项目，深层的、包含多方面情况的患者研究，对怎样并且为什么做出决定的反思方面。任何可能促成基于大脑学习的环境鼓励的都是互动、真实的体验，以及在低威胁环境下平衡的学习挑战。所以教师创造并保持学习者参与并且表达"如何"和"为什么"想法的环境至关重要。作为整个环境的"创造者",教学人员需要设计能让学习者产生共鸣的学习过程。教师同样需要明白,每一位学生都是独特的个体;即每个学生处理和理解信息内容的方式都不同,因此考虑学生的多样性及学习方式的不同显得十分必要。教师应通过展示关怀、重视、建立信任等方式去设定学习环境的基调(Jensen,2000)。热情和良好的教学组织设计对激励学生建立学习的主观能动性起到非常有效的作用。教师同样需要认识到年龄差异对于大脑学习某些方面的影响,例如内容多少、课程内容的前后设置、如何重复重点等。对学习来讲,积极的感受(情绪)和主观能动性将增加学生对于知识信息获取及处理的能力。在获得良好休息的情况下充分做好准备参加课程和临床实习,会对学习的情绪和主观能动性产生积极的影响。

深度学习理论

深度学习(相对于浅表学习)理论意味着学习是去理解并创造学习意义(Smith & Colby,2007)。学生会坚持并可以完成更具挑战性的学习内容(Majeski & Stover,2007)。Whittman-Price 与 Godshall(2009)阐释了深度学习理论、有策略的学习和浅表学习的定义。浅表学习通常是由外部因素所驱动的,对信息死记硬背以应付考试。深度学习理论则恰恰相反,它具备本质的主观能动性,并渴望学习以求得对知识的理解。有策略的学习更是以上二者结合的产物,学生的学习更具有目的性,并尽其所能去达到自己的目标。

假设

深度学习理论代表主观愿望,并具有本质能动性的学习策略,将需要理解并联系所得知识,以创造新的学习意义和行为。深度学习理论与认知和信息处理理论相关,是"通过重复联系将短期记忆转化为长期记忆"的过程。

对护理教育的意义

我们可以通过课堂和临床环境所提供的交流互动的时间和空间去培养学生的深度学习能力。教师需要为学生创造能够学习到在临床环境中应用的事实和概念的机会。案例学习及展开式案例研究和模拟与临床实践学习相结合的过程,能够进一步加强学生深度学习的能力。同时,构建概念图也可以促进学生建立深度学习的能力(Hay,2007)。学生需要经常性地评估他们的学习方法及成果,并主动参与同学和教师对学习过程的分享。借此,学生可以从更概念化的理解中获益,即找到意义及关联性(Clare,2007)。

多元智能

Gardner(1983)提出了智能的多元性,这是对传统智能观点的挑战。MI 的理念始于 7 个构想:运动智力、视觉智力、语言智力、数学逻辑智力、音律智力、人际交往智力和自我认知智力(Gardner,1983)。另外,两个新的智力——自然认知智力和存在智力也被纳入进来(Bowles,2008;Moran,Kornhaber,& Gardner,2006)。该理论阐释了个体之间与生俱来的智力表现差异,这些表现可以协调工作,并随着整个人生的学习和经历而不断改变。在设计和执行教学任务时结合 MI 理论,可以增强学生的学习能力(Holland,2007)。

假设

每个人类个体都具有独一无二的智力表现,对自身的才能也有不同程度的表达。虽然个体在一个或更多方面的智力表现得比其他人更加出色自如，但只有这些智力聚合在一起的时候，才能解决问题，并与工作环境产生互动。教育的目的在于宏观地发展所有的智力才能。

对护理教育的意义

虽然以上理论并非指令性的理论，但 MI 提供了理解智能的基础的框架，让学生和教师都可以从中获益。教师应通过肯定学生的解决问题能力增强学生的自信心，使他们认识到其自身对护理工作所具有的独特天赋，而不再是用狭隘的传统 IQ 测验方式，即以学生的语言表达能力和数学逻辑能力作为智力衡量的标准。MI 可能对发掘学生的创造力有直接帮助。学生在各种智能范畴的优势将被发掘出来，这会对以最佳的患者照护为目标的专业工作大有好处，如护理工作的实践。因为大部分的智能测试只是挖掘学生的数学逻辑能力和语言能力，学生进入护理职业只是具备书本上的护理知识，所以只能部分地理解护理工作所需要的知识储备。教师有机会运用 MI 理论，专注于每个学生独特的智能表现，以其优势促进对实践和专业的贡献。

与此同时，学生也可以运用 MI 理论进行对自我及他人的学习评估，因为该理论中不存在能力的等级制度，任何智能都具有同等的重要性。学生也许会享受这种非应试、非书面但其能力被认可的教学方式，并且教师帮助学生在护理这项职业中取得成功。学生不仅可以专注于自身的特长，还能够找到护理职业的发展方向，同时也可以在其他的社会生活中做出正确选择。由护士、学生、教师和其他专业人员所带来的关于智力问题的更广泛、更全面的观点，有助于加深对潜在护理关系的理解。MI 的复杂性和个人特点反映出护理工作整体上的复杂性。与 MI 理论建构相关的具体及广泛的课程和临床学习目标将会推动学生学业上的成功及带来满意的职业表现。

总结

教学体验主要关注学习者作为积极的参与者与教师和同事或更大范围的外部环境的互动。学生在建立学习体验的过程中被赋予可观的支配力，使其自主建立并形成对知识的理解。教师的基本职能就像一个设计师——以与学生及他人权力分享的方式创造出对学习环境及学习体验有益的氛围。教师从教学经历中也不断学习，不断升华自身的教育理念和教学方式。

本章提到的学习理论和框架为教师提供了一个在教与学过程的四个步骤中可运用的指南。每个理论和框架有着不同程度的实用性，这取决于教师自身的教学理念、教学理念指导下的课程设置、在教学过程中的环境与氛围、学生特点、目的、性质以及课程内容。在这些背景环境变量中，教师应衡量每个理论或框架的优劣性，选择其中最为合适的理论或框架并应用在教学中。

学习范式的转变确保学习者会建设并创造新知识，并且教师在这个过程中扮演设计者、促进者、导师、向导和引领人的角色。对于大多数高校学习的体验尤其是护理学而言，行为主义原则具有相关性上的局限。现有和不断涌现的概念和理论如与学习相关的神经科学、认知力、人本主义、成人学习理论，以及 Perry 关于智能和认知力建立的模型，还有解释性教学法涵盖的内容、认知模式、叙事性教学法和人文关怀等都与学习范式的推动力相一致，可以用来指导护理教学。因此，教师所创造的教学氛围和情景教学体验，与学生通过积极参与活动进行着持续的相互交流。

对证据的反思

1. Missildine、Fountain、Summers 及 Gosselin（2013）在比较传统的授课（$n=53$）、录制的授课（$n=53$）（学生可以下载的音频保存的授课）和翻转课堂（$n=53$）（通常的"家庭作业"被拿到课堂上完成，并且实时的课堂为学生提供更多互动和应用学习的机会）的学业表现及学生满意度时，发现一个复杂的结果。在翻转课堂上的学生虽然相较于传统授课及录制授课的学生获得较高的考试平均分数，但相较于其他两种教学方式满意度则较低。哪些教育理论能够对以上获得更好学业表现的结果作出解释？教育理论该如何就学生的参与和积极性启发护理教育者？

2. 美国卡耐基国家护理教育研究的发现和建议集中在护理教育的失败上，它未能持续地将所教授的内容与之前的人文学科和科学课程相联系，并忽视了将学生综合、多方面思考的发展需要作为当今活跃且混乱的医疗环境中的一种实践方式。哪些教育学理论专注于运用过去的知识和经验去构建新的知识？怎样将一个典型的护理课堂在实际运用这个理论后变得不同？

3. 患者和医疗卫生系统的多样性和复杂性成为驱使执业护士在卫生保健团队中不断适应、学习并且有效行使职责的原动力。护理教育者在与学生合作的专业课程中，如何通过跨学科的沟通、协作和对角色的理解来提高卫生保健的质量？

参考文献

Adams, P. (2006). Exploring social constructivism: Theories and practicalities. *Education*, 34(3), 243–257.

Anderson, J. R. (1980). *Cognitive psychology and its implications*. San Francisco: W. H. Freeman.

Anderson, J. R. (1985). *Cognitive psychology and its implications* (2nd ed.). San Francisco: W. H. Freeman.

Auerbach, D. I., Buerhaus, P. I., & Staiger, D. O. (2011). Registered nurse supply grows faster than projected amid surge in new entrants ages 23–26. *Health Affairs*, 30, 2286–2292.

Ausubel, D. P. (1960). The use of advance organizers in the learning and retention of meaningful verbal material. *Journal of Educational Psychology*, 51(5), 267–272.

Ausubel, D. P. (1978). *Educational psychology: A cognitive view* (2nd ed.). New York: Holt, Rinehart & Winston.

Bahn, D. (2001). Social learning theory: Its application in the context of nurse education. *Nurse Education Today*, 21(2), 110–117.

Bandura, A. (1977). *Social learning theory*. Englewood Cliffs, NJ: Prentice Hall.

Benner, P. (1984). *From novice to expert*. Menlo Park, CA: Addison-Wesley.

Benner, P., Sutphen, M., Leonard, V., & Day, L. (2010). *Educating nurses: A call for radical transformation: Vol. 15*. New York: John Wiley & Sons.

Bevis, E. O. (1989). *Toward a caring curriculum: A new pedagogy for nursing*. New York: National League for Nursing.

Bevis, E. O., & Murray, J. P. (1990). The essence of the curriculum revolution: Emancipatory teaching. *Journal of Nursing Education*, 29(7), 326–331.

Bowles, T. (2008). Self-rated estimates of multiple intelligences based on approaches to learning. *Australian Journal of Educational & Developmental Psychology*, 8, 15–26.

Bradley Ruder, D. (2008, September–October). The teen brain. *Harvard Magazine*, 8–10.

Brandon, A., & All, A. (2010). Constructivism theory analysis and application to curricula. *Nursing Education Perspectives*, 31(2), 89–92.

Britt Pipe, T. (2008). Illuminating the inner leadership journey by engaging mindfulness as guided by caring theory. *Nursing Administration Quarterly*, 32(2), 117–125.

Brown, S. T., Kirkpatrick, M. K., Mangum, D., & Avery, J. (2008). A review of narrative pedagogy strategies to transform traditional nursing education. *Journal of Nursing Education*, 47(6), 283–286.

Caffarella, R. S., & Barnett, B. G. (1994). Characteristics of adult learners and foundations of experiential learning. *New Directions for Adult and Continuing Education*, *62*, 29–42.

Caine, R. N., & Caine, G. (1991). *Making connections: Teaching and the human brain*. Retrieved from, http://www.eric.ed.gov/PDFS/ED335141.pdf.

Chickering, A. W., & Gamson, Z. F. (1987). Seven principles for good practice in undergraduate education. *AAHE Bulletin*, *3*, 7.

Clare, B. (2007). Promoting deep learning: A teaching learning and assessment endeavour. *Social Work Education*, *26*(5), 433–446.

Connell, J. D. (2009). The global aspects of brain-based learning. *Educational Horizons*, *88*, 28–39.

Cozolino, L., & Sprokay, S. (2006). Neuroscience and adult learning. *New Directions for Adult and Continuing Education*, *110*, 11–19.

Craig, D. L. (2003). Brain-compatible learning: Principles and applications in athletic training. *Journal of Athletic Training*, *38*(4), 342–349.

Diekelmann, N. (2001). Narrative pedagogy: Heideggerian hermeneutical analysis of lived experiences of students, teachers, and clinicians. *Advances in Nursing Science*, *23*(3), 53–71.

Elsbach, K. D., Barr, P. S., & Hargadon, A. B. (2005). Identifying situated cognition in organizations. *Organization Science*, *16*(4), 422–433.

Fosnot, C. T. (1996). *Constructivism: Theory, perspectives and practice*. New York: Teachers College Press.

Frank, C. (2005). Teaching and learning theory: Who needs it? *College Quarterly*, *8*(2), n2. Retrieved from, http://www.collegequarterly.ca/2005-vol08-num02-spring/frank.html.

Fraser, S. W., & Greenhalgh, T. (2001). Coping with complexity: Educating for capability. *BMJ*, *323*(7316), 799–803.

Frisch, N. C. (1990). An international nursing student exchange program: An educational experience that enhanced student cognitive development. *Journal of Nursing Education*, *29*(1), 10–12.

Gardner, H. (1983). *Frames of mind*. New York: Basic Books.

Gardner, H. (1993). *Multiple intelligences: The theory in practice*. New York: Basic Books.

Gazarian, P. K. (2010). Digital stories: Incorporating narrative pedagogy. *Journal of Nursing Education*, *49*(5), 287–290.

Goddu, K. (2012). Meeting the challenge: Teaching strategies for adult learners. *Kappa Delta Phi*, *48*(4), 169–173.

Gozuyesil, E., & Dikicl, A. (2014). The effect of brain-based learning on academic achievement: A meta-analytical study. *Educational Sciences Theory & Practice*, *14*(2), 642–648.

Grippin, P., & Peters, S. (1984). *Learning theory and learning outcomes*. Lanham, MD: University Press of America.

Gulpinar, M. (2005). The principles of brain-based learning and constructivist models in education. *Educational Sciences Theory & Practice*, *5*(2), 299–306.

Hay, D. B. (2007). Using concept maps to measure deep, surface, and non-learning outcomes. *Studies in Higher Education*, *32*(1), 39–57.

Hean, S., Craddock, D., & O'Halloran, C. (2009). Learning theories and interprofessional education: A user's guide. *Learning in Health and Social Work*, *8*(4), 250–262.

Hilgard, E. R., & Bower, G. H. (1966). *Theories of learning*. New York: Appleton-Century-Crofts.

Holland, F. (2007). Bringing the body to life: Using multiple intelligence theory in the classroom. *SportEx Dynamics*, *14*(Oct), 6–8.

Immordino-Yang, M. H., & Damasio, A. (2007). We feel, therefore we learn: The relevance of affective and social neuroscience to education. *Mind, Brain, and Education*, *1*(1), 3–10.

Ironside, P. (2003). New pedagogies for teaching thinking: The lived experiences of students and teachers enacting narrative pedagogy. *Journal of Nursing Education*, *42*(11), 509–516.

Ironside, P. M. (2006). Using narrative pedagogy: Learning and practising interpretive thinking. *Journal of Advanced Nursing*, *55*(4), 478–486.

Jackson, L., & Caffarella, R. S. (1994). *Experiential learning: A new approach*. San Francisco: Jossey-Bass.

Jensen, E. (2000). *Brain-based learning: The new science of teaching and training* (rev. ed.). San Diego: The Brain Store.

Jensen, E. (2008). *Brain-based learning: The new paradigm of teaching* (2nd ed.). Thousand Oaks, CA: Corwin Press.

Kalia, M. (2008). Brain development: Anatomy, connectivity, adaptive plasticity, and toxicity. *Metabolism*, *57*, S2–S5.

Knowles, M. S. (1980). *The modern practice of adult education*. Chicago: Follett.

Knowles, M. S., Holton, E. F., & Swanson, R. A. (2005). *The adult learner: The definitive classic in adult education and human resource development*. Burlington, MA: Elsevier.

Lasater, K., Mood, L., Buchwach, D., & Dieckelmann. (2015). Reducing incivility in the workplace: Results of a three-part educational intervention. *The Journal of Continuing Education in Nursing*, *1*(46), 15–26.

Lewin, K. (1951). *Field theory in social science*. New York: Harper & Row.

Mager, R. F. (1962). *Preparing instructional objectives*. Palo Alto, CA: Fearon.

Majeski, R., & Stover, M. (2007). Theoretically based pedagogical strategies leading to deep learning in asynchronous online gerontology courses. *Educational Gerontology*, *33*(3), 171–185.

McAllister, M., John, T., Gray, M., Williams, L., Barnes, M., Allan, J., et al. (2009). Adopting a narrative pedagogy to improve the student learning experience in a regional Australian university. *Contemporary Nurse*, *32*(1–2), 156–165.

Missildine, K., Fountain, R., Summers, L., & Gosselin, K. (2013). Flipping the classroom to improve student performance and satisfaction. *Journal of Nursing Education*, *52*(10), 597–599.

Mitchell, G. (2005). Advancing the practice of nursing theory: Evaluating nursing as caring. *Nursing Administration Quarterly*, *18*(4), 313–319.

Mitchell, M. L., & Courtney, M. (2005). Improving transfer from the intensive care unit: The development, implementation, and evaluation of a brochure based on Knowles' adult learning theory. *International Journal of Nursing Practice*, *11*(6), 257–268.

Mitchell, G., Jonas-Simpson, C., & Cross, N. (2013). Innovating nursing education: Interrelating narrative, conceptual learning, reflection, and complexity science. *Journal of Nursing Education and Practice*, *3*(4), 30–39.

Moran, S., Kornhaber, M., & Gardner, H. (2006). Orchestrating multiple intelligences. *Educational Leadership*, *64*, 23–27.

Omery, A. (1983). Phenomenology: A method for nursing research. *Advances in Nursing Science*, *5*(2), 49–63.

Packer, M. J., & Goicechea, J. (2000). Sociocultural and constructivist theories of learning ontology, not just epistemology. *Educational Psychologist*, *35*(4), 227–241.

Peer, K. S., & McClendon, R. C. (2002). Sociocultural learning theory in practice: Implications for athletic training educators. *Journal of Athletic Training*, *37*(4), S136–S140.

Perry, W. G. (1970). *Forms of intellectual and ethical development in the college years: A scheme*. New York: Rinehart & Winston.

Peterson, G. (2005). Medical and nursing students' development of conceptions of science during three years of studies in higher education. *Scandinavian Journal of Educational*

Research, *49*(3), 281–296.

Petitto, L., & Dunbar, K. N. (2009). Educational neuroscience: New directions from bilingual brains, scientific brains, and the educated mind. *Mind Brain Education*, *3*(4), 183–197.

Phillips, J. M., & Vinton, S. A. (2010). Why clinical nurse educators adopt innovative teaching strategies: A pilot study. *Nursing Education Research*, *31*(4), 226–229.

Piaget, J. (1970a). Piaget's theory. In P. H. Musen (Ed.), *Carmichael's manual of psychology* (pp. 703–752). New York: Wiley.

Piaget, J. (1970b). *Structuralism*. New York: Basic Books.

Piaget, J. (1973). *To understand is to invent: The future of education*. New York: Grossman.

Powell, K. C., & Kalina, C. J. (2009). Cognitive and social constructivism: Developing tools for an effective classroom. *Education*, *130*(2), 241–250.

Prensky, M. (2001). Digital natives, digital immigrants, part 1. *On the Horizon*, *9*(5), 1–6.

Reuter-Lorenz, P. A., & Park, D. C. (2010). Human neuroscience and the aging mind: A new look at old problems. *The Journal of Gerontology Series B: Psychological Sciences and Social Sciences*, *65B*(4), 405–415.

Revell, S. M. H., & McCurry, M. K. (2010). Effective pedagogies for teaching math to nursing students: A literature review. *Nurse Education Today*, *33*(11), 1352–1356.

Rule, A. C. (2006). Editorial: The components of authentic learning. *Journal of Authentic Learning*, *3*(1), 1–10.

Sanders, D., & Sugg, D. (2005). Strategies to scaffold student learning: Applying Vygotsky's zone of proximal development. *Nurse Educator*, *30*, 203–207.

Sanders, D., & Welk, D. S. (2005). Strategies to scaffold student learning: Applying Vygotsky's zone of proximal development. *Nurse Educator*, *30*(5), 203–207.

Sargeant, J. (2009). Theories to aid understanding and implementation of interprofessional education. *Journal of Continuing Education in the Health Professions*, *29*(3), 178–184.

Sheckel, M. M., & Irosnide, P. M. (2006). Cultivating interpretive thinking through enacting narrative pedagogy. *Nursing Outlook*, *54*(3), 159–165.

Skinner, B. F. (1953). *Science and human behavior*. New York, NY: Macmillan.

Slavin, R. E. (1988). *Educational psychology: Theory into practice* (2nd ed.). Englewood Cliffs, NJ: Prentice Hall.

Smith, T. W., & Colby, S. A. (2007). Teaching for deep learning. *The Clearing House*, *80*(5), 205–210.

Sthapornnanon, N., Sakulbumrungsil, R., Theeraroungchaisri, A., & Watcharadamrongkun, S. (2009). Social constructivist learning environment in an online professional practice course. *American Journal of Pharmaceutical Education*, *73*(1), 10.

Tanner, C., Benner, P., Chelsa, C., & Gordon, D. R. (1993).

The phenomenology of knowing the patient. *Image*, *25*(4), 273–280.

Taylor, B. (1993). Phenomenology: A way to understanding nursing practice. *International Journal of Nursing Studies*, *30*(2), 171–179.

Torre, B., Daley, B., Sebastian, J., & Elnicki, M. (2006). Overview of current learning theories for medical educators. *The American Journal of Medicine*, *119*(10), 903–907.

Tulving, E. (1985). How many memory systems are there? *American Psychologist*, *40*(4), 385–398.

Valiga, T. M. (1988). Curriculum outcomes and cognitive development: New perspectives for nursing education. In E. Bevis (Ed.), *Curriculum revolution: Mandate for change* (pp. 177–200). New York: National League for Nursing.

Van Manen, M. (1990). *Researching lived experience: Human science for an action sensitive pedagogy*. Albany, NY: State University of New York Press.

Vianna, E., & Stetsenko, A. (2006). Embracing history through transforming it: Contrasting Piagetism versus Vygotskian (activity) theories of learning and development to expand constructivism within a dialectical view of history. *Theory & Psychology*, *16*, 81–108.

Vygotsky, L. (1986/1962). *Thought and language*. Cambridge, MA: MIT Press.

Walsh, M. (2011). Narrative pedagogy and simulation: Future direction for nursing education. *Nurse Education in Practice*, *11*, 216–219.

Watson, J. (1989). Transformative thinking and a caring curriculum. In E. O. Bevis & J. Watson (Eds.), *Toward a caring curriculum: A new pedagogy for nursing* (pp. 51–60). New York: National League for Nursing.

Watson, J. (2007). Watson's theory of human caring and subjective living experiences: Carative factors/caritas processes as a disciplinary guide to the professional nursing practice. *Texto & Contexto-Enfermagem*, *16*(1), 129–135.

Weinstein, C. E., & Meyer, D. K. (1991). Spring cognitive learning strategies and college teaching. In R. J. Menges & M. D. Svinicki (Eds.), *New directions for teaching and learning: College teaching: From theory to practice* (pp. 15–25). San Francisco: Jossey-Bass.

Whittman-Price, R. A., & Godshall, M. (2009). Strategies to promote deep learning in clinical nursing courses. *Nurse Educator*, *34*(5), 214–216.

Wittrock, M. C. (1977). Learning as a generative process. In M. C. Wittrock (Ed.), *Learning and instruction* (pp. 621–631). Berkeley, CA: McCrutchan.

Wittrock, M. C. (1986). Students' thought processes. In M. C. Wittrock (Ed.), *Handbook of research on teaching* (pp. 297–314). New York, NY: Macmillan.

Wittrock, M. C. (1992). Generative learning processes of the brain. *Educational Psychologist*, *27*(4), 531–541.

Zull, J. E. (2006). Key aspects of how the brain learns. *New Directions for Adult and Continuing Education*, *110*, 3–9.

第14章 在学习环境中管理学生的无礼和不当行为

Managing Student Incivility and Misconduct in the Learning Environment

Susan Luparell, PhD, APRN, ACNS-BC, CNE, ANEF; Jeanne R. Conner, MN, APRN, FNP-C

（孙 颖 译）

在当今高等教育的校园里，学生中似乎出现了越来越多的无礼和不当行为（Clark & Springer, 2007; Luparell & Frisbee, 2014）。当为学生和教师准备学习环境时，教师如何能确保它是一个安全且富有成效的环境，同时能提供优质的教学和学习经历？本章介绍与课堂学习环境和方法相关联的发展、法律和风险管理问题，以减少干扰学习的学生行为，讨论通过对学生行为的管理帮助教师实现活跃而有吸引力的学习环境所需的教学策略。

行动管理包括学生的课堂行为，并延伸到课外与课程相关的活动，包括校内实习、校外实习、临床实习，以及在线学习经历。具体地说，本章探讨培养和支持学习的方法，介绍在学生的行为可能会破坏学习环境情况下的有效反应，着重介绍以下4个方面的内容：①连续的学生不当行为；②预防策略；③积极响应策略；④校园资源的有效利用。

本章的学习成果包括获得对有问题的或破坏性的学生行为的理解，以及对教师可以采取的具体步骤的理解，以尽量减少在学习环境中的干扰。本章的内容是基于案例法、成文法、科研，以及20多年对大学生和大学生行为不端问题的集体经验。不过，值得注意的是，强烈建议教师与负责学生工作的行政管理人员、他们的直接主管和校园警察以及校园法律顾问，就特定于他们机构的具体问题进行商榷。

在高等教育环境中的无礼行为

大多数有经验的教师会告诉你，他们在与学生一起工作的大部分时间里获得了乐趣。然而，有时学生和教师之间的互动可能会有些不快，有点挑战性，甚至令人痛苦。尽管有"象牙塔"的绰号，但院校作为社会的一个缩影，不能对社会问题免疫。在高等教育中，不同类型和不同个体之间的无礼现象也会发生。然而，这是教学角色的一个方面，它往往会让新手教师感到惊讶，甚至使有经验的教师感到迷惑。

在护理教育中，教师和学生都报告过，无礼现象是一个中等程度的问题。（Altmiller，2012；Clark，2008b；Mott，2014）。在一项开创性的研究中，Lashley 和 de Meneses（2001）对在护理教学过程中学生不当行为进行了调查，发现所有回答问卷的教师都经历过学生迟到、上课开小差或缺课，超过 90% 的教师认为学生作弊是一个问题。教师偶尔会经历更严重的不当行为，包括口头或身体上的伤害，尽管不那么频繁（Luparell，2004；Williamson，2011）。在护理教育中，教师和学生的压力被认为是导致无礼行为的重要原因（Clark，2008a）。

尽管这一章的大部分内容都是关于如何管理学生的不当行为，但重要的是，教师应该对无礼和不当行为的整体背景有一个认识。学生的无礼和不当行为很少出现在真空隔绝的环境中。在一般的工作场所和护理教育中，专家都认为无礼行为在本质上是相互的（Altmiller，2012；Clark，2008a；Porath & Pearson，2012）。如果学生的不当行为被看作一种交流形式，那我们就需要把它放在更广泛的范围内来考虑，包括学生与教师和学习环境的互动。

有证据表明，教师在建立课堂行为规范方面发挥着关键作用，并可能导致很多方面的问题发生。在另一个具有里程碑意义的研究中，Boice（1996）得出结论，教师是课堂上无礼行为的重要发起者。糟糕的教学技能可能会导致学生的挫折感和不当行为。此外，指导教师缺乏提出并解决课堂无礼行为的意识，这就发出了一个信号，这样的行为是可以接受的。

此外，学生有时经历的无礼现象是由教师导致的。学生认为可能属于教师的无礼行为的内容见框 14-1。

尽管人们很容易狭隘地把注意力放在学生的无礼和不当行为上，但谨慎的做法是避免这样做。差生行为和无礼虽然不合适，但可能会受到很多变量的影响，包括压力水平以及环境中缺乏一般的礼貌（Levine，2010）。此外，教师缺乏教学能力可能会增加学生的压力和挫折感。虽然本章为管理学生的无礼和不当行为提供了一个出发点，但在课堂环境中，深思熟虑的教育工作者在考虑如何最好地预防和管理行为问题时，应该考虑多个变量。

连续的不当行为

在认定学生的行为时，一种方法不能解决所有问题。根据观察到的行为和记录的行为，分析每一个事件很重要，使用一个理论框架来评估学生行为也至关重要。除了少数例外，高等教育机构制订政策或文件以支持和告知公民行为和对行为的期望；这些在很

框 14-1　教师的无礼行为

- 无视学生的需要
- 针对学生，试图淘汰
- 设置学生必定会失败的内容
- 鼓励学生退学
- 不专业的行为
- 防卫行为
- 出语伤人：指责、贬低、大喊大叫、谩骂
- 威胁失败者
- 偏袒，不公平的对待
- 严格地要求完美
- 恐吓战术
- 违反正当程序
- 傲慢
- 没有预警地改变课程

数据来源：Altmiller，2012；Del Prato，2013；Mott，2014

多方面都有描述，如学生行为守则、荣誉准则、学生权利和责任，或者其他一些不同的版本。这些政策提供了一套观察和报告某些行为的滤器，并考虑到在具体情况下违反或不违反行为准则的程度也要作具体分析。

下文以分析学生的行为为目的，所有的行为都属于以下三种类型：①令人讨厌的行为；②行政违规行为；③犯罪行为（图14-1）。可能是单独一种行为，如偷窃试卷，可能既是行政违规行为又是犯罪行为。也有可能一段时间重复的行为，如反复打断授课，可以被认为既是令人讨厌的行为，又是行政违规行为。偶尔的授课中断可能会很烦人，但如果学生的行为超过了合理的范围，那么这种行为就会从令人讨厌的行为转变为违反校园政策。不管行为在此连续体的哪个位置，创造一种教师可以客观地观察学生行为的教学方法非常重要。重点应该是行动，而不是情感、谣言或暗示。此外，重要的是，教师应认识到学生行为及其对学习的潜在影响，以便尽早考虑学生行为在该连续体内的程度。意识是管理学习环境的第一步。框14-2列出了学生行为不当的例子，这些行为属于令人讨厌的行为、行政违规行为和犯罪行为。

令人讨厌的行为

令人讨厌的行为可能是别人不希望见到的行为，但不违反行政法规的行为准则。令人讨厌的行为通常包括在学校的规章制度中，通告学生的行为符合或不符合规定。学

框 14-2　学生在课堂上的不当行为

令人讨厌的行为
- 在课堂上睡觉
- 在课堂上说话
- 粗鲁
- 不合作
- 上课迟到
- 不讲卫生
- 吃、喝
- 查看寻呼机、手机
- 早退

行政违规行为
- 不诚实，错误的指控或信息，伪造，更改或误用任何大学文件、记录或证明
- 妨害治安行为
- 扰乱学业进程的行为
- 未能遵守大学授权的行政人员的指示
- 作弊、抄袭、捏造

犯罪行为——也可以被认为是行政违规行为
- 对自己或他人的暴力威胁
- 在大学里危及自己或他人的行为
- 身体虐待或语言虐待
- 持有枪支
- 行为下流，不雅，或猥亵
- 恐吓、骚扰、跟踪
- 持有或出售酒精或毒品
- 偷窃

校的学生行为准则可以处理人际交往能力差的问题，如独占课堂讨论时间、粗鲁、不顾及他人情感、咄咄逼人或难以相处的行为。令人讨厌的行为也可能包括糟糕的时间或生活管理能力，如上课迟到或早退，或多次为糟糕的表现找借口。从发展的角度来看，在学习环境中处理令人讨厌的行为为帮助学生明确专业态度提供了一个巨大的机会。

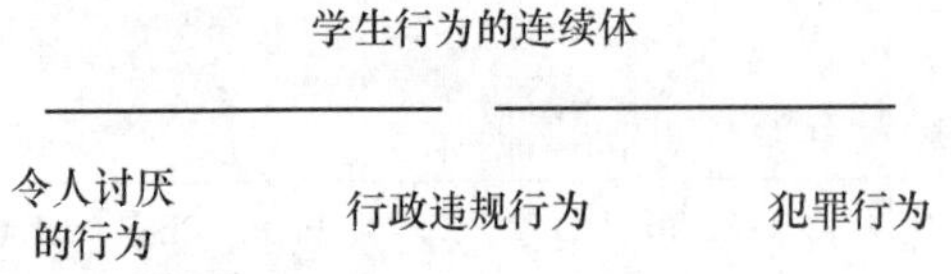

对于教育工作者来说，注意与学生谈及此类行为的方式很重要。在面对学生的此类行为时，教师将小问题保持在小范围内，尽可能避免此类行为不断升级。如果风险管理水平低，随着时间的推移，此类行为可能会

学生行为的连续体

令人讨厌的行为　　　行政违规行为　　　犯罪行为

图 14-1　学生行为的连续体

升级，尽管此类行为是在图 14-1 中良性的一端，但最好还是记录下观察到的行为以及与学生的互动情况。

对令人讨厌的行为做出反应的关键是保持立足于学习经历上，即使此类行为让你感到烦恼。在与学生讨论此类行为时，关注集中在学习环境的重要性上，并且要本着达到或超过课程学习目标的目的。你并不是简单地要求学生有礼貌或有思想；你要与学生探讨其行为如何不利于你、我、他/她或学习社区中的其他人。基于多数作者的经验，最有可能发生的是，一旦教师遇到一个表现出此类行为的学生，让其注意避免此类行为的发生并提出一些关于不同行为的建议，就不会发生进一步的不当行为。事实上，辅导课程通常可以为卓有成效的教学指导关系奠定基础。

从专业的教育观点来看，值得注意的是，这些恼人的行为如果不加以控制，可能会在职业生涯中表现出来。清楚而持续地让学生对自己的行为负责，立刻就会对作为学习者的个人产生影响，并对其未来的职业生涯产生影响。

行政违规行为

行政违规行为是违反行政行为准则的行为。行政违规行为包括一系列严重破坏学习进程的行为，如恐吓或骚扰行为。这些行为的动机可能是想通过学术不端行为获得学业上的优势，如欺骗、剽窃或捏造结果。由于学生行为守则或政策对每个机构来说都是独特的，因此强烈建议教师熟悉他们的制度，了解学生何时可能违反了政策。第 3 章进一步论述了与学术欺诈有关的伦理问题。

从发展的角度看，可能有机会能够帮助学生，但这取决于具体事件以及学生的性格

和态度的改变。例如，一件涉及一个酗酒的学生进入校园上课的事件，对这种行为零容忍，因为这将限制教师与学生在教学中的合作能力。如果教师有理由认为一个学生违反了学校的学生守则，最好的方法就是记录观察到的情况，尽可能与学生交谈，让学生充分了解自己的状况。如果教师在与学生交谈后，该学生继续有违规行为的发生，教师应将证明学生行为的文件交给学校政策规定中相应的行政官员。

与学生沟通并提出对其不当行为的指控很重要。在面对学生可能出现违反政策规定的行为时，越早面对学生越好。可以联系系主任，以协助与学生的交谈。及时与学生面对面，可以避免此类行为的不断升级。如果风险管理水平适度，但随着时间的推移，此类行为可能会升级并在行政方面愈加严重，以及可能违反地方法规或国家法律，这些行为就应该被记录下来，正如与学生互动的行为记录一样。教师应将该事件提交到相应的行政办公室进行纪律审查。

犯罪行为

犯罪行为可以定性为违反地方法规或国家法律的行为。犯罪行为包括一系列严重破坏学习进程的行为，如暴力威胁或暴力行为，跟踪，恐吓，骚扰，持有枪支、毒品、酒精或盗窃。由于地方法规的不同，对不同地区大学的适用情况也可能会有所不同，因此强烈建议教师熟悉其所在地区和学校的具体情况。还建议教师与他们的系主任和同事讨论这些法律问题，以便熟悉历史背景和制度的执行情况。

在美国，1972 年《教育修正案》的第九条禁止基于性别的歧视，包括骚扰和连续性暴力。从历史上看，在美国各地的校园

里，"第九条"的实施一直不一致，因为涉及药物或酒精的使用，这个问题经常会变得模糊不清。"第九条"的应用指南指出，性暴力"指的是违反一个人的意愿进行的身体性行为，或者是由于受害者使用毒品或酒精而无法得到同意的行为"（United States Department of Education，2011）。为了促进安全的学习环境，并遵守"第九条"之规定，教师应及时采取行动，并及时报告所有可疑的性别歧视或暴力事件，无论受害者是否选择向执法部门报告这一事件。

从发展的角度来看，如被认定为犯罪的行为，学生能获得帮助的机会会很少，案件应该迅速被移交到校园或当地执法人员进行调查和处理。例如，一个学生威胁要伤害另一个同学的事件，限制了教师与学生的合作能力。如果教师有理由相信一个学生的行为是犯罪行为，最好的方法是记录观察结果，并立即将报告交给相应的校园执法或当地执法人员。

当怀疑有犯罪行为发生时，教师应告知其直接主管（例如系主任），并与校园执法部门取得联系，根据每一种情况决定教师在与学生进一步接触中的作用。在许多情况下，作为学生的指导者，教师可能最了解学生，并可能成为最重要的资源，以最具建设性的方式与学生接触，并最大限度地减少对学生和对更广泛的学习社区的暴力威胁或干扰。若风险管理水平高，与学生的所有交流都应与校园执法部门和负责学生行为的学校办公室进行仔细协调，以限制犯罪行为的升级。

在对涉嫌犯罪行为进行调查后，学校行政部门可能会进一步追究学生违反学生行为准则的责任。大学或学院不能隔离被追究刑事责任的学生，这一点很重要。这些行为应

该有完善的文档记录。教师应知悉该事件被提交到相应的行政办公室进行纪律审查。在大学的多个层面上追究单一事件的同时，追究刑事和行政行为的责任都不会被认为是双重审判；相反，这是多个司法管辖区对一个犯罪行为做出适当反应的结果。

积极响应的策略

以上强调了预防不恰当行为的发生，本节将描述教师在管理学习环境时可以采取的一系列行动。这些策略可以应用于传统课堂、校外环境和在线学习环境中。同时，也建议系里的教师共同讨论这些策略并采取相同的做法。学生会注意到在不同课堂上教师们都采取了同样的做法，这有助于巩固这些策略（Jones & Philp，2011，p. 22）。

教学大纲中的预先告诫

管理学习环境重要的第一步是尽早采取行动，以防止问题行为的发生。这可以通过多种方式来完成，包括从一开始就注意营造一种礼貌的氛围。新教师倾向于认为大学生本应理解他们的专业行为期望。这可能是一个错误的假设。在教学大纲和上课的第一天，都必须明确地描述适当的专业行为。

在教学大纲中，教师应该表达他们对学习环境的目标和期望。项目或院校机构也可能有特定的期望或政策，教师需要将之纳入到教学大纲中。教学大纲是师生间的一项执行协议。因此，这是表达有关参与的基本规则和准则的一个机会。这是教师应该概述学生行为的时候，也是他们作为教育工作者最重要的工作。教师应该保持积极的讨论，并指出教师希望看到的学生行为。教师也应该将这些行为与课程建立的学习成果联系起来。

例如，如果要求学生按时到达课堂，不能早退，这是学习环境的一个基本组成部分，那么就要在教学大纲中表达这个要求，并指出这种要求的原因。对于所有的要求，也建议教师为学生提供相应的方法来达到这些要求。如果学生知道其不能按时到达上课地点，学生该怎么办？学生应该不来吗？学生应该提前打电话给老师，讨论迟到需要怎么做吗？或是指定一个区域（例如教室的后排座位），迟到或早退的学生应该及时坐下，以免打扰其他同学的学习。

从一开始，采用书面形式明确地表达对学生的要求，帮助学生理解教师所期望的行为。这种方法也为教师提供了一个指导，一旦学生做出这种已被告知不可接受的行为时应该怎么办。作为指导者，教师可以设定学生必须达到的标准。这些标准可能既是学术上的，也是行为上的，关键在于，它们清楚地表达了教师对所有学生的统一要求和期望。

教学大纲是一份明确阐明了学生与教师之间基本关系的文件。尽管教学大纲不能为每一个问题提供文本答案，但应包括明确表示"基本规则"的内容，或者教师和学生之间约定的规则，通常是创造旨在减少冲突的环境的一种方式。框 14-3 中提供了三种文本建议。给出的例子仅是建议，教师应根据具体项目和大学或学院的既定文化和价值观制订教学大纲。

审查机构的行为准则

在教学大纲中清晰地列出了要求，学期的第一次课是概述课程行为要求和期望的时间。除了要特别提出教师的要求和期望，还应告知学生该机构为指导学生行为所制订的相关政策和规定。建议教师简短地说明机构内学生行为政策的各个部分，这对了解课程的具体学习目标有意义。这正是教师向学生描述其要求和诠释行为准则的时候。这时教师提供一些积极的例子是合适的，并让学生参与讨论这些教师期望看到的行为。还可以做一个练习，请学生描述他们在其他课堂上看到的同学令人讨厌的或有破坏性的行为，并讨论不扰乱课堂学习的重要性。

清楚透明

对于教师而言，另一种减少问题行为的方法，就是尽可能对关于作业的设置、决策的理由、评分方法透明化和清楚明了。公开交流课程是如何开发的，以及如何做出决定的，以减少学生对教师行为的武断甚至是恶意的看法。有证据表明，当学生收到不合格的临床成绩时，或者当他们有一门课程不及格时，可能会有潜在的破坏性反应（Luparell，2004）。如果教师行事武断，特别是在成绩问题上的看法，可能会导致学生因挫折而行为不当。

建立一个信任的环境

学生和教师之间的信任关系对于建立一个专业性成熟的学习环境至关重要（Shanta & Eliason，2014）。教师经常需要提供具有建设性的评判性反馈。假设学生对提供这种反馈意见的善意和专业动机的理解是错误的，他们往往没有准备好接受并非完全正面的反馈意见。因此，在学生专业发展中，给出建设性反馈意见的目的是有益的。在框 14-4 中可以找到发起这个讨论的示例脚本。一旦建立了信任基础，就会产生一个更有利的环境，为给出和采用建设性的反馈意见创造条件。

框 14-3　教学大纲的文本举例

教学理念

我的期望是，你是一个自我激励的学习者。直到学期结束，你将投入你的时间、精力和资源来完成这门课程，我希望你能成功。作为你们的导师，我的职责是提供一个背景和环境，通过用心、有目的的课程设置提供支持，以指导你的探究和学习。我希望你成为这个学习型社区的积极参与者，积极讨论，积极参与，及时完成课程活动。我希望你能在对待每一个人，包括导师时做到尊重和礼貌。在这门课程中，学习是通过讲授、阅读、书面分析、反思讨论、评判性反思和书面作业来完成的。

课堂期望

当所有参与者都致力于发展一个在开放、文明和相互理解的环境中探讨信念的学习型社区时，这门课将是最成功的。我期望每个人都学会多角度思考，参与评判性反思，并把对课程内容的信心建立在知识的基础上。课堂活动将侧重于对以下内容的评判性分析：①课程阅读资料；②案例研究情景；③小组合作；④研究结果。你的个人经历很重要，但需要评判性的反思和分析。因此，以个人和自我反思方法与资料互动的能力是必要的。

专业期望

成为专业人员不仅仅是拥有学位的问题。成为一名专业人员，要达到一系列的行为标准，作为一名学生，当你完成你的专业课程后，期望看到你做到专业行为规范。

1. 准时：提前 10 分钟到达，准备开始上课或实验。预留充足的时间，以防延误。

2. 全勤：你的导师制订了具体而连贯的课程计划，并期望你每节课都能参与。如果因为一些情况你不能信守承诺，你必须尽快与导师取得联系。因此，请索要老师便于交流的联系方式，例如他 / 她的电子邮件或电话号码，在必要时及时与老师沟通。

3. 要表现专业：保持专业的态度，积极向上！你永远不会有第二次机会给别人留下第一印象。

4. 每天都要知道对你的要求是什么。仔细阅读教学大纲。注意日程表上所有的课程义务，并每天检查你的日程表。

5. 把你的手机关掉，放置于视线以外。专注于课堂和你的表现。

6. 共事关系：现在，作为一名学生，未来，作为一名专业人员，你将与你的同学和同事进行大量的互动和合作。期望你在你的同伴中起到积极的影响，成为一个有用的同事。

7. 道德标准：作为一名学生，学习并反思职业道德期望，并开始反思你当前在道德环境下的日常决定。你要意识到你每天所做的决定和选择都是建立在你为他人做出决定和行动能力基础上的，你将对未来负责。

8. 协作：作为一名专业人员，你将与患者、家庭成员以及其他专业人员合作，提供护理服务。作为一名学生，你将被期望以一种积极的、文明的、互惠互利的方式进行合作，以培养你的能力，并理解与一群人一起工作，只为了达成一个共同的目标。

框 14-4　充分说明信任在提出建设性反馈时的作用

向你提供关于你的表现和进步的反馈是这门课程的重要组成部分。通常情况下，当讲到你的强项时反馈是正面的，有时我可能需要分享一些建设性的反馈，重点是那些不是你强项的部分。我愿意相信你想要这类反馈来达到你的教育目标。请你相信，我给你这类反馈的唯一动机是帮助你在专业发展中取得成功。

提供有效的行为反馈

学生经常不知道他们的行为是如何被看待的。在一个信任的环境中，学生的专业发展是首要的考虑，教师有责任提出具体的和详细的反馈，这些关于学生行为的反馈可能会阻碍学生的升级。在其他著述中有一个制作此类讨论的模板（Luparell，2007a），可在框 14-5 中找到。值得注意的是，该脚本让学生基于他们是否关心行为的结果对继续自己的行为与否作出一种选择。学生几乎都

框 14-5 提供与问题行为相关的反馈的示例脚本

_____ ：

你好！谢谢你来见我。还记得第一天上课的时候我们讲过信任在反馈中的作用吗？我现在有一些反馈要和你分享，这可能有点难听。请记住，我与你分享的动机是为了你能成功实现成为一名称职的护士的目标。当你_____这样做时，给我的印象是_____。

如果我对你有这种印象，很可能其他人也有这种印象。如果你不在意别人对你的看法，那就依然这么做。如果你不喜欢别人这么说，可能你要考虑改变。

下面的示例脚本用于一个没有努力完成临床报告的同学：

Mary：

你好！谢谢你来见我。还记得第一天上课的时候我们讲过信任在反馈中的作用吗？我现在有一些反馈要和你分享，这可能有点难听。请记住，我与你分享的动机是为了你能成功实现成为一名称职护士的目标。当看到你上交的临床数据包不完整时，给我留下的印象要么是你真的不明白你的患者的病情，要么就是你有点懒。如果我对你有这种印象，很可能其他人也有这种印象。如果你不在意别人认为你不明白患者的病情，或觉得你懒，那就依然这么做。如果你不喜欢别人这么说，可能你要考虑改变。

选择停止令人讨厌的行为。然而，如果这种行为继续下去，你就需要更果断地提出，明确要求它停止。

知悉向谁寻求咨询

或早或晚，教师将需要就学生的行为问题寻求咨询。在处理学生的不当行为时，必须有重要的法律基础来指导教师。请参阅第 3 章，详细讨论与纪律处罚有关的法律含义。特别是，学生保留了他们自由言论的宪法权利和法定申诉程序，在处理学生不当行为时必须考虑到这些权利。然而，没有经验的护理教育工作者并不熟悉教育方面的法律。因此，从一开始就寻求精通教育方面的法律人士的帮助非常重要。

每一所学院或大学都有负责有关学生行为问题的专职人员。没有统一的名称或标准化的认证，每一个机构以其历史、环境、使命、愿景、价值观和目标，构建了个性化的方法来管理学生的行为。如果教师每年都有机会重新认识校园里的关键人物，则是最好的做法。他们应该就学生行为问题征求意见。顾问可以包括学生办公室主任、咨询师、学生健康服务、学生申诉专员、学生倡导者、教师专业发展、学生事务、学生生活、人力资源或校园警察。应鼓励教师询问他们的同事和行政人员，以及那些能根据学生过往情况提供有帮助建议的官员和工作人员。教师也应该知道谁负责管理校内学生行为准则。与这些人建立起一种工作关系很有帮助，与他们联系，可以提前关注特别的学生。关键在于，作为导师，教师在课堂上关注学生行为的反应，在处理学生问题方面，寻求机构中其他专职人员的支持。

知晓何时寻求咨询

上一部分讲到向谁寻求咨询。然而，知道什么时候进行咨询、什么时候把一个没有解决的问题交给其他人也是同样重要的。通常，教师会花更长的时间与某一个学生讨论一个未解决的问题，这会分散教师和所有同学的教学和学习注意力。让我们假设一名教师在第一节课中概述了其所期望的促进学生学习的行为。让我们进一步假设对学习行为期望的讨论还包括辨别学生行为准则，其中详细描述了准则如何为教师的期望提供制度支持。如果教师在教学大纲中列出对学生行为的期望，在面对学生时，让学生意识到其行为没有达到预期的标准，学生拒绝或无法改变其行为来达到预期的标准，那么，教师应立即咨询他人，如与系主任商议寻求其他与学生合作的方式或要求转介到校内其他部门。正如前面所提到的，转介的时间也取决于特殊情况和所观察到行为的连续性。如果在任何时候教师感到自身安全或他人安全有危险，那么应立即联系校园执法部门。另一方面，如果教师正在处理一种令人讨厌的行为，他们可能会希望与学生再次见面，以解决各种不利于学生学业发展的问题。

记录与沟通

对于教师来说，记录学生的行为很重要。教师可以观察不希望看到但不违反既定的课堂标准或校园学生守则的行为。注意这些"不在雷达探测范围"行为的原因是这些行为可以升级，最终违反课堂标准或校园学生准则。在这一点上，当教师与学生见面时，能够注意到所观察到的特定行为模式将很有帮助。学生常常惊讶于教师注意到自己有问题的行为，并想和他们就这些行为进行讨论。

如果教师需要转介或寻求他人帮助，笔记也会有帮助。笔记中重要的信息包括时间、日期和观察的地点。使用描述性和非评估性语句也很重要。记录某个学生"粗鲁的"行为没有帮助；然而，记录"学生在过去6次课中迟到了4次，当学生在教室里试图寻找座位时扰乱了课堂秩序"是有帮助的，因为这是具体的学生行为，而不是教师对这些行为的主观感觉。

在高校中，教职员工往往对关于学生行为的沟通、记录与学生的隐私权存在误解。在美国，这些误解围绕着对美国《家庭教育权利与隐私法》（FERPA）的立法解释。依照美国教育部2007年《家庭教育权利与隐私法》，教师和员工可以或事实上在大家存在相关"合法教育权益"的时候，共享学生的信息，包括课堂管理、学生行为或行为失当等问题。美国教育部承认，学生的隐私权与大学的责任之间有一个平衡，即确保稳定和公共安全。因此：

> 大学（可以）在《家庭教育权利与隐私法》例外情况下，未经学生事先书面同意公开学生的教育记录，并提供给学校有合法教育权益的官员。学校官员包括被大学聘用的行政、监督、学术或研究人员，或辅助工作人员（包括执法单位人员和健康服务人员）；与该大学签约的人或公司，以代理人而非大学雇员或官员（如律师、审计员或托收代理人）的形式提供服务；在董事会任职的人；或者是一名在官方委员会任职的学生，如纪律或申诉委员会，或协助另一名学校官员执行其任务。

因此，当你意识到学生行为有可能出现问题时，你应该及时与你的系主任沟通。对于接下来的任何关于学生行为问题的记录、会谈或其他行动，一定要及时向系主任汇报。

在教育经历中体现纪律性

教师可能想要简单地把学生赶出课堂，因为老师被冒犯了、生气了，或者觉得学生表现出不尊重的态度；然而对于教师来讲，在一个教育框架内与学生进行互动非常重要。在学习环境中设置行为标准是教育和专业准备工作的一部分。学生学习行为准则和没有达到这些标准的后果有助于他们为毕业后的工作做好准备。培养学生的纪律性和时间观念，有助于提高学生高效工作的能力，并帮助他们更好地理解共事、社会关系和团队合作的重要性，以此创造一个高质量的工作环境。诚信要求学生在职业道德标准下，不抄袭其他同学的劳动成果，只提交个人计算的结果作为完成的实验作业，同样，在工作中，毕业生独立完成工作报告也是诚信的表现。

处理学生的不当行为

当教师有理由相信学生的行为可能不恰当时，在处理有关不当行为的指控时，有 6 个步骤。

1. 收集和记录信息：应客观地描述学生的具体行为，记录日期和时间，以及其他在场的人。

2. 面对学生，告知情况：发现问题后，要尽早与学生私下会面，讨论观察到的行为。这次会面时把教师的担心告知学生，让学生表达自己的看法，并让学生了解其行为如何影响别人，如何扰乱了课堂学习效果。在本章前面的内容中，提供了相关示例，仅供参考。

3. 关注学生的行为：教师应该始终专注于学生所做的事情，而不应受其他枝节问题的影响，比如教师认识或喜欢这个学生或其学习成绩。例如，成绩优异的学生和普通学生都可能会有抄袭他人的行为。重要的是，要做到一视同仁。

4. 提出新计划：与学生会面的目的是首先探究学生对其行为的看法。如果在与学生交谈后，这些问题仍然存在，那么会面的第二个目标就是与学生讨论如何在未来改变此行为。与学生一起改变任何令人讨厌的行为，为学生和教师之间的合作讨论提供了最大的机会。任何违反行为准则的行政违规行为都应被记录在案，并转交到相关的行政办

公室，根据校园政策，对教师与学生讨论的行为进行跟踪管理。所有的犯罪行为应立即被转介到相应的学校办公室，这样也可能限制教师去制订改变学生行为的计划。

5. 明确遵从或不遵从的结果：教师与学生之间的互动结果，希望学生做出不同的选择，并将选择遵从教师和校园的相关标准。然而，对于学生来说，要清楚的是，如果其不遵守并继续破坏学习环境，将会接受后续性的处理，包括进一步的惩罚。

6. 将未解决的或有风险的案例转介到学校相关部门：如果教师在任何时候与学生接触，发现学生未按计划执行，或者有证据表明该学生的破坏行为或危险程度升级，教师应及时把该学生转介到学校相关部门。

校园资源

如前所述，建议教师在实际需要帮助之前，熟悉学校中校园支持资源方面的服务、项目和人员。校园资源可以包括咨询服务、学生健康服务、警察、系主任、学生办公室主任和残疾学生服务。根据该机构的历史和背景，可能还有其他的支持服务，包括针对特定学生群体的校园部门和专业中心，如妇女、有色人种、同性恋或变性学生。关于对个人或团体的行为提高到安全水平的关注，大学设立了越来越多的正式委员会，对学生行为进行广泛的审查，以及全面和有组织的协调工作。一组专业人员一起沟通协调，一起评估危险情况和识别问题，远胜于教师单枪匹马地工作。最好召集多个办公室，组成一个团队来评估个案的情况并取得预期的结果。一个简单的方法是，与这些部门保持良好的关系，定期从这些部门中各邀请 1～2 名工作人员，介绍一些相关信息给护理项目

的教师，作为教师专业发展活动的一部分。

对实践的意义

新教师经常对课堂管理中出现的各种挑战毫无准备。重要的是要尽早认识到，在你的教学生涯中，你可能会经历某种程度的学生不当行为。因此，明智的做法是事先考虑如何在具体情况下做出反应。有效地与学生合作，管理课堂学习环境，是达到或超过课程学习目标的一种方式，这要求教师考虑如何处理他们所承担的学习环境的管理，这也是作为教师的一种责任。在 Goleman（2005）关于情商的研究中，教师可能会发现，考虑他们的情感资产很有帮助。在关于教师作为学习促进者的角色发展，并制订让学生参与行为干预的策略方面，他的研究是一个有用的指南。

此外，由于教师倾向于忽视不适当的行为，避免或推迟与学生进行有难度的对话，他们应考虑各种道德的要求，作为采取行动的一个令人信服的理由。例如，大多数护理教育项目都建立了与职业行为相关的目标或标准。另外，《护士道德守则》（American Nurses Association，2001）中讲到，教育工作者有责任确保我们的学生在进入临床前展现出"对专业实践的承诺"（p. 13）。当学生一贯行为不当时，就有理由认为他们不符合职业道德标准。

不愿意或不能解决不良行为可能比我们过去所知晓的有更长远的影响。横向暴力和破坏性行为在健康保健中是令人遗憾的现象，并导致患者出现有问题的结果（Institute for Safe Medication Practices，2013；Shanta & Eliason，2014）。教师经常担忧表现差的学生可能会在今后成为表现差的护士，并有证据支持这种担忧。例如，那些因不专业行为而受到处罚的医生，在学生时代更有可能是那些出现问题行为的学生（Papadakis et al.，2005）。最近，Luparell 和Frisbee（2014，数据未公开）开展了一项大型的国家研究，旨在探索护理教师知晓不良行为的学生，这些学生在成为执业护士后持续表现出不文明或不专业的行为。1/3 的受访教师（$n = 1869$）报告说，他们知道一名在校期间行为不佳的毕业学生在临床中表现出了不良行为。

在管理学习环境的时候，教师不仅制订学习目标，还制订对学生行为的期望。在设定这些期望时，教师还必须监测和评估这些期望是如何实现的。因此，考虑到学生达到标准的程度时，教师的自我意识就变得很重要。教师要观察自己，并认识到他们与学生接触时的感受是至关重要的。作为教导者，教师对学生和职责有行政权力，要表现出礼貌、客观和始终如一。

为了有效地管理学习环境，教师需要适当和有效地管理自己的情绪。报道指出，护理教师遭遇学生无礼的情况下，产生的负面情绪，包括自尊感下降、教师自信心下降、由于要记录学生不当行为花费的时间而产生的抱怨，以及教学积极性丧失（Luparell，2007b）。最重要的是，教师认识到自己对学生的情感和在这些对学生行为的个人反应背后是什么。当然，教师的最终责任是找到管理自己情绪的方法，而不会干扰学习环境。恐惧、焦虑、愤怒和悲伤等情绪会导致教师避免与学生接触。不参与或不面对学生限制了教师管理学习环境的能力。这些感觉也会使教师对学生行为的观察有所偏差。如果一名教师认为学生的行为不恰当，并且不愿意面对学生一起讨论这些行为，那么教师的感觉可能是一个潜在的问题，需要解决。学校提供的师资教学和专业发展服务是协助教师制订有效的师生沟通对策的宝贵资源。

当教师与学生建立学习关系时，有效管理的关键是保持对他人感受和观点的敏感度，以及从他人的角度思考问题的能力。意识到对行为期望和结果的理解及反应存在年龄差异，可以帮助教师以积极的方式与学生接触（Lake，2009）。Clark 和 Springer（2007）对护理教师和学生进行了一项研究，表明学生和教师分别对学生和教师的不文明行为有不同的看法。Baxter 和 Boblin（2007）也指出护理教师和学生可能对什么是不诚实的行为难以达成共识，尤其是在教室环境中。当面对学生扰乱了学习环境的行为，与学生沟通如何在学习环境中形成适当的行为，将有助于鉴别人们对环境的感知和反应的差异。教师和学生之间的认知差异进一步说明了教师在学习初期明确学习行为要求的重要性。

在线教学包括一些不当行为和无礼的问题，这些问题可能会以特殊的方式表现出来，因为参与者之间缺乏面对面的互动。教师可以通过多种方式将增强的社会临场感和师生的互动融入完整的在线课程中，包括使用讲师准备的短视频或播客，让学生看到并听到老师讨论课程的概念，及时答复学生在讨论区中发布的问题和邮件，给学生提供个性化的反馈或鼓励。一些学者鼓励在线课程的教师在学习环境中及时处理无礼行为，做到违者必究（Clark，Ahten，& Werth，2012）。

师生的学习关系

教师经常问，作为教导者，他们的权利和职责是什么；作为学习者，学生的权利和义务是什么。权利和义务在国家宪法、地方法规和机构政策中得到明确。法院对待私立和公立学院和大学的方式不同，因为私人机构被视为私人企业实体，而公立机构被认为是政府的代理人（Kaplin & Lee，2006）。不管是哪种机构，框 14-6 列举了在与学生合作的学习环境中的部分权利和义务。

如果一个机构或项目还没有明确地确定对学生和教师行为的期望，则应该及时开发这些政策（Clark & Springer，2007）。除了

框 14-6　为学生制订指导方针和申诉程序

学生的权利：
- 期待对个人信息的保密（除了目录信息外）。
- 上诉（例如停学、经济资助中止、惩罚等）。
- 对相关的大学员工或程序提出申诉。
- 对大学的决定和程序提出异议。
- 寻求改变大学政策支持。

教师的职责：
- 向学生及时提供有关课程方面的重要信息，包括学生在学业和个人行为方面的义务和责任。
- 及时参与班级会议，做好准备，按时、公平地批改作业和考试试卷。
- 避免在学业评价问题上掺杂种族、宗教、年龄和政治信仰等个人信息。
- 在上班时间开放与学生交流的机会。

学生的责任：
- 按时上课，准时，做好课前准备。
- 按时提交作业，做到诚信。
- 以尊重的方式对待其他学生和教师，这样不会减损学习经验。
  - 尊重他人的个人和财产权。
  - 按照指导老师的要求达成课程目标和行为标准。
- 需要时，向教师和相关学生部门寻求帮助。
- 享受并参与大学课程项目。

改编自蒙大拿州立大学学生的指导方针和申诉程序。参见 www.montana.edu/policy/student_conduct/ 和 http://www.montana.edu/deanofstudents/studentrights.html

教师的发展活动之外，学校还应提供学生发展活动，以协助学生应对在生活中所面对的多重压力，并帮助学生识别适当和不适当的行为。

最后，考虑到学生对教师的无礼行为的后果，项目负责人应该考虑全体教职员工的总体福利。在一项初步研究中，学生的无礼行为与教职员工的工作满意度下降有密切关系（Frisbee，2013）。此外，新的证据表明，由于与学生不愉快的经历，一些护理教师已经离开了教学岗位（Luparell & Frisbee，2014，数据未公开）。

总结

在教育环境中，教师与学生的接触时间比任何人都多。教师是创造优质学习环境的关键，在这种环境下，大家可以文明地进行信息和思想交流。教师和行政人员必须能够认识到学生行为失当的早期预警信号，如不健康的痴迷和特定的语言线索——绝望、直接或间接威胁，或自杀语言，并及时上报。与学校专业人员和教师团队合作，有效地接触困难学生是课堂管理的一个关键方面。当学生在课堂上挣扎，或者受到毒品、酒精、经济或人际关系问题的影响时，教师通常可以成功地帮助学生。当学生的行为影响了教学过程或校园安全时，院校机构可以考虑选择采取一系列的行动。本章为这些选项提供了一些深入的介绍。

本章简要介绍了学生不当行为和学习的发展、法律和风险管理的注意事项。此外，还提供了一些具体的措施，可以用来减少课堂上的干扰，并保持良好的学习环境，让老师和学生都能以文明的方式来达到他们的学习目的。本章的目标是帮助未来的教师了解有问题的或有破坏性的学生行为，了解可以在学习环境中尽量减少干扰的具体步骤和可用的专业资源。

深入探讨的案例分析

接下来的 3 个案例分析说明了学生不当行为的连续性、发展机会以及教师在管理学习环境时可能经历的教学管理风险。

令人讨厌的行为

Alexandra 的有关情况

Alexandra 是一名大一新生，她喜欢在课前、课上、课后与你交谈个人或与课堂内容无关的问题。Alexandra 显得情感空虚，在班级里似乎没有任何朋友。最近，她开始在课堂讨论中打断别人，其他同学也不听她的发言，纷纷要求离开她所在的实验小组。

鉴于 Alexandra 的行为已经干扰到你的讲授和其他学生的学习，你需要跟她会面。在某一节课结束的时候，你要求她到你的办公室去。

在你和 Alexandra 的会面中，你让她知道你很珍惜她作为你的学生，你很希望了解她，但最近你已经注意到了她开始在课堂讨论中打断其他学生的发言。你询问了她的学习情况，以及她对课程进展情况的看法。她提到她在课程中很难交到朋友，也不知道该做什么，有时她感到孤独和孤立。你让她知道她的发言是有价值的，但她也需要让其他学生的发言被听到。你要指出，倾听是学习的一部分，你希望她能让她的同学有充足的时间在课堂上表达他们的观点。你也让 Alexandra 知道交朋友很重要，在团队中学习有助于学习的提高。你建议 Alexandra 与校园咨询中心的辅导员谈谈，了解如何在校园里发展这些友谊。为了跟进，你设定了 3 周后再次会面，了解她在班级中的学习，以及她对课程进展的看法。

行政违规行为

Adam 的有关情况

学期中，Adam 在课上说话变得很常见。他经常变得愤怒和明显激动，在与其他学生交流时不断使用煽动性语言。他不断地质疑你课上使用的教学材料。当他不在的时候，课堂变得有效率，也更轻松。你意识到你有意避免谈论他的行为。你和他交谈，描述他在课堂上的行为，你希望他如何参与今后的课堂讨论，以及与同学合作的重要性。Adam 开始与你争辩，拒绝考虑你的请求，拒绝反省他的行为。他指责那些"不尊重"他的学生。在接下来的课程中，Adam 的行为不断升级，并严重干扰你当天的课程计划。你决定将他的情况上报系主任，等待下一步的审查和建议。

系主任收到你的文件，并告知你，另外 2 名教师在过去 1 年里也上报过类似的关于 Adam 的报告。系主任与学生办公室主任联系，并转发了 3 次报告用于进一步审查和行动。Adam 缺乏合作精神，很难在过程中接近他，他的反应使事件升级到了违反管理制度的高度。管理风险的增加使学校相关办公室的介入显得重要了。

系主任、副院长和你一起参加了与 Adam 的会面。系主任和 Adam 签署了一份行为管理合同。Adam 同意遵守课程设定的标准，他违反学生行为准则的表现送交学生办公室主任进行行政审查。

犯罪行为

Cathy 的有关情况

Cathy 是一名大四学生。你在以前的课程中教过 Cathy，你惊讶于她即将毕业，因为一直以来她的学习成绩很差，在临床环境中很难与人合作。

开学大约 3 周后，一名学生向你报告说，Cathy 对班上的一名同学非常生气，为了"报复"，她故意破坏那名学生的汽车。你联系你的系主任，他联系了校园警察和学生办公室主任。

警方进行了调查，并对 Cathy 提出指控和刑事起诉。学生办公室主任给予 Cathy 行政纪律处分，直到她完成学位。Cathy 被分配到另一个班级，并被告知不得再联系那名同学。Cathy 的缓刑条件是参加心理咨询。

对证据的反思

1. 从学生的角度来看，教师是学习的中心。我们的许多学生在课堂上花费了大量的时间与教师交流。因此，教师有机会培养与学生的关系，并经常处于最佳位置，以了解不适当的行为。在一个护理项目中，教师如何才能与学生共同培养一个积极的促进学习的环境，并及时处理学生的不当行为？

2. 作为教师，在本学期的第 9 周，你发现你的一个本来出勤良好并按时提交作业的学生变得旷课、不按时提交每周作业、不回复电子邮件。处理这个学生的最好方法是什么？

3. 当你给一份实验室作业打分时，你注意到 4 个学生似乎提交了相同的内容，你认为有人抄袭了别人的作业。处理这种情况的最好方法是什么？你能做些什么来避免或减少这类事件的发生？

4. 在什么情况下，你会寻求帮助来处理潜在的学生不当行为？

参考文献

Altmiller, G. (2012). Student perceptions of incivility in nursing education: Implications for educators. *Nursing Education Perspectives, 33*(1), 15–20.

American Nurses Association. (2001). *Code of ethics for nurses with interpretive statements*. Washington, DC: American Nurses Publishing.

Baxter, P., & Boblin, S. (2007). The moral development of baccalaureate nursing students: Understanding unethical behavior in the classroom and clinical settings. *Journal of Nursing Education, 46*(1), 20–27.

Boice, B. (1996). Classroom incivilities. *Research in Higher Education, 37*(4), 453–486.

Clark, C. M. (2008a). The dance of incivility in nursing education as described by nursing faculty and students. *Advances in Nursing Science, 31*(4), E37.

Clark, C. M. (2008b). Faculty and student assessment of and experience with incivility in nursing education. *Journal of Nursing Education, 47*(10), 458.

Clark, C. M., Ahten, S., & Werth, L. (2012). Cyber-bullying and incivility in an online learning environment, part 2. *Nurse Educator, 37*(5), 192–197.

Clark, C., & Springer, P. (2007). Incivility in nursing education: A descriptive study of definitions and prevalence. *Journal of Nursing Education, 46*(1), 7–14.

Del Prato, D. (2013). Students' voices: The lived experience of faculty incivility as a barrier to professional formation in associate degree nursing education. *Nurse Education Today, 33*, 286–290.

Frisbee, K. (2013). *The relationship between incivility, job satisfaction, and intent to leave among nursing faculty* (Unpublished doctoral dissertation.) Cleveland, OH: Case Western Reserve University.

Goleman, D. (2005). *Emotional intelligence*. New York: Bantam Books.

Institute for Safe Medication Practices. (2013). Unresolved disrespectful behavior in healthcare: Practitioners speak up (again), Part 1. *ISMP Safety Alert Newsletter/Nurse Advise-ERR, 11*(10), 1–4.

Jones, G., & Philp, C. (2011). Challenging student behavior. *Perspectives: Policy and Practice in Higher Education, 15*(1), 19–23.

Kaplin, W. A., & Lee, B. A. (2006). *The law of higher education* (4th ed.). San Francisco: Jossey-Bass.

Lake, P. (2009). Student discipline: The case against legalistic approaches. *Chronicle of Higher Education, 55*(32), A31–A32.

Lashley, F. R., & de Meneses, M. (2001). Student civility in nursing programs: A national survey. *Journal of Professional Nursing, 17*(2), 81–86.

Levine, P. (2010). Teaching and learning civility. *New Directions for Higher Education, 152*, 11–17.

Luparell, S. (2004). Faculty encounters with uncivil nursing students: An overview. *Journal of Professional Nursing, 20*(1), 59–67.

Luparell, S. (2007a). Dealing with challenging student situations: Lessons learned. In M. H. Oermann & K. T. Heinrich (Eds.), *Challenges and new directions in nursing education: 5. Annual review of nursing education* (pp. 101–110). New York: Springer.

Luparell, S. (2007b). The effects of student incivility on nursing faculty. *Journal of Nursing Education, 46*(1), 15–19.

Luparell, S., & Frisbee, K. (2014). *Do uncivil nursing students become uncivil nurses?* In Paper presented at National League for Nursing Education Summit, Phoenix, AZ.

Marchiondo, K., Marchiondo, L. A., & Lasiter, S. (2010). Faculty incivility: Effects on program satisfaction of BSN students. *Journal of Nursing Education, 49*(11), 608–614.

Mott, J. (2014). Undergraduate nursing student experiences with faculty bullies. *Nurse Educator, 39*(3), 143–148.

Papadakis, M. A., Teherani, A., Banach, M. A., Knettler, T. R., Rattner, S. L., Stern, D. T., et al. (2005). Disciplinary action by medical boards and prior behavior in medical school. *New England Journal of Medicine, 353*(25), 2673–2682.

Porath, C. L., & Pearson, C. M. (2012). Emotional and behavioral responses to workplace incivility and the impact of hierarchical status. *Journal of Applied Social Psychology, 42*, E326–E357. http://dx.doi.org/10.1111/j.1559-1816.2012.01020.x.

Shanta, L. L., & Eliason, A. R. M. (2014). Application of an empowerment model to improve civility in nursing education. *Nurse Education in Practice, 14*, 82–86.

United States Department of Education. (2007, October).

Balancing student privacy and school safety: A guide to the Family Educational Rights and Privacy Act for colleges and universities. Retrieved from, http://www2.ed.gov/policy/gen/guid/fpco/brochures/postsec.html.

United States Department of Education. (2011, April). *Dear colleague letter: Sexual violence*. Retrieved from, http://www2.ed.gov/about/offices/list/ocr/letters/colleague-201104.html.

Williamson, M. M. (2011). *Nurse educators' lived experiences with student incivility* (Doctoral dissertation). Retrieved from ProQuest Dissertations & Theses Full Text, ProQuest Dissertations & Theses Global (903973569) (Order No. 3478640).

第15章 提高学生参与度和主动学习的策略

Strategies to Promote Student Engagement and Active Learning

Janet M. Phillips, PhD, RN, ANEF

（刘苋汐 译）

采用教学策略促进学生参与和主动学习是教师角色的一项重要组成部分。大量研究表明，参与主动学习的学生容易达到更好的学习效果（National Survey of Student Engagement，NSSE，2013），并能将概念运用到实践中（Blau & Snell，2013）。然而，一项关于护理专业学生的 NSSE 调查发现，相对于其他学科的学生，护理专业本科生并不认为自己参与到了以学生为中心及互动形式的教学方法中（Popkess & McDaniel，2011）。这就给护理教师提出了挑战，即提供学习体验，抓住学生的兴趣，让他们主动学习。本章提供了学生参与能获益的证据，并描述了促进学生在护理教育的各个阶段和各种学习环境中进行主动学习的教学策略。

学生参与度

学生参与度理论源于阿斯廷（Astin）的学生投入理论（Astin，1999）。随着时间的推移，"参与"和"投入"已经成为教育类文献中的同义词。学生的高度参与是更好地进行学术学习和个人发展的主要前提。这个理论有 5 个基本要素：①投入和参与度是指生理和心理能量在学习中的投资。②在投入和参与过程中，投入的程度随着时间的推移也在持续变化。③投入和参与既具有量性的属性（如学习时间），也有质性的方面（如对理解能力的测量）。④学生学习的整个效果直接受到投入和参与的质量和数量的影响。⑤在学习过程中，教育的有效性直接关系到学生投入和参与度的提高。

学生参与度是基于 Chickering 和 Gamson（1987）在本科教育中提出的具有良好实践性的 7 项原则。根据 Chickering 和 Gamson 的说法，如果教育者能通过这些原则来促进学生学习，那么学生更有可能达到更好的学习结果。这些原则包括：①鼓励学生和教师之间的联系；②培养学生之间互惠与合作；③鼓励主动学习；④给予及时反馈；⑤强调完成任务的时间；⑥传达高期望；⑦尊重多样化的天赋和学习方法。

强调学习过程中的主动参与，能使不同类型的学生在参与活动的过程中产生不同的学习效果。例如，经常与教师互动的学生对其学习经历最满意，并表现出更好的学习

256

效果（Hill，2014；Lundberg，2014）；如果学生参与到学术支持系统，就能够更好地处理学习压力（Bruce，Omne-Ponten & Gustavsson，2010）。学生参与度可以通过直接观察和衡量学术活动参与等方面来测量，如学习时间、满足课程需要的能力和学生满意度调查（NSSE，2013）。

学生参与度理论适用于护理教育，它将注意力从学科问题和教学技巧直接转移到学生的动机和行为上来，并考虑其在护理实践中的应用，这和转化教学的理念一致。当今学习心理学观点认为，积极地参与到学习过程中是学生的责任，而护理教育者应运用各种教学经验和学习经历成为教育过程中的促进者或向导（Benner，Stuphen，Leonard & Day，2010；Slavich & Zimbardo，2012）。作为阿斯廷（Astin，1999）理论的基本构成成分并基于 Chickering 和 Gamson（1987）在本科教育中良好实践的 7 项原则，主动学习对于学生学习和学生参与十分重要。

学生参与度的证据

NSSE（2013）建立了在高等教育中学生参与对学生学习效果的证据，在 14 年的时间里，调查了美国和加拿大的 1500 所院校"学生参与项目和活动的情况，大概估算他们是如何分配时间以及在大学学习期间的收获"（p. 6）。结果表明学生对大学预期的结果能影响学生参与行为。NSSE（2013）年度调查报告中将 335 000 名学生的参与情况质量指标分为以下几类：第一，学术挑战，阐明了强调高阶学习与学生认为应关注更多复杂问题的课程之间的关系，挑战了他们的思维能力。第二，同伴学习或合作学习，通过促进学习动机、分享对资料的理解和来自同伴的支持促使学生成功。第三，教

师互动经验，影响学生认知的成长、发展和保持。有效的教学实践包括清晰、有组织的课程以及及时和形成性的学生反馈。第四，校园环境现实，学生与校内的不同个体间，如学生服务人员、学术导师和行政管理人员的互动对学习效果有积极的影响，第五，高强度的实践活动（学习型社区、服务性学习，或与教师的科研活动）能促进知识、技能和个人发展，而参与这些实践的学生对自己的教育经历更满意。第六，主题模块（关于兴趣主题的额外问题），通过学术指导引导学生参与提高参与度的项目和活动来促进学生的坚持和成功。第七，利用技术手段的学习，作为最后一个模块，表明技术的使用与学生参与度和高阶学习呈正相关。

在一项由 438 756 名社区大学生参与的大规模研究中（Community College Survey of Student Engagement，CCSSE，2014），建立了一系列的基准并表明学生参与度和学习效果密切相关。第一个基准，主动和合作学习，引导学生在课堂上参与学习，与其他学生互动，在课堂外学习。此外，学习效果与注册的学期数和完成的学分学时有关。第二个基准，学生的努力，表明那些花了必要的时间去学习内容（完成任务所需时间）的学生能够投入到学习过程中。第三个基准，学术挑战，学生参与的挑战智力和富有创造性的工作，例如评价和综合，与积极的学术成果如坚持、平均绩点和完成学位等最为密切相关。第四个基准，师生互动，衡量学生和教师在学术表现、职业规划、课程内容和作业方面的沟通程度，揭示学生为实现他们的教育目标进行广泛有效的学习和坚持。最后一个基准，对学习者的支持，当学生的成功被认可时，他们会表现得更好，并对他们在大学的学习更加满意，以及在不同的人群

中，他们工作得更积极，社会关系更稳定。

与参与度相关的文献揭示了组织教学策略的 4 个研究观点（Zepke & Leach，2010）：①参与的学生具有内在动机，并想要独立地或与他人一起实现他们的学习目标；②当学习环境具有创造性、主动性和协作性时，学生和教师会互动，并对学习做出回应；③机构提供有利于学习的支持，持欢迎态度的机构文化会提供各种支持服务；④学生作为积极的公民，与机构共同努力发展社会和文化学习。这些循证观点对于设计和运用学生参与及主动学习的教学策略非常有帮助。

采用学生参与的教学策略

在选择主动学习的教学策略时，教师会受到若干因素的影响（Phillips & Vinten，2010）。基于 Everett Rogers（2003）创新扩散模式，教师更有可能采用与教学需求、价值和经验相匹配的教学策略，不管他们在采用前是否有过"尝试"，也不管它是否比其他教学策略更有利于学生的学习需求。这一循证研究提示，在教师采用学生参与和主动学习的教学策略时影响教育者采用教学策略和需要被考虑的一些变量。

教学策略

Bloom 修订的教育目标分类法（Anderson & Krathwohl，2001）可以对教学策略进行分类，以促进学生参与度。知识维度（或需要学习的知识类别）由 4 种知识类型组成：①事实性的；②概念性的；③程序性的；④元认知的。**事实性知识**是指学生用必须知道的基本内容来熟悉学科或解决学科中的问题。**概念性知识**是指在大范围内基本原理之间的关系使它们能够共同发挥作用。**程序**

性知识是指特定学科所需的技能、技术和方法。**元认知知识**是对自身认知的认识和一般认知。学习目标和知识类型的成果可以用 Bloom 的修订分类法中 6 种认知过程维度来构建：①记忆；②理解；③应用；④分析；⑤评价；⑥创造（见第 10 章）。

选择学生参与教学策略的实例按英文字母顺序于 4 个知识类型中在下面的部分被列出（Anderson & Krathwohl，2001），并且能运用在教室、实验室、临床及在线环境中。模拟教学的具体策略详见第 18 章，互联教室的技术支持详见第 19 章，远程教学详见第 20 章，在线教学详见第 21 章。

事实性知识

事实性知识是指学生用必须知道的基本要素来了解学科或解决学科中的问题。这类知识通过结合讲座、同伴学习、研讨会和大小型小组讨论以及基于团队的学习（team-based learning，TBL）而获得。

讲座

讲座是一种口头报告，它将口头交流与书面和新媒体技术相连接，用以提供灵活、适应性强、实用和现代的方法来传递内容。讲座是教育者以有趣的形式组织材料而提供重要主题学习内容的教学工具。

教学建议

学生能以各种方式学习，可以通过在讲座上增加活动来激励所有的学习者。如果在讲座中提供多种新颖的活动，如视频、案例分析、音乐播客或学生领导的小讲座，就能提高学生参与度。使用视觉辅助工具、电子讲义、电子反馈系统和学习指导使学生能跟上讲座的速度和内容。讲座前的作业可以提高学生参与度和主动学习，如小组作业、跨专业活动、电子书阅读和在线模式，如翻转课堂教学模式所示（"翻转课堂"将在后面的章节阐述，见第 19 章）。

优势和劣势

讲座是一种涵盖了复杂资料的具有时效性的策略，以学生进一步提出问题来引导他们找到其他的教学策略。但在讲座中保持学生的注意力很有挑战性，在讲座中若没有学生参与活动，可能会导致学生降低学习投入度。此外，教师为学生开发新颖活动和资源可能会耗费大量时间。

证据

见 Cavanagh（2011）、Friesen（2011）以及 Young、Robinson 和 Alberts（2009）。

同伴学习

同伴学习是一种相互学习的活动，学生可以分享对彼此有益的知识、想法和经历，允许学习从独立的方式转变为互相依赖的方式。这些策略可能对小群体更有效，并可以在线上或课堂使用。

教学建议

在目标和策略之间必须有明确的联系，否则学生会认为活动是在浪费时间。建立一个可能的主题列表，或者允许学生选择他们感兴趣的内容来促进学生主动学习。建立与学习目标的相关性将促进学生学习。教师和学生之间的非正式会议可能有助于澄清和构建问题，以促进课堂讨论。

优势

同伴学习提供了一个参考点，从多角度的观点来探索概念，包括理论和实际、促进反思和评判性分析、激发寻求真理、加强情感学习和关爱，并增加情境学习。许多策略可能会被使用，包括学生兴趣小组、对学生

工作的同伴评审、小组测试、数字化故事讲述和同伴指导。

劣势

同伴学习要求教师不断关注同伴任务的相关性，因为学生可能觉得他们没有从同伴身上学到其需要知道的东西。教师可能需要帮助学习者关注或重新关注课程中讨论的观点。学生评价的挑战性在于所有的学生是否都平等地参与，寡言的学生可能需要鼓励，而自信的学生可能会尝试控制小组。因此，指南对学习活动来说必不可少。

证据

见 Christiansen 和 Bell（2010），Cooper、Martin、Fisher、Marks 和 Harrington（2013），Priharjo 和 Hoy（2011）。

研讨会和大小型小组讨论

研讨会是在一定主题领域中交流思想的会议，也可能是对一些概念的指导性讨论。跨专业任务可以促进学生参与和主动学习，但是对于研讨会的讨论要与课程目标有清晰的联系，否则学生可能认为研讨会是在浪费时间。讨论可以在课堂上或线上实施，也可同步或者非同步实施。

教学建议

教师和学生的活力、创造力和计划是有效运用讨论策略的必要条件。明确的指南是必要的，这样滔滔不绝的人（学生或教师）就不会支配讨论。让学生轮流作为讨论主持人可以减少学生的准备时间，这样每位学生都可以只负责少数主题，并进行全面深入的准备。教师作为小组的一员，有时需要充当参与者、顾问或领导者。

优势

讨论的形式允许学生主动地参与到内容

中来。协同、合作性学习、同伴分享和对话有助于理解和概念的实际应用。它允许教师作为概念澄清者和解决问题的榜样。在讨论中可提高表达能力和思维能力。教师策划的时间有限，但计划仍然是确保有效性的必要条件。讨论通常不需要额外的补充，如讲义或视听教材。此外，学生能学习以小组形式解决问题的技巧。

劣势

要求学生具备充分的知识来进行积极的讨论和理解。这可能需要花费学生大量时间准备，或者可能让学生在没有足够的知识或思维能力的情况下"溜过"。可能需要对学生如何参加研讨会进行指导。

证据

见 Bristol 和 Kyarsgaard（2012），Forrester 和 Huston（2014），Henningsohn 和 Dolk（2014）。

基于团队的学习（TBL）

在 TBL 中，构建学生团队能提高学生参与度和学习成果质量。学生可以在线上或课堂上进行团队工作。跨专业团队提高了主动学习和学生参与度。

TBL 小组必须被恰当地组织和管理。学生对其个人和小组工作的质量负责，并且需要得到频繁和及时的反馈。团队任务必须促进学习和团队两方面的发展（Michaelsen，Parmelee，McMahon & Levine，2008）。

教学建议

将小组成员保持在 5 ~ 7 人。在整个课程过程中，学生需要在同一个小组。学生必须在上课前做好准备，并在课程开始的时候加入到团队中来。为了个人或小组的分数，需制订明确的评分标准。

优势

TBL 策略可以用在大型班级中，能给学生提供在团队中工作的实际经历。团队要对学习负责，并增加学生参与到课堂内容中的程度。

劣势

TBL 需要教师和学生进行角色转换。它要求教师花费时间学习技术，而且学生需要接受对这种不同的学习方式的培训。学生安排的问题可能会使小组任务复杂化。如果小组间有冲突发生，TBL 就可能增加学生压力。

证据

见 Clark、Nguyen、Bray 和 Levine（2008），Fmtmi、Hartli、Hillier、Campbell 和 Oswald（2013），Mchaelsen 等（2008），Ofstad 和 Brunner（2013）。

概念性知识

概念性知识运用较大体系中基本元素之间的相互关系，使其能够共同发挥作用。概念性知识教学的主要形式是争辩、辩论、结构式争议和两难困境，协作学习、合作学习和小组任务，思维导图和概念图，翻转课堂，角色扮演和模拟（见第 18 章）。

争辩、辩论、结构式争议和两难困境

此策略重点在争辩、辩论、结构式争议和两难困境，使用的是调查过程或理性判断、命题，旨在论证是真相、谎言还是其他。这些技术包括逻辑争论的构建和对命题的口头答辩，并要求对假设和证据的认可，以及使用归纳推理和演绎推理技巧。它们允许关系的鉴定。

教学建议

争辩和类似的策略在概念性知识的问题上或与主题相关的任务上最有效。为了形成有效的辩论队，学生互相了解很有帮助。教师应在课程早期引入基本主题并构建辩论形式，使学生有充分的准备时间。辩论队通常由 5 名学生组成：2 名学生就话题展开支持的辩论，2 名学生就话题展开反对的辩论，第 5 名学生作为主持人。辩论遵循一种特定的形式，包括开场评论、肯定观点和否定观点的陈述、反驳和总结（Fuszard，2004）。鼓励学生在他们个人观点的对立面辩论来促进学生学习。这种形式可以在线上或课堂上实施。跨专业团队将加强学生参与度和主动学习。这些在课堂上可以使用的策略比较适合翻转课堂（见本章后面提到的"翻转课堂"）。

优势

争辩技术培养分析技能和对许多卫生保健问题复杂性的识别能力。这将开阔学生对有争议话题的视野。这些技能培养学生的沟通能力，并提高了学生在小组中的工作能力。

劣势

争辩技术要求参加的辩论者和观众双方都要较高程度地掌握主题知识。教师需要教授学生辩论的艺术。这项技术需要学生增加准备时间。辩论的对抗性也会给学生制造焦虑和冲突，而学生没有足够的公开演讲能力也可能会增加焦虑感。学生会花费大量时间在小组工作中。

证据

见 Choe、Park 和 Yoo（2014），Fuszard（2004），Garity（2009）。

协作学习、合作学习和小组作业

学习团队共同完成作业，并为小组学习效果承担责任。这可以在课堂或线上实施。

教学建议

设计有意义的作业可以由小团体完成［每组最理想的是由 3～5 个多种类型的（能力、性别、种族背景、经历等不同）学生组成］。教授或验证小组对团队角色和团队进程的理解，指定或要求小组指派一个"领导者""录音者""反馈者""报告者"或其他必要的角色。小组成员由不同类型的学生组成可能会增加更多学生学习的潜力。允许为汇报和处理团体工作提供充足的时间。

优势

协作学习和类似活动促进主动学习和反思学习，并鼓励团队合作。这样给学生提供了机会为自己和他人的工作负责，还可以使用团体动力技能。大型的学习任务和项目可以有效地完成。

劣势

学生可能会抗拒频繁的团队作业。还有一种可能性，不是所有的学生都能平等地参与。学生安排的问题可能会使小组任务的准备工作变得复杂，如果小组间发生冲突，学生的压力可能会增加。

证据

见 Forrester 和 Huston（2014），Suwantarathip 和 Wachadee（2014），Wyatt 等（2010）。

思维导图和概念图

构图策略涉及通过绘制概念和子概念图来学习复杂的现象。思维导图将中心概念放在页面的中心，而相关概念围绕在中心概念周围。概念图是一种帮助学生组织好大主题下各种成分的可视结构化图表。它们有利于小组任务，尤其是有不同概念性知识的跨专业小组。

教学建议

构图策略可用于增强概念性知识并保留学习成果。这种教学方法不仅在临床中经常使用，而且在课堂上和线上教学中也很有效。学生可以在真正接触患者之前收集患者数据，然后添加到概念图中，绘制新的数据，并与已有的数据联系起来，以便更好地理解患者的临床表现。组合具体的课程内容同样能为学生提供思维导图的示例。概念图软件可以在使用这种技术时为其提供帮助（Martin，2009）。概念图对不同学习风格的学生来说都是一种有效的策略。

优势

构图策略鼓励更好地去理解并对复杂的现象进行回忆，尤其能有效地激发对概念的长期记忆。要求学生在设计构图时应积极参与，以增强概念性思维过程。它帮助学生认识到概念之间的相似点和不同点、帮助理清概念之间的关系、帮助将以前学过的信息与新的信息相连接、帮助学生组织信息并将理论与实际联系起来，这能够提高学生解决问题的能力。该方法能吸引视觉型学习者，可用软件帮助完成构图任务。

劣势

构图策略最初可能需要花费很长的时间，直到教师和学生了解如何组织概念。它可能不吸引具体型学习者和听觉型学习者，教师和学生都需要学习如何使用构图，才能有效地使用这种方法。

证据

见 Daley 和 Torre（2010），Harrison 和 Gibbons（2013），Ho、Kumar 和 Velan（2014），Martin（2009）。

翻转课堂

翻转课堂是一种教学模式，学生在课前进行重要的预习准备，而传统的课堂时间用来讨论和解决相关主题问题。该模式应用于多种卫生专业教育，以解决教学与临床实践之间的差距问题。它采用了非同步学习活动，如课前视频讲座、阅读作业、实践问题和使用基于技术的资源。在课堂上使用互动、基于团队解决问题的教学和学习策略。

教学建议

提前安排好翻转课堂的具体活动。在课下使用各种非同步或同步的学习活动来保持学生的兴趣。提供让学生对课前应该要完成的工作负责的方法。在课上将教学内容与实践应用结合起来。为学生提供课后的反思活动，使学生能够将非同步和同步学习联系起来并应用于实践。

优势

翻转课堂允许学生为课上的概念性知识、思维和学习活动做好准备，并将其应用于实践。学生按照自己的节奏进行课前任务自主工作。各种教学活动和学习活动都是针对学生各种学习方式展开的。同伴之间的互动得到了改善，也增加了师生之间的互动。

劣势

翻转课堂可能会给习惯于传统授课式教学的教师带来挑战。教师可能需要接受培训来学习翻转课堂教学法的模式，需要时间组织课上和课堂活动，并要求对教学和学习持续评估。学生可能不喜欢课下的额外工作。

证据

见 Baepler、Walker 和 Driessen（2014）、Kim、Kim、Khera 和 Getman（2014），Tune、Sturek 和 Basile（2013）。

角色扮演

角色扮演通过戏剧的方式使学生扮演其他人的角色，可以是有剧本的、无剧本的、自发的或半结构化互动的表演，通过被他人观察以分析和说明学习效果。这种策略可以在课上或线上使用。

教学建议

教师需要仔细规划角色扮演，还需要做好在必要时监控和调整学生行为和反应的准备。这包括在产生冲突情绪的情境中能为角色扮演提供良好的方案。典型的角色扮演安排包括详情介绍、设计舞台、解释目标（通常是最短的时段）、运行、角色扮演（可能需要 5～20 分钟）、总结报告、讨论、分析和对角色扮演体验的评价（可能持续 30～40 分钟甚至更长）。

总结报告是角色扮演中最重要的阶段，这样使学生可以明确行动和为选择其他决定作解释。这样，观察能力可以得到加强，还可以预测与他人要发生的人际关系。对角色扮演的录像或录音可能对总结报告阶段有所帮助。这项技术对小团体学生最有效，而那些没有参与角色扮演的学生可以成为积极的观察者。应鼓励学生在角色扮演中自然地出演，避免不真诚的表演。应直接对角色扮演中表现出来的行为进行评判，而不是针对特定的学生。

优势

角色扮演增强了观察能力，提高了决策

能力，增加了对复杂的人类行为的理解力。它提供了角色扮演中人际关系和问题解决能力的即时反馈，并提供了一个不具威胁性的环境，在这个环境中尝试使用不熟悉的沟通和决策技巧。角色扮演对成年学习者来说是很好的方式，因为它与现实生活中的情景和积极参与相联系。通常不会使用道具、讲义等，因此并不会产生额外的花费。

劣势

如果觉得角色扮演并没有反映出现实生活中的情况，学生很可能不愿意参与，并认为这只是简单的表演。教师需要花费大量的时间去研制脚本。负责学习环境的教师可能会因为这种方法而感到沮丧。角色扮演能强化刻板行为，并且如果没有合适的规划，可能会浪费课上的宝贵时间。

证据

见 Levis 等（2013），McEwen、Stokes、Crowley 和 Roberts（2014），Rao 和 Stupans（2012）。

程序性知识

程序性知识涉及如何做事、调查方法、运用技能的标准、演算法、技术和方法。与程序性知识相关的教学策略有演算法、展示、游戏、意象和冥想、海报、自学模式、模拟（见第 18 章）和写作。

演算法

演算法是一种按步骤进行、基于临床决策证据的方法。任何需要反复实践的课程都要求学生掌握演算法，而它的规则有助于解决问题，其内容还可以被分解成具体阶段。这种策略可以在线上或课上实施，并且非常适合同伴或跨专业小组学习。

教学建议

演算法作为一种教学策略，可通过评估内容来确定是否适用。开发一种演算法并随时为学生解释如何使用它。第一个演算法的开发时间可以在 6～8 小时。内容类似的附加演算法通常能减少开发时间。

优势

演算法向学生展示了如何"找出"解决问题最关键的信息；它培养了可靠、复杂的解决问题能力（甚至在低年级学生中）和减少了经常在教问题解决技巧时的一对一指导。同时，它能很有效地教授许多步骤的复杂过程。当与案例分析一起使用时，演算法可以加强学习。此外，它可以尝试节省学生的时间来记忆和理解复杂的现象，尤其对那些缺乏临床经验的学生有帮助。演算法能有效促进学习和遵守最佳实践原则。

劣势

教师必须清楚地定义这些步骤，如果学生没有能力正确地完成任务，学生可能需要学习如何运用演算法解决问题。演算法的发展需要耗费教师大量的时间。在实践决策中，演算法不能代替临床推理。

证据

见 Buchko 和 Robinson（2012），Fabrellas 等（2013），Jablonski、DuPen 和 Ersek（2011），Rathbun 和 Ruth-Sahd（2009）。

展示

学生通过诸如项目、报告或学习目标来展示学习成果，显示他们能在何种程度上达到学习目标。通常，示范对学生来说是一种学习经历，对教育者来说则是一种评价学业进步的方法。这个策略应该应用于复杂的心理或精神运动技能的获得。该方法适合于线上和课上任务，也非常适合于跨专业学习。

教学建议

让学生从开始到结束都要清楚地展示过程的步骤。要求学生在第二次经历这个过程时展示基本原理，并允许有时间进行提问。提供及时、个体化和监督性练习。录像资料可用于学生在示范前的预习和示范后的回顾。示范可以通过在线视频进行计划、实施、回顾和修正。

优势

证据证明这个过程经常有助于保持记忆。因为示范使得复杂的技能变得更加容易理解，并且示范允许专家对技能进行模式化的建立。对特定的表现进行反馈提高了记忆的留存率，而程序性知识也增强了未来解决问题和元认知知识的能力。

劣势

学生的技能获得能力不同。可快速掌握技能的学生在其他人练习的时候会变得失去兴趣。对许多学生来说，掌握精神运动技能通常非常有压力，并需要有足够的教师监督、空间和用物供给来提供实际练习。在监督学生练习时，教师工作量很大，并且供给和设备的高消费可能会限制学生大量的练习时间。

证据

见 Chang、Chou、Tehrerani 和 Hauer（2011），Day、Iles 和 Griffiths（2009），Fakih（2013）。

游戏

教育游戏是一种学习活动，游戏规则包括有机会展示玩家的知识和技能，试图达到特定的学习效果。这个策略可以在线上或课上实施，并应用于跨专业的"破冰"作业。

游戏软件可以在线上使用。

教学建议

使用游戏方法来强化知识而不是介绍新知识。开放的学习环境对于游戏的学习十分重要。此过程是学生对学生的学习，因此教师必须撤出。游戏结束后进行总结报告至关重要，这样学生就能清晰地将游戏和重要的概念联系起来。如果教师不重视游戏作为教学策略，他们就可能会无意识地破坏游戏。

优势

游戏增加了学生参与度和认知及情感学习，提高了学生的记忆力，增加了趣味性和刺激感，增加了学习者的投入度，激励学习者，并且能帮助理论联系实践经验。通过游戏体验，学生可以互相学习，这对于成年学习者来说很好，因为能帮助学生更多地承担自己学习的责任。学习者能在学习情境中得到及时的反馈，也可以看到理论直接应用于实践。与传统的学习相比，从游戏中学习的时间更长。

劣势

游戏可能会对一些学习者造成威胁，如他们因为不确定答案而感觉没有安全感。这样可能会浪费时间，购买或开发游戏的成本也有可能很高。如果有几个玩家参与其中，可能很难评价每位学习者通过游戏获得的学习水平。它可能需要更大的空间，应有介绍性和总结性课程，而教师必须制订指南来保持游戏的教育性。

证据

见 Blakely、Skirton、Cooper、Allum 和 Nelmes（2009），Blakely、Skirton、Cooper、Allum 和 Nelmes（2010），Boctor（2013），Grimley、Green、Nilsen、Thopson 和 Tomes（2011）。

意象和冥想

在实际使用实践信息之前，意象和冥想包括精神图像、图表或预演。最好的方法是结合其他策略（例如在躯体练习中获得精神运动技能）。

教学建议

构建一个模拟现实情况的场景，使用该场景示范意象的有效使用。放松技术提供了一个很好的示范来说明如何使用意象技术，有效利用这个策略需要一个支持性的课堂环境，该技术可能有助于学生减压和将其应用到护理实践中。

优势

当意象和躯体练习结合在一起时，意象和冥想技巧提供对精神运动技能更好的学习。它可能会促进治疗的发展和实践中整体护理技能的发展。

劣势

个体拥有不同程度的先天意象技能。因此，一些学生可能需要学习如何进行意象，这不能代替躯体练习的技能。使用意象和躯体练习技能将会使学生的学习时间比只使用躯体练习的时间长。压力和表现的恐惧可能会干扰意象的有效使用，要求教师接受培训学习用以实施的意象策略。

证据

见 Brady、O'Connor、Burgermeister 和 Hanson（2012），Grossman、Deupi 和 Leitao（2014），White（2014）。

海报

海报是通过视觉表现来展示学习成果。这个项目可在线上实施，还很适合同伴或跨专业学习，并提供传播知识的机会。

教学建议

学生可能需要接受关于如何设计海报的指导。需要开发海报预期内容的明确指南和评价技术，并将这些教给学生。在海报设计中融入艺术概念可能会提高海报质量，可以利用软件来制作精致好看的海报。

优势

学生可以通过海报传达复杂的想法，并且制作海报可以促进学生的创造力。对学生知识的评价可以通过海报来展示，学生可以从同伴和老师那里获得反馈，并能从制作海报的过程中获得成就感。在海报制作中所培养的技能对于毕业生来说很有价值。海报可以用来在专业会议或学生海报展示中公开展示学生的工作。教师或同伴对海报的评价可以通过指南或评分标准快速完成。

劣势

教师需要时间制订海报作业和评价手段。对于非视觉型学习者来说，这个作业可能会让他们感到沮丧。

证据

见 Briggs（2009），Christenbery 和 Latham（2012），Sterman 等（2013）。

自学模式

自学模式包括根据一些特定目标的格式提出一个概念信息，如果学生先前就掌握了相关内容，这种模式允许学生跳过这个部分。这个模式通常包括学生学习的自我检测（课前测试和课后测试），并贯穿独立模式。这种模式非常适合翻转教学课前作业，即在课前掌握基本知识（见本章前面提到的"翻转课堂"）。

教学建议

自学模式有许多不同的部分，可以用于一节课和整个课程、强化或补习。此外，该模式还可以在线上构建，并用于混合式学习方式。学生可以完成这个模式，从而为达到课上学习目标做好准备。

优势

这个模式有助于学习时间有限的成年学习者，可以让学生选择学习的时间和地点。学习可以根据学习者的需要灵活进行，因此可以在没有教师在场的情况下进行。该模式有助于教授精神运动技能。通过结合讲座和讨论方法能增强学习。这是一种从内在激励学生学习的有效方法。

劣势

学生可能会拖延、不及时完成工作。该模式在准备和更新时会花费教师大量的时间。

证据

见 Cusack 和 O'Donoghue（2012），Garcia、Greco 和 Loescher（2011），Hsu 和 Hsieh（2011）。

写作

写作通过记录想法鼓励学习，如学术论文、非正式的日志、诗歌和信件。跨专业学术写作可能会增加学生参与度和主动学习以达到传播知识的目的。

教学建议

教学生如何写作可以提高其论文的质量，在构建写作的作业时，要考虑到最终的评分标准。全面评估论文而不是关注语法和风格问题。同行评审草稿可能会激发思考和评论技巧，具体的评分标准降低了大量的主观评分，可以用评分标准来节省评分时间。通过课程中对复杂的写作体验的增加，激发高阶思维效果。在写作作业的主题选择中可以提供灵活性，用以识别学生的学习需求，并增加学生的自主权。教师对学生的草稿进行审查，可以早期评估学生的思维和资料处理，一旦发现问题就进行早期干涉。

许多写作格式可以被使用，如日志、正式论文、创造性写作任务（如诗歌或书籍报告）、课堂内容的摘要、给立法者和护理管理人员的信件以及研究评论。建议写作时要有指导、反思和学习不同技能的时间。与学生、教师和图书管理员的合作可能会提高撰写学术论文所需的信息读写能力和在线搜索技能。要出版的写作稿件需要更高级的学术写作技巧。此外，还需要更多具体的指示。

优势

写作通过积极参与文学活动、学习评判文献的质量、组织对资料逻辑顺序的理解和根据所学的内容学会评判，激发了更高阶的思考。学生可以在写作时发现自己的信仰和价值观。护士可以用多种形式进行写作，而在教育背景下的写作项目允许学习不同的方法和风格。从写作作业中获得的知识可以给学生信心，也可以帮助学生了解自己的想法。写作可以改善沟通技巧。

劣势

给写作作业打分是主观的。许多学生觉得没有做好完成写作任务的准备，这可能导致学生增加挫败感和压力。学生必须通过写作来了解学习的重要性，否则写作作业将被视为多余的工作。学生会需要很多时间去完成写作作业，这取决于如何构建作业。通常，教师要花费很多时间去评分。教师培训可能需要在选择这种教学策略之前进行。

证据

见 Beck、Blake-Cambell 和 McKay（2012），

Nevid、Pastva 和 McClelland（2012），Troxler、Vann 和 Oremann（2011）。

元认知知识

元认知知识是一般认知的知识，也是对自身认知的觉察和知识。该策略可以用于多种方式：案例分析、跨专业教育（interprofessional education，IPE）、档案袋和电子档案袋、基于问题的学习（PBL）、质疑和苏格拉底提问法、反思日记以及模拟（见第 18 章）。

案例分析

案例分析作为一种阐明课堂内容的方法，表现出一种对真实生活情况的深度分析。它将内容和理论应用于现实生活，模拟生活，或两者兼有。该策略很适合跨专业或同伴小组间学习，可以在线上或课上实施，也可以作为翻转课堂的课前作业来使用（见本章前面提到的"翻转课堂"）。

教学建议

一个能够反映出最重要的学习成果的设计良好的案例是运用这种方式获得学习成功的关键。展开式案例分析随着时间的推移而前进或"展开"，能逐步透露并提供真实临床情境，允许学生用先前的知识将理论与实践相结合。

在做作业之前，分析这个案例的目的是确定学生分析案例的潜在方法，但是要准备之前没有考虑过的学生的问题和评论（如必要时能够说"我不知道"或"我之前没有考虑过这个"）。一个安全、开放和无威胁的学习环境对于学生积极地参与至关重要。

在完成作业时，为了更多的深度学习，应提供一个对最重要的要点和根源的总结。应利用概念图、黑板、活动挂图或幻灯片等工具帮助学生理解关键的概念。

优势

案例分析激发了元认知知识、记忆和回忆。将实践与理论联系起来能帮助许多学生回忆重要的信息。能在一个安全的环境中解决问题，而不会威胁患者的安全。案例分析尤其有利于渴望与同伴互动、支持先前经验和验证思考的成年学习者。一个经验丰富的护士可以很容易地从与实际患者的接触中设计出案例分析中的示例。

劣势

在需要解决问题的复杂情况下，案例分析更有效果；但当具体事实是唯一内容时，案例分析则不适用。研发案例对许多人来说是一项耗时的技能，因而还应考虑对已发表案例的选择。案例分析要求教师能使用良好的提问技能。差生的准备工作可能会导致学习的减少。案例分析可能会使那些想要通过更直接的策略如演讲来展现自己的学生感到挫败。

证据

见 Dutra（2013），Garcia 等（2011），West、Usher 和 Delaney（2012）。

跨专业教育（IPE）

在 IPE 中，"两个或两个以上的专业相互学习，能提高合作和护理质量"（Centre for the Advancement of Interprofessional Education，2014）。这种策略可以在线上或面对面实施。

教学建议

需要有强大的领导力和兴趣、知识、经验来实现 IPE。详细的计划是复杂的，而且必须包括组织支持和来自每个专业项目中代表教师人数平等。IPE 促进需要深入了解互动学习方法、团队动力的知识、对 IPE 教学和学习的热情、角色榜样和镜像合作的学习能力，以及在团队中灵活性、创造性地运用专业差异。IPE 评价需要持续不断地评估其有效性，并加入修正以增加利益相关者的学习经历。学生需要以 IPE 及其原则、价值和预期成果为导向。为了理解 IPE 原则，以及它如何嵌入各个学科的课程中，教师培训必不可少（见第 11 章）。

优势

研究结果显示，它增加了合作技能的知识、能力和态度及其专业实践的应用。学生将在合作中满足 IPE 基本技能，以符合职场对合作实践团队的需求，响应专业组织改善卫生系统的号召（见第 11 章）。IPE 可能会增加未来工作中的团队合作精神和工作场所中的合作机会。

劣势

对于 IPE 的规划需要花费时间和精力。长期的可持续性可能取决于几个关键的热衷者。组织者必须安排定期的会议来考虑 IPE 的所有观点，当小组之间产生分歧的时候，他们需要讨论并解决问题。小组正在进行的工作需要评价、修正和讨论 IPE。一些学生可能在与来自其他专业的人交谈时感到不自在，尤其是当他们不懂专业术语的时候。需要对 IPE 的结果进行纵向研究以改善护理系统。

证据

见 Hobgood 等（2010），McKay、Sanko 和 Shekhter（2014），Reeves、Tassone、Parker、Wagner 和 Simmons（2012）。

档案袋和电子档案袋

档案袋是学生工作的收集，用来展示学习、成就以及个人和职业的发展。作为以前的课程或生活经验中学生技能获得的记录，可用来评估课程、项目的学习效果或专业发展，也可通过电子方式完成（电子档案袋）。

教学建议

学生可能需要一个关于如何构建档案袋的方向。内容大纲应该为档案袋提供一个框架，但不能限制学生的创造力。档案袋的评价复杂而困难。新手可能希望寻求专家的帮助并咨询。档案袋的构建指南和评价必须清晰易懂。

优势

档案袋通常会给学生提供较高的学习动机，因为他们能通过档案袋来控制学习过程。具有较高学习动机的学生一般学到的更多。档案袋能帮助教育者了解学生的个人目标和愿望，鼓励学生对学习进行反思。独立、自信和自主的学生将会以这种方式脱颖而出。

劣势

档案袋必须与反思策略相结合，以鼓励学生学习的自主能力。教育者和学生都需要对学习过程有多种视角的思考，缺乏自信的学生需要教师更多的帮助。学生在构建档案袋和教师评价档案袋时都需要投入大量时间。学生需要清楚地看到档案袋的目标，否则所涉及的工作可能被视为浪费时间的工作。

证据

见 Garrett、MacPhee 和 Jackson（2013）、Karlowicz（2010）、Ryan（2011）。

基于问题的学习（PBL）

PBL 将临床问题和专业问题作为整合临床实践所需要内容的重点，是一种高度结构化和以学生为中心的教学和学习方法。现实生活中的问题是最初学习内容的基础。学习由学生发起，通常以小组为单位。教师是学生学习的促进者。PBL 过程中的 5 个步骤包括分析问题、确定学习成果、收集信息、总结和反思。PBL 通常作为一种在所有课程中都能运用的方法，而不是专注于单个学科或护理专业。这种策略可以在线上或课上实施，并且也可以用于跨专业或同伴学习。

教学建议

研发现实的、综合性的临床问题会促进并提高预期的学习效果。案例问题通常由几个场景来完成，这些场景包括复杂但真实的信息，并要求学生将可用的信息分类处理。教师的工作量有显著增加，尤其在研发阶段。如果案例或课程是跨专业的，在 PBL 中就需要不同专业之间的密切协作。让学生了解 PBL 的方法，并允许学生有足够的时间研究问题并讨论答案。6～9 名学生组成一个小组进行 PBL 最有效。

优势

PBL 能促进主动学习与合作学习。学生运用了探究和元认知思维技巧以及同伴教学和评价。问题可以用纸质或电子方式来提供。学生通常在团队或小组中工作。PBL 可以被用于跨专业学习环境，以创造角色和每个学科所需的能力。背景学习能激励学生并提高学生在临床情境中应用知识的能力。它增加了学生自主和同伴学习的责任，并发展了可应用于不同情境的灵活知识。这种学习方法培养了学生终身学习的能力。

劣势

PBL 涉及教师在构建问题情境中花费的大量时间。教师需要大量的时间来学习使用 PBL。学生要进行定向培训以了解学习者在 PBL 情境中的角色定位，并且必须应对预期和学习目标之间潜在的差异。学生学习似乎与案例的有效性以及小组的功能有关。当班级规模过大时，这种教学技巧的使用则非常困难。

证据

见 Choi、Lindquist 和 Song（2014），Lin Lu，Chung 和 Yang（2010），Martyn、Terwijn、Kek 和 Huijser（2014）。

质疑和苏格拉底提问法

质疑是调查的一种表达方式——询问的句子、短语或手势——以邀请或要求回答。苏格拉底提问法包括探究性质疑以分析每个人的想法。这种策略可以在线上或课上实施。在使用 IPE 方法时，要确保所有学生都知道专业的"语言"，避免使用专业术语或俚语。

教学建议

留出足够的时间来构思一些令人深思的问题。教师需要做好准备来引导提出好问题后展开的讨论。如果设计一项能够引导学生充分准备的课前作业，就会加强学生的学习。提问作为一种探究性策略，可以被自然地使用，或者针对特定问题的内容而提出。需要一个开放、信任的课堂环境。设计问题来评估学习的各个领域。提问中适当的措辞很重要，这样学生就不会觉得在提问经历中被贬低。进行有指导的同伴质疑可以获得同伴学习的效果。

优势

质疑促进了获得结论的元认知，增加了师生之间的互动，并促进了不同角度观点的讨论。它允许学生从自己的经历中讨论概念，并表明潜在的假设。质疑提高了对证据的表达能力，激发了学生提出更高阶的思考

问题，并提高了解决问题技能的水平。学习从课堂环境转移到临床环境，并提升思维能力以增强应试能力。

劣势

质疑假定具有全面的知识。学生和教师在课前的准备必须充分。学生不能依靠简单的事实陈述。

证据

见 Lakdizaji、Abdollahzadeh、Hassankhanih 和 Kalantrai（2013），Carvalho-Grevious（2013）。

反思日记

通过该策略，学生详细了解个人经历并将其与学习成果联系起来。日志记录最频繁的使用是将课堂理论和课程目标与实际实践情况相关联。口头和书面反思同样有效。这一策略可以在线上实施，并且适合小组、同伴或跨专业的学习任务。

教学建议

为日志写作制订明确的期望，这样学生就可以知道要求。使用不同的方法来进行日志写作（如写学习目标、总结经验、日记和集中辩论）可能会增加学生对任务的兴趣。教师深思熟虑的反馈（不一定是冗长的反馈）对学生的学习非常重要。小组讨论日志记录和学生所说的话可能会促进所有学生的学习。在日志中运用具体的引人深思的问题，增强了元认知思维。学生可能需要学习如何进行反思练习。反思日记通常不会以字母为等级来评分。如果要这样做的话，评分标准量表将确立明确的要求，并提供统一的分级标准。

优势

反思促进从经历中学习，并帮助学生

学习如何把事实从一个环境转移到另一个环境。它鼓励学生思考与教学内容有关的临床经历。以学生为中心的学习对成人学习者来说特别有价值。反思有利于证明如何成为终身学习者。它激发元认知思维，并在师生之间提供一个反馈回路，使教学重点能够被修订以增强学生学习。它可以用于各种层次的护理教育。

劣势

教育者可能想要转向专家角色而不是专注于学生的经历，学生自主学习可能会让一些教师失望并可能会在学生中间引起一些未解决的冲突的刺激。教师需要通过引导学生提出问题和讨论来指导学生学习，而某些题目可能是教师没有准备好的内容。学生可能认为这只是一项按要求要做的练习，而不会投入时间适当地利用学习机会。教师要花费大量时间制订反思指南、阅读学生的反思并帮助个别学生处理他们的反思，学生需要花费大量时间进行反思。

证据

见 Garrity（2013）、Kuo、Turton、Su-Fen 和 Lee-Hsieh（2011）、McMillan-Coddington（2013）、Muncy（2014）、Sherwood 和 Horton-Deutsch（2012）。

总结

学生参与度建立在阿斯廷（Astin，1999）的学生投入理论以及 Chickering 和 Gamson（1987）在教育中良好实践的 7 项原则基础之上，包括：①鼓励学生和教师之间的联系；②培养学生之间互惠与合作；③鼓励主动学习；④给予及时反馈；⑤强调完成任务的时间；⑥传达高期望；⑦尊重多样化的天赋和学习方法。在 NSSE（2013）和 CCSSE（2014）进行的研究中能看到这些年来与学生参与度相关的学习成果的证据。很多质量指标显示学生参与能促进学习，其中包括：①学术挑战；②同伴学习；③教师互动体验；④校园环境；⑤高强度的实践体验；⑥学术指导；⑦利用技术手段学习。

Bloom 的知识维度包括 4 种主要知识类型：①事实性的；②概念性的；③程序性的；④元认知的。当选择教学策略时，护理教育工作者可使用这个框架作为选择与知识维度相适应的策略指南。本章列出了许多与知识类型有关的选择策略以及各自的优势和劣势。有越来越多的证据明确显示了学生参与度和主动学习策略的使用，而护理教育工作者将根据证据的性质选择最适合学习环境的策略，以帮助各级毕业生为更好地面对当今复杂的卫生保健系统做好准备。

▌对证据的反思

1. 随着学生参与度和主动学习的证据不断增多，教育工作者如何辨别哪些证据是最好的？
2. 随着以学生为中心的课程持续地被护理教育工作者应用，为更好地加强学生参与度和主动学习，需要做哪些进一步的研究？
3. 使用 Bloom 修订的教育目标分类（Anderson & Krathwohl，2001），护理教育工作者如何使用知识维度作为学生参与度和主动学习框架？

参考文献

Anderson, L. W. & Krathwohl, D. R. (Eds.), (2001). *A taxonomy for learning, teaching, and assessing: A revision of Bloom's taxonomy of educational objectives.* New York: Longman.

Astin, A. W. (1999). Student involvement: A developmental theory for higher education. *Journal of College Student Development, 40*(5), 518–529.

Baepler, P., Walker, J. D., & Driessen, M. (2014). It's not about seat time: Blending, flipping, and efficiency in active learning classrooms. *Computers and Education, 78,* 227–236.

Beck, S., Blake-Campbell, B., & McKay, D. (2012). Partnership for the advancement of information literacy in a nursing program. *Community and Junior College Libraries, 18*(1), 3–11. http://dx.doi.org/10.1080/02763915.2012.651957.

Benner, P., Sutphen, M., Leonard, V., & Day, L. (2010). *Educating nurses: A call for radical transformation.* Stanford, CA: Carnegie Foundation for the Advancement of Teaching.

Blakely, G., Skirton, H., Cooper, S., Allum, P., & Nelmes, P. (2009). Educational gaming in the health sciences: Systematic review. *Journal of Advanced Nursing, 65*(2), 259–269. http://dx.doi.org/10.1111/j.1365-2648.2008.04843.x.

Blakely, G., Skirton, H., Cooper, S., Allum, P., & Nelmes, P. (2010). Use of educational games in the health professions: A mixed-methods study of educators' perspectives in the UK. *Nursing and Health Sciences, 12,* 27–32. http://dx.doi.org/10.1111/j.1442-2018.2009.00479.x.

Blau, G., & Snell, C. (2013). Understanding undergraduate professional development engagement and its impact. *College Student Journal, 47,* 689–702.

Brady, S., O'Connor, N., Burgermeister, D., & Hanson, P. (2012). The impact of mindfulness meditation in promoting a culture of safety on an acute psychiatric unit. *Perspectives in Psychiatric Care, 48*(3), 129–137. http://dx.doi.org/10.1111/j.1744-6163.2011.00315.x.

Bristol, T. J., & Kyarsgaard, V. (2012). Asynchronous discussion: A comparison of larger and smaller discussion group size. *Nursing Education Perspectives, 33*(6), 386–390.

Boctor, L. (2013). Active-learning strategies: The use of a game to reinforce learning in nursing education. A case study. *Nurse Education in Practice, 13,* 96–100.

Briggs, D. J. (2009). A practical guide to designing a poster for presentation. *Nursing Standard, 23*(34), 35–39.

Bruce, M., Omne-Pontén, M. (2010). Active and emotional student engagement: A nationwide, prospective, longitudinal study of Swedish nursing students. *International Journal of Nursing Education Scholarship, 7*(1), 1–18.

Buchko, B., & Robinson, L. E. (2012). An evidence-based approach to decrease early post-operative urinary retention following urogynecologic surgery. *Urolologic Nursing, 32*(5), 260–273.

Carvalho-Grevious, M. (2013). Breaking the cycle of shame: Socratic teaching methods to enhance critical thinking. *Journal of Baccalaureate Social Work, 18*(1), 77–94.

Cavanagh, M. (2011). Students' experiences of active engagement through cooperative learning activities in lectures. *Active Learning in Higher Education, 12*(23), 23–33. http://dx.doi.org/10.1177/1469.

Centre for the Advancement of Interprofessional Education. (2014). *Definition of interprofessional education.* Retrieved from, http://caipe.org.uk/about-us/the-definition-and-principles-of-interprofessional-education/.

Chang, A., Chou, C. L., Teherani, A., & Hauer, K. E. (2011). Clinical skills-related learning goals of senior medical students after

performance feedback. *Medical Education, 45,* 878–885. http://dx.doi.org/10.1111/j1365-2923.2011.04015.x.

Christenbery, T. L., & Latham, T. G. (2012). Creating effective scholarly posters: A guide for DNP students. *Journal of the American Association of Nurse Practitioners, 25*(1), 16–23.

Christiansen, A., & Bell, A. (2010). Peer learning partnerships: Exploring the experience of pre-registration nursing students. *Journal of Clinical Nursing, 19,* 803–810. http://dx.doi.org/10.1111/j.13652702.2009.02981.x.

Chickering, A. W., & Gamson, Z. F. (1987, March). Seven principles for good practice in undergraduate education. *AAHE Bulletin, 39*(7), 3–7.

Choe, K., Park, S., & Yoo, S. Y. (2014). Effects of constructivist teaching methods on bioethics for nursing students: A quasi-experimental study. *Nurse Education Today, 34*(5), 848–885. http://dx.doi.org/10.1016/j.nedt.2013.09.012.

Choi, E., Lindquist, R., & Song, Y. (2014). Effects of problem-based learning vs. traditional lecture on Korean nursing students' critical thinking, problem-solving, and self-directed learning. *Nurse Education Today, 34*(1), 52–56. http://dx.doi.org/10.1016/jmedt.2013.02.012.

Clark, M. C., Nguyen, H. T., Bray, C., & Levine, R. E. (2008). Team-based learning in an undergraduate nursing course. *Journal of Nursing Education, 47*(3), 111–117. Community College Survey of Student Engagement (CCSSE). (2014). 2014 cohort key findings. Retrieved from, http://www.ccsse.org/survey/survey.cfm.

Cooper, J. R., Martin, T., Fisher, W., Marks, J., & Harrington, M. (2013). Peer-to-peer teaching: Improving communication techniques for students in an accelerated nursing program. *Nursing Education Perspectives, 34*(5), 349–350.

Cusack, T., & O'Donoghue, G. (2012). The introduction of an interprofessional education module: Students' perceptions. *Quality in Primary Care, 2*(20), 231–238.

Daley, B. J., & Torre, D. M. (2010). Concept maps in medical education: An analytical literature review. *Medical Education, 44,* 440–448. http://dx.doi.org/10.1111/j.1365-2923.2010.03628.x.

Day, T., Iles, N., & Griffiths, P. (2009). Effect of performance feedback on tracheal suctioning knowledge and skills: Randomized controlled trial. *Journal of Advanced Nursing, 65*(7), 1423–1431.

Dutra, D. K. (2013). Implementation of case studies in undergraduate didactic nursing courses: A qualitative study. *Biomedical Central Nursing, 12*(1), 15–23. http://dx.doi.org/10.1186/1472-6955-12-15.

Fabrellas, N., Sanchez, C., Juve, E., Aurin, E., Monserrat, D., Casanovas, E., et al. (2013). A program of nurse algorithm-guided care for adult patients with acute minor illnesses in primary car. *Biomedical Central Family Practice, 14*(61), 1–7.

Fakih, M. G. (2013). Peripheral venous catheter care in the emergency department: Education and feedback led to marked improvements. *American Journal of Infection Control, 41*(6), 531–536.

Fatmi, M., Hartli, L., Hillier, T., Campbell, S., & Oswald, A. E. (2013). The effectiveness of team-based learning on learning outcomes in health professions education. *Medical Teacher, 35*(12), 1608–1624. http://dx.doi.org/10.3109/0142159X.201384980.

Friesen, N. (2011). The lecture as a transmedia pedagogical form: A historical analysis. *Educational Researcher, 40*(95), 95–102. http://dx.doi.org/10.3102/0013189X11404603.

Forrester, R., & Hutson, K. (2014). Balancing faculty and student preferences in the assignment of students to groups. *Journal of Innovative Education, 12*(2), 131–147. http://dx. doi.org/10.1111/dsji.12029.

Fuszard, B. (2004). *Innovative teaching strategies in nursing education* (3rd ed.). Gaithersburg, MD: Aspen.

Garcia, S. P., Greco, K. E., & Loescher, L. J. (2011). Teaching strategies to incorporate genomics education into academic nursing curricula. *Journal of Nursing Education, 50*(11), 612–618.

Garity, J. (2009). Fostering nursing students' use of ethical theory and decision-making models: Teaching strategies. *Learning in Health and Social Care, 8*(2), 114–122. http://dx.doi. org/10.1111/j.1473-6861.2009.00223x.

Garrett, B. M., MacPhee, M., & Jackson, C. (2013). Evaluation of an e-portfolio for the assessment of clinical competence in a baccalaureate nursing program. *Nurse Education Today, 33*(10), 1207–1213. http://dx.doi.org/10.1016/jnedt.2012.06.015.

Garrity, M. K. (2013). Developing nursing leadership skills through reflective journaling: A nursing professor's personal reflection. *Reflective Practice, 14*(1), 118–130. http://dx.doi. org/10.1080/14623943.2012.732940.

Grimley, M., Green, R., Nilsen, T., Thompson, D., & Tomes, R. (2011). Using computer games for instruction: The student experience. *Active Learning in Higher Education, 12*(45), 45–56. http://dx.doi.org/10.1177/1469787410387733.

Grossman, S., Deupi, J., & Leitao, K. (2014). Seeing the forest for the trees: Increasing nurse practitioner students' observational and mindfulness skills. *Creative Nursing, 20*(1), http://dx.doi.org/10.1891/1078-4535.20.1.67.

Harrison, S., & Gibbons, C. (2013). Nursing student perceptions of concept maps: From theory to practice. *Nursing Education Perspectives, 34*(6), 395–399. http://dx.doi. org/10.5480/10-465.

Henningsohn, L., & Dolk, A. (2014). The medical exhibition seminar. *The Clinical Teacher, 11*(3), 219–224. http://dx.doi. org/10.1111/tct.12095.

Hill, L. H. (2014). Graduate students' perspectives of effective teaching. *Adult Learning, 25*(2), 57–65.

Ho, V., Kumar, R. K., & Velan, G. (2014). Online testable concept maps: Benefits for learning about pathogenesis of disease. *Medical Education, 48*(7), 687–697. http://dx.doi. org/10.1111/medu.12422.

Hobgood, C., Sherwood, G., Frush, K., Hollar, D., Maynard, L., Foster, B., et al. (2010). Teamwork training with nursing and medical students: Does the method matter? Results of an interinstitutional, interdisciplinary collaboration. *Quality and Safety in Health Care, 19*(6), e25. http://dx.doi.org/10.1136/qshc.2008.031732.

Hsu, L., & Hsieh, S. (2011). Effects of a blended learning module on self-reported learning performances in baccalaureate nursing students. *Journal of Advanced Nursing, 67*(11), 2435–2444. http://dx.doi.org/10.1111/j.1365-2648.2011.05684.x.

Jablonski, A. M., DuPen, A. R., & Ersek, M. (2011). The use of algorithms in assessing and managing persistent pain in older adults. *American Journal of Nursing, 111*(3), 34–43.

Karlowicz, K. A. (2010). Development and testing of a portfolio evaluation scoring tool. *Journal of Nursing Education, 49*(2), 78–86. http://dx.doi. org/10.3928/01484834-20090918-07.

Kim, M. K., Kim, S. M., Khera, O., & Getman, J. (2014). The experience of three flipped classrooms in an urban university: An exploration of design principles. *Internet and Higher Education, 22*, 37–50.

Kuo, C., Turton, M., Su-Fen, C., & Lee-Hsieh, J. (2011). Using clinical caring journaling: Nursing student and instructor experiences. *Journal of Nursing Research, 19*(2), 141–149. http://dx.doi.org/10.1097/JNR.0b013e31821aala7.

Lakdizaji, S., Abdollahzadeh, F., Hassankhanih, H., & Kalantrai, M. (2013). Impact of guided reciprocal peer questioning on nursing students' self-esteem and learning. *Iranian Journal of Nursing and Midwifery Research, 18*(4), 285–289.

Lewis, D., O'Boyle-Duggan, M., Chapman, J., Dee, P., Sellner, K., & Gorman, S. (2013). Putting words into action: Using role play in skills training. *British Journal of Nursing, 22*(11), 638–644.

Lin, C., Lu, M., Chung, C., & Yang, C. (2010). A comparison of problem-based learning and conventional teaching in nursing ethics education. *Nursing Ethics, 17*(3), 373–382. http://dx.doi. org/10.1177/096973309355380.

Lundberg, C. A. (2014). Peers and faculty as predictors of learning for community college students. *Community College Review, 42*(4), 79–98. http://dx.doi.org/10.1177/0091552113517931.

Martin, K. (2009). Computer-generated concept maps: An innovative group didactic activity. *Nurse Educator, 34*(6), 238–240.

Martyn, J., Terwijn, R., Kek, M., & Huijser, H. (2014). Exploring the relationships between teaching, approaches to learning and critical thinking in a problem-based learning foundation nursing course. *Nurse Education Today, 34*(5), 829–835. http://dx.doi.org/10.1016/j.nedt2013.04.023.

McEwen, L., Stokes, A., Crowley, K., & Roberts, C. (2014). Using role play for expert science communication with professional stakeholders in flood risk management. *Journal of Geography in Higher Education, 38*(2), 277–300. http://dx.doi.org/10.10 80/03098265.2014.911827.

McKay, J., Sanko, J., Shekhter, I., & Birnback, D. (2014, April). Twitter as a tool to enhance student engagement during an interprofessional patient safety course. *Journal of Interprofessional Care*, http://dx.doi.org/10.3109/13561820. 2014.912618 online.

McMillin-Coddington, D. (2013). Reflection through journal writing to educate registered nursing students on patient care. *Teaching and Learning in Nursing, 8*(2), 63–67. http://dx.doi.org/10.1016/j.teln.2012.09.004.

Michaelsen, L. K., Parmelee, D. X., McMahon, K. K., & Levine, R. E. (2008). *Team-based learning for health professions education.* Sterling, VA: Stylus.

Muncy, J. (2014). Blogging for reflection: The use of online journals to engage students in reflective learning. *Marketing Education Review, 24*(2), 101–114. http://dx.doi.org/10.2753/MER1052-8008240202.

National Survey of Student Engagement (NSSE). (2013). *NSSE annual results 2013: A fresh look at student engagement.* Retrieved from, http://nsse.iub.edu/html/annual_results.cfm.

Nevid, J. S., Pastva, A., & McClelland, N. (2012). Writing-to-learn assignments in introductory psychology: Is there a learning benefit? *Teaching of Psychology, 39*, 272–275. http://dx.doi.org/10.1177/0098628312456622.

Ofstad, W., & Brunner, L. (2013). Team-based learning in pharmacy education. *American Journal of Pharmaceutical Education, 77*(4), 1–11.

Phillips, J. M., & Vinten, S. A. (2010). Why clinical nurse educators adopt innovating teaching strategies: A pilot study. *Nursing Education Perspectives, 31*(4), 226–229.

Popkess, A. M., & McDaniel, A. (2011). Are nursing students engaged in learning? A secondary analysis of data. *Nursing Education Perspectives, 32*(2), 89–94.

Priharjo, R., & Hoy, G. (2011). Use of peer teaching to enhance student and patient education. *Nursing Standard, 25*(20), 40–43.

Rathbun, M. C., & Ruth-Sahd, L. A. (2009). Educational innovations: Algorithmic tools for interpreting vital signs. *Journal of Nursing Education, 48*(7), 395–400.

Rao, D., & Stupans, L. (2012). Exploring the potential of role play in higher education: Development of a typology and teacher guidelines. *Innovations in Education and Teaching International*, 49(4), 427–436.

Reeves, S., Tassone, M., Parker, K., Wagner, S., & Simmons, B. (2012). Interprofessional education: An overview of the key developments in the past three decades. *Work*, 41(3), 233–245. http://dx.doi.org/10.3233/WOR-201201298.

Rogers, E. M. (2003). *Diffusion of innovations* (5th ed.). New York: Free Press.

Ryan, M. (2011). Evaluating portfolio use as a tool for assessment and professional development in graduate nursing education. *Journal of Professional Nursing*, 27(2), 84–91. http://dx.doi.org/10.1016/jprofnurs.2010.09.008.

Sherwood, G., & Horton-Deutsch, S. (2012). *Reflective practice: Transforming of nursing and improving outcomes*. Indianapolis: Honor Society of Nursing, Sigma Theta Tau International.

Slavich, G. M., & Zimbardo, P. G. (2012). Transformational teaching: Theoretical underpinnings, basic principles, and core methods. *Educational Psychology Review*, 24(4), 560–608. http://dx.doi.org/10.1007/s10648-012-9199-6.

Sterman, E., Ross, B., Russell, S. L., Aizley, C., Viellette, E. L., Suplicki, L., et al. (2013). Impact of different educational methods on nursing knowledge and satisfaction. *Journal for Nurses in Professional Development*, 29(1), 2–7.

Suwantarathip, O., & Wichadee, S. (2014). The effects of collaborative writing activity using Googledocs on student writing abilities. *Turkish Journal of Educational Technology*, 13(2), 148–156.

Troxler, H., Vann, J. C., & Oremann, M. H. (2011). How baccalaureate nursing programs teach writing. *Nursing Forum*, 46(4), 280–288.

Tune, J. D., Sturek, M., & Basile, D. P. (2013). Flipped classroom model improves graduate student performance in cardiovascular, respirator, and renal physiology. *Advances in Physiology Education*, 37, 316–320. http://dx.doi.org/10.1152/advan.00091.2013.

West, C., Usher, K., & Delaney, L. (2012). Unfolding case studies in pre-registration nursing education: Lessons learned. *Nurse Education Today*, 32, 575–580.

White, L. (2014). Mindfulness in nursing: An evolutionary concept analysis. *Journal of Advanced Nursing*, 70(2), 282–294. http://dx.doi.org/10.1111/jan.12182.

Wyatt, T. H., Krauskopf, P. B., Gaylord, N. M., Ward, A., Huffstutler-Hawkins, S., & Goodwin, L. (2010). Cooperative m-learning with nurse practitioner students. *Nursing Education Perspectives*, 31(2), 109–113.

Young, M. S., Robinson, S., & Alberts, P. (2009). Students pay attention: Combating the vigilance decrement to improve learning during lectures. *Active Learning in Higher Education*, 10(41), 41–55. http://dx.doi.org/10.1177/14697874081000194.

Zepke, N., & Leach, L. (2010). Improving student engagement: Ten proposals for action. *Active Learning in Higher Education*, 11(3), 167–177. http://dx.doi.org/10.1177/1469787410379680.

护理多元文化教育
Multicultural Education in Nursing

G. Rumay Alexander, EdD, MSN, BSN, FAAN

（颜巧元 译）

近年来，翻转的不只是课堂。美国人口结构的深刻变化给护理教师带来新的挑战。预计到2050年，少数族裔人口数将占美国人口的50%，这意味着学术机构也将越来越多地由受教育不足的少数族裔人群组成，而目前在整个教育领域中，这些人员绝大多数学术水平不高。

许多社会科学研究表明，高等教育无法免受美国社会中所发生的不公平现象的影响。这些研究的重点大多聚焦于高等院校学生的经历和结果上。研究显示，拉美裔美国人、非裔美国人和美国原住民学生的入学率和留存率低于白人学生（Status and Trends in the Education of Racial and Ethnic Minorities, 2008; Steele, 2010）。这就要求教职员工设计新的课程和课堂内容，并启动资助系统来确保学生圆满地完成学业，以满足所有学生的需求。

2006—2011年，美国人口增长了320万人，但其高等院校入学人数在过去2年内却有所下降（Bauman, 2014）。2007—2012年，拉美裔、非裔、亚裔等少数族裔美国人入学率有所升高，但2012—2013学年的少数族裔入学人数并未增加。两年制的院校受此种衰退的影响最大，四年制大学和研究生院同时也受到一定影响（Bauman, 2014）。当然，这些变化也体现在护理学院中，因为学院力图招收和留住那些可以反映出毕业生将来工作社区的学生。

尽管美国的学生群体变得如此多样化，但大多数院校教师仍由白人组成。例如，1997—2007年，该国高校有色人种的入学率从25%上升至30%，但全职教职员工中少数族裔占比却仅从13%略升至17%（Ryu, 2010），非白人女性的就职人数更是持续偏低。2007年，非白人女性仅占全职教职工职位的7.5%。此外，随着整体学术水平的提高，非白人女性的在职百分比相对下降，其中教师和讲师占10%，助理教授占10%，副教授占7%，全职教授仅占3%（Ryu, 2010）。

Muhs、Niemann、Gonzalez和Harris（2012）的研究显示，不单在人口统计方面，同时在学术文化界中，白人、异性恋、中产及中上层阶级也明显占据主要地位。尽管由以白人组成的教师群体（受女性婴儿潮影响）通过很大努力，创造了一个包容的学习环境，但在学术界仍存在着较为严重的歧视与偏见。

无论是沙利文委员会（2004）发表的报

告《卫生保健人员的多样性》，还是美国医学研究所具有里程碑意义的护理报告《护理的未来：领导变革，推进健康》（IOM，2010），都明确指出增加卫生保健人员种族多样性的必要性。美国医学研究所建议，美国应将拥有博士学位的护士翻一番，这样做不仅能支持更多护士领导、促进护士主导的科学探索与发现，还能通过让更多的教育工作者做好教育下一代护理工作者的准备，为患者提供更好的护理。增加学术课程的多样性不仅将增加劳动者的多样性，而且也能为学生提供公民参与和了解世界的机会。

从参加护理课程的学生数量往往在很大程度上可窥见整个社会的情况。公开发表的意见书和政策声明引起大众对增加护理学生多元性需要的关注（AACN，1997，2013；National League for Nursing，2009），近期的招生数据（AACN，2015）显示，2014年，约30%不同级别的护理学学士、硕士和博士课程的学生来自少数族裔。这一数据自2004年以来稳步上升，男生也从2004年的9%上升至11%。其中护理组织也推动了包容性学术项目的创建，并制订了有关发展文化能力和实现文化素养照护的课程，同时提出了相关的政策指导。

本章从介绍多元文化和包容性教育的概念入手，对教师应该如何创造一个包容性的教学环境进行描述；并提供制订文化回应性学术项目和课程的策略；同时介绍处理课堂上和课程中多样性问题所必需的教学策略和方法，旨在为护理教师和学生就创建一个包容性学习环境提供参考意见与建议。

多元文化教育

多元文化教育是指将不同文化背景学生的价值观、信仰和观点结合起来的教学实践。多元文化教育与文化能力有着相同的前提，但前者强调的是学生学习成果，后者强调的是解决健康问题。表16-1介绍了两个概念的区别。

多元文化教育给教育工作者和教学管理人员带来了挑战，为了所有学生的利益，他们需考虑到平等和包容。Banks（2007）概述了多元文化教育，其包括内容整合、知识构建、公平教育、减少偏见，以及强化校园文化与社会结构5个方面。尽管不具有发展性，但这5个重要组成部分强调了在课堂环境计划和实施中对文化群体赋权的重要性。开放课堂对话，为学生学习多元观点提供机会（如非西方观点），提供反思的机会，能大大提高学生的学习能力，最终为提供高质量护理服务做好准备。

教师必须首先增强文化性知识，提高文化敏感度并且训练技能，使自己在文化性水平上有能力胜任教学工作。Yoder（1996）指出，面对多元化的学生，教师的变化是循序渐进的。一开始教师不理解甚至否认文化多元给教学过程带来的影响，后来教师渐渐有了文化意识，形成了"主流化"的思想。在这一过程中，初始阶段教师尚未形成文化意识，并将责任归咎于学生对主流文化意识认识的缺乏，希望学生能遵从主流文化。后一阶段，"不宽容"的教育者为学生制造了障碍，但随着教师的反复磨砺，他们找到了适应学生个人需求的方法。最后阶段，教师具有更多的文化认知和多元化价值观，至此，教师学会了鼓励学生在双重文化的运行下保持对自己文化的认同。

文化性知识

文化性知识是不同文化群体的事实性

表 16-1　多元文化教学和文化能力教学

	多元文化教学	文化能力教学
重点	创建课程并运用教学策略和材料支持多元化学生（如公平）	帮助学生了解他们自己的价值观、信仰和态度，并了解有其他文化背景的学生
过程	发展性的，连续的	发展性的，连续的
知识评估	在教学计划中考虑文化背景和态度、学习方式、歧视、偏见和需求	考虑文化背景、态度、价值观和信仰，促进文化理解
学习环境	重视对多元化学生的了解，关注教育公平性；促进所有学生之间的尊重；确保教学材料中不带任何偏见；加强使用课外活动来协助学生学习	重视有关患者护理的各个文化层面；促进人们对彼此差异的理解和尊重；确保包含有关各种文化的内容
教学指导	使学生更有责任担当，让学生有更多的学习选择；为促进学生理解，运用多种传达信息的方式	促进理解 运用多种策略和手段促进知识的获取
评估进展	观察学生的参与度 课程和项目回顾 课堂评估	衡量文化观念知识（如文化意识、文化敏感度、文化素养），评价课程，评价学生感知文化能力的程度
最终评价	学生评价课堂和教学 师生自评 教师互评；包容性教学的实例 多元化教育课程的外部评审 学生和校友对课程和教学的评价	测试（单选题）、写作、角色扮演、讨论、模拟，以及提供适当文化照护的能力

信息的学识。不论是在课堂还是临床领域，获取文化知识对于学生和老师都十分重要。教学中，教师布置作业给学生，使他们获得有关自己文化的知识；同时，教师可利用各种各样的概念模型和框架来帮助学生获取文化知识，如 Giger 和 Davidhizar（2008）开发了一个跨文化评估模型，其中包括沟通、时间、空间、健康理念和实践，以及环境 5 个部分。通过使用这些要素作为评估的框架，同时在非正式对话中作为特殊作业和参考点，此模式可以帮助学生了解自己和其他人。另有其他一些护理学设计模型：Leininger（1993）的文化关怀理论；Purnell 和 Paulanka（2008）的文化能力模式；以及 Campinha-Bacote（1999）模式，即"文化能力和医疗服务提供过程"，包含了文化知识、意识、技能、诉求和经历。

随着学生开始学习不同文化团体的知识，互相分享交流，教师便可确保学生能掌握异质性的概念（例如亚群体中的多样性、多元性和差异性），并与同质性概念（同一性）形成对比。虽然在同一个族群中，有将个体分为小组的倾向，但实际上这些小组只是"多元文化相似"，而非文化同质种族群体（Aponte，2009）。对差异的理解必须通过提问的方式来体现。基本点是不做假设；在进行文化评估时，教师应提出开放式问题，而不是直接发问。

文化理解、文化敏感度和文化技能

文化理解是对多元化的观点、多元事

实、多种解决方案和多种认知方式的认识。换句话说，就是学生提高洞察力并了解到"单一的文化不是放之四海而皆准的"。为了评估学生的文化理解程度，教师应规划一些能够表现学生对不同文化理解的活动。除临床实践外，学生还可以积极参与讨论小组，如通过个案研究、表演小品、角色扮演、散文写作、回答问题、小组讨论和游戏来理解文化。具有一定文化理解的学生会认识到个体间的价值观、信仰和习惯并不因此而受到损害。与文化能力的其他特性一样，我们可以通过自我评估、测试、论文反馈以及其他书面作业、角色扮演和游戏互动来测量文化理解程度。

随着师生对文化差异的理解、尊重和重视，文化敏感性得以发展。由于仅仅通过课堂学习活动难以发展文化敏感性，因此在本地的另一个地区，甚至美国的另一个地区进行临床经验交流是一个有效的策略。这样一来，学生有机会和来自不同的社会经济阶层和文化群体的人建立人际关系。在学生获得这些经验之后，教师可以提出引导性问题或观点，以帮助学生舒适地进行交流。

文化技能与有效的表现有关，如与他人沟通。沟通方面的技能提升可以通过使用访谈和视觉媒体来实现，后者可以分段显示，并可随时讨论和评估沟通或面谈技巧的有效性。教师可以在角色扮演、小组练习和病例介绍讨论之后提供反馈，以及允许学生自我评估。当把信仰、价值观和习惯融入教学计划，当沟通变得有效，当作出适当的评估和干预措施时，技能方面的提升就会突显出来。文化能力本身就是通过技能组合证明的技能。

文化能力

因为教师往往是表率和文化使者，所以他们必须要有必要的知识、技能和态度，以加强包容性教学，从而引导学生提供具有文化素养的护理。同样重要的是，教师和学生需要意识到他们自己的信仰及其可能对教学、患者护理带来的影响。有关评估个人文化能力的工具参见表16-2。

Nunez（2000）将文化能力描述为：在社区消费者呈现出的文化信仰、行为和需求的情境下，个人和组织有效运作的能力。Purnell和Paulanka（2008）将文化能力定义为：一个人在发展自我的存在、思想和环境的意识中，不让其影响来自不同背景的人；展现对患者文化背景的认识和理解；尊重和接受文化的差异和相似之处；并提供与患者的文化卫生保健的信仰、价值观和规范相符合的护理。Campinha-Bacote、Yahie和Langenkamp（1996）将文化能力定义为"一个过程，而不是一个终点，在此过程中，护士需不断努力，以达到在多元化的种群和文化背景中，无论是在个人、家庭还是社区的情境下，都能高效工作的能力"（p. 1-2）。这意味着其需要不断努力以实现目标。因此，文化能力可以被视作一段有发展性的旅程。

除以上内涵外，我们还将提升文化能力描述为一个连续的过程。这些定义都为教师提供了一个起点，他们可以为之努力，促进学生之间对文化能力的理解。Burchum（2002）确定了文化能力的八大特征：文化意识、文化性知识、文化理解力、文化敏感性、文化交互能力、文化技能、文化服务能力和文化精通。同样，Lister（1999）确定了按分类学分类的7个术语：①文化意识；

表 16-2　个人文化能力评估

对以下有关特质进行特定的提问

文化意识	我是否意识到了自己对不同于自己文化的歧视、刻板印象和偏见？我在多大程度上意识到了这个问题？
文化性知识	对于不同文化群体之间，尤其是对于他们的卫生保健、信仰和传统的异同点，我是否具有事实依据？
文化理解力	我是否理解有很多文化因素可能导致我的学生、同行、同学或患者之间可能会像他们那样做出反应？我在多大程度上意识到了这个问题？
文化敏感度	我是否足够敏感地传达了我对他人文化差异的理解、尊重和重视？我在多大程度上表现出了这种敏感性？
文化交互能力	我是否有意地与来自不同于我自己文化群体的个人接触？我是否读书、看文章和看电影，并且同时思考我所看、所读、所闻？达到何种程度？ 我是否利用学校交流项目，如出国留学或宣教旅行，让自己身处与自己有文化差异的社区？我是否经常去社区内的文化场所？
文化技能	当进行文化评估和身体评估时，我是否拥有与患者有效沟通的技能，以表明我是准确、高效和可靠的？达到何种程度？
文化服务能力	在教学或临床照护时我是否在一定程度上体现文化服务能力？下列的结果提供了例证： • 加强或提供尊重患者价值观、信仰和健康实践的护理，并且这样的护理是安全和令人满意的 • 将他人的文化信仰、价值观、语言和健康实践体现到评估计划和实际护理中 • 考察文化上的信仰和做法对个人医疗保健需求的影响 • 满足个人及其家属的文化需求 • 在实际护理工作中进行评估和沟通时，融入了有关健康与疾病的文化内容 • 应用国家标准向个人和家庭提供适当的护理

②文化性知识；③文化理解力；④文化敏感性；⑤文化交互能力；⑥文化技能；⑦文化能力。

Wells（2000）提出一个融合认知和情感两个阶段的文化能力模型。认知阶段涉及知识的获取，而情感阶段涉及态度和行为的变化。两者都被认为是可发展的。文化能力的提升是循序渐进的，是从知识的缺乏或局限到具有文化知识，再到具有文化意识的过程。情感过程的特点是文化敏感性、文化能力和文化精通的发展。文化能力的要素与这几个模型中的要素相似。

培养有文化素养的毕业生是所有护理项目的目标。要实现这一目标，教学和活动应针对意义、发展文化自信、特质、评价、教学策略、资源和评估展开。

包容性学习环境

学习环境可以是不平等的权力空间，但是当教师采用"包容性卓越"框架时，他们将学术项目或课程中的每个人都视为手头论题的一个资源，同时认识到学生的观点将会根据他们对这个论题的个人经验而发生变化（Bleich，MacWilliams & Schmidt，2014；Pederson-Clayton & Pederson-Clayton，2008）。包容性学习环境是重视和促进深思熟虑、相互尊重、多元文化观点、多种经验和学术成就的场所，创造和维持这样的学习环境需要教师和学生的共同努力。在这个环境中，每位学生都可以自由地表达自己的观点和疑虑，并获得支持与鼓励。在课堂上，讲授内容尽量避免让学生感觉被"边缘化"，并尽量使学生了解个人经验、价值观和观点对各个领域或学科中知识构建所产生的影响。

要创造一个具有包容性的学习环境，学校里的每个人都有责任让学生感到受欢迎和舒适。如果一个人与大多数人不同，那么，对事态的管理就不只是简单地使其与大家和睦共处，而是要传达归属感和安全感的信息，这是十分重要的。护理学院不同类型学生的入学直接影响教学单位（校园和护理学院）的学习环境、社会环境和招生率（和留存率）。因此，我们必须共同努力，引导对所有学生产生积极影响的干预措施。

由于大部分师生之间的互动发生在课堂和临床机构中，教师必须准备好创造一个学习环境。在此环境中，我们可以敏锐地识别学生互动的状态，辨认和管理微歧视、性别歧视和语言歧视，并了解学生学习风格中的种族差异。关于创建一个热情和包容的课堂，请参见框16-1。

课堂动力

对少数族裔学生而言，学习的主要障碍之一是对课堂参与的恐惧，以及被同学拒绝的恐惧。在课堂上，教师必须意识到学生的

框16-1　创建具有文化包容性的教学环境的策略

- 用一种让所有学生能对教师、同学、课堂上的经历多样性都有所了解的方式介绍彼此。
- 告知学生所使用的教学方法，包括教师自己的文化根源和任何跨文化教学经历。
- 询问学生各自喜欢用何种方式称呼。使用不带有西方姓名形式的包容性语言——姓氏，而不是后置名；名字而非教名。来自正统教育家庭的学生非常重视年龄和学历的阶层差异，他们可能不习惯对教师直呼其名；妥当的方法是让学生在称呼老师的姓名之前加上称谓（如玛丽教授、伊万博士）。
- 还要包括对特权的讨论，因为它扩大了对种族和权力问题的讨论，无论是显性还是隐性的。
- 在静默时，要求学生以匿名的形式写下其当时的感受及其原因；同时引导学生讨论各种不同反应的异同点。

背景和反应模式，以及课堂规范和规则形成的课堂权力。Payne 的《理解贫穷的框架》（*A Framework for Understanding Poverty*）（2005）是一部很好的经典著作，其总结了主要的潜规则，即在贫困、中产阶级和富有阶层之间自然形成的规则和习惯。经历了贫困的学生至少有两套行为模式可供选择：一种在街上；另一种是在学校或工作环境中。来自中产阶级的学生重视工作和成就，而富有阶级的学生则强调金融、社会和政治之间的关系。当教师理解这些行为、潜规则和权力差异时，他们就可以构建出能够克服这些差异的课堂。

一开始就创造一个温馨的环境，这在很大程度上可以消除学生因缺乏归属感所带来的压力。关怀教学法允许学生在课堂上展现自我，即使是在安静的课堂上。保持以学生为驱动力、以学生为中心尤其重要，这需要对适应性有敏锐的感知力，同时可采取补充

参与式学习方式。

微歧视

"微歧视"常见诸报端，Sue 等（2007）这样定义微歧视："细微而常见的口头、行为或环境上的侮辱，无论是出于有意还是无意，这种微小的歧视都对有色人种传达了带有敌意、贬损或消极意义的种族歧视或侮辱"（p. 271）。据报道，除种族外，微歧视也同样存在于性别、性取向、宗教信仰和能力地位之中。参见表 16-3。持续的微歧视所带来的影响，使我们排斥不同的人，这种情况是真实存在的。经历这些微歧视的人已表现出自信心和能力的降低（Mays，2009）。这意味着教育者要考虑采取多种语言交流的方式消除可能被认为是微歧视的言论。

当微歧视发生时，教师或任何在场的人都有责任处理这次事件，其目的是保护当事人的尊严：

- 对所看和所感展开讨论、探索和阐述。换句话说就是"关注紧张局势"。
- 观察学生，并注意心不在焉的学生的肢体语言及其暗示，这将大大有助于产生信任和建立积极的关爱关系。
- 简单地说一句"抱歉"，这是许多情况下都可能需要的。

- 减少歧义和不确定性，明确隐含的意义。
- 利用机会教育社区内的所有人。教育是反对和消除微歧视带来损害的关键途径之一。
- 一开始就应提出，不论是有意还是无意，在场的任何人都有可能做出带有微歧视的行为，尤其是通过我们所使用的语言。

当一个人被卷入微歧视的时候，无论是受害者还是作恶者都需要有特别的敏锐度。教师和学生可以就一个人的行为是否带有偏见和实行自卫展开探讨。这包括暂时搁置对那些挑战观点者行为的解释，而去关注其价值观、偏见和对人类行为的假设。

当团队工作中出现了微歧视，师生应处理发生的过程而非歧视的内容。这就需要在恰当的时候认识语言表达的准确性，帮助大家了解言者无心听者有意的结果是不一样的。同时，应鼓励人们探究如果有人议论自己时是何感受，询问团队中其他人对这次事件的看法并请求帮助。当有人鼓起勇气这样做时，教师应对这种勇于冒险表达想法的行为给予高度认可和赞赏。这样一来，教师便树立了健康的人际关系行为榜样。

表 16-3　微歧视示例

文化和学习	言论和行为	言论蕴含的意义
民族和种族	当我看着你时，我不会介意你的肤色 世上只有一个种族：人类 在班级里被忽视	否认个人的种族和民族体验 否认个人的种族和文化来自某个文化族群 学生不被重视
性别	只要肯努力，任何人都能成功，不论男人还是女人	不承认不公平的性别待遇
能力	你的发音真清楚 你真是你们种族和社区的荣耀	有色人种将这种言论视作贬损和负面的评价

性别和语言歧视

每个人都可能发生偏见，因此我们无法做到无所不知而且完全客观；对于科学界的成员以及护理学院的教职员工也是如此。因此，对于教师来讲，理解自己的偏见以及学生的信仰和偏见是文化审慎的一个组成部分，也是创建包容性学习环境的前提条件。

在一个有着多元化学生的课堂上，教师必须保持谨慎，注意课堂上是否有人被轻视或者被看不起。无意识的偏见对教师和学生之间的相互认识和了解起到一定的作用。教师和学生可以通过评估工具来确定他们的偏见，这种工具可被视为一个跳板，可以用一种安全的方式与个人潜意识下的偏见进行联系。这对于自我认知来说将会有变革式的作用。这些线上测试工具可由以下网址获取 https://implicit.harvard.edu/implicit/takeatest.html。

促进公平教学意味着教师意识到潜意识的偏见和差别待遇的存在。这正印证了心理学家 Claude Steele（2010）的研究结果：一个人的学习成绩会因为害怕带有刻板印象的评价而降低，如性别歧视和对文化与语言多样性（culturally and linguistically diverse，CALD）学生的歧视。

对课堂上性别歧视的研究已经证实，教师具有与一种性别学生的互动多于另一种性别的倾向（Salter，2004）。特别是在主要为白人学生的课堂上，老师与白人男学生的互动倾向比与非白人男女同学互动的倾向要大。有了这个认识，教师应协同努力，让所有学生都参与到课堂里来，提供平等的待遇，这包括不经常说话的安静学生。教师可通过设计一个让所有性别或种族的学生参与

课堂的制度来实现。一种经常使用的方法是放置公共索引卡片，个人可以匿名地撰写他们的意见或问题。这就提供了一些观察的渠道，可以看到学生对哪些概念尚有困难，或者有必须解决的问题。

随着参与护理课程的男同学越来越多，性别动力变得十分重要。除非课程的讲解中只涉及一种性别，否则就必须建立性别中立的语言来授课。

教师对具有文化和语言多样性（CALD）的学生也可能存在偏见。事实上，语言差异是教师、学生和患者歧视的重要来源，导致英语不是其母语或唯一语言的学生感到不被重视（Smith & Smyer，2015）。英语学习者（English language learner，ELL）也被称为 CALD 学生（Fuller，2013），他们必须能够以两种语言学习、写作、考试、与同学和患者沟通，首先要将概念或对话翻译成自己的语言，然后再回到英文。如果一个学生有口音，ELL 学生和其他学生之间或 ELL 学生和教师之间可能会有交流上的障碍；需要语言答复的课堂参与对他们来说可能是一个挑战。在这种情况下，教师可能会建议学生参加减少或修正口音的课程。Carr 和 Dekemel-Ichikawa（2012）的报告显示，参加口音修正课程给国际学生带来了良好的效果。

一个人的信仰和对他人的猜测会影响其与别人的交往。例如，蹙额、皱眉和注意力高度集中等非语言行为都可能是无意为之。更准确地说，这些动作的使用可能与想努力捕捉学生发出的声音有关。而教师和学生应设法了解这些行为的意义，而不是胡乱猜测。除非得到澄清，否则这些非言语行为可能会影响学生参与课堂互动和讨论的积极性。在课堂上，他们可能会克制自己不再参

与课堂活动、对老师提问不做出回应或不主动提出疑问，因为他们可能由于要在课堂上发言而感到紧张。

可以通过采取一些策略来提高语言能力，例如使用学习指南、写作（包括简短的书面作业、接受论文草稿和持续的写作练习），以及说话和倾听（Guttman，2004）来解决这些差异问题。

教师还可以关注提问的技巧，例如问以"为什么"和"如何"开头的问题，鼓励和要求学生勇于"冒险"，并探索更多"可能性"。相对那些只有一个答案的问题，开放式问题让人感到更轻松。等待回答的 10～12 秒为那些需要用母语规划他们的想法，再组织翻译为英语的学生提供了机会。

让学生使用语言的另一种方法是开展学习活动，要求他们每周写出与作业相关的问题，并要求他们在课堂或小组中读出该问题。这一活动具有开放对话、减少羞怯、加强班级团队建设的潜能。

与此同时，教师必须主动解决影响学生使用英语的情感问题。Halic、Greenburg 和 Paulus（2009）做了一项在美国以外的由多个国家的研究生参与的关于其语言认同的现象学研究，提出了一些重要的看法，表达了在逐渐发展和强化英语技能的过程中，教师及同龄人是如何看待他们的。此外，这些学生分享了其在学习中遇到的英语方面的障碍以及掌握了语言可以让他们在课堂上的交流有了"通达的途径"的感受（Halic et al.，2009，p. 82）。

在非正式场合中，学生可以分享被排斥或孤立的个人感觉。课堂之外的非正式对话应该提供机会。据报道，"聚会"作为一种支持策略，对于 CALD 学生和其他人数代表性不足的学生来讲都是有益的（Stokes，2003）。这个支持倡议为学生提供了一个平台，让他们可以在一个支持性的非学术环境中公开探讨相关问题。这样一来，学生的自信心增强了，他们可能会更频繁地参加到正式和非正式的课堂活动中来。

此外，教师还必须了解学生对音区的使用。据 Payne（2005）的统计，世界上每种语言都有 5 个音区。Joos（1967）发现，在一个对话中减少一个音区是社会上可以接受的。但是，在同一个谈话中减少两个或更多的音区是不符合社交礼仪的。教师必须识别学生发声中的细微之处，以及他们使用的音区的敏感度；例如，在一些文化中，被主流文化认为是"轻言细语"或"大声"都可能是得体的。

学习风格

最新证据表明，学生的学习风格也可能因种族和民族而异（见第 2 章）。例如，使用 Kolb 学习风格清单，Fogg、Carlson-Sabelli、Carlson 和 Giddens（2013）报告显示，基于自我认同的种族群体之间的学习风格有明显差异：非裔美国学生很有可能是同化者，白人是聚敛型学习者，西班牙裔和拉丁美洲人是顺应性学习者，亚裔美国人是思路开阔者。尽管少数族裔学生在护理教育中的代表性不足，但这些调查结果十分重要。不管具有何种学习风格，使用多模式学习方法都可以帮助学生。由于学习风格不是静态的，会随着时间的推移而发生变化，故教师可以帮助学生识别学习风格，并为学生开展培训，以优化在整个护理课程中的学习风格（Kyprianidou，Demetriadis，Tsiatsos，& Pombortsis，2012）。

报告文化差异的另一个领域是对语境的

需要，或学生为促进学习所需的背景资料的数量（Giddens，2008）。印第安裔以及来自亚洲如日本、沙特阿拉伯和西班牙的学生往往需要更多的背景知识。对于来自这些高语境文化的学生来讲，其意义来自于环境，更倾向于以人为中心，并在交流表达思想过程中寻求之间的关系。这些学生受益于诸如讲故事、叙述之类的学习活动。另一方面，来自盎格鲁或欧洲文化的学生倾向于只需要很少的语境来支持他们的学习，对这些低语境文化的学生来说，意义来自于精确的语言描述或直接沟通的形式，有限的细节和浓缩的学习对他们来说也有帮助。

来自不同文化的学生对是否需要教师辅导和独立学习的喜好也各不相同。一些学生有隐含的期望，希望教师传授所有的知识；他们可能不愿主动提出问题，而愿意记住教师讲授的信息（Amaro，Abriam-Yago，& Yoder，2006）。这种层次式的观点会影响学生参与课堂活动的方式。

在美国的课堂上，一方面，学生被期望成为积极分子，参加小组活动、提问、公开表达思想。另一方面，亚洲学生在小组练习等课堂活动中的表现可能不会被高度重视，因为亚洲学生不是主要和核心的"权威人物"。小组和团队合作也可能不对所有学生行之有效。自行组织团体运作良好，但可能将那些看起来或被视为不同的人孤立了，让他们显得不被需要或者不受欢迎。因此，教师必须确保当学生进行小组或团队任务时，不会有拉帮结派的情况。

发展具有卓越包容性的学术机构、项目、课程设置和课堂内容

为实现护理教育中的多样性，为培养一

支能满足患者多样性护理需求的职工队伍，管理人员、全体职工及教师必须在制度层面上和护理学院内形成包容性的文化，必须研究出能接纳团体中所有成员长处的学术项目。另外，学校也要招收和保留来自不同文化的学生，并使之顺利毕业。同时，还要提供支持这种包容性文化的项目、课程设置和课堂内容。

机构的价值观

培养包容性文化始于机构层面，为了实现这一点，需要在其价值观中明确体现出多样性和包容性；需要一些实践和流程，以支持招收和保留来自少数族裔人群的教职工和学生；还需要绝不姑息歧视行为的政策。一种具有多样性的文化开放地接受各种各样的观点、信仰、文化、宗教和性取向，而包容性文化将这种多样性带到了决策机构、学术项目和教室，接受并排除障碍，让其全面融入机构的使命中（Bleich et al.，2014）。

2014 年，Bleich 等已经确定能尽快建立一个包容性组织的 6 种策略，分别是：①改进招生过程；②减少教职员工和学生中少数群体的不可见性；③创建一个相互支持的群体；④确保晋升与终身任期结构平衡；⑤消除排外现象；⑥反对表面文章。另外，学院、大学以及其中的护理学院必须声明他们对于多样性和包容性的承诺，以及与歧视有关的特定校园行为政策，歧视可能涉及年龄、性别、种族、肤色、国籍、残疾、退伍军人地位或其他因素（参见第 3 章）。

学术项目

为在校内建设包容性的学习环境，管理

者和教师可以先评估周围环境是否支持包容性（表 16-4）。包容性学术项目中要有支持少数族裔学生的招收、保留和毕业的项目。这些学术项目也要有专门的办公室、主任或多元性项目负责人。

招生

为招收多样化的学生群体，护理学院必须更积极主动地参与招生工作。招收少数族裔学生或开展"少数族裔通道"项目可以尽早在本科就开始，因为此时学生刚开始进行职业选择。可以开展"做护士的影子"活动以及以护理职业为主题的俱乐部等项目，这些项目传达了护理是一种职业的理念。另一个策略是为高中毕业生提供认证护工职位，以便以后能更好地融入护理项目中（Colville，Cotton，Robinette，Wald，& Waters，2015）。其他项目包括在高中、BSN 和研究生项目之间建立伙伴关系或学术过渡项目，以简化课程，促进在接下来的学术准备阶段的入学和进展。为少数族裔学生提供资助和奖学金也有助于招生。在一项关于如何成功实行多样化通道项目的研究中，Brooks-Carthon、Nguyen、Chittams、Park 和 Guevara（2014）发现，在参加这些项目的学生中，入学和毕业率的上升与导师制以及学术和社会心理方面的支持相关。研究数据显示，仅有 20% 的护理项目设有少数族裔人群通道项目。

项目录取标准也会影响招生工作。入学要求如果仅看重测验成绩或平均分数，就可能限制少数族裔学生的报考率和录取率，学校也就无法享有多样化学生群体带来的好处。而有些学校则采取了更全面的录取标准，他们在原有的招生过程基础上增加了面试、论文、学术准备和学生潜力测试（Urban Universities for Health，2014）。

保留

一旦这些少数族裔学生被录取，护理学院就要制订能确保其毕业的计划。影响学生顺利毕业的因素包括缺乏财政支持、缺少家庭支持、文化能力不足、进入大学准备不充分、不具备基本技能和缺乏榜样

表 16-4　支持包容性学术项目的服务

宣传资料	招生内容应体现多样性，手册、传单、公告和网站都应反映多样性 学生或家长在报考学校或求职时，都十分关注这些宣传资料
校园和护理项目	应促进满足不同人群需要的服务。学术和学生服务应本着欢迎的态度，并反映学校的潜在报考人群特征 提供多样化服务，包括导师和同伴导师、写作中心、受欢迎的学习区、图书馆和服务人群所有的设备 在政策中制订性别中立和文化适当的语言 在招收和保留方面，提供教师榜样、多样化员工和学生群体（包括男性）。提供包括导师和同伴导师在内的学术服务
教室	应具有多种用途，支持多种学习方式；配备有可移动桌椅，方便同学之间的互动和小组讨论
社会环境	策划各种活动，让不同种族的学生一起参与社交和学习。邀请来自不同族裔的著名演讲者以及开设特殊课程

的作用等。要采取有效的举措帮助他们克服这些障碍，就应尽早识别容易失败的学生，提供指导建议、学习技巧和应试技巧培训、同伴辅导，利用社会工作者、写作指导和动员会议。学生能否完成护理项目很大程度上取决于其是否有恒心和毅力（Nadeau，2014）。

毕业准备与过渡到实践

临近毕业之际，学生可以采用一些其他方法来过渡到临床实践。参加备考课程能帮助他们通过执照考试或认证考试。终结型课程、实习以及选修课能帮助学生做好就业准备。事实证明，规培项目能促进向实践的过渡及保留就业。大学里有些侧重于领导力、职业发展和专业发展的课程，能培养学生成为终身学习者和专业护理组织中积极的一员。

课程体系

多元文化应贯穿于整个课程体系。Banks 和 Banks（2004，2006）的多元文化模型可应用于所有课程。Bagnardi、Bryant 和 Colin 将此模型应用于所有本科生课程（2009）。学生应学习和应用各种非主流观点（Morey & Kitano，1997）。正如 Banks、Banks 所言，教师不能再停留在只讲授名字和节日这些浅显的文化层面上，而应让学生获得更多关于文化群体的实质性信息（Banks & Banks，1993，2004）。教育工作者应共同努力，展示对多样性的支持态度，明确指出多样性的价值。让学生了解不同的文化规范、健康信念、实践理念，布置作业时，让学生阅读有色人种或同性恋、双性恋及变性者（lesbian，gay，bisexual，transgender，LGBT）写的文章或参与他们的研究，或与边缘化群体一起讨论热点话题，这些都是使课程多样化的可行的第一步。Underwood（2006）采用调查研究的方法来促进学生对文化与健康相关话题的敏感性并借此增进知识。他布置的任务是让学生自选一个民族并提出 3 个相关问题，整个课堂围绕着学生自选的主题展开。

应明确指出课程目标，并根据目标制订相应的教学内容、学生作业、评价。这样，随着课程的进展，可以同步监测和评价学生文化能力的进步。课程应设定检验的流程和评价的标准。最终评价应说明习得了哪些特定知识、技能和态度。

课堂设计

全面深入的课堂分析是向多元文化课程转变的一个重要环节。其本身的修改可通过很多途径体现出来。第一步就是确定预期结果。举个例子，课堂的目标之一是增加关于偏见和民族优越感方面的知识的介绍，因为对不同文化群体的学习会涉及这些知识。在明确这一目标之后，教师可能会认为课堂内容应包括不同文化群体的各种示例。然而，有些课堂可能不适合开放地交流各种观点和价值观。因此，变革性工作可以从课堂教学和临床实践开始。

教学大纲

教学大纲应传达包容的理念。因为教学大纲相当于一份具有法律效应的合同，教职员工应确保其中使用的语言尊重不同种族的差异，且赋予所有人同等的机会（见第 10 章）。大多数教学大纲都会提及残障服务、关于性骚扰和欺凌的政策，却遗漏了关于宗教纪念仪式的政策。推行这类政策并在教学大纲中指明它的存在，可显示学校对宗教节日的尊重，毕竟大多数学校都用基督教日历。这类政策应包括：如果宗教节日与考试日期或作业完成截止日期冲突，学生有义务通知老师并商议其他合理时间。这样，学生还能为以后的工作做铺垫，因为到那时，他们也有责任告知他人（框 16-2）。

框 16-2　北卡罗来纳大学护理学院宗教节日政策示例

护理学院知晓并尊重很多宗教每年都有庆祝或纪念活动。根据学校政策，学生每学年有 2 次公假，可依据他们的信仰参加宗教纪念活动。当学生由于宗教节日不能上课、考试、临床实习或完成书面作业时，为确保公平合理，学生必须提前至少 2 周书面告知任课教师。

已获得此学校授权

课堂材料和教学资源

教学资源可支持教学和学习，教师应特别注意其中的措辞是否存在隐含的或明显的刻板印象或一概而论的倾向。这也就意味着需要大量不同的材料、文章和媒介来弥补教科书上有限的信息。教师还应检查教师自编的教学材料中是否有兼容性、是否存在排斥和偏见。例如，教学大纲、讲义、习题和评价工具中可能无意中存在文化或性别偏见。

此外，书籍、网络资源等包含照片和插图的特殊材料可能在种族和性别方面没有给予足够的尊重。为使越来越多的教学材料不含偏见内容，读者应向作者提供评价和反馈，以及有助于课程向多样化转变的建议。使用类似于 Byrne、Weddle、Davis、McGinnis（2003）开发的指南，有助于教学材料的评估以及新教学材料的编写。

学习活动

当教师和学生共同参与学习活动时，会涉及 4 种文化接触：作为学生、作为教师、在学术机构或临床学习、身处不同的文化环境。如果大家都相互尊重，学习就会双向进行。然后可以制订一套系统，让学生有机会与不同种族、不同年龄、不论男女的同伴一起参加学习活动。除了学生之间的互动，还可以邀请社会上来自少数族裔的专家参与课堂活动。教师应利用通常愿意参与学生教育的专家来增强包容性。

在教室里，学习活动应促进知识的获取以及不同族裔学生的互动和协作。因为所有的互动都是文化接触，每种不同的文化都会带来不同的经历和观点。也就是说，在课堂上，教师不能只关注课本，还要注重学习活动和学生的多样性，以促进学生间的交流，寻求理解，尊重不同的学习方式、观点、信仰和态度。

作为一种文化学习的指导者和榜样，教师应采取措施，消除学生的源文化与校园文化的鸿沟。文化，就像遗传学，有整体定义，但每位个体有不同的表达。这就意味着，学校要提供各种各样的、能激发学生各自学习风格的学习活动，并让学生了解他们的风格偏好如何影响学习效果。有证据表明，认知和心理特征会影响学习风格、学习成绩以及学生的参与度。

使用各种策略提供学习机会，能有效帮助学生提高文化理解和文化能力（见第 15 章）。教师可以给学生布置短论文描述自己，然后根据描述展开思考。鼓励学生参加其他民族或文化背景的学生的婚礼、毕业典礼、聚会、仪式典礼等，以开阔其视野。

教师和学生应充分利用学校项目和社区

项目。陪同学生参加这些项目时，教师可以单独与学生交谈，并解释学生的所见所闻和所学所感。教师还可以列出一系列文化事件和场所，如民族餐馆和特殊的博物馆，与学生共同分享。

鼓励反思能增加学生的自我意识。教师可通过布置写日志或学习日记等书面作业促进学生思考。学生为自己和给自己写信既能消除内心的畏惧，释放情绪，表达出对某种经历或族群及年龄组的期望和感受，又能基于对这些内容的反思，为以后写论文做准备。原文与反思之间的联系可能就是一种服务性学习经历。学生可在经历后重读之前的信，思考现在的感受与开始的期望有何异同，从而有更深刻的思考，也会学到更多。对于写信这种方法，有的学生在课程开始即一直坚持，持续 5 年后其论文写作水平明显提高，学习质量也有较大提高（Stokes，Linde，Zimmerman，2008）。

临床实践课程

包容性教学和学习不仅要在课堂教学中强调，临床实践也是如此，其中不仅要注重课程安排和内容转变，还需注意提供临床实践的机会，以巩固所学知识，发展专业技能，并且转变学生态度（见第 17 章）。临床环境是有文化碰撞的地方，这里的经历具有挑战性。Welch、Harvey 和 Robinson（2010）的一项研究证实，无论是学术界还是利益相关方，主流人群与少数族裔人群在知识、临床技能和绩效水平方面的认知和期望是不协调的。另有研究也同样证实，学生在其他文化情境下参与临床实践，需要更多的支持来完成预期操作（Boughton, Halliday, Brown，2010；Gerrish & Griffith，2004；Jeong et al.，2010；Walker，2009）。

在临床实践中，沟通技能至关重要。教师可以通过鼓励学生主动观察不同的沟通方式来向他们介绍沟通方式的多样性，如阅读新闻文章、收听当地广播新闻、收看电视节目等。同时，教师应提醒学生注意沟通中的眼神交流，并告知欧洲中心背景的人喜欢目光交流，他们通常认为不对视的人不诚实。教师还可以用视频短片向学生展示医疗成员之间沟通的实例，并通过模拟情境来训练不同的沟通方式。

同样重要的是，培养学生对不同文化的人群采取适当的临床沟通能力。Harvey、Robinson 和 Frohman（2013）阐述了沟通能力的重要性；他们还强调，学习沟通技巧和沟通模式能帮助学生在临床上表现更佳；同时指出，有时很难改变学生已经习惯的沟通方式去满足其他文化的需求。

选择临床实习地点时，医院和社区内机构都要用到。教师应共同努力，确保安排给学生临床实习的患者中有 1/5 来自不同文化的群体。可以建立清单或数据库来记录和跟踪患者的性别、年龄、民族组成和社会经济地位。使用这种数据系统时，教师应向学生解释其原理和原因。

通过走访城市地区或特定文化区域，学生可以考察与自身文化不同的场所，教师还可以组织一次环境审查作为学生的作业。杂货店、商店、教堂、诊所、企业等都可作为目的地。通常制造工厂和垃圾处理厂附近都有缺医少药的社区。学生可以从书籍、电影和舞台剧中体验不同的生活文化。为使这些经历更有价值，教师可以在学生开始这些经历前后，提醒其观察和讨论的重点。

沉浸式体验

沉浸式体验是另一种能整合学习内容、

激发学生兴趣、引发思考、提高文化能力的有效方法。沉浸式体验有多种可利用的形式。其中之一就是为接受不同文化群体患者或特定患者群体的机构服务。这样的经历可以带来多方面的好处（Hunt，2007）。Caffrey、Neander、Markle 和 Stewart（2005）开展过一项研究，评估将文化内容整合入本科生课程对学生自我感知文化能力的影响，以及探讨为期 5 周的国际护理沉浸式体验是否对学生自我感知文化能力产生额外的影响，结果显示，参加沉浸式体验的学生在自我感知文化能力上有更大的提升。

沉浸式体验的另一种方式是利用民族志研究方法。民族志是基于实地考察，对人类社会信息的定性书面陈述。Brennan 和 Schulze（2004）开展了学生阅读民族志研究，之后会让学生完成阅读分析的书面作业，每个人的分析以小组为单位进行展示并讨论。研究显示，学生都沉浸在特定文化中，小组讨论有利于让参与者体验到多元文化氛围，还可以通过与美国或国外的特定文化群体一起活动来体验文化。

在线课程

在线课程和项目增加了学生可获取的教育资源。在线课程可远程提供高质量教学，为缺乏教育资源的人们提供帮助，可针对学生各自的学习方法和进度，打破时间和空间限制，还能让学生接触不同的语言和文化。

尽管有诸多优势，但仍有一些文化问题会影响在线教学。认识到教学设计难以做到完全文化中立是文化能力提升的第一步。Joos（1967）确定了诸如内容、多媒体、写作风格、写作结构和网页设计等潜在问题。关于网络空间与文化如何联系，人们可能有 4 种设想：①网络可消除文化差异；②网络是直接碰触文化差异的途径；③网络上的交流与其他形式的交流类似；④网络交流会影响文化和其他形式的交流。Hanna 和 DeNooy（2004）研究了这 4 种设想的正确性。总体上，他们认为前三种设想很难验证，因为文化于在线内容和在线交流中显而易见，网页和邮件也一样。因此，必须一开始就建立明确规范和网络礼节，以此来表明原则，如尊重多样性原则。最初的问题是，在线课程中完全没有提到教师和学生的性别和种族。要解决这一问题，可以要求学生上传他们的照片或通过语音软件上传自我介绍和评论（教师同样可以如此）。如果教师承认学生有能力构建知识框架，并将已有经历和文化偏好应用到在线学习中，那么对文化更敏感的在线课堂就会自然形成。

另外，教师和学生这两种角色的关系可能引发文化问题。例如，在某些文化中，学生质疑教师或质疑知识都被认为是不恰当的。对来自这种文化背景的学生来说，可能会不适应在线课程中与教师共同创造和学习知识的场景。相反，对于一个习惯合作的学生来说，以独立学习为主要教学模式的课程也会使其难以适应。

教师应尽力让学生在课堂中接触文化，如可以就文化差异这一主题在课堂上在线讨论美国与其他国家文化的差异。为促进在线课堂中开放的交流，组织小组练习、允许学生以语音形式进行作业展示等发展性策略都很有效，能让学生克服参与课堂互动的畏惧感。将相关游戏带入课堂也是一种广泛用来提高参与度的方法。

在线课程和体验能通过网络将所有以建立文化交流为目的的课堂联系在一起。此外，在线课程的教师能帮助各个学生进一步了解自己和别人的信仰，因为在课堂上他们反思自己的价值观、信仰和文化并与其他学生进行了对比（Flowers，2002）。网上问卷和期刊能促进这种讨论（见第21章）。

学习结果评价

对所有学生的评价必须公平公正。评价少数族裔学生时，教师必须遵循最好的做法，如明确学生的学习结果、提供学习和实践机会及提供明确的评价准则。考试、作业及临床表现等评价标准必须与学生的多样性和语言能力相结合（见第22、23、24章）。

教师自编的试卷通常是无意识多元文化偏见的来源。教师应多次检查试卷，确保不用"她"指代护士；删除任何关于文化的刻板印象；避免使用美国俚语；确保所用的语言能被所有学生理解（Ukoha，2004）。如果试卷中试题意义模棱两可且带有偏见，则不可采用这种试卷评价学生能力（Hicks，2011）。

避免这种试卷错误的方法之一就是让其他教师先试做试卷。通常同事都会有新的见解，因为他们是客观的，更容易发现这种错误。专家建议编写试题时，减少选择题中的语言偏见（Bosher & Bowles，2008；Lujan，2008），避免不必要的复杂语言及与结构无关的歧义。语言修改是在保证内容完整性的前提下，在语义和句法方面减少试卷中语言内容的过程。对极易受影响的学生来讲，每一项考试都是对语言能力的测试。非英语母语的学生在考试时要阅读英文语句，理解其中与本族语言不同的含义，耗费的精力较以英语为母语的学生要多得多。

教师在编写试卷时，要考虑到词频、单词长度、句子长度、语言结构、疑问短语、介词短语、条件从句、否定结构、抽象结构和非人称结构（见第24章）。试卷中出现

的句子填空题，重要条目没有用粗体强调出来，以及不清楚的措辞，都是学生在考试中抱怨的问题（Bosher，2009）。Lampe 和 Tsaouse（2010）在检查一位教科书作者所出试卷时，发现很多语言偏见问题。所有题目都是填空题形式，重点问题没有加粗，重点单词也没有强调，试卷中20%的语句都有内嵌从句。这些问题可能会对学生的考试成绩、自尊甚至是重要的录取考试有不利影响。关于选择题中文化偏见问题的识别和修改参见框16-3。

批改书面作业时，教师应考虑到非英语母语学生的需要，在最终评分之前给予反馈，并给予学生检查的机会。另外，批改作业要有详细的评分说明，以便解释评分原因。

临床表现评价的前提也是有明确的学习结果和实践机会。当评价来自不同文化背景的学生时，教师应考虑到这个学生在护理患者时可能会遇到的挑战。

总结：愿你起舞

护理专业如今招收越来越多不同文化背景的学生，护理教育者也迎来了改变的契机，教师要进行多元文化教育、公平教育，与不同文化背景的学生一起创造丰富多元的学习环境，让所有学生共同在学术上、职业上取得成功。所有课程应该以提高文化能力为目标之一，教学大纲中也应明确提出提高文化能力的目标。鉴于所有接触都与文化有关，教师必须建设包容性的学习环境，让所有学生都感受到被欢迎、相互学习、得到认可、包容差异、避免偏见，以及学会为患者提供人文关怀。

结合平等观念、包容性、鼓励性的教学

框 16-3　课堂测试语言修改指南

语言方面

每一个选择题都要有明确而集中的问题，确保学生不用看选项就能理解。使用问答形式，而不是填空形式。

除去非答题所需的多余信息。

使用主动语态而不是被动语态；使用直白词语，避免歧义。

避免在问题中使用否定形式的词语（如不是、除了、不正确的）。

避免使用不准确的词语（如经常、适当、很少、很多、一些）。

不要问学生下列哪项是不正确的。

当题目要求选出最佳选项时，体现"最""第一""最好"等的词语应该用粗体或下划线标出（如**最**）。

确保题目之间相互独立。

避免出现复杂的多项选择题，如让学生在所有选项中选出正确的多个选项。

结构方面

问题、选项和提示都要用清晰明确的语句写出，确保学生读一遍就能理解。

试卷布局要有适当的间距和一致的格式。

试卷中不能出现语法错误、印刷错误或拼写错误。

选项应和题干在语法、风格、形式上都保持一致。

文化方面

题目中使用的术语应与教科书保持一致，日常用品词汇也是如此（如厕所使用 toilet 而不是 commode）。

避免使用不必要的涉及文化的词汇（例子参见表 16-3）。

题目中不要出现人名、刻板印象、不必要的性别区分。

题目和选项中不要使用幽默表达。

策略能引导学生积极主动地学习。文化能力可作为应用多元文化教育原则的范例，同时促进高质量医疗服务中对其价值的理解。事实上，获得文化能力是一种过程，不管是学术领袖还是普通学生，都应意识到这是终生的学习过程。要在一个存在多种不同文化群体的社会中教学、学习和工作，毕业生必须具备这种能力。

卓越的包容性原则建议教师多注意课堂的 4 个主要组成：氛围与内容、教学策略、对学生的知识评价和课堂动力。只要工作场所、世界舞台或学术界有不平等现象存在，这些都是十分严重的。

Lorrie Davis Dick 是一位非裔美国人，在她颇有见地的诗"教授，请听我说"中（框 16-4），表达了少数族裔学生的要求与期望——无论种族、民族、年代、性别，人们的目标都是获得成功，每一个个体及其目标都应得到尊重。

框 16-4　教授，请听我说

教授，您可能不认识我，但您一定见过我

我是谁？我长什么样？这些都不重要

您获得的证书和护理学位让我感到振奋

我每天都见到您，认真听您讲课

有时我会大胆地想，也许有天我也能成为您

一位学识渊博的护理教育者，头顶光环，不苟言笑

教授，您可能不认识我，但您一定见过我

我是谁？我长什么样？这些都不重要

起初我以为您想让我在这里上课，但事实证明并非如此

今天当我走近您，我感受到了拒绝

我开始想，不是所有教授都是这样

教授，您可能不认识我，但您一定见过我

我是谁？我长什么样？这些都不重要

我们每天都在同一间教室上课，我还曾站在您身旁

也许我的深色皮肤和黑色卷发及市井气息与您格

框 16-4　教授，请听我说（续表）	
格不入 但我的成绩不言自明，我的护理技能也名列前茅 我知道您不认为我能成为 21 世纪的先驱护士 教授，您可能不认识我，但您一定见过我 我是谁？我长什么样？这些都不重要 请记住您不仅传道授业解惑 您更是我的导师，我是您的学生，可惜您看不到 我们踏着看不见的舞步 教授，您可能不认识我，但您一定见过我	我是谁？我长什么样？这些都不重要 我是护理界的未来，我也想成为新一代的 Nightingale、 　　Peplau、Roy 或者 Wykle 现在，不要因为您忽视了我的天分、价值而感到 　　羞愧 不要回首过去 从现在开始，向前看，改变您的看法 新学期我还会在同一间教室听您讲课 今后，可让我们成为真正的导师和学生哦

对证据的反思

1. 对于制订和实施多元文化的包容性课程，教师如何评估自己的意愿？
2. 护理多元文化教育科学的现状如何？
3. 现有的教学材料适合多元文化课程吗？教科书支持包容性的程度如何？课程材料是否反映了多样性？试卷是否完全没有性别、文化、宗教、种族方面的偏见？
4. 包容性课堂中的教学策略有多少循证依据？
5. 我在多大程度上：
   a. 支持课堂中的多样化学习方式？
   b. 支持纳入循证教学策略？
   c. 鼓励从不同角度进行讨论？
   d. 在寻求教育方式过程中支持包容性？

课程政策能对所有学生都公平实施吗？

参考文献

Amaro, D., Abriam-Yago, K., & Yoder, M. (2006). Perceived barriers for ethnically diverse students in nursing programs. *Journal of Nursing Education, 45*(7), 247–254.

American Association of Colleges of Nursing (AACN). (1997). *Diversity and equality of opportunity.* Retrieved from, http://www.aacn.nche.edu/publications/position/diversity-and-equality.

American Association of Colleges of Nursing (AACN). (2013). *Policy Brief, 2013: The changing landscape: Nursing student diversity on the rise.* Retrieved from, http://www.aacn.nche.edu/government-affairs/Student-Diversity-FS.pdf.

American Association of Colleges of Nursing (AACN). (2015). *New AACN Data Confirm Enrollment Surge in Schools of Nursing.* Retrieved from, http://www.aacn.nche.edu/news/articles/2015/enrollment.

Aponte, J. (2009). Addressing cultural heterogeneity among Hispanic subgroups by using Campinha-Bacote's Model of Cultural Competency. *Holistic Nursing Practice, 23*(1), 3–12.

Bagnardi, M., Bryant, L., & Colin, J. (2009). Banks multicultural model: A framework for integrating multiculturalism into nursing curriculum. *Journal of Professional Nursing, 25*(4), 234–239.

Banks, J. A. (2006). *Multicultural education: Goals and dimensions.* Center for Multicultural Education: University of Washington, College of Education. Retrieved from, http://education.washington.edu/.

Banks, J. (2007). *Educating citizens in a multicultural society* (2nd ed.). New York: Teachers College.

Banks, J., & Banks, C. (1993). *Multicultural education: Issues and perspectives.* Boston: Allyn & Bacon.

Banks, J. A., & Banks, C. A. M. (2004). *Handbook of research on multicultural education.* San Francisco: Jossey-Bass.

Bauman, K. (2014, October 6). Q&A with census analyst. *The daily tarheel.* p. 9.

Bleich, M., MacWilliams, B., & Schmidt, B. (2014, September 10). Advancing diversity through inclusive excellence in nursing education. *Journal of Professional Nursing.* published online. Retrieved from, http://dx.doi.org/10.1016/j.profnurs.2014.09.003.

Bosher, S. D. (2009). Removing language as a barrier to success on multiple-choice nursing exams. In S. D. Bosher & M. D. Pharris (Eds.), *Transforming nursing education: The culturally inclusive environment* (pp. 264–266). New York: Springer.

Bosher, S., & Bowles, M. (2008). The effects of linguistic modification on ESL students' comprehension of nursing course test items. *Nursing Education Perspectives, 29*(3), 165–172.

Boughton, M., Halliday, L., & Brown, L. (2010). A tailored program of support for culturally and linguistically diverse (CALD) nursing students in a graduate entry masters of nursing course: A qualitative evaluation of outcomes.

Nurse Education in Practice, 10, 355–360. http://dx.doi.org/10.1016/j.nepr.2010.05.003.

Brennan, S., & Schulze, M. (2004). Cultural immersion through ethnography: The lived experience and group process. *Journal of Nursing Education, 43*(6), 285–288.

Brooks-Carthon, J., Nguyen, T., Chittams, J., Park, E., & Guevara, J. (2014). Measuring success: Results from a national survey of recruitment and retention initiatives in the nursing workforce. *Nursing Outlook, 62*(4), 259–267.

Burchum, R. (2002). Cultural competence: An evolutionary perspective. *Nursing Forum, 37*(2), 5–15.

Byrne, M., Weddle, C., Davis, E., & McGinnis, P. (2003). The Byrne guide for inclusionary cultural content. *Journal of Nursing Education, 42*(6), 277–281.

Caffrey, R., Neander, W., Markle, D., & Stewart, B. (2005). Improving the cultural competence of nursing students: Results of integrating cultural content in the curriculum and an international immersion experience. *Journal of Nursing Education, 44*(5), 234–240.

Campinha-Bacote, J. (1999). A model and instrument to address cultural competence in health care. *Journal of Nursing Education, 38*(5), 203–207.

Campinha-Bacote, J., Yahie, T., & Langenkamp, M. (1996). The challenge of cultural diversity for nurse educators. *Journal of Continuing Education in Nursing, 27*(2), 59–64.

Carr, S. M., & Dekemel-Ichikawa, K. (2012). Improving communication through accent modification: Growing the nursing workforce. *Journal of Cultural Diversity, 19*(3), 79–84.

Colville, J., Cotton, S., Robinette, T., Wald, H., & Waters, T. (2015). A community college model to support nursing workforce diversity. *Journal of Nursing Education, 54*(2), 65–71.

Flowers, N. (2002). Inclusive teaching online. In D. Billings (Ed.), *Conversations in e-learning* (pp. 197–201). Boston: Jones & Bartlett.

Fogg, L., Carlson-Sabelli, L., Carlson, K., & Giddens, J. (2013). The perceived benefits of a virtual community: Effects of learning style, race, ethnicity, and frequency of use on nursing students. *Nursing Education Perspectives, 34*(6), 390–394.

Fuller, B. (2013). Evidence-based instructional strategies: Facilitating linguistically diverse nursing student learning. *Nurse Educator, 38*(3), 118–121.

Gerrish, K., & Griffith, V. (2004). Integration of overseas registered nurses: Evaluation of an adaptation programme. *Journal of Advanced Nursing, 45,* 579–587. http://dx.doi.org/10.1046/j.1365-2648.200302949.x.

Giddens, J. (2008). Achieving diversity in nursing through multicontextual learning environments. *Nursing Outlook, 56*(2), 78–83.

Giger, J., & Davidhizar, R. (2008). *Transcultural nursing: Assessment and intervention* (5th ed.). St. Louis: Mosby.

Guttman, M. (2004). Increasing the linguistic competence of the nurse with limited English proficiency. *Journal of Continuing Education in Nursing, 35*(6), 264–269.

Halic, O., Greenburg, K., & Paulus, T. (2009). Language and academic identity: A study of the experiences of non-native English speaking international students. *International Education, 38*(2), 73.

Hanna, B., & De Nooy, J. (2004). Negotiating cross-cultural difference in electronic discussion. *Multilingua: Journal of Cross-Cultural and Interlanguage Communication, 23*(3), 257–281.

Harvey, T., Robinson, C., & Frohman, R. (2013). Preparing culturally and linguistically diverse nursing students for clinical practice. *Journal of Nursing Education, 52*(7), 365–370.

Hicks, N. A. (2011). Guidelines for identifying and revising culturally biased multiple-choice nursing examination items. *Nurse Educator, 36*(6), 266–270.

Hunt, R. (2007). Service-learning: An eye-opening experience that provokes emotion and challenges stereotypes. *Journal of Nursing Education, 46*(6), 277–281.

Institute of Medicine (IOM). (2010). *The future of nursing: Leading change, advancing health.* Washington, DC: National Academies Press.

Jeong, S. Y., Hickey, N., Lvett-Jones, T., Pitt, V., Hoffman, K., Norton, C. A., et al. (2010). Understanding and enhancing the learning experiences of culturally and linguistically diverse nursing students in an Australian bachelor of nursing program. *Nursing Education Today, 31,* 238–244. http://dx.doi.org/10.1016/j.nedt.2010.10.016.

Joos, M. (1967). The styles of the five clocks. In R. D. Abrahams & R. C. Troike (Eds.), *Language and culture diversity in American education.* Englewood Cliffs, NJ: Prentice-Hall.

Kypriandou, M., Demetriadis, S., Tsiatsos, T., & Pombortsis, A. (2012). Group formation based on learning styles: Can it improve students' teamwork? *Educational Technology Research & Development, 60*(1), 83–110. http://dx.doi.org/10.1007/s11423-011-9215-4.

Lampe, S., & Tsaouse, B. (2010). Linguistic bias in multiple-choice test questions. *Creative Nursing, 16*(2), 63–67. Retrieved from, http://dx.doi.org/10.1891/1078-4535.16.2.63.

Leininger, M. (1993). Culture care theory: The relevant theory to guide nurses functioning in a multi-cultural world. In M. Parkes (Ed.), *Patterns of nursing theories in practice* (pp. 105–121). New York: NLN Press.

Lister, P. (1999). A taxonomy for developing cultural competence. *Nurse Education Today, 19*(4), 313–318.

Lujan, J. (2008). Linguistic and cultural adaptation needs of Mexican American nursing students related to multiple-choice tests. *Journal of Nursing Education, 47*(7), 327–330.

Mays, R. (Presenter). (2009, December 4). Multicultural education in nursing a [Web seminar presented at the New Jersey Nursing Initiative, Faculty Preparation Program, Princeton, New Jersey: Robert Wood Johnson Foundation].

Morey, A. I., & Kitano, M. K. (1997). *Multicultural course transformation in higher education: A broader truth.* Boston, MA: Allyn & Bacon.

Muhs, G. Y., Niemann, Y. F., Gonzalez, C. G., & Harris, A. P. (2012). *Presumed incompetent: The intersections of race and class for women in academia.* Boulder: University Press of Colorado.

Nadeau, J. (2014). Listening and responding to the voices of Latina prenursing students. *Nursing Education Perspectives, 35*(1), 8–13.

National League for Nursing. (2009). *A commitment to diversity in nursing and nursing education.* Retrieved from, http://www.nln.org/aboutnln/reflection_dialogue/refl_dial_3.htm.

Nunez, A. (2000). Transforming cultural competence into cross-cultural efficacy in women's health education. *Academic Medicine, 75*(11), 1071–1075.

Payne, R. K. (2005). *A framework for understanding poverty* (4th rev ed). Highland, TX: Aha! Process, Inc.

Pederson-Clayton, A., & Pederson-Clayton, S. (2008). Making excellence inclusive in education and beyond. *Pepperdine Law Review, 35*(3), 611–648.

Purnell, L., & Paulanka, B. (2008). *Transcultural health care: A culturally competent approach* (3rd ed.). Philadelphia: FA Davis Company.

Ryu, M. (2010). *Minorities in higher education: Twenty-fourth status report.* Washington, DC: American Council on Education.

Salter, D. (2004). *Gender bias in college classrooms: A study of the interactions between psychological and environmental types.* Retrieved from, http://www.ed.psu.edu/seta/NAWE.htm.

Smith, A., & Smyer, T. (2015). Black African nurses educated in the United States. *Journal of Nursing Education, 54*(2), 72–78.

Status and Trends in the Education of Racial and Ethnic Minorities. (2008). *National center for education statistics.* Retrieved from, https://nces.ed.gov/pubs2010/2010015/index.asp.

Steele, C. M. (2010). *Whistling Vivaldi and other clues to how stereotypes affect us.* New York: W.W. Norton and Company.

Stokes, L. (2003, July/August). Gatherings as a retention strategy. *Association of Black Nursing Faculty (ABNF) Journal, 14*(4), 80–82.

Stokes, L., Linde, B., & Zimmerman, M. (2005, 2008). *Instructional strategy for learning communities.* (Unpublished documentations.).

Sue, D. W., Capodilupo, C. M., Torino, G. C., Bucceri, J. M., Holder, A. M. B., Nadal, K. L., et al. (2007). Racial microaggressions in everyday life. *American Psychologist, 62*(4), 271–284.

The Sullivan Commission. (2004). *Missing persons: Minorities in the health profession (Report of the Sullivan Commission on Diversity in the Healthcare Workforce).* Washington, DC: Author.

Ukoha, R. (2004). Evidence-based multicultural teaching methods. *Nursing Educator, 29*(1), 10–12.

Underwood, S. M. (2006). Culture, diversity and health: Responding to the queries of inquisitive minds. *Journal of Nursing Education, 45*(7), 281–286.

Urban Universities for Health. (2014, September). *Holistic admission: Findings from a National survey.* Retrieved from: http://urbanuniversitiesforhealth.org/media/documents/Holistic_Admissions_in_the_Health_Professions.pdf.

Walker, L. (2009). The complex ethics of nurse migration. *Kai Tiaki Nursing New Zealand, 15*(7), 2.

Welch, A., Harvey, T., & Robinson, C. (2010). Effective transition for international nursing students undertaking the one-year program leading to nursing registration in Australia. In: *Paper presented at the 16th Qualitative health Research conference. Vancouver, British Columbia.*

Wells, M. (2000). Beyond cultural competence: A model for individual and institutional cultural development. *Journal of Community Health Nursing, 17*(4), 189–199.

Yoder, M. (1996). Instructional Responses to ethnically diverse nursing students. *Journal of Nursing Education, 35*, 315–321.

临床教学
Teaching in the Clinical Setting

第 17 章

Paula Gubrud, EdD, RN, FAAN

（毕怀梅 译）

医疗卫生保健系统的不断优化及《患者保护与平价医疗法案》（Patient Protection and Affordable Care Act，PPACA，2014）的实施，要求学校培养的学生能够适应未来的角色，并能在以患者为中心、以健康为导向、以社区和人群为基础、具备先进技术的医疗系统中进行护理实践。医疗卫生保健系统的各种临床环境变得越来越复杂。临床学习是在实际医疗卫生保健环境和实验室环境中，学生根据自己的评判性思维应用所学知识和技能，做出临床决定，并获得在实践环境中工作所必需的专业价值观。本章的主要内容包括临床教学环境，以及如何将临床教学、临床带教老师的角色和职责、教学方法和模式融合在课程中，以促进学生的临床学习。

实践学习环境

实习环境可以是学生与患者及家庭互动的任何地方，通过学习，学生可获得所需的认知技能，提升临床推理和决策能力以及精神运动和情感技能。实习环境，又称为临床学习环境（clinical learning environment，CLE），是影响学生临床实习效果的一个各种因素互动的网络。它为学生提供了

将护理理论知识转化为护理照顾、培养临床推理、判断能力和专业认同感的机会（O'Mara，McDonald，Gillespie，Brown，& Miles，2014）。CLE同时也介绍了学生对实习环境的行为期望，以及医护人员的角色和职责。为了达到培养要求，需要让学生获得在各种临床情境下的实践经验，这些训练场合包括校内、急症护理环境和社区等。实习环境成为培养学生具备合格专业人员素质和技能的重要场所（O'Mara et al.，2014）。以下内容对诸如临床学习实验室、急症与过渡期护理机构、社区护理环境等实践学习中心进行阐述。

临床学习资源中心

为营造一个无风险而安全的学习环境，实践学习中心开展了分阶段教学。在进入复杂的临床环境之前，中心鼓励学生练习和完善如评判性思维和临床推理等各种精神运动、情感和认知技能。模拟是实践学习中心的一种教学方法，它越来越多地用于评估知识以及技能的获取情况（Jeffries，2014）。

模拟

根据国家护理委员会（NCSBN，2005）

的阐述，"模拟是用来验证医护人员所需的复杂和全面技能的教学策略"。基于模拟的学习被设计为还原真实的临床环境，为参与者提供实践机会来练习提升临床推理、操作技术和跨专业合作。Schiavenato（2009）也指出，"模拟病人（human patient simulator，HPS）或高保真情境模型已经成为护理模拟教育的同义词"（p. 388）。相关文献和最近的一项多中心研究证实了模拟作为一种标准临床学习活动方式被应用于临床教学中（Hayden，Smiley，Alexander，Kardong-Edgren，& Jeffries，2014）。这项研究包括了10 个护理专业执照前项目实验点，采用三个分组的类实验研究设计。对照组采用常规临床教学，模拟教学时间不超过 10%；一个实验组有 25% 的模拟教学时间；另一个实验组有 50% 的模拟教学时间。这项研究计划开始于第一期临床课程，并采用多种措施评价参与者的护理知识和临床能力。研究也包括了参与者在模拟和临床环境中的学习需求如何得到满足。研究发现各组的结果没有显著差异，且高质量的模拟临床学习经验可以替代大量的传统临床学习时间。

虚拟临床实践

为了让学生获得足够的临床经验，教育者正在探索通过互联网技术虚拟临床环境，利用现有技术如电子重症监护病房和远程医疗技术让学生获得评判性思维、临床推理、沟通交流、跨专业协作等临床经验（Knapfel，Moore，& Skiba，2014；Sepples，Goran，& Zimmer-Rankin，2013）。虚拟临床课程（virtual clinical practicum，VCP）的教学目的是远程为护理学生提供生动的临床实践经历。学生或者正在学习硕、博士课程的注册护士可以通过远程医疗技术观看临床护士操作，从而获得临床经验、实践技能和临床判断力，而不需要在操作现场。学生可以使用远程医疗技术与护士、跨专业团队的其他成员以及患者进行交流。VCP 既为有限的临床实习场所、有限的临床专家，以及诸如小儿急症监护等特殊人群提供了潜在的解决方案，又为学生提供了所需的临床学习机会，尤其是农村地区的学生（对虚拟环境的进一步讨论详见第 21 章）。

急症和过渡性护理环境

急症和过渡性护理环境可为准备成为高级实践护士的本科生和研究生提供临床经验。在这些环境中的经验能锻炼学生的关怀、认知、心理以及沟通能力。临床环境变得越来越复杂，最近的一项多中心研究发现，复杂性涉及多种因素，诸如技术广泛使用（例如电子健康记录）、患者周转快、员工离职、患者敏感性高、患者需求复杂等（McNelis et al., 2014）。这些护理环境适合为学生提供复杂临床环境下的工作经验，但教师必须考虑不同学生的水平、学习的侧重点以及学生实习可能给患者带来的风险等。

临床病例、展开式案例分析、情境和模拟

模拟体验为学生提供了整合精神运动、评判性思维、临床推理决策技能的机会，同样能帮助学生评判性地评价自己的行动和反思自己运用理论于实践中的能力。高保真情境模拟病人是使用真实情境训练学生临床经验的一个例子，可替代难以获得或难以预测的临床经验，或在安全的环境中提高临床经验。使用模拟病人有助于学生从课堂过渡到实习环境。模拟病人学习法有助于学生提高学习效果，优化护理方法，提高护理

安全性。另外，还提供了无风险的学习环境，促进互动学习，学生能够重复练习，并及时得到教师或导师的反馈（相关内容见第 18 章）。案例、展开式案例分析教学和情境模拟是低保真的策略，但同样有助于学生储备临床经验和弥补课堂与实践之间的差距（Benner，Sutphen，Leonard，& Day，2010；McNelis et al.，2014）。

以社区为基础的环境

由于医疗卫生保健服务工作的多样性以及《患者保护与平价医疗法案》（PPACA）的贯彻落实，护理实践从医院急症护理环境延伸到门诊和社区。这些变化导致家庭医疗模式的产生（Henderson，Princell，& Martin，2012），人们更加青睐于社区机构如门诊、长期照护中心、居家卫生服务，以及护士诊所、安宁疗护中心、收容所、社会机构（如受虐妇女的家园）、医生诊所、健康维护组织、工作场地及夏令营等。

通过使用视频会议、无线远程通信、信息系统和在线课程等技术，学生可以在以社区为基础的环境中远程学习临床经验。基于社区的教学要求教师确保学生临床实习的机会，实现学生的实习目标。教师需要适应临床经验的教学，提高运用新技术的能力，调整教学方法（Bisholt，Ohlsson，Kullén Engström，Sundler Johansson，& Gustafsson，2014）。此外，教师还需要采用手机短信等临床监管方式。

在社区中获得适当和充分的临床经验可能比较困难和具有挑战性。由于资金的限制以及人员配置模式的变化，护理人员缺乏时间提升技能、树立学习榜样。这就要求教师要创造性地选择和利用这些资源，考虑与服务机构建立伙伴关系。以社区为基础的环境为形成评判性思维、了解卫生保健系统、发展沟通交流技能创造了机会。教师可以使用模拟或临床学习实验室帮助学生获得在急症护理环境中需要的技能及其他经验。

以学习者为中心的临床教学环境

每个医疗环境和这些环境中的各个科室都有自己的文化，这种环境文化影响着教学（O'Mara et al.，2014）。例如，卫生保健专业人员的文化和行为模式会从他们的态度、互动、团队合作以及护理质量与安全中表现出来。人员配置水平、患者的敏锐程度、工作人员的焦虑和工作负荷都会影响这些行为举止。这些环境文化会反过来影响工作人员奉献给学生的时间。环境文化也可能导致与横向暴力（lateral violence）[1]有关的行为。学生常会察觉到、见证到或听到横向暴力。通过这些描述，教师可以采用针对性策略，引导学生的看法与感受，减少这些行为对学生学习的影响。教师可以通过举行汇报会、听取学生的观点，共同努力，通过使用适当的策略来平衡学生的感受和想法，柔化但不否认横向暴力文化的现实性。

选择卫生保健环境

不管条件如何，教师都要在医疗机构、学校和社会服务机构中选择合适的临床学习

---

[1]　也称水平暴力，是医院工作场所暴力的一种形式。WHO 关于医院工作场所暴力的定义是：卫生从业人员在其工作场所受到辱骂、威胁或攻击，从而造成对其安全、幸福和健康的明显或隐性的挑战，包括辱骂、威胁和性骚扰等形式的心理暴力和身体暴力两方面——译者注

环境。教师必须知道什么样的医疗系统符合教学要求，以便与理念相一致的机构商谈合作协议。必须明确相关方的责任和权利，考虑因素包括政策制度、是否获得认证、工作人员是否充足、患者种类是否符合所需的实习经验要求、预期的课程结果，以及实习模式是否符合预期用途和课程需要等。此外，应确保学生充分可用的物质资源（例如会议空间）。由于一些因素与卫生保健服务相关，因此寻找一个满足所有特定需要的实践环境成为一个挑战。例如，患者的快速周转往往意味着教师不得不选择适当的患者，而不是那些最能满足学生学习需要的患者。由于患者可用性的限制，教师需要在选择学习经验和教学策略方面具有创造性。无论其局限性如何，教师的作用都是帮助学生建立理论与实际的联系，将课堂内容应用到临床实践中。教师的临床和课堂教学双重工作有助于在临床和课堂之间建立必要的联系。"基于临床环境教学方法的优点是具有整合护理课程中的知识、临床推理，加深认知和伦理行为的作用"（Benner et al.，2010，p. 159）。由于在临床护理环境中学习有一些局限性，教师在帮助学生建立临床与课堂经验之间的必要联系以及帮助学生像护士那样思考和行动等方面具有重要作用。

与卫生医疗机构工作人员建立关系

与临床机构建立有效的工作关系，有助于提高临床教师教导学生的能力。有效的人际关系始于有效的沟通，这种交流必须以持续的方式进行，以维持关系并促进学生学习（Dahlke, Baumbusch, Affleck, & Kwon, 2012）。这需要了解环境和个人在环境中的角色，以选择适合情境的教学方法和建立旨在提高教育经验的关系。这些元素不是孤立存在的，而是与其他条件相吻合或互补的。总目标、胜任力、对学生的期望、学生的水平及对实践的期望、临床安排表以及相关信息应持续准确地共享。这些资料能够协助教师选择适合学生的学习经历。

临床教师对临床环境中的教学和引导学生负有主要责任，其他人员通常会协助这一过程。因此，与同事分享教学期望至关重要。确保学生适应临床环境，更早地让学生与临床护士接触，促进积极的学生-临床护士互动，为明确角色和发展合作关系提供机会。通过内在尊重的行为，让机构对使命和价值观有一致的认识也非常重要。后续沟通为实践环境中的师生及时跟上环境变化提供了一条途径。

贯穿课程中的临床实习经历

了解课程

课程包含一系列合理组织的内容，指导选择学习经验和临床任务，组织教学-学习活动，并安排学生考核，按照学习经历的合理顺序来规划课程安排。课程的设计建立在先前的知识基础之上，并加强学生对知识的应用。虽然课程类型与过程有关，但这并不妨碍教师在临床环境中使用创造性和创新的方法。创新的方法能激发学生积极性，促进知识在实践中的应用。对临床导师和学生观点的研究表明，理解整个课程是临床教学的一个关键方面（Bisholt et al.，2014；Dahlke et al.，2012；Wyte-Lake, Tran, Bowman, Needlemann, & Dobablian, 2013）。作为学生，应参与并提升不同方面的实习经历，教师负责解读课程和描述课程目标与实习经历之间的关系。

了解学生

临床学习为学生提供了实践护理艺术和科学的机会，提高了学生的学习能力。为了最大限度地利用这些经验，教师必须对每个学生都有充分的认识和了解（另见第 2 章）。护理学生群体文化具有多样性，包括不同年龄、不同民族的护生，以及越来越多的男护生。这些学生可能已经具有不同的学历学位，也可能具有多种不同的医学经验和技能水平。此外，学生的学习方式、知识水平、学习内容的偏好程度不同。因此，教师必须努力在不忽视课程和预期期望的情况下，通过评估学生的知识、文化和技能来平衡学生的学习需要、兴趣和能力。这种评估有助于教师确定学生是否具备实践经验所需的认知、评判性思维、临床推理、临床决策、精神运动和情感技能。

了解临床环境

临床环境是学生将课堂上获得的知识综合运用到临床实际情境中。Chan（2002）描述临床学习环境为"临床环境中影响学生学习结果的相互作用的网络"（p. 70）。许多因素都影响预期的学习结果，包括提供督导和辅导的工作人员，以及临床教师"以学生为中心"的程度（Chan，2002；Newton，Jolly，Ockerby，& Cross，2012）。此外，临床环境的有效性取决于学生追求个人学习成果的机会（Newton et al.，2012）。临床环境对护士工作的重视程度与提供具有创新性、创造性和灵活的工作实践的适应性文化，也是建立有效学习阶段的重要方面（Newton et al.，2012）。除此之外，再加上需要适应一个整合思维技能与操作技能的环境，往往会导致学生的焦虑加重。因此，需要创造一个支持性的临床环境，包括针对环境的综合训练，确保学生具备操作的必要技能，鼓励创造性和评判性思维（Ganley & Linnard-Palmer，2010）。这样才可以创造一个既让学生期望成功，同时又能减少学生焦虑的环境（Ganley & Linnard-Palmer，2010）。

传统上，临床轮转是短时间内在病房照顾 1～2 名患者，主要执行护理操作，很少或根本没有时间专注于理论整合、评判性思维的应用和临床推理。通常很少关注反馈或对所执行的干预措施进行有效评价。因此，临床学习环境的重点往往集中在病区内的操作。护理人员被要求达到工作量的目标，并照顾在复杂、动态变化组织中病情危重、有多种健康需求的患者。临床护士虽然内心希望成为好榜样，培养学生，但往往没有时间这样做。临床教师既要平衡该科室的工作需要，又要确保学生得到反馈，并有机会关注临床课程相关的日常学习目标。

不论实习地点在哪里，临床教师及工作人员都应提供一个具有人文关怀的环境。临床实习环境应该是一个让学生有归属感的地方，并且与他们互动的人要肯定他们的贡献（Chan，2002）。工作人员的热情、支持学生获得学习经验、愿意参与教学的态度有助于临床教学。

选择临床实习经历

实习经历是学生从事护理实践的所有活动。这些经历对知识应用、技能发展以及专业社会化很重要。实习经历让学生可以在临床环境下护理各种各样的患者，并将课堂所学应用到临床中去。临床经历应该强调与促进健康和预防疾病有关的护理角色。实习的选择要求所有教师都具有临床医学教育知识并对课程、学习者和学习环境有充分的了解。

实习经历是帮助学生发展进步的方式，应提供不同健康水平人群的就医体验。教师应利用机会发挥他们的创新才能、临床技能和专业知识，确保所有学生都有机会与各种患者群体直接接触。

当教师制订实习内容时，重点在于确定当天特定的实习目标。对于刚开始进行临床培训的学生来说，重点在于学生专注于特定目标，并实现特定能力。结合个人学习需要，教师需创建集中的以目标为导向的学习活动（Gubrud-Howe & Schoessler，2009）。在集中的临床学习活动中，学生不必为一名或两名患者提供所有必要的护理，而是通过在多名患者身上练习技能，来专注于某项特定技能的学习。例如，学生可以通过访视多名患者来学习沟通技巧，对多名患者进行生命体征评估来学习特殊技能，或通过专注于专业领域的护理标准来学习。集中的学习活动还包括组织学习经历，让学生分配任务、委托他人执行照护或给予报告、接收报告。集中临床学习的目的侧重于设计与特定技能相关的重复实践临床学习经历，重点结合学生的个性化学习需求和课程目标。

其他学习目标可能强调促进学生综合信息的能力，整合教学和临床知识，发展临床推理和判断技能，并做出计划照顾患者群体（Benner et al.，2010；Tanner，2010）。在照顾患者群体的计划中，要考虑到患者的复杂需求和照护多名患者都是合适的选择。通常在培训结束时，这些综合的临床经历可以为学生过渡到临床实践做好准备。

经历的选择应与课程预期目标和结果相一致，这些目标可能有多个并与具体的护理项目有关。例如，在本科学位护理课程中，学生的预期成绩不同于研究生学位课程的学生。因此，学生所选择的学习经历和临床环境以及提供给学生的实践机会与项目的预期目标结果是一致的。

跨专业的临床教育

学习和参与患者照护的多团队合作是一项艰巨的任务。通过这些经历，护理学生可以学会与各种健康学科协同工作。因此，应该给学生提供机会在联合计划、实施、结果、护理评价的模拟实践环境中进行与跨专业团队成员协作的训练。跨专业教育的目标是培养团队协作能力，增强各专业的贡献。

跨专业的模拟可以帮助卫生保健学科如护理、医学、药学、呼吸治疗学专业学生去了解各种患者的临床管理。最近的一些研究表明，跨专业模拟可以通过共享学习改善患者护理，协同团队运作发展，创造共享知识将带来信任感与深思熟虑的决策（Bandali，Craig，& Ziv，2012；Reese，Jeffries，& Engum，2010；Smithburger，Kane-Gill，Kloet，Lohr，& Seybert，2013；Strouse，2010）。

护理教师越来越多地参与到团队中来，并设计跨专业的临床课程和学习经历。成功的课程设计和实施取决于教师对专业实践的目标和其他广泛因素的掌握。例如，教育者必须保证专业性尊重和角色定位清晰。教育工作者还必须有能力获取临床设施，制订适合于每个学科的实时课程和课程进展的临床经历时间表。其他因素包括对相似、不同或重叠的内容和经历的辨别，还要明确自主权以及角色互相依存的关系。成功的教育取决于辨别临床实践哲学的相似性和差异性的能力，并通过诸如频繁的跨学科临床会议等渠道建立明确的沟通。

跨专业教育能够促进未来专业间的合

作（Interprofessional Education Collaborative Expert Panel，2011）。也就是说，一起学习的学生今后在综合医疗系统任职时会更有效地合作。跨专业实践教育的好处包括更清晰的角色定位和提供更好的毕业生就业机会。从长期来看，提高了医疗护理质量，提升了患者满意度和安全性（详见第 11 章）。

评价经历

学生需要在认知、精神运动和情感领域中表现出多种行为。因此，临床教师必须对学生的这些领域进行评价。评价包括帮助学生学习而持续进行的形成性评价，以及评定是否达到学习目标的终结性评价。评价必须包含促进学生取得成就及成长的即时反馈，并且要具有建设性。对临床操作评价的讨论详见第 25 章。

临床实习任务安排

尽管目前教师安排的学习计划有助于促进学生学习，但最合理的计划仍然在讨论中，讨论重点包括实习时间（每日时间、每周天数、每学期周数）、与课程教学相关联内容的实习时间、学生需求。教师应考虑理论与实践教学的目标，在安排计划时整合理论内容与临床实习经历。

当把学生融入临床环境作为学习目标，或者学生与其导师一起工作的时候，学生会与指定的带教护士一起轮班。许多医院的急诊科护理工作是 8 小时制，而其他的是 12 小时轮班。提供 12 小时轮班的实习机会可以让学生在任何一个工作日了解完整的护理实践范围。学生能够很快地看到并感受到护士的作用。在一个针对第二学位的高年级护理学生 12 小时轮班的小型研究中，Rossen 和 Fegan（2009）发现这样的轮班模式好处

在于学生感到被工作人员接纳，能更好地社会化，体验实际的工作环境；缺点在于减少了教师的教学时间。虽然较短的临床日可以获得临床技能，但很少有时间去额外思考评判性思维、临床推理和护理评价。同样重要的是，学生必须有机会接触科室的结构、管理和文化。

虽然对学生学习结果与学生关于临床实践时间及安排满意程度的研究可以提供一些指导，但教师也必须考虑其他变量，如患者数量、临床设施、课程安排以及学生的需求。时间安排会经常受希望现行课程和临床经历同步进行的影响，以便知识可以立即转化和应用。由于需要协调多个护理学校学生的时间安排，临床排班会更加复杂。因此，理想的临床实习安排可能很难实现。

有效的临床教学

临床教学必须运用多种教学技术和教学策略，以培养学生适应所处的环境。临床带教导师应开展旨在促进相互尊重和支持学生的活动，使学生能够取得确定的学习成果。实习环境中教学的临床导师指导是学生获得成功经历的关键环节。

随着时间的推移，临床教学研究表明合格的临床带教导师需要具备临床胜任力、传达明确的期望、和蔼可亲并能指导学生解决困难的临床护理问题（Dahlke et al.，2012）。此外，学生认为优秀的临床教师应对临床环境和课程有一定的了解，能通过支持性的行为表达共鸣，并传达对专业的热情，使学生能愉快地进行临床实习。使临床学习愉快的方式包括帮助学生学会理论联系实际，采用以患者为中心的方法，以及通过临床推理解决问题（Dahlke et al.，2012）。

教师知识渊博和能够在临床环境中与学生分享实践智慧非常有必要。这些知识包括对护理实践的理论和概念的理解。同样重要的是，教师能够以可理解的方式传达知识。Karuhije（1997）希望教师关注3个独立的教学领域，以发展在临床环境中成功教学所需的技能——教学、人际关系和评价。教学是指用来促进知识迁移的方法或策略。策略包括提问以及同伴或患者教育。教师应认识到在与学生交流的过程中涵盖问题类型的范围。教师还应注意提问的方式，以促进学习的积极效果。要求学生分析和综合信息，做出临床判断，评估护理结果，或提出其他替代行动的建议，这会比单纯回忆的学习效果更好。在临床实践中，诸如情境的类型和可用时间等因素可能会影响所提出问题的类型。

有效的临床教学要求教育者在学生学习临床推理和判断的过程中给予指导。临床推理是"使用认知、元认知和特定学科知识收集和分析患者信息、评估其重要性、权衡替代方案的复杂过程"（Simmons，2010，p.

1151）。临床判断是临床推理过程的结果，被定义为"对患者的需要、顾虑、健康问题和（或）是否采取干预的解释或结论，以及使用或修改标准方案，或根据患者的反应制订新方案"（Tanner，2006，p. 204）。临床推理要求一个人有能力推理特定的临床情况并能确认重要信息（Benner et al.，2010；Tanner，2006）。有效的临床推理源于了解患者、熟知病例，以及掌握基本数据（Gillespie & Patterson，2009）。临床推理需要以反思为基础的知识、技巧和能力，受个体自我调节能力的支持，并能提升专业知识技能（Kuiper，Pesut，& Kautz，2009）。

刚进入专业的学生需要掌握临床推理的方法，才能做出正确的判断。他们没有能力识别患者的病情变化，以及状况正在改变和并发症开始出现的细微线索。教师可以帮助学生识别这些微妙的相关线索，并开始与其他医务人员合作，提供潜在问题所需的干预措施，思考消除或治疗并发症的方案（Cappelletti，Engel，& Prentice，2014）（框17-1）。

框 17-1 临床推理

细微变化和并发症	相关"线索"	预期的合作性干预	预期的结果
肺水肿	<ul><li>呼吸音（湿啰音，喘鸣）</li><li>咳嗽</li><li>FiO_2 降低</li><li>PaO_2 降低</li><li>呼吸短浅</li><li>发绀</li><li>呼吸急促</li><li>端坐呼吸</li><li>焦虑</li><li>辅助肌的使用</li><li>带血丝的痰</li><li>高血压或低血压</li></ul>	<ul><li>半坐 / 端坐卧位</li><li>改善低氧状况</li><li>使用 SBAR，联系医生获得医嘱</li><li>预期如下：</li><li>利尿剂（如呋塞米）</li><li>胸部 X 线摄片</li><li>减少静脉输液</li><li>低钾时补钾</li></ul>	<ul><li>呼吸急促改善</li><li>FiO_2 和 PaO_2 升高</li><li>正常血压</li><li>U/O 增加</li><li>无辅助肌的使用</li><li>清晰的呼吸声</li><li>无低钾相关的心律失常</li></ul>

指导和给予反馈

给学生反馈能帮助指导学生发展其临床能力。反馈是教和学中的一个基本要素，被描述为将学生行为的评价结果传达给学生（Wells & McLaughlin，2014）。正确的反馈对促进学习和进步有很大作用。在临床实践中，需要对临床能力达到何种程度进行评价，临床教师有各种机会提供与精神运动、认知和情感相关行为表现的反馈。不管采取什么评价方式，都要考虑关键因素。这些关键因素具有特异性、时间性、一致性、连续性和方法性。方法性非常重要，能够缓解焦虑和增强参与能力。

由于学生需求的变化，每种临床经历都应该提供反馈机会。重要的是，形成性评价和终结性评价不应只限于在计划好要做记录的时候才进行反馈。教师应认识到哪些反馈需要立即给予，哪些反馈可以短时间延迟，但也不可过分拖延。例如，必须及时确定方法，以便保存资料，与学生分享优势和挑战。教师应建立一个有效的系统来制作简短的书面、电子记事或心理记录。反馈的形式多种多样，取决于具体的情况，如面对面反馈、即时反馈、短会（例如几分钟）、电子对话或谈话等。

无论用何种反馈方式，都必须遵循指导原则，并提供反馈的学习目标。教学的一个重要内容是：知道如何给临床表现和书面临床作业提供反馈。指出表现的积极方面以及需要改进的领域是其中的一个方法。有些情况会为树立榜样提供契机。例如，如果一名学生在完成一个程序的过程中不会沟通，教师可以补充缺失的语言。这种行为可能（或不能）给学生以提醒并进入"顿悟"学习时刻："我没有沟通……"教师的干预引导可

能会产生一个长期影响的效果。评价临床学习和传递反馈的信息详见第 25 章。

汇报总结和引导思考是进行护理操作、查房、模拟实践、讲课以确定达到预期目标的程度、查找不足等活动之后常用的反馈方式（Overstreet，2010）。在理清思路的过程中，讨论常常演变为确定需要改进的方面。虽然报告会通常以小组的形式开展（例如临床会议），但一对一的形式也很常见。教师可以通过提出具体问题和听取答复来引导进一步讨论。在任务报告会中，学生担任着积极的角色，他们在发起报告会议上起主导作用（Dreifuerst，2012）。

优秀的临床教师应具有专业的教学"艺术"。同样重要的是，教师的行为能促进学习和支持学生获得护理技能。经验证据表明某些具体的教学方法与促进学生学习有关。最近的一项研究表明，有效的临床教学涉及优化环境的能力，提供注重预期目标的有意义的学习经历（Gubrud-Howe & Schoessler，2009）。据报道，促进合作学习、主动参与和使用各种学习方法对临床教学非常有效（Dahlke et al.，2012）。合作策略的常见例子有同伴教学和学生配对相互指导。其他有效的行为包括分享记事笔记、在反馈时使用客观语言、深入探究、帮助学生自我纠正误解，以及清楚地传达期望。

有效的临床教学行为和态度

教学行为可以促进学生的高阶思维能力的发展，包括帮助学生认识关键信息、确立优先次序、检索，以及应用所学的理论知识及实践经验。最重要的是，有效临床教学的重点是帮助学生在实际情境中作全面思考，目的是要理解患者病情的特征（Benner et al.，2010）。激励策略包括讨论课程目标，并与实践场所相结合，体现专业热情，辨别学生期望，建立奖励制度，尝试全新的教学方法。促进思维模式的教学策略包括逻辑模型（Ellerman，Kataoka-Yahiro，& Wong，2006）、案例研究和概念图。在课堂上使用这些教学方法可以为学生参加临床实践作准备，搭建临床实践和理论教学之间的桥梁。

据报道，教师的人际交往能力会影响学生的学习效果。尊重学生、善待学生（Dahlke et al.，2012），纠正学生错误时不贬低学生，支持和理解学生，对教学是有帮助的。

护理学生在临床学习环境中常常会体验到压力与焦虑（Elliott，2002；Lo，2002；Timmins & Kaliszer，2002）。不良的人际关系会加重焦虑（O'Mara et al.，2014）。有经验的临床教师会考虑到学生需要一种扶持性及协作性的人际关系，并建立一种可以促进协作学习环境形成的交际方式（O'Mara et al.，2014）。培养积极向上并且友爱的师生关系可以促进学习。关怀行为和关怀环境也必不可少（O'Mara et al.，2014）。

许多文献显示学生和教师之间建立关系的重要性。普遍的认识是，师生交流的质量直接影响学习结果（Tanner，2005）。促进人际关系建立的概念包括联系、关怀、同情、相互了解、信任、尊重、易近、知识、自信和沟通（Gillespie，2002）。通过了解学生的优点、面临的挑战和个人目标，教师就不会对学生认识上的错误和欠佳的表现做出假设。教师只凭学生的目的或动机做出评价，可能会被学生视为对其不尊重。早期建立的关系有助于教师确定满足学生学习需要的各种因素（Dahlke et al.，2012；O'Mara et al.，2014）。

教师的自信心是提高学习效果的另一个因素；缺乏自信的教师会和他们的学生拉开距离。这妨碍了师生之间的相互了解并会疏远关系。教师信心一部分来源于知识基础。当临床教师运用他们的专业知识教学时，师生关系会得到加强。

Cook（2005）的一项有关学生信任与焦虑的教师行为研究显示，教师必须明白其行为可能会对学生产生负面影响，如果学生在临床实践时产生焦虑，则会最终影响学习。高年资的临床教师应作为榜样，指导低年资的临床教师有效地教学。高效临床教师的相关特点见框 17-2。

框 17-2　高效临床教师的特点

1. 创造一个有利于学习的环境：
   - 实践领域的知识
   - 临床工作能力
   - 教学能力
   - 传授知识的欲望
2. 支持学习者：
   - 对学生的了解
   - 对实践领域的了解
   - 相互尊重
3. 具备激发学生学习的教学技能。需要的能力如下：
   - 明确学生需求
   - 了解学生个性，包括他们的需求、个性和能力
4. 培养学生的独立性和责任感，让学生学会学习
5. 鼓励探索，不惩罚学生
6. 接受学生之间的差异
7. 明白临床经历如何促进临床能力的发展
8. 具备有效的沟通和提问技巧
9. 做出表率
10. 热爱护理与教学
11. 友好，平易近人，善解人意，对教学充满热情，在教学上对自己充满信心
12. 学科知识渊博，并能将知识传递给学生
13. 公正地评价
14. 及时反馈

临床教学师资培养

对临床教师教学培养与发展的讨论和研究并不如"学生临床学习准备"那么广泛。研究表明，教师很少接触循证教学策略和学习理论（Dahlke et al., 2012；McNelis et al., 2014）。Krautscheid、Kaakinen 和 Warner（2008）为促进这一趋势的逆转做出了努力。他们开发了一个临床教师发展项目，帮助教师练习类比教学，并对临床教学进行反思。临床教师可以利用模拟的手段练习和教学，并能得到及时的反馈。教师可以利用一些场景促进教学过程。作为临床教学模拟的结果，教师反馈说作为教师和从业者有了更多的反思，并确定了在临床实践环境中促进安全学习环境的重要性。

临床专家非常希望去实习基地进行教学。为临床专家提供教师成长所需的条件具有挑战性。对于专职从事临床工作的教师来说，很难让他们锻炼出高效临床教学所应具备的教学技能。有些教师曾经做过带教导师，已经具备转变为临床教师新角色所需的技能，但仍需进一步指导、训练及引领。应鼓励他们，并提供训练的地点和指导，以促进他们获得临床教学角色所需的知识和技能。有些学校为此设立了专门的培训模块。

迎接培养临床教师挑战的一种方法是使用在线课程来指导临床从业者从临床专家角色转变为临床教师（Reid，Hinderer，Jarosinski，Mister，& Seldomridge，2013）。主要课程包括教学理论、评判性思维、如何处理有挑战性的学生，以及如何给学生分配照护患者的任务。优秀的临床护士并不意味着会成为优秀的教师。Cangelosi、Crocker 和 Sorrell（2009）创办了一所临床护理教育学院，为临床护理教学服务。通过分析培训后教师的反思文章，作者发现护士对教育工作者的角色充满热情，但是他们会因为缺乏指导而产生沮丧情绪，这说明教育者角色需要持续发展的必要性。

总体而言，合格的临床教师知识面广，并懂得如何传递知识，临床能力强，指导学生开展临床推理和判断，使用积极促进学生学习的沟通方式，在特定课程或项目外同样保持良好的师生关系。今后，这个领域的研究将会持续开展。

培养学生为患者照护做好准备

对患者照护的教学应包括为完成特定教育目标而采取的有序和合乎逻辑的行动。特定策略的选择和使用应以预期成果、学习原则和学习者需要为基础。本节重点介绍临床教学中常用的几种方法——患者照护任务、临床会议、护理查房和书面作业。

到卫生保健系统学习的学生并不真正了解保密文化。有必要让学生认识和理解美国 1996 年颁布的《健康保险可携性和责任法案》（HIPAA）中关于隐私权和安全法规的内容。教师应指导学生对所有患者执行 HIPAA 法规。这些法规的目的是保护患者的隐私权。教师应告知学生在保密方面能做什么和不能做什么，并且必须执行这些指示。

患者照护任务

患者照护为学生提供了整合、综合和使用以前学习的知识和技能的机会。一些护理课程要求学生提前为他们的临床体验做准备。提前准备的临床作业，可能是临床教师、教师和学生（尤其对初学者有用）、学生单独、教师指导下的学生，或护理和保健人员或带教导师的共同责任。允许学生在选择临床作业时有所投入，可鼓励他们自主学习，并根据他们的个人学习需要选择体验。请参阅框17-3，以获得其他关于作业的建议。

　　学生与他人合作选择临床任务有多个好处。学生可以基于个人学习需求选择，体验一定程度上对自己学习的主动权，以及在选择过程中与专业人士的沟通互动。学生可以自己选择学习内容的程度取决于项目的目标或预期结果、临床教师的理念，以及学生在临床环境中的可用资源（即答疑和提供选择患者的指导）。

　　临床教师的参与非常重要。例如，教师

框 17-3　安排任务的提示

新教师往往不知道从哪里开始进行教学。下面的提示可以帮助新教师在分配任务时提高他们的自信度。

- 掌握带教学生的知识需求。
- 制作一个有学生名单的任务分配表。
- 获得领导和其他护士的支持。
- 向护士长咨询患者情况及建议，简单的沟通行为是与同事建立信任和支持性关系的一种方式，因为他们有助于指导患者配合任务。
- 巡视接下来的一天中需负责的所有患者和照顾患者的家属，短短几分钟的交流可以帮助你确定患者是否适合实习生。
- 获得患者及家属的同意和认可，避免因患者不接受学生而改变计划。
- 考虑所在科室的特殊性。了解患者的信息将有助于确定什么时候完成任务。例如，如果是手术室，你可能要在下午完成分配任务，但患者可能会因为手术晚到科室，如果你太早分配学生任务，你可能会遇到患者被分配到其他科室或出院的情况。
- 确保学生知道在师资不到位需要协调的情况下，应该找哪位教师。为此制订一份协议，有助于减少学生的沮丧情绪。
- 预先制订备用计划，以防教师不便时情况出现变化。

可以作为资源顾问和情感支持的来源，共同沟通学习目标和预期结果，协助评估学生个人的学习需求和课程目标之间的一致性，规划学习内容，与他们的学生共同努力达到目标，并评估所取得的成就。安排临床任务对临床教师来说是一种挑战。初次带学生的临床教师往往不知道从何开始。因此，有经验的临床教师或专家教师给予的帮助非常有益。

临床任务的实施策略

　　临床任务是护理实习体验的组成部分。在临床教学上有好几种关于进行临床实践任务分配的策略。这些策略通常取决于学生的技术水平、患者病情的严重程度、学生数量、患者和资源的可用性，包括技术的可用性。这里专门对传统的及变通的策略，如双重任务、多重任务和临床会议等进行讨论。

　　传统策略是在各种不同的师生比例下对临床实习的学生进行教学。比例的确定基于促进最佳学习、对监管机构和医院要求的了解，并考虑到医院或科室的工作流程。最重要的是，考虑患者的安全和护理质量（Ironside & McNelis，2010；McNelis et al.，2014）。规定有关学生比例的原因是基于学生数量会影响患者安全的考虑（Ironside & McNelis，2010）。从学生的角度来看，这一策略意味着一名学生被分配到一名或两名患者。学生负责实施患者需要的护理干预，并可能需要单独进行护理计划、实施和评价活动。

　　双重和多重任务是可以替代传统临床分配方案的策略。双重分配方法（Fugate & Rebeschi，1991）是指2名学生护理1名患者。当护理水平和复杂性超出学生的能力时，这一选择是有用的，因为学生必须密切合作，学生之间的协作和交流是有效使用这一策略的条件。这种策略的好处包括改善时间管理、协作和同行支持，以及减少带教老师负责的患者数量。双重分配法要求带教老师有责任确保每名学生了解自己的具体职责。2 天的临床轮转中，第 2 天角色可以互换，这种互换使 2 名学生都可以直接照顾患者。

多重任务法多用于刚开始实习的学生和有限数量的患者的情况。这一策略的任务是每 3 名学生护理 1 名患者。3 名学生的角色分别是：直接提供服务者；信息采集者或研究员，负责获得患者安全护理所需的信息；观察者，观察提供服务的学生、研究者、学生-患者互动、患者对照护的反应及家属的反应，并提出意见及建议改善护理。与双重任务一样，每名学生的角色定义必须明确。学生和教师之间必须有足够的时间进行协作和讨论。

多重任务法必须符合学习目标。Glanville（1971）进行了一次论证该方法有效性的研究。结果显示，该方法与传统教学法可以达到同样的教学目标和成就水平。VanDenBerg（1976）随机分配 22 名一年级大专学生为 2 组，其中一组实行传统任务法，另外一组使用多重任务法。结果表明，使用多重任务法的学生可以获得更多的护理知识。

鉴于不断增加的学习环境的复杂性和患者数量的不稳定性，我们比较了一致的临床任务和多地点任务，以确定学习结果（Adams，2002）。在这里，一致性的意思是在特定的时间里学生被分配到一个科室或使用多于一个科室。定量测量结果显示，这两种临床轮转方法并无差异。然而，对临床任务一致性的看法是积极的。

总之，临床教师和学生在确定任务时都发挥着重要的作用。学习任务要根据课程目标、学习者的需要、技能水平、临床环境的复杂性和患者需照管的复杂程度等多种因素开展。临床实践可以个人或多人的方式开展，每种方式都有益于促进学生进步。

临床会议

临床会议是小组学习的形式，有助于整合临床经验。临床会议常应用于护理中。会议可以提供有意义的经验，是让学生将理论与实践之间缩小差距的绝佳机会。通过会议可以培养学生的评判性思维和临床决策技巧（Wink，1995），更好地提高他们清晰的逻辑表达能力，并由此获得信心。

一个成功的临床会议计划应考虑课程和学生情况。如果教师要借此帮助学生缩短理论与临床实践之间的距离，就必须确定目的、主题、过程、策略和评价方法。

会议的类型

会议可以包括传统的临床实习前期会议、临床实习期间会议以及临床实习后会议。由于技术进步，会议可以通过电子媒介和同步在线召开。因此，应用电子媒介召开临床会议的小组要遵守《健康保险可携性和责任法案》（HIPAA），以及《经济和临床健康信息技术法案》相关的规章制度。学生必须意识到利用电子设备展示患者资料时要尊重患者的隐私权。召开在线会议是利用技术手段满足学生的需要，在不同地方做临床工作的学生可以利用视频会议交流，而不需要再聚集到某个地点。

传统会议

临床实习前期会议、期间会议和临床实

习后期会议通常采用小组讨论法，为每个学生提供机会进行讨论。在临床前期会议上，学生分享关于即将开始的临床体验，提出问题，表达关注，并明确护理计划。临床前期会议还为教师提供机会，纠正学生的错误观念，找出问题范畴，评估学生的想法，并确认学生的准备情况。

临床实习期间会议有别于临床实习前期会议和临床实习后期会议，是另一种形式的集体讨论。在进行 12 小时的临床活动时，给学生提供一个分享相关患者信息的机会，并讨论下一步计划，包括患者的宣教和出院计划。这种会议时间也有助于学生集体评价前期的干预效果。中期会议的信息交流是为了传授知识以及积极应对患者护理而共享信息的一种方法。

临床实习后期会议提供了一个学生和教师探讨其临床经验、分享信息、分析临床症状、理清关系、找出存在的问题、分享感受及发展支持系统的平台。教师和学生之间进行互动学习和交流，从而获得有意义的经验。

在线会议

在线会议可以在临床事件发生之前或之后进行，可以帮助学生在虚拟环境中交流思想、解决问题、讨论替代方案，并获得临床护理前或临床实践中发生问题的相关信息（Gaberson，Oermann，& Shellenberger，2015）。更多在线学习社区的教学讨论详见第 21 章。

会议期间学生和教师的角色

学生和教师在会议中有特定的角色。学生应意识到自己作为积极参与者的角色。因此，他们应该辩论所选择的护理措施，阐明

观点，探索替代方案，并实践决策。学生也可以担任会议组长。教师作为会议主持人，要支持、鼓励学生，共享信息；提出问题和询问是否有其他假说；给出反馈；帮助学生识别模式；指导汇报过程。为会议提供便利，努力向更高层次的问题拓展，帮助学生将知识应用于临床问题（Gaberson et al.，2015）。会议还应提供给学生开展团队运作和发展团队建设能力的机会。

会议评估

应评估会议的有效性和目标实现程度。教师应获得并提供反馈意见，包括目标完成情况、教学方法或策略性的效果，以及学习成果。评估数据可用于策划以后的会议。

总之，传统和在线会议在促进学生学习方面发挥了重要作用。会议有助于提高评判性思维，发展临床推理和决策技巧，赋予护理问题新的内涵，以及加强团队协作和团队建设能力。成功的会议是有计划进行的。计划的内在含义是确定目标、选择主题、选择教学方法、指导运用和评估这些方法。

临床经历拓展

护理查房

护理查房实践是一种教学策略，在患者床边获得直接、有目的的经验。这些过程可能包括有关患者问题和护理的示范、访谈或讨论。查房还提供了一个交流护理情况的好机会，参与者可以包括临床带教老师、学生和工作人员。

查房作为一种教学策略，需要提前计划，包括获得患者的许可、说明查房的性质和患者扮演的角色。查房结束后，应该感谢患者的参与并组织一些形式的汇报，包括为

接下来的查房做计划。

基于概念的学习活动

近年来，基于概念的学习活动作为一种经历被应用于临床教育（Gubrud-Howe & Schoessler，2009；Nielsen，2009；Nielsen，Noone，Voss，& Matthews，2013）。该学习活动旨在培养对某一特定健康问题或医学诊断的深入学习和模式识别。在患者护理环境中，学生需要明确学习的概念。例如，液体和电解质是学生可以探索的概念。每个学生都要完成对一个有液体和电解质问题患者的深入评估。探讨病理生理、治疗、药理和患者的反应。教师组织对每一个病例进行全面讨论并指导讨论，使学生开始看到患者之间的相似性和差异性，以便识别患者病情的重要信息。教师还帮助学生辨识概念相关的意外发现，帮助学生了解当前或潜在并发症。学生不负责护理工作，但需要指出在评估过程中出现的患者安全问题。这项活动使学生能够专注于对概念的评判性思考，而不必分心去完成整体护理的任务（Nielsen et al.，2013）。为避免对学生角色的误解，与工作人员沟通这个任务和学习活动的重点是必不可少的（Gubrud-Howe & Schoessler，2009）。

书面作业

书面作业一般用于补充临床经历，促进评判性思维和临床推理能力的发展，使学生更易理解学习内容。这些作业包括短论文、临床推理报告、护理计划、临床记录、日志和概念图。研究结果表明，使用临床日志为学生提供了反思临床经历的机会，与教师交流可明确错误和负面的经历，并从经历中获得知识。相关日志问题见框 17-4。

框 17-4　日志问题示例

- 你对临床实践有什么感受？
- 你觉得临床实践中最好的部分是什么？
- 你觉得做什么最有信心？
- 如果你可以将当天的临床实践从头再来，你会做什么不同的事？
- 你最关心患者的什么护理问题？
- 你今天学到什么可以应用到有类似问题患者身上的知识？
- 你需要加强对哪些内容的认识？
- 描述与其他专业的相互作用。哪些方面进展顺利？描述这种互动是否以患者为中心。
- 描述任何一个需要确诊或管理的质量与安全问题。下次临床实践的目标是什么？

定点照护技术和移动医疗

在临床上，护士正在越来越多地使用手持设备、电子健康档案和其他定点照护技术，教师必须提供学生熟悉设备的机会。模拟电子健康记录可以在模拟临床环境中使用，学生可以在临床实习前练习使用这些设备，如果实习机构不允许学生接触这些设备，学生也可以借此练习。配备有参考软件的智能手机使人们能够获得临床信息、护理计划、护理流程、循证实践指南、技能视频和健康教育的材料（Zurmehly，2010）。越来越多的护士使用手机上的应用软件在社区中诊断、监控和教育患者；学生也必须有使用这些定点照护和移动医疗的经验。临床技术使用政策详见第 19 章。

临床教学模式

临床教学有几个常用的模式。这些模式替代了传统模式，包括带教导师制、相关模式、配对模式、学术-临床服务伙伴模式，以及兼职教师联合任用。这些模式有助于提高临床实习的能力，促进实践能力发展、弥补教师的短缺、锻炼毕业生胜任实践要求、与临床机构建立更紧密的联系（Delunas & Rooda，2009；Murray，Crain，Meyer，McDonough，& Schweiss，2010；Neiderhauser，Macintyre，Garner，Teel，& Murray，2010；Niederhauser，Schoessler，Gubrud-Howe，Magnussen，& Codier，2012；Nielsen et al.，2013）。鉴于医疗环境的多样性、师资短缺、师生比降低，新模式能有效地提高学生的学习能力、临床技能，促进角色发展。

带教导师制

带教导师制是指护士担任指定学生带教导师的一种教学模式。带教导师都是经验丰富的护士，在指定的时间及临床领域指导和评估学生的学习。他们既在临床环境中承担着与照护患者相关的职责，同时又被指定为带教导师。该模式认为，持续的一对一师生关系有助于学生进入专业社会化的角色，并能搭建实践和理论的桥梁。带教导师制可以在不同的学习阶段运用。然而，通常认为这种模式对培养高年级学生和研究生的高级实践能力更有用。在这种情况下，该模式能促进学生整合理论知识和应用相关信息，包括循证研究。这种方法也是锻炼学生合作能力的好方法。

从理论上讲，带教导师提供一对一教学、指导和支持，树立榜样。带教导师、教师、学生形成三人组合的模式，能促进学生临床能力的提高（Billings，Jeffries，Rowles，Stone，& Urden，2002）。导师的分配方式可以基于学生的学习需求，导师和学生在实习前见面，讨论学生的学习风格、能力目标和期望结果。虽然专职教师对学生的学习和成就承担最终的责任，但是学生和临床导师有权对学生临床表现和学习成果进行形成性和终结性评价。在整体化临床导师模式（Mallette，Laury，Engleke，& Andrews，2005；Mamhidir，Kristofferzon，Hellström-Hyson，Persson，& Mårtensson，2014）中，学生是积极主动的，不只是作为一名学生，还作为医疗团队中的一员。在这个模式中，导师承担作为一名临床教师、导师和榜样的责任，专职教师也要树立榜样，并作为帮助者和咨询者。

带教导师应该是临床专家，愿意教学并能够教好（McClure & Black，2013）。带教导师制的益处包括增强学生理论联系实际的能力、提高心理反应能力、增强自信心和促进社会化。高效带教导师的特质见框17-5。

在带教导师制中，教师从直接教学向以促进和评价为重点的角色转变。教师和带教导师之间必须在工作中配合默契。教师架构起实践和教育之间联系的桥梁。在这一环节，教师监督学生完成任务，实现预期效果。评价是教师、学生和带教导师的共同责任，但大多数护士执业法要求教师负责评价学生的学习结果。

框17-5 高效带教导师的特质

1. 在患者护理方面的知识
2. 有效的沟通技巧（口头和非口头的）
3. 某具体科室的临床经验
4. 与卫生保健人员和患者联系的能力
5. 真诚
6. 有效的决策技巧
7. 真诚的关怀行为
8. 领导才能
9. 专业发展兴趣

获准引用自：Lewis，K. E.（1986）. What it takes to be a preceptor. The Canadian Nurse/L'infirmière Canadienne，82（11），18-19

运用带教导师制要确保带教导师了解他们的角色。在理想的情况下这是通过有计划的引导和后续的会议学习来实现的；有些护理学校提供培训或相关课程指导带教导师定位自己的角色（McClure & Black，2013；Smedley & Penney，2009）。这些会议提供了论坛，分享有关带教导师制的理念、预期成果，以及教学策略和评价方法。由于教师、学生、带教导师角色的改变，他们都需要进行新的角色定位（McClure & Black，2013；Mallette et al.，2005）。

带教导师模式的益处在于给学生提供独立护理患者的感受以及发展其专业认同。带教导师和临床机构也非常重视带教导师制模式，因为它能让导师发展相关的教学能力，而机构也能因此招募到有充分就业准备的毕业生。

临床教学同事模式

临床教学同事（clinical teaching associate，CTA）模式指的是临床护理人员与专职教师合作，带教特定数量的在临床实践的学生（Baird, Bopp, Schofer, Langenberg, & Matheis-Kraft，1994；DeVoogd & Saldbenblatt，1989）。教学职责由 CTA 承担，他们同时也是支持者和榜样。由一位教师充当领头人，负责监督临床学习以及对经历的评价，包括评定成绩以及在课程作业与临床经历上与CTA 合作。

一项对护理管理者、临床教学同事（CTAs）、教师、学生的调查研究显示，该模式是有效的（Baird et al.，1994），对促进学生学习也得到了积极的评价。与传统模式相比，患者对护理的满意程度更高。CTA 护士在报告中称学生信心增加；教师报告学生更放松、更自信。与传统模式相比，学生报告可以承担更多的责任，对学习更有帮助。

配对模式

配对模式是将一名学生和一名护士配对后开展实习，是对"一名患者——一名学生"模式的替代，丰富了带教模式。这种模式通常与专用教育点模式以及门诊中心或诊所等社区环境联合使用。在课程中，每个学生在指定的天数内采用配对关系模式，剩下的时间用传统的模式来获取经验。护士计划需要学习的内容；教师监督临床实践，为学生创造一个学习环境。然而，教师的大多数时间都花在传统角色教学上，对象是没有配对的其他学生。为了提高配对模式的有效性，在做出分配前必须对实习点的人员排班进行评估。

学术－临床服务伙伴关系

临床教学合作伙伴关系模式通过服务组织和学术界合作，以达到提升护士实践能力和创造安全实践环境的共同目标。新的伙伴关系也创造了新的临床教学模式，用于提高学生和教师的护理能力。（Delunas & Rooda，2009；Nielsen et al.，2013）。虽然这些伙伴关系采取不同的形式，但都是通过合作，重新设计学生、教师以及临床护士的教学经历。学术和临床服务伙伴关系是解决护理师资短缺的一种很有前景的方式。

在一项早期合作模式中，服务机构共享护士资源、临床护理专家（clinical nurse specialist，CNS）和学院教师（Shah & Pennypacker，1992）。临床护理专家充当分配患者照护任务的兼职教员，学院教师安排实践内容，他们合作评估临床任务以及学生的表现。交流沟通是双向的，也是成功的关键。教师分享有关可能影响学生表现问题的信息，临床护理专家使教师了解学生的表现，双方都安排会议用于讨论学生的实习记录。Murray 等（2010）报告此合作模式有助于学生更好地融入临床环境、增强评判性思维和临床决策水平。

兼职教师

兼职教师是受雇于服务机构并有学术兼职的保健专业人员。兼职教师可以承担各种角色，包括导师、CTA、顾问、客座讲师和主管，兼职教师也可以合作研究项目。兼职教师一般是注册专业护士或专业人士，他们是临床实践、研究、领导、管理、立法与法律等领域的专家。

专用教育单位

在过去十年中，专用教育单位（dedicated education units，DEU）模式已在全国各高校实施。Moscato、Miller、Logsdon、Weinberg 和 Chorpenning（2007）表明 "DEU 模式提供具体的方法，能够更紧密地连接护理单位和教育计划"（p. 32）。专用教育单位模式为护理管理者、护士和教师创建新的伙伴关系，将医疗单位环境改造为支持学生和护士学习的环境，同时继续为急症患者提供优质护理服务。Mulready-Shick、Flannagan、Banister、Mylott 和 Curtin（2013）发现，DEU 模式有利于加强建立学术界和实践护士之间的关系，学生认为与传统的临床实习相比，该模式提供更多积极的学习经历。大学正在以多种方式运用这一模式。一所中西部大学使用 "实践教育合作（practice education partnership，PEP）单位" 一词。PEP 单位是一个以医院为基础的单位，为学生提供一个实践和教育紧密联系的环境。PEP 的模式不同于澳大利亚的 DEU 模式，它整合了教育环境和临床特殊情境，充分考虑了带教导师、患者所需的照护程度，以及其他影响教育的因素。PEP 模式一个独特的方面是导师、教师、学生有连续性和一致性，共同学习、共同成长。指导老师参加一个为期一整天的带教能力研讨会。这时，护士和教师之间的合作关系就开始了。这种伙伴关系随着时间不断发展，最终让学生成功扮演护士的角色，并和带教导师一起提供卓越的护理服务。

专用教育单位模式的运用已经在过去的十年中显著增加（Moscato，Nishioka，& Coe，2013）。研究表明，接受 DEUs 模式教学的学生获得了良好的教育质量以及能力的发展（Dapremont & Lee，2013；Mulready-Shick et al.，2013）。

规培模式

考虑到获得注册护士资格前的课程可能不能满足复杂临床实践环境提出的要求，一些研究和委员会（Benner et al.，2010；Institute of Medicine，2010；Tanner，2010）提出需要开展毕业后住院规培，呼吁加强实践，提高领导和管理技能。目前已经制订了认证和管理标准。美国护理学院协会（AACN）制订了一个为期 12 个月的计划，旨在提高胜任力，缓解过渡到实践的困难。AACN 在 2004 年进行过一个 6 个月的试验项目，现在超过 30 个州都有了住院规培项目（Barnett，Minnick，& Norman，2014）。国家护理委员会探索出一种新模式，提供了一个标准化过渡框架，监管指南也正在研究中（Goode，Lynn，McElroy，Bednash，& Murray，2013）。

已经有一些研究探讨护士住院规培计

划的效果（Goode et al., 2013），结果表明，该模式提升了护士的能力和信心，尤其在组织、排列优先次序、有效沟通及领导能力方面效果显著（Goode et al., 2013）。研究显示，住院规培模式对护士保留率有显著意义（Goode et al., 2013），需要进一步研究来确定该计划对患者预后的影响（Barnett et al., 2014）。

总结

总之，实习生临床教育存在多种模式。由于卫生保健环境日益复杂，探索出了具有协助性的替代模式。这些模式包括带教导师制、临床教学同事模式、配对模式、临床教学伙伴模式及兼职教师模式。当模式与学生水平匹配时，学生受益最多。配对模式和临床教学同事模式适用于初学者，而带教导师制被广泛用于高年级的学生及研究生中。对这些模式有效性的实证研究很少，需要进一步评估和研究其对促进学生学习与就业准备的作用。

临床教学是学生-教师互动的临床实践方式，常发生在不同的地点，并具有跨专业的实践情境。这些实践环境可能是实验室、重症监护室、过渡机构和社区，包括无家可归者收容所、诊所、学校、营地和社会服务机构。教师必须对教学行为有深入的了解，能够促进学生学习和发展，对实践领域的文化和保健提供者有全面的了解。有经验的临床教师会使用具有指导性的、适合人际关系的和评价性的策略计划，促进和评估学生实践。这些策略有助于教师获得培养护士所需的知识和技能。

可以采用多种教学方法，让学生达到预期效果，如患者照护任务、临床会议、护理查房、基于概念的临床活动和书面作业。学生的技术水平、患者需要照护的程度、学生数量、护理资源都会影响选择何种教学模式。提倡选用的模式包括传统模式和其他模式，其他模式包括带教导师制、临床教学同事模式、学术-临床服务伙伴关系模式和兼职教师模式。实习经历为学生在循证卫生机构和以患者为中心的环境中工作奠定基础。实践教学让教师同时具备了教学与实践技能，让教师在不断变化的卫生系统中适应当前和未来的角色。

对证据的反思

1. 为一组学生选择一套临床教学方法。为此，你需要考虑学生、环境和患者的情况吗？你会根据什么依据做决定？

2. 网络教学在临床教学中的作用是什么？临床实践可以完全在网络课程中学习吗？

3. 临床教学的科学研究状况如何？正在研究什么问题？正在使用什么方法？哪些变量可纳入研究？

4. 最佳循证实践是什么？

参考文献

Adams, V. (2002). Consistent clinical assignment for nursing students compared to multiple placements. *Journal of Nursing Education, 41*(2), 80–85.

American Association of Colleges of Nursing. (2010). *UHC/AACN Nurse Residency Programs*. Retrieved from, http://www.aacn.nche.edu/education/nurseresidency.htm.

Ard, N., & Valiga, T. M. (2009). Transforming clinical education in nursing. In N. Ard & T. M. Valiga (Eds.), *Clinical nursing education: Current Reflections* (pp. 227–236). New York: National League for Nursing.

Baird, S., Bopp, A., Schofer, K., Langenberg, A., & Matheis-Kraft, C. (1994). An innovative model for clinical teaching. *Nursing Educator, 19*(3), 23–25.

Bandali, K. S., Craig, R., & Ziv, A. (2012). Innovations in applied health: Evaluating a simulation-enhanced, interprofessional curriculum. *Medical Teacher, 34*, e176–e184. Retrieved from, http://dx.doi.org/10.1111/j.2365-2648.2008.04798x.

Barnett, J. S., Minnick, A. F., & Norman, L. (2014). A description of U.S. post-graduation nurse residency programs. *Nursing Outlook, 62*, 174–184.

Benner, P., Sutphen, M., Leonard, V., & Day, L. (2010). *Educating nurses: A call for radical transformation*. San Francisco: Jossey-Bass.

Billings, D. M., Jeffries, P., Rowles, C. J., Stone, C., & Urden, L. (2002). A partnership model of nursing education to prepare critical care nurses. *Excellence in Clinical Practice, 3*(4), 3.

Bisholt, B., Ohlsson, U., Kullén Engström, A., Sundler Johansson, A., & Gustafsson, M. (2014). Nursing students' assessment of the learning environment in different clinical settings. *Nurse Education in Practice, 14*, 304–310.

Bradbury-Jones, C., Irvine, F., & Sambrook, S. (2010). Empowerment of nursing students in clinical practice: Spheres of influence. *Journal of Advanced Nursing, 66*, 2061–2070.

Cangelosi, P. R., Crocker, S., & Sorrell, J. M. (2009). Expert to novice: Clinicians learning new roles as clinical nurse educators. *Nursing Education Perspectives, 30*(6), 367–371.

Cappelletti, A., Engel, J. K., & Prentice, D. (2014). Systematic review of clinical judgment and reasoning in nursing. *Journal of Nursing Education, 53*(8), 453–458.

Chan, D. (2002). Development of the clinical learning environment inventory: Using theoretical framework of learning environment studies to access nursing students' perceptions for the hospital as a learning environment. *Journal of Nursing Education, 41*(2), 69–75.

Cook, L. (2005). Inviting teacher behaviors of clinical faculty and nursing students' anxiety. *Journal of Nursing Education, 44*(4), 156–161.

Dahlke, S., Baumbusch, J., Affleck, F., & Kwon, J. (2012). The clinical instructor role in nursing education: A structured literature review. *Journal of Nursing Education, 51*(12), 692–696.

Dapremont, J., & Lee, S. (2013). Partnering to educate: Dedicated education units. *Nurse Education in Practice, 14*, 335–337.

Delunas, L. R., & Rooda, L. (2009). A new model for the clinical instruction of undergraduate nursing students. *Nursing Education Perspectives, 30*(6), 377–380.

DeVoogd, R., & Saldbenblatt, C. (1989). The clinical teaching associate model: Advantages and disadvantages in practice. *Journal of Nursing Education, 28*(6), 276–277.

Diefenbeck, C. A., Plowfield, L. A., & Herrman, J. W. (2006). Clinical immersion: A residency model for nursing education. *Nursing Education Perspectives, 27*(2), 72–79.

Dreifuerst, K. T. (2012). Using debriefing for meaningful learning to foster development of clinical reasoning in simulation. *Journal of Nursing Education, 51*(6), 326–333.

Ellerman, C. R., Kataoka-Yahiro, M. R., & Wong, L. C. (2006). Logic models used to enhance critical thinking. *Journal of Nursing Education, 45*(6), 220–227.

Elliott, M. (2002). The clinical environment: A source of stress for undergraduate nurses. *Australian Journal of Advanced Nursing, 20*(1), 34–38.

Faller, H. S., McDowell, M. A., & Jackson, M. A. (1995). Bridge to the future: Nontraditional settings and concepts. *Journal of Nursing Education, 34*(8), 344–349.

Fugate, T., & Rebeschi, L. (1991). Dual assignment: An alternative clinical teaching strategy. *Nurse Educator, 15*(6), 14–16.

Gaberson, K. B., Oermann, M. H., & Shellenberger, T. (2015). *Clinical teaching strategies in nursing* (4th ed.). New York: Springer.

Ganley, B. J., & Linnard-Palmer, L. (2010). Academic safety during nursing simulation: Perceptions of nursing students and faculty. *Clinical Simulation in Nursing, 8*(2), e49–e57. http://dx.doi.org/10.1016/j.ecns.2010.06.004.

Gillespie, M. (2002). Student–teacher connection in clinical nursing education. *Journal of Advanced Nursing, 37*(6), 566–576.

Gillespie, M., & Patterson, B. (2009). Helping novice nurses make effective clinical decisions: The situated clinical decision-making framework. *Nursing Education Perspectives, 30*(3), 164–170.

Glanville, C. (1971). Mutliple student assignment as an approach to clinical teaching in pediatric nursing. *Nursing Research, 20*(3), 237–244.

Goode, C. J., Lynn, M. R., McElroy, D., Bednash, G. D., & Murray, B. (2013). Lessons learned from 10 years of research on post-baccalaureate nurse residency program. *Journal of Nursing Administration, 43*(2), 73–79.

Gubrud-Howe, P., & Schoessler, M. (2008). From random access opportunity to a clinical education curriculum. *Journal of Nursing Education, 47*(1), 3.

Gubrud-Howe, P. M., & Schoessler, M. (2009). OCNE Clinical Education Model. In N. Ard & T. M. Valliga (Eds.), *Clinical nursing education: Current reflections* (pp. 39–58). New York: National League for Nursing.

Hall-Lord, M. L., Theander, K., & Athlin, E. (2013). A clinical supervision model in bachelor nursing education—Purpose, content and evaluation. *Nurse Education in Practice, 13*, 506–511.

Hayden, J., Smiley, R. A., Alexander, M., Kardong-Edgren, S., & Jeffries, P. (2014). The NCSBN National Simulation Study: A longitudinal, randomized, controlled study replacing clinical hours with simulation and prelicensure nursing education. *Journal of Nursing Regulation, 5*(2 Suppl.), S4S64.

Henderson, S., Princell, C., & Martin, S. D. (2012). The patient-centered medical home. *American Journal of Nursing, 122*(12), 54–59.

Institute of Medicine. (2010). *Future of nursing: Leading change, advancing health*. Retrieved from, http://www.iom.edu/About-IOM.aspx.

Interprofessional Education Collaborative Expert Panel. (2011). *Core competencies for interprofessional collaborative practice: Report of an Expert panel*. Washington. D.C: Interprofessional Education Collaborative.

Ironside, P. M., & McNelis, A. M. (2010). *Clinical education in prelicensure nursing programs*. New York: National League for Nursing.

Jeffries, P. (2014). *Clinical simulations in nursing education: Advanced concepts, trends and opportunities*. Philadelphia: Wolters Kluwer Health.

Karuhije, H. F. (1997). Classroom and clinical teaching in nursing: Delineating differences. *Nursing Forum*, 32(2), 5–12.

Knapfel, S., Moore, G., & Skiba, D. J. (2014). Second Life and other virtual emerging simulations. In P. Jeffries (Ed.), *Clinical simulations in nursing education: Advanced concepts, trends, and opportunities*. Philadelphia: Wolters Kluwer Health.

Krautscheid, L., Kaakinen, J., & Warner, J. (2008). Clinical faculty development: Using simulation to demonstrate and practice clinical teaching. *Journal of Nursing Education*, 47(9), 431–434.

Kuiper, R., Pesut, D., & Kautz, D. (2009). Promoting the self-regulation of clinical reasoning skills in nursing students. *The Open Nursing Journal*, 3, 70–76.

Lo, R. (2002). A longitudinal study of perceived level of stress, coping and self-esteem of undergraduate nursing students: An Australian case study. *Journal of Advanced Nursing*, 39(2), 119–126.

Mallette, S., Laury, S., Engleke, M. K., & Andrews, A. (2005). The integrative clinical preceptor model: A new method for teaching undergraduate community health nursing. *Nurse Educator*, 30(1), 21–26.

Mamhidir, A. G., Kristofferzon, M. L., Hellström-Hyson, E., Persson, E., & Mårtensson, G. (2014). Nursing preceptors experiences of two clinical education models. *Nurse Education in Practice*, 14, 427–433.

Massarweh, L. (1999). Promoting a positive clinical experience. *Nursing Educator*, 24(3), 44–47.

McClure, E., & Black, L. (2013). The role of the clinical preceptor: An integrative literature review. *Journal of Nursing Education*, 52(6), 335–341.

McNelis, A. M., Ironside, P. M., Ebright, P. R., Dreifuerst, K. T., Zvonar, S. E., & Conner, S. (2014). Learning in practice: A multisite, multimethod investigation of clinical education. *Journal of Nursing Regulation*, 4(4), 30–35.

Moscato, S. R., Miller, J., Logsdon, K., Weinberg, S., & Chorpenning, L. (2007). Dedicated education unit: An innovative clinical partner education model. *Nursing Outlook*, 55(1), 31–37.

Moscato, S. R., Nishioka, V. M., & Coe, M. (2013). Dedicated education unit: Implementing an innovation in replication sites. *Journal of Nursing Education*, 52(5), 259–267.

Mulready-Shick, J., Flannagan, K. M., Banister, G. E., Mylott, L., & Curtin, L. (2013). Evaluating dedication units for clinical education quality. *Journal of Nursing Education*, 52(11), 606–614.

Murray, T. A., Crain, C., Meyer, G. A., McDonough, M. E., & Schweiss, D. M. (2010). Building bridges: An innovative academic-service partnership. *Nursing Outlook*, 58(5), 252–260.

National Council of State Boards of Nursing. (2005). *Clinical instruction in pre-licensure nursing programs*. Retrieved from, http//www.ncsbn.org/Final_Clinical_Instr_Pre_Nsg_programs.pdf.

Neiderhauser, V., Macintyre, R. D., Garner, C., Teel, C., & Murray, T. (2010). Transformational partnerships in nursing education. *Nursing Education Perspectives*, 31(6), 353–355.

Newton, J. M., Jolly, B. C., Ockerby, C. M., & Cross, W. (2012). Student centredness in clinical learning: The influence of the clinical teacher. *Journal of Advanced Nursing*, 68(10), 2331–2340.

Niederhauser, V., Schoessler, M., Gubrud-Howe, P., Magnussen, L., & Codier, E. (2012). Creating innovative model of clinical nursing education. *Journal of Nursing Education*, 51(11),

603–608.

Nielsen, A. (2009). Concept-based learning activities using the clinical judgment model as a foundation for clinical learning. *Journal of Nursing Education*, 48(8), 350–354.

Nielsen, A. E., Noone, J., Voss, H., & Matthews, L. (2013). Preparing nursing students for the future: An innovative approach to clinical education. *Nurse Education in Practice*, 13, 301–309.

O'Mara, L., McDonald, J., Gillespie, M., Brown, H., & Miles, L. (2014). Challenging clinical learning environments: Experiences of undergraduate nursing students. *Nurse Education in Practice*, 14, 208–213.

Overstreet, M. (2010). E-chats: The seven components of nursing debriefing. *The Journal of Continuing Education in Nursing*, 41(12), 538–539.

Patient Protection and Affordable Care Act (PPACA). (2014). *U.S. Department of Health & Human Services, 2014*. Retrieved from http://www.hhs.gov/healthcare/rights/.

Reese, C. E., Jeffries, P. R., & Engum, S. A. (2010). Learning together: Using simulations to develop nursing and medical student collaboration. *Nursing Education Perspectives*, 31(1), 33–37. Retrieved from, http://dx.doi.org/10.1043/1536-5026-31.1.33.

Reid, T. P., Hinderer, K. A., Jarosinski, J. M., Mister, B. J., & Seldomridge, L. (2013). Expert clinician to teacher: Developing a faculty academy and mentoring initiative. *Nurse Education in Practice*, 13, 288–293.

Rossen, B. E., & Fegan, M. A. (2009). Eight- or twelve-hour shifts: What nursing students prefer. *Nursing Education Perspectives*, 30(1), 40–43.

Schiavenato, M. (2009). Reevaluating simulation in nursing education: Beyond the human patient simulator. *Journal of Nursing Education*, 48(7), 388–393.

Sepples, S. B., Goran, S. F., & Zimmer-Rankin, M. (2013). Thinking inside the box: The tele-intensive care unit as a new clinical site. *Journal of Nursing Education*, 52(7), 401–404.

Shah, H., & Pennypacker, D. (1992). The clinical teaching partnership. *Nurse Educator*, 17(2), 10–12.

Simmons, B. (2010). Clinical reasoning: Concept analysis. *Journal of Advanced Nursing*, 66(5), 1151–1157.

Smedley, A., & Penney, D. (2009). A partnership approach to the preparation of preceptors. *Nursing Education Perspectives*, 30(1), 31–36.

Smithburger, P. L., Kane-Gill, S. L., Kloet, M. A., Lohr, B., & Seybert, A. L. (2013). Advancing interprofessional education through the use of high fidelity human patient simulators. *Pharmacy Practice*, 11(2), 61–65.

Strouse, A. C. (2010). Multidisciplinary simulation centers: Promoting safe practice. *Clinical Simulation in Nursing*, 6, e139–e142. Retrieved from, http://dx.doe.org/10.1016/j.ecns.2009.08.007.

Tanner, C. (2002). Clinical education, circa 2010. *Journal of Nursing Education*, 41(2), 51–52.

Tanner, C. (2005). The art and science of clinical teaching. *Journal of Nursing Education*, 44(4), 151–152.

Tanner, C. A. (2006). Thinking like a nurse: A research-based model of clinical judgment in nursing. *Journal of Nursing Education*, 45(6), 204–211.

Tanner, C. (2010). Transforming prelicensure nursing education. *Nursing Education Perspectives*, 31(6), 347–351.

Timmins, F., & Kaliszer, M. (2002). Aspects of education programmes that frequently cause stress to nursing students—Fact-finding sample survey. *Nursing Education Today*, 22(3), 203–211.

VanDenBerg, E. (1976). The multiple assignment: An effective alternative for laboratory experiences. *Journal of Nursing Education*, 15(3), 3–12.

Wells, L., & McLaughlin, M. (2014). Fitness to practice and

feedback to students: A literature review. *Nurse Education in Practice, 14,* 137–141.

Wink, D. (1993). Using questioning as a teaching strategy. *Nurse Educator, 18*(5), 11–15.

Wink, D. (1995). The effective clinical conference. *Nursing Outlook, 43*(1), 29–32.

Wyte-Lake, T., Tran, K., Bowman, C. C., Needlemann, J., & Dobablian, A. (2013). A systematic review of strategies to address the clinical nursing faculty shortage. *Journal of Nursing Education, 52*(5), 245–252.

Zurmehly, J. (2010). Personal digital assistants (PDAs): Review and evaluation. *Nursing Education Perspectives, 31*(3), 179–182.

技术引领学习

Technology Empowered Learning

模拟教学法在教与学中的应用
Teaching and Learning Using Simulations

Pamela R. Jeffries, PhD, MSN, RN, FAAN, ANEF; Sandra M. Swoboda, RN, MS, FCCM; Bimbola Akintade, PhD, MBA, MHA, ACNP–BC, CCRN（马　腾　译）

随着患者人数不断变化，卫生保健系统工作变得日趋复杂。因此，护理专业的学生需要做好准备，以适应各种护理环境下对所有类型的患者进行照护的需求。此外，随着卫生保健逐渐转向社区，护理教育者正面临严峻的挑战，他们要为护理专业的学生找到合适的临床实习基地，以便学生获得临床经验，并满足护理课程培养目标的要求。这些挑战的存在促使护理教育者要探索替代性策略，为护理专业学生的临床工作做准备。模拟技术可以提供与真实护理环境相差无几的可控学习环境，为护士、学生和健康专业人员提供学习机会（Alden & Durham, 2012; Katz, Peifer, & Armstrong, 2010），并且能够将在课堂和实验室当中获得的知识转化为真实的护患关系（Anderson & Warren, 2011; Halstead, 2006; Meyer, Connors, Hou, & Gajewski, 2011）。临床模拟技术日趋接近真实，对模拟技术设备和学习空间的投资也日趋增加。有证据表明，随着模拟教学法以及相关教学策略融入护理专业课程计划，临床模拟教学法即将成为替代实际临床经历的一种途径（Hayden, Smiley, Alexander, Kardong-Edgren, & Jeffries, 2014），护理教育者应做好准备采用这种方法进行教学。

本章将模拟教学法作为一种体验式、以学生为中心的教学方法进行讨论。本章开篇介绍了模拟教学法的类型——临床模拟教学法的目的、挑战和优势。模拟教学法已经融入课程体系，因此，后文介绍了模拟教学法的设计、实施与评估的相关信息。本章重点介绍：①护理课程中开发和实施临床模拟教学法的类型；②给学生在学习、思考和实践方面带来的挑战和优势；③开发和使用临床模拟教学法时需要考虑的框架和步骤；④教学环境中实施模拟教学法需要考虑的评估要素。

模拟教学法

模拟教学法是指模拟现实世界的实践活动或事件，如在患者模型上执行基本生命体征支持来对心搏骤停进行抢救。当现实中的培训费用太高、该病例很少发生或给参与者（或患者）带来不必要的风险时，就会使用模拟教学法。模拟教学法可以在安全的环境中为学生提供学习机会，并在规定范围内进行练习、评判性思考、解决问题、临床推理以及对多种类型的患者进行模拟护理。护理教育者将模拟教学法作为一种教学策略结合到护理课程中，可以满足学生交互式和实践性的学习需求。

模拟教学法中的术语

模拟教学法的类型多种多样。本章所使用的术语用来介绍模拟体验的各个方面。模拟教学法的术语体系包括学习领域、工具和环境真实感三个方面。工具和环境真实感根据保真度可进一步划分为低、中、高三个等级，根据保真度的范围又可划分为局部功能性模拟和全内容模拟。

保真度

保真度或称模拟的真实感，可根据所接近真实的程度，分为低保真度、中等保真度、高保真度三个等级。

- **低保真度**：这种模拟体验包括用于教授学生了解患者情况的病例研究、角色扮演、身体部位模型或静态人体模型（如利用塑料手臂模型学习如何进行静脉穿刺；利用创伤伤口模型学习如何处理伤口），学生可以进行技能训练。低保真度的真实感较低，但仍然可以用来对原理和概念进行学习［International Nursing Association for Clinical Simulation and Learning（INACSL）Board of Directors，2011］。
- **中等保真度**：从技术层面上讲，这种类型的模拟较为复杂。在临床情境中，学生可根据呈现在二维平面且目标明确的体验来解决问题，进行技能操作，并做出决策。这些人

体模型可以模拟听诊心音和呼吸音，但胸部不会起伏。相关实例可以参见 VitalSim Anne 和 VitalSim Kelly。
- **高保真度**：这种类型的模拟要用到极为真实的全尺寸、高仿真患者模型，虚拟现实或标准化病人（扮演患有某一症状患者的表演者），可以与学生进行高水平的交流互动［International Nursing Association for Clinical Simulation and Learning（INACSL），2011］。相关实例可以参见 SimMan 3G、SimNewbie、iStan 和 METI HPS，以及一个名为"维多利亚和她的新生儿"的分娩模型，学生可以通过这些模型听到各种身体声音。经过编程后，模型可以与学生进行对话，并且对学生所进行的干预进行回应。

局部功能性模拟教学法和全内容模拟教学法

根据模拟教学法的范围可以分为局部功能性模拟和全内容模拟。

- **局部功能性模拟**：指的是在讲授某部位功能时，学生可以用到某个身体部位、塑料模型或部分人体模型来练习特定的精神运动技能。如带有静脉注射（iv）血管的手臂、简易人体模型，可用于帮助学生练习给患者护理中会用到的特定精神运动技能，如插入导尿管或鼻胃管。
- **全内容模拟**：这种模拟教学法复制了真实完整的临床场景和事件，如 VitalSim Kelly，它是一个静态人体模型，可以提供完整的场景，但功能有限，只有中等保真度。如果模拟教学法要求提供临床事件的完整

情景，但是对保真度要求不高，可以使用这种类型的方法。高保真、全内容的环境使用高保真模型来模拟学习经历，将学生沉浸到逼真的模拟训练中或模拟胎儿安全娩出。

使用复杂、高保真度的患者模型进行全内容模拟，可以为学生提供高水平的交互性和真实感。基于计算机的模拟教学法复杂程度并不高，仍具有教育意义，学生能够使用二维平面的经验模拟来解决问题、执行技能操作并在临床情景中做出决策。研究表明，二维平面经验可以带来积极的学习效果和操作技能方面的锻炼（Jeffries，Woolf，& Linde，2003）。局部功能性训练模型，如用于静脉注射的手臂和触觉静脉注射模型（触觉力量反馈），可用于精神运动技能的模拟。学生能够在真实的患者身上操作前重复练习这些技能。局部功能性模型可以确保达到令人满意的目标达成率，并使学生受益。研究表明，使用这些任务模型之后，学生具备了精神运动技能，并将这些技能用于真实的患者身上（Engum & Jeffries，2003）。为了达到临床实验室课程要求，或某一操作技能目标的规定，可以使用任务模型。另一种学习方法是通过观看护理操作视频来提供交互式技能练习。

模拟教学法的类型

模拟教学法种类繁多，如角色扮演、标准化病人（表演者）、游戏平台上建立的交互视频，以及用于讲授护理程序、决策和评判性思维，并模拟现实环境的人体模型（Ryan et al.，2010）。利用技术手段，可以开发多种模拟教学法来帮助学生和新手护士进行技能训练，如基于计算机的交互式模拟教学法、局部触觉任务训练模型、数字增强型人体模型等。触觉训练模型通过力量反馈来训练精神运动技能的发展。除了使用设备或人体模型来实施模拟教学法外，还可以根据实施模拟教学法时使用的教育学原理来进行分类，这将在下文中进行详述。

混合模拟教学法

混合模拟教学法是指在同一场景中，将标准化病人和仿真患者模型结合使用，来为学生展示临床事件。例如，模拟场景的开头，学生可以讲述某标准化病人的病史，该病人刚经历了一场车祸后来到急诊室。随着事件的发展，该事件转移到患者模型上，因为需要在人体模型上展示真实的临床表现。这就是混合模拟教学法，因为讲述病史是从标准化病人身上开始的，然后将情景转移到仿真患者模型上，演示患者此时正在经历"低血容量性休克"，其生命体征和其他临床表现可以反映在人体模型上。产科常用到的混合模拟是使用低保真度的功能训练模型，利用标准化病人模拟正常分娩或并发症，如肩难产。这可以通过标准化病人和骨盆分娩模拟模型进行，也可以使用 Mama Natalie，这是一种价格适中、可佩戴的设备，能够手动模拟分娩婴儿和胎盘，并模拟产后并发症。

展开式案例模拟教学法

另一种类型的模拟教学法是将案例展开。展开式案例会随着时间的推移，以不可预测的方式演变。一个案例的展开可以包括3～4个叠加事件的发生，学生有机会体验到某临床事件期间、住院治疗期间、护理过渡期或整个生命期间需要进行的护理工作（Page，Kowlowitz，& Alden，2010）。展开式案例模拟教学法可以达到以下学习目标：

1. 展示层级顺序，使学生能够追踪某一健康问题的发展路径以及相关护理策略。例如，场景一展示患者因跌倒而头部受伤，学生必须进行神经学评估。随着案例的展开，切换到场景二，患者表现出特定的神经系统症状（如严重的头痛、脉压增高），学生必须使用其他的评估技能。场景三是颅骨切开术后，学生需要护理去除硬膜下血肿的患者。

2. 对患者在医院的行踪进行可视化处理，并按照病情的发展，对患者的护理进行优先排序。例如，患者通过急诊入院，学生进行评估。场景二展示患者进入病情进展监护室，场景三中，学生可以为患者提供出院指导。

3. 为学生提供护理过渡期的观点，表明健康受损或疾病发展所带来的影响以及特定患者所需的护理干预。例如，场景一展示某住院患者刚被诊断为慢性阻塞性肺疾病（COPD）。场景二进展到患者因为 COPD 而导致呼吸系统受到损害，转到流动护理站。场景三讲述了病情的终末期，重点是临终关怀护理。

4. 作为一种机制，开展各项重要的评估及发现各种病因。例如，场景一展示了某败血症患者出现低血压和其他轻微症状，场景二就以患有败血症和低血压的危重患者为中心。

一些医疗组织已经开发了与某些特定课题相关的展开式案例研究，并免费提供给公众。下列网址提供了四个展开式案例，内容为老年患者及其护理决策的复杂性：http://www.nln.org/facultyprograms/facultyresources/aces/unfolding_cases.htm。在"护理质量与安全教育"（QSEN）网站（http://www.qsen.org）上可以找到有关患者安全的展开式案例。

标准化病人

标准化病人是根据教师的脚本或临床情景的描述，经过培训来扮演患者的现场表演者。表演者扮演患者，表现出真实患者的临床表现和反应。标准化病人教学策略的一个变体是使用这些类型的模拟场景来评估护士的体格检查技能、病史记录、沟通技巧、健康教育以及精神运动技能或客观结构化临床考试（OSCE）。

原位模拟教学法

原位模拟教学法是指在常见的护理环境中对现实生活的一种模拟（Dismukes, Gaba, & Howard, 2006）。其目的是通过对真实临床环境进行模拟，提供混合的临床和学习环境来实现高保真度（真实感）。通常，基于模拟场景的体验式学习需要跨学科的专业团队。通常从业人员在某个领域都较为精通，拥有一定的经验，他们更倾向于以问题为中心进行学习，这种学习对其职业生涯有意义。成年人更偏爱即学即用的知识。传统的教学方法（如教师单方面向学生授课）在成人学习中并不是特别有效，因为对于成年人来说，他们所经历或观察到的东西才更为重要。

虚拟仿真和数字平台

模拟教学法也可以在虚拟环境中进行。虚拟患者技术正在发展，学生可以通过数字媒体平台与患者进行互动，虚拟患者会对干预措施做出反应。"第二人生"（Second Life）就是这样一个平台，通过访问互联网，用户可以用虚拟化身进行互动。在模拟世界中，用户可以自由探索，与其他用户见面、社交、参与个人或团体活动，或为他人服务，甚至游历全世界。该软件是三维建模工具，为用户描绘出一个真实的场景。很多学院、大学、图书馆和政府机构都将该软件作为教育平台来使用。如要查阅排名前十位与保健医疗的虚拟现实应用程序，请访问 http://scienceroll.com/2007/06/17/top-10-virtualmedical-sites-in-second-life/。

还有其他平台，其软件程序可以模拟临床实践并可以与学生进行交流互动；一些平台还为学生提供书面反馈建议。游戏性质的模拟教学法可以独立开展，也可配合使用，这种类型的模拟提供了安全的学习环境，有助于学生更好地适应临床环境，做出决策并与患者进行实时互动交流。

Cook（2012）为家庭护理专业的学生设计了一个虚拟世界的模拟，并进行了评估，还在第二人生（Second Life）上面创建了初级儿科保健模拟程序，以供家庭护理专业学生使用。Seefeldt 等人（2012）使用第二人生模拟了一个案例，药学、护理、物理治疗、职业治疗和医师助理专业的学生可以围绕该案例进行互动。试点研究显示，第二人生在促进跨专业教育（IPE）的整合方面具有可行性，所有学生都发现这个平台很有用。然而，在使用该平台方面还存在技术上的困难，而且学生缺乏必要的知识和技能来使用该平台。Farra、Miller、Timm 和 Schafer（2013）发现，虚拟环境作为一种教学策略可以帮助护理学生练习技能、锻炼他们对灾害的反应并学习管理技能。已经有研究发现，学生在使用模拟平台后，掌握知识的水平得到提高，对虚拟平台使用的反应总体上都相当好。

模拟教学法的目的

在护理教育中的临床模拟教学法有多种用途，如作为教学策略或评估手段，也可作为鼓励跨专业教育（IPE）的途径。然而，护理教育者使用模拟技术的最重要原因之一是为学生提供体验式学习。学生可以被带入模拟情境中，扮演护士长、正在培训中的新聘护士，或者在学习者被指定的护理操作范围内的任何角色。

利用模拟教学法进行体验式学习

模拟教学法的使用体现了从强调教学到强调学习的转变（Dunn，2004；Jeffries，2005），教师通过鼓励学生发现、构建、认知和提炼来促进学习。Kolb（1984）及其他人（Sewchuck，2005；Svinicki & Dixon，1987）表明，体验式学习周期是一个持续的过程，要通过经验的转化来创造知识。每个人有具体的经验，他们对这种经验进行反思（反思性观察），从经验中进行提炼（抽象概念化），并尝试或运用（主动试验）所理解的意义，接着又与另一个具体经验相衔接，使之周而复始。

在从强调教学到强调学习的转变过程中，培养方案目标是开发学习活动的框架。例如，护理学生和进入专业实践的新手护士都难以将理论知识转化为临床实践。通过模拟教学法可以让学生在安全环境中体验理论的应用，规避了对患者造成伤害的风险。

高保真度和复杂的模拟教学法并不适用于任何情况。在某些情况下，初学者可以使用低保真度的模拟教学法来进行基础技能训练，包括与患者的有效沟通、精神运动技能的表现和基本的技能评估。使用功能性模型或标准人体模型，学生可以在安全的环境中练习护理程序与技能，被允许犯错误，从错误中学习，并提高他们在临床环境中与患者接触和沟通的信心。此外，在教学过程中，学生还可以使用临床信息系统和血流动力学监测系统等技术先进的设备，这样在真实临床环境中，操作就会更熟练。

高级护理实习生也可以从高保真度的模拟教学法中受益。这些复杂、接近现实、具有交互式挑战经验的模拟教学法可以帮助学生发展其领导力、团队合作能力和决策能力。例如，利用仿真患者模型，学生可以在临床实践中进行复杂的评估技能实践。教师可以创建情景和调试设备来模拟危重的临床事件，如呼吸停止或可能需要紧急救治的心律失常。模拟技术也适用于精神科高级执业护士。当学生对这些更为复杂的情况做出回应时，他们便可以自行确定优先事项、作出决策、采取适当行为、开展团队合作，综合能力得到了锻炼（Reese，Jeffries，& Engum，2010）。在模拟环境中，高级护理实习生不再只是获取知识和技能。因此，也可以学以致用。学生从模拟实践中学习，而不需要教师进行纠正和控制场景。通过应用高保真度模拟教学法，所有学生都有机会体验临床场景，甚至是罕见的临床情况，并可以重复技能训练，直至形成规范，以保证患者护理的安全（Reising & Hensel，2014）。

利用模拟教学法作为教与学的策略

在几十年来的教学当中，护理教育者一直使用低保真度模拟教学法，如人体模型、角色扮演、案例研究等。20世纪90年代后期引入高保真度模拟教学法（价格适中、便于携带、功能众多的仿真患者模型），医学教育得到了改进，现在已经成为卫生保健专业人员的基本教学策略之一，不仅用于教学，而且还用于评估、发展跨专业团队技能、代替临床试验以及补偿缺失的临床经历。

利用模拟教学法进行学习评估和评价

模拟教学法的广泛应用也可以体现在对学生的学习评价上面，并将该方法融入课程计划、实施和评价的整体过程中。教师应该在教学早期就确定评价目标，以保证评估的相关性，继而可以评价学习结果（Adamson，2014）。尽管更传统的评价形式（如预测试和后测试中的选择题）仍在使用，但是基于模拟教学的评价方式，作为教育活动或培训的一部分，也作为毕业或认证通过的条件被广泛应用。

在利用模拟教学法进行评价时，会分为"低利害"和"高利害"两种情况，这取决于评价的重要性（Boulet & Swanson，2004）。低利害评价，是学生和教师采用该模拟技术来标识个人、课程或计划学习目标进度的情况。高利害评价包括护士执照和认证考试、资格认证程序和就业决策（Jeffries，Hovancsek，& Clochesy，2005）。用于评价的模拟教学法包括的范围从病例研究、标准化病人（例如 OSCE）到触觉任务训练器、高保真度患者模型。

与其他类型的评价一样，教师必须考虑效度和信度问题。评价低利害或学习情况时，应解决构建效度和同期效度的问题。构建效度是利用评价工具来衡量知识或技能发展维度的程度。通过对新评价手段（此处指的是模拟技术）与传统（标准）评价工具之间的关系进行评估来确定同期效度。例如，具有高同期效度的评价是指通过学习模型评价出来的学生得分，与按照同样方法检查标准化病人所得到的分数具有可比性。

在执业许可证、资格认证或者就业存在风险的情况下进行评价时，需要用到预测效度。确定高利害评价的预测效度是一个复杂的过程。预测效度是指某种特定模拟手段对未来表现程度的预测，如临床决策或精神运动技能。评估预测效度要求除了当前表现外，对个人的临床技能或决策能力也要一直追踪监测。目前，针对模拟技术评价对学生或从业者学习影响的量性研究和循证信息还非常少。

模拟教学法也可用于评价学生的临床技能和临床决策能力。使用标准化病人对医学生和住院医生的临床技能进行评价已经普及（Chambers，Boulet，& Gary，2000）。客观结构化临床考试（OSCE）就采用了这样的方式，尽管形式各有不同，但都包含学生与标准化病人进行互动这一环节。标准化病人是用来扮演诊断患有某种疾病或者具有某些临床表现的特定类型患者。Wilson、Shepherd 和 Pitzner（2005）利用低保真度的仿真患者模型对护士的健康评估知识和操作技能进行评价。实践已经证明，低保真度的仿真患者模型是健康评估技能的有效工具。为了达到护理专业核心课程的学习目标，Miller、Leadingham 和 Vance（2010）会使用仿真患者模型。

利用模拟教学法进行评价时，护理教育者还应考虑到标准化病人的利用方面已经有所改进，基于计算机的评价技术日趋复杂，更为新型的生理机电人体模型也已经投入使用，以及沉浸式触觉设备的保真度等。正是因为在这些方面取得的进步，护理教育者才能够更好地评价学习效果，并以此促进教育工作，改进专业课程设置，并最终培养出能够提供优质、有能力和可以进行安全护理的学生。

跨专业教育中模拟教学法的应用

通常，护理教育和其他类型的医学教育是在单一专业的基础上开发的，不能体现出日常临床实践中跨专业合作的现实情况。"跨专业教育"（IPE）可以弥补这一差距（Alinier，Harwood，& Harwood，2014）。IPE 的定义是两个或更多个专业，彼此相互学习，以改善协作关系和患者整体护理的质量（Newton，Bainbridge，& Ball，2014）（另见第 11 章）。在加拿大，利用 IPE 提高跨专业合作实践已经开展了 50 余年，但在研究方面，只是在过去的 15 年间才渐渐受到关注。目前，大多数医学教育计划正在将 IPE 融入课程，从而增加对持续专业发展的关注。IPE 有许多优点，如可以解决临床中各方面实际存在或感知的困难，增强跨专业的凝聚力和意识，并可以促进跨专业团队成员之间的相互尊重。在跨专业团队中提供安全有效的护理，一个重要因素是了解并理解其他专业人员的角色和技能（MacDonald et al.，2010）。Alinier 等（2014）调查研究了医护跨专业教育的本科生对沉浸式临床模拟知识掌握的情况和看法。研究表明，学生获得了知识，并熟悉了其他专业，甚至在跨专业学习期间模拟经验不足的情况下，也可以更好地了解跨专业学习。在总结汇报时，各项讨论都在强调学生进行跨专业培训的重要性和价值，特别是在通过对实际情景接触的情况下，大家都意识到了深入了解的必要性。即使大家广泛认为医护合作可以提高护理质量和患者治疗效果，但是如何实现这种合作，还是缺乏依据和创新性建议。目前，相关文献还很有限，难以提供易操作、可实施的方法来促进跨专业合作学习。IPE 研究还需要进一步深入，以量化其对理论和临床实践应用产生的影响，以及对护理专业学生和新手护士融入临床实践的能力培养方面的影响。

用于代替临床经历和临床补课的模拟教学法

目前由于多种原因，我们在临床环境中正在利用模拟教学法代替真实的临床实践。对于护理院校，找到合适、恰当的临床实习基地是对教师的挑战，特别是在儿科或产妇健康等专业领域方面（Hayden，Kegan，Kardong-Edgren，& Smiley，2014；Meyer et al.，2011）。许多情况下，护理教育者都会使用模拟技术来代替真实的临床实践，护理学生通过利用临床模拟技术获得了适当的临床经历。某些情况下，护理院校将学生在模拟实验室获得的临床经历表述为"校内临床实践"，将在真实临床医疗机构获得的实际经历表述为"校外临床实践"。在纽约大学，由于临床教师短缺，并且对临床实习基地的竞争激烈，因此，成人健康课程包括 50% 的校外临床实践（真实的临床时间）和 50% 的校内临床实践（Richardson，Goldsant，Simmons，Gilmartin，& Jeffries，2014）。

某些护理院校的学生，由于疾病、天气或其他不可预见的原因而错过了临床实践机会，可以通过临床模拟教学法来进行"临床补课"。可以在模拟实验室中设置一个完整的"临床日"。护理教育者使用虚拟模拟教学法（基于计算机的学习），在需要时或者内容符合课程需求时作为弥补实习课时之用，进行内容输出并进行打分。

美国国家护理委员会（NCSBN）开展了一项具有里程碑意义的多领域研究，探讨了刚毕业的护理学生在从理论到实践过渡中的临床能力。将学生分为对照组和实验组，对照组中，用模拟教学法取代了 25% 的实际临床实践，实验组利用模拟教学法取代了 50% 的临床实践（https://www.ncsbn.org/index.htm）。研究报告指出：

> 有足够证据表明，在与本研究中描述相对应的条件下，高达 50% 的模拟方法可以有效地代替所有核心护理课程中的传统临床经历。这些条件包括接受过正规模拟教学法培训的教师、足够数量的教师来支持学生的学习、精通相关内容的专家来进行基于理论的总结汇报、用设备和物品来营造真实环境。（Hayden，Smiley，Alexander，Kardong，& Jeffries，2014，p.S38）

美国国家护理委员会（NCSBN）还表示，如果护理院校有足够的专业人员和资源来保证计划持续进行，其对模拟项目的效果会非常有信心。对于护理教育界来说，这项发现很重要，因为很难找到优质的临床基地；保健机构对学生在临床环境中实际执行的护理操作和程序有所限制；在急症护理环境中，收治患者人数减少，临床经历受限，以至关注的重点也只是急症护理人群。

模拟教学法的挑战与优势

对于护理教育者和健康从业人员来说，模拟教学法是一种重要的教育方法。为学生提供交互式、基于实践的教学策略，来满足学习需求。在教育实践中实施模拟教学法并进行测试，既有挑战，也有优势。

在临床模拟教学法的使用过程中，主要挑战集中在教师需要为使用该项方法所做的准备工作，以及跨专业间的模拟教学法。在采用模拟教学法进行教学之前，教师必须具备以下条件：

1. 扎实的体验式学习基础。
2. 明确模拟体验的学习目标。

3. 在设计学习过程中，要充分考虑到教育者需要促进学习（而不只是告诉学生）。

4. 让学生有充分的时间体验模拟教学，反思经验，并从中学习。

5. 教师在模拟教学法领域的进修发展；教学策略是以学生为中心，对其中许多人来说这是教学范式的转变。

6. 有目的地量化并记录可用于护士执照考试或认证的临床模拟时长。

7. 使用跨专业教育模拟方法时，必须与学生所学专业中的临床需求一致；所有教师和带教导师的资质；对跨专业教育（IPE）经历的重视；以及足够的财力、人力和空间资源。（另见第11章）

运用模拟教学法的优势包括：

1. 学生对学习过程的积极参与。在模拟场景中，学生需要进行良好的互动交流、示例和练习，要求进行更高层次的学习，而不是简单地模仿教师的榜样。这种教学模式加强了他们的临床决策能力和评判性思维能力。

2. 临床技能的教学和干预可以更好地发挥教师的作用。在模拟场景中，教师有机会更密切地观察学生，并让学生更充分地展示自己的潜力。教师的反馈或总结汇报是非常重要的学习手段。

3. 根据学生的日程安排，提高学生的实践灵活性。学生可以根据自己的时间安排来进行模拟教学法的学习，并且不需要在教师面前练习技能。当然，对于需要额外指导或加强训练的学生，仍然可用到上述有教师指导的方法。学生可以在安全、无威胁、有利于学习的环境中反复进行技能训练。

4. 改进教学。模拟技术更好地体现了教学的一致性，可以改善教学；在课堂和临床环境中提高学生满意度；提供更安全、无威

胁的技能训练和决策实践的机会，以及最先进的学习环境。

5. 对本科生、新毕业生或新护士进行有效的能力检验。模拟体验能够让学生在没有威胁、安全的环境中获得知识、技能和解决问题的能力。

6. 立即纠正刚讨论过的错误。学生沉浸在模拟场景中学习，在模拟结束后，教师对学生做的正确与否和需要改进的地方立即总结。

7. 标准化、一致性和可比性的模拟体验。护理教育者可以开展一致、标准化的教学活动，使临床课程中的所有学生都能体验重要的临床事件、评价活动或其他重要的临床学习经历。

8. 合作和跨专业教育（IPE）的机会。通过了解学生在其他专业临床课程中所扮演的角色和掌握的技能，可以提供安全有效的患者护理途径。

护理教育者将模拟教学法融入护理课程和教学大纲，所带来的重大挑战和优势已经显现出来，这是护理教育者必须要思考的。

模拟教学法的计划

运用模拟教学法进行教学需要提前进行计划。计划过程应考虑所需资源、课程设置、学生准备情况和教师发展。

资源

模拟教学法的操作需要空间和设备，使用不同类型的虚拟设备和技术（人体模型、虚拟现实、Skype和电子健康档案），以及教师和技术支持人员等。空间必须足够大，可以满足教学需要，并能提供教师的办公空间、存储空间、报告空间，以及录像空间（如需使用）。资源丰富的空间也可以模拟急诊护理

环境或手术室环境。资源还包括协助教师管理设备、调试视听效果的技术支持人员。

课程设置注意事项

应进行需求评估和分析，以了解总体课程的复杂性，以及具体课程之间如何相互交叉。分析具体的课程内容和临床实习点，可以全面了解学生面临的体验类型以及目标的实现情况。进一步考查护理人员质量安全教育（QSEN）能力、国家关于患者安全目标的规定、美国国家护理委员会（NCSBN）护士执照考试范围、医学研究所的方案以及标准化测试结果，这些都有助于设计任务模型以及虚拟场景的内容。通过分析学生是谁、为什么学习、学习什么以及怎样学习，才可以进行课程计划，以确定理论目标、模拟教学法目标和临床目标之间的联系，并确定在何处正确使用模拟教学法。

帮助学生做好准备

对于学生，模拟教学法的使用是一种学习策略，也是新的尝试。教师必须指导学生使用相应设备，并引导学生积极参与。学生必须了解学习目标，他们应该完成什么任务以及在模拟过程中需要掌握的信息，模拟教学法如何与临床实践相结合，以及总结汇报环节的重要性。如果将模拟教学法用于评价，教师必须为学生提供了解熟悉设备的机会，并让学生明确评价的标准。

模拟教学法应满足学生多样的学习需求。例如，模拟教学法可以提供灵活的操作机会，以便学生在时间允许的情况下进行操作技能练习或干预。学生在方便的情况下利用模拟教学法进行学习，并且不需要在教师面前练习技能，当然，对于需要额外指导或加强训练的学生，仍然可用到上述教师指导

的方法。学生可以在安全、无威胁、有利于学习的环境中反复进行技能训练。在为特定临床环境中的特定患者服务之前，模拟教学法为学生提供接近真实生活的临床体验，从而使其在真实临床环境中增强信心。

教师发展

在运用模拟教学法的过程中，教师对模拟使用的准备工作对于整个课程设计中各项模拟活动的成功实施起到了关键作用。然而，与传统课堂不同，运用模拟教学法，课堂不再以教师为中心，而是以学生为中心，教师在学生的学习过程中扮演促进者的角色。在模拟过程中，教师的作用不尽相同，主要取决于模拟的目的是为了学习还是评价。在实施模拟教学法的时候，教师必须根据学生的需要提供支持，并在结束时进行总结或引导学生进行总结。如果模拟场景用于评价，那么教师的角色将转变为观察者和评分者/评级者的角色。

第一次运用模拟技术时，教师必须要胸有成竹。模拟教学法用于教学时，前期准备和总结汇报至关重要（National League for Nursing，2015）。教师可能需要协助进行模拟设计、技术使用，以及针对某一活动进行设备调试。Whei Ming 和 Juestel（2010）发现，新手教师在临床模拟中需要协助，来实现评判性思维的学习目的。为了协助教师的工作，护理教育者设计了一系列问题，为通过临床模拟教学法来模拟护理过程中所涉及的具体思考过程指明了方向。

许多护理院校指出，有必要派教师参加导向课程培训，或者也可以让教师开发自己的研究方向，以便于今后在教学中使用这些方法。这些课程可以是关于设计和使用模拟场景的方法、教师的作用以及如何进行总结

汇报。教师在参加这些课程时，一定要亲身体验模拟教学法。

模拟教学法的设计

模拟教学法需要精心设计。作为对护理教育学习过程的支撑，设计、实施和评估模拟教学法最好使用系统、有组织的方法。为了帮助护理教育者和研究人员实现这一目的，已经开发了一个模拟框架（Jeffries，2005），以确定设计过程都包含哪些项目、它们之间的关系，从而可以更好地对活动的设计、实施和评估进行指导。

模拟教学模型

美国国家护理联盟（NLN）组织了一个国家级的设计团队，设计了一个框架（图18-1），帮助护理教育者迈出模拟教学法开发的第一步，做出一致并有经验支持的模型，以指导模拟教学法的设计和制作，并可以对学习效果进行评价（Jeffries，2005，2012）。这个框架包含了用于开发临床模拟教学的五个设计特征。在模拟创新资源中心（SIRC）网站（http://sirc.nln.org/）上可以找到模拟场景模板，可作为开发临床模拟教学法指南。

在场景开发的过程中要考虑设计特征。例如，在场景进展设计中要考虑问题解决的要素。教师可以设计1～2个解决问题的要素，让新手学生去实施，3～4个决策要素，用于对高年级学生的训练，也是为了促进和强调在这一级别的优先级。虚拟场景框架完成后，建议请内容专家对这些场景

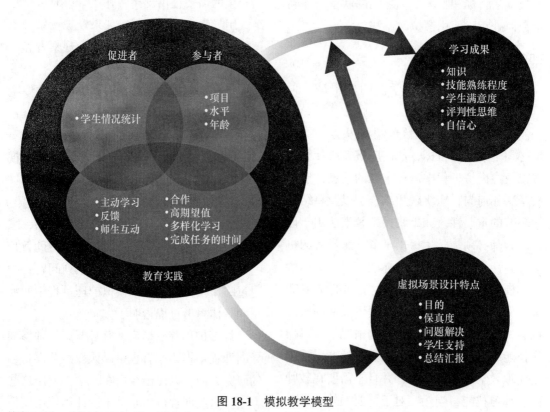

图18-1 模拟教学模型

摘自 Jeffries，P.R.（2012）. Simulations in nursing education：From conceptualization to evaluation（2nd ed.）Philadelphia：Lippincott，Williams and Wilkins（未经许可，不得使用）

进行同行评议，以确保融入了循证实践的方法，并确认其准确性，且在当今世界的健康护理中不落伍。最后，该方案必须对目标终端用户进行探索性测试，以便护理教育者能够确保模拟场景与学生的水平相吻合，并且可以重新回顾场景是否有足够的决策点和可让学生参与到模拟教学中的提示。开发模拟场景时，护理教育者的知识和技能可以帮助他们找到各种设计模拟场景的资源，包括区域性或国家级讲习班、会议、培训课程以及出版物［Campbell & Daley，2008；Guhde，2011；Jeffries，2007；Simulation Innovation Resource Center（SIRC），n.d.］。

循证总结与反思

　　总结汇报是设计模拟教学法时需要考虑的关键设计特征之一（图 18-1）。总结汇报是护理教育者促进学生对临床实践中遇到的问题进行反思或重新审视的过程（Dreifuerst，2009，2012）。理想状态下，总结汇报的长度应该是模拟场景的 2 倍，并且需要所有学生（护理人员和观察者）积极参与，学生是发言的主体。总结汇报应该在安全的环境中开展，学生可以进行有意义的讨论。对模拟场景进行的总结汇报包括反思性观察和抽象概念化。反思性观察源于格式塔心理学以及 Lewin（1951），Schön（1987），Diefenbeck、Plowfield & Herrman（2006）和 Kolb（1984）的作品。Kolb（1984）和其他人（Sewchuck，2005；Svinicki & Dixon，1987）表明，体验式学习周期是一个持续的过程，通过体验的转化来创造知识。每个人都有具体的体验，他们进行反思（反思性观察），从经验中推导出想要表达的意义（抽象概念化），他们尝试或应用这些意义（积极的实验），通过连接另一个具体的体验循环积累。总结汇报包括在

认知领域评估知识、在精神运动领域评估技能和行动、在情感领域了解学习者的感受以及学生与患者或其他工作人员进行的交流互动。

　　教师在促进模拟练习中起到的作用是敦促学生进行反思和总结汇报整个过程。汇报的目的是让学生描述他们经历了怎样的过程，包括紧张情绪的释放、对患者和目标的指导性审查、思维的识别和分类，以及加强教学和纠正错误认识。总结汇报可以参考现实生活经验、规范行为及认识情绪体验。

　　总结汇报的策略多种多样，在模拟环境中，有几种模型可以使用（Cheng et al.，2014；Simon，Rudolph，& Raemer，2009；Waznonis，2014）。美国国家护理联盟在其课程介绍的愿景声明中，建议教师使用循证资源来发展他们的总结汇报技能（National League for Nursing，2015）。医疗保健模拟总结性评价工具（Debriefing Assessment for Simulation in Healthcare，DASH）旨在评价和发展组织者的总结汇报技巧。该工具评价组织者在进行具体行为后的汇报能力。这是一个循证性的工具，根据人们在体验式学习中的学习方法和产生的变化而设计，并由哈佛大学的专家小组进行了审核（http://www.harvardmedsim.org/_media/DASH_Bibliography_2011.pdf）。表 18-1 介绍了一个总结汇报模型（Overstreet，2010）。

　　促进者在总结汇报中也面临挑战，包括对学生的表现不满意、类似对"真实临床情景中不会发生类似这样的事情"的表述、学生不喜欢学习环境、有敌意、自辩，或因为表现不好而感到挫败。促进者应该提供安全、没有偏见的环境，并指导学生反思他们所看到、听到和经历的内容。所有的总结汇报都要做好规划，且结构合理。总结汇报期间，教师的关键不在于提供更多的信息或讲

表 18-1　使用 Ee-Chats 总结汇报护理学生的各项表现	
总结汇报内容	**教育者行动 / 活动 / 策略**
情绪	教师需要利用模拟场景激发学生的情绪；鼓励学生将情绪用语言进行表达
体验	教师可以简要地分享他们的经验或故事；告诉学生专家如何处理这种情况——但简单来说，这仅仅是总结汇报的一小部分
沟通	教师应少说话，学生多说；学生也可以观察你的言语和非言语信息；总结汇报应该都是积极的体验
高阶思维	应鼓励学生反思他们所经历的模拟场景，并举一反三；类似的经验会如何转化成临床实践?
强调正面经验	教师组织总结汇报时，应该积极，并将疑问改为询问，而不是指责。专注于专业和必要的行为
时间	让学生有时间来组织语言表达他们的回应和反思。接受沉默
结构	总结汇报应集中在模拟场景中出现过的情景、事件、动作和行为上

摘自 Overstreet, M.（2010）. Ee-Chats：The seven components of nursing debriefing. The Journal of Continuing Education in Nursing，41（12），538-539.

授"正确"的方式或答案，而是指导学生顺着思路进行反思。开放式的问题、沉默和停顿有助于学生的反馈，起到鼓励学生主动参与的作用。还应该包括识别"可带走"的信息，将学习延伸到其他方面（Lusk & Fater, 2013）。

模拟教学法的实施

一旦完成模拟教学法的设计，教师就可以将其实施到护理课程中。对于计划在护理课程中实施模拟教学法的教师，以下原则可能会有帮助：

1. 确保具体目标符合模拟教学法的实施阶段。教师在设计时，应该为学生和促进者明确定义模拟教学法的目标和性质。此外，设计模拟场景的主题（如关于胰岛素依赖患者的护理），应该使用通常遇到的问题，以及在护理该患者的过程中通过所需解决问题的技能来创建该场景。模拟教学法应侧重于目标，而不是潜在的合并症或无关紧要的问题。

2. 实施模拟技术和总结汇报时，要限定时间并遵守。教师多次发现，在模拟教学过程中，学生在规定的时间范围内无法完成教师期望的所有评估和干预项目。有时教师可以在超出特定时间范围之外继续进行场景模拟。但是，如果模拟教学安排了 20 分钟，就应该限制在 20 分钟内完成。如果学生没有达到所期望的目标，反思性观察时间可以用于反思体验和从中汲取意义。

3. 对于使用模拟实验室内的模型，要对学生进行正确指导。这是很重要的一步，可以帮助学生消除初次进行模拟场景相关操作而产生的未知焦虑和恐惧。同样重要的是，与学生签订保密协议，以保证学生和教师进行总结汇报时的环境安全，最后要签订虚拟合同，让学生将模拟情景当作真实的临床事件。

4. 在本科护理课程中，建议在临床模拟过程中让学生知道他们的具体角色。如果不是用于开发或测试团队领导能力，则应在进入模拟场景之前给学生分配角色（护士、观察员、家属）。如果没有分配角色，学生会浪费时间来决定要扮演什么角色。在高级护理实践课程中，角色划分可以由学生自行安排。可以想象，高级实践护士可以分成小组来确定具体的角色和责任，这在模拟结束后的报告总结中进行讨论时，会成为一个很好的话题。

5. 学生试图自己解决问题时，尽量不要打断临床模拟场景的正常进行。在临床模拟场景中，学生的身份是专业技术人员，因此教师必须要求他们走出舒适区域，并在模拟场景中进行互动，没有任何人指导该如何行动。教师应该通过单向镜或者闭路电视进行远程观察，学生看不到教师的面部表情，听不到教师的评论，也看不到教师的非语言手势。临床模拟结束后，教师应立即组织学生进行总结汇报，讨论关注点、重点和亟待解决的问题。如果在模拟场景结束时没有马上这样做，学生的表现可能被遗忘或者与其他场景混淆。

6. 除了 1～2 名观察者或记录员之外，参加临床模拟教学的学生数量要有所限制。通常，2～6 名学生参与比较合适。临床模拟场景中的角色需要在模拟开始之前就分配好，并让学生充分了解该角色。例如，学生可以贴上姓名标签、身着特定角色的服装或者使用某些道具来进行身份识别。如果参加临床模拟场景的学生人数过多，可以将其他学生的角色定义为观察者。

7. 确保模拟教学的设计符合学生的技能水平和认知能力。尽管模拟教学法设计的突出特征是保真度，但真正模拟的场景要符合真实情况，与学生学习水平程度相匹配。模拟环境的设计与学生学习的真实场景相似，学生可以从中获益。中度保真、低保真人体模型和带有基本护理需求的标准化病人能够锻炼学生的基本技能，并获取知识。如果在模拟教学实施的过程中包括学生尚未学习的知识和技能（如在静脉注射课程之前就模拟静脉注射管理，或在学习心脏或肺模型之前就模拟发生改变的心肺声音），学生可能会有失败和焦虑的情绪。随着对模拟环境的了解加深，学生将从更高水平、更复杂的和有各种保真度的模拟场景中受益，还可以在复杂环境中挑战自我，如在模拟的紧急情况下使用评判性思维、积极互动、团队协作或与医疗保健团队合作，达成共同目标。模拟教学法可以帮助学生在应用层面上学习，在安全的环境中进行决策实践、解决问题，并锻炼了团队的协作精神。模拟环境需要足够真实，才能消除学生怀疑的心理，从而帮助学生实现从理论到实践的转换。在模拟场景中没有"假装"。组织者需要提供所有必要的设备，并遵循相应的标准和协议来模拟临床场景。如果患者要服用药物，应包含适当的给药步骤。

8. 模拟教学法与课程和教学大纲相结合时，应确保教师的发展被纳入规划当中。教师需要了解如何开展模拟场景的教学，同时能够组织总结汇报，以实现预期的教学效果。教师应在教学过程中设计模拟场景并实施，然后在实验室或临床带教过程中对学生进行教学。在教室或临床教学中使用这种策略的所有教师都需要了解并明确模拟教学的目的。在模拟结束后，所有教师都需要进行明确的总结并指出亮点，尤其是在几位教师使用相同模拟场景的情况下。教师需要对模拟场景的设置、实施、效果进行讨论，并且必须在实施模拟之前达成一致。所有教师都应该明确模拟教学目标和总结汇报的模式。预先设计模拟场景概念图可以帮助教师组织总结汇报。

模拟教学法与课程和教学大纲的整合

模拟教学法可以整合到护理课程、实验室经历和临床课程中，以促进护理院校进行更积极的体验式学习（Katz et al.，2010）。由于实际临床经验的获得越来越困难，所以许多学校在课程和教学大纲的设计中都采用临床模拟教学法，一部分教师和州护理委员会正在将模拟教学法用于补充或代替临床实践。

近来，教学日趋电子化，学生对在线学习的接受度越来越高，有了更先进的技术支持，模拟教学法已经从教室转换到了虚拟平台。

在线护理教育中的虚拟仿真技术将面对面虚拟场景教学法与电子多媒体相结合，产生了既可以互动，又有学生自主学习空间的环境。虚拟仿真程序可以由在线平台主办，并可以使用导航软件进行访问。在这种环境中，学习目标从高度集中的技能培训到需要评判性思维和临床决策的患者情境，内容更广泛，病例更真实（Cant & Cooper，2014）。目前流行的在线护理教育虚拟仿真软件产品有 ArchieMD、CliniSpace、Second Life、TINA、Virtual Heroes 和 vSim。

教师可以将模拟教学法整合到课程当中。Thomas、Hodson-Carlton 和 Ryan（2010）在高级领导力课程中使用了临床模拟教学法来帮助刚刚毕业的学生为进入临床实践做更好的准备。所开发的这些临床场景是学生在毕业后可能会遇到的角色，如扮演学生、教职员工、社区志愿者等。模拟场景中嵌入的问题包括排班问题、与医师的互动、与患者及家属的沟通，以及危机干预。

Hamilton（2010）在教学和临床中都使用了临床模拟教学法，模拟学生即将面对的临终患者而带来的压力状况，为学生提供必要的技能，以有效应对此种困难的情境。教师结合临终关怀教育联合会的材料，发现模拟场景是一种有效的教学策略，可以在进入临床实践之前就辨识焦虑的程度，可以提前进行探索学习并准备应对。

孕妇模型已经用于讲授产妇及婴儿保健的相关内容。某中西部护理机构的一名本科教师开展了一场持续 6 小时的实验室虚拟临床场景，内容为孕妇和新生儿健康，其中使用了多种模拟场景（Bantz，Dancer，Hodson-Carlton，& Van Hove，2007）。这项模拟包括 8 个部分，即评估产后子宫情况、新生儿评估和护理（用 SimBaby）、新生儿营养、分娩和出生（使用 Noelle 分娩模拟人体模型）、胎儿心率评估、利奥波德操作法和计算机做图表。据 Bantz 等人（2007）描述，参加临床实验室模拟的大多数学生表示，他们已经做好了为新生儿及其母亲提供护理服务的准备。

DeBourgh 和 Prion（2010）对 285 名即将参加护士执照考试的学生进行了一项类实验的预测试和学后测试，利用标准化病人开展临床模拟，讲授跌倒的预防和患者安全的相关问题。教学和研究的结果表明，通过模拟教学学习获得的知识和技能也可以用于临床实践。

Thompson 和 Bonnel（2008）将高保真模拟场景应用于本科药理学课程，学生能够将学习内容应用于临床实践。在药理学课程模拟场景和所有"患者"要接受药物治疗的模拟场景中，都添加了药物安全管理的内容。

Rosenzweig、Hravnak 和 Magdic（2008）开展了一项模拟教学，用来评估一所综合性院校急救护理专业的学生在完成前、完成后和完成 4 个月后的信心和沟通能力。结果表明，用于模拟教学的内容和方法提高了学生在急危重症护理情况下的信心和技能。

目前，随着远程教育在护理课程中逐渐普及，模拟教学法也变成了一项很有潜力的学习策略。Nelson 和 Blenkin（2007）利用网络创建模拟场景，学生可以在线进行角色扮演，进行医护关系和人际关系的沟通练习。在线学习平台为学生提供了很好的学习机会，来应对难以处理的患者行为，以及应对暴力、虐待和痴呆症的患者。为了辅助学生的学习，教师建立了所谓"激活"情节，学生必须对重大事件做出回应，如患者死亡。参与的学生登录在线账号，并扮演为其分配的角色，包括长期照护机构的住院医师、医院员工等。在基于计算机的活动中，作为医疗保健专业人员的学生通过角色扮演进入一个"交互空间"（ispace），可以在线讨论与患者相关的病情。在线模拟环境中，学生可以使用的资源有很多，如说明书、学习如何护理特定患者的视频资料等。学生沉浸于在线模拟场景中，相信其真实度等同于临床护理实践，并获得了相关学习体验。

展开式案例模拟教学法在护理课程中越来越受到关注。Durham 和 Sherwood（2008）利用这种教学方法对护理质量和安全进行教育，学生不仅掌握了这些概念，而且理解了如何将展开式案例模拟整合到护理实践中。此外，Batscha 和 Moloney（2005）利用在线展开式案例模拟的研究形式，引导护理学生在新情况下分析形势，组织护理并确定优先次序。最后，Azzarello 和 Wood（2006）提出，展开式案例模拟教学可用于评估学生心理模式的变化，在模拟场景中，学生解决问题的缺陷会暴露出来，而在其他学习方式中，这些缺陷可能表现得不明显。展开式案例模拟教学并不局限于传统的模拟实验室。创新性地开展案例模拟可将以教师为中心的传统课堂转化为翻转课堂——交互式和有吸引力的学习环境（Educause Learning Initiative，2012）。在连接和"翻转"课堂教学时，非常适合展开式案例模拟教学（见第 19 章）。

运用模拟教学法评价的注意事项

对模拟教学法设计与开发阶段进行评价

为了对护理教师设计和开发的模拟场景进行评价，Jeffries（2005）开发了模拟设计量表（simulation design scale，SDS）。该工具的目的是为设计者提供信息与反馈，以改进虚拟场景的设计和实施。SDS 工具包含 20 个条目，学习者在参与模拟场景之后用该工具对模拟场景的设计特征进行评价，包括目标、场景信息、支持、解决问题、反馈与总结汇报以及保真度。这些因素可以确定模拟场景的设计质量，并且对学习成果产生积极影响，因此被称为模拟场景的设计特征。该工具的内容效度由 9 名护理专家完成。量表的内部一致性信度通过 Cronbach α 系数计算。量表的总体 α 系数为 0.94。表 18-2 简要介绍了 SDS 的 5 个要素。

对模拟教学法的实施阶段进行评价

模拟教学法的实施阶段需要包括特定的要素，以确保良好的学习体验、学生满意度和良好的表现。根据 Chickering 和 Gamson（1987，1991）的说法，将"最佳教育实践原则"纳入教育工作，帮助教师实施优质教学活动，改善学生学习。作为模拟场景模型的一部分（Jeffries，2005），这些教育实践在学生的学习环境中非常重要。模拟量表中的

表 18-2 模拟教学法设计量表要素

概念和设计特征	概念描述
信息／目标	清晰的目标和时间表是学生在模拟教学开始之前所需要了解的信息
问题解决／复杂性	问题解决这个要素需要内嵌到场景或病例设计中。需要考虑问题解决的程度，即如果学生还在学习基础课程阶段，则使用简单的任务和决策；如果学生在学习高级课程，还有 6 个月就要毕业，则可设计更复杂的任务
学生支持／提示	模拟教学法实施之前、期间和之后提供学生支持，包括在模拟教学法开始之前向学生提供信息和指导
保真度	模拟教学法中的设计应尽可能接近真实情况，以达到更好的学习结果
引导反思／总结汇报	引导学生反思可以加强积极经验的积累，鼓励学生进行反思式学习，使其将理论与实践和研究联系起来，进行评判性思维，并讨论如何在非常复杂的情况下开展专业干预

摘自 Jeffries, P.R.（2007）. Simulations in nursing education：From conceptualization to evaluation. New York：The National League for Nursing（未经许可，不得使用）

教育实践（educational practices in simulation scale，EPSS）工具的开发就是为了评价这些要素。EPSS 含有 16 个条目，学生在模拟场景完成之后填写。根据 Chickering 和 Gamson（1987）的说法，该工具可以衡量教育中的最佳实践是否在模拟场景中使用。模拟场景中所有的 7 项模拟内容都要被评价，在对量表进行因素分析之后，确定 4 个因素，其他几个因素也分别合并到这 4 项内容里面。因此，EPSS 中评价的要素是主动学习、多种学习方式、高期望和协作，如表18-3 所示。问卷的信效度已经进行了测试。内容效度由 9 名护理专家审查确定。α 系数为 0.92。

学习结果评价

如前所述，学习结果可以通过低利害和高利害的模拟教学法来评价，也可以通过精心设计的临床模拟场景来衡量。该领域的研究正在逐渐增多，因为教师希望通过评价模拟教学法的学习结果，来缩小学生理论学习与实践中需要的知识和技能之间的差距。可用于评价的工具包括：Laseter 临床诊断标准（Laseter，2007）和西雅图大学评价工具，以及 Creighton 评价工具（Hayden，Keegan，Kardong-Edgren，& Smiley，2014）。还有有效、可靠的分级检核表用于评价高利害模拟场景。评分清单是模拟教学法研究的新兴领域，目前已经开发出来，并且进行了信效度测试，如围术期应急模拟训练中使用的清单（McEvoy et al.，2014）。用于临床模拟教学训练的评价工具正在不断改进。

总结

护理教育者运用模拟教学法提高学习效果，创设安全的护理环境。在模拟教学的设计和开发、教学和实践、实施和相关学习结果等方面，有关护理组织、高等教育委员会、认证机构、学术机构和护理院校还面临很多亟待解决的问题。护理教育者和研究人员需要共同努力，开展更为严谨的研究，来评价模拟教学法的学习效果。目前，护理教育者正在全国范围内开展多点位研究，以提高对护理模拟教育实用性的理解。例如，模拟用作教学学习干预时，学习效果是否得到改善？设计模拟教学时，在护理教育实施的

表 18-3　模拟量表中的教育实践（EPSS）		
EPSS 要素	**量表要素描述**	**举例**
主动学习	在模拟教学中，学生直接参与活动，并获得学习的即时反馈和强化，且难度从简单到复杂不等	气管插管患者不安、激动和咳嗽，影响其氧饱和度的场景 可以要求学生选择最合适的干预措施，并说明理由
多样的学习风格	模拟教学的设计应适应不同的学习风格和教学方法，并允许具有不同文化背景的学生和团体从中受益	设计具有视觉、听觉和动觉要素的场景
期望值	教师的高期望值对于学生很重要，因为期望学生做得好，具有令人振奋的预言效果	在设定的场景中，通过设置更多有关患者的问题来挑战学生，能够将学习和技能应用提高到一个新的水平
合作学习	合作学习是将学生进行配对，在模拟教学中进行合作。分配角色，学生共同努力解决问题，锻炼决策技能	学生可以扮演护士长的角色，三年级医学生可以扮演医生。学生会遇到出现术后并发症的患者，需要快速评估和有效决策，对患者进行干预

摘自 Jeffries，P.R.（2007）. *Simulations in nursing education*：*From conceptualization to evaluation.* New York：The National League for Nursing（未经许可，不得使用）

模拟场景当中，重要的设计特征是什么？如何运用模拟教学法来为学生做好临床实践准备，甚至代替临床实践？模拟教学法的使用如何有助于将护理推向更高的阶段？护理教育者需要确定他们是否了解模拟教学法的可行性，加强其在学生教育中的有效性，在护理教育中开发利用模拟教学法的新模式，进行相关测试，并不断进行研究。

对证据的反思

1. 有哪些证据可以证明通过运用模拟教学法来支持学习的有效性？

2. 使用虚拟框架时，应如何进行测试？

3. 在研究反思性观察时，提出三个相关的研究问题。

4. 护理教育中，模拟教学与实际临床实践之间的最佳平衡点在哪里？

参考文献

Adamson, K. A. (2014). Evaluation tools and metrics for simulations. In P. R. Jeffries (Ed.), *Clinical simulations in nursing education: Advanced concepts, trends, and opportunities* (pp. 145–164). Philadelphia: Wolters Kluwer. chapter 12.

Alden, K. R., & Durham, C. F. (2012). Integrating reflection in simulation: Structure, content, and processes. In G. Sherwood & S. Horton-Deutesch (Eds.), *Reflective practice: Transforming education and improving outcomes* (pp. 149–168). Indianapolis: Sigma Theta Tau International.

Alinier, G., Harwood, C., Harwood, P., et al. (2014). Immersive clinical simulation in undergraduate health care interprofessional education: Knowledge and perceptions. *Clinical Simulation in Nursing*, 10, e205–e216.

Anderson, J. M., & Warren, J. B. (2011). Using simulations to enhance the acquisition and retention of clinical skills in neonatology. *Seminars in Perinatology*, 35, 59–67. http://dx.doi.

org/10.1053/j.semperi.2011.01.004.

Azzarello, J., & Wood, D. E. (2006). Assessing dynamic mental models: Unfolding case studies. *Nurse Educator, 31*(1), 10–14.

Bantz, D., Dancer, M., Hodson-Carlton, K., & Van Hove, S. (2007). A daylong clinical laboratories: From gaming to high fidelity. *Nurse Educator, 32*(6), 274–277.

Batscha, C., & Moloney, B. (2005). Using PowerPoint to enhance unfolding case studies. *Journal of Nursing Education, 44*(8), 387.

Boulet, J. R., & Swanson, D. B. (2004). Psychometric challenges of using simulations in high-stakes assessment. In W. F. Dunn (Ed.), *Simulation in critical care and beyond* (pp. 119–130). Des Plains, IL: Society of Critical Care Medicine.

Campbell, S., & Daley, K. (2008). *Simulation scenarios for nursing educators: Making it real.* New York: Springer.

Cant, R., & Cooper, S. (2014). Simulation in the Internet age: The place of web-based simulation in nursing education. An integrative review. *Nurse Education Today, 34,* 1435–1442.

Chambers, K., Boulet, J., & Gary, N. (2000). The management of patient encounter time in a high-stakes assessment using standardized patients. *Medical Education, 34,* 813–817.

Cheng, A., Eppich, W., Grant, V., Sherbino, J., Zendejas, B., & Cook, D. A. (2014). Debriefing for technology-enhanced simulation: A systematic review and meta analysis. *Medical Education, 48*(7), 657–666.

Chickering, A. W., & Gamson, Z. F. (1987). Seven principles for good practice in undergraduate education. *AAHE Bulletin, 39*(7), 3–7.

Chickering, A. W., & Gamson, Z. F. (1991). Applying the seven principles for good practice in undergraduate education. *New Directions for Teaching and Learning, 47.*

Cook, M. J. (2012). Design and initial evaluation of a virtual pediatric primary care clinical in Second Life. *Journal of the American Academy of Nurse Practitioner, 24*(9), 521–527.

DeBourgh, G. A., & Prion, S. (2010). Using simulation to teach prelicensure nursing students to minimize patient risk and harm. *Clinical Simulation in Nursing, 6*(1), e1–e210.

Diefenbeck, C. A., Plowfield, L. A., & Herrman, J. W. (2006). Clinical immersion: A residency model for nursing education. *Nursing Education Perspectives, 27*(2), 72–79.

Dismukes, R. K., Gaba, D. M., & Howard, S. K. (2006). So many roads: Facilitated debriefing in healthcare. *Simulation in Healthcare, 1*(1), 23–25.

Dreifuerst, K. (2009). The essential of debriefing in simulation learning: A concept analysis. *Nursing Education Perspectives, 30*(2), 109–114.

Dreifuerst, K. T. (2012). Using debriefing for meaningful learning to foster development of clinical reasoning in simulation. *Journal of Nursing Education, 51*(6), 321–333.

Dunn, W. F. (2004). *Simulators in critical care and beyond.* Des Plaines, IL: Society of Critical Care Medicine.

Durham, C., & Sherwood, G. (2008). Education to bridge the quality gap: A case study approach. *Urological Nursing, 28*(6), 431–438.

Educause Learning Initiative. (2012). *Seven things you should know about flipped classrooms.* Retrieved from, http://net.educause.Edu/ir/library/pdf/eli7081.pdf.

Engum, S., & Jeffries, P. R. (2003). Intravenous catheter training system: Computer-based education versus traditional learning methods. *The American Journal of Surgery, 186*(1), 67–74.

Farra, S., Miller, E., Timm, N., & Schafer, J. (2013). Improved training for disasters: Using 3-D virtual reality simulation. *Western Journal of Nursing Research, 35*(5), 655–671.

Guhde, J. (2011). Nursing students' perceptions of the effect on critical thinking, assessment, and learner satisfaction in

simple versus complex high-fidelity simulation scenarios. *Journal of Nursing Education, 50*(2), 73–78.

Halstead, J. (2006). Evidence-based teaching and clinical simulation. *Journal of International Nursing Association of Clinical Simulation, 2*(1), 1–6.

Hamilton, C. A. (2010). The simulation imperative of end-of-life education. *Clinical Simulation in Nursing, 6*(4), e131–e138.

Hayden, J., Keegan, M., Kardong-Edgren, S., & Smiley, R. A. (2014, July–August). Reliability and validity testing of the Creighton Competency Evaluation Instrument for use in the NCSBN National Simulation Study. *Nursing Education Perspectives, 35*(4), 244–252.

Hayden, J., Smiley, R., Alexander, M. A., Kardong-Edgren, S., & Jeffries, P. (2014a). The NCSBN National Simulation Study: A longitudinal, randomized, controlled study replacing clinical hours with simulation in prelicensure nursing education. *Journal of Nursing Regulation, 5*(2), S3–S40.

International Nursing Association for Clinical Simulation and Learning (INACSL) Board of Directors. (2011). Standards of best practice: Simulation: Standard 1: Terminology. *Clinical Simulation in Nursing, 7*(Suppl), S3–S7. http://dx.doi.org/10.1016/j.ecns.2011.05.005.

Jeffries, P. R. (2005). A framework for designing, implementing, and evaluating simulations used as teaching strategies in nursing. *Nursing Education Perspectives, 26*(2), 96–103.

Jeffries, P. R. (2007). *Simulations in nursing education: From conceptualization to evaluation.* New York: The National League for Nursing.

Jeffries, P. (2012). *Simulation in nursing education: From conceptualization to evaluation* (2nd ed.). Philadelphia: Lippincott Williams and Wilkins.

Jeffries, P. R., Hovancsek, M. T., & Clochesy, J. M. (2005). Using clinical simulations in distance education. In J. M. Novotny & R. J. Davis (Eds.), *Distance education in nursing* (2nd ed.), (pp. 83–99). New York: Springer.

Jeffries, P. R., Woolf, S., & Linde, B. (2003). Technology-based vs. traditional: A comparison of two instructional methods to teach the skill of performing a 12-lead ECG. *Nursing Education Perspectives, 24*(2), 70–74.

Katz, G. B., Peifer, K. L., & Armstrong, G. (2010). Assessment of patient simulation use in selected baccalaureate nursing programs in the United States. *Simulation in Healthcare, 5*(1), 46–51.

Kolb, D. A. (1984). *Experiential learning.* Upper Saddle River, NJ: Prentice-Hall.

Laseter, K. (2007). Clinical judgment using simulations to create an assessment rubric. *Journal of Nursing Education, 46*(11), 496–503.

Lewin, K. (1951). *Field theory in social science.* New York: Harper & Row.

Lusk, J. M., & Fater, K. (2013). Postsimulation debriefing to maximize clinical judgment development. *Nurse Educator, 38,* 16–19. http://dx.doi.org/10.1097/NNE.ObO13e318276df8b.

MacDonald, M. B., Bally, J. M., Ferguson, L. M., Murray, B. L., Fowler-Kerry, S. E., & Anonson, J. M. S. (2010). Knowledge of the professional role of others: A key interprofessional competency. *Nurse Education in Practice, 10,* 238–242.

McEvoy, M. D., Hand, W. R., Furse, C. M., Field, L. C., Clark, C. A., Moitra, V. K., et al. (2014). Validity and reliability assessment of detailed scoring checklists for use during perioperative emergency simulation training. *Simulation in Healthcare, 5,* 295–303. http://dx.doi.org/10.1097/SIH.0000000000000048.

Meyer, M. N., Connors, H., Hou, Q., & Gajewski, B. (2011). The effect of simulation on clinical performance. *Simulation in Healthcare, 6*(5), 269–277. http://dx.doi.org/10.1097/SIH.Ob013e318223a048.

Miller, C. L., Leadingham, C., & Vance, R. (2010). Utilizing human patient simulators (HPS) to meet learning objectives across concurrent core nursing courses: A pilot study. *Journal of College Teaching & Learning, 7*(1), 37–43.

National League for Nursing. (2015). *Debriefing across the curriculum.* Retrieved from, http://www.nln.org/docs/default-source/about/nln-vision-series-%28position-statements%29/nln-vision-debriefing-across-the-curriculum.pdf?sfvrsn=0.

Nelson, D. L., & Blenkin, C. (2007). The power of online role-play simulations: Technology in nursing education. *International Journal of Nursing Education Scholarship, 4*(1), 1–12.

Newton, C., Bainbridge, L., Ball, V., et al. (2014). The Health Care Team Challenge™: Developing an international interprofessional education research collaboration. *Nurse Education Today, 1*, 1–5.

Overstreet, M. (2010). Ee-chats: The seven components of nursing debriefing. *The Journal of Continuing Education in Nursing, 41*(12), 538–539.

Page, J. B., Kowlowitz, V., & Alden, K. R. (2010). Development of a scripted unfolding case study focusing on delirium in older adults. *Journal of Continuing Education in Nursing, 41*(5), 225–230.

Reese, C., Jeffries, P. R., & Engum, S. (2010). Learning together: Using simulations to develop nursing and medical student collaboration. *Nursing Education Perspectives, 31*(1), 33–37.

Reising, D., & Hensel, D. (2014). Clinical simulations focused on patient safety. In P. Jeffries (Ed.), *Clinical simulations in nursing education: Advanced concepts, trends, and opportunities.* Philadelphia: Wolters Kluwer.

Richardson, H., Goldsant, L., Simmons, J., Gilmartin, M., & Jeffries, P. (2014). Increasing faculty capacity: Findings from an evaluation simulation clinical teaching. *Nursing Education Perspectives.* Retrieved from, http://dx.doi.org/10.5480/14-1384.

Rosenzweig, M., Hravnak, M., & Magdic, K. (2008). Patient communication simulation laboratory for students in an acute care nurse practitioner program. *American Journal of Critical Care, 17*, 364–372.

Ryan, C. A., Walshe, N., Gaffney, R., Shanks, A., Burgoyne, L., &

Wiskin, C. M. (2010). Using standardized patients to assess communication skills in medical and nursing students. *BMC Medical Education, 10*(24), 1–8.

Schön, D. A. (1987). *Educating the reflective practitioner.* San Francisco: Jossey-Bass.

Seefeldt, T., Mort, J., Brockevelt, B., Giger, J., Jorde, B., Lawler, M., et al. (2012). A pilot study of interprofesssional case discussions for health professions students using the virtual world Second Life. *Currents in Pharmacy Teaching and Learning, 4*(4), 224–231.

Sewchuck, D. H. (2005). Experiential learning—A theoretical framework for perioperative education. *AORN Journal, 81*(6), 1311–1318.

Simon, R., Rudolph, J. W., & Raemer, D. B. (2009). *Debriefing assessment for simulation in healthcare—Rater version.* Cambridge, MA: Center for Medical Simulation.

Simulation Innovation Resource Center (SIRC). (n.d.) *Homepage.* Retrieved from sirc.nln.org.

Svinicki, M. D., & Dixon, N. M. (1987). The Kolb model modified for classroom activities. *College Teaching, 35*(4), 141–146.

Thomas, C., Hodson-Carlton, K., & Ryan, M. (2010). Preparing nursing students in a leadership/management course for the workplace through simulations. *Clinical Simulation in Nursing, 6*(1), e1–e6.

Thompson, T. L., & Bonnel, W. (2008). Integration of high-fidelity simulation in an undergraduate pharmacology course. *Journal of Nursing Education, 47*(11), 518–521.

Waznonis, A. (2014). Methods and evaluations for simulation debriefing in nursing education. *Journal of Nursing Education, 53*(8), 459–465.

Whei Ming, S., & Juestel, M. (2010). Direct teaching of thinking skills using clinical simulation. *Nurse Educator, 35*(5), 197–204.

Wilson, M., Shepherd, C., & Pitzner, K. J. (2005). Assessment of a low-fidelity human patient simulator for the acquisition of nursing skills. *Nurse Education Today, 25*(1), 56–67.

第19章 互联课堂：应用数字技术促进学习

The Connected Classroom：Using Digital Technology to Promote Learning

Brent W. Thompson, PhD, RN

（王 强 译）

新技术的到来不断地影响着护理教师的临床实践和教学。有新的工具来评估和监测患者、给药或输液，也有用来绘制给药图表和记录患者护理的新技术。此外，新的卫生保健措施、药物、治疗和可穿戴设备几乎每天都在媒体上公布。美国国家护理联盟（NLN）和美国护理学院协会（AACN）等护理组织已经认识到了这些变化，并呼吁进行课程改革，以纳入这些技术的使用[Morris & Faulk，2012；National League for Nursing（NLN），2015]。

幸运的是，教师现在有了新的数字学习技术来帮助学生应对这些变化。学生和教师通过"互联课堂"进行互动，并通过"互联课堂"与教室之外的资源和临床实践网站进行接触。"互联课堂"既是实体空间又是虚拟空间，学生和教师也可以通过数字学习技术为当前复杂和日益全球化的医疗体系的现实做好准备。随着医疗保健服务从急症护理机构转移到社区，互联课堂更显重要。过去，护生一直在住院临床机构学习，现在也有可能在家庭护理机构、辅助生活设施、中小学、老年活动中心和其他社区实践环境中学习临床护理。保持联系变得更加重要，教师和学生可以在远离医院里传统教学支持系统的情况下，获得他们需要的资源。因此，在互联课堂中，教师可以借助数字学习技术的使用，为学生提供有意义的学习体验。

在高等教育的大部分历史进程中，教师的作用是将学生带入教室，关上门并传授知识，没有电话、计算机，甚至不允许在课堂上说话。每个学生的角色是关注教师并获得知识。随着知识的数量和可用性的增加，这种方法已经不足以满足学生获取知识的需求，教师不再是唯一的信息来源。为了在不断发展的环境中实施护理，护士必须学会如何链接所需的资源，如专家、患者或文件。现在，护理教师的作用就是促进这些联系（National League for Nursing，2015）。

本章讨论了促进互联课堂出现的动力，并介绍了在这样的环境中促进教与学的数字技术。本章提供了有效利用技术让学生参与互动学习的具体建议。本章结束语中鼓励教师采用数字技术，使他们能够应对以患者为中心、以消费者为导向及高技术的医疗保健等复杂环境中的教学。

互联课堂的演变

互联课堂的产生是由数字技术引起的社会变革所驱动的，其中包括卫生保健信息技术和消费者健康方面的变化，越来越多地使用新的教学法和循证教学实践，以及由技术精湛的学生和教师所驱动的护理教育变革（Abel，Brown，& Suess，2013）。

卫生信息技术的变革

新技术带动了医疗保健的发展，使得卫生保健小组沟通、信息检索、临床决策等方面发生了根本的变化。过去，通信仅限于桌面上的有线电话，教师要查找最新的文献就必须到图书馆，如果所需的书籍或文章未能查到，就需要从另一个图书馆邮寄。现在，可以通过语音通话、短信、电子邮件及移动设备等通讯技术进行通信。以前，临床决策依靠个人经验或临床专家；今天，护士可以通过移动设备检索循证文献，通过决策算法获取临床决策，并可以与偏远地区的专家进行直接联系。

电子健康档案（EHR）的可读性和易于传输性，使得健康档案从纸质文件传递变成数字传输，使其无所不在。EHR 还可以通过提醒护士获得所需的数据来完善患者评估。EHR 也可以与决策工具集成来促进护理干预。另外，有些电子病历已经整合了医院的处方和治疗手册等资源。

患者对医疗保健的需求已经越来越多，卫生保健正在变得更加个性化，这在很大程度上是由于医疗保健技术的可用性促进了消费者应用。护士将越来越多地参与使用移动技术来评估患者，并帮助患者管理他们的健康。

这些转变向护理教师提出了三个问题。第一，传统的教学方式不能满足教授护生如何使用最新的医疗保健技术；第二，护理教师必须学会如何教导使用这些工具；第三，学生必须学习如何在课堂和临床实践中使用新工具以练习护理技能。

教育法的转变

高等教育的变革、护理教育研究的新证据以及越来越多的学习技术，都影响了教师的教学方式。对护理教育者来说，两个转变具有重要意义：从教转向学，以及转向使用翻转课堂。

从教到学

高等教育最典型的一个变化就是被称为"舞台上的圣人"的教师变成与学生互动的"导学"者，从在教室前面的讲授者转变为促进学生学习的促进者。近年来，技术的进步为教师提供了诸如电子案例和概念图等互动教学法的新工具（Shellenbarger & Robb，2014），并使教师的角色转变为指导者、教练和学习的促进者（提高学生参与度和活跃度的策略的相关内容详见第 15 章）。

翻转课堂

最近对使用"翻转课堂"的兴趣是教学转变的另一个例子。翻转课堂是基于主动学习优于被动学习的理念。之所以被称为"翻转"，是因与传统的被动传授功课和技能比较，其教学过程完全相反（Hawks，2014）。在翻转课堂上，课堂上的知识准备，如讲座、阅读材料、案例研究和测验在课前提供，学生上课时，通过实践应用课程材料的活动来学习，并接受有关他们取得特定课程学习效果进展情况的反馈（Hamdan，N.，McKnight，P.，McKnight，K.，& Arfstrom，K.M.，2013）。

对于一个翻转课堂，学生必须预习课程，教师必须获得支持学会使用技术工具来录音，并促进学习和实施课堂活动（Schlairet, Green, & Benton, 2014; Silverthorn, 2006）。在上课之前，学生必须了解和理解基础课程材料，预习相关概念，并将其与课堂上的临床实践联系起来。教师开展基于各种数字技术的学习活动吸引学生，如在线案例研究、虚拟游览、维基和播客，确保学生能够达到更高水平的学习领域，如应用、综合和创新。

有效的翻转课堂需要将传统教学方法转变为以学生为中心的教学方法，并且必须有意选择教学内容，以满足教师需要呈现的内容（Hamdan, McKnight, McKnight, & Arfstrom, 2013）。教师的作用是协调学习活动，提出临床挑战，引导和促进学习。在每堂课期间，教师还必须评价学生是否达到了更高层次的学习效果。学生的角色是承担完成预习课程的相应任务和考核责任，并成为课堂的主动参与者。

获取数字技术和使用专业知识在翻转课堂中至关重要。学生使用数字设备访问要学习的知识，使用在线协作、团队合作、联系专家开展学习活动，并评价他们的学习，监控他们在整个过程中的进展。在上课之前，教师使用数字技术开发视频播客、播客和幻灯片，以展示课程概念（Bull, 2013）。在课堂上，教师和学生使用维基、博客、演示软件和视频剪辑来促进学习。用测试软件进行学习"分析"，记录每名学生对问题回答的即时教学反馈系统（audience response systems, ARSs）和学习管理系统（learning management systems, LMS），以及可跟踪学生学习的新软件是翻转课堂不可或缺的，因为这个软件可以跟踪学生的学习进度，使教师确定哪些学生需要帮助，并在课堂上修

改学习活动。学生也可以使用这些工具跟踪他们的进度和成绩。

对翻转课堂的研究表明，需要大量的准备和技术支持来开展一堂翻转课堂（Schlairet et al., 2014; Schwartz, 2014）。在一项翻转课堂对护生作用的小型研究中，教师发现大多数学生认为在上课前检索、阅读和回答问题是值得的，50%的学生认为聆听预先录制的讲座是值得的。但并不是所有的学生都完全满意翻转课堂的各个方面（Critz & Knight, 2013）。在另一项研究中，Missildine、Fountain、Summers 和 Gosselin（2013）将三种学习方式——单纯教授、讲座，以及创新学习活动的翻转课堂进行了比较。结果表明，与其他方法相比，翻转课堂学生的考试成绩较高，但翻转课堂的学生对此方法的满意度较低。在专业培训机构中，翻转课堂也是提供指导的有效途径，因为学生可以按照自己的节奏学习（McDonald & Smith, 2013）。

护理教育改革：学生和教师

护理教育的最大变化之一是学生在数字化学习方面的体验。大多数护生在数字世界长大，习惯于即时获得娱乐和信息，也得到即时的反馈。新一代学生由于对数字技术的熟悉而被称为数字原住民（Watson & Pecchioni, 2011）。在美国，学生对数字技术可能比教师更适应，因为教职员工的平均年龄大于 51 岁（American Association of Colleges of Nursing, 2014），出现了代沟。但是，护理教师不要将技术熟练度与专业知识和如何使用技术的智慧混为一谈。

另一个变化是，学生正在用自己的数字设备上课。2013 年 Educause 对 113 000 多名本科生的调查发现，几乎每个学生都拥有一

台笔记本电脑、智能手机、平板电脑或电子书（Dahlstrom，Walker，& Dziuban，2013），大多数拥有多台能够访问互联网的设备，超过 1/3 的学生拥有 4 台或更多设备。然而，虽然大多数学生拥有这些设备，但是在课堂上使用这些设备的人不足 25%，在许多情况下，课堂上禁止使用这些设备。目前，学生正在使用最新的工具上课，但是，他们常常缺乏帮助他们学习使用这些工具的教师（Wilkinson，Roberts，& While，2013）。

许多课程增加了计算机素养、信息素养和护理信息学的要求。有研究表明，虽然教师认识到这些内容的重要性，但整合课程的速度一直很慢（Button，Harrington，& Belan，2013），同时，学生经常对使用数字技术准备不足。

护理教育的变革需要改变教师的作用（National Council of State Boards of Nursing，2011）。要创建互联课堂，教师必须学会以新的方式使用熟悉的工具，并学习整合新工具。对不熟悉或不适应数字技术的教师来说，这是一项艰巨的任务。重要的是不要为了技术而使用技术，而是为了达到没有技术就难以实现的目标。

要获得数字技术使用经验，教师可以有多种途径，如可以找到使用数字技术的指南、阅读护理教育期刊数字技术专栏或咨询参加信息技术会议的专家。许多教师在他们的护理学院获得技术支持，并且可以到图书馆，通过已经开发完善的检索工具来查找循证文献。

互联课堂

互联课堂使用数字技术连接学生、教师、专家、患者和虚拟临床实践，以促进学习。互联课堂的关键是互动。互联课堂可以提高学生的参与度，增加学习的反馈数量，为课程概念应用于临床实践提供了机会，同时让学生和教师立即获得信息资源。如果学生要学会与他人联系，就必须练习这些技能。Skiba（2014a，2014b）指出，现在可以通过数字技术、人员、资源、数据和想法进行链接。掌握移动数字技术的学生知道如何通过互联网与世界联系，但与此同时，2013 年教育分析研究中心（Educause Center for Analysis and Research，ECAR）研究了本科生使用数字技术的现状（Dahlstrom et al.，2013），发现学生喜欢数字技术，但需要有如何使用的指导。

建立互联课堂

建立互联课堂不仅涉及教室实物设备方面的技术，还涉及课堂教学中的互联网，并且要求教师和学生学习如何以有效的交互式方法来增强学习。互联课堂的教学还必须保护学生、患者和医疗保健信息的隐私，必须制订有关计算机使用的政策来规范相关行为。

为互联课堂创建学习空间

创建互联课堂的第一个考虑，是创建一个有利于学生和教师之间相互联系的学习空间。在传统教室里，教室前面的讲台上的是老师，而学生是坐在一排排的椅子上听课。互联课堂设计有活动椅子和桌子，供学生团队学习或根据所需进行单独学习，教师在学生中引导学习。虽然可能有壁挂式屏幕、交互式白板和书写板，但是在房间周围还要有视觉显示器，学生和教师进入其中进行学习。同时，教室必须便于电话会议、远程医疗和点对点视音频会议的开展。

连接到互联网

互联课堂的关键技术是 Wi-Fi，能够无线连接到互联网。学生和教师必须上网才能找到讲座、新闻和资源，软件下载和更新也需要互联网。在任何教室进行教学时，教师应首先确定如何访问互联网，以及如何使用有线或无线网络连接到互联网。有线教室具有连接本地网络的以太网连接，当无线网络无法连接时，3 米长的网线通常可以将笔记本电脑连接到互联网。如果互联网连接是无线的，教师还需要知道无线网络的名称和密码。由于学生将使用无线网络，教师还必须确定可同时进行连接的无线网络，以及允许连接的数量。如果数量少于连接学生人数，则有必要改变教学任务或让学生分组进行。

确保技术支持

当教师和学生在教室使用数字技术教学时，以及学生在校园内其他地方学习或远程学习时，就需要技术支持（Gonen, Sharon, Offir, & Lev-Ari, 2014），当教师为学生选择在课堂内外使用的软件和硬件时，也需要技术支持。目前，大多数教师宁愿专注于教学，而不是提供技术支持，那么计划获取这样的支持就很有必要了。

在选择或推荐硬件时，教师应确定需要什么样的用户技术支持，以及制造商可以提供哪些技术支持。例如，苹果公司在其零售商店中拥有"天才吧"，并在初始保修期后只要支付费用就可以获得技术支持。当选择软件时，特别是参考文献管理器时，教师可能需要技术支持，同时在帮助学生在他们的设备上安装软件时也需要支持。教师应向供应商询问他们的工作时间、支持期限、支持次数和更新费用，以及服务费用。还有一些软件供应商可以为学生和教师提供培训。

教师还应与其机构查询是否支持移动设备的使用。现在大多数学生都带着移动设备来到校园，从学校的信息技术服务中获得支持可能更容易些。一些机构要求在允许无线接入之前注册设备，而有些机构只需要知道无线网络的名称和用户创建的密码即可。在使用教室的硬件和软件之前，教师应知道如何获得对这些设备的支持。在使用前，教师应练习连接投影仪，如何使用音响、计算机演示文稿或视频，如何使用麦克风，如何升高或降低屏幕，如何控制房间灯光及其他技术，如交互式白板或即时教学反馈系统。

建立和应用电子设备使用政策

对护理课程来说，在课堂和临床实践中，对电子设备的使用有明确的政策很重要。智能手机和平板电脑是有用的工具，但如果使用不当，它们会侵犯患者和学生的权利。

在临床实践中，数码设备中的相机、麦克风和电话可能会轻易侵犯患者的隐私权。《健康保险的可携性和责任法案》要求，用户的数据是不允许被任何设备提取或被未经授权的人员浏览的（Thompson，2005）。美国护士协会（ANA，2015）制订了使用社交媒体指南，该指南要求护士不得传送可识别的患者信息，应遵守护理伦理准则，将个人和专业的沟通分开。要注意的是，社交媒体上的帖子可能会被雇主看到（American Association of Colleges of Nursing，2014）。

移动设备的清洁度是政策决策中应考虑的另一个问题。研究表明，移动设备可以携带病原体，许多医护人员不知道他们的设备是交叉污染的潜在载体（Ustan &

Cihangiroglu，2012）。制订的政策中应包括不允许将设备带入隔离室中，并指定清洁设备的方式和时间。

课堂上也应该有类似的指导原则。在学生进入可能发生违规行为的区域之前，应明确讨论和牢记电子设备使用政策。这些政策应足够广泛，以涵盖现在和未来的技术设备，明确标明相关规定，并告知违规的后果。政策还应包括学术诚信方面。在教室里，有时候教师不希望学生能够访问网络资源，如在考试的过程中。

如果学生在临床或教室环境中使用电子设备，教师必须制订电子设备使用政策（框19-1）。对于临床环境，该政策应指出患者的照片或患者身份信息不能存储或传播超出临床使用的范围。学生应意识到临床机构政策可能会超越学校政策。语音通话、文字和社交媒体的使用也应根据临床机构政策要求在临床环境中进行限制。政策还应告知违法行为的司法程序。课堂电子设备政策通常是为了防止干扰课堂和学术诚信违规而制订的。

在互联课堂中促进学习的数字技术

在互联课堂中可以使用各种数字学习技术。这些技术包括移动设备，如计算机、智能手机和平板电脑，以及演示软件、即时教学反馈系统、电子书、播客和维基。在考虑使用任何这些技术时，教师必须明确其使用目的，只有不仅仅是为了新颖性，而是服务于教学目的时，数字技术才最有效。

移动设备

移动设备包括笔记本电脑、智能手机和平板电脑。这些设备的共同特征是可以连接到互联网，并提供安装第三方应用软件的功能。便携式计算机的出现使学生能够方便地与信息资源、教师和同学交互，并为学生提供学习使用相关工具的机会。因此，便携式计算机将被用于护理实践中。

智能手机是具有电话功能的移动计算机，具有 4 ～ 5 英寸的触摸屏，并可以连接到互联网。目前，一些手机具有大于 5 英寸的屏幕，接近平板电脑的尺寸。这些大型手机被称为"平板手机"，成为手机和平板电脑的多用途结合体。大多数智能手机还包括网络浏览器、摄像头和 GPS 功能。智能手机与台式机或笔记本电脑的另一个主要区别在于对无线通信的依赖，智能手机使用 Wi-Fi 或手机数据服务连接到互联网。智能手机还具有蓝牙功能，可与附近的设备进行通信，如打印机、键盘，甚至健康评估工具（如支持蓝牙功能的血压计）。智能手机被认为是计算机的原因在于其与台式电脑相同的使用方式，用户可以自由加载和运行应用程序。要完成这些功能的管理，需要一个操作系统，几乎所有智能手机的操作系统都是苹果的 iOS 或谷歌的 Android，使用视窗手机操作系统的用户占比很小。大多数商业保健和护理教育软件与 iOS 及 Android 版本一起出售，但不是视窗手机操作系统。

框 19-1　电子设备使用政策示例

未经教师许可，学生不得在临床或教室环境中拨打电话、发短信或电子邮件，或从事非相关的互联网活动。任何时候不允许拍照患者。不能将患者身份信息存储在设备上或从临床机构中拿走。临床机构或教师可能会附加其他限制或规则。违反这一政策将被视为违反临床安全实践标准。

摘自宾夕法尼亚州西切斯特大学护理学系 BSN 手册，2014-2015

随着苹果公司 iPad 的出现，平板电脑变得越来越受欢迎。平板电脑具备智能手机的便携性，而且具有较大的屏幕，其计算能力更接近笔记本电脑，但没有物理键盘。所有平板电脑都配有 Wi-Fi 接收器以进行互联网连接。一些平板电脑具备移动数据接收器，允许在有移动电话服务的地方接入互联网，但这些服务需要收取费用。大多数平板电脑使用苹果 iOS 或谷歌 Android 操作系统的改写版。应用程序通常要用智能手机应用程序改写，以更好地利用较大的屏幕。较大的屏幕意味着电子书籍和文件的显示比智能手机更易阅读，更像阅读纸质书籍的感觉。

需要学生使用的移动设备

一些护理课程要求学生拥有智能手机或平板电脑。决定需要使用移动设备的过程与选择所需的教科书不同，教师需要评估可用的硬件和软件的成本、在相关课堂和临床实践中使用该设备的方式，以及如何处理技术支持等问题（Doyle，Garrett，& Currie，2014）。由于许多学生已经购买了移动计算设备，所以选择一个特定的品牌可能会造成重复投资的问题。幸运的是大多数供选择的品牌都能够使用 iOS 或 Android 版本。

为学生制订移动设备使用要求时，需要考虑几个问题，包括成本、教师和学生对相关技术及其性能的熟悉程度，以及不愿意改变教学和学习方法者。这些问题需要在采用移动设备使用要求之前解决。由于几乎所有学生都拥有某种类型的移动设备，学生的成本已不再是一个问题。然而，如果教师要使用这些设备，成本就会是一个问题，必须考虑教师如何获取和使用这些设备。在这个过程中，通过咨询顾问或校园技术专家可能会有所帮助。当决定要求使用数字设备教学

时，必须考虑在首次使用时，对教师和学生进行培训（George，Davidson，Serapiglia，Barla，& Thotakura，2010；Swan et al.，2013）。Swan 等（2013）发现学生特别喜欢使用平板电脑做笔记和管理课程日历，但发现在这些设备上阅读教科书很疲惫。总体来说，学生对平板电脑作为他们学习的补充工具感到满意。

移动设备的护理软件

护士和护生可用的软件越来越多。在购买软件时，教师应意识到智能手机和平板电脑没有光驱，因此所有软件都必须无线安装。iOS 系列设备的应用程序可以通过计算机上的 iTunes 软件进行管理。Android 软件可以通过 Google Play 商店和其他在线商店（如 Amazon）购买。许多应用软件是免费的或收非常低的费用。某些免费的应用软件需要购买相关功能。大多数品牌的应用软件是通过免费的"书架"APP 购买的，该 APP 程序可以管理购买和安装教科书。Skyscape Reader 或 Unbound Medicine 中的"护理中心"（Nursing Central）等应用程序可以提供免费的可用于 iOS 和 Android 操作系统的参考资料和应用工具，参考书的电子版本要单独购买。一些公司也销售包含多个品牌的捆绑或集成的应用软件，如 Pepid。

参考软件

参考教科书一直以印刷形式提供，但电子版本不仅更加便携，还有助于改变护理实践方式。电子参考资料包括药物信息、实验室检查正常值、医学术语词典和护理诊断指南，对这些参考资料的移动版本，学生可以放入口袋随身携带。在大多数情况下，这些参考资料的纸质版成本与印刷版成本相当。一个重要的区别是，与纸质教科书不同，电

子版本的参考文献不能被二次出售或转让给另一个用户。这些资料的大部分条目以订阅的形式出售，学生可以购买更新，更新时间范围从几个月到几年不等。教师应与软件提供商确认，应用软件在订阅期结束后是否仍然可用。非常重要的一点是，有些资料学生应有当前的订阅，如药物指南，以获得最新的药物信息。此外，这些订阅中的大多数资料，应可以通过笔记本电脑或平板电脑的网络浏览器进行访问。

移动计算机可以轻松容纳各种其他参考书，如医疗词典、诊断和实验室检查指南以及护理实践指南等。护理实践指南包括护理诊断、护理计划和健康评估的指南。在这些资料中，由发布商提供更新，如药物指南。更新的订阅可以从几个月到几年不等。订阅期结束后，大多数资料仍然可以在移动设备上使用，但不再提供更新。有些资料在学生毕业后仍适合使用，学生可能继续订阅。

药物指南

出版药物指南的主要出版商现在提供与印刷版指南完全相同的电子版本，以供移动计算机使用，其具有几个优点：寻找药物信息更快，仅需在搜索框中输入商品名或通用名的几个字母，即可找到药物信息。纸质指南通常以通用名称或药物类型来检索；电子指南可以通过互联网每天更新，而不用等待新的印刷版补充；对于新药，黑框警告或禁用药物的资料可立即获得；一些指南还带有附加功能，如显示实际药丸（片）形状的药丸检测器，"药丸（片）检测器指南"可帮助学生在应用药物之前了解药丸（片）的外观，并且可以在家庭护理环境中使用，帮助患者了解不熟悉的药物的名称、外观；在一些指南中，还包括药物的其他特征，如药物剂量计算器和药物相互作用核查。

有许多供护士使用的免费药物指南。这些指南经常更新，内置许多有用的工具，但通常不包含订阅产品中所含有的药物管理信息和护理注意事项。教师应以评估纸质指南相同的方式来评估和选择电子指南，还应通过熟悉的药物名称进行验证，以评估界面的直观性，最后评估检索所需信息的方式是否简单易行。

健康相关应用

许多应用软件专为医疗保健专业人员设计。这些软件包括临床计算器、评估工具、专用参考工具和医疗保健教育应用程序。其他应用软件如心电图监测、血液检测、青光眼筛查和健康评估工具现已使用或正在开发中（Doswell et al., 2013）。临床计算器可用于确定儿童的生长百分数、糖尿病患者的胰岛素需求和转换测量单位。评估工具可以使用经过验证的工具（如疼痛量表、神经科评估或行为评估）来加速对患者的评估，通过向患者或家属询问关于患者的一系列问题，该工具可以快速计算得分。

医疗保健应用软件可以通过 iOS 设备上的 Apple iTunes 应用程序或 Android 设备的 Google Play 应用程序获得，只是在名义上收到一些费用。教师可以通过一个像统一资源定位器（URL）链接到网页的链接，将学生链接到具体的应用软件。学生也可以找到对特定患者需求有用的应用软件。

选择学生使用的应用软件需要几个步骤。首先，教师或学生应下载并尝试几种类似的应用软件，评估其质量、易用性和在教室或临床实践的适用性（Skiba, 2014c），然后，教师必须验证应用软件中使用的数据是否参考了最近的研究成果或同行审议的内容，是否购买取决于成本，包括许可或订阅费用，以及学生从使用中获得的收益。

在互联课堂中使用移动设备

教室中的移动设备改变着教学环境，教师和学生使用这些设备进行教与学。如果教师选择使用移动设备来教学，授课将从呈现内容转向操作应用的方式。移动计算机在课堂上的使用为学生提供了一个机会，使他们能够在现实世界中实践课程中的内容。学生在课堂中使用移动设备，学习如何查找他们需要的信息，如何解释这些信息，以及如何将该信息应用于护理实践。更为重要的是，随着可穿戴式计算机的使用，这些可穿戴设备进入互联课堂，学生可实践使用这些设备。

互联课堂可以使学生利用移动资源进行自学，学习如何为患者提供最佳护理。教师可以为学生个人或小组创设情境，以此要求学生利用其所有的资源作出对模拟病人护理的计划。有关移动设备进入课堂教学的建议，请参阅框 19-2。

框 19-2　在互联课堂中使用移动设备

1. 学习药理学时，请学生使用药物指南来解释为什么医生要开某种处方药，让学生解释益处、风险和政策考虑。
2. 创建一个词汇测验，让学生使用手机词典找到一个单词的含义。
3. 提供一个简短的病例，让学生利用他们的资源制订出护理评估、护理诊断和干预措施。
4. 提供病例的实验室检查结果，让学生使用他们的移动实验室检查指南来评估检查结果的意义，并提出所需的护理措施。
5. 在讨论护理程序时，让学生在文献中检索关于该程序的循证实践研究，要求学生将所查文献与其临床机构的护理程序进行比较。
6. 给学生现实生活中的英制单位转换公制单位的案例。例如，给一个体重以磅表示的患者病例，让学生把体重转换成以千克表示。然后，将体重应用于按 mg/kg 药物剂量的计算。
7. 使用临床计算器对体质指数、格拉斯哥昏迷量表、预产期等进行计算。

演示软件

演示软件如 Microsoft PowerPoint 或 Apple Keynote 在护理教学课堂中应用很普遍。虽然这种软件的使用常常被认为是一个较低层次的教学策略。但是，使用合适的演示软件可以促进更高阶的学习。在使用演示软件之前，重要的是考虑学习效果和软件的最佳使用。"幻灯片"能用于为教师提供讲稿吗？能帮助学生学习新概念吗？能有利于做笔记吗？能在上课前与学生分享带来的帮助吗？能为习惯于视觉学习风格的学生提供学习便利吗？能用来促进学生的互动吗？

制作和使用有效的演示文稿需要认真规划，常见的错误包括每张幻灯片的文字太多、演示文稿幻灯片太多，以及颜色或字体选择不当导致阅读困难。

通过视觉进行思考，要将重点放在关键概念上，用相关图像来帮助惯于视觉学习的学生。将以前学习的内容创设一个"故事"，从开始、中期到结束，学生通过"故事"中呈现的情节体验，对学习内容产生持久记忆。

并不是所有的幻灯片都需要一个标题，后面跟着一些标点。如果幻灯片的目的是演示文稿，可以尝试创建只有一个单词或图像的幻灯片，以少胜多。一个单一的单词或图像向学生展示了当前课程的重点，防止教师如照本宣科一样阅读幻灯片。如果材料太多不能够在幻灯片上适当显示的话，应以补充指南的形式为学生提供纸质打印版。要避免幻灯片"膨胀"，这种情形是因为教师有太多的幻灯片，不得已要通过文本密集的幻灯片来展示，这样只好为了能够"覆盖所有资料"而把幻灯片过一遍。

要记住课堂的学习目标，就需要考虑到在既定的时间内实际学到什么。一般来说，只有少数目标可以在 1 小时的课堂上真正达到。演示文稿幻灯片需要认真设计，以帮助学生学习相关概念。

演讲排练以确定讲课可以在规定的实际时间内完成。最好的做法是在真正的课堂上，教师在规定的时间内完成，要留下时间以便接受提问和解释。理想情况下，排练应在演示的房间里进行，其灯光和投影相同，教师可以确定幻灯片的清晰度、颜色对比度、文本清晰度，以及可以删除或缩略为短语的表达。

要避免使用预制模板，选择对比度强的背景和文字颜色，如深蓝色背景与黄色文本，这些颜色在课堂照明条件下容易阅读，以便学生做笔记和互动。在明亮的教室里，这种组合并不理想。黑色或原色文本在白色背景下，通常在亮灯的房间中更容易辨认，具有深色背景的幻灯片应具有良好对比度的文本颜色，如白色或黄色。

演示文稿幻灯片可以包括图像、视频、图形和交互式响应。教师可以使用搜索引擎上的过滤器查找图像和视频剪辑，YouTube 上有许多有关护理的视频（May, Wedgeworth, & Bigham, 2013）。美国版权法的合理使用规则允许在面对面教学中使用图像和短视频，如演示评估技术、设备操作和治疗性沟通的视频可以嵌入到演示幻灯片中。如果通过模拟面对面教室的课程管理系统，则可以在线使用这些视频。

交互式响应可与演示软件相结合，以吸引学习者。一些即时教学反馈系统（ARSs）提供可将问题嵌入演示文稿或将问题显示为单独应用程序的软件，通过出题互动可以帮助学生测验所学的知识。另外，让学生参与周期性的交互式提问，促使学生必须考虑相关概念，以此来回答教师的问题。类似于课堂测试、执照考试或认证考试的嵌入式问题，可用于学生评判性思维和临床决策技巧的培养。嵌入式提问将课堂从一个教学进程中推出，促使学生观看，并参与讨论。

超链接或统一资源定位符（URL）链接到网页或视频，也可以嵌入到幻灯片中，如果学生也希望连接到超链接，请确保提供 URL 作为学习管理系统（LMS）中的链接，或者将其嵌入可以点击连接的文档中。

有关开发演示文稿和使用演示软件的其他信息，请参见框 19-3。

即时教学反馈系统

观众反应系统又称为学生反应系统或课堂反应系统，或称遥控器的旧昵称"点击者"。将射频接收器连接到演示者的计算机 USB 端口。观众的每个成员都有一个具有个人标识符的无线电发射器。当教师提出问题时，每个观众都可以在远程系统上点击他的答案，接收器收集响应，将答案传递到演示者计算机上预先安装的软件里，然后显示结果。

即时教学反馈系统可用于投票、回答多项选择题、管理测验评分或出席会议签到。即时教学反馈系统已被证明可以增加学生的参与度（Klein & Kientz, 2013；Revell & McCurry, 2010）。其他研究显示学生对此满意度较高（Berry, 2009；Lee & Dapremont, 2012；Russell, McWilliams, Chasen, & Farley, 2011）。此外，该系统没有将答案与回答问题的学生联系起来，可能使学生对教师提问选择了"错误"答案时的焦虑度降低。匿名的即时教学反馈系统无需学生举手，学生可能给出错误的答案，一旦学生回答问题，该系统软件可以显示其他学生如何回答，而不会让任何学生尴尬。另一方面，将该系统响应与计分相联系，将增加学生动

框 19-3　创建和使用演示软件

创建演示文稿

- 避免使用商业模板，简单就好，一个简单的背景是最好的。
- 使用大字体（24 号或更大）的无衬线字体，如 Arial、Helvetica 或 Calibri。
- 标记每个屏幕，以使学生能够了解当前主题。
- 限制标点符号的使用（如行尾的句号）。
- 避免全部使用大写字母，因为很难阅读。
- 在浅色背景上使用深色文字，在亮灯的教室里更容易看到。
- 尽可能使用图片而不是单词来说明概念。
- 避免使用"剪贴画"，"剪贴画"已经变成陈词滥调而很少使用。
- 对视频和音频进行剪辑是有益的，避免不必要的音效。
- 除非需要，应避免不必要的动画或过渡。
- 较少的单词和较大的文字有利于学习，幻灯片

而不是讲稿起提示和纲领性作用。

- 使用图表来呈现数据，应概要提示一个重点或概念。
- 提前分发幻灯片，每页创建 3 ～ 6 张幻灯片，并以 PDF 格式保存。学生将能够做笔记，不需要演示软件来查看。

在课程之前重新发布演示文稿

- 将屏幕放置在教室中部和屏幕右侧的讲台上。安排座位，使所有学生都可以看到屏幕，通过站在房间后面，测试可读性，就像在课堂上一样。
- 获取并测试所需的 Wi-Fi 访问密码。
- 测试互联网链接到网页。
- 如果使用链接的视频或音频剪辑，请测试音响系统，并设置好适当的音量。
- 使用内置的检查器检查拼写错误和语法。
- 为演示计时，要意识到如果有学生提问，实际的课程要花更多的时间。

力，也增加学生的参与度。

收集匿名响应的另一种方法是通过短信发送，短信服务软件可以免费或低成本提供，为学生规定一个数字来表示他们的答案。然后，该组的答案将显示在投射的相关网页中。这种方法的一个优点是大多数学生都有一部通讯电话，因此不需要购买单独的发射器；这种方法的另一个优点是学生可以通过输入他们的回答作为回应。然后，他们的回答可以创建一个"单词云"图形，其形状的大小显示提交单词的相对频率。该方法的缺点在于，使用此方法输入响应所需的长数字字符串可能会更麻烦。

获得学生反应也可以在没有电子技术的情况下完成。收集即时教学反馈的低成本方法是用彩色或有数字的纸张，让学生掌握颜色或有数字对应教师问题的回答。然后，教师计算每个答案的数量，并将结果在课堂上宣布。这种方法仅适用于简单的多项选择题或判断题，具备让学生在看到其他人如何回

答之前做出回应的优点，也能够很快让教师看到某个学生回答与否，从而相应地为学生进行额外的教学。这种低技术方法相当有效，不需要电力、发射器或互联网连接。有关使用 ARS 的建议，请参见框 19-4。

框 19-4　使用即时教学反馈系统

- 确保所有教师都知道如何将即时教学反馈系统（ARS）问题纳入讲座。鼓励教师在现场教室使用前进行练习。
- 如果学生必须购买 ARS 发射器，他们希望能够定期使用，使其成为大多数课程的一部分。
- 如果要求学生携带 ARS 发射器，请规定不带发射器上课须承担什么后果。
- 在一定的时间段内显示问题以保持学生的参与。
- 提高学生的推理能力，要求学生解释他们的答案，然后再公布课堂回答的统计。
- 将提出问题的时间分隔好。不一定非要在讲完一个概念就要完成作业。稍后在课堂上再次出现问题甚至一天后再提问可以帮助学生测试他们对知识的保留。
- 提供样本考试题目。这些可帮助学生学习如何处理问题，并学习如何应对考试。

电子书

亚马逊的 Kindle 应用程序、Apple 的 iBooks 和 Barnes & Noble 的 Nook 等应用程序为平板电脑（以及智能手机，尽管在较小的屏幕上更难阅读）安装电子书。几个护理教科书出版社已开始以电子形式提供教科书。当要求购买电子书时，教师应意识到，平板电脑上阅读的书籍比 Kindle 或 Nook 的专用电子书阅读器需要更多的电池电量。

书籍可以直接在平板电脑上购买，并立即下载。也可以使用 .pdf 或 .doc 格式的文档，无需附加软件。教师可以通过学习管理系统创建文件并将其分发给学生，或通过电子邮件发送给每个学生。

电子书比传统的纸质教科书有许多优点，但也存在缺点（Abell & Garrett-Wright, 2014）。电子书可以在与平板电脑相似的专用设备上读取，但是除了显示文本之外，功能有限。专用设备被称为电子书阅读器，如亚马逊 Kindle、Barnes & Noble Nook 或 Sony Reader。电子书阅读器与多功能平板电脑相比，最大优点是功耗低、屏幕清晰、重量轻、成本更低。

一个充满电的电子书阅读器可以使用几周，而相同的情况下，平板电脑仅能使用数小时。这是因为电子书使用的是黑白非眩光、纸质状电子墨水显示屏。电子墨水显示屏可以使读者更加愉快地阅读，因为该显示屏没有频闪，也没有平板电脑的白色眩光，这也意味着照片只能以灰色梯度呈现。电子书阅读器不需要平板电脑的图形功能和处理能力，可以通过降低计算机处理器的速度来降低功耗，从而达到省电的目的。这种更简单的技术使电子书阅读器的售价比平板电脑低 50 ～ 600 美元。对高价格在意的教师或学生来说，电子书的低成本更有吸引力，但

其中也有权衡利弊而使用平板电脑的情况。

电子书的好处也可能成为教育中的障碍（Glackin, Rodenhiser, & Herzog, 2014）。有限的屏幕显示和慢速处理器严重限制图形功能。具有电子墨水显示器的电子书无法显示彩色照片或图表，也不显示任何类型的视频。大多数电子书设备都使用小屏幕，使大型教科书导航变得繁琐，特别是使用较慢处理器的电子书，其导航功能更加有限。

重量轻、寿命长的电池有益于教学环境，但电子书设备的局限性使其不适合护理教育。护理教育者会发现智能手机和平板电脑等移动计算机的多功能性，从而更愿意选择这些设备。教师应继续关注电子书设备市场，以改进技术。更大的屏幕、多彩的颜色和更快的处理器可能会创建一个可以替代纸版教科书的电子书。

播客

播客是通过互联网分发的压缩音频文件。这个词是来自 iPod 的 "Pod" 的一个 portmanteau，并且是从广播中 "播放"（cast）的。播客可以轻松地向学生转发讲座或小组讨论等音频文件，学生可以在计算机、智能手机或平板电脑上收听播客。作为压缩的音频文件（通常为 mp3 格式）可以快速传输，即使长度为几个小时的录音，也仅占用很小的空间。相比之下，CD 上的音乐文件将占用计算机或智能手机上数百倍的存储空间。

教师可以使用播客来备课、更换课堂讲座或讨论，这是前面讨论的翻转课堂策略的一部分（Greenfield, 2011; Johnston, Massa, & Burne, 2013; Kidd, 2014）。播客还可以帮助学生随时了解疾病或天气等影响上课时间的情况。许多学生用他们参加讲座的播客录音来整理笔记，这已被证

明可以改善学习效果（Abate，2013；Beard & Morote，2010）。教师还可以使用播客创建一个特殊的演示文稿，如患者的病例研究、复杂任务的"流程"，如体格检查、与患者或临床医生的访谈、案例讨论样本等（Marrocco，Kazer，& Neal-Boylan，2014）。

制作播客录音常见以下几点：①要控制创建文件的大小，以利于转发；②音频文件需要以 mp3 格式进行录制；③可以使用智能手机、台式机和便携式音频设备内置软件或免费软件来录制。大多数笔记本电脑具有麦克风和录音功能，虽然这不需要额外的设备，但由于环境噪声大，音质可能很低。另一种录制方法是使用专用 mp3 录音机；该设备仅有一张卡片大小，将音频录制到可移动存储卡上。不管用什么样的录制方法，最好在说话时使用优质麦克风，这样可以降低环境噪声，并录制更清晰的录音。

播客的转发可以是公共或私密的。公众使用的播客需要正确的格式和可公开访问的网络空间。如果文件仅转发给本地使用，则不需要复杂的格式。最简单的转发方法是使用学习管理系统的文档发布功能。有关制作和使用播客的建议，请参见框 19-5。

框 19-5　制作和使用播客

- 使用笔记本电脑或专用 mp3 录音机。
- 使用质量好的麦克风。
- 将文件保存为 mp3 格式，单声道和每秒 64 ～ 128 千字节（kbs），以节省空间，而不会影响音频质量。较低的 kbs 将节省空间，但会降低录音的音频质量。
- 保存时，给文件起一个有意义的名称，以帮助识别录音（如 Class 5-Postop-Feb28-15.mp3）。
- 制订学习目标和预期成果作为播客的开始。
- 注意播客的长度，听众能够集中注意力约 10 分钟。
- 通过提出问题、要求学生执行任务或撰写问题的答案来进行互动。

维基

维基是用户可以输入、编辑或查看文档的在线空间（Honey & Doherty，2014），旨在促进协作并达成群体共识。有时这个过程被称为"众包"，是指群体的智慧，而不是个人的贡献。维基百科，是最著名的维基，是一个由用户不断更新的百科全书，新信息会不断增加，不正确或过时的信息会被删除。维基百科虽说是最著名的维基，但其在护理教育中的使用可能会受到一定限制，维基百科条目几乎可以由任何人编辑，因此有可能包含错误信息（Kardon-Edgren et al.，2009）。

在课堂上使用维基，一个有趣的方法是以在线维基服务来创建私人维基，许多学习管理系统（参见第 21 章）在系统中嵌入了维基软件。可以布置给学生主题来发帖到维基。例如，在关于护理史的部分中，某小组的学生被分配到写关于护理历史人物，该组的每个成员将在维基撰写和编辑相关内容。维基是一个定期更新和改进的动态信息库，学生使用时要评估信息的质量、来源和将来的需求。

另一个用途是让学生在他们的护理项目中为其他学生开发一个维基，为护理考试做准备、买书、选择移动硬件、在某个特定的临床机构成功入职或购买制服等方面都是可能的话题。创建和编辑维基的过程，有益于编辑维基的学生和阅读维基的学生，创建维基条目需要评判性思维、组织能力和良好的应用写作能力。

维基也可以被用于"众包"的护理计划，班级的所有成员均参与护理计划或案例研究，分配有不同专长的学生为护理计划出谋划策。然后，学生对其未涉及的领域进行评论和编辑，教师则要求学生对他们帖子所引出处的资料作出说明。

在护理方面，维基还有许多其他的用途，如社区评估、文献综述、伦理问题辩论、临床机构常见问题，或者是考试的学习指南。维基项目可以帮助学生相互联系，学习评判他人的工作，并学习如何证明自己的观点或临床决策的正确性。有关在互联课堂中使用维基的建议，请参见框 19-6。

视频流媒体

电影和视频长期以来一直是护理教育的一部分，视频流媒体的出现简化了视频的使用方式。视频比其他任何媒体更能传达精神运动技能、情感状况和患者护理情况（Edmonds，2013）。视频流媒体有助于吸引学生，促进评判性思维（June，Yaacob，& Kheng，2014）。视频对于达到情感领域的学习目标特别有用（May et al.，2013）。一段关于患者与疾病经历的视频可以帮助学生学会同情他人。在精神运动领域，观察一个程序的步骤可以促进对这些程序的学习。在认知领域，由可汗学院（Khan Academy）专门为护生设计的概念的独特展示也有助于学习（http://www.khanacademy.org/test-prep/NCLEX-RN）。

视频流媒体可以嵌入演示文稿中，嵌入

视频消除了切换到视频播放器可能导致的演示文稿的中断，视频可以作为链接嵌入或作为存储在本地计算机上的文件播放。从链接播放更容易，不需要存储空间，但它需要流畅的互联网连接。存储的视频必须以本地计算机可用的格式下载并保存，这样才能正常播放。如果演示的计算机与生成演示的计算机不同，可能导致播放问题。

视频流媒体可以在常见的视频网站，如 YouTube 和 Vimeo 上找到，但也可以从护理视频提供商获得。诸如 DVD 或蓝光光盘等硬介质需要生产、运输和存储成本，视频流媒体则避免了这些成本。视频流媒体的潜在困难在于互联网访问的中断从而无法播放。有些视频流媒体可以下载并保存到 U盘中，可以在没有网络或网速不够的情况下使用。

社交媒体

社交媒体是用于创建在线社区和共享信息的电子通信形式。社交网络和社交媒体非常受欢迎，这些网站每天有数百万的访问量，如 Facebook、Twitter、Instagram、LinkedIn、Pinterest 和 YouTube。在社交媒体上搜索与健康相关的信息，作为一项作业，可以让学生探索他们的关注点和相关知识，这是讨论卫生保健问题、卫生政策、健康教育和替代疗法的有效途径。社交网络也可以作为一种寻找护理研究参与者的方法（Amerson，2011）。

社交媒体网站也有助于学生和教师之间的交流，以及向公众传播有关护理、学校或医疗保健问题的信息。Facebook 提供了创建封闭群组的功能，学生之间可以创建一个封闭的小组作为支持小组。通过创建推特（Twitter）账户来生成关于校园活动或

框 19-6　使用维基

- 免费的维基网站可供教育使用，搜索"教育维基"，或进入 wikispaces.com，均允许教师建立自己的维基"课堂"。
- 验证所有编辑都有记录，并能识别正在编辑的学生。
- 评估学生创建条目的学术质量，有否使用同行评审过的资源。
- 把维基作为一种工具，在在线课程中实现团队的工作目标。在此过程中，学生可以不在同一地点。

健康相关主题的推文或短消息。跨平台的图片社交网 Instagram 可以用于校园活动或学生活动照片的帖子。教师可以通过学习管理系统讨论工具或免费博客软件建立博客（见第 21 章）。社交网站 Ning 等社交媒体也被用于促进社区健康课程的讨论（Drake & Leander，2013）。

越来越多的违规报道提示如果使用不当，社交媒体网站存在侵权的隐患（National Council of State Boards of Nursing，2011）。Schmitt、Sims-Giddens 和 Booth（2014）认为，社交媒体工具可以成为新的教学方法的一部分。如果使用了预防侵犯隐私的措施，可以把有关使用社交媒体的风险加入到隐私和专业素养议题的讨论中（Peck，2014）。

学习管理系统

许多机构提供学习管理系统（LMS），将数字技术集成为一个管理系统，该系统可以提供辅导材料、管理成绩、与学生沟通、提供测验和提交作业（Watson，2007）。LMS 可以配置为帮助教师在混合式在线课程或全在线课程中授课。LMS 还可以跟踪学生对既定学习目标的掌握程度。LMS 可以提供在线协作，学生通过 LMS 聊天室与彼此和与教师联系。LMS 的一个重要方面是教师可以控制访问，课程网站上的信息仅限于授权用户，这样可以保护课程材料的完整性和学生的隐私，避免了无法在一般互联网上使用的材料版权限制。例如，视频或文件可以发送给限制注册的学生（见第 21 章）。

互联的临床经历

作为教师课程设计，将课堂经历更好地与临床实践相结合，使互联课堂具有更重要的意义。在临床环境中使用移动设备的最大优点，是学生可以将参考书以高度可携的方式带入临床实践中。在临床实践过程中，学生可能会遇到尚未学习的药物、术语、疾病或实验室检查值。在需要的时候，可按需查找信息，以帮助记忆。计划在临床使用移动设备之前，教师必须确保符合相关政策。

在临床实践中使用移动设备

在临床经历中使用移动设备可以帮助学生学习和应用他们在课堂上所学的知识（Farrell & Rose 2008；Gregory & Lowder，2013；Secco，Amirault，Doiron-Maillet，& Furlong，2013；Wittman-Price，Kennedy，& Godwin，2012）。学生在进入临床前应先了解软件，了解其功能，教师还应与学生讨论如何适当地使用这些工具，以及要求学生在患者护理和使用这些设备的交替中经常洗手。

使用这些设备的教师必须能够熟练地应用，学生在临床环境中要模仿教师使用这些设备。教师的使用提高了员工的接受度，降低了学生对这些设备的恐惧心理（Secco，Amirault，Doiron-Maillet，& Furlong，2014）。

电子设备中的医疗保健资源作为参考资料非常有用，可以用于健康教育、患者评估和监测。有关在临床环境中使用电子设备的建议，请参见框 19-7。

结束语

在互联课堂中进行教学，将学生与资源联系起来，并且应用翻转课堂，利用促进学习的数字技术，为学生提供了获得最佳利益的机会。互联课堂还促进与临床实践的联系，促进了学习实际患者护理的实践。互联

框 19-7 在临床环境中使用移动设备

1. 学生在阅读病历时，对不认识的任何单词都要查阅医学词典，用真实的患者情况来理解上下文中的含义有助于学习医学词汇。

2. 在阅读病历图表时，请使用缩略词指南，学生可能会被病历中的缩略词所淹没。缩略词指南是一种让学生熟悉大多数图表中出现的数十个首字母缩略词的方法，应该提醒学生，一些机构使用他们自己的"内部"缩写词，这些缩写词可能不会出现在指南中。

3. 指派学生使用药物指南来检查患者的处方药，分配学生使用指南查找这些药物的副作用、患者的用量、护理管理应考虑的因素，以及与其他处方药物的相互作用。

4. 要求学生使用临床计算器对患者进行评估，如体重指数、疼痛量表、静脉注射速度和单位转换，以评估临床计算器的效用。

5. 选择一个与患者需求相关的主题，用 Medline 进行文献检索，这有利于培养学生文献检索的技能，并将了解临床应用的情况。

6. 让学生在临床上使用参考工具，"在匆忙中"制订一个简短的护理计划，评估这一计划的质量，同时也让学生评估参考工具的质量。这项任务需要使用护理诊断指南、干预指南、药物指南和其他工具。

7. 利用移动资源开展健康教育干预，让学生查找同行评审过的信息和图像，以帮助患者了解其治疗情况或病情。

课堂还为学生提供了查找和使用新兴医疗保健技术的机会，并将这些技术应用于健康评估、健康教育和循证护理实践。在互联课堂中，教师刻意选择促进学习的教学方法，如小组讨论、辩论或课堂中的护理计划，这些教学方法并不需要"高科技"。然而，所有这些都将有助于学生间及与教师的相互联系。

传统教育学重视死记硬背的学习，以适应患者的护理，这将无法应对护生的未来实践。而数字技术，如播客、学习管理系统、维基和视频流媒体可能不能直接用于临床实践，但将帮助学生以更有效的方法和更积极的方式进行学习。这些工具可以很少或没有成本，但要充分准备，以便有效地使用。当教师设计较高阶的思维及应用实践的学习目标和学习效果时，他们将会选择促进学习的技术，而不是用技术来指导目标。

在临床上使用移动技术既是一种教学，也是一种实践工具。用移动计算工具解决实际问题有助于让学生在毕业后走上更好实践的道路。在学生使用这些工具之前，必须制订明确的政策，以恰当地使用这些工具。尽管临床机构可能会担心侵犯隐私，但教师可以通过使用学校和临床机构的隐私政策，以及应用伦理原则来约束师生的行为。

互联课堂的实施已经不再是一个问题，而是何时实施。健康保健信息的指数式增长要求学生学习如何查找和使用新信息。日益全球化的医疗保健实践也意味着更需要与其他卫生保健提供者和患者加强联系。这本书出版后，更新技术仍将出现，教师需要做好准备，并能够将它们纳入教学和临床实践中。所有这些因素都将引导教师找到他们与学生、患者和世界的联系。正如阿尔伯特·爱因斯坦（Frank，2002，p.185）指出的那样，"我不会在我的脑海中载入这些信息，因为它在书中可以找到……大学教育的价值不是学习事实，而是训练大脑进行思考"。

对证据的反思

1. 设计一个理想的互联课堂，哪些元素对你和你的学生很重要？

2. 许多护理教师可能不太精通在课堂上使用数字技术，对于使用这些技术，你会教给教师什么？

3. 哪些新兴证据支持使用翻转课堂？哪些变量正在研究之中？所有学生都"满意"在互联课堂里使用这种方法吗？

4. 移动设备有很多医疗保健参考应用，你决定向学生推荐哪些应用？

5. 从你的学校找到社交媒体政策，怎样把它传达给学生？对不遵守政策的学生有

何后果？这项政策与你所在学校的其他相关政策，是如何指导学生和教师的伦理、法律和道德行为的？

6. 最近新闻中有哪些新的医疗保健或学习相关的技术？它们是如何影响你的课堂的？

7. 在临床环境中使用移动计算机可能违反了当地的政策，你会如何去影响这些政策的改变？

8. 像照相机和智能手表这样的可穿戴技术正变得越来越普及，这项技术的风险和益处是什么？你将如何使这些技术融入互联课堂或临床环境中？

参考文献

Abate, K. S. (2013). The effect of podcast lectures on nursing students' knowledge retention and application. *Nursing Education Research*, 34(3), 182–185.

Abel, R., Brown, M., & Suess, J. (2013, September/October). A new architecture for learning. *Educause Review*, 88–102.

Abell, C. H., & Garrett-Wright, D., (2014). E-Books: Nurse faculty use and concerns. *Nursing Education Perspectives*, 35(2), 112–114.

American Association of Colleges of Nursing. (2014). *2013-2014 Salaries of instructional and administrative nursing faculty in baccalaureate and graduate programs in nursing*. Retrieved from, http://www.aacn.nche.edu/media-relations/fact-sheets/nursing-faculty-shortage.

American Nurses Association (ANA). (2015). *Six tips for nurses using social media*. Retrieved from, http://www.nursingworld.org/FunctionalMenuCategories/AboutANA/Social-Media/Social-Networking-Principles-Toolkit/6-Tips-for-Nurses-Using-Social-Media-Poster.pdf.

Amerson, R. (2011). Facebook: A tool for nursing education research. *Journal of Nursing Education Research*, 50(7), 414–416.

Beard, K., & Morote, E. S. (2010). Using podcasts with narrative pedagogy. *Nursing Education Perspectives*, 31(3), 186–187.

Berry, J. (2009). Technology support in nursing education: Clickers in the classroom. *Nursing Education Research*, 30(5), 295–298.

Bull, G. (2013, May). Refresh your flipped classroom with interactive video. *Learning & Leading with Technology*, 10–11.

Button, D., Harrington, A., & Belan, I. (2013). *E-learning and information communication technology (ICT) in nursing education: A review of the literature*. Nurse Education Today. Retrieved from, http://dx.doi.org/10.1016/j.nedt,2013.05.002.

Critz, C. M., & Knight, D. (2013). Using the flipped classroom in graduate nursing education. *Nurse Educator*, 38(5), 210–213.

Dahlstrom, E., Walker, J. D., & Dziuban, C. (2013, September). *ECAR study of undergraduate students and information technology, 2013 (Research Report)*. Louisville, CO: EDUCAUSE Center for Analysis and Research. Retrieved from, http://www.educause.edu/ecar.

Doswell, W., Braxter, B., Dabbs, A. D., Nilsen, W., & Klem, M. L. (2013). mHealth: Technology for nursing practice, education, and research. *Journal of Nursing Education and Practice*, 3(10), 99–109.

Doyle, G. J., Garrett, B., & Currie, L. M. (2014). Integrating mobile devices into nursing curricula: Opportunities for implementation using Rogers' Diffusion model. *Nurse Education Today*, 34, 775–782.

Drake, M. A., & Leander, S. A. (2013). Nursing students and Ning: Using social networking to teach public health/community nursing in 11 baccalaureate nursing programs. *Nursing Education Perspectives*, 34(4), 270–272.

Edmonds, M. L. (2013). The use of film in teaching concepts in quantitative inquiry to graduate nursing students. *Journal of Nursing Education*, 52(3), 179–180.

Farrell, M. J., & Rose, L. (2008). Use of mobile handheld computers in clinical nursing education. *Journal of Nursing Education*, 47(1), 13–19.

Frank P. (2002). *Einstein: His life and times*. Boston: Da Capo Press.

George, L. E., Davidson, L. J., Serapiglia, C. P., Barla, S., & Thotakura, A. (2010). Technology in nursing education: A study of PDA use by students. *Journal of Professional Nursing*, 26(6), 371–376.

Glackin, B. C., Rodenhiser, R. W., & Herzog, B. (2014). *A collaborative project assessing the impact of eBooks and mobile devices on student learning*. The Journal of Academic Librarianship. Retrieved from, http://dx.doi.org/10.1016/j.acalib.2014.04.007.

Gonen, A., Sharon, D., Offir, A., & Lev-Ari, L. (2014). How to enhance nursing students' intention to use information technology: The first step before integrating it in the nursing curriculum. *CIN: Computers, Informatics, Nursing, 32*(6), 286–293.

Greenfield, S. (2011). Podcasting: A new tool for student retention? *Journal of Nursing Education, 50*(2), 112–114.

Gregory, L. C., & Lowder, E. (2013). "There's an app for that" Bringing nursing education to the bedside. *Journal of Pediatric Nursing, 28*, 191–192.

Hamdan, N., McKnight, P., McKnight, K., & Arfstrom, K. M. (2013). *The flipped learning model: A white paper based on the literature review titled "A review of flipped learning."* Retrieved from, http://fln.schoolwires.net/cms/lib07/VA01923112/Centricity/Domain/41/WhitePaper_FlippedLearning.pdf.

Hawks, S. J. (2014). The flipped classroom: Now or never? *AANA Journal, 82*(4), 264–269.

Honey, M., & Doherty, I. (2014). Research brief: Using wiki to support student nurses learning discipline specific terminology. *Nursing Praxis in New Zealand, 30*(1), 42–43.

Johnston, A. N. D., Massa, H., & Burne, T. H. J. (2013). Digital lecture recording: A cautionary tale. *Nurse Education in Practice, 13*, 40–47.

June, S., Yaacob, A., & Kheng, Y. K. (2014). Assessing the use of YouTube videos and interactive activities as a critical thinking stimulator for tertiary students: an action research. *International Education Studies, 7*(8), 56.

Kardong-Edgren, S. E., Oermann, M. H., Ha, Y., Tennant, M. N., Snelso, C., Hallmark, E., et al. (2009). Using a wiki in nursing education and research. *International Journal of Nursing Education and Scholarship, 6*(1), 1–10. Article 6.

Kidd, W. (2014). Utilising podcasts for learning and teaching: A review and ways forward for e-learning cultures. *Management in Education, 26*(2), 52–57.

Klein, K., & Kientz, M. (2013). A model for successful use of student response systems. *Nursing Education Perspectives, 34*(5), 334–338.

Lee, S. T., & Dapremont, J. A. (2012). Engaging nursing students through integration of the audience response system. *Nursing Education Perspectives, 33*(1), 55–57.

Marrocco, G. F., Kazer, M. W., & Neal-Boylan, L. (2014). Transformational learning in graduate nurse education through podcasting. *Nursing Education Perspectives, 35*(1), 49–53.

May, O. W., Wedgeworth, M. G., & Bigham, A. B. (2013). Technology in nursing education: YouTube as a teaching strategy. *Journal of Pediatric Nursing, 28*, 408–410.

McDonald, K., & Smith, C. M. (2013). The flipped classroom for professional development: Part I. Benefits and strategies. *Journal of Continuing Education in Nursing, 44*(10), 437–438.

Missildine, K., Fountain, R., Summers, L., & Gosselin, K. (2013). Flipping the classroom to improve student performance and satisfaction. *Journal of Nursing Education, 52*(10), 597–599. http://dx.doi.org/10.3928/01484834-20130910-03.

Morris, A. H., & Faulk, D. R. (2012). *Transformative learning in nursing: A guide for nurse educators.* New York: Springer.

National Council of State Boards of Nursing. (2011). *White Paper: A nurse's guide to the use of social media.* Retrieved from, http://www.ncsbn.org/Social_Media.pdf.

National League for Nursing (NLN). (2015). *A vision for the changing faculty role: Preparing students for the technological world of health care.* Retrieved from, http://www.nln.org/aboutnln/livingdocuments/pdf/nlnvision_8.pdf.

Peck, J. L. (2014). Social media in nursing education: Responsible integration for meaningful use. *Journal of Nursing Education, 53*(3), 164–169.

Revell, S. M. H., & McCurry, M. K. (2010). Engaging millennial learners: Effectiveness of personal response system technology with nursing students in small and large classrooms. *Journal of Nursing Education, 49*(5), 272–275.

Russell, J. S., McWilliams, M., Chasen, L., & Farley, J. (2011). Using clickers for clinical reasoning and problem solving. *Nurse Educator, 36*(1), 13–15.

Schaffhauser, D. (2014, June 4). 3 ways to get faculty up to speed with technology. *Campus Technology, 41*(2), 1–3.

Schlairet, M. C., Green, R., & Benton, M. J. (2014). The flipped classroom: Strategies for an undergraduate nursing course. *Nurse Educator, 39*(6), 321–325.

Schmitt, T. L., Sims-Giddens, S. S., & Booth, R. G. (2012, September 30). Social media use in nursing education. *Online Journal of Issues in Nursing, 17*(3), 2.

Schwartz, T. A. (2014). Flipping the statistics classroom in nursing education. *Journal of Nursing Education, 53*(4), 199–206.

Secco, M. L., Amirault, D., Doiron-Maillet, N., & Furlong, K. (2013). Evaluation of nursing central as an information tool, part I: Student learning. *Nursing Education Perspectives, 34*(6), 416–418.

Secco, M. L., Doiron-Maillet, N., Amirault, D., & Furlong, K. (2014). Evaluation of nursing central as an information tool, part 2: Clinical instruction. *Nursing Education Perspectives, 34*(6), 416–418.

Shellenbarger, T., & Robb, M. (2014). Technology-based strategies for promoting clinical reasoning skills in nursing education. *Nurse Educator, 40*(2), 55–56.

Silverthorn, D. U. (2006). Teaching and learning in the interactive classroom. *Advances in Physiology Education, 30*, 135–140.

Skiba, D. J. (2014a). The connected age and the 2014 Horizon Report. *Nursing Education Perspectives, 35*(2), 131–132.

Skiba, D. J. (2014b). The connected age: Implications for 2014. *Nursing Education Perspectives, 35*(1), 63–64.

Skiba, D. J. (2014c). The connected age: Mobile apps and consumer engagement. *Nursing Education Perspectives, 35*(3), 199–201.

Swan, B. A., Smith, K. A., Frisby, A., Shaffer, K., Hanson-Zalot, M., & Becker, J. (2013). Evaluating tablet technology in an undergraduate nursing program. *Nursing Education Perspectives, 34*(4), 192–193.

Thompson, B. W. (2005). HIPAA guidelines for using PDAs. *Nursing, 35*(11), 24.

Ustun, C., & Cihangiroglu, M. (2012). Health care workers' mobile phones: A potential cause of microbial cross-contamination between hospital and community. *Journal of Occupational and Environmental Hygiene, 9*, 538–542.

Watson, W. R. (2007). An argument for clarity: What are learning management systems, what are they not, and what should they become? *Tech Trends, 51*(2), 28–34.

Watson, J. A., & Pecchioni, L. L. (2011). Digital natives and digital media in the college classroom: Assignment design and impacts on student learning. *Educational Media International, 48*(4), 307–320.

Wilkinson, A., Roberts, J., & While, A. (2013). Nursing students' use of technology enhanced learning: A longitudinal study. *Journal of Nursing Education and Practice, 3*(5), 102–115.

Wittman-Price, R. A., Kennedy, L. D., & Godwin, C. (2012). Use of personal phones by senior nursing students to access health care information during clinical education: Staff nurses' and students' perceptions. *Journal of Nursing Education, 51*(11), 642–646.

第20章 远程教与学
Teaching and Learning at a Distance

Barbara Manz Friesth, PhD, RN

（石贞玉 译）

计算机和宽带连接技术的不断进步，为护理教师与学生建立联系及远程提供富媒体的教学内容开辟了新的途径。越来越多的学生希望在更灵活的教育项目中学习，以求最优化安排他们的时间和其他生活责任（Urso & Ouzts，2011）。与此同时，高等教育项目也意识到增加学生进入远程教育项目的必要性（Allen & Seaman，2014）。通过远程教育技术，卫生保健人员从城市到农村和服务不足地区的机会逐渐增多。对农村地区的人们进行远程教育，他们很可能在完成学习后，留在家乡进行医疗服务（Skillman, Kaplan, Andrilla, Ostergard, & Patterson, 2014）。

目前，护理学院普遍师资短缺，并且随着教师年龄不断增长和退休的增加，这一趋势预计在未来几年将进一步恶化（American Association of Colleges of Nursing，2014）。当教师与学生分别处于不同地区时，远程教育技术能够在某种程度上解决教师的短缺，并能将学生特定的学习兴趣与教师的专业技能联系起来（Billings，2010）。创新和灵活的远程教育系统能够最大限度地利用学校的基础设施，提高学分制课程的可及性，以提供多地点学习的一致性。

远程教育被广泛地定义为学生在学校以外的地区接受教育。远程教育项目中的教师和学生可能同在一个社区或学校，也有可能远在不同的国家或洲。提供远程传输系统的大学教育或继续教育项目已经变得越来越有竞争力，但通常受成本、管理者和教师的相关知识，以及对远程教育的接受度和准备程度的影响。此外，计算机、移动设备和基于计算机的通信系统持续对教学和学习产生积极和引人注目的影响，因此是远程教育的宝贵工具。在教学和实践过程中，教师作为教育工作者必须熟练掌握和运用远程教育相关技术（Gerard, Kazer, Babington, & Quell，2014；Healthcare Information and Management Systems Society，2011）。

远程教育传输系统正在经历快速变化。在大多数情况下，传输技术或已与其他技术融合并形成了混合的传输技术，或被新的传输技术所取代。由于技术更新的速度加快，在未来的5～10年里，现有媒体的淘汰将变得司空见惯。然而，在远程教育环境中，有关引导、规划、使用、支持、管理和评估学生学习的概念仍然适用。虚拟教室被定义为学生可以在任何地方获取信息的学习环境，随着大学努力为学生提供高效的高等教育机会，虚拟教室将变得越来越普遍。

与整体高等教育市场的增长速度相比，在线教育的持续增长速度更快（Allen & Seaman，2014）。Shachar 和 Neumann（2010）对传统和远程学习模式进行了 20 年的对比分析，得出的结论是，远程学习效果通常优于或相当于传统的面对面教学。美国教育部 2009 年进行的里程碑式的类似调查也发现了相似的结果，而且数据显示，混合式教学可能产生最好的学习结果。混合的教学方式主要是在线和面对面教学方法的结合。最近来自大学生的调查数据显示，大学生对混合式学习环境的偏好超过了传统的或单纯在线学习环境的趋势（Dahlstrom et al.，2013）。视频同步技术提供的方法，可为远程的学生提供混合式课程，而无需花费到授课地点产生的相关时间消耗和费用。在高等教育中，混合式教学方法的使用呈现增加趋势，预计在未来几年还会继续增长（Dahlstrom，2012；Diaz & Brown，2010；Fleming，2013）。目前的技术为远程混合式教学方法提供了多种策略。

远程学习倾向于利用建构主义和问题解决的方法来学习。远程学习似乎支持 Piaget（2001）的观点，即学习在本质上不仅仅是天生的或只是经验的积累，而是两者的结合。建构主义鼓励学习者建立自己对信息的理解方式，并在自己的领域应用这些信息（Kala，Isaramalai，& Pohthong，2010）。这种建构主义的方法也与主动学习及以人为中心的方法一致（Keengwe & Kidd，2010）。尽管其他的教学媒体并未被排除在外，但是计算机和网络学习对学习者建构和管理自己学习的能力产生了巨大的影响。远程学习和基于计算机的教学提高了学习者的自主学习能力。

远程教育技术的多样性为技术持续改进和观念转变提供了可能，教育重心从以教师为中心转变为以学习者为中心的情况也变得越来越突出（Stanley & Dougherty，2010）。远程学习技术的使用需要在课程开始很早以前就计划和开发教学材料（Keengwe & Kidd，2010）。培训和支持教师使用及发展新技术，为教学材料的开发提供最先进的资源。此外，在远程技术的使用中必须对学生提供支持。通过开发教学资源和技术支持，教师可以提供远程教学项目，满足注册学生的在线课程教育需求。

在线课程管理软件，通常被称为学习管理系统（LMS），能直接影响远程学习的效果。学习管理系统主要指用于课程管理的支持系统，提供的教学环境包括课程信息和内容、公告、同步和异步信息的交流，以及对学生学习的评估。学习管理系统使用同步和异步结合的策略，建立连接学生与教师以及和同行交流的平台，并提供了富媒体内容资源。

随着向计算机教学的转变，以单一面对面教学形式提供的课程数量正在大幅减少。不过，许多课程提供与其他技术混合的教学方法，如视频会议、音频会议、流媒体视频、播客和其他专门基于网络的计算机应用程序，提供同步和异步混合式学习体验。一些技术使用同步技术，或者是同步连接人的技术。其他技术使用异步方式，允许学习者在不受时间或地点限制的情况下进行学习。本章介绍了远程教育的选择策略以及基本的同步和异步方式。关于远程传输系统的概述，包括优点和缺点以及针对每种媒体的相关信息详见表 20-1。

表 20-1　教学传输系统

类型	优势	主要劣势	相关的技术成本
基于学校的视频会议系统	● 最好质量的音频和视频 ● 使用方便 ● 多站点的可能性 ● 学生在各自的网站上课 ● 远程网站必须有高速的互联网接入，但学生不需要在家里使用	● 需要所有远程硬件 ● 所有远程站点都需要技术支持 ● 没有能力为小组提供分组会议 ● 学生必须从视频会议站点参加会议，无法从家里参加会议	● 比较昂贵，需要在学校层面上进行集中访问 ● 主机和所有远程站点都需要硬件单元 ● 在主机和远程站点需要支持人员
以学校为中心的网络会议和基于云的软件（双向）系统	● 来自多个参与者的互动视频 ● 带有轮询功能的桌面和文档共享 ● 能够在小组项目中同时拥有多个分组	● 参与者人数有限制 ● 视频质量随着参与者人数的增加而下降 ● 所有参与者都需要高速互联网	● 机构购买软件 ● 主办方和接收方提供计算机、网络摄像头、带麦克风的头戴式耳机以及高速互联网接入的费用 ● 对音频和视频障碍提供支持
网络研讨会	● 互联网上的实时视频可传输至个人计算机 ● 共享自己计算机屏幕的功能 ● 为受助者提供最低限度的技术援助 ● 可供多人参与	● 单向视频 ● 可以响应音频或即时消息 ● 所有参与者都需要高速互联网	● 由学校购买软件 ● 计算机、网络摄像头、带麦克风的头戴式耳机以及提供高速互联网接入的费用 ● 接收方需要计算机和高速互联网 ● 对音频和视频障碍提供支持
个人或小组网络会议系统	● 非常低的成本或免费软件 ● 易于安装和使用	● 仅限于一对一或非常少量的互动视频参与者	● 专有网络需要付费 ● 网络带宽的需求高 ● 提供计划和技术支持人员的工资
音频会议系统	● 以学习者为中心 ● 成本低 ● 可以在任何有电话或高速互联网接入的地方教学或接收 ● 高速网络接入互联网协议语音系统	● 可以从远程教室或家庭中接电话 ● 课堂演示风格可能需要改变 ● 视觉学习者和听力受限的学生可能处于劣势	● 长途电话收费 ● 如果超过一个学生注册，在接收地点的音频会议设备费用 ● 服务提供者的费用 ● 现场协调员的工资
播客、增强型播客、视频播客系统	● 以学习者为中心 ● 可在任何地方访问 ● 实时和随时交付 ● 不同学习风格都可参与 ● 便携 ● 便宜 ● 有乐趣	● 要求 iPod 或其他移动设备以移动格式使用 ● 教师需要学习新技术 ● 跨平台的潜在兼容性问题	● 高速互联网接入 ● 个人计算机或台式计算机 ● 生产制作员工的工资 ● 支持人员的工资

同步技术

随着混合式高等教育持续发展，使用相关远程技术与学生面对面的交流互动的需求日益增加。同步技术提供了向远程学生传输混合式课程的方法，不需要到学生所在地授课。本章将讨论的同步视频技术包括基于学校的视频会议系统、聚焦学校的网络会议解决方案，以及一对一或小组的网络会议程序。同步音频技术包括音频会议技术，一般通过现有的电话线或语音互联网协议系统实现。语音互联网协议本质上是一种使用计算机或硬件和互联网来进行数字传输语音通话的系统。

音频会议

音频会议的传输策略通常指的是通过电话线传输的教学。老师不一定在教室与一个或多个地点的学生进行互动。一些进行远程教学的大专院校将音频会议与其他技术结合在一起，例如网络研讨会技术，在互联网上用可视化的方式呈现更多的学习内容。现有的电话会议服务可用于音频会议，而语音互联网协议软件能连接更多参与者的音频。语音互联网协议软件允许个人或者使用软件通过高速互联网拨打会议电话，从而消除电话会议以及长途电话产生的费用。一些学习管理系统在它们的软件中内置了语音互联网协议音频会议功能。此外，一些免费软件 Skype 和 Google Hangouts 也有音频会议功能。

如果所选的教学内容不包括视觉教学部分，教师和学生的照片或视频可以在课程开始时通过电子或其他方式共享。此外，应鼓励学生在音频课上发言，介绍他们自己以及所处地区，以帮助学生感受教室氛围。为了获得最好的音频效果，应该要求学生使用带有内置麦克风的耳机。在电话会议中，应要求参与者不要随意讲话，并将自己的麦克风调节成"静音"状态，以消除干扰和多余的噪声。为一些学生提供的社会化实践活动也应该被纳入早期课堂教学中，同时应为学生提供使用该技术的指导。因为教师无法识别一些非语言的信息，教学策略应该包括更多的提问，确定学生对已讲授内容的理解。在课程中让学生参与讨论的方法应该提前计划并以适当的方式纳入课堂。在远程教育中吸引学生的一个常见策略是利用远程电话轮流联系学生。

基于学校的专用视频会议系统

许多教育机构、企业和卫生保健系统都在使用专用的互联网协议视频会议系统，如 Polycom 或 Tandberg，来连接一个或多个站点。3 个以上的同步视频会议，也称为多点视频会议，需要通过多点控制单元完成。这些多点控制单元或网桥允许来自多个来源的视频连接，并控制每个站点的音频和视频吞吐量。任何希望参加视频会议的网站都需要一个专门的视频会议单元。一个或多个参与者可出现在任何指定的地点。目前最先进的技术系统通常采用高清摄像机，从而可以产生高质量的视频。高质量的视频可以让参与者看到自己面部表情和肢体语言的细节。而且，摄像头可以通过远程控制来放大或缩小，并可聚焦于一个或多个参与者。

会议的视频输出通常在小型教室用平板高清电视或者在大教室用高清视频投影设备实现。这些专用视频会议系统通常都具有处理复杂音频的能力。专用单元使用的回声消除技术消除了远程会议的系统回声和混响，以及音频反馈中听到自己声音的问题。当使用远程站点的单视图选项时，能够自动切换显示当前正在进行讲话的站点的视频信号。这些基于学校的设备拥有当今市场上最高质量的音频和视频系统，而且易于操作。大多数系统也允许远程参与者使用专业软件和带摄像头及麦克风的个人计算机。

基于学校的高保真版本视频会议技术是"远程呈现"技术。传统的远程呈现视频会议技术使用多技术组合，如实物大小的高清视频技术和特殊的声学麦克风、扬声器、隔音设施，以提供近距离的逼真效果。最近，远程呈现系统的新进展体现在使用雷达和声纳技术的摄像头识别并自动聚焦于指定房间内的讲话者。这些自动化系统意味着老师可以专注于教学，而不必关注摄像机是否聚焦于当前课堂上的发言者。除此之外，还可为远程站点提供高质量的音频和视频。

使用基于学校的视频会议技术系统的主要优势是高质量的视频。最新系统通过高清晰度视频可让参与者看到自己的面部表情和肢体语言。这在角色扮演或学生演示的课程中尤为重要。该系统的主要缺点是管理大型团队或查看大量学生的能力有限，而且视频连接需要所有参与者均具备良好的宽带连接。

基于学校的网络会议技术和基于云的解决方案

对于无法利用学生所在地区和学校的视频会议设备的情况，网络广播或网络会议技术为远程学生提供了另一种选择。以学校为中心的网络会议技术软件允许同时连接两个或两个以上的个体。越来越多的"云计算"公司提供这些服务，这些公司利用互联网为那些不想维护或提供硬件的学校提供视频会议解决方案，帮助其在本地提供视频会议。

这个领域发展很快，新产品和新技术不断涌现。这类软件的例子包括 Adobe Connect Professional、Web-Ex、GoToMeeting、Wimba Live 教室和 Zoom。一些网络会议软件需要每个参与者均安装软件，而另一些则是严格基于网络的应用程序，并不需要安装。一些软件的解决方案直接建立在学校的学习管理系统上。每一个连接到网络会议的人都是通过连接高速互联网的计算机来实现这一功能。参与者可以从他人处接收音频和视频，但如果需要分享视频也必须有网络摄像头。网络摄像头已经成为新一代笔记本电脑和许多新电脑的标准配置。为了避免音频回声问题，应鼓励参与者使用内置麦克风的耳机，并且应在不讲话时置于静音状态。

虽然可以通过网络摄像头看到所有参与者，但视频的实际大小和质量可能因参与者的数量和带宽的情况而有明显差异。在不同的系统中，在不同的人之间切换，同时查看多个参与者的能力也有所不同。

大多数网络会议软件有能力共享电脑桌面，从而可以共享来自主机或参与者计算机的演示文稿或文件。许多软件还有轮询和即时消息提醒功能。网络会议视频可以储存，供学生后期观看，也可以供那些错过课程的学生查看。有些系统允许学生或教师创建跨区域小组，允许小组项目成员进行小组协作。除了使用网络会议形式进行面对面的课堂教学外，办公时间也可以使用软件，这样就可以为想要利用这种技术的学生提供面对面交流的机会。

另一个版本的网络会议技术是"网络研讨会"，通常是单向播放视频的。用于网络研讨会的软件是相同的，其显示演示文稿和桌面应用程序的能力也相似。交互式双向视频会议的网络研讨会具有可提供较多的参与者数量的优点。由于视频是单向播放，故宽带限制通常不受参与者数量的影响，一般可供 100 人以上共同参与。参与者可能仍然会参与现场直播，但通常仅通过轮询机制、聊天和音频交流。网络研讨会仍然需要高速的互联网接入，尽管不需要网络摄像头参与远程访问。网络研讨会的明显缺点是不具备与远程站点的面对面视频交互能力。

个人或小组网络会议技术

许多学校可能会订购专业级的网络会议软件解决方案，软件也可以用于连接一个人或一个小群体，也不需或仅需很少的费用。这类软件包括 Skype、微软 Lync、FaceTime 和 Google Hangouts 等。大多数网络会议解决方案都可免费下载，并为客户创建账户进行服务。这些软件易操作，仅需一台带有摄像头的计算机和带有麦克风的耳机以及高速的互联网接入。

大多数此类软件还允许即时消息传递和提供"状态指示器"功能，让人们知道对方是否能参与网络会议。虽然这种软件不允许在同一时间内使用多个视频连接，但是以低成本高效益的方式建立师生一对一、面对面的交流，或在学生小组之间进行面对面的交流。这类软件可用于面对面辅导课程或为跨区域的远程教学项目提供支持。教师还可通过软件将每周可面见学生的具体时间发布给学生。这款软件也可以在线邀请一位嘉宾专家到课堂，而无需花费差旅等相关的费用和时间。一些软件允许桌面共享，但与基于学校的网络会议解决方案相比，其功能相对有限。尽管如此，由于使用这些产品的成本低廉，仍是与学生交流的有效方式。

同步连接的支持与策略

每种同步连接媒体都有特定的技术识别特征，但是都具有需要支持的相似性，在线和在课堂使用该技术是共同的焦点。虚拟课堂教学要求教师仔细规划远程教学的最佳策略。在整个过程中，应向学生介绍如何使用这些相关技术并且给他们以明确的要求。学生的学习效果会受学习过程和内容的影响。清晰而简明的指导是帮助学生建立学习自我概念的关键。表 20-2 中提供了针对同步技术教学的调整教学策略的摘要。

与其他教学传输系统策略一样，同步教学系统需要市场营销、网站选择、有效的沟通和持续的课程协调，以便有效地管理。教师和行政人员必须紧密合作，确保所有教学计划顺利进行。

同步系统的选择

制订学校视频会议决策应根据现有资源和学生群体的不同而有所不同。该学校是否已经存在基于区域的视频会议单元，将会影响到方案的选择。在某些情况下，也可通过协作关系借用或租用远程设备。对于区域视频会议模式，因为不同的学生在同一远程教室共同学习，可以有机会认识与其地理位置相近的人。在农村地区或宽带接入较差的地区，区域医院或小城镇图书馆的视频会议单元可能是一种解决虚拟同步教室的方法，特别是当学生无法在家中使用宽带的时候。

在学生可以使用高速网络的区域，使用网络会议解决方案能为访问虚拟教室提供很大的灵活性。许多学校都可订购一种适合自己的特定方案产品，而这将是最划算的。值得注意的是，视频的质量虽然会影响观看面

表 20-2 调整教学策略以适应同步技术

在同步技术提供的课程中使用同步技术的原理	调整的教学策略
	讲课
为在短时间内对事实性的资料进行讲述提供了一种有效的方式	• 在简短的小型讲座（10～15 分钟）或播客中介绍关键概念，穿插着反馈、互动、提问和应用机会
	• 通过运用自我评估策略、反思、先行组织者理论，让学员参与关键概念资料的学习
	• 利用网络和基于电脑的材料，以及演示软件、视频和计算机图形等其他媒体加强小型讲座的效果
	• 指导客座讲师设计互动演示，利用充足的提问-回答方式与学习者进行交流
	讨论
提供以学生为中心的学习环境	• 引出了多个视角和观点，让学习者思考和体验
促进协作学习过程	• 事先分配个人进行具体的报告以加强讨论
让学习者参与主动学习	• 经常造访学生；在不同的交合点建立与学习者之间的对话
为评判性调查提供机会	• 鼓励所有的网点参与，让学习者有足够的时间回答问题和参与讨论
	• 提出高层次问题，要求学生比较、应用、综合、提出假设或评价
	• 在等待学生答复时，重复和以不同的方式将问题复述一遍
	• 鼓励学习者参与，通过有效地利用相机与学习者进行眼神交流，并将注意力集中在那些说话者身上
	采访
专家或客户以采访的形式向课堂提供额外的信息或观点	• 预先录好客座讲课者的片段，让本人在网络"现场直播"中出场，以进行基于网络的问-答交流或者通过电话联系
	• 主持人应总结和澄清要点，并及时、准确地进行采访
	专题讨论会
促进以有效的方式集思广益	• 学习者应对事先指定的学习活动做好准备
	• 学习者应该确保小组成员了解他们在小组中的角色以及他们对讨论的贡献。3～4 个小组成员是最佳选择。选取不同观点的人参加专题讨论小组或某个专业领域的专家。保持演讲简短，这样所有的小组成员都有足够的时间来陈述他们的信息。根据需要，在课前与小组成员进行排练
	• 小组成员可以在不同地点同时上线——要引导所有的小组成员参与讨论
	• 主持人的总结对于确定重要观点至关重要，并让小组成员严守分配时间，确保大家都有机会发言
	角色扮演
鼓励模拟决策、协作和参与	• 角色扮演情景可以预先录制并在课堂上播放；考虑在不同的接收站点用小组的形式进行
	• 角色扮演可以用来继续之前布置的任务，比如"在这种情况下你会做什么？"
	• 学习者提前准备，因为自发的活动比面对面的课堂要少

表 20-2　调整教学策略以适应同步技术（续表）

在同步技术提供的课程中使用 同步技术的原理	调整的教学策略
	• 角色扮演的部分保持简短，这样所有网点的学生都能做出反应和回应 • 对角色扮演场景的总结应联系讨论，强调关键的学习、反思、感受等问题
	学习圈、讨论组、学习组
在更大的课堂中促进讨论 在一个协商和协作的环境中为实践工作提供机会 鼓励参与和主动学习，并在课堂上建立团队融洽的关系	• 使用支持同步或异步组技术，将课堂划分为 5～10 组以进行讨论。在有大量学生的班级里，将大组分成若干小组，让每个小组选择一名报告人 • 通过给小组明确指示来完成任务，例如"提出一个问题"或"在一个问题上达成一致"；保持指示清晰和简单
	问与答
为教师和学习者提供反馈意见 模拟讨论 鼓励学习者的课堂参与	• 在课程进程中，应鼓励学习者在课堂上记下问题或评论，以便他们随时准备回应 • 尊重个人的问题是至关重要的；通过异步讨论论坛、聊天功能、实时流或 800 免费电话回答那些在课堂上没有机会参与的人的问题
	案例研究/模拟
帮助个人衡量和测试价值，区分事实和观点，发展评判性思维能力	• 案例研究应该在课前提供给学习者，以便学习者能够预习和准备个人或小组的应答 • 如果有口头的案例研究，他们可以改变报告进程；保持精炼，时间控制在 5～10 分钟，这样团队中的其他人就可以了解重点 • 结合演示软件、视频剪辑或其他媒体以增强案例研究的演示；同时也鼓励学习者这样做来增强他们对案例研究的理解
	辩论
澄清要点和立场有助于澄清价值 发展评判性思维和沟通能力 支持在情感领域学习	• 提前计划并给出明确的指示 • 小组制订评估报告的标准 • 确保所有网点的学习者都能听到要点；在有必要的时候重复 • 可以预先给特定的小组分配辩论的任务
	多媒体、图片、演示文稿
保证选定的材料视觉清晰度并提供特写镜头	• 保持图形简单 • 使用"水平"或"横向"的角度 • 使用大字体 • 使用有一定对比度的背景和前景（以蓝色、灰色和淡色为佳）

部表情和细节的效果，却可以提供面对面交流的机会。在考虑网络会议技术时，必须考虑到远程站点上预期的学生数量，并据此选择合适的远程同步产品，以满足使用要求。对于有大量参与者的情况，切换到网络研讨会的模式可能是最佳选择，但此选择会影响双向交互视频效果，因此需要具体权衡。在此技术领域，一个引人注目的技术进步是将智能手机和其他平板设备等手持移动设备连接到网络会议上，使便利性大大提

高。关于当前学生使用移动设备学习情况的研究表明，远程设备加入移动设备的能力对于学习至关重要，因为一般学生很可能会有2～3种可上网的设备，如智能手机、平板电脑和笔记本电脑（Dahlstrom，Walker，& Dzuiban，2013）。

异步技术

尽管使用各种同步技术的数量有所增加，但异步技术也在不断发展，且变得更具交互性。异步技术不要求学生在特定的时间或地点绑定异步设备，因此在课程安排和学生参与方面具有更大的灵活性。各种音频和视频增强技术的存在，可根据学生的时间表向学生提供学习相关内容。

播客

播客程序是近来受欢迎的互联网接收流媒体的工具之一。播客原是苹果公司开发的便携式音乐播放器 iPod（播客，n.d.）的一个术语，可以订阅并自动下载网络音频。现在"播客"通常指的是任何可以自动下载到计算机或移动设备上的音频程序。播客最常见的下载文件类型为 mp3 文件。学生可在他们学习管理系统或其他免费程序中订阅播客，以便自动接收新文件。

播客可以捕捉实时的画面并进行面对面的授课。对于教师来说，授课的简单方法就是用便携式的闪存式录音机为学生直接录制 mp3 格式的授课音频。音频播放可以每秒低比特率（建议 32 kbps）的速度进行，这样能减少文件的大小，而且不会对音频质量造成较大影响。佩戴式话筒有助于确保高音频质量。在播放音频时教师应提前告知学生音频文件的名称和日期，以便其提早了解音频的主题和内容。除了重命名外，这些文件不需要进行任何后期处理，同时文件可以上传到学习管理系统中，甚至可以通过电子邮件直接发送给学生。

这种类型播客软件的优势是内容可供学生讨论，能增加对高难度概念的理解，并允许在课外时间学习课堂上错过的内容。已存档的课程可以在恶劣天气或教师生病不能到课的情况下使用。缺点是不能促进主动学习，而且一些学生可能会因此而不来上课。可在课堂上使用交互式学习活动的策略，如在播客中引入概念讨论，以避免这种情况出现。另一个缺点是它不能向课堂补充添加任何额外的信息。

播客的另一种学习形式是用预先保存的内容在上课时间播放供学生学习。两个研究对比了使用播客讲座和面对面授课后的学生考试成绩。结果显示，两种形式没有显著差异（Abate，2013；Vogt，Schaffner，Ribar，& Chavez，2010）。尽管目前对播客的总体满意程度较好，但大多数学生相对于传统授课而言，对播客并未显示出更多的喜爱。

使用播客的另一种策略是利用播客播放授课的扩展学习材料。这使学生可以深入探索主题和扩展他们在课堂内所无法获得的知识。播客的其他常见用法包括利用播客解答本周课堂的难题；将客座讲师邀请至播客平台与学生交流；使用播客复习每周最重要的知识；在上课前预留下次学习内容，以便提前做好准备（Indiana University，Center for Teaching and Learning，2011）。预留下次上课的内容也是主动学习策略中翻转课堂的一种方式，同时这种学习方式比其他主动学习策略的效果更好（Educause Learning Initiative，2012）。

增强型播客

　　增强型播客软件仍是音频播客，但可播放与音频叙述同步的静态图像。在教育领域常见的增强型播客形式是讲课风格的演示文稿伴随语音叙述。演示文稿和音频同步，分别传输到计算机和其他移动设备上播放。增强型播客最常用的文件格式是高级音频编码-解码的音频文件。增强型播客的另一种常见格式是 Adobe 演示程序，它可生成一个 PDF 或基于 flash 的输出文件。需要注意的是，并非所有的移动播放器都能播放这些文件格式。根据所在学校有手持或移动设备的情况，保证移动设备兼容目标文件格式最重要。通常电脑或笔记本电脑可以播放任何类型的文件。

视频或影像播客

　　视频播客或称影像播客是指能播放视频的播客。视频可包括增强材料，如带有同步叙述的演示文稿，但通常能播放实时影像和音频。影像播客可用来提供学习内容、对学生提供指导或发布作业要求，或者在日常的基础上解答疑问。教师制作的视频课程能够有效地增加学生参与度（Draus, Curran, & Trempus, 2014），还可提升教师的影响力（Borup, West, & Graham, 2012）。与增强型播客类似，视频也应注意是否与播放设备兼容。例如，作为流媒体视频的互联网格式标准之一的 Adobe Flash，在苹果的任何移动设备上都无法播放。一般设备的通用格式是 MPEG4 视频，也有少数是特别的 H.264 编码译码器制作的压缩视频。HTML5 是另一种常见的视频格式，因文件很小，故在移动设备上仅占用很少的内存。一般来讲，所有的视频文件通常相对较大。当需要传输学习资料时，应考虑清楚视频是否为必须传输

的学习材料。如果视频必须下载，则最好使用较短的视频片段（少于 5 ～ 10 分钟视频）来限制文件下载的大小。还可以通过减小影像的清晰度、减小视频文件的大小，以方便进行网络传输或下载。

创建播客及视频播客制作工具

　　各种便携式录音机可以制作简单的音频文件。如要获得最专业的录音效果，使用带隔音的房间和特殊的麦克风将会得到最佳的音效。然而，条件有限时，在一个安静的房间里使用好的麦克风有时甚至会带来更高质量的音效（Indiana University, Center for Teaching and Learning, 2011）。音频文件的编辑可以通过诸如 GarageBand（Mac 平台）或 Audacity（Mac 或 PC）这样的软件来完成。这些软件均可在互联网免费下载（Foster, Larmore, & Havemann, n.d.）。此外，一些大学在专门的教室有自动化的播客系统，以录制实时的授课内容（Marchand, Pearson, & Albon, 2014）。教师如制作播客文件，需在录制文件之前完成相关设备和软件的技术设置。

　　增强型播客的创建工具包括 iLife 应用程序套装，如 GarageBand、Keynote 和 iMovie、Mac 平台。另一种非常流行且易操作的用于创建增强型播客的工具是 PowerPoint 和 Adobe 演示程序。在 PowerPoint 中使用 Adobe 插件，教师可以插入演示文稿的解说，也可将文件输出为流媒体视频（Flash，一种含 PDF 的文件）或视频文件。如前所述，并不是所有的文件类型都与移动播放器兼容。因此，很重要的一点是选用合适的文件格式。

　　视频播客的制作包括摄像机捕捉现场视频以及后期编辑视频。视频可以通过使用智能手机或内置网络摄像头捕捉，或以摄像

机进行更专业的拍摄。专业设备的使用将会形成更高质量的音频和视频效果。编辑和处理这些文件的软件包括 Adobe Premiere、Adobe 演示程序和 iMovie。如果需要对视频文件进行大量编辑，建议邀请在这一领域有熟练经验的专业人员操作，因为学习使用这些软件可能会耗费大量时间。与增强型播客类似，当可以使用视频播客时，了解用户群的需要非常必要。最好提供多种文件格式或者使用学生最常使用的文件格式。

远程临床教育和远程医疗技术

随着科学技术的进步，远程健康照护服务也应运而生（Grady，2011）。远程医疗主要包括通过电子通信设备共享临床和健康相关的信息（Health Resources Services Administration，2012）。远程护理是利用这些电子通信设施和设备远程传输、管理和协调护理服务（American Telemedicine Association，2011）。类似的技术既可用于远程站点的护理监控，也可用于远程学生的监控。这些技术包括视频和音频会议技术、计算机和专门远程监控设备的技术。远程站点的学生可利用这项技术进行生理评估、访谈和干预（Klaassen，Schmer，& Skarbek，2013）。使用这项技术还可以使学生获得在所在地区无法获得的临床体验（Grady，2011）。随着家庭医疗保健越来越盛行，该项技术应用的机会也会越来越多（Rutledge，Haney，Bordelon，Renaud，& Fowler，2014）。

远程教育的趋势

远程教育最近的趋势是大规模开放在线课程（慕课，massive open online courses，

MOOCs）（Bonvillian & Singer，2013）。慕课让成千上万的学生参与在线课程学习，并且通常免费（DeSilets & Dickerson，2013）。尽管慕课的商业模式不断涌现，但一些课程提供的"徽章"即认证课程的结业证书模式受到学生的广泛认可（DeSilets & Dickerson，2013；Pirani，2013）。慕课虽仍处于起步阶段，但在2014年，首个获认证的基于慕课的学位项目已启动（Mazoue，2014）。慕课的学分教育仍是一个快速发展的领域。第21章将进一步讨论关于慕课和在线教育的问题。

另一个影响远程课程的驱动力是美国一些州给予这些课程项目授权，鼓励跨州进行授课（Poulin & Boeke，n.d.）。2010年，美国教育部发布了其最早的授权，即获得授权的项目可以跨州进行远程教育。在撰写本文的过程中，联邦政府要求州政府授权远程课程的命令已经取消。尽管预计未来还会恢复，但要求远程教育获得授权的州法规仍在实施中。对于那些计划跨州实施远程教育的机构来说，在学生所在州实施学分教育项目须获得该州的授权是必需的。

适应远程教育技术教学

尽管在不同的远程教育系统中存在着不同的技术和复杂性，但无论使用何种媒介都具有一定的共性。远程授课系统的首要任务是改变教学模式和教学内容（Bower，Dalgarno，Kennedy，Lee，& Kenney，2014）。远程教育应考虑以下一些因素：应由团队而不是个体完成教学计划，强调内容而不是过程，以及应使用教学大纲合理统筹所有教学活动。教师将扮演远程教育的推动者或指导者的角色（Keengwe & Kidd，

2010）。此外，在此过程中，教师需要注意课程安排应包含多创造主动学习、反馈、教师和同学互动的机会，以及创造一个尊重学习风格和观点多样性的环境。尽管教师使用远程教育技术时会有技术支持，但教师仍然需要在技术能力和组织规划方面具有基本的水平。

需求评估

在开展远程教育项目之前，应进行市场分析，以确保入学人数充足。远程教育已被护理教育的管理者广泛接受，因为他们认为这是市场的需要。课程的推进意味着大学对远程教育的承诺，即学生能够通过远程教学完成学业或继续教育计划的相当一部分，即使不是全部完成。此外，还需要考虑学生所在地区的硬件及网速问题。因为大部分远程技术都依靠高速网络，了解授课点的网络情况有助于选择有效的解决方案。学生能够具备最低限度的高速网络连接是使用远程先进设备和技术学习的基础。分析远程授课的学生对课程的需求以及学生对新课程及教学计划的了解程度，有助于保证足够的学生注册率。一旦远程授课开始运行，学生对课程的满意度对提升课程的持续运行十分关键。

电子教室：教师的视角

教室仍然是远程教育的重要和不可或缺的组成部分。然而，越来越多的基于网络的课程和在线课程正在改变教室使用的方式。当需要电子教室来支持全部或部分课程时，对技术和场地的投资须被视为一项长期投资，因为装备设施的成本投入将是必备的。新式教室应具有完善的多媒体系统，包括计算机化呈现系统、有线及无线高速网络、一键可触式控制的可视化演示系统。为了便于快速和简便操作，摄像头控制、DVR、DVD、Bluray DVD、CD、电子白板和其他基于计算机的演示设备都应考虑在教室整体设计中。另外，移动的视频会议和多媒体设备等最先进的技术可灵活地用于教学场所。

尽管对先进课堂技术的需求仍然存在，特别是那些将现场与远程授课结合在一起的项目，或者使用基于学校的视频会议技术，使越来越多的教师可以传授的内容更多。从不同的地点授课，要求教师使用具有音频和视频功能、高速互联网接入和技术支持的最先进的计算机，这样教师授课将不再受地点局限。

当需要在一个区域建立新的远程站点时，应该考虑该地区的总人口、公共交通情况，以及图书馆和计算机网络的基本状况。大多数学校都选择在现有的校园里设立原始站点。远程教学的整体计划还必须包含基础设施的财务计划，如数据网络、硬件和软件的计算机相关资源、教师的持续培养和支持，以及教学媒体等。此外，技术支持人员的人事计划也应该包含在其中。

远程教育课程需要相关教师接受技术培训和持续的学习发展。教师应了解远程教育系统的运行机制，并且充分地关注学习者而不是技术。形成性发展是一种理想的方式，因为它可以改进具体的教学策略，并明确学习的重点。如果教师在他们的远程教学开始阶段获得过指导，他们将有时间和机会将创新策略融入课程设计和展示风格中，并开发出与教学技术相适应的教学材料。

在教学过程中持续进行形成性评价有助于确保教学策略适当地实施。形成性评价为教与学的调整提供机会，在整个课程中维持学生在学习环境里良好的社会存在感。

电子课堂：学生的视角

当使用远程教育技术包括非现场学习设施时，现场协调员或协助解决技术问题以及为学生提供技术支持的人员对于项目顺利进行至关重要。对于在家里参加远程学习的学生，必须具有支持系统确保远程技术故障能够随时排除。学生在家里需要在课程开始前测试及练习使用网络会议设备。对所有课程进行持续技术支持是必需的，有助于教师专注教学以及学生集中精力学习。

而技术支持人员则负责帮助远程学习者解决困难。可以将技术支持人员的工作时间及联系方式，如电话、实时聊天或电子邮件告知学生。

专业支持人员和管理人员必须保证图书馆、计算机、视听资源的可用性。尽管这些资源对于课程教学是否成功至关重要，但教师不应过多参与协调设备资源的活动。成功的技术支持可以确保高效率的注册、学术咨询、财政支持、当地物质资源；雇用技术人员、站点协调人员或监理人；处理教学大纲和其他课程资料；获得版权许可；安排旅行（如果是教学设计的一部分）等。提供其他类似的服务对于任何远程教育项目的成功都是至关重要的。此外，支持的需求会因使用的设备不同而有所差异。

临床站点的开发

对医疗保健领域的教育工作者而言，为远程学习者提供临床经历是一个挑战。远程课程有必要涵盖临床实践的所有方面，以满足课程对发展临床技能和能力的需求。这需要与卫生保健机构进行协调，以创造一致、高质量的临床经历。这需要进行实地考察并与主校园的教学设备进行校准以确保其运行的准确性。带教导师以及临床协调员合作为远程教育的学生提供指导，以确保学生充分发展相关技能，并促进远程项目和临床机构之间的深入合作。

临床观摩是学生有效学习的组成部分，分为直接观摩和间接观摩。这些观摩方式包括模拟训练、视频观摩（同步和异步技术）和计算机仿真观摩（American Association of Colleges of Nursing，2012）。远程视频技术可以提供交互式咨询，相对于面对面授课的传统教学，这些技术以及其他通信系统能够帮助教师远程与学生交流。电子文档传输、在线评估工具以及在交互网络上的协作，使得评价学生远程的表现和指导学生成为可能。

课程的增强和资源

远程教学的三个要素包括课程设计、课程参与者之间的互动、教师培养和支持（Crawford-Ferre & Wiest，2012）。在混合式远程教育方法中，通过使用补充媒体和辅助教学资源可增强课程的学习价值，这些辅助资源能够支持教学的顺利进行和减少学生在任务上的时间花费。电子文档的交换、电子邮件、即时信息、音频和视频交互是必需的增强措施。这些电子工具为教师和学生提供了更多交流的机会。一些学校已经为在校学生提供免费的电话服务，以方便他们与教师、注册员、财务援助顾问以及其他校园技术支持人员的交流。此外，许多机构正在为他们的远程教育项目建立电子门户，为所有的技术支持和教育活动提供个性化的在线界面。

评价

首先，对学生进行评价的首要问题是验证和确认学生身份，即需要确定参与课程的学生和参与评价的学生为同一人。2008年的《高等教育机会法案》要求提供远程教育课程的项目进行学生核查程序，以确保被录取的学生和参加远程课程的学生一致（McNabb，2010）。目前，安全的登录和密码是常用的身份识别方法；然而，随着学生新身份识别技术的出现，加强对学生身份认证的配套措施十分必要（Cummings，2012）。

持续评价学生的学习可以确保学生的学习效果，并可为教师提供改进教学策略和远程学习技术的信息。远程教育应进行形成性和终结性评价。对在线教师和学生而言，形成性评价非常重要，可以确定学生对内容的理解以及教学的有效性。简单地问学生"在这个在线课堂上，你最喜欢的是什么？"或者"在这个在线课堂上，你最不喜欢的是什么？"是获得反馈的有效途径。使用各种在线调查技术可以在课程结束时完成终结性评价。对形成性和终结性评价的更深入内容讲解详见第23章。

请熟悉技术和混合式学习环境的其他教育者进行同行评估也很重要。同行评估可由来自地方学校或机构的个人进行，或在全国范围内通过诸如"质量问题"之类的项目机构进行评估。质量问题是国家性获得认可的审查，它使用基于证据的在线和混合式课程标准，并进行同行评审认证。这些同行评估者可以利用标准对在线和混合式课程进行同行评审（Quality Matters，n.d.）。

应考查学生和教师对远程技术和传输效率的看法以及学生学习的成功率，并对学生流失的原因进行研究，同时制订策略以应对任何负面影响。

评价内容还应包括大学或学院的课程费用，如教师、技术人员、现场协调员和其他支持人员的工资；设备、硬件和软件的投入；设施和通信系统的潜在租赁费用；教职人员的交通费用；邮寄或快递费用；还有其他课程实施所需的资源。所有支出必须与通过学费产生的收入进行比较评估，并由其他财政提供支持。

总结

越来越多获得高等教育的机会的出现，使学生在远离校区的地方学习和工作成为了可能。信息和教育技术经常用于护理本科和研究生教育，以及注册护士寻求非学术性的继续教育。随着基础设施的持续改进和对教学研究的投入增加，对某些教学范式的使用将提供更多的导向，护理教育工作者设计富媒体技术的学习环境和课程的机会将会逐渐增多。

领导者必须仔细评估有关远程教育的数据，为未来的远程学习设置新的行业标准。护理教育者需明确教育过程中的远程教学的驱动力是什么。远程教育会成为一个重要的教学方式吗？或者远程教育应主要用于支持其他更传统的教学过程吗？它将如何被用来向全球学生推广扩展学习的机会？远程教育如何影响专业教育内部和其他合作形式的学习？远程教学能够建立学术与实践的伙伴关系以促进学习吗？毫无疑问的是，以计算机为基础的数据网络、创新的教学设计和创造性的领导力将在未来为我们提供一个坚实的远程教育平台。

对证据的反思

1. 识别可能阻碍或显著推迟在学校实施一个或多个远程教学系统的问题。

2. 远程教育技术如何被用于为教师和一群地域上分散的学生提供创新的教学和主动学习体验？

3. 你如何利用同步视频远程传输系统调整你的课程？作为一名教师，你应如何有效地设计和实施这门课程？

4. 通过远程技术，对各种教学方法的成本因素进行反思。考虑来源和接收站点因素。如何将成本最小化，而不会妨碍课程交付的有效性？

5. 为选定的远程传输课程设计一个评价计划，包括形成性和终结性策略来评价课程的有效性。

参考文献

Abate, K. S. (2013). The effect of podcast lectures on nursing students' knowledge retention and application. *Nursing Education Perspectives*, 34(3), 182–185.

Allen, I. E., & Seaman, J. (2014). *Grade change: Tracking online education in the united states*. Retrieved from, http://www.onlinelearningsurvey.com.

American Association of Colleges of Nursing (AACN). (2012). *Criteria for evaluation of nurse practitioner programs*. Retrieved from, http://www.aacn.nche.edu/education-resources/evalcriteria2012.pdf.

American Association of Colleges of Nursing (AACN). (2014, August 18). *Nursing faculty shortage*. (Fact sheet). Retrieved from, http://www.aacn.nche.edu/media-relations/fact-sheets/nursing-faculty-shortage.

American Telemedicine Association. (2011). *Telehealth nursing fact sheet: ATA telehealth SIG*. Retrieved from, http://www.americantelemed.org/docs/default-document-library/fact_sheet_final.pdf?sfvrsn=2.

Billings, D. (2010). Distance education in nursing: 25 years and going strong. *CIN: Computers, Informatics, Nursing*, 25(3), 121–123.

Bonvillian, W., & Singer, S. (2013). The online challenge to higher education. *Issues in Science and Technology*. Retrieved from, http://issues.org/29-4/the-online-challenge-to-higher-education/.

Borup, J., West, R., & Graham, C. (2012). Improving online social presence through asynchronous video. *Internet and Higher Education*, 15, 195–203.

Bower, M., Dalgarno, B., Kennedy, G., Lee, M., & Kenney, J. (2014). *Blended synchronous learning: A handbook for educators*. Retrieved from, http://blendsync.org/handbook.

Crawford-Ferre, H. G., & Wiest, L. R. (2012). Effective online instruction in higher education. *The Quarterly Review of Distance Education*, 13(1), 11–14.

Cummings, J. (2012). *EDUCAUSE Comments: Financial aid fraud and identity verification*. Retrieved from, http://www.educause.edu/blogs/jcummings/educause-comments-financial-aid-fraud-and-identity-verification.

Dahlstrom, E. (2012). *ECAR study of undergraduate students and information technology, 2012*. Retrieved from, http://net.educause.edu/ir/library/pdf/ERS1208/ERS1208.pdf.

Dahlstrom, E., Walker, J., & Dzuiban, C. (2013). *ECAR study of undergraduate students and information technology, 2013*. Retrieved from, https://net.educause.edu/ir/library/pdf/ERS1302/ERS1302.pdf.

DeSilets, L., & Dickerson, P. (2013). A revolutionary journey into learning/education. *The Journal of Continuing Education in Nursing*, 44(1), 8–9.

Diaz, V., & Brown, M. (2010). *Blended learning: A report on the ELI focus session*. Retrieved from, https://net.educause.edu/ir/library/pdf/ELI3023.pdf.

Draus, P., Curran, M., & Trempus, M. (2014). The influence of instructor-generated video content on student satisfaction with and engagement in asynchronous online classes. *MERLOT Journal of Online Learning and Teaching*, 10(2), 240–254.

Educause Learning Initiative. (2012). *7 things you should know about flipped classrooms*. Retrieved from, http://www.educause.edu/library/resources/7-things-you-should-know-about-flipped-classrooms.

Fleming, B. (2013). *Trend to blend: Thoughts from the sloan-C blended learning conference 2013*. Retrieved from, http://www.eduventures.com/2013/07/trend-to-blend-thoughts-from-the-sloan-c-blended-learning-conference-2013/.

Foster, J., Larmore, J., & Havemann, S. (n.d.) The basics of educational podcasting: Enhancing the student learning experience. Retrieved from http://edis.ifas.ufl.edu/pdffiles/MB/MB00400.pdf.

Gerard, S., Kazer, M., Babington, L., & Quell, T. (2014). Past, present, and future trends of master's education in nursing. *Journal of Professional Nursing*, 30(4), 326–332.

Grady, J. (2011). The virtual clinical practicum: An innovative telehealth model for clinical nursing education. *Nursing Education Perspectives*, 32(3), 189–194.

Health Resources Services Administration. (2012). *Telehealth*. Retrieved from, http://www.hrsa.gov/ruralhealth/about/telehealth/.

Healthcare Information and Management Systems Society. (2011). *Position statement on transforming nursing practice through technology and informatics*. Retrieved from, http://www.himss.org/files/himssorg/handouts/himssnipositionstatementmonographreport.pdf.

Indiana University, Center for Teaching and Learning. (2011). *Academic podcasting guide*. Retrieved from, http://ctl.iupui.edu/Resources/Instructional-Technology/Academic-Podcasting-Guide.

Kala, S., Isaramalai, S., & Pohthong, A. (2010). Electronic learning and constructivism: A model for nursing education. *Nurse Education Today, 30*, 61–66.

Keengwe, J., & Kidd, T. (2010). Towards best practices in online learning and teaching in higher education. *MERLOT Journal of Online Learning and Teaching, 6*(2), 533–541.

Klaassen, J., Schmer, C., & Skarbek, A. (2013). Live health assessment in a virtual class: Eliminating educational burdens for rural distance learners. *Online Journal of Rural Nursing and Health Care, 13*(2), 6–22.

Marchand, J. P., Pearson, M., & Albon, S. (2014). Student and faculty member perspectives on lecture capture in pharmacy education. *American Journal of Pharmaceutical Education, 78*(4), 1–7.

Mazoue, J. (2014). *Beyond the MOOC model: Changing educational paradigms. Educause Review online.* Retrieved from, http://www.educause.edu/ero/article/beyond-mooc-model-changing-educational-paradigms.

McNabb, L. (2010). An update on student authentication: Implementation in context. *Continuing Higher Education Review, 74*, 43–52.

Piaget, J. (2001). *The psychology of intelligence* (M. Piercy & D. E. Berlyne, Trans.) (2nd ed.). New York: Routledge.

Pirani, J. (2013). *A compendium of MOOC perspectives, research, and resources.* Retrieved from, http://www.educause.edu/ero/article/compendium-mooc-perspectives-research-and-resources.

Podcast. (n.d.). Retrieved from, http://en.wikipedia.org/wiki/Podcast.

Poulin, R. & Boeke, M. (n.d.) Retrieved from http://wcet.wiche.edu/advance/state-approval-history.

Quality Matters. (n.d.). Retrieved from https://www.qualitymatters.org.

Rutledge, C., Haney, T., Bordelon, M., Renaud, M., & Fowler, C. (2014). Telehealth: Preparing advanced practice nurses to address healthcare needs in rural and underserved populations. *International Journal of Nursing Education Scholarship, 11*(1), 1–9.

Shachar, M., & Neumann, Y. (2010). Twenty years of research on the academic performance differences between traditional and distance learning: Summative meta-analysis and trend examination. *MERLOT Journal of Online Learning and Teaching, 6*(2), 318–334.

Skillman, S., Kaplan, L., Andrilla, C., Ostergard, S., & Patterson, D. (2014). *Support for rural recruitment and practice among U.S. nurse practitioner education programs.* Policy Brief #147, Seattle, WA: WWAMI Rural Health Research Center, University of Washington.

Stanley, M., & Dougherty, J. (2010). A paradigm shift in nursing education: A new model. *Nursing Education Perspectives, 31*(6), 378–380.

United States Department of Education. (2009). *Evaluation of evidence-based practices in online learning: A meta-analysis and review of online learning studies.* Washington, DC: U.S. Department of Education, Office of Planning, Evaluation and Policy Development, Policy and Program Studies Service. Retrieved from, https://www2.ed.gov/rschstat/eval/tech/evidence-based-practices/finalreport.pdf.

Urso, P., & Ouzts, K. (2011). *Online versus traditional nursing education: Which program meets your needs?.* Retrieved from, http://www.minoritynurse.com/article/online-versus-traditional-nursing-education-which-program-meets-your-needs.

Vogt, M., Schaffner, B., Ribar, A., & Chavez, R. (2010). The impact of podcasting on the learning and satisfaction of undergraduate nursing students. *Nursing Education in Practice, 10*, 38–42.

第21章 在线学习社区中的教与学
Teaching and Learning in Online Learning Communities

Julie McAfooes, MS, RN–BC, CNE, ANEF

（苏艾琳　译）

高等教育也许已经到了这样一个转折点：在此时如果要探究开设一门课程的问题，已经不再需要考虑是否应该提供网络授课的形式，而是是否还有必要进行面授了。有 3/4 的学院和大学为学生提供了在线修课的选择。如果只统计两年制的学院的话，这个比例会增加到超过 90%（Parker, Lenhart, & Moore, 2011）。在线学习已经不再等同于远程教育。绝大部分大学对其住校学生也开设网络学习课程。而且由于对环境保护的日益关心，在线授课成了"绿色"的选择，因为这种形式可以不必出行，从而节省能源以及减少二氧化碳排放量达 90%（Roy, Potter, Yarrow, & Smith, 2005）。

在线学习也受到了学生的欢迎。2013 年有超过 710 万名大学生，或占在校人口 33.5% 的大学生选修了至少一门网络课程（Allen & Seaman, 2014）。同一个问卷调查结果显示，66% 的学术界领导者同意，在线教育对他们的大学是否能够长期成功至关重要。其中 77% 认为在线教育的学习效果等同于或者优于面授。

自从第二次世界大战以来，英语国家在国际高等教育上处于领先地位（Marginson, 2014）。西方国家探索了通讯和信息技术方面的全球性发展，并越过时区和国界将在线学习进行输出。其结果是实现了在科学、语言、教育政策以及开设大规模开放在线课程（MOOC）的全球一体化，使得地理位置及社会经济流动中的国际社会对高等教育唾手可及。

今天的在线课程及项目对住校生和远程学生来说，同样具有吸引力。事实上，哪怕是住校生，或许也更愿意在舒适的宿舍里，在他们方便的时间，进行在线课程资料学习及做作业。高等教育使用在线学习数量的增加有多个原因。今天的学习者期望可以随时进入课程学习，课程时间安排也会有能够满足他们学习需求的灵活性（Parker & Howland, 2006）。大部分大学生在课堂上使用便携式电脑、智能手机或平板电脑（Parker et al., 2011），更年轻的学生甚至回想不起生活中没有电脑和网络的时候。个别学生觉得他们可以在网络上搜索到任何他们需要知道的东西，于是开始怀疑课堂上教师的作用（Johnson, 2014）。护理教师短缺、现有网络技术质量的改善，以及有证据表明面授与线上学习效果相似等，是使在线学习进一步扩展的另外一些因素（Baldwin & Burns, 2004）。

在线学习在护理教育上占了相当大的分量，越来越多的护理课程都以这种方式授课，尤其是对寻求完成护理学士学位或研究生学位的学生来说更是这样。继续教育课程的提供者也选择在线技术，吸引了更多欣赏灵活性和便利性的医护专业人员，这些人希望在家里就可以满足其对教育的需求。很多护理教师也将在线学习的元素融合到他们主要是"即时"课堂教学的课程中去，并由此创造出混合式或混杂式课程，最大限度地利用了网络学习资源。

例如"翻转课堂"就是一种可以用多种形式授课的教学模式（Critz & Knight，2013）。翻转意味着改变在课堂上所用的时间（Barra，2014）。学生被要求在上课前就有所准备，对在线资料进行学习，其中包括阅读材料、讲义、小测验、影像、有解说的幻灯片以及其他媒体的课件。翻转课堂刺激了面授形式向混合式授课的转型。在某些情况下，学生和教师完全在线上见面。双方的交流通过社交网络而非面对面上课完成。在线学习也促成了护理专业人员国际学习社区的发展，因为世界各地的护士发现，他们可以由此接触到能够满足自己学习需求的教育课程。

即便是在高等教育科技日益增长的情况下，在在线学习社区（online learning communities，OLCs）授课对许多护理教育者来说依然是一种新的体验。成功实施在线学习要求教师和学生对其在教与学的过程中，作为教师与学生角色的概念进行重新认识。此外，在决定实施在线教育的时候，还必须考虑多种机构的问题。本章将对在线学习进行定义，明确指出在线学习在规划、实施及评价的过程中需要考虑的因素，并描述在线课程设计的相关问题。另外，本章将讨论在线学习对教与学过程的意义，同时也讨论教师和学生成长的需要，最后将以列举在线教与学效率的例证作为结束。

在线学习社区

在线学习使用了互联网与各种软件的配备，如学习管理系统（learning management systems，LMSs）、学习内容管理系统、学习门户、电子学习平台、虚拟学习环境（virtual learning environments，VLEs）或课程管理系统（course management systems，CMSs）等（Wright，Lopes，Montgomerie，Reju，& Schmoller，2014）。这些都是相似但并非雷同的词汇。LMS 创造了一个学习环境，即让学生与教师，也包括其他有关专家，如医护人员与患者，可以聚集以便实施教与学的社区（Babenko-Mould，Andrusyszyn，& Goldenberg，2004；Jafari，McGee，& Carmean，2006）。在线学习由 LMS 营造出一个虚拟的学习环境（如黑板软件 Blackboard 的 Learn、欲学软件 Desire2Learn 的 Brightspace、构架软件 Instructure 的 Canvas、培生软件 Pearson 的 Learning Studio，以及开源软件魔灯 Moodle 等）。不过 LMS 已经老化，这些软件一般来说都有 8 年了（Dahlstrom，Brooks，& Bichsel，2014）。虽然软件具有多种功能，但教师和学生在参与交流及协作方面，都表现出使用不足的现象。这个关乎使用者的态度问题，除了可以用 LMS 的基本功能外，鲜有使用其他功能的能力。具备数字素养并不等于就可以熟练掌握 LMS 的应用。

对于平台来说，越来越趋向于要求其具有适应性、使用满意度、可以量身定做、整合并有直觉性，而且更为重要的是要有可流动性（Dahlstrom et al.，2014）。在很大程度上，LMS可储存课程内容、出试题、帮助布置作业、促进交流沟通并公布分数成绩。使用者提出，希望LMS能够在即时通讯、视频聊天、在线辅导、社交网络、评分、使用多媒体，以及提醒本人需要发帖和交作业方面有进一步的改进。

由比尔与美兰达·盖茨基金会资助的下一代数字学习环境先行项目已经启动，目标是要找出高等教育系统仍然在使用过时技术的原因，并寻求如何替代这类技术（Straumsheim，2014）。这些虚拟学习环境设计的初衷，是要利用共享工作空间及无线移动设备，提升协作和交流，并且可以通过与学术咨询师、辅导员、带教导师及图书管理员的接触，提供对学生全方位的支持。一般情况下，LMS也包含了如出题及考试软件、抄袭监测软件、文档组合管理软件和可以进行分数计算的在线成绩单在内的评估和鉴定软件。此外，在线学习环境也更多地与校园服务结合起来，如会计部门和注册部门，从而使学生可以注册课程、获取分数及成绩单（Nelson et al.，2006）。迅速出现的一系列新功能及新选项，使得开发商将自己定位为问题的解决者。他们可以评估客户的需求，并提出个性化方案，使之与LMS天衣无缝地融合起来。

在护理教育方面，在线学习经常被应用于提供单独的课程以及有学分的完整学位教育方面。在临床环境中，在线学习可能被应用于帮助认识临床工作的迎新训练，满足规定的继续教育要求，还有为护士提供指导和带教的项目等（Billings et al.，2006；Pullen，2006）。在线学习在护士参加终身学习及获取继续教育学时方面，是一个十分受欢迎的途径。

教育者和学习者以各种方式利用在线学习功能。例如，课程内容可以开发成独立的学习模块或辅导材料的形式。典型的在线学习模块包含目标、学习效果、学习活动以及评估的成分。由于其自成一体的性质，学习模块很有灵活性，可以被重复多次使用。举个例子，学习模块为使用者提供帮助，使其不需要与教师或同学及同事接触，也可以通达学习资料。学习模块也可用于提供临床知识更新、医疗机构要求的"强制"教育，或者在教室或临床环境的有关背景材料，为进行高层次应用做准备。模块也常常被作为可重复使用的学习件（reusable learning objects，RLOs），融合到教室或在线课程中去。这些事先开发好的课件包含目标、内容及评估，可以用作课程的必修资料或选择学习资料。RLOs作为与课本配置的辅助教材越来越常见，这类课件也可以在网络学习资料贮藏网页如美乐（MERLOT）（http://merlot.org）处获取。

在线学习可用不同的架构形式支持课程学习。这些课程可以按完全在线的完整网络课程设置，教师和学生不需要见面授课。最典型的例子包括内容主要为理论的课程，不过越来越多的有带教导师的临床课程也完全采用在线形式。带教导师通常是一位居住在学生本地区的够资格的临床执业人士，该导师借助网络促进课程理念在临床环境中的应用。

在线课程也可以开发成与课堂面授或临床实践相结合的模式。这类混合式课程也称为网络提高、网络支持，或者混杂式课程，将在线学习社区与课堂面授或临床经验的优势结合起来（Bonk & Graham，2005）。在这里，教师使用在线作业的形式，如预备测验或案例分析，在学生参加课堂面授活动前，评估学生的知识面，以促进其对课程概念的学习。教师甚至可以决定在上课前，先布置一段与某些课程概念相关的短小网上视频或音频。学生在进入教室之前，就可以收到对他们学习的反馈意见。这样一来，教师和学生都可以更好地利用课堂上的时间澄清一些模糊的概念，或专注于诸如有关如何培养临床决策技能等更为复杂问题的思考。混合式课程可以结合多种科技满足学生的需要。例如，对于那些居住在远离校区、注册了某门课程的学生，单向或双向网络视频会话可以在校园上课时间将他们"接入"到课堂中来。混合式学习的目的，是要充分利用

教师的专业经验，利用学习管理工具和即时学习的优势，为学员提供学习和应用学习内容、实践及接受反馈、培养评判性思维，以及在全方位的学习范畴内扮演护士角色的机会。教师必须经过深思熟虑做出决定——哪些学习内容应在课堂上面授？哪些应通过在线学习社区来学？表 21-1 列举了一些关于在线学习环境应用于课堂混合式学习、临床实习及实验室的建议。

根据交流性质的不同需要，在线学习在交流方面可以是实时的，也可以是非实时的。非实时交流指对时间和地点没有要求的

表 21-1　混合式在线教学在各种学习环境中的应用

课堂、临床或实验室学习环境	在线学习环境
在模拟或标准化病人的案例中，展示精神运动技能及临床决策技能	通过自我测试、实习测试及进行终结性测试评价和鉴定学生的学习 使用模拟或虚拟案例、问题导向的情景学习 临床技能视频播放，其中包括了学生自己的操作录像回放
讨论难点，讲解作业	由学生在没有教师引导的情况下，自主带头或管理相关应用内容的讨论室 学生通过评价彼此的作业相互提出反馈意见 学习指南
临床实习（在有或没有带教导师或教师的情况下）	反思性学习作业，如写日记或在模拟案例或实际临床经验发生后做汇报总结 书面的护理计划，概念图 需要综合临床理论和经验的书面作业
展示需要解读及反馈的口头与非口头沟通技能；示范专业价值观和行为；评价学生的讲演风格与能力	完成为上课做准备的掌握知识方面的测试及图表 在课堂讨论或实验室演示后所写的心得及反思性文章 作为个人对课程理论的应用，答复某个重点问题 对课堂作业的后续反馈
当在线讲课不可行时，邀请客座讲师进行小组讨论	通过阅读作业、学习指南，为小组讨论做准备 对课堂讨论的心得体会以及将理论应用到自己的护理实践中去 就某个题目进行在线辩论
需要通过提供反馈意见，防止错误发生或从错误中吸取教训的临床实践案例	着眼于专为促进医疗安全、防止错误发生的文化氛围而设计的主动学习策略，如根源分析、案例研究、辩论、一分钟文章，以及自行掌控速度的学习模块等
执行重大考试或精神运动技能胜任力达标考试	自评活动；以考试或提高学习效益为目的之随选性学习活动；补考学习选择

互动。电邮、讨论室的开题讨论、播客、存档的流媒体音视频节目等都是非实时交流的例子。参与非实时交流的学员可以选择在自己方便的时间进入课堂或回应交流。实时交流则是在真实的时间内进行，并要求学员在某个指定的时间里上线参加讨论。上课使用实时视频、聊天室或网络视频（在台式计算机上通过某个网络会议软件在线上分享相关信息）都是实时交流的例子。如果参加电邮交流的人员事先做好安排，同时发出及回复信息，也可以利用电邮或即时短信进行实时交流。教师也可以采取电子"办公时间"。在这个时间段内，及时答复学生的电邮，也是一个实时交流的例子。

不管教师以何种方式进行线上授课，都必须记住很重要的一点，即教学实践的运用。例如学生与教师之间的交流、同学间的交流、在学习的同时获取反馈机会、立足于对不同学习风格的尊重，从而促进沟通、防止孤立等，最终决定了学生对学习体验的满意度，以及是否真正达到预期的学习效果。本章将在剩余的篇幅里，介绍帮助教师成功计划、实施且评价学习体验的相关资料，以促进在线学习社区的发展。

学校对在线学习的计划

在做出参与在线教育决定的时候，需要考虑很多问题。要成功地计划、实施及评价在线教育，校方与各个独立学术项目都必须正确认识政府部门和认证机构影响其决定的因素。

高等教育委员会的主席 Judith Eaton（2014）将《高等教育法案》解释为，这是联邦政府、学院和大学以及认证机构达成共识的产物。美国教育部每年大约花费了300亿美元，以学生资助和高校拨款的形式补贴高等教育（Edwards & McCluskey, 2009）。Eaton（2014）指出，教育部一直在质疑通过认证的方式确立和评估教育机构质量的有效性。《高等教育法案》是政府对认证取得更多控制权的一个举措。但是这种做法又会削弱学术自由、高校的自治权以及同行评定权。也有人争辩说，打破认证机构对学院和大学的钳制，将使其有更大的自由度去探讨教与学的创新方法，其中包括了较难获得认证的在线教育课程。

大学必须确切认识进行在线教育所需要的基础设施、如何进行持续发展，以及如何满足教师和学生的成长与获取支持的需要。由行政管理人员、技术人员、学生支持人员及教师组成的规划委员会，经常被分派解决和监察这些问题的任务。他们中的每一个人的种种意见，对于设计出可以在该校持续发展的在线教育模式都至关重要。同时，也可能需要在校内制订出针对在线教育的具体政策和程序。

在实施在线教育之前，学校还需要对所开设的在线课程与项目如何契合该校的办学宗旨做出一些考虑。行政管理人员及教师应对驱动在线教育建立的动力有一个清晰的认知。该校或该护理项目是否主要希望服务于目前的学生人群，并留住这些学生，还是想把课程或项目扩展到更多的受众中去，甚至服务于全球市场？明确实施在线教育的理由，可以指引市场决策。在开发在线课程或项目之前，进行市场调研，对周边环境做个扫描会很有帮助。需要了解的是其他学校都开设了什么样的在线教育课程，这些课程的性质又是什么。本校建议开设的在线课程或项目，相对其他学校的课程来说，有什么别人所没有的优势？此外，还可以在未来的学生中做一个需求调查，了解这个群体对在线课程或项目感兴趣的程度，以及他们对在线教育感兴趣的理由，还有他们使用计算机的水平、是否可以上网等。在计划开设在线课程之前，掌握上述这些情况将有助于保障学生的受教育需求得到满足。

此外很重要的是，还需认识到，在线教育的某些最具策略性的市场开发需要在学校"内部"进行（Billings，2002）。在线教育对许多教师、学生和行政管理人员来说还是件新鲜事。对新科技与在线教育能够"先行接受"的教师，需要把在线学习的潜在优势向持怀疑态度的教师进行宣传。

有高校的报告指出，使用标杆基准可以帮助在线课程保障教学质量（Leners，Wilson，& Sitzman，2007；Little，2009）。为了促进在线教育课程及项目的高质量发展，专业组织与认证机构专门开发出可供高校在规划在线项目及课程时使用的质量指标和标杆。

政府的立法机构对在线教育及远程教育的实施有许多影响。在联邦政府层面，美国教育部制定了与第四项资金法案捆绑的州授权政策（Field，2014）。远程教育项目必须出示遵循其所在州法律的证据，否则这些学校的学生将失去获得联邦奖学金及贷款的资格。

大部分州都通过管理高等教育的政府机构制定了远程教育的实施条例，这也包括州护理委员会在内。有时候，州教育委员会与护理委员会在对远程教育项目的要求上有矛盾冲突之处。这种情况对必须满足两者要求的护理项目来说很容易引起困惑。

同一个州的教育委员会与护理委员会在规定的政策上可以有很大的不同。此外，美国各个州的护理委员会之间也有很多政策上的差异。全国护理委员会（National Council of State Boards of Nursing，NCSBN）考察了各州护理委员会对远程教育的政策规定，发现在要求上有许多不一致的地方。如对从事临床教学与理论教学的教师的资格要求就是一个例子（Lowery & Spector，2014）。有的州只要求教师在授课项目所在地的州持有执业资格就可以了。其他州则要求教师不但需要持有所在州的执照，还得有学生居住的州及进行临床实习的州的执业资格。其他区别涉及教师的学位要求、执业资格，以及对带教导师的监察方面。在线教育项目发现由于它们不可能满足每一个州的护理委员会相互矛盾的要求，可能不被允许在某些州招收潜在的护理学生。

提议各州的护理委员会采纳美国中部高等教育委员会的高等教育州际指南——远程教育评估里的相关条例（Lowery & Spector，2014）。这些内容已经得到了所有地区认证机构以及参与签署全国各州授权相互承认协议的机构的认可。全国公认的指南反映了关于学校、教师以及课程设计等方面的主题内容。

NCSBN 的远程教育学习委员会开发了一系列针对注册前护理项目的条例指南。其中包括如下几个方面：

1. 远程教育的认可指南应与学校本部所在地的一致。

2. 学校本部所在州的护理委员会负责认可培训注册前学生的项目，其中也包括了远程教育的部分在内。

3. 学校本部负责监管在东道州的注册前护理学生。

4. 在远程课程里负责带教注册前护生临床实习的教师，必须在照管的患者所在州持有现行、有效的执照。只教授理论课的教师，必须在该校所在地的州持有现行、有效的执照。

5. 各个州的护理委员会将为在东道州实习的注册前护生出报告。

上述最佳实践经验一旦被采用，将会有助于由于科技发展使护理教育可以远程进行这一新生事物保持高质量，并使注册前的护生照顾患者的安全性得到保障。

经常被引用的教育质量指标是由在线学习联盟（2014）建立的。这个协会过去也称斯隆联盟或斯隆 -C。在线学习联盟倡导在世界范围内对在线学习最佳实践经验的研究与开发，并且通过各种刊物和年会将成果进行传播。高等教育政策研究所（Hunter & Krantz，2010）是另一家制订质量基准和标杆的团体。质量问题（QM，2014）是一个为在线课程设计全国质量标杆的非营利性组织。这些组织确认了在线教育课程为保障质量而必须面对的基本因素：校方的支持和承诺；有效的课程设计及教与学的原则；教师培养、支持和满意度；学生支持和满意度；与学习效率相关的效益评估。每个学校根据自己现有的资源及教师与学生的具体需要，会对如何处理这些因素做出不同的决定。

认证机构则希望在线学习课程和项目能够给学生提供可以与传统"课堂上"课程和项目达到同样学习效果的学习体验。在线学生应该与其他在校生一样，得到同等的支持度，以及社会交流和技能发展的机会。教师也需要开发自己的在使用教学新科技方面的专长。每个人都必须得到足够的技术支持。学校可以针对远程及在线学生的管理问题，制订出具体的认证政策和标准，如怎样确认学生的身份。三家专业护理认证的主体机构——大学护理教育委员会、认证护理教育委员会（Accreditation Commission for Education in Nursing，ACEN）以及护理

教育认证委员会（Commission for Nursing Education Accreditation，CNEA），都已为远程教育项目建立了标准。这些标准明确指出，学生学习的结果将要以适当的方法来评估，且必须与传统的面授课程具有同等的严谨性（ACEN，2014；AACN，2007；National League for Nursing Commission for Nursing Education Accreditation，2015）。此外，很多学校也在向学生推出在线课程或项目前，有一整套内部审批程序。教师在计划进行在线学习课程的时候，应熟知与其所在州、院校及专业项目相关的政策指南。

随着越来越多的学院和大学探讨以MOOCs的形式传送教学产品，认证机构面临如何从认证角度来评估其质量这样一个日益严峻的挑战。

大学机构的规划与承诺

在大学机构方面，必须下决心在人力、财力和物力上，对施行在线教育有所担当。需要面对的问题包括组织与行政基础设施、资金来源、技术支持服务、学生支持服务等。例如，在学校的组织架构里，由谁负责对在线教育的开发、实施和评价提供行政监管？学校是否已经聘请好了技术及教学设计人员，进行课程设计并提供支持，或者需要新增职位和资金？而且还需要决定，上述服务哪些可以由学校集中配置，哪些需要下放到所属的各个学术部门。

另外，关于在线课程和项目在开发、实施与评价的阶段，如何获得资金支持的问题，也是一个需要做出决策的关键部分。虽然很多护理项目在前期是由基金拨款来支持开发的，如何保证基金的来源以便继续把项目持续下去亦至关重要。为了在校内继续提供在线教育，学生很有可能在缴纳学费之

后，还必须被收取若干科技费用或远程教育费用。如果学校开始收取科技费和远程教育费，又需要考虑如何在各个学术部门及服务部门分配这些收费。

开发一门在线课程的成本是多少？答案有多个。明尼苏达大学（2013）曾就在线课程开发的成本估算发表过"好、更好、最好的模式"的报告。文中称开设每一门课程的持续开销，会根据课程的复杂程度及质量而不断增加。采用"好"的方法，可以反复使用现有电子版理论课的内容，并仅使用能够满足课程目标要求的学习管理系统里的现有功能。"更好"的模式则允许使用一些诸如互动模块等额外的教学方法。"最好"的模式会将有益的教学手段延伸到可以创作特别的媒体或者编程方面。

要开设高质量的在线教育课程，对于教师和学生来说，有可靠而高效的技术支持是最基本的要求。如前所述，校方需要决定哪些技术支持服务要在学校的架构下集中配置，哪些可以下放到各个学院和项目。集中与下放技术支持配置相结合，可能是较为有效的支持模式。将技术支持服务外包，也是一种可以考虑的方式。根据校内现有技术经验程度的不同，外包也许还比较经济可行。校方还需要确定学校要给教师和学生提供的技术支持的水平与层面（Halstead & Coudret，2000）。许多学校发现有必要为师生提供 24 小时全天候的支持服务，以尽量减少由于技术使用问题而产生的烦恼和停工时间。教师和学生对在线学习的满意度，常常与对技术支持的满意度密切关联。

另外一个需要校方认真注意的问题，是购买和维护用于支持线上教育、促进使用率的硬件和软件。目前，学校现有的计算机网络系统及宽带能力，是否足以在速度和可靠性能方面为大量的使用者同时上网提供支持？抑或需要进行升级？教师是否有可以支持在线授课的硬件和软件的便利？学校是否有计划按部就班地更新教师办公用计算机硬件和软件，以及学生计算机群，以保障他们获得足够的科技资源？学生在居住地是否有宽带网络服务？否则，在线课程开发时必须考虑频带宽度的限制，而且在传输大量宽频课件内容（如流媒体视频）时，有必要进行压缩甚至完全避免（Richard，Mercer，& Bray，2005）。

对学校来说同样重要的一个决定是，要用哪个 LMS 软件来支持在线学习的推送和管理。选择 LMS 也许是学院或大学在软件方面所做的最重大决定（Wright et al.，2014）。在学校，LMS 可以是最受欢迎或是最被人讨厌的东西。校方也可以成立一个遴选委员会，制订出评估标准以及决定用何种 LMS 的选购程序。

目前有多个软件商及 LMS 可供选择。也有一些比较大的大学会选择自行设计和支持自己的 LMS。使用 LMS 推送在线课程可以给教师一个相对容易使用而且连贯性比较好的模版，用以构建其课程内容。它也同时为学生提供了一个连贯的学习环境，一旦熟悉了这个系统，就可以将这部分知识应用到各门课程中去。市面上每一种商业软件程序都有其优缺点。各校要对程序进行评估，以确定哪一种程序会最大限度地满足学校师生的需要。

选择一个专有、开源代码或基于云端的系统，是一个重要的决定。专有 LMS 是由专业人士用现代技术构建的系统，具有竞争性，并提供培训和售后技术支持，也可能提供保修。不过专有的系统可能价钱高昂，而且定制功能的选择也不多。

开源软件系统如魔灯（Moodle）和赛课（Sakai）前期投入比较低，由各个团体协作建立（Wright et al.，2014）。对于曾经对专有系统有过不愉快体验的教师来说，这些可以根据需要进行改制的系统颇具吸引力。不过，开源软件不能与现存的行政系统整合，运行的花费比预期的要多，而且缺乏技术支持。

云端的系统由独立的云端工具组合在一起，形成一个网源工具箱，其中包括文档分享、社交网以及媒体传送平台。例如，Facebook（"脸书"）可以作为分享课程活动的大本营。iTunes U 可以传送课程的内容。Skype 则提供面对面交流的机会。在 YouTube 可以进行流媒体视频授课。Flickr 用于保存图片。学生和教师可能已经在熟练地使用这些费用很低或者免费的热门工具了。但是也会有一些理解上的误差。一个免费的应用软件在被用来进行在线学习时，可能需要花钱购买其高级功能。使用者也并非就如预想中的那样用起来驾轻就熟，也可能需要经过一些培训。这些工具或许不能保存教育认证机构要求存档的认证证据，有可能需要另外购买软件来满足这个功能要求。还要注意网络安全和隐私保护。学校还得有应对不在其控制之中的突发情况的措施，这些问题包括失修、因修整而关闭，甚至完全停顿。

学校还要考虑对教师和学生提供教与学技术上的继续培训。需要面对的教师培训问题包括知识版权政策、对开发网络课程的所有权，如可能的话，为设计和教授在线课程的教师提供额外补贴及专门时间的有关政策，以及具体帮助教师设计在线课程并转为网上授课的资源数量和种类等。学校或专业项目还要考虑关于在线课程平均需要有多少

学生注册才能开课的问题。学生的培训问题则主要在于保障其能够获得上网的技术，并且掌握可以参与在线学习的技能，以促成其向在线学习过渡。

诸如上面提到的种种问题要得到校方足够的重视，才可以使在线学习的努力获得成效。同样重要的是，学校的基础设施必须建立起来，使在线学习的规划持续开展，并且听取所有利益方的意见。因为学校需要监测日益进步的教育科技，以便掌握在线教育的发展趋势，并与之同步发展。

对教师的培养与支持

教育科技的进步改变了教与学的方式（Pearsall，Hodson-Carlton，& Flowers，2012）。在课堂上的教学专家，可能发现自己在在线授课方面是个新手。

面临从课堂教学向在线教学转型的教师，需要为其在学习的过程中所扮演的角色重新定位，并重新设计自己促进学生学习的教学策略（Ali et al.，2005；Richard et al.，2005；Ryan，Hodson-Carlton，& Ali，2005；Zsohar & Smith，2008）。越来越多的教师现在是在远离其受聘单位的地方从事全职教学工作。他们极少，如果还有的话，去面见学校的行政管理人员、同事和学生。虽然很多人可能觉得远程护理教育工作者（faculty-at-a-distance nurse educator，FDNE）的职业是个颇有吸引力的选择，但是这个职业也同时带来了若干挑战（Pearsall et al.，2012）。当被问到在聘请、接受聘请及如何使 FDNE 成功的问题时，护理教育者和行政管理者都指出，他们最担心的是态度方面的障碍。其中一部分教师培养需要面对的问题，是回答如何看待 FDNE 的角色，如何通过获得国家护理联盟规定的教师胜任力的

资格，以达到促进护理教育最优化的目的。

教师培养的需要包括了以下几个方面：授课设计及课程开发、技术管理、工作量与时间管理、对角色的重新定位、学生的培训、学生与教师的互动交流，以及对学习效果的评估与评价（Halstead & Coudret，2000；Lahaie，2007b；Pearsall et al.，2012）。

在教师开始任何在线课程开发之前，必须先评估他们对从传统教室课程向在线课程转变的知识面和适应程度，以确定需要给他们提供什么层面的授课设计支持。培养教师在线授课的专业技能是一个渐进的学习过程，甚至对有经验的教师来说，开始时都可能是令人害怕的事情（Zsohar & Smith，2008）。在整个学年连续安排系列教育讲座，把重点放在诸如这样的主题上：网络技术与时间管理，开发提高主动学习及促进学生与教师交流互动的在线课程，评价学生的学习结果等。这些可以帮助教师掌握成功设计及讲授在线课程的必要知识和技能。本章的后面会就这些主题进一步展开讨论。

教师的终身教职与晋升

一个重大的课题是，教师开发与讲授在线课程的辛勤劳作应该如何得到奖励。有必要制订出反映针对在线教师工作量、晋升和终身教职等不断改变的需求的新政策程序（Kelly，日期不详）。最大的问题是，在线教学比面对面教学所需的时间究竟是多了还是少了。对这个问题一直有争议（Van de Vord & Pogue，2012）。答案应该是取决于每个教师的技能以及该门课程的设计。例如，一个人在键盘上打字的速度，是上在线讨论课的时候进行网上交流所需时间的重大因素。而与学生当面交流的课程，打字的速度如何则可以忽略不计。教师也许会发现在

纸上用红笔批改作业相对于用电子形式改卷，诸如写评语、标注修改等，使用提供反馈信息的软件工具要容易得多。

有人说制作在线课程的课件与拍电影相似。课程的内容是事先制作完成，然后将成品提供给学生的。而在课堂上课则可以与演话剧相类比。虽然也要事先准备好，但信息的传递是面对观众实时进行的。设计、录制和编写一堂在线教授的课程，可能需要付出很多时间和努力。但是一旦完成之后，就可以反复给许多学生播放。一堂单人课程可能备课的时间会少一些，有更多的即兴发挥，但每一堂课都要亲自去再讲一遍。

教师曾经被要求记录下他们所花费的时间。在线授课花时间最多的地方是批改作业（Barra，2014）。更多的原因可能归结于在线课程所教授的主题，通常都不宜于用客观测试来进行评定。因此，教师评定的方法可能是批改文章、项目以及其他书面作业，而这些形式都不宜于用快捷的计算机评分来解决。

课堂讨论又是一个需要考虑的因素。一堂面对面的课，不管学生人数多寡，总是有"硬性"的上课和下课，这就限制了教师与学生交流互动的时间。但在线讨论没有时间上的界限，教师可能要花很多时间回应学生的讨论。

另外还有一个关于在线授课的问题是，用这种形式讲课，是否会在其他方面降低了教学量，从而影响教师的晋升和终身教职的评定（Kelly，日期不详）。这种形式可能会影响教师提交给评审委员会的业务档案袋。

校方需要制订出相关政策，但是这些政策可以根据部门的不同而有所变通。每个系的领导班子的观念都会影响对在线授课如何评价和补偿。虽然校方会说，在线授课是未

来发展的大方向，对办学的成败至关重要。但是这样的看法，是否真的体现在讲授在线课程的教师报酬方面？开发在线课程的教师，是否可以得到额外补助或给予时间上的补偿？制作在线课程与写一本书，如何做比较？当面授课的教师，可能会拒绝接受任何鼓励在线课程的事情，也可能会阻止对评审终身教职或晋升政策的修改。对一个专业部门来说，其氛围与文化会体现在全体成员对新变化的接受程度上。系或项目领导在引领方向，向教师解释在线授课与工作量、晋升和终身教职评定的关系方面起到关键作用。

美国大学教授协会（American Association of University Professors，AAUP）在其 2009 年的报告中提到（Committee on Contingency and the Profession，2009），近 70% 的教师职位是非终身制的。虽然在传统校园项目中任教的教师多为终身教职者，在线课程授课的教师更多是临时聘用的。报告指出，临时教师只负责教学，他们的工资会比较低。AAUP 号召临时教师和兼职教师组织起来。该组织认为临时教职关系到学术自由的问题，而且兼职教师虽然不把教学看作他们的主要收入来源，但是仍把这部分收入作为维持生活的一部分。不过，兼职教师可能会对组织有抵触，因为他们重视这个职位给予他们的自由度，如他们可以有时间去照顾家里的孩子和老人。在线兼职教师的职位可能比较难以"推销"（Kociemba，2014）。

学生的培训和支持

在一个专业项目里尝试进行在线教育，对学生支持服务来说会产生重大影响，尤其是在线教育不限于个别课程的情况下。学校学生支持服务的所有方面都最终会受到影响，并且被重新考虑，以便为住在远离校区的学生和住校的学生同样提供最佳支持（Miller，Fisher，& Stair，2001；Nelson，2007）。这是全国高校认证主体组织的要求，同时也是护理认证组织的要求。也就是要为在线学生提供与住校学生相似的学术支持服务（Baldwin & Burns，2004）。为了给在线项目的学生提供支持而需要重新考虑及设计的项目包括：学术咨询、辅导、经济资助、图书馆和书店等服务。还有一个校方需要考虑的重要问题是，如何保障有残障的学生同样可以获取好的在线体验（Nelson，2007）。入学和注册的程序同样需要重组，以便居住在远离校区的学生不必亲自前往，也可以方便地完成这些任务。

在决定提供在线教育的同时，也要求校方做出如学费和额外的科技费、远程教育费等有关经济方面的决定。很多学院和大学自动收取学生校园使用费，如活动费和停车费等。那么对那些从来不来校园的在线学生，是否应免收这些费用？诸如此类有关学生支持服务方面的决定，需要校内各个部门的思考和协作，以便为学生提供高质量的学习体验。

教师应主动去应对在线学习学生的发展需要。通常在开始修课的时候，需要给在线学习的新生提供一些诸如怎样管理好时间之类的指导。在线教育相对独立的本质，要求学生了解，他们必须为自己的学习负相当大的责任，而这是他们过去所不习惯做的事情（Johnston，2008）。学生从传统规范的课堂，向不需要每周在固定的时间里面对教师和同学的相对自由的学习环境转变。有些学生可能觉得在线课程比传统课程会"容易一些"。而这样的幻想通常在课程开始不久就破灭了，在线课程要求学生自己针对学习的需要独立管理时间，他们很快就被这样的要求压倒了。学生很容易低估在线学习的要求，这就需要学生有自我掌控方向、自主调速的能力，才能取得成功。

教师可以通过解释清楚参与在线学习的要求，以及上交作业的时间等来帮助学生（Beitz & Snarponis，2006；Zsohar & Smith，2008）。如果每周要求学生在线讨论，这个要求应在教学大纲里加以说明。在刚开始上课的两三周里，教师必须主动联系那些不参加在线讨论的学生。不参与学习的原因，有可能是网络技术问题，或者是学生本身没有自我掌控的能力（Halstead & Coudret，2000）。在课程的这个关键时候向学生伸出援手，可能会在他们成功完成这门课程方面起到决定性的作用。

学校还需要给学生在课程管理系统软件和其他一些上课必需的技术方面提供培训。虽然技术培训可以用打印出来的资料面对面进行，Caruth、Broussard、Waldmeier、Gauthier 和 Mixon（2010）专门为缺乏充分网络技能的研究生开发了一个为期 5 天的培训课程，以帮助他们成为有效率的在线学习者。评价报告表明，学生的网络技能得到很大改善。因为学生不懂网络技术而导致退学的比例因此而降低，现在这门课程已经成了必修课。校方需要了解如何为远程学生提供技术培训，以及如何在学生遇到问题时给予支持。

除了给学生介绍技术支持服务之外，还应该为在线课程项目注册的学生介绍整个机构、学校和专业项目。校方需要考虑如何给纯粹在网上上课，但会完成学位并最终成为校友的学生"创造存在感"，并建立起良好的关系（Nelson，2007，p.188）。有效地使用网页、社交网络以及虚拟校园游等，有助于建立联系，并产生学生-学校令人满意的关系。那种"脸书效应"也会促进社交网络的形成，加强参与度，培养课堂社区感情，以及刺激思想领域的交谈（Hurt et al.，2012）。

对在线学习的评估与评价

教师和行政管理者还需要考虑如何对在线课程及项目进行评估与评价的问题，以确定课程设计以及项目预期效果是否得以实现，同时也是为了达到不断改善教学质量的目的（Billings，2000）。在线课程与项目的效益可以用各种方法来衡量。如前所述，质量标杆和基准还有认证的标准等，都可以作为衡量项目质量的指南。

例如，QM 是一家非营利性组织，专门为"在线课程的设计制订全国性标杆"[Quality Matters（QM），2014]。虽然教师表现并不被评估，但教师都能得到训练，从中学习如何与同事协作，还有机会进行同行评价，以确认某一门在线或混合式课程是否达标。如果教师通过在线或当面培训成功地达到有关要求，还可以成为认证同行评估员。达标的课程，也可以加载标志 QM 认证的标识。QM 认证的标准尺度涵盖以下几个方面：

- 课程综述与介绍
- 学习分析
- 评估与测量
- 授课材料
- 课程活动与学生交流
- 课程技术
- 学生支持
- 可及性与易用程度

学校可以就在线项目进程的以下各个方面制订一个系统评价计划，以促进持续的质量改进和提高：学校支持、教师满意度、学生满意度、足够的技术及师生支持服务，满足预期学习目标的效率，其中包括与传统课程的效率比较。可以获取学生注册人数、升学及毕业率等数据，综合讨论防止学生流失的问题。另外通过收集与既定项目目标相关的数据，可以体现所选取的某种教学方法的效率（Broome，Halstead，Pesut，Rawl，& Boland，2011；Hunter & Krantz，2010）。还可以制订出一些评分标准，以便帮助教师对在线课程进行自评以及同行间互评（Blood-Siegfried et al.，2008）。

在线学习中教师的角色

在教授在线课程的时候，教师作为教育者的身份发生了转变（Halstead，2002）。首先，实时面对面地与学生交流互动变得比较有限，而且很多交流都不是同时进行的。更重要的是，在线课程对于学生来说，教育者已不是主要的资讯来源。相反，教育者的角色变成了学生学习体验的促进者。学生要对明确自己学习的需要负起更多责任，而且要自己掌控好如何去满足既定的学习目标。对一些新近从事在线教育的教师来说，他们可能会产生一种对学习过程失去控制的失落感。从事在线教育可能要求教师重新思考定位他们长期以来笃信的关于教育者在教与学过程中所扮演的角色，并且去探索新的教学方法（Shovein，Huston，Fox，& Damazo，2005）。

不过，在学习中扮演"促进者"的角色并不减少对教育者的需要，也没有削弱其在学习过程中所起到的重要性。教育者仍然负有确保课程达到预期目标，并设计促进学生全程参与学习、进行高阶思考的教学活动，以及评价学生表现的责任。指导在线讨论是又一项进行在线教学的教师需要扮演的重要角色（Bristol & Kyarsgaard，2012）。教师应鼓励同学间的交流，而不是专注于学生与教师间的对话。应该有形式多样的讨论，包括反思、评判性思维，以及临床实习课后会议等。对在线讨论有清晰的评分标准，能够给学生及时的反馈意见，让其了解自己是否达到预期学习目标。

第一次从事在线教学的教师有两个常见的担忧，即有关如何指导和管理非实时在线讨论，以及如何有效地掌控时间的问题。教师表示他们开始在线教学时，工作量增加了（Ryan et al.，2005）。在比较网络授课与当面授课的教师工作量时，Anderson 和 Avery（2008）发现，虽然从事在线授课教师的教学时间并没有统计学意义上的大量增加，但据报告称，在线授课的教师在备课及与学生接触方面所花费的时间都要更多一些。我们需要对在线教学教师的工作量进行更多的研究，才能全面了解对这些教师的工作量要求。

管理在线讨论

因为在课程中产生了大量的与学生的交流，如何掌控时间是从事在线教学的教师常常遇到的问题。如果教师事先没有考虑周全，在线课程与学生交流量之大，足以把教师压垮。成功掌控非实时在线讨论，要求教师先行明确讨论的目的，并且确保所有学生都参与到讨论中来（Halstead，2002）。随着讨论的展开，教师有时发现有必要改变讨论的方向，或者纠正学生在所发帖子里出现的与事实有出入的错误。不过，教师在通常情况下只是扮演促进者的角色（Zsohar & Smith，2008）。教师不必要对学生在线讨论的每一个见解都做出回应。教师应努力避免在对话里喧宾夺主，其所做的评语只是强调或总结要点，表扬学生，以及在适当的时候提供反馈和其他类似的意见。

因为在线课程提倡的是对学生学习方面

的灵活性及便利，学生常常会在全天候任何时间进入课堂、发表见解，以及给教师发电邮。因此，在课程开始之前就有一套时间管理策略至关重要。有计划在手，教师才可以既及时回复学生的问题，又会在课程中胸有成竹。

下面是一些被证实行之有效的有助于管理在线交流的策略：①决定要多快回复学生的提问（如 48 小时内），并且事先告知学生这个规矩，以便他们等待答复时有思想准备；②为每一位学生建立电子学习档案，将课程交流存档；③专门开设一个电邮信箱，或者是学习或课程管理系统邮箱，与其他专业或个人邮件区分开来；④设立"电子"办公时间与学生进行交流；⑤写好并储存一些对常用问题的标准式回复，在需要用的时候可以很快拿出来，并做个性化处理。教师也会发现，每周"专门拨出"预设的时间用于在线课程，可能会比较有帮助。

另外一个有效管理在线交流的办法，是让学生在讨论室对同学的帖子发表意见。学生可以评判同学的作业、引领和总结小组讨论，并参与集体协作的学习活动。学生也可以被指定在讨论室负责综合与分析各种反馈意见，然后再让教师或其他小组的同学有机会对其总结报告做出反馈。教师可以指定学生轮流任小组长，以便让全体同学都有体验领导者角色的机会。这些经验不仅会促进及时反馈及减少对教师的依赖，同时也促进了主动学习（Phillips，2005）。这些策略对有效管理学生人数比较多的班组讨论也十分有效。

管理学生人数较多的在线课程

教师短缺、招生数量增加，以及护理专业接受额外生源的压力等因素，使教师面临为班级人数庞大的课程授课的问题，其中也包括传统的在线课程。虽然没有证据表明一个班的学员比较多时教学质量就会降低，从而使学生产生不满，教师仍然有责任保证在注册人数增加的课程里，学生有好的学习体验，由此他们需要考虑制订促进学习的策略。

什么是大班？答案主要取决于学生的性质（新生还是高年级、研究生还是本科生等），还有课程的内容（简单还是复杂、易学还是难学、可以用于相似的环境还是全新的环境）、教师的经验（新手还是专家）、课程的设计（首次使用、仍在草稿阶段，还是设计良好、经过试验和修订）等。目前的证据表明，通常一个 20 名学生的班级，可以由一位教师任教（Colwell & Jenks，2006）。有一项研究显示，在小型班（12 名学生）与中型班（25 名学生）里，学生对在线讨论的质量评价没有大的区别（Bristol & Kyarsgaard，2012）。有些作者认为 25 名学生是在线课程的合适人数（Lahaie，2007b）。也有一些大学对学生人数的上限做了相关规定，因为教大班使教师的时间花得更多。班级学生数量的政策在不同的学校里会有所不同。

在为大班教授传统在线课程的时候，教师必须保证课程的设计最大限度地有利于学习，教学手段能够鼓励学习，讨论课的管理方法有利于促进高阶学习。如果一个班超过 15 名学生，可能将学生分成小的讨论组会更为有效。人数比较少的组，可以鼓励同学间的交流互动，同时让教师能够把注意力放在个体学生的学习成效及小组作业方面。

随着一个班的人数增加，为学生提供反馈及批改作业的时间也随之增加。教师可以选择适合的教学和评估策略，既可以促进学习，又使教师不必在回应不太重要的问题上花费过多的时间。可以布置数量少，但设计周全、能够推动实践与反馈，并促进高阶学习的作业。这样做，比布置大量需要教师和学生在低阶的认知和情感领域花时间去加工信息的作业要好得多。如前所述，教师可以创造一些让学生之间对同学进行反馈的机会。教师也可以用"抽样"的策略来批改作业。也就是说，教师在学生书面作业形成性发展阶段，只是抽取其中部分章节进行批阅，或者对护理计划、反思文章、日志等在形成性发展阶段的作业（在不同的地方）选取一部分来阅读。最后，使用评分标准可以使学生清楚地了解教师的期望，既让学生更有可能成功完成作业，又使教师批改的过程更加简单。

在管理大班所产生的大量交流论题方面，还可以利用助教的协助（Parker Howland，2006）。当然，助教的知识和教育程度会有所不同，助教也可以帮助批改作业、引领讨论、为初稿提反馈意见、回答提问，以及帮助学生解决技术问题等。在在线课程中充当助教，或者教实习课，是为护士或学生成为未来教育者做准备的一种方式。

尽管教授在线课程的教师花费的时间有可能增加，但教师与选择在线学习的学生一样，也同样享受到了在线教育带来的灵活性和便利。如果计划得好，教师就能将在线教学的任务安排到自己最方便的工作时间表里。教师甚至在旅行或参加专业年会时，也可以与学生保持联系。在线教学有助于最大限度地提高工作灵活性，以平衡教师在各个不同的角色里需要完成的工作——教学、科研以及临床服务。

兼职教师

兼职教师是护理教育队伍里不可或缺的一部分。护理专业项目依靠他们来满足临床教学、理论课教学，以及在线教学的需求（Santisteban & Egues，2014）。兼职教师可能负责在临床教护理学生（ANA，2010），或者教授在线课程。这部分护理教育者填补了职位的空缺，使护理项目的规模灵活地扩展伸缩成为可能（Brannagan & Oriol，2014）。

但是兼职教师面临着许多挑战。他们也许与有经验的全职护理专业教育者的接触比较有限，使其模仿榜样的机会变得稀缺。或许有人认为，兼职教师原来就具有可以教育护理学生的知识和专长，但是他们可能缺乏教学的本领（Santisteban & Egues，2014）。

当然也不是所有的兼职教师都缺乏教学经验。在线教师发现他们可以同时为多个项目教课，因为他们的工作不受地域位置的限制，也不需要花时间在上下班的路上。在线教师只要上网就可以每天在键盘上教好几门课。这个灵活的劳动力群体可以为多个项目及课程的教学带来丰富的实践经验，同时也丰富了学生的学习环境。

兼职教师对完成他们的教学任务可能不会有太强的动力，因为他们的报酬比较低，兼职教学与他们的全职工作会有冲突，职位没有保障，而且对其教学与科研也缺乏支持（Brannagan & Oriol，2014）。要克服以上这些挑战，需要来自护理教育系统、护理执业人员，以及护理研究者的通力合作（Santisteban & Egues，2014）。让其接触教学方法理论以及学习教育者的角色，应该是护理教育学的一部分内容，这样才能让护理教育者了解从事教学的复杂内涵。护理教育者可以在实践环境里为与本机构有协作关系的护理项目学生的临床带教提供工作中的培训。还需要就如何培养准备、招募和留住兼职教师的问题进行更多的研究。

让在临床实践中工作的护士在兼职教师的位置上进行试教，可能使其中更多的人选择从事学术职业（Robert Wood Johnson Foundation，2013）。护理教育项目需要一个支持兼职教师的基础设施（ANA，2010）。

在线兼职教师指导模式建议将全职教师与兼职教师配对进行指导（Brannagan & Oriol，2014）。兼职教师协调员负责给新教师介绍在线环境，以保证他们了解自己的位置及工作责任。成功使用兼职或半全职教师的一个关键元素是招聘工作。要对可能的候选人根据其在线交流的技能进行遴选（如提交电子图表）。一旦被聘用，新入职的教师要完成一系列在线、非实时的学习模块，这是模拟讲授在线课程环境的。指导者与被指导者通过网络会议工具会面，讨论交流经验并建立关系。Brannagan 和 Oriol（2014）指出，并非所有教师都具有指导者潜能。要对表示希望帮助新入职的教师并且愿意负起责任的人，提供信息介绍及培训。

设计课程和学习活动

将一个模块、课程或者学术项目的全部或部分搬到网络上来，为教师提供了对课程或项目的设计和次序安排进行重新构想的机会。最佳实践经验表明，课程的设计影响到学生如何学习、这门课怎样让学生支配学习时间，以及怎样更为有效地利用学生的学习时间（Palloff & Pratt，2003）。最理想的情况是，教师可以得到课程专业设计专家，如教学设计师、图案艺术师和网络技术员的支持。但归根到底，任课教师必须对搬到在线学习社区的课程设计和整体性负责任，对课程设计的基本原理要有所了解。

对学生使用非考试的形式进行评估，刺激了评定标准量表的建立。这个评定标准不应该是事后才想到要做的评估活动，而是要与开发程序有机结合起来（Dennison，Rosselli，& Dempsey，2015）。如果做得好，大部分评定标准只要稍加改动，就可以用在帮助进行课堂或者在线作业的批改方面（例如，同一个标准可以用作批改课堂或在线课程的论文，不过在线学生是用电子文档在学习管理系统里交作业，而不是在课堂上交纸质的文章）。

护理教育者应该遵循教与学及教学设计方面的理论，设计自己的在线课程（Boland，2003；Hollingsworth，2002a；O'Neil，Fisher，& Newbold，2004；Sternberger，2002）。这些理论提出了如下设想：当学生主动参与并在一个社会与应用的环境里进行交流，而且是在可以理论联系实际的情况下，他们的学习会卓有成效。关于教学、课程开发，以及选择学习体验方面理论的基础资料信息，请详见第 13 章。

在设计在线课程的时候，教师首先要考虑的是这门课程本身、课程的内容，以及学生的需求是否可以完全用在线课程的形式得到满足。课程是否是实时或是非实时的，或者是混合式在线活动、校园的课堂面授，或实验室，或临床实践等。此时，教师也需要考虑选用何种现有的学习或课程管理工具及在线资源，抑或需要采购，以便能够支持教学目标的实现。

课程设计还应以理论框架和模式为指南，以保证教与学过程的所有步骤都得到充分注意（Sternberger，2002；Zsohar & Smith，2008）。课程开发也应参照教育领域的良好实践方法去做（Bali，2014；Chickering & Gamson，1987；Lowery & Spector，2014），而且要以最佳实践方法的证据为准则（Billings，Skiba，

& Connors，2005；Suen，2005）。这些方法包括了高标准、主动学习、反馈、与教师的交流、与同学的交流、完成作业的时间，以及尊重不同的学习风格等（表 21-2）。

下面要讨论的是课程设计的原则。不过，我们的建议是在第一次进行课程开发时，教师应与一个教学设计团队协作。

1. 从学习者开始。学生是设计在线课

表 21-2　在线课程中的教学实践

教学实践	传统在线课程中的例子	MOOC 中的例子
高标准	在课程的多处说明学习目标与要求；对成功的期望；在线课程并不比课堂学习的要求低或更容易	MOOC 要小心平衡好完成课时的目标与高期望值间的关系。如果课程的目标是要增加招生人数、扩大影响，对那些不算学分课程的要求可能会比较低。这样做可能会产生意想不到的副作用，让学生觉得课程是低质量的
主动学习	用案例学习、基于问题的学习、讨论、轮转发言、评判性思维场景等方法	许多 MOOC 会进行小测验，因为测验都是自我批改的。其他形式包括了反思性或分析性作业
丰富、及时的反馈	创造自我评分活动；要求学生进行自我评价、同学间评价及教师评价等规范的学习活动	自我批改的小测验会得到即时反馈；反思性或分析性作业除了让同学批改之外，很少得到批改
与教师的交流	使用在线办公时间；有课程电邮进行个别交流；抽出时间回答与课程无关的问题；由教师分享作业样本；参与社会活动	多数交流都是用电邮或公布的形式，由教师向学生单方向进行。有些课程开设反馈讨论室，学生可以在此提出问题，由教师做出及时回复
与同学间的交流	使用小组作业的形式促进集体协作；借助规范的交流工具以小组、学习圈、聊天等形式做作业；为学生创造分享反思和经验的机会；保障全体学生有公共或私下交流的空间	MOOC 的一个特点是鼓励同学间通过讨论室进行交流。无人管理的讨论室会因为参与者出现不礼貌的情况导致学生的不满
完成作业的时间	要求用来做作业的时间必须合理；在不同的作业之间给学生足够的时间；有次序地控制在线讨论，使学生不需要读大量与课程没有直接关联的帖子；开辟其他"社交空间"让学生选择参与	许多 MOOC 让学生自己选择参与程度，以及由此产生的做功课的时间
尊重不同的学习风格	创造不同的学习与评价办法；在课程内容与学习活动中提供选择的余地；在相互尊重的基础上，鼓励不同的意见表达；通过反思日记的形式帮助学生了解自己的学习需要、方法和价值观	MOOC 有发展成全球性课堂的潜力，因此必须考虑来自不同文化背景的学生群体的各种需求。成功的MOOC 会有媒体及学习资料方面几个语种的翻译。选择例子时不能只以美国为中心

程的中心。教育者必须先评估学生的学习方法、学习需求、知识基础、动力以及适应性需要（详见第 2 章）。虽然并非所有学生都希望选择在线学习，或者已经掌握了主动学习的技能，这是在线学习社区里取得成功的基础，但是大多数学生在必须修在线课程的时候，都可以适应，并且利用自身的优势和资源促进学习。教育者还必须了解新一代的"移动学员"，他们善于利用无线通讯设备，而且习惯于同时进行多个任务，在特定背景下现取现用处理信息以满足需要（Alexander，2004）。教育者应了解学员对科技的掌握程度，并对其提供支持和足够的资源，尤其是在第一次开设在线课程的时候。

2. 明确学习效果、目标和胜任力。清楚地说明学习效果是课程设计的程序，应该在课程开发阶段及课程内容中完成（详见第 10 章）。在线课程可以促进完成所有认知领域里的学习效果。课程设计也适用于各种认知领域以及领域内的不同层次。

3. 将内容组织成短小、有逻辑性的单元，如一节课或模块。课时的课程设计通常是为整个学期规划，按照学校的课表来排课时。但网络课程的排课则灵活得多，所以内容组织好后，应把更多注意力放在教学方法原则上。使用故事画板和课程计划会有助于组织模块和课程（Hollingsworth，2002a）。每个单元应包括综述、效果和目标、学习活动、阅读和作业，以及评价（Zsohar & Smith，2008）。

4. 整合教学实践。诸如表 21-2 中所列举的教学实践，为课程开发及相关学习活动提供了基础。越来越多的证据表明，使用这些教学实践，可以提高效益，如学习、社会化、学生满意度、执业准备，以及在课程中体现的关怀与社会存在感（Billings et al.，2006；Brownrigg，Skiba，& Connors，2009；Diekelmann & Mendias，2005；Pullen，2006；Sitzman & Leners，2006）。

5. 让学生有机会进行练习，并将课程原则应用于实践环境中。此外，学习活动应该为高阶认知领域而设计，以帮助学生从理解向综合与评价转移，并将学习与临床实践结合起来（Benner，Sutphen，Leonard，& Day，2010）。

课程应以建立清晰的高期望值开始。这些要求应在教学大纲里公布出来。学习活动应要求主动学习和参与——即与内容、课程、同学和教师进行交流。多项对全部或部分在线课程的研究结果一再表明，选择有效的教学策略以及设计良好的学习体验，对促进学生主动学习很重要（Billings，Connors，& Skiba，2001）。总的来说，用在教室中的教学实践方法，对在线环境里鼓励讨论和主动学习同样有效。这些教学实践方法（表 21-2）是从 Chickering 和 Gamson（1987）的文章中提取出来的，并改编用于在线课堂（Beitz & Snarpoinis，2006；Chickering & Ehrmann，1996；Daroszewski，Kinser，& Lloyd，2004a；Edwards，Hugo，Cragg，& Peterson，1999；Phillips，2005）。

目前有一系列可以让学生进行主动学习的教学活动，如辩论、游戏、概念图、网络追寻、案例研究、提问、寻宝，或者诸如写文章及反思日记和做项目等书面作业。大部分教科书出版商，都伴随课本创建了虚拟的环境和交流学习活动。教师可以将这些丰富的资源融合到课程设计中，以便为学生提供主动和自主的学习机会。其他的学习活动资源包括可以重复使用的学习元件，这些元件有自成一体的模块，包含了学习效果、学习活动和自我评价元素；还有一些特殊内容的有免费学习活动的网站，如护理质量与安全（http://www.qsen.org）；另外也有由专业团体协会开发的主题各异的低价模块（Wink，2009）。

可以促进高阶主动学习的作业，会要求对某一个理论概念进行剖析和评判。这类作业包括概念辨识、个案分析和辩论。另外一些促进讨论和交流的高阶讨论技巧的例子包括识别临床问题，或者涉及伦理的医疗问题，可以先让学生进行头脑风暴，寻求答案，或者对某个解决方案的优劣之处进行辩论。对学生来说，在有关护理实践的现实生活中找到一些案例进行在线讨论，相对比较容易。框 21-1 显示的是在一个讨论室中，用于促进主动学习的各种教与学策略的例子。

学生在学习过程中必须得到反馈。在线课程的反馈形式包括给予承认，如通知学生已经收到了所交的作业；信息，提供信息及方向；评价，如对作业进行评分以及提供改进意见（Bonnel，2008）。反馈也可以从学生中间产生，还有同学意见和教师意见。Bonnel（2008）建议在课程设计阶段，创造多渠道反馈机会。其中可以包括自动回复和计算机评分的练习试题。自我评分的案例分析是一个让学生了解自己学习进展的简单途径。对书面作业的同行评定或小型学习和讨论组，可以给学生以相互学习的机会。教师必须在学习过程的每一个阶段都给予学生反馈，其做法可以是监督学生的作业、修正错误以及提供要求达到何种期望的例子。教师的角色也包括帮助学生培养自我反思的能力。

在在线学习中，交流互动是基本的元素。学生必须有机会在一起工作、分享想法、协作，并进行小组活动。学生在一起工作的时候，会有一种社会存在感，以及与

框 21-1　论坛示例

自我介绍
告诉大家你在哪里工作，为何选修这门课，还有其他你想告诉大家的有关自己的情况。

模块 1：以学生为关注焦点
发一个描述你的学生的帖子，说一下你是如何评估他们的需要的，还有你将在网络课程中给他们提供怎样的支持。

模块 2：辩论
问题：你认为是否所有的护理课程都应设计成在线课程？请同学中姓氏以 A～M 开始者做正方；姓氏以 N～Z 开始者扮演反方。同学中谁的名字的首字母是 A，请代表正方做总结发言；同学中谁的名字的首字母是 Z（或者最后一个字母），请代表反方做总结发言。

模块 3：寻宝
在这门课程中，找出可以用来通知学生课程要求及需要达到的预期学习效果的各种策略。贴出你的意见，并对每一条策略的价值做出评价。

模块 4：轮转发言
针对问题"我们如何能够帮助网络课程的学生获取反馈意见？"做出回复。

模块 5：聊天总结
对聊天室里的讨论做一个综述。

模块 6：写一篇一分钟论文"在线学习社区"
写一篇"一分钟论文"，描述你需要怎样的帮助才能成为这门课程在线学习社区里的一员。

模块 7：最模糊点
在这门课的现阶段，还有什么是你不清楚的地方？请贴出你的问题，全体人员（教师及参与的学生）将会试图为你答疑。

学生休息室
这是可以让大家放松休息的地方。

答疑办公室
将有关这门课内容的问题、程序或技术层面的问题发到这里。将在 24 小时内提供答复。

课程的联系感（Brownrigg，2005）。如果在设计时就想到鼓励交流互动，通常由在线课程引发的孤独感就会被克服。前面已经提到，教师必须主动参与，用回复学生的问题、提供反馈，以及建立起合作学习环境的方式，总是"出现"在课程里（Diekelmann & Mendias，2005）。教师可以用提供反馈、及时回答学生提问，以及传达同情心这样的做法，来体现对学生的关怀（Sitzman & Leners，2006）。使用社交网络软件、网络会议和其他网络 2.0 工具，可以被用来促进交流和协作。

在线课程的设计也必须尊重学生不同的学习方法，以及学生本身的多样性。要做到这一点，可以用在课程中提供参与的选择、学习课程资料方法的选择，以及评估和评价学习效果方法的选择得以实现。因为越来越多不同种族和民族、代差、年龄和语言的学生，都到护理院校上学，教师必须在设计课程时，明确表达要求大家尊重不同意见，以及尊重不同学习方法的思想。

1. 建立评估、评价和评分计划。必须清楚说明评价与分数标准。有很多评价策略加以修改就可用到在线学习环境中（详见第 23 章）。其中包括了测验、案例研究、模拟、日记、辩论、讨论和档案袋等。很多在教室中用的评估策略（classroom assessment techniques，CATs）都被修改成"电子 -CATs"，学生和教师都可以有效地利用这些策略来评价学习效果（详见第 23 章）。应选择评价策略，在学生学习的过程中，为其提供形成性评价；同时也应在模块结束时、一节课后，或课程完成时评价学习效果。教师必须在课程一开始，就向学生公布评分计划及指南。

2. 利用图像设计的原则。课程设计若采用悦目的颜色、不同字体和视觉图像，效果会得到提高（Hollingsworth，2002b）。使用这些颜色和字体必须符合设计标准，使用图像不得侵犯版权。教师与设计专家通力合作就可以达到这个目的。课程设计师应该将诸如视频、音频和图像等媒体全面融合在一起。

3. 尊重版权法。因为图表、文字、视频等媒体都是唾手可得的，令人很想随手就把众多的资料都加入到课程中去。不过，教师和教学设计师都必须在美国版权法及《科技、教育和版权和谐法》（TEACH 法案）的框架之下操作。Reising（2002）建议教师要熟悉这些法律，要考虑到有版权的作品只能用于教育目的，"公平地使用"，并且要获得版权持有人的同意。

内容所有权

先进的科技让复制、传播和展示有版权限制的材料变得快捷容易。但是不要因为可以做到，就是合法的。包括教师、图书管理员和系统开发者在内的利益方，都需要了解在线课程中选用有版权限制资料的相关法律规定（Baeslack et al.，2013）。

目前一共有四种知识产权：版权、商标、专利和商业秘密。对在线课程影响最大的是版权法，因为该法律涵盖了以下权限：对资料的复印、传播、衍生、展示，以及将内容直接演示，用数字化演示，或者通过通信设备演示（Tillman，2008）。版权限制只适用于表达观点的方式，如一段视频作品或一段文字，而不包括这个观点本身。避免侵犯版权的一种办法是将这个观点的表述做重新演绎。

教育界可以在合理范围内享受版权资料

的公平使用豁免。要知道是否可以沿用豁免法，必须考虑四个因素（Tillman，2008）。市场效应使非营利的教育机构比较容易获得豁免权，因为营利性质的学院和大学可能会被认为是通过销售在线课程来获得金钱上的收益。

面对面教学豁免法与TEACH法案，允许非营利教育机构用数字化的方式将版权资料进行传播，只要其数量与传统的课堂教学相仿，并且符合其他条件。很重要的一点是让教师和学生都知道版权法，以免无意中触犯（Tillman，2008）。

一件有版权的作品并非就不能插入课件中使用。可以从持有人那里获取使用版权材料的许可。有些使用协议包括要求使用者标注所有人的姓名及版权现状。有一些则要求付费才能使用其中的内容。有些大学可能愿意一次性付款，而避免付版税，因为要不断地记录、记账和持续产生费用是件麻烦事。

在电子通讯中的"最后一里"问题，指的是将家庭和企业通过网络技术与世界连接起来时所遭遇到的困难。不过对大多数即使家里没有网络，也可以去图书馆或在工作单位上网的在线学生来说，这个问题已经基本得到解决（Suber，2008）。但是，一些在线学生仍然面临在知识上的"最后一里"，而这与网络技术没有关系。现在的图书馆已经从纸质资料的储存仓库转变为电子信息的集散中心。在线教育是将大量纸质版颇受地域限制的书籍和杂志，转换成电子数据库和书籍的催化剂。从技术角度看，从来没有像今天这样容易接触到科学研究成果的相关证据。

但是，多数高质量的资料，并不会因为科技的进步而变得在获取时就不用成本。不仅是在线课程的学生，所有学生都需要获取

用以撰写论文、规划项目，以及寻找支持其论据的例证材料（Suber，2008）。图书馆会订阅在线资源，然后提供给在册学生使用，不过其费用也可能不菲。

美国联邦政府为了解决这个问题，对使用其拨款资助的研究项目，采取扩大公共通道或公开通道的办法（Stebbins，2013）。这些研究成果在同行评估的专业杂志上发表后1年之内，可以让公众免费阅读。理由是其研究项目是由纳税人出资赞助完成的。也有人认为这种做法对学术研究来说有弊端，如果这样做，出版商投入支持科研的资金势必会减少。

在线课程综合了由教师、第三方和学校开发的内容。其版权或所有权的归属，应依据各方所签署的合同协议来办理，同时也要遵循有关知识产权在教育界使用的法律规定。传统的做法，是由学院或大学把在线课程的内容提供给已经在该校注册和身份做过认证、属于在校生的特定学生群体。

这些在线课程的学生对他们提交的文章和讨论帖子享有知识产权。但是，慕课是个例外。这类课程通常包括了弃权声明，即参加者在提交作业时，必须放弃对内容的所有权，使课程有权被主持、展示、翻制、修改、散发及重新登记注册这部分内容（Baeslack et al.，2013）。另有一些如Coursera、edX和Udacity等慕课系统，也就成了在究竟谁对课程内容有版权的问题上的第四利益方（Baeslack et al.，2013）。

创建社区

由于在线社区中没有面对面的交流，教师有必要采取一些具体的策略克服距离上的障碍，营造一个让学生觉得与课程相连及同

学间有存在感的学习环境。

在课程开始时，教师可以通过进行促进学生个人交流、让学生互相认识一类的活动，建立学习社区。分享照片、运用"破冰"活动、在上课的第一周发简介信息等，都是一些可以在讨论课程内容之前鼓励学生进行交流互动活动的例子。教师与学生分享自己的情况也同样重要。教师可以用照片或短视频帮助学生了解自己。创建讨论室，让学生可以就课程提问，以及鼓励学生在教师不在的时候互相对话，对促进学习社区的建设都很有帮助。也有一些教师选择定期与学生见面交流，以便让学生有社区的感觉。但是这样的做法不一定可行，甚至也没有必要。一个成功的学习社区完全可以在参与者互不见面的情况下在线建立起来。

关怀与社会存在感

Palloff 和 Pratt（1999）提出了建立社区和促进交流的六要素：诚实、及时响应、中肯、尊重、坦率和赋能。要让学生觉得他们的参与是有意义的，他们应该可以期待获得诚实、尊重和有建设性的反馈，以及来自教师和同学的及时回应。讨论和论题应该接近现实生活。参与方应该在学习过程中平等相待、互相尊重，激励他们成为主动决策、负责任的学习者也同样重要。最后，学生需要开诚布公地分享个人的看法，而不必担心因此会遭到被判低分的惩罚。

还有很重要的一点是，教师必须在课程中体现关怀。在校园的课堂上，关怀的形式是表达关切、真诚相处，通过面部表情和肢体语言来表达。在线课堂则需要寻求不同的策略。Sitzman 和 Leners（2006）曾在一门在线课程的学生中做过一项小规模研究，学生被问及什么是营造有关怀的学习环境的因素。研究者发现，关怀感意味着当学生参与课程活动时，经常能够得到反馈意见，发上去的帖子得到回应，教师询问同学的情况并表示关心和同情。在后续的一项参加人数较多的研究里，Sitzman（2010）进一步确认了学生希望得到关怀，发现他们倾向清晰的课程要求和方向，发出的帖子和电邮有及时回复，任课教师有关心学生的现场感，全程参与，并对学生有求必应。在另一个对象为研究生的类似研究中，Leners 和 Sitzman（2006）发现，除了让学生从个人的角度认识教师，他们还希望得到来自同学和教师的肯定与鼓励。

其他的研究者把营造社会存在感的需要定义为可以感受到课堂上还有其他人（Brownrigg，2005），并缩短交流的距离，消除学生与教师之间可能存在的误解（Patillo，2007）。当学生不觉得自己与课程的其他人有联系时，学习动力和参与就会降低（Lahaie，2007a）。克服这些障碍的策略包括在在线课程中增加对话、交流与合作，组建讨论小组。还有一些策略是使用网络会议软件［在线研讨会（webinars）］来促进同步班组会议，布置需要同学相互协作和交流的项目，使用课程管理系统中的抽查功能，并且增加与学生的接触时间，通过电邮，还有如 Skype 这样的通信技术进行对话，有需要时还可以面谈。表情包也可以被用来表达对话中的情感，不过在使用的时候要小心，因为对方可能会有各种不同的解读（Lahaie，2007a）。

社交网络

另外一个在在线课程中促进社区建立的策略是使用如 Facebook、YouTube（详见第19 章）、推特、维基和博客之类的网络 2.0

社交工具，以便进行信息以及媒体的分享、工作上的协作及专业上的发展等活动。这些工具中的多数已经是学生日常生活的一部分，完全可以用于校园或在线课程中，以此促进教师与学生之间的交流。下面将专门介绍一些把此类工具应用于授课的使用建议。要注意的是，在使用时必须有定义清晰的教学目的，以及可以衡量的学习效果。交流仅限于有安全保障的如使用密码进入的在线社区之成员，社区内的交流不得违反学校或大学规定，或者有关禁止公开传播私密信息的法律条款。全体成员必须达成共识，尊重在社区内发表的不同见解，并且遵守课程规定的专业规范行为准则。

社交网络点（如 Facebook 和推特）的操作办法是先由会员创建自己的档案，然后再添加他们希望交流信息的"好友"。在课程中使用 Facebook，可以让学生先创建一个 Facebook 页面，相互间进行自我介绍，分享课堂笔记，以及完成小组作业。有些教师也会用模拟人的身份，在学习资源中心创建 Facebook 页面，然后班里的公告及作业都会通过这个模拟人的"Facebook 页面"发出（Skiba，2010）。使用 Facebook 的优点之一是很多学生本身已经有个人账号，对用这种办法来分享信息也比较熟悉。推特则允许使用者发简短的（140 个字）信息（"推出"）给社交网络中的个人或团体（Bristol，2010；Skiba，2008）。这些信息可以在网络页面上接收。教师和学生都可以使用推特给同学贴出一些有挑战性的问题、更新作业，或者分享专业年会中获取的信息。教师在上课的过程中，也可以通过推特向全班提问和征求回答。

使用博客可以促进协作及培养思考和写作技巧（Billings，2009）。维基是由小组开发的一个独立软件。该软件可以让使用者添加、删除以及编辑其他成员所写的文字。还能附加照片、视频和音频片段。维基可以被用来写小组报告或文章，贴出团体评估的总结，主持读书会，或者主持"大型查房"，让每个学生报告自己患者的情况，再由大家帮助出主意写护理计划。博客（网络日志）则是由学习社区的成员写的一系列帖子组成。博客可以用来让学生在整个课程中写反思日记。博客也是一种就有争议的问题听取意见，进行焦点访谈，以及分享有关某个概念实例的简易可行的方法。

专业社交网站（如 LinkedIn）设了一些通常以建立和扩展专业联系人与网络关系为目标的兴趣焦点社区，用以找工作和专业培训等。学生也可以利用这些网站来推销自己和寻找就业机会。

临床教学

虽然护理专业的临床实习经历不能通过在线课程来完成，在线社区的优势同样可以被用来支持学生及护理人员的临床经历（Babenko-Mould et al.，2004；Billings et al.，2005；DeBourgh，2001；Lashley，2005；Vinten & Partridge，2002）。一些临床内容比较集中的课程也可以在在线环境中进行。例如，Lashley（2005）发现，在体格评估这门课程中，学生能够学习临床技能及临床决策等与课程效果有关的内容。教师可以通过电邮、聊天以及讨论室等形式，将学生与教师、同学、带教导师、护理专家、医疗专业人员和患者，在更大范围内的专业社区中联系起来。

在临床教学环境中，在理论课上学到的知识被付诸应用。在这里，学徒方式、使用带教导师，以及同事间的交流都可以促进知识的传递。例如，Nesler、Hanner、Melburg 和 McGowan（2001）发现，在线课程里学生的临床带教体验，是其了解职业角色的重要成分。Billings 等（2001）发现在在线课程里采用好的教育方法，与学生对现实工作的熟悉程度和准备程度高度相关。Stewart、Pope 和 Hansen（2010）在在线课程里利用带教导师指导攻读速成护理本科学位的学生。那些在 5 门课程中与临床带教导师一起工作过的学生报告说自己对现实的护理工作更有准备。

如果实习课要使用带教导师，为他们提供带教培训必不可少，其中应包括有关如何教学和评估的信息，还有课程本身和课程程序的信息（Billings et al., 2006; Stewart et al., 2010）。在一个由学生、带教导师和教师协作，促进学生学习的三方合作模式里，带教导师可能会被邀请来参与在线课程，并且从中分享临床经验见解，将临床实践与在线课堂中教授的理论结合起来。

在线学习环境也被应用在实习课前和课后会议上，就临床的某种体验进行讨论（Babenko-Mould et al., 2004; Daroszewski, Kinser, & Lloyd, 2004b）。对于那些学生被分散到不同临床实习点的课程来说，在线环境可以提供一个理想的场地，让学生集中在一起，分享他们的体验，以及演示如何应用课程内容来实现临床实习的学习目标。例如，在一门执业护士高级社区健康课程的临床实习之后，要求写定向日记及反思文章，Daroszewski 等（2004b）发现，学生会运用评判性思维，表现出社会化能力，并且加深了对课程内容的理解。Babenko-Mould 等（2004）发现，学生在参加与临床实习相关的在线会议后，他们对护理胜任力的自我效能感得到了提高。

学生和从业护士越来越多地把在线学习作为一种资源环境。在这里可以连接科研成果、循证护理，以及有关药物和治疗干预的信息，为有学识的执业提供了基础。由于学生可以从中掌握新技能、知识以及职业价值观而非对事实进行死记硬背，加上移动设备对网络的随时可及性，在线资源变得越来越重要。

对学习结果进行评价和评分

评价对在线课程和对课堂或实习环境来说，都是同样重要的。最佳实践做法表明，评价应以清楚表述和公布的预期学习结果及相关胜任力作为开端。这样可以给学生以学习和实现这些期望行为的机会，而且在学习过程中会得到反馈意见。最后以评判和"评分"作为结束，以显示学习达到了什么样的结果。下文的讨论就在线环境中如何进行结果评价做一些特别的思考。

评价的时机

对在线课程而言，尤其是那些全程在线的课程，评价的意义至关重要，原因是课程性质的非实时性以及缺乏当面的交流。因此，教师必须对评价的时机认真考虑，在选择评价策略时也要深思熟虑，并在课程进行的过程中提供反馈意见。

形成性评价是在课程过程中进行的，对在线课程尤为必要。案例研究、评判性思维小品、自我测验等都给学生提供了练习的机会。如果教学反馈意见也包括在测验或案例中，学生即可获得形成性评价。在在线学习环境中采取评价策略（参见第 23 章关于评价策略的讨论），也是另外一种帮助学生和教师衡量学生对课程概念理解程度的办法。例如，有一种课堂评价技巧是在线学习"最不清楚的地方"，或在课程开始时的电子问卷调查，会有助于教师修改课程或者在课程进展过程中修改教学策略。使用在线记分簿可以让学生随时了解自己的学习进展。

终结性评价在学生已经有机会将所学的课程内容加以应用之后进行。通常在课堂上行之有效的评价策略，在在线课程里也同样适用（详见第23章关于评价策略的讨论）。特别有效的策略包括书面作业、游戏、辩论、讨论、档案袋、电子海报墙展以及小测验等（Bloom & Trice，1997；Reising，2002；Rossignol & Scollin，2001）。

在线课程的评价应充分利用课程管理工具，如讨论室、电邮、测试及档案袋管理。在线记分簿有助于学生掌握自己学习的进展，在某种程度上，还可以决定学生何时能够进行终结性或最终评价，如参加期末考试。

在线课程的学术诚信

在线社区与教室一样，必须遵守和维护学术操守。需要制订有关政策，将在线课程也包括在内，或者需要将现有政策做出修改，明文规定政策也将在线课程包括在内。此外，尊重他人及其见解应是常态化行为。这方面的要求必须在教学大纲中告知学生。

近期出现的关于高等教育界缺乏学术操守的报道，使教师开始重新思考如何应对校园及在线课堂中的抄袭和考试作弊现象。抄袭指使用了他人的作品而不提原作者的名字。电子学习环境使学生很容易读到世界各地学子的论文和课题项目，当然也可以看到本校曾经修过类似课程或过去同一门课的同学的作业。教师有责任帮助学生学会如何引用已发表文章的规矩，并且要采取主动，将抄袭行为防患于未然。简单的措施包括制订诚信法则，要求学生提交所有引用的参考资料原文，每个学期有选择地轮换布置作业，或者布置一些必须使用原始资料才能完成的作业，如针对某个特定患者的护理计划。更复杂和花费更多的办法包括购买检查抄袭的软件，教师可以用这些软件来检查学生的书面作业，看是否与其他学生或已发表的文章有相同之处。

在线课程的考试很容易发生作弊现象，因为学生可以把试题打印出来然后分享出去，翻看课本或上网查答案，考试时与朋友在电脑前并排而坐，互相帮忙答题，或者请别人代考等（Hart & Morgan，2009）。不过，正如 Hart 和 Morgan（2010）对注册护士升本科学生的一项小规模研究中指出的那样，作弊现象在校园课堂里，或者传统课堂的年轻学生人群中更为普遍。但是，教师有责任建立起一个有学术操守的文化氛围，以及有安全性的考试环境。与在课堂中一样，防止作弊的措施可以是简单而费用低廉的，也可以是复杂而需要更多人力财力投入的（Reising，2002）。易于管理的在线考试安保办法包括，要求学生用账户名和密码登录，规定考试时间的长短，每次考试都增加新的试题，"开卷"考试，利用考试软件的功能把试题答案打乱，或者出不同版本的试题等。教师也可以通过设计各种不同的评价方法和评分计划，而不是单纯依靠考试作为唯一的评价手段。多数教师都会要求学生签署诚信保证。Hart 和 Morgan（2009）还建议明确宣布作弊的后果。其他作者发现，只要向学生说明，教师很容易就可以把学生在线考试的答案做追踪和比较，足以对作弊行为产生震慑作用。

更为复杂的防止和跟踪作弊的措施还包括追踪学生用来考试的 IP 协议地址，聘用现场监考人员，以及购买浏览器安保产品（Hart & Morgan，2009）。有些教师在学生考试时，利用视频录像监考。学生在其计算机上装一个照相机，由教师或监考员监看。在一项研究报告中（Mizra & Staples，2010），研究人员发现学生普遍对被视频监控感到不舒服，而且学生表示在有摄像头的情况下也很容易作弊，因为摄像头并不能覆盖整个考场空间。也有新的技术除了使用网络镜头外，还会分析触键节奏。

最后，教师也可以要求学生到校园或者临床实习点参加有人监考的课堂考试，或进行技能考核。归根结底，对高利害的重大考试来说，教师有责任提供考试安保措施，并且运用合理的手段，为所有考生创造一个安全的环境。

有效与持续的质量改进

护理教育在线学习的使用率越来越高。特别是护理实践博士或护理博士学位项目都希望把课程提供给远程的学生。越来越多的研究证据证明了在线课程与项目的良好效果，以及各种设计和教授在线课程的教学方法的良好效果。这些发现可用于指导现有的教学实践，以及改善现存课程的质量。

在线课程与项目的效果

有关在线课程效果的研究结果表明，学生在在线课程与实体课堂中取得的学习成果是相似的（Bata-Jones & Avery，2004；Coose，2010；Leasure，Davis，& Thievon，2000；Leners et al.，2007；Little，2009；Mancuso-Murphy，2007；Mills，2007）。在不同的针对学生实现课程目标的研究中，Coose（2010）和 Mills（2007）称，在线与校园课程的学生成绩相近。Buckley（2003）对本科护理学生的营养学课程结果做了调查，认为实体教室、网络增强与全网络课程的学习效果没有区别。Pullen（2006）发现，当在线学习被应用于专业继续教育时，学习效果及知识掌握的效果都得到提高，参与者同时报告称其临床实践也有所改进。

一项由美国教育部主持的荟萃分析结果显示，众多在线教育方法有显著性意义（Means，Toyama，Murphy，Bakia，& Jones，2010）。对学生学到的知识量来说，纯在线环境与混合环境比较没有本质上的不同。多媒体并没有使在线学习得到加强。学生的掌控在在线学习方面稍有改善。在线小测验没有带来好的成绩。模拟练习有微弱正面效果。反思性学习的正面效果最强。采用何种传输平台对学习量没有明显的影响。

在其他研究中，学生报告对在线学习满意（Billings et al.，2001）并愿意选择在线学习的方式（Wills & Stommel，2002）。DeBourgh（2003）发现，学生对计算机辅助远程学习的满意度，与他们感觉到的教学质量以及教师授课的效率密切相关。Ali、Hodson-Carlton 和 Ryan（2004）发现，护理研究生对在线学习的灵活性和便利感到满意，教师是否给予及时的反馈是学生满意度的标志。Leners 等（2007）对护理博士生的研究表明，学生对远程博士项目的可及性表示满意，对在继续工作的同时，能够在博士项目中注册学习表示满意。

其他研究者则对网络课程内采用的教育方法效果进行了分析。例如，Billings 等（2001）发现，使用主动学习策略以及在课程中提供足够的交流互动机会，对以下几方面有直接影响——学生对学习效果的满意度，社会化，以及为现实工作的准备程度。Leners 等（2007）也发现，学生感觉自己的学习为专业实践做了准备，而且因为在线课程有带教导师的指导，其正逐渐适应这种社会生活。VandeVusee 与 Hanson（2000）发现，教师可以通过仔细构建讨论室，从中培养评判性思维，促进主动学习。Billings 等（2005）发现，在线课程的教育方法会对学习效果产生影响。然而，本科生和研究生对课程内的教育方法的理解会有所不同。

学习分析系统研究了学生使用的数据的趋向以找出规律（New Media Consortium，2013）。其中一个目的是早期发现有风险的学生并提供干预，以增加学生保持率。例如，分析系统显示在课程里花时间少的学生，退出课程的可能性较高。然后系统会给教师及学生辅导员发出警报，让他们与该学生联系，寻求增加学生对课程的参与。学习分析系统可能趋向为某些学生量身定制，显示特定信息和资源。移动应用软件可以使用分析系统来引导培养学生高效和成功学习的行为。

持续质量改进

如同所有课程开发与教学活动一样，教师必须从学生和同事身上获得对其工作的反馈意见，并加以利用，以便持续改进课程质量（Chao，Saj，& Tessier，2006）。从学生那里听取对课程的评价意见，是用以了解他们在课程中学得如何以及获取改进建议的一个重要途径（关于对课程评价方面的内容详见第 26 章）。

对网络课程进行同行评价又是一种就课程设计及对学生学习的影响获取反馈意见的办法（Cobb，Billings，Mays，& Canty-Mitchell，2001）。同行评价可能包括对同事讲授课程的非正式评价，并综合各方意见以求改进提高。Zsohar 与 Smith（2008）建议请对网络教学有经验和专长的同行参加评价，还有必要请课题内容专家，以及参照已建立的标准对课程和教学进行评价。再有一种办法是邀请护理专业以外，但是有在线教学经验的同事来做课程评价。更为正式的同行评价则是在需要晋升、评终身教职或者教学奖励时进行。

护理教育者应进一步关注教育技术的使用效果、在线学习社区的教学实践，以及关系到在线教与学活动的课程与教育项目的成果。对新学习环境这种机会之利用，将对传统上教与学的观念提出持续性挑战。从长远来看，这会给教育方法实践带来改观。

总结

在线学习与在线课程的利用，在护理教育方面已经成为得到认可的教育手段。在线课程与在校园课程同样有效的事实已经显而易见，研究的焦点也由此转向为设计全网络课程和混合式课程的最佳方法寻找依据，为合理融合教室与在线学习体验，为利用新兴科技以获得最佳效果寻找依据。同时也要为设计、实施和评价在线课程与项目找到好的办法，以便提高选修这些课程学生的学习效益。在大学校园工作的护理教育者是贯彻执行在线教育的领军人物。他们将继续站在识别有关在线课程和项目在设计、实施和评价方面的最佳方法的前沿阵地上。

> ## 对证据的反思
>
> 1. 在在线学习社区中，关于教与学的科学的现状是什么？
>
> 2. 在线课程有哪些策略可以促进社会存在感和人文关怀？
>
> 3. 在线课程要采取什么样的学习活动，以促进对职业的社会化认知、伦理态度以及情感领域的发展？
>
> 4. 在设计（或重新设计）一门课程的时候，哪些成分最适合在线学习？在课堂学习？实时或者非实时？
>
> 5. 在在线学习社区中，需要提出什么样的科研问题，以推动教与学的科学发展？
>
> 6. 在线课程要用何种策略防止学术欺诈行为？这些措施的成本和好处又是什么？

参考文献

Accreditation Commission for Education in Nursing (ACEN). (2014). *Accreditation manual: Section II policies. ACEN.* Atlanta, GA: Author.

Alexander, B. (2004). Going nomadic: Mobile learning in higher education. *Educause, 39*(5), 29–35.

Ali, N., Hodson-Carlton, K., & Ryan, M. (2004). Students' perception of online learning: Implications for teaching. *Nurse Educator, 29*(3), 111–115.

Ali, N., Hodson-Carlton, K., Ryan, M., Flowers, J., Rose, M. A., & Wayda, V. (2005). Online education: Needs assessment for faculty development. *The Journal of Continuing Education in Nursing, 36*(1), 32–38.

Allen, I. E., & Seaman, J. (2014). *Grade change: Tracking online education in the United States.* Wellesley, MA: Babson Survey Research Group.

American Association of Colleges of Nursing (AACN). (2007). *Alliance for Nursing Accreditation statement on distance education policies. AACN.* Washington, D.C: Author.

American Nurses Association (ANA). (2010). *Cultivating adjunct faculty. NavigateNursing.org.* Retrieved from, http://nursingworld.org/Content/NavigateNursing/AboutNN/Fact-Sheet-adjunct-faculty.pdf.

Anderson, K., & Avery, M. (2008). Faculty teaching time: A comparison of web-based and face-to-face graduate nursing courses. *International Journal of Nursing Education Scholarship, 5*(1). Article 2. Retrieved from, http://www.bepress.com/ijnes/vol5/iss1/art2.

Babenko-Mould, Y., Andrusyszyn, M., & Goldenberg, D. (2004). Effects of computer-based clinical conferencing on nursing students' self-efficacy. *Journal of Nursing Education, 43*(4), 149–155.

Baeslack, W., Crews, K., Hilton, J., Gasaway, L., Gonick, L., Tanner, M., et al. (2013). *Copyright challenges in a MOOC environment. Educause.* Retrieved from, https://net.educause.edu/ir/library/pdf/PUB9014.pdf.

Baldwin, K., & Burns, P. (2004). Development and implementation of an online CNS program. *Clinical Nurse Specialist, 18*(5), 248.s–254.s.

Bali, M. (2014). MOOC pedagogy: Gleaning good practice from existing MOOCs. *Journal of Teaching and Online Learning, 10*(1), 44–55.

Barra, J. M. (2014, July 8). Emerging technologies enhance nursing education. *Standard Examiner.* Retrieved from, http://www.standard.net/Guest-Commentary/2014/07/09/Emerging-technologies-enhance-nursing-education.html.

Bata-Jones, B., & Avery, M. (2004). Teaching pharmacology to graduate nursing students: Evaluation and comparison of web-based and face-to-face methods. *Journal of Nursing Education, 43*(4), 185–189.

Beitz, J., & Snarponis, J. (2006). Strategies for online teaching and learning: Lessons learned. *Nurse Educator, 31*(1), 20–25.

Benner, P., Sutphen, M., Leonard, V., & Day, L. (2010). *Educating nurses.* San Francisco: Jossey-Bass.

Billings, D. (2000). A framework for assessing outcomes and practices in web-based courses in nursing. *Journal of Nursing Education, 39*(2), 60–67.

Billings, D. (2002). Internal marketing. In D. Billings (Ed.), *Conversations in e-learning* (pp. 41–44). Pensacola, FL: Pohl.

Billings, D. (2009). Wikis and blogs: Consider the possibilities for continuing nursing education. *Journal of Continuing Education in Nursing, 40*(12), 534–535.

Billings, D., Connors, H., & Skiba, D. (2001). Benchmarking best practices in web-based nursing courses. *Advances in Nursing Science, 23*(3), 41–52.

Billings, D., Jeffries, P., Daniels, D., Rowles, C., Stone, C., & Stephenson, E. (2006). Developing and using online courses to prepare nurses for employment in critical care. *Journal for Nurses in Staff Development, 22*(2), 1–6.

Billings, D., Skiba, D., & Connors, H. (2005). Best practices in web-based courses: Generational differences across undergraduate and graduate nursing students. *Journal of Professional Nursing, 21*(2), 126–133.

Blood-Siegfried, J., Short, N., Rapp, C., Hill, E., Talbert, S., Skinner, J., et al. (2008). A rubric for improving the quality of online courses. *International Journal of Nursing Education Scholarship, 5*(1), 1–13.

Bloom, K. C., & Trice, L. B. (1997). The efficacy of individualized computerized testing in nursing education. *Computers in Nursing, 15*(2), 82–88.

Bolan, C. (2003). Incorporating experiential learning theory into the instructional design of online courses. *Nurse Educator, 28*(1), 10–14.

Bonk, C., & Graham, C. (2005). *The handbook of blended learning: Global perspectives, local designs.* Indianapolis: Jossey-Bass.

Bonnel, W. (2008). Improving feedback to students in online courses. *Nursing Education Perspectives, 29*(5), 290–294.

Brannagan, K. B., & Oriol, M. (2014). A model for orientation and mentoring of online adjunct faculty in nursing. *Nursing Education Perspectives, 34*(6), 128–130.

Bristol, T. (2010). Twitter: Consider the possibilities for continuing education in nursing. *Journal of Continuing Education in Nursing, 41*(5), 199–200.

Bristol, T., & Kyarsgaard, V. (2012). Asynchronous discussion: A comparison of larger and smaller discussion group size. *Nursing Education Perspectives, 33*(6), 386–390.

Broome, M., Halstead, J., Pesut, D., Rawl, S., & Boland, D. (2011). Evaluating the outcomes of a distance accessible PhD program. *Journal of Professional Nursing, 27*(2), 69–77.

Brownrigg, V. (2005). Assessment of web-based learning in nursing: The role of social presence. *Unpublished dissertation.* Denver, CO.: University of Colorado Health Sciences Center.

Buckley, K. M. (2003). Evaluation of classroom-based, web-enhanced, and web-based distance learning nutrition courses for undergraduate nursing. *Journal of Nursing Education, 42*(8), 367–369.

Burruss, N., Billings, D., Brownrigg, V., Skiba, D., & Connors, H. (2009). Class size as related to the use of technology, educational practices, and outcomes in web-based nursing courses. *Journal of Professional Nursing, 25*(1), 33–41.

Carruth, A. K., Broussard, P. C., Waldmeier, V. P., Gauthier, D. M., & Mixon, G. (2010). Graduate nursing online orientation course: Transitioning for success. *Journal of Nursing Education, 49*(12), 687–690.

Chao, T., Saj, T., & Tessier, F. (2006). Establish a quality review for online courses. *Educause Quarterly, 29*(3), 32–39.

Chickering, A., & Ehrmann, S. (1996). *Implementing the seven principles: Technology as a lever.* Retrieved from, http://www.tltgroup.org/programs/seven.html.

Chickering, A., & Gamson, Z. (1987). *Seven principles of good practice in undergraduate education.* Racine, WI: Johnson Foundation.

Cobb, K., Billings, D., Mays, R., & Canty-Mitchell, J. (2001). Peer review of web-based courses in nursing. *Nurse Educator, 26*(6), 274–279.

Colwell, J., & Jenks, C. (2006). *The upper limit: The issues for faculty in setting class size in online courses.* Retrieved from, http://www.ipfw.edu/ Committee on Contingency and the Profession. (2009). Tenure and teaching-intensive appointments. American Association of University Professors. Retrieved from, http://www.aaup.org/report/tenure-and-teaching-intensive-appointments.

Coose, C. S. (2010). Distance nursing education in Alaska: A longitudinal study. *Nursing Education Perspectives, 31*(2), 93–96.

Critz, C. M., & Knight, D. (2013). Using the flipped classroom in graduate nursing education. *Nurse Educator, 38*(5), 210–213.

Dahlstrom, E., Brooks, D. C., & Bichsel, J. (2014). *The current ecosystem of learning management systems in higher education: Student, faculty and IT perspectives.* Louisville, CO: ECAR.

Daroszewski, E. B., Kinser, A., & Lloyd, S. (2004a). Online, directed journaling in community health advanced practice nursing clinical education. *Journal of Nursing Education, 43*(4), 175–180.

Daroszewski, E. B., Kinser, A., & Lloyd, S. (2004b). Socratic method and the Internet: Using tiered discussion to facilitate understanding in a graduate nursing theory course. *Nurse Educator, 29*(5), 189–191.

DeBourgh, G. A. (2001). Using web technology in a clinical nursing course. *Nurse Educator, 26*(5), 227–233.

DeBourgh, G. A. (2003). Predictors of student satisfaction in distance-delivered graduate nursing courses: What matters most? *Journal of Professional Nursing, 19*(3), 149–163.

Dennison, R. D., Rosselli, J., & Dempsey, A. (2015). *Evaluation beyond exams in nursing education: Designing assignments and evaluating with rubrics.* New York: Springer.

Diekelmann, N., & Mendias, E. (2005). Being a supportive presence in online courses: Attending to students' online presence with each other. *Journal of Nursing Education, 44*(9), 393–395.

Eaton, J. (2012). MOOCs and accreditation: Focus on quality of "direct-to-students" education. *Accreditation, 9*(1). Retrieved from, http://www.chea.org/ia/IA_2012.10.31.html.

Eaton, J. (2014, September 21). *A high-stakes moment: Accreditation, the federal government and reauthorization of the Higher Education Act.* Huffington Post. Retrieved from, http://www.huffingtonpost.com/judith-eaton/a-high-stakes-moment_b_5267419.html.

Edwards, N., Hugo, K., Cragg, B., & Peterson, J. (1999). The integration of problem-based learning strategies in distance education. *Nurse Educator, 24*(1), 36–41.

Edwards, C., & McCluskey, N. (2009). *Higher education subsidies.* Cato Institute. Retrieved from, http://www.downsizing-government.org/education/higher-education-subsidies.

Field, K. (2014, April 24). Panel is split on distance-education role. Retrieved from, *Chronicle of Higher Education.* http://chronicle.com/article/Panel-Is-Split-on/146171/.

Halstead, J. A. (2002). How will my role change when I teach on the Web? In D. Billings (Ed.), *Conversations in e-learning* (pp. 105–112). Pensacola, FL: Pohl.

Halstead, J. A., & Coudret, N. A. (2000). Implementing web-based instruction in a school of nursing: Implications for faculty and students. *Journal of Professional Nursing, 16*(5), 273–281.

Hart, L., & Morgan, L. (2009). Strategies for online test security. *Nurse Educator, 34*(6), 249–253.

Hart, L., & Morgan, L. (2010). Academic integrity in an online registered nurse to baccalaureate in nursing program. *The Journal of Continuing Education in Nursing, 41*(11), 498–505.

Hollingsworth, C. (2002a). Layout, fonts, colors, graphics. In D. Billings (Ed.), *Conversations in e-learning* (pp. 141–154). Pensacola, FL: Pohl.

Hollingsworth, C. (2002b). Storyboards and course plans. In D. Billings (Ed.), *Conversations in e-learning* (pp. 137–140). Pensacola, FL: Pohl.

Hunter, J., & Krantz, S. (2010). Constructivism in cultural competence. *Journal of Nursing Education, 49*(4), 207–214.

Hurt, N. E., Moss, G. S., Bradley, C. L., Larson, L. R., Lovelace, M., & Prevost, L. B. (2012). The Facebook effect: College students' perceptions of online discussions in the age of social networking. *International Journal for the Scholarship of Teaching and Learning, 6*(2). Art. 10.

Institute for Higher Education Policy. (2000). *Quality on the line: Benchmarks for success in Internet-based distance education.* Washington, DC: Author. Retrieved from, http://www.ihep.org/assests/files/publications/m-r/QualityOnTheLine.pdf.

Jafari, A., McGee, P., & Carmean, C. (2006). Managing courses, defining learning. *Educause, 41*(4), 50–70.

Johnson, B. (2014). *Creating learning environments.* Edutopia. Retrieved from, http://www.edutopia.org/blog/creating-learning-environments-ben-johnson.

Johnston, J. (2008). Effectiveness of online instruction in the radiologic sciences. *Radiologic Technology, 79*(6), 497–506.

Kelly, R. (n.d.). Faculty promotion and tenure: Eight ways to improve the tenure review process at your institution. *Academic Leader.* Retrieved from, http://uca.edu/idc/files/2011/06/Faculty-Promotion-and-Tenure-Eight-Ways-to-improve-the-Tenure-Review-Process-at-Your-Institution.pdf.

Kociemba, D. (2014). Overcoming the challenges of contingent faculty organizing. *Academe*, 100(5). Retrieved from, http://www.aaup.org/article/overcoming-challenges-contingent-faculty-organizing#.VY28dLBRHX4.

Lahaie, U. (2007a). Strategies for creating social presence online. *Nurse Educator*, 32(3), 100–101.

Lahaie, U. (2007b). Web-based instruction: Getting faculty on-board. *Journal of Professional Nursing*, 23(6), 335–342.

Lashley, M. (2005). Teaching health assessment in the virtual classroom. *Journal of Nursing Education*, 44(8), 348–350.

Leasure, A. R., Davis, L., & Thievon, S. (2000). Comparison of student outcomes and preferences in a traditional vs. World Wide Web–based baccalaureate nursing research course. *Journal of Nursing Education*, 39(4), 149–154.

Leners, D. W., & Sitzman, K. (2006). Graduate student perceptions: Feeling the passion of caring online. *Nursing Education Perspectives*, 27(6), 315–319.

Leners, D., Wilson, V., & Sitzman, K. (2007). Twenty-first century doctoral education: Online with a focus on nursing education. *Nursing Education Perspectives*, 28(6), 332–336.

Little, B. (2009). Quality assurance for online nursing courses. *Journal of Nursing Education*, 48(7), 381–387.

Lowery, B., & Spector, N. (2014). Regulatory implications and recommendations for distance education in prelicensure nursing programs. *Journal of Nursing Regulation*, 5(3), 24–33.

Mancuso-Murphy, J. (2007). Distance education in nursing: An integrated review of online nursing students' experiences with technology-delivered instruction. *Journal of Nursing Education*, 46(6), 252–260.

Marginson, S. (2014, April 2). Opinion: Why the west's influence on global higher education is waning. Retrieved from *Chronicle of Higher Education*. http://chronicle.com/article/Opinion-Why-the-Wests/145681/.

Means, B., Toyama, Y., Murphy, R., Bakia, M., & Jones, K. (2010). Evaluation of evidence-based practices in online learning: A meta-analysis and review of online learning studies. *Office of Planning, Evaluation and Policy Development*. Washington, D.C.: U. S. Department of Education.

Mills, A. C. (2007). Evaluation of online and on-site options for master's degree and postmaster's certificate programs. *Nurse Educator*, 32(2), 73–77.

Mills, M., Fisher, C., & Stair, N. (2001). Web-based courses: More than curriculum. *Nursing and Health Care Perspectives*, 22(5), 235–239.

Mizra, N., & Staples, E. (2010). Webcam as a new invigilation methods: Students' comfort and potential for cheating. *Journal of Nursing Education*, 49(2), 116–119.

National League for Nursing Commission for Nursing Education Accreditation. Retrieved from, http://www.nln.org/accreditation-services/the-nln-commission-for-nursing-education-accreditation-(cnea).

Nelson, R. (2007). Student support services for distance education students in nursing programs. *Annual Review of Nursing Education*, 183–205.

Nelson, R., Meyers, L., Rizzolo, M. A., Rutar, P., Proto, M., & Newbold, S. (2006). The evolution of educational information systems and nurse faculty roles. *Nursing Education Perspectives*, 27(5), 247–253.

Nesler, M., Hanner, M. B., Melburg, V., & McGowan, S. (2001). Professional socialization of baccalaureate nursing students: Can students in distance nursing programs become socialized? *Journal of Nursing Education*, 40(7), 293–302.

New Media Consortium. (2013). *NMC Horizon Report: 2013 higher* (education ed.). Austin, TX: Author.

O'Neil, C., Fisher, C., & Newbold, S. (2004). *Developing an online course: Best practices for nurse educators*. New York: Springer.

Online Learning Consortium (OLC). (2014). *About OLC.* Retrieved from, http://onlinelearningconsortium.org/aboutus.

Palloff, R., & Pratt, K. (1999). *Building learning communities in cyberspace: Effective strategies for the on-line classroom*. San Francisco: Jossey-Bass.

Palloff, R., & Pratt, K. (2003). *The virtual student: A profile and guide to working with online learners*. San Francisco: Jossey-Bass.

Parker, E., & Howland, L. (2006). Strategies to manage the time demands of online teaching. *Nurse Educator*, 31(6), 270–274.

Parker, K., Lenhart, A., & Moore, K. (2011). *The digital revolution and higher education: College presidents, public differ on value of online learning*. Washington, D.C.: Pew Research Center.

Patillo, R. E. (2007). Decreasing transactional distance in a web-based course. *Nurse Educator*, 32(3), 109–112.

Pearsall, C., Hodson-Carlton, K., & Flowers, J. C. (2012). Barriers and strategies toward the implementation of a full-time faculty-at-a-distance nurse educator role. *Nursing Education Perspectives*, 33(6), 399–405.

Phillips, J. (2005). Strategies for active learning in online continuing education. *Journal of Continuing Education in Nursing*, 36(2), 77–83.

Pullen, D. (2006). An evaluative case study of online learning for healthcare professionals. *Journal of Continuing Education in Nursing*, 37(5), 225–232.

Quality Matters (QM). (2014). *Quality Matters higher education rubric workbook: Design standards for online and blended courses* (5th ed.). Baltimore: MarylandOnline, Inc.

Reising, D. (2002). Online testing. In D. Billings (Ed.), *Conversations in e-learning* (pp. 213–220). Pensacola, FL: Pohl.

Rhoads, J., & White, C. (2008). Copyright law and distance nursing education. *Nurse Educator*, 33(1), 39–44.

Richard, P., Mercer, Z., & Bray, C. (2005). Transitioning a classroom-based RN-BSN program to the Web. *Nurse Educator*, 30(5), 208–211.

Robert Wood Johnson Foundation. (2013). *Wanted: Young nurse faculty*. RWJF. Retrieved from, http://www.rwjf.org/en/about-rwjf/newsroom/newsroom-content/2013/09/wanted-young-nurse-faculty.html.

Rossignol, M., & Scollin, P. (2001). Piloting use of computerized practice tests. *Computers in Nursing*, 18(2), 72–86.

Roy, R., Potter, S., Yarrow, K., & Smith, M. (2005). *Towards sustainable higher education: Environmental impacts of campus-based and distance higher education systems*. Design Innovation Group, Milton Keynes, UK: Open University.

Ryan, M., Hodson-Carlton, K., & Ali, N. (2005). A model for faculty teaching online: Confirmation of a dimensional matrix. *Journal of Nursing Education*, 44(8), 357–365.

Santisteban, L., & Egues, A. L. (2014). Cultivating adjunct faculty: Strategies beyond orientation. *Nursing Forum*, 49(3), 152–158.

Shovein, J., Huston, C., Fox, S., & Damazo, B. (2005). Challenging traditional teaching and learning paradigms: Online learning and emancipatory teaching. *Nursing Education Perspectives*, 26(6), 340–343.

Sitzman, K. (2010). Student-preferred caring behaviors for online nursing education. *Nursing Education Perspectives*, 31(3), 171–176.

Sitzman, K., & Leners, D. W. (2006). Student perceptions of caring in online baccalaureate education. *Nursing Education Perspectives*, 27(5), 254–259.

Skiba, D. J. (2008). Nursing education 2.0: Twitter & tweets. Can you post a nugget of knowledge in 140 characters or less?

Nursing Education Perspectives, 29(2), 110–112.

Skiba, D. J. (2010). Nursing education 2.0: Social networking and the WOTY. *Nursing Education Perspectives, 31*(1), 44–46.

Stebbins, M. (2013). *Expanding public access to the results of federally funded research.* Office of Science and Technology Policy. Retrieved from, http://www.whitehouse.gov/blog/2013/02/22/expanding-public-access-results-federally-funded-research.

Sternberger, C. (2002). Embedding a pedagogical model in the design of an online course. *Nurse Educator, 27*(4), 170–173.

Stewart, S., Pope, D., & Hansen, T. S. (2010). Clinical preceptors enhance an online accelerated bachelor's degree to BSN program. *Nurse Educator, 35*(1), 37–40.

Straumsheim, C. (2014, September 23). *Where does the LMS go from here?* Inside Higher Education. Retrieved from, https://www.insidehighered.com/news/2014/09/23/educause-gates-foundation-examine-history-and-future-lms.

Suber, P. (2008). *Open access and the last-mile problem for knowledge.* SPARC Open Access Newsletter. Retrieved from, http://www.sparc.arl.org/resource/open-access-and-last-mile-problem-knowledge.

Suen, L. (2005). Teaching epidemiology using WebCT: Application of the seven principles of good practice. *Journal of Nursing Education, 44*(3), 143–146.

Tillman, J. (2008). *Copyright for higher education: Just because you can does not mean you may!.* Retrieved from, https://www2.masters.edu/Libraries/pdf/Copyright/Copyright%20for%20Higher%20Education.htm.

University of Minnesota. (2013). *Good, better, best model for estimating development of online courses.* Minneapolis: University of Minnesota. Retrieved from, http://digitalcampus.umn.edu/resources/Good-Better-Best-Model.pdf.

Van de Vord, R., & Pogue, K. (2012). Teaching time investment: Does online really take more time than face-to-face? *International Review of Research in Open and Distance Learning, 13*(3). Retrieved from, http://www.editlib.org/p/49702/.

VandeVusee, L., & Hanson, L. (2000). Evaluation of online course discussions. *Computers in Nursing, 18*(4), 181–188.

Vinten, S., & Partridge, R. (2002). E-learning and the clinical practicum. In D. Billings (Ed.), *Conversations in e-learning* (pp. 187–196). Pensacola, FL: Pohl.

Wills, C., & Stommel, M. (2002). Graduate nursing students' precourse and postcourse perceptions and preferences concerning completely web-based courses. *Journal of Nursing Education, 41*(5), 193–201.

Wink, D. (2009). Sources of fully developed course materials on the Web. *Nurse Educator, 34*(4), 143–145.

Wright, C. R., Lopes, V., Montgomerie, T. C., Reju, S. A., & Schmoller, S. (2014). *Selecting a learning management system: Advice from an academic perspective.* Louisville, CO: ECAR.

Zsohar, H., & Smith, J. (2008). Transition from the classroom to the Web: Successful strategies for teaching online. *Nursing Education Perspective, 29*(1), 23–28.

第**5**篇

评价

Evaluation

第22章 评价过程介绍
Introduction to the Evaluation Process

Mary P. Bourke，PhD，MSN，RN；Barbara A. Ihrke，PhD，RN

（刘彦慧　译）

护理教师负责评价学生的学习、课程、课程设置、项目结果以及他们自己的教学实践。他们要对学生、同行、管理者、用人单位以及社会负责任，确保护理项目的有效性。本章主要介绍护理教师对教学和项目结果的评价，以及将结果报告给利益相关方的过程。本章首先对评价进行综述，然后对评价过程进行逐步描述。此外，还介绍了评价模型的使用；工具的选取；数据采集程序；以及解读、报告和使用研究结果的方法。结果可用于制订决策，促进学生学习，提高教师绩效，课程、课程设置及项目质量。本章是承前启后的一环，前后的章节更加具体地讨论评价活动及策略。

评价的定义

评价是一个广义的术语，描述了评判意义、价值或质量的过程。在护理教育中，评价是一个持续的过程，起始于特定的结果和标准（项目结果、课程结果、学习结果、晋升和终身教职标准），提供达成效果的机会（参与教学和学习活动），获取项目进展结果的信息（临床实习前的技能训练），结束于评价或评判结果获得的程度。用于描述评价过程的术语很多；它们相互联系，但也截然不同。在本书中，下列术语被用来描述评价过程。

评价

评价是收集和鉴定数据，或者在数据收集过程中通过一种或多种方法赋予数据价值。评价是一个使用预先制订的标准来进行判断的过程，这些标准在使用之前经过了个人或小组之间的讨论交流。在护理教育过程中，教师从认知、精神运动和情感领域评价学生的课堂学习和临床实习；确定教与学的有效性；判定课程和学术项目的成效。除此以外，评价也是一种教育工作者着手反思自己绩效的专业性活动。

评价可以根据其所进行的时间段来定义。**形成性评价**是对被评价事件发生的当时所进行的绩效判断。形成性评价主要用于反映目标、效果、学习活动、课程或课程设置的进展情况，以提供改正和改进的机会。

形成性评价强调的是部分而不是整体。形成性评价的目的是监测进展（例如在学生的学习中，制订一个新的教与学策略，如模拟教学，或课程设置和项目开发）并进行持续修正，以确保取得期望的最终效果。对于形成性评价，许多护理院校使用的是国家标准化测试系统。每个学期，学生都会参加一个测试来确定自己的能力和在全国的排名。这样有助于判定学生在课程设置中对关键概念掌握的进展情况。课程设置中的不足可随着护生班级在护理教育项目中的进展情况采用具体内容的测试方式而确定。因此，形成性评价为学生学习效果的持续性改进提供了重要数据。

形成性评价的优点之一在于相关事件都在近期发生，因此保证了数据的准确性，可以防止时间所产生的偏倚。形成性评价的另一个主要优势是在项目或课程结束前，评价结果可用于改善学生表现、教学计划或学习效果（Waugh & Gronlund，2012）。形成性评价的缺点包括要在活动（课堂或临床实习、护理项目）完成前做出评价，但在做出评价前对最终结果未知。形成性评价也能干扰结果的连续性。也有可能有这样的错觉，即形成性评价是积极的，因而有一种安全感，但最终结果却不如预期的那么好。

终结性评价指在活动、教学、课程或项目结束时所收集的数据（Waugh & Gronlund，2012；Story et al.，2010）。其重点关注整个教学活动，并强调教学目标和结果：以前是什么，现在是什么，在多大程度上满足了教学目标、资源配置、分数评定（学生）、绩效和晋升（教职员工）和专业认证的要求。因此，终结性评价主要用于学习模块或课程结束时对项目或课程的修订。对一门课程学习效果的终结性评价，通常会产生该课程期末的成绩。

终结性评价的主要优点在于它是在所有工作结束之后才开展的，并且评价的结果可显示最终成效。终结性评价的主要缺点是最终结果不可更改。

评估

评估指收集数据，并以数据为基础，根据特定标准，改善待评价的要素。评估数据用于确定进展情况，并为达到预期结果提供指导。教师利用评估来反馈学生的学习，改进教与学，同时训练和引导学生能力的提升。尽管类似于形成性评价，评估的目的之一也是监测进展，但评估的侧重点在于改进教与学。评估是学生与教师之间的一个互动过程，其目的是教与学的提高。评估的结果是诊断性的，用于改进，而不是用于"评分"。

评分等级

评分等级指对学生表现的相关数据进行量化，并赋予特定数值。该值以"等级"，或是能代表学生学习表现的数值表示。期末成绩，即所学课程结束时获得的成绩，通常是学术项目所要求并由教师评定的，并用于与学生、大学和公众交流以展示学生学业成就的一种形式。评分等级标准必须在分数评定之前向学生公布。评分标准可公开获取，通常在教学大纲中体现，既包括作业评分标准，也包括期末课程成绩的计算标准。

评价的理念性方法

进行评价时，首先要明确个人对于评价的理念、价值观和信念。如何进行评价、什么时候进行评价、使用什么方法进行评价，以及如何对评价结果进行解读都将受到理念的影响。理念体现在态度和行为方面。

在护理教育中，需要对绩效（学生和教师）、项目的有效性（护理课程或护理项目）、教学媒介（教科书、视频）或教学（课程、教师）进行评价或判断。护理教育中的评价活动是多元的，评价的多元性可对评价结果产生影响。因此，评价者应意识到评价的视角和导向，因为它们与评价的过程相关。

一些理念观点往往会影响评价。那些依靠目标、宗旨和成果来指导项目、课程或课堂教学的教育工作者，在进行评价活动时可能更加具有**目标**导向。这些目标导向性的教学活动或项目的优点很大程度上通过学生实现这些目标来体现。以**服务**为导向的评价强调学生的学习过程，并包括自我评价，从而帮助教育者做出关于学习者和教与学过程的决策。尽管所有的评价都会涉及判断，但带有判断视角的评价者更侧重于确立员工、学生、产品或项目的价值或优点。一些以**研究**为导向的评价则强调测量和统计分析的精确度，以便解释学生或教育项目成功与否的原因。这种观点的评价将焦点放在评价的工具、方法和设计上，因为这些与评价工具的效度和信度有关。评价的另一个导向是**建构主义理论**观点，强调利益相关方的价值观，对需要做出何种改变建立共识。尽管教师作为评价者的角色综合应用了这些观点，但可能某一个观点是占主导地位的，并且教师应意识到他们的评价观点，因为他们对评价的理念导向将引导评价过程并影响结果。更重要的是，评价结果将被教师用于课程、临床服务及项目的改进。

评价过程

评价是一个包含下列系统性活动的过程：

1. 明确评价目的。
2. 确定评价时间。
3. 选择评价者。
4. 选择评价设计、框架或模型。
5. 选择评价工具。
6. 采集数据。
7. 解读数据。
8. 报告结果。
9. 应用结果。
10. 考虑评价的成本。

这些步骤可以根据评价目的、评价对象（例如学生、教学、项目或系统）以及被评价单位的复杂性进行调整。

明确评价目的

和研究过程一样，评价过程的第一步是提出通过评价可以解决的各种问题。这些问题可以像项目评价一样，广泛且包罗万象；也可以像课堂评估一样，集中而具体（框 22-1）。无论评价的范围是什么，进行评价的目的或理由应该让所有参与人都清晰明了。

确定评价时间

评价者必须权衡每个评价事件，并确定最恰当的评价时间。通常形成性评价和终结性评价都是适当的评价方式，并且在评价中各具优势。

在确定何时进行评价时，评价者还必须考虑评价的频率。评价过程可能比较费时，

框 22-1　评价的目的

- 促进学习——或改变员工或学生的行为
- 诊断问题——发现学习的不足、低效的教学实践、课程计划的缺陷等
- 做出决策——等级评定、绩效加薪、晋升或终身教职
- 改进产品——修订教科书，添加自主学习模块的内容
- 判断有效性——判定是否达到目标和标准
- 判断成本效益——判定项目是否能够支持独立运行

但是在大多情况下经常性评价还是有必要的。当学习过程复杂、生疏时，经常性评价很有必要，因为它有助于预见存在高失败风险事件。最后，重要决策也需要采取经常性评价（框 22-2）。

选择评价者

评价过程中的一个重要因素是评价者。评价人员的选择涉及决定谁应该参与评价过程，以及是否应从"内部"（内部评价者）或"外部"（外部评价者）选择评价者。两者各有千秋。

内部评价者

内部评价者是指直接参与学习、课程或项目评价的人员，如学生、教师或护理员工。许多个体（利益相关方）在评价过程中能受益，可以选择其参与评价。采用内部评价者有利也有弊，通常内部评价者有助于获取最准确的数据。

使用内部评价者的优点包括他们熟悉评价标准制订的背景、成本效益以及减少盲目评价的可能性。此外，评价结果可以快速起作用，因为结果可以当场知晓。

使用内部评价者的缺点包括偏见、控制评价，以及不愿意分享有争议的结果。所以当选择和雇用内部评价者时，应注重他们在组织中的职位、职责和汇报程序。

外部评价者

外部评价者是不直接参与被评价事件的评价者，他们经常被聘为顾问。政府、地区或者国家认证机构也属于外部评价者。使用外部评价者的优点是他们没有偏见，不参与相关政策的制订，且可能对特定类型的评价非常有经验，并且与评价结果没有利害关系。使用外部评价者的缺点包括费用相对较高、不熟悉评价背景、时间限制和潜在的交通限制。由于评价者对评价过程至关重要，所以教师应慎重选择评价者。框 22-3 列出了选择评价者时要提出的问题。

选择评价框架或模型

评价时必须选择或开发评价模型。评价模型是指对被评价的变量、条目或事件进行组织、观察或相关操作后，回答评价相关问题的一种途径。一个模型用于澄清待评价变量间的关系，并为评价提供系统的计划或框架。

使用评价模型有以下优点。一个模型可以明确变量，并且可以反映出变量的优先级，明确哪些变量需要优先或频繁评价。模型也使结构对所有相关方都一目了然，从而使各部分间的关系显而易见。使用评价模型有助于关注评价重点。它使评价工作落实到

框 22-2 适用于经常性评价的情况

- 复杂的学习
- 出现的新趋势
- 已明确的问题
- 可预期的问题
- 高失败风险的情况
- 执行不佳将导致严重后果的情况
- 课程体系或项目要求近期发生了重大变化

框 22-3 选择评价者时要询问的问题

1. 评价者的理念导向是什么？
2. 评价者有什么样的经历？
3. 评价者使用什么方法或手段？有这方面的经验吗？
4. 评价者的风格是什么？
5. 评价者是否会对委托人做出回应？
6. 评价者与其他人合作得融洽吗？
7. 评价者是持支持性态度还是批判性态度？
8. 评价者的评价导向是什么？

具体目标上；这些目标纳入了有待评价的要素，排除了非评价要素。最后，模型可以被测试和验证。

护理教育的评价模型可以在教育和护理文献中找到，或改编自商业领域的评价模型，或由护理教育者依据特定用途而开发。模型应根据评价问题、评价背景及利益相关方的需要进行选择。下文对护理教育中常用的评价模型进行介绍，并在相关章节中描述模型的具体应用。

高等教育中经常采用**项目评价和认证模型**。常用的模型包括 Chen 的理论驱动模型，该模型直接决定了对哪些变量进行测量（Chen，2004）；Stufflebeam（1971）模型，该模型将变量分为背景、输入、过程和产出进行评价；例如由 Lincoln 和 Guba（1985）提出的自然主义模型，则包含了利益相关方的参与，他们可以就模型中哪些变量需要改变达成共识（见第 26 章）。

采纳创新和改变模型侧重于教与学策略在多大程度上被应用到实践中。这些模型可用于指导变革以及对过程和结果进行评价。Kirkpatrick 和 Kirkpatrick（2014）的四级评价模式评价了变化的四级水平：反应、学习、行为和结果。前两级（反应和学习）表明了投入到教学和学习的时间和资源，三级和四级（行为和结果）揭示了教育的持续性效果。Rogers（2003）的创新适应性模型提出一个框架，用于帮助人们理解创新是如何在组织中普及的。创新的采用，如开发新课程或新的教学策略，取决于创新的本质、组织的内部沟通、时间跨度和社会制度。Rogers（2003）指出，并非所有参与变革的人都在同一时间进行改变。他提供了一条曲线，描述了从早期到晚期采用者的范围，其中晚期采用者也被称为落后者。

护理教育中也使用**质量保证模式**或**全面质量改进模型**，如采用 Quality Matters 模型（2014）评价在线课程（见第 21 章）。该小组制订了在线课程带有评分量表的参照标准，用于评价在线课程设计的水平。并组织经过培训的评价者对课程进行审查。

选择评价工具

在确定了评价模型、要评价的变量与变量间的关系也明确后，评价者应选择最易使用的评价工具来获取必要的数据。评价工具的选择由评价问题和评价模型决定。

工具的类型

很多用于评价的工具可以通过文献综述找到。但若要使用他人已发表的评价工具，教师必须联系该评价工具的开发者并获得使用许可。

问卷

问卷是一种填写表格回答问题的方法。问卷通常是自评式的。被调查者阅读调查问卷上的问题，并按照问卷上的指示作答。问卷法节约成本，但往往很难获取实质性内容。因此，问卷必须清晰、简洁、易答（Polit & Beck，2013）。这类工具通常用于测量质性变量，如感觉和态度。调查问卷可用于衡量学生在临床环境中的自信心，或评价学生毕业后对护理项目的满意度。

访谈

访谈是指个体直接参与到评价中。例如，离职访谈通常是在护理学院的教师离职或学生毕业时进行的。通过访谈可以得到质性和量性数据。访谈以个人或焦点小组的形式开展，安排学生或外部评价者收集数据。访谈应安排在访谈者和参与者都方便的时间进行。

访谈者应安排一个安静、私密的房间或办公室，以便让参与者在访谈时不受外界干扰。如果参与者认为对话是私密的，那么其状态可能会更开放。访谈应围绕已建立的客观提纲进行，并保存访谈笔记。访谈过程必须非常小心，以避免采集的信息夹杂个人感情色彩。访谈的一个缺点是其时间集中性（Polit & Beck，2013）。Sanders 和 Sullins（2006）将访谈指南界定如下：

1. 根据回答者的知识水平设置访谈语言。

2. 向参与者解释清楚访谈目的、哪些人可以获得访谈录音或记录，以及怎样进行保密。

3. 鼓励回答者据实回答问题，但需要让回答者了解如果他们不希望回答某些问题，可以选择拒绝。访谈之初先通过简单和轻松的问题建立与回答者间的融洽关系。应避免较长的问题。

4. 避免含糊的措辞。避免引导性问题。

5. 对一个主题限定几个问题，避免包含太多的信息（Sanders & Sullins，2006，p.31）。

评定量表

评定量表是通过一系列描述性问题测量一个抽象概念的量表，可用于提高评价的客观性。虽然在评价中评定量表不一定是最好的评价工具，但是它有常模参照评价，可以很好地对评价结果划分等级。

检核表

检核表是二维的，一个维度是预期的行为或能力，另一个维度是该行为最终达到预期的程度。通过一份详细条目列表和已定义的测量标准，评价者可以很容易地识别预期的行为或可接受的能力。这种工具可用于形成性评价和终结性评价。检核表可以用于评价学生在临床工作中的表现。要遵循的步骤

可以按顺序排列，然后观察者可以检查是否执行了每一个步骤。

态度量表

态度量表用于测量参与者（通常是学生）在回答问题时对该问题的想法。在护理教育评价中有几种常用的态度量表。

态度评定量表中最受欢迎的是 Likert 量表。Likert 量表用陈述性条目（推荐 10～15 个条目）表达研究主题某一方面的观点。每一个条目代表这个研究主题的某一个建构；例如，如果调查的主题是关于文化多元性的话，某一特定的条目则可能表达了有关拉美裔学生从事护理专业的观点。参与者要表明他们在某一问题上同意或不同意的程度。在一种测量工具中，正向问题与反向问题的数目应该是相等的，用以避免回答偏倚。

语义分化量表是测量态度的另一个量表。**两极量表**用于测量参与者的反应。量表上的每个条目后面都是双极形容词，如好的-坏的、主动的-被动的、积极的-消极的。双极形容词之间的间隔数目通常是奇数，以保证中间的形容词是中立的。一般以提供 5～7 个间隔区间为最佳。分析时通常要对每个选项进行赋值，这一点类似于 Likert 量表（Polit & Beck，2013）。

对 Likert 量表的数据和语义分化量表的数据进行分析，避免将数据处理为间断数据，建议采用 Rasch 模型进行分析。通过应用 Rasch 模型，可以更好地分析工具和数据。虽然每个回答者采用有序量表测量，但通常情况下，Likert 量表数据仍被视为间断数据，正如 Bond 和 Fox（2007）所述：

> 一位受测者的 Likert 五级评定量表（非常不满意、不满意、一般、满意、

非常满意）的满意度得分为25分，是其他受测者满意度得分的5倍，说明后者评了5个"非常不满意"（5×1＝5），或者正好是另一位受测者得分的2倍，说明该受测者给了2个"一般"和3个"非常不满意"（2×3×2＝12）。当以这种方式计算得分时，比率或至少数据的间断特征是被假定的。也就是说，所有条目中每个应答类别的相对值被视为相同，并且在等级量表中每一个单位的增加被赋予相等的价值……最终，数据被一种僵化、约定俗成、不恰当的统计分析方法进行分析。（p.67）

Rasch模型能更加量化地处理Likert量表的数据，比常规用1～5的序列然后进行加和的方法更合理。Rasch仅将编码视为有序类别，其中每个类别的值都高于前一类别，但未指定具体的数值。Likert量表的数据被视为有序数据，而Rasch模型将条目的数量转换为间断量表，依据的是经验证据而不是假设。通过对原始数据的对数变换计算得出经验证据，通过概率方程完成数据抽取。

Rasch模型是保证量表构建客观性的唯一模型，为量表的制订提供了必要的客观支持，区别于人为的属性划分（Bond & Fox，2007，p.7）。最好将Rasch模型的概念理解为项目反应理论。正如Rudner（2001）所解释的，项目反应理论以能力或态度与条目应答间的数学关系假设为依据，对测试分数和特定的测试项目分数进行分析。通过诊断程序，Rasch模型可以诊断测量工具的准确度，用于测量作者和应答者的真正意图。评定量表的设计对应答者的应答质量有巨大的影响。量表的诊断能力为设计、分析和修正态度量表提供了有力的工具。

档案袋

档案袋是保存学习过程中积累起来的资料，这些资料是反映学习结果的依据。这些资料可以是学生完成的作业，如学习任务、PPT演示文稿、概念图、护理计划等。在学习活动开始前，作业收集指南将被发放给学生，以方便顺利完成作业。档案袋可以是电子文档，也可以是纸质版的。通常，每个作业都会获得反馈，用以显示作业如何达到学习目标。对作业的反馈加强了学生的学习能力，并能够确保学生为达成学习目标而不断进步。

护理教育中评价工具的信度和效度

在使用任何一种评价工具时，都要确保其信度和效度。通过特定的步骤确定临床评价、项目评价、课堂效果评价中所用的评价工具信效度。具体步骤将在本书的相应章节讨论。此处主要对信度和效度的概念进行一般性概述。

效度

测量效度指的是测量者想要实际收集和分析的结果得到印证的程度。尤其是在教育评估和评价领域，测量效度具有关联性、准确性和实用性方面的属性（Prus & Johnso，1994；Wholey，Haltry，& Newcomer，2004）。当工具能够尽可能地直接测量教育目标时，便达到了测量工具的**关联性**；当工具能够精确地测量教育目标时，便体现了测量工具的**准确性**；若测量工具能提供形成性和终结性结果，用于指导评价和改进时，便体现了测量工具的**实用性**。因此，确定测量工具的效度与当地项目的开展或课程教学与开发等密切相关，测量工具所测定的有意义的结果可用于指导工作的开展（Prus & Johnso，1994）。

虽然有多种效度类型，但是测量效度被视为一个单一概念。效度可以分为内容效度、效标关联效度和结构效度。为了更好地解释说明，将所有类型的效度视为理想状态。当测量者（教师）清楚评价设计的内容和要求，明确测量工具与已有标准之间的关系，以及应用工具所测量的结构或心理特征时，就能很好地确定测量工具的效度（Waugh & Gronlund，2012）。

内容效度指的是测量工具对被测量行为尽可能大的范围具有代表性。内容效度对于临床评价工具和课堂测试的构建尤为重要。例如，在课堂测试中，提出的问题是"考试题目是否代表课程中讲述的所有内容？"在临床评价中，提出的问题是"测试工具是否测试了一个护士应该有的态度、行为和技能？"

效标关联效度指的是测试（考试、临床表现评价）分数与其他外部测试结果之间的相关性程度。有两种方式可建立标准相关证据：同时效度和预测效度。同时效度是指一个分数与同时用另一种测量方法得出的结果之间的相关性。体现同时效度最普遍的一个例子是临床课程成绩与理论课程成绩的相关性。工具的同时效度被认为是存在的。例如，当一个班的同学在临床评价得分与考试成绩之间有较高的相关性时，就存在同时效度。另一方面，预测效度是测验分数与在完成一件事或者干预（如一门课程或一节课）之后获得的效标之间的关联程度。例如，可以预测课程成绩和执业资格考试或者学历认证考试之间的效度。

效标关联效度是一种测量工具的结果与另一种工具的结果之间的相关性。从某种意义上说，可以用来预测成功性或者通过一种测试来建立对另一种测试的预测性。效标关联效度是通过相关测试建立的。例如平均成绩和执照或证书考试成绩之间的相关性，当平均成绩与考试成绩之间呈现明显的正相关时，该测量工具效标关联效度就高。

结构效度探究的是一个变量（如考试）与学习者其他变量（如学习风格、智商、临床能力或工作经验）之间的关系。结构效度用来揭示测试工具与学生特征或品质之间的相关性，并确定哪些因素影响学习效果。例如，智商分数、SAT 成绩（学习能力倾向测验成绩）和其他考试成绩或护生兼职工作与临床表现之间的相关性。

信度

信度是指评价工具（自评量表、观察量表、检核表）的可靠性、精确性、预测性和稳定性的程度。Pedhazur 和 Schmelkin（1991）指出信度是测量分数不受测量误差影响的程度。信度回答了这样一个问题："不同组的学生或者不同的评价者使用同一种工具时会产生相同的结果吗？"Newby（1992）认为："测量信度指的是测试的结果应与测试实际表现一致"（p.253）。

信度的几个类型——稳定性信度、等值信度和内部一致性信度，与评价工具和绩效考核有关。一个工具的**稳定性信度**是指在任何时间测量都具有结果一致性特征，确保其结果稳定。**等值信度**则是指一个测量工具的两种测量形式得到相同结果的程度。例如，当使用两套试卷时，两套试卷应具有相同数量的问题和相同的难度级别。两套试卷可以同时进行或者之后再进行等效测试。**内部一致性信度**是指测量工具的所有条目测量同一变量的一致性程度。只有每次在测量一个单一概念或构建时信度才会被考虑。因为当一种测量工具不可靠时，得出的效度就会受影响，所以教师应采取相应的措施以保证工具的信度。

采集数据

评价过程的下一步是使用评价工具采集数据。尽管这种工具将在某种程度上决定采集什么数据，以及怎样采集数据，但是也应同时考虑一些其他因素，包括数据采集者、数据来源、数据量、采集数据的时机以及是非正式还是正式的数据采集。

数据采集者

必须考虑到数据采集者对数据可靠性的影响。例如，采集数据的评价者可以是评价学生临床表现的教师。在其他情境中，可能由学生或研究助理使用工具执行测量。如果数据采集者不熟悉数据采集程序，应该为他们提供了解有关任务的培训。当有多个数据采集者时，必须确保评分者的内部一致性。

数据来源

进行评价之前，评价者必须先确定数据采集的来源，如数据是观察数据（如临床评价）、档案（如学生获得的平均成绩记录）还是报告（从纵向的毕业生问卷调查获得的）。在进行评价的过程中，是否可以获取数据记录非常重要，尤其是在必须获得参与者的同意的情况下。

数据量

采集的数据量必须明确并且详细说明。必须明确是要采集全部数据还是选取充足的样本量。例如，在临床评价或课堂测试中，不可能采集到每一个临床实习或课堂学习的数据。在这种情况下，就必须根据临床评价方案、大纲或课堂测试计划进行抽样。需要注意的是，评价过程中制订抽样计划非常重要。

采集数据的时机

采集数据的最佳时机是什么时候？在这里，理解评价背景对于掌握数据的采集时机是有帮助的。采集数据是在评价开始、中间还是结束时？当从学生那里采集数据时，应给他们足够的时间，并且在学生能够给出没有偏见的应答时进行数据采集很重要。（例如在公布考试结果之后，立即采集课程评价数据就可能不会产生最具有效反馈性的回应。）

正式与非正式的数据采集

必须做出使用正式数据还是非正式数据的决定。数据既可以通过正式方法获得，如采用结构化评价工具，也可以用非正式方法收集，如学生自发评论。评价者必须决定在评价计划中，正式和非正式的数据是否都要被采用。

解读数据

评价过程的解读步骤包括解读数据以回答在评价过程开始时制订的评价问题。这包括将数据填入可用的表格、整理数据用于分析，并根据预先确定的标准解读数据。在解读数据时，还必须考虑背景、参照标准、客观性、合法性和伦理问题。

参照标准

参照标准指用于解读数据的参考点。这里讨论了两种参考标准——常模参照解读和标准参照解读。

常模参照解读

常模参照解读是指以一组被评价的个体的数据为常模来解读数据。小组分数构成了将每个人与他人进行比较的基础。在常模参照评价中，总会有达到最高水平的人，也会有处于最低水平的人。

常模参照解读允许评价者以多种方式比较学生的成就。对同一组学生可以进行比较和排名，也可以让学生和另一组或另一班级的学生进行比较，或者与国内的团队标准进行比较，如进行执业考试或护士资格考试时。因此，常模参照解读的优点是能够进行组内或组外对比，并且能够使用数据预测目标，如录取标准。常模参照解读的缺点在于重视对比，这种对比可能会助长学生的竞争意识。

标准参照解读

另一方面，在标准参照解读中，结果是根据预先确定的标准来判断的，并反映达到标准的程度。标准参照解读通常用于基于能力的学习模式，这种模式意在帮助学习者达到或熟练掌握特定的学习结果。由于学生是与结果相比较，而不是彼此相比较，因此所有学生都能获得能力。

标准参照解读的优点包括：强调所有学习者的掌握程度以及潜能以提高学生的学习动机，学生间的分享与协作，并能向学习者提供清晰的进度报告。标准参照解读的缺点是学生之间或学生与其他群体之间不能进行比较。

客观性和主观性问题

解读数据时会出现评价的客观性和主观性问题。不同的评价者面对同样的数据会做出不同的判断。这些差异可能是评价者的偏见或客观差异程度的结果。在工作环境中进行表现评价的研究显示了近因效应——在评价前，对其他有利的研究成果做出解释（Polit & Beck，2013）。在某种程度上，教师需要接受评价的主观性的存在，毕竟这是"评价"，而不是"测量"。然而，教师应认识到主观性及其在结果解读中所起的作用。

法律考量

对研究结果的解读可能涉及法律方面的因素。在学生权益方面，法律方面的考虑尤为重要。如何分享评价的结果？能够收集关于学生的哪些数据？评价是否保护研究对象？在报告数据时，是否存在道德或伦理困境？评价影响了谁？他们又将如何回应这些研究结果？评价对于学生、项目、课程设置有什么影响？因此，评价者和受众必须了解评价的背景，因为这些因素会影响评价的实施、报告结果的方式、因评价带来的变化以及如何处理法定诉讼程序。进一步讨论评价学生学术表现和临床实践中的法律问题，请详见第 3 章。

报告结果

在这步评价过程中，评价结果应在适当的人群中进行传达。在报告结果时，应考虑的因素包括何时报告、如何报告以及将结果提供给谁。

由谁接收结果？

评价者必须知道数据应该向谁报告。通常情况下，被评价的个人或团体和要求评价的人都会收到评价报告。在评价开始时就应确定评价报告的议题和保密性问题。必须保证评价报告的机密性。只有那些被指定的人才能接收报告。评价者应在完成报告后销毁那些不需要的背景信息。

在所报告的研究结果中，考虑报告的接收者也很重要。接收者想要知道什么？需要知道什么？例如，接收考试成绩的学生通常只关注成绩，而不关注用来确定成绩或数据分析的复杂方法。即使接收者没有足够的背景信息来接收这份报告，评价报告对他也会有所帮助。

何时报告结果？

报告的时机安排也至关重要。人们倾向于尽早知道评价结果。如果报告的结果被推迟，则可能会使接收者失去兴趣。例如，学生更喜欢即时结果。如果结果被延迟，他们可能会增加焦虑或失去兴趣。报告的时机也可能取决于何时需要此类信息，如在学期末时，以及什么时间向教务人员报告成绩。

如何报告结果？

评价报告可以采用多种形式。可能是书面或口头的、正式或非正式的。举一个非正式评价的例子：与学生讨论其在临床实践中的表现，没有使用结构化的评价。这种类型的评价并不理想，并且学生和指导老师缺乏客观标准和公平感。如果这名学生在这门课不及格，教师也不能为他的决定辩解。在一份正式报告中，数据的统计分析将同结果一并获得。在随后的章节中，将探讨对学生、教师、管理者、外部人员报告结果的具体方法。

应用结果

评价需要评价者和被评价的个人、团体或项目之间的共同努力。虽然应用结果在评价过程中是最后的步骤，并且经常被遗忘，但是 Sanders 和 Sullins（2006）认为双方当事人有义务使用此结果。在没有后续行动的情况下进行评价，是对宝贵资源的浪费。将评价结果作为应用目标，将会对项目有极大的影响。Barrett-Barrick（1993）指出，评价结果的应用需要有目的性的战略计划。目的、人、规划和包装是四大核心策略。评价的目的必须由教师和管理机构确定。用于护理专业领域的评价类型包括认证、标准参照评价、重点决策评价、外部评价、形成性评价、内部评价、结果评价、过程性评价和终结性评价。评价要取得成功，在评价过程中就应包括参与评价的人。促进评价的主要策略是规划活动和传播评价信息。优先考虑包装评价报告以满足那些使用报告者的需要。报告应采用易于理解的格式，并根据需要使用图表和其他可视化辅助工具。

评价结果的应用方式多种多样。护理领域中常用的有分数评定，修订讲授方式、课程、课程大纲或项目，展示项目的有效性。

促进评价效果的使用有如下几种方法：

1. 鼓励参与评价结果的人参与设计评价计划。

2. 应使所有相关者参与评价过程。例如，学生可以进行自我评价，教师可以进行同行评价。

3. 及时报告评价结果。

4. 提出切实可行的建议。例如，当通知学生测试结果时，评价者（教师）可以就如何提高下一个测试的成绩提出建议。这样，结果报告对学生会很有用。

5. 将分享结果的时间也考虑在内。这可以通过考试回顾、评价会议或课程评价研讨会来完成。

6. 鼓励接收者提出其他可选的行为方案。例如，学生可以对提高考试成绩提出自己的建议，教职员工可以为课程改进设立目标。

7. 建立信任并谨慎对待敏感的结果。

8. 把结果置于背景下考量。向接收者解释这些结果的意义，以及他们如何将结果运用在自己的领域中。

考虑评价的成本

整个评价过程可能很昂贵。因此，评价者和受众必须确保成本和效益相称。

对下列与成本相关问题的回答需要从一开始就确定：

- 哪些费用（或者教师时间）与评价有关？
- 评价者在开发工具、管理工具、解读数据和报告结果方面花费多少时间？
- 在填写评价工具的过程中是否会花费过多时间？
- 复杂的评价方法，包括冗长的评价工具或在计算机上花费大量时间以进行数据分析，会对结果有贡献吗？
- 评价结果是否被要求改变？
- 学生是否会挂科？是否需要重修？
- 课程设置是否需要大规模修订？

总结

评价是一种对数据进行评价，或是对一次或多次测量所采集到的数据确定其价值的方法。评价过程涉及一系列行为，包括明确评价目的、时机和评价者。模型和框架可以用来指导进程、选择工具、数据采集方法和报告程序。一名建筑者会在没有计划的情况下建造房屋吗？同理，评价模型和框架即为目的性评价过程的建构提供了指南。研究和开发框架是最有价值的第一步。选择合适的工具对成功不可或缺。这些工具应适用于被评价的对象，并且易于使用，有成本效益，有效且可靠。结果必须被准确地解读和报告。最后，经过分析，结果必须被有效利用。如果设计并实施一项评价计划，但却忽视评价结果，这有悖于评价目的。这类似于让新建的房子空着。框 22-4 给出了一些有关评价过程有用信息的网站。

框 22-4 与评价有关的网络资源

- www.scup.org/ 大学社团和大学规划。
- http://nces.ed.gov/ipeds/ 综合高等教育数据系统（IPEDS）。
- http://nces.ed.gov/ "美国国家教育统计中心（NCES），下设于美国国家教育科学研究院，是收集和分析与教育有关数据的主要联邦机构。"
- http://nces.ed.gov/NPEC "国家高等教育合作社，其任务是提高支撑联邦、州和机构层面政策发展的高等数据和信息质量、可比性和效用。"
- http://eric.ed.gov/ "教育资源信息中心（ERIC），由美国教育科学研究所（IES）主办。"
- www.chea.org/Research/crossroads.asp 在转折点认证。
- www.chea.org/Events/Usefulness/98May/98_05Ewell.asp 审视一个勇敢的新世界：认证如何会变得不同？
- www.chea.org/pdf/HED_Apr1998.pdf#search="Distancelearning" 高等教育中的远程学习。
- www.chea.org/degreemills/default.htm 认证的基本原理。
- www.ion.illinois.edu/resources/tutorials/pedagogy/index.asp 在线课程的教学策略。
- www.umass.edu/oapa/oapa/publications/online_handbooks/program_based.pdf 基于计划的审查和评估：方案改进的工具和技术。
- www.managementhelp.org/evaluatn/fnl_eval.htm 项目评价的基本指南。
- http://paws.wcu.edu/gjones/as.assessment_wcu.html 评估和评价专题。

对证据的反思

1. 国家护理认证机构已通知你，你的项目将在3年内重新认证。你须采取哪些步骤以应对认证团队？制订一个评价和记录学生及项目成果的行动计划，并组织整理已获取的记录。

   a. 依据最佳证据，选择评价模型和评价工具，制订跟踪最终结果的证据的方法，制订各评价部分的评价方案。

   b. 制订一个时间表并实施计划。

   c. 与至少另外2名学生讨论你的时间表、行动计划和认证效果。

   d. 你的护理项目面临的评价障碍是什么？你有什么计划去克服这些障碍？

2. 你的项目负责人已布置给你为护理学院设计评价流程的任务。该校护理学院是一所学士学位项目院校，有160名学生、12名全职教师和20名兼职教师。你的课程已有10年未进行修订，6年来学院的国家执业护士资格考试的合格率平均为70%。你会选择什么模型进行评价？为什么？

3. 在选择了问题2中的模型后，设计一个采集数据的框架。处理评价流程和利益相关方的问题，并为评价过程做出理论预算。

4. 你所在的护理学院已经决定聘请1名外部评价者来评价硕士学位（执业护士）项目。你会使用哪些标准聘请外部评价者？谁与评价者进行沟通？其需要获取哪些文件？在进行这类评价后，可能会出现什么结果？为什么需要"外部"评价者，而不是"内部"评价者？

参考文献

Barrett-Barrick, C. (1993). Promoting the use of program evaluation findings. *Nurse Educator, 18*(1), 10–12.

Bond, T., & Fox, C. (2007). *Applying the Rasch model: Fundamental measurement in the human sciences.* Mahwah, NJ: Lawrence Erlbaum.

Chen, H. T. (2004). A theory-driven evaluation perspective on mixed methods research. *Research in the Schools, 13*(1), 75–83.

Kirkpatrick, J. D., & Kirkpatrick, D. L. (2014). *The Kirkpatrick Four Levels: A fresh look after 55 years—1959–2014.* Retrieved from, www.kirkpatrickpartners.com.

Lincoln, Y. S., & Guba, E. G. (1985). *Naturalistic inquiry.* Beverly Hills, CA: Sage.

Newby, A. C. (1992). *Training evaluation handbook.* San Diego, CA: Pfeiffer.

Pedhazur, E., & Schmelkin, L. (1991). *Measurement, design, and analysis: An integrated approach.* Hillside, NJ: Lawrence Erlbaum.

Polit, D. F., & Beck, C. T. (2013). *Essentials of nursing research: Methods, appraisal, and utilization.* Philadelphia, PA: Lippincott Williams & Wilkins.

Prus, J., & Johnson, R. (1994). A critical review of student assessment options. *New Directions for Community Colleges, 88,* 69–83.

Quality Matters. (2014). *A national benchmark for online course design.* Retrieved from, https://www.qualitymatters.org/.

Rogers, E. M. (2003). *Diffusion of innovations* (5th ed.). New York: Free Press.

Rudner, L. M. (2001). *Item response theory.* Retrieved from, http://echo.edres.org:8080/irt/.

Sanders, J. R., & Sullins, C. D. (2006). *Evaluating school programs.* Thousand Oaks, CA: Corwin Press.

Story, L., Butts, J. B., Bishop, S. B., Green, L., Johnson, K., & Mattison, H. (2010). Innovative strategies for nursing education program evaluation. *Journal of Nursing Education, 49*(6), 351–354.

Stufflebeam, D. L. (Ed.), (1971). *Educational evaluation and decision-making.* Itasia, IL: Peacock.

Waugh, C. K., & Gronlund, N. E. (2012). *Assessment of student achievement* (10th ed.). Columbus, OH: Pearson.

Wholey, J. S., Haltry, H. P., & Newcomer, K. E. (2004). *Handbook of practical program evaluation.* San Francisco: Jossey-Bass.

评价学习效果的策略
Strategies for Evaluating Learning Outcomes

第23章

Jane M. Kirkpatrick, PhD, RNC-OB, ANEF; Diann A. DeWitt, PhD, RN, CNE

（肖　霖　译）

本章的目的是讨论教师用于评价学生学习的多种策略的用途、优点、缺点及其相关问题。正如教学方法正在不断多元化，以确保护理教育整合临床教学和课堂教学（Benner, Sutphen, Leonard, & Day, 2010），使学生达到根据美国护理学院协会的基本要求及国家护理联盟职业能力素质制订的预期学习效果，教师也必须不断扩展对评价策略的使用，来判断学生是否获得了这些能力。在临床推理、评判性思维及最佳护理实践过程中所展示的高阶思维能力可能需要多种评价策略以保证其评价的准确性。随着教育工作者对深度学习和反思性实践的开展，他们继续探索将主动学习-教学策略转化为评价预期学习效果的方法。

本章包括多种评价策略的实用性信息，如选择评价策略的方法、提高评价策略信度及效度的方法，以及提高评价策略使用效果的方法。

评估与评价

评估与评价到底有什么区别？在许多情况下，这两个词似乎可以互换，但其实它们之间存在显著差别。评估是为了改善教学及学习活动而获取有关教学和学习的信息。Oermann 和 Gaberson（2014）指出，"评估过程对获取学生学习的有关信息、判断学生的表现、确定学生的实践能力，以及对做出有关学生和护士的其他决定都非常重要"（p.3）。评估过程中收集的信息可以是定量的，也可以是定性的，取决于这些信息将被如何使用。评估过程要求教师对预期表现有明确的期望值及质量标准，包括对学生作业的收集、分析和解释。评估过程中获取的信息能够为当前的学习提供证据，然后用于促进进一步的学习（Gikandi, Morrow, & Davis, 2011）。通常情况下，评估贯穿于学习、课程或项目的整个开展过程中，以便教师随时做出调整及改进（见第10章和第22章）。

另一方面，评价是在学习、课程或项目结束时进行的，也就是说已经做出了判断或决定。评价可以分为形成性评价及终结性评价。形成性评价是在学习过程中开展的评价，潜在地提供了反馈及改善的机会。终结性评价更为全面，考虑到了影响获得学习效果的各个方面。终结性评价标志着教学-学习过程的结束，对学生的学习效果已经做出了判断，通常以学习成绩表示。在临床学科中，教师必须对学生的课程学习效果及获得的项目能力进行评价，以确保学生做好了在临床工作中安全实践的准备。本章的重点是评价学生的学习效果。

选择评价策略

本章讨论了教师用于评估及评价学生学习效果的多种策略。其中有一些评价策略亦被作为教学策略，可能被大家所熟悉。调整教学策略以供评估或评价学习效果使用，可以让学生在学习时实践这一过程，最终他们也是以同一程序被评价。虽然大多数策略既可用于评估（形成性评价），也可用于最终评价（终结性评价），但有一些策略更适合用于评估，而另外一些策略明显更适合用于确定最终的学习效果和成绩评定。

教师考虑评价策略，主要是为了更好地评价：①学习涉及的所有领域（包括情感领域）；②较高阶的认知领域（如分析、综合）；③评判性思维和临床推理；④学生执业资格考试或认证考试的准备情况。让学生以一种与现实情况所需表现密切相关的方式来展示自己所学到的东西，能够提供更为真实的评价，能让教师对学生的学习成果获得更丰富、更深层次的证据。

在选择评价策略时，必须考虑有关学习责任和义务的教师理念。许多评价策略与主动教学策略相匹配。评判性反思、短文和指导性写作作业能促进学生采取不同方式来学习材料，而如果是为了应付多项选择题测试，那么学生就不会采取多种方式来学习这些材料。使用这些评价策略主要存在以下挑战：①使用评价策略所需的时间；②材料收集工具及材料收集方法的信度及效度确立方面存在困难。为了避免与这些策略相关的一些缺陷，教师应做到以下 6 点：

1. 清楚地描述评价目的。
2. 考虑学习和评价发生的环境。
3. 根据目的选择最佳评价策略。
4. 确定所选评价策略的程序。
5. 确立评价策略的信度和效度。
6. 评估评价过程的整体效果。

目的

评价的目的是确定是否开发了学生的潜能，以及是否达到了课程及课程体系中设定的知识、技能与能力目标。教学目标及课程目标中指出了哪些行为类型（如认知、情感或精神运动领域）需要被评估或被评价。教师应设计与学生相关的学习经历，评价也应在评分体系中具有价值。在开展评价前，教师应与学生分享评价标准。

环境

另外一个需要考虑的关键因素是教学和评价的环境。大多数教师适应在传统课堂中开展评价，但目前大多数护理院校正在使用某种形式的基于计算机的学习支持系统来完成完全在线教学或混合式教学。本章涉及的大多数策略都可以用于在线社区。例如，线上开题讨论（threaded discussion）可用于评论，甚至可作为一个口头提问的论坛。概念图可以电子版的形式开发出来。学生或教师在整个课程或课程项目中可以持续使用一个对学生作业有代表性的电子档案袋。教师在在线环境中考虑评估或评价策略时，必须确保该策略与评估目的有关，能够预留学习时间，以让学生和教师能够熟练掌握该策略的使用（Mok，2012）。

跨专业教育的发展为不同行业教育工作者之间的合作创造了新的机会。明确共享的能力（Interprofessional Education Collaborative Expert Panel，2011）对于这个过程至关重要。与任何协同教学一样，始终如一的标准应用必不可少。本章所讨论的评价策略适用于所有行业。

选择评价策略

当根据目的来选择最佳策略时，教师必须权衡每种策略的优点和缺点。教师也应考虑每种策略的准备、实施及评分所需的时间。其他相关的问题，如成本，也可能是决定因素。另外，评价的频率、谁来评价，以及如何让学生对评价做好准备，都需要教师做出决定。当选定一种评价策略时，让学生有充分的机会练习这种将被用来评价他们的策略很有必要。

程序

尽管评价策略运用的程序变化多样，但任何一种被选定的程序都必须经过精心的设计。评价策略在正式全面实施之前应进行预试验。预试验将有助于防范意料之外的困难发生，也可以在全面实施之前对评价策略进行精炼和质量改进。另外，对评价策略使用方法的职责描述也非常重要。例如，就档案袋来说，教师必须做出决定是由学生还是由教师来收集和保存资料。另一个值得关注的领域是评价发生的环境。因为学生在被评价的过程中会产生焦虑和压力，教师必须尝试提供一种有益于评价的氛围。适当地使用幽默可以帮助学生放松。

信度和效度

信度和效度至关重要，尤其是在以评价为目的时。第 22 章已对信度和效度进行了定义及描述。根据本章的目的，下面具体举例说明在使用非多项选择评价方法时如何确立信度和效度。

在确立效度时，教师必须询问这项评价策略是否适用于评价目的，以及是否可以提供有用及有意义的数据（Miller，Linn，& Gronlund，2012）。教师必须考虑这个评价策略与指定目标之间的适用性。换句话说，这个评价策略衡量的是否是教师预期的测评内容。例如，如果一项作业的目标是让学生展现书面交流的技能，那么通过口头提问来评价学生的表现将不能提供有效的数据。同样，在护理部门，教师应协调评价策略与护理程序的效果，如评判性思维、临床推理和沟通。制订一个有效的评价标准来准确反映具体效果、目标和内容是一项挑战。为了确立表面效度，教师必须通过向同事提问来寻求同事的意见。例如，"这些标准是否可以用来测量指定的目标？"此外，获取其他内容专家的意见有助于确定是否有足够的内容效度样本量。这些用于确立效度的传统方法正被一个基于多种不同证据类型（如表面相关证据、内容相关证据）的单一概念所取代。这些用来确立效度的现有证据能够决定效度是处于低等、中等还是高等水平（Gikandi et al.，2011；Miller et al.，2012）。

一旦评价标准被开发出来，就必须确立它的信度或者测量预期学习效果的可靠性（Gikandi et al.，2011）。在完成在线形成性评价系统审查过程中，这些作者断定可靠的评价将能记录和监控学习的证据，包含了多种证据来源，对学习目标有明确的阐述，并且对评价量规的共享的意义达成共识（p.2339）。一种常用于确立评价量规信度的方法是让两名或多名教师采用统一标准来独立地对样本进行评价。评定结果之间的相关性即评定者间信度，通常用分数间的一致性百分比表示。当一致性百分比小于70%时，教师应继续对每条评价标准的特异性和清晰性进行精炼，以达到更高的一致性。框23-1中举例说明了如何使用评价标准来确立评定者间信度。当多名教师对同一份作业进行评分时，确立评定者间信度尤其重要。通常，评价标准体现在评价量规中，以便清楚地阐明评估标准的评分分级方法。本章"表述评分期望值"这一节对评价量规的定义做了更详细的描述。

评价策略的多样性可以对学生的能力提供更全面的描述，有助于提高评价过程的

框 23-1　确立评定者间信度

制订评价标准，并把这些标准应用到样本中。
让两名或多名评定者独立评定考生的表现，然后做相关分析。

评定者评分一致性（%）计算公式如下：

评定者一致的总数 # /（评定者一致的个数 # + 评定者不一致的总数 #）

例：三名评定者按照以下标准来评定书面交流能力。

1. 清楚地表达观点
2. 逻辑通畅，有条理性
3. 正确使用语句、语法和美国心理协会（APA）格式
4. 结合研究发现
- 条目1：2名评定者同意，1名不同意
- 条目2：3名评定者都同意
- 条目3：2名评定者同意，1名不同意
- 条目4：3名评定者都同意

10（评定一致的总数）/［10（评定一致的个数）+ 2（评定不一致的个数）］= 10/12 = 0.83 或83%（>70% 表示评定者间信度良好）

Polit, D.F., & Hungler, B.P.（1999）. Nursing research: Principles and methods（6th ed.）. Philadelphia: Lippincott, p.416.

可信度。依靠单一评价策略会带来严重的限制。每一种评价策略都有局限性和问题，这些限制和问题会影响为学生群体所制订的评价策略的信度、效度和适用性。运用多种评价策略能为做出决策提供一个更有力和更精确的框架。

效果

在实施完评价策略以后，有必要确定其整体效果及实施过程中出现的潜在问题。教师应询问以下问题：这种评价策略是否有效地利用了资源（如学生和教师的时间、财务资源）？是否有足够的数据来判断达到学习效果与否？这种评价策略的实施是否存在问题？需要做出哪些修正？教师是否认为在将来使用这种评价策略是一个好的选择？

将评价策略与学习领域相匹配

教育工作者必须留心被评价的学习领域（见第10章和第15章）。认知性学习通常是采用一些要求学生写作、提交档案袋或完成测试（见第10章）的评价策略来进行评估或评价。精神运动领域的评价通常涉及采用模拟和标准化病人的形式来模拟临床实践中可能出现的情况（见第18章和第25章）。情感领域的评价在护理中尤其重要，在此将做进一步讨论。

应用于护理中，情感领域的分类具有5种行为类别：①接收；②回应；③价值判断；④价值组合；⑤价值或价值复合体的特征描述（Krathwohl, Bloom, & Mases, 1964）。情感领域的发展是渐进的，可以与临床推理联系在一起。由于情感领域的发展呈现渐进性特征，让形成性评价（评估）贯穿于整个

课程可能是最合适的，在毕业时则进行终结性评价。本章列出的许多评价策略均适用于情感领域。例如，运用文化能力这个概念，可在整个课程中设计形成性评价和终结性评价。在初始阶段，可以期望学生通过对自己的文化、卫生保健实践及价值观进行探究来形成自我意识。在中间阶段，可以期望学生能够意识到要关注他们所照护患者的文化导向。毕业时，可以期望学生能够以一种文化胜任的方式将所学的知识、技能和态度等运用到自己所照护的所有患者中，并能够展示出满足患者个性化需求的能力。

Ondrejka（2014） 和 Olantunji（2014）分别讨论了将情感领域教学和情感领域学习评价结合起来的重要性。Olantunji（2014）认为学院和大学往往过分强调认知领域而忽视了情感领域，并提出在教育过程中恢复认知领域和情感领域的平衡将会提高毕业生的素质。

多种评价策略可用于评价情感领域。再来考虑获得文化能力这个例子，教师可能会考虑采用论文写作的方式让学生展示自己的文化背景，或者让学生对一名文化背景不同的患者提供照护时产生的互动进行评判性分析。另外一种可行的方法是让学生利用媒体（如视频记录、网页开发甚至是一个拼贴画）来展现一种文化所特有的关键概念及价值观。这些学习活动可以激励学生的自我意识、对价值观的认可，以及在存在价值冲突时做出判断，也可以帮助学生领会如何在不同文化背景下表达尊重和关怀。针对这些学习活动的评价标准必须强调所期望的结果。例如，如果选择一项书面作业作为评价策略，过分强调程序（如写作风格）可能会否定学生的洞察力及自我意识的重要性。

护理专业的其他领域也能很好地评价情感领域，包括护士角色社会化、发展职业认同感、照料临终患者、满足精神需求以及处理性方面的问题，但不限于这些方面。护理质量与安全教育能力（QSEN competencies）尤其注重护士的态度、知识和技能（Cronenwett et al.，2007）。护理质量与安全教育典范对知识、技能及目标有明确的定义及一系列效果列表。例如，在以患者为中心的护理类别中确定的一种态度能力是"从患者的视角来看卫生保健状况"（http://qsen.org/competencies/pre-licensure-ksas/）。

表述评分期望值

当使用评价策略收集资料进行评分时，教师必须将评分要求传达给学生。有关评分标准的信息通常在教学大纲中提供给学生，也可以采用其他方法，如清单、指南和评分量表。框 23-2 中包含了一个有关书面作业的评价量规范例。

评价量规是用来衡量学生表现的评分量表（Stevens & Levi，2012）。评价量规不仅提供了清晰的评分标准，还能让学生了解不同评分期望值的评分机制。评价量规有两种基本类型：整体性量规和分析性量规。整体性量规将学生的表现看作一个整体，通常每一个特征都用语言进行描述。分析性量规则涉及书面作业或档案袋中的每一个有意义的特征。例如，在对写作进行评价时，根据分析性量规，需要对作品的条理性、观点、风格等逐一做出评价（Miller et al.，2012）。整体性量规似乎更适用于终结性评价，而分析性量规能为学生提供具体的反馈，帮助学生改进。

任何一种类型的评价量规都由以下四部分组成：①任务描述（作业）；②评分等

框 23-2 书面作业评价量规范例

科罗拉多基督教大学
成人和研究生学院
全球护理与国际卫生保健
全球健康论文终版
作业目的：
这项作业的目的是为学生提供一个研究当前的全球健康问题的机会。此外，这项研究以及与现实生活情况相关的反思要展示本课程中所探讨的关键原则知识。另外，还必须从文化视角对这个全球健康问题进行反思。
作业说明
背景：
非洲西部暴发的埃博拉病毒危机已经引起了全球的关注。在美国，传教士感染了这种病，这牵动了许多美国人的心。本文将基于埃博拉病毒暴发的背景完成。
要求：
1. 引言，包括主题陈述（论文的目的或重点）。

请遵守学术写作规范，并在截止日期前提交作业。
科罗拉多基督教大学，护理与科学部
学术论文评价量规

2. 论文的主体应清楚地解释这一主题，并包括以下内容：
  a. 埃博拉病毒暴发概述。可能包括以下一些典型问题：
    i. 描述最近一次埃博拉暴发的情况。
    ii. 它是一种什么疾病？
    iii. 它对患者有什么影响？
    iv. 治疗方案是什么？
    v. 它发生在哪里？
    vi. 它对那个地区有什么影响？
    vii. 目前采取了什么措施来控制病毒传播？
  b. 对那些可能会影响照顾这些患者、家庭和社区的文化问题作出解释。
3. 结论（对论文的主要观点进行总结；不要引入新的观点）。
4. 格式：美国心理协会（参见大学写作资源）。
5. 用主题句和过渡句来加强论文的流畅度。
6. 3～5 页（不包括标题和参考文献页面）。

标准	等级范围				分数 & 评论
	差	一般	好	优秀	
知识的应用：分析	0～3.5分 学生重述或罗列课程内容	3.6～5分 学生的论点/观点不清晰或未与课程资料紧密结合	5.1～5.5分 学生在基于主题的基础上提出了观点和（或）把课程资料与参考文献或学术研究联系起来	5.6～6.5分 学生基于课程内容、相关学术参考文献或学术研究资料提出了原创观点	
布鲁姆认知领域分类	0～3.5分 学生只知道基本的概念知识（回忆或重述信息）	3.6～5分 学生能理解概念（能用自己的语言进行陈述）	5.1～6分 学生能应用和分析概念（在不同的情形下运用概念，并将概念分解成几个组成部分来理解概念的结构）	6.1～7分 学生能综合及评价概念（创造新的意义或结构和形成判断）	

框 23-2 书面作业评价量规范例（续表）			
书面交流： 结构和过渡	0～3.5 分 没有前言和（或）没有清楚地表明目的、主题或立场	3.6～5 分 前言并没有把重点放在论文的主题上。主题句含蓄而不具体	5.1～6 分 前言突出了论文的主题，并包含了点题的主题句	6.1～7 分 前言吸引读者，将其注意力集中于后续的内容上。论点有趣、具体、可控
	0～3.5 分 每段包含的句子数少于 3 句，流畅度和（或）条理性方面常常让读者阅读起来有困难	3.6～5 分 每段包含的句子数少于 3 句和（或）流畅度或条理性方面偶尔让读者阅读起来有困难	5.1～5.5 分 过渡明显且（或）自然，读者能够轻松阅读	5.6～6.5 分 段落设计非常好，逻辑清晰，有条理。每段至少有 3 个句子
	0～3.5 分 没有过渡	3.6～5 分 过渡不连贯，不能让段落之间建立联系	5.1～5.5 分 过渡明显且（或）自然，读者能够轻松阅读	5.6～6.5 分 段落设计非常好，逻辑通畅，过渡极好，有条理性
	0～3.5 分 没有结论	3.6～5 分 结论模糊，不能充分地总结全文，或结论中出现了新的观点	5.1～5.5 分 结论对论文中被支持或被证实的观点进行了总结。结论中没有出现新的观点	5.6～6.5 分 结论审查了论点的含义，为读者提供了一个满意的总结。结论中没有出现新的观点
书面交流： 语言、拼写和语法	0～3.5 分 文字口语化；仅采用被动语态；句子结构类型单一	3.6～5 分 文字口语化；句子结构类型变化有限；主要采用被动语态	5.1～5.5 分 有口语语言也有书面语言；句子结构类型较为多样；有主动语态和被动语态	5.6～6.5 分 有力、恰当的学术语言；句子结构类型变化多样；主要采用主动语态
	0～3.5 分 论文包括至少 3 处拼写或语法错误	3.6～5 分 论文包括 2 处拼写或语法错误	5.1～5.5 分 论文包括 1 处拼写或语法错误	5.6～6.5 分 论文没有拼写或语法错误
证据的使用：支持、证据、APA 格式	0～3.5 分 学生几乎没有对陈述的观点进行证据支持	3.6～5 分 学生试图将课程资料与假设相匹配，但没有相应的学术参考文献或研究来支持	5.1～6 分 学生的论点或观点基于课程内容及适用的学术参考文献或学术研究	6.1～7 分 学生综合了学术参考文献或学术研究及课程内容来支持他们的观点

框 23-2　书面作业评价量规范例（续表）

0～3.5分	3.6～5分	5.1～5.5分	5.6～6.5分
论点与参考资料或学术研究无关联	论点与参考资料或学术研究之间的关联不清楚	论点与参考资料或学术研究之间的关联清楚	论点与参考资料或学术研究之间的关联清楚而有创造性

0～3.5分	3.6～5分	5.1～6分	6.1～7分
超过2个观点缺乏文内文献引用	2个观点缺乏文内文献引用	1个观点缺乏文内文献引用	所有观点都有文献引用，并不是学生主观臆断的，即便是常识

0～3.5分	3.6～5分	5.1～5.5分	5.6～6.5分
直接引用过多（≥50%）	直接引用中等（＜50%）	直接引用少（＜20%）	直接引用极少（＜5%）

0～3.5分	3.6～5分	5.1～5.5分	5.6～6.5分
来自一手文献的证据资料少于50%	来自一手文献的证据资料在50%～80%	主要采用一手文献的证据资料（＞80%）来支持论文中的论点和（或）主张的观点	全部采用一手文献的证据资料（＞95%）来支持论文中的论点和（或）主张的观点

0～3.5分	3.6～5分	5.1～6分	6.1～7分
用来支持文中的论点和（或）主张观点的证据不到50%来自近5年发表的文献或者是经典文献	用来支持文中的论点和（或）主张观点的证据大多数（＞50%）来自近5年发表的文献或者是经典文献	用来支持文中的论点和（或）主张观点的证据绝大多数（＞80%～95%）来自近5年发表的文献或者是经典文献	用来支持文中的论点和（或）主张观点的证据几乎全部（＞95%）来自近5年发表的文献或者是经典文献

0～3.5分	3.6～5分	5.1～5.5分	5.6～6.5分
论文中至少有3处APA格式错误	论文中有2处APA格式错误	论文中有1处APA格式错误	论文中没有APA格式错误

APA，American Psychological Association；改编自 Online Certificate of Advanced Graduate Study（CAGS）Rubric，2014

级范围；③作业评分的各个维度；④每种表现水平的描述（Stevens & Levi，2012）。评价量规的第一部分是清晰地描述作业，而作业设置应与课程的学习效果相匹配。第二部分是作业表现水平的评分等级范围。这样一个评分等级范围可能包括以下不同水平，如"优秀""合格""还需完善"。第三部分是作业评分的各个维度，即把作业分成几个组成部分。最后一部分是对已经分解的作业的每个组成部分的表现水平进行明确的描述。评价量规由此提供了清晰的评分期望值来帮助学生圆满完成作业，也可以让教师更客观地对每份作业进行评分。参见框 23-3 评价量规范例。

框 23-3　评价量规范例

A 等

最终的综述论文清楚地详述了一个可研究的问题；检索策略提供了充分相关的资料来阐明这个问题；编码表重点集中，能够指导资料分析；阐明了信度和效度；综合分析了文献，而不是回顾及总结文献；基于研究综述，论文以提出恰当的建议而结尾；本文写作参考了 IUSON 写作指南。

参与讨论和学习活动整合了课程概念，反映了研究综述过程中的评判性思维。参与是深思熟虑、恭敬、见多识广和实质具体的。综述论文的同行评审以一种合议的方式呈现，意味着评论者理解综述过程，并提供实质性建议。

研究结果的传播方式包括一份书面的论文发表计划和针对教师及同学的口头演讲。发表计划包括精心选择学术期刊、起草介绍信，以及根据需要修改文章以符合期刊发表指南的要求。专业演讲经过精心组织，采用视觉辅助设备如 PPT，并使用适合受众的专业交流方式。

B 等

最终的综述论文清楚地详述了一个可研究的问题；检索策略提供了主要相关资料来阐明该问题；编码表缺少至少一个方面的重点资料或陈述问题范围不全面；信度和效度不清楚；参考文献资料时，主要采取综合文献，总结文献较少；论文基本上提出恰当的建议而结尾；本文写作在语法或格式上没有大的错误。

参与讨论和学习活动通常整合了课程概念，反映了研究综述过程中的评判性思维。参与是有益的，但可能不会对课程重点带来主要贡献。

综述论文的同行评审没有包含有关方面的同行评审审核表，或者忽略了需要提供反馈意见的一些领域。

研究结果的传播方式包括一份书面发表计划和针对教师及同学的口头演讲。发表计划包括恰当地选择学术期刊、起草一封大体符合情况的介绍信，做了大致的修改但没有考虑学术期刊的投稿指南。专业演讲组织有序，采用视觉辅助设备如 PPT 来提高演讲效果，也考虑了受众的情况。

C 等

最终的综述论文中提出了一个不明确的问题；检索策略提供了不相关的或离题的资料来阐明该问题；编码表没有重点、忽略了关键变量或包括了不相关的变量；信度和效度不明确或被忽略；在文献回顾方面，对文献的总结超过对文献的综合；论文没有给出建议，或论文给出了建议，但这些建议并不是从资料中提取出来的。论文中存在大量的语法或书写格式错误。

参与讨论无章可循，并没有建立在课程概念基础上，评论也没有反映出评判性思维，违背了课程规范和礼节。综述论文的同行评议没有给同学提供实质性或有益的反馈意见。忽略了同行评审审核表中有意义的部分。

研究结果的传播方式包括一份书面发表计划和针对教师及学生的口头演讲。对发表未做计划，或选择的学术期刊与论文内容不匹配；介绍信不清晰，不能吸引读者的注意；不清楚论文中需要做哪些修改来满足期刊的要求；专业演讲没有组织好，视觉辅助设备如 PPT 或可视教具不清晰，或者没有突出演讲的关键点；演讲超过了时间限制，或不适合受众。如果有听众提出了一些有关资料中的问题，演讲者无法应答。

IUSON，Indiana University School of Nursing，印第安纳大学护理学院

美国大学和学院协会已经开发了一个"本科教育有效的学习评价"（valid assessment of learning in undergraduate education, VALUE）项目，它是一套标准化的评价量规，用来评价在大学或学院期间学习的多种技能，如推理、评判性思维和书面写作（Sullivan，2014）。这 16 种评价量规可以代替标准化测试来评价学生的学习效果，也能让评价标准与学生的成绩和成功率联系起来。这些评价量规并不是为个人层面设计的，而是为了应用于课程项目及大学层面中。美国大学和学院协会目前正在建立一个数据库来存储学生的作品以及使用 VALUE 评价量规来对学生的作品进行评分（Sullivan，2014）。

评价学习效果的策略

护理教师有众多可利用的评价策略来评价学生的学习。在这一部分将介绍几个在护理学专业中已知有效的评价策略。表 23-1 对这些评价策略提供了概述。

表 23-1　评价策略概述

策略	领域 / 评价目的	可能的应用领域	优点	缺点	相关问题
档案袋（纸质型和电子型）	高阶认知领域 情感领域 精神运动领域（如果录像） 形成性评价 终结性评价	按水平分班级的课程项目（预修课程） 提供进步的证据 个人或项目的结局测量 就业的营销工具	学生作品种类多记录进展 识别学生的优缺点 学生反思过程中的评判性思维 对于在线课程项目来说，电子档案袋更容易更新也更方便	收集作品及评分耗时 需要存储空间 非直接观察信度有限 电子档案袋的额外费用 需要时间学习使用档案袋	所有权收集资料的责任 非选择性档案袋或选择性档案袋 评估过程还是结果？ 决定档案袋的类型
角色扮演	认知领域 情感领域 精神运动领域 形成性评价	对精神运动技能、沟通技巧、问题解决技能给出形成性反馈意见	学生主动参与 激发创造力 变量可控 可重复 提供同行评审技能练习	可能不能即时反馈 参加者的自觉性	需要时间建立对这种策略的舒适感 需要熟悉资料
反思	高阶认知领域 情感领域 形成性评价 终结性评价	自我评价 展示学习一体化 较高阶的认知功能及评判性思维能力的评估	学生主动参与 鼓励学生在内容与内容之间以及内容内建立联系 帮助学生在评价标准的基础上开展自我评价 鼓励学生意识到在生活体验中学习	学生与教师都需花费时间 作业不清晰让学生产生挫败感	共同制订评分标准 要求有高度信任感 学生需要适应这个过程 可能需要考虑匿名评分

表 23-1 评价策略概述（续表）

策略	领域 / 评价目的	可能的应用领域	优点	缺点	相关问题
论文	高阶认知领域及情感领域 形成性评价 终结性评价	评判性思维技能 写作技能 形成论点 综合观点	在感兴趣的领域中挖掘更多深入的信息 待评估的公开作品 写作是自我表达的学术模式	学生和教师都需要花费时间 评分的主观性 展示的能力类型有限	信度 评分标准
短文	高阶认知领域及情感领域 形成性评价 终结性评价	评判性思维技能 形式自由 展示问题解决能力、决策能力及理性 分析能力	比论文短 在一个时间段里而不是分多次回忆和综合 创造力 容易建构及管理	内容及展示的能力类型较少 需要时间来写作及评分	信度 评分标准 澄清问题 使用一个测试计划来更好地覆盖内容
口头提问	所有认知领域 情感领域 形成性评价 终结性评价	提问"为什么"之类的问题让学生回答，以展示其思考过程 证明言语技能 确定内容掌握情况及综合内容证据	准备快 便宜 学生能立即获得正确的反馈 对非线性观点很有效	被学生视为一种威胁 评价者偏倚	必须明确为了教学而提出的问题与为了评价而提出的问题之间的差异 在提问之前必须确立评价标准 具有主观性
概念图	所有认知领域 情感领域 形成性评价	以一种可视的方式表达观念 显示话题之间的关联	对那些视觉高度敏锐的学生有效 基于计算机的可用工具实现电子版提交	艺术类学生有优势 对具象型思想者而言有令人挫败感 掌握电子格式需要时间	信度 必须设置评分标准 允许学生发挥创造力
录音与录像	所有认知领域 情感领域 精神运动领域的视频证据 形成性评价 终结性评价	言语技能 访谈 小组讨论 视频捕捉非语言表现	考虑到教师在场可能会对学生造成干扰，或因为某些原因教师不能到现场，视听录像可为学生的表现提供证据 相对便宜 永久记录 可反复观看 对自我评价有效	受到录像模式的限制 可能很难获得团队中每个成员的优质录像 需要时间来听 设备经费及设备维护	要求获得知情同意 学生应知道这些录像的用途 必须决定使用整个录像还是抽取录像中的一部分进行评估 患者资料的保密非常重要

表 23-1　评价策略概述（续表）

策略	领域 / 评价目的	可能的应用领域	优点	缺点	相关问题
模拟病人	精神运动领域 高阶认知领域 情感领域	精神运动技能的安全实践环境 为临床实践做准备	学生与教师主动参与团队互动	昂贵 经过专门培训的人员（包括教师） 每个脚本中只涉及少量的主动参与者 培训人员担任病人角色	融入课程中 情境的选择 在评价之前要让学生有机会练习 设备的维护 师资培养 / 培训人员需求 学生的有效安排
服务性学习	高阶认知领域 情感领域 形成性评价 终结性评价	复杂的沟通及解决问题能力的证据；小组项目中的团队合作	真实的学习和评估；对学生、指导教师和社区带来影响；学生接触到多样化和（或）服务匮乏的人群	教师需要时间协调学生及机构人员；有学生和机构对项目范围的期望值不一致的风险	评价内容应包括学生的学习效果、指导教师和机构满意度，以及对目标社区的影响

档案袋

描述及用途

从最基础的层面来看，档案袋其实就是学生作品的集合。虽然以往使用最广泛的笔 - 纸型档案袋储存资料媒介是某些类型的活页夹，但如今电子档案袋（通常被称为 e-portfolios）更为流行（参见本章末尾推荐的网络来获得宝贵资源）。在学生对这种评价策略有了清晰的理解及认可使用这种评价策略关联性的情况下，电子档案袋已被证实是最有效的评价方法（Mok，2012）。

不管是哪一种类型的档案袋，都被用来获取有关学生表现的更广泛的作品样本（Miller et al.，2012）。档案袋有多种用途，例如：①作为一种在课堂上取得成绩的证明；②作为一种项目成果的衡量手段；③作为一种就业营销工具；④作为一种按水平分班级的课程项目的参考依据。

在收集作品之前必须明确使用档案袋的目的。出于评价学生目的的档案袋应收集课程学习过程中用于展示学习进展的学生作品。根据学习效果确定档案袋应包含哪些具体资料。对于档案袋是用于形成性评价、终结性评价还是用于两者，教师需要做出决定。另外，教师还需决定要收集的作品及作业种类、收集作业的时间以及是否要包含评分备注。非选择性的档案袋收集规定时间内的所有学生作品，其重点是对学生的发展提供形成性评价。选择性档案袋是对学生已经完成的某些作品进行汇编。一个选择性的档案袋常包含学生最出色的作品，通常可以作为终结性评价的一部分。

档案袋评价可以发生在学习计划阶段或在学习过程中（形成性评价），也可发生在学习结束时（终结性评价）。一个全面的档案袋可展示学生在所学的课程项目中获得的能力（Roberts，Shadbolt，Clark，& Simpson，2014）。对档案袋的评估、评价及评分确立清晰的标准非常重要。这些标准需要在项目开始的时候传达给学生。

随着档案袋在学习过程中、临床实习过程中或学习计划阶段中发展起来，学生可能被要求对自身的发展进行评价。当应用明确的评价标准时，学生可以根据这些评价标准进行评价练习，这能让学生学会自我评价和评判性反思的能力，更能让他们为临床实践做好准备（Roberts et al.，2014）。O'Sullivan 等（2012）在基于能力的医学课程中使用档案袋，并注意到学生对预期的课程项目学习效果非常清楚，因为他们不断地选择资料放入档案袋，并根据所期望的效果对自身的发展进行了自我反思。

档案袋作为一个课程项目的成果测量措施，应包括对整个课程中所完成的学生作品进行选择。这些档案袋中的一些样本可以用来评价学生在某一方面（如写作技巧）的进步，并对课程项目的效果提供反馈（Robertson et al.，2010）。

虽然多年以来，文科毕业生在寻找工作及申请继续深造时就使用了档案袋来展示他们的作品，但现在这种方法在护理专业中的应用也在不断增加。在一些地区，就业对于应届毕业生来说充满竞争，而一个优秀的档案袋可能有助于他们就业。Karagory 和 Kirby（2014）采用了数字徽章作为一种电子方法来展示学生获得的专业能力。这个数字徽章可与学生的电子简历或档案袋组合起来。雇主可以打开这个数字徽章观看应届毕业生完成的一些作品。同样，档案袋对向学术机构申请继续深造也有帮助。某些护理学士项目会使用档案袋来确认学生之前的学习及经历。

档案袋在护理教育中的大学预修课程跳级时常被使用。它是一个客观证据的汇编，这些证据可以证明学生之前的学习经历、实践经历或在这两者中获得的专业知识和技能。对档案袋的汇编和评价指南必须明确说明。档案袋收集的文档类型可包括（但不限于）简历、表现评价、课程大纲或概要和专业活动的证据。

与学生的档案袋相似的是教师的档案袋。当教师要晋升或要展示绩效评价的证据时，他们可能使用档案袋。尽管各机构之间的具体要求有所不同，但这种档案袋的指南构建通常包括教学、学术以及服务的证据及评价。

优点

档案袋可提供广泛的学生作品，能够证明其所取得的进步或成就，尤其是当这些作品与一系列课程的目标或能力相关联时。识别学生的优点和缺点有助于学生取得进步。学生对档案袋中的作品进行反思可以激发学生的评判性思维，同时也能为情感领域的发展提供证据。在大学预修课程中使用档案袋可使学生获得先前学习过的课程的学分，并减少内容的重复学习。电子档案袋给学生和教师提供了更多的访问机会，能收集大量的资料，增加了资料的全面性。电子档案袋很适合在在线课程或项目中使用。

缺点

虽然纸质版档案袋的作品收集并不花费很多时间，但其主要缺点是需要花费时间来提供反馈和评分。此外，教师需要确立已建立的评分标准或评价量规的信度和效度，既困难又费时。电子档案袋还需要花费一些额外的资源，如软件授权的费用或者在线存储的费用、教师及学生学习这项技术的时间。

相关问题

与学生档案袋相关的主要问题包括档案袋的所有权、收集资料的责任、评分的公平、使用非选择性的档案袋还是选择性的档案袋以及档案袋的类型。纸质版档案袋和电子版档案袋现在都在使用中，虽然电子版档案袋越来越普遍。当档案袋用于课堂、课程评估或评价时，教师必须明确使用档案袋的目的（如评价写作技能或评判性思维）、确定需要收集哪些作品、谁来负责维护档案袋、采用什么样的标准来评价收集过程、评分方法以及反馈时机。

当档案袋用于一系列课程项目的评估时，教师的认同及足够的师资培训是关键（Robertson et al., 2010）。Robertson 等强调组织文化变革、厘清处于教师角色的人在开发并参与对档案袋的审核过程中的期望、建立奖励机制来认可教师的付出、开发一些能充分体现一系列课程项目效果的工具等的重要意义。以上这些内容对通过成功地实施档案袋来评价一系列课程项目的效果非常必要。

评判性反思

描述和用途

自我评价技能的发展是学生成功的关键，也是专业发展的一个重要组成部分（Benner et al., 2010；Bercher, 2012）。反思是一种策略，可用于跨专业教育，以提高人们对实践经历中应用的心智模式（mental model，心理模型）的认识。共享的心智模式被定义为"个人拥有的知识结构，可帮助团队成员在他们的环境中协同合作"（McComb & Simpson, 2014）。在团队成员之间建立共享的心智模式可以提高团队的效率。

卫生保健专家应当培养在临床实践过程中开展自我监察（留心临床行为的同时，有意识地审视自己的行为带来的影响，利用这些认识见解来改善将来的思考和实践）（Larkin & Klonoff, 2014）。20 世纪 80 年代早期，反思性实践的概念是从 Schoen（1984）的著作中发展而来的。Schoen 把反思性思维分为两类。一类发生在当下，其特点可以用短语"头脑即时反应"或"正念"来描述；另一类是事后反思。这两种反思活动对健康实践专业人员非常重要（Larkin & Klonoff, 2014）。自我反思的目的是培养一批更深思熟虑、有自知之明和会自省的执业者，他们最终将为提高护理质量做出贡献。反思能够对行为表现进行归因和判断，可唤起一种情绪反应。这些归因及情绪可提高或降低学生的自我效能水平（Bercher, 2012）。对学习经历进行反思可以作为一种提升自我意识的学习工具，也能够促进护理专业学生在开展评判性分析的同时进行自主学习（Tashiro, Shimpuku, Naruse, Matsutani, & Matsutani, 2013）。

反思作为一种学习活动，能鼓励学生充分思考一个问题、一次学习经历或一篇论文，也能鼓励学生处理自己的想法。例如，反思可以侧重于对临床前经历的价值观探索、对一种经历的临床后反应，或者对专业发展的一个组成部分的自我评价。反思可以通过多种方式实现，如短论文（1～2 页）、进展日志、个人之间或小组内的口头提问及讨论。

反思可以让教师评估学生的理解力水平，能引导学生意识到自己的心智模式，并帮助学生提升评判性思维能力，这将促进学生的专业发展（Tashiro et al., 2013）。日志作为一种反思策略，可以在课前（为上课做准备）、课中（课堂上或临床经历中进行的活动结果）、课后（如通过家庭作业展示学生对关键概念的理解）组织。

基于一种教育鉴赏模式来对反思进行评价时，学生就成为了鉴赏评论家。Eisner（1985）认为一个鉴赏家应能鉴赏和区分那些重要的事物和那些微不足道的事物。虽然学生可能没有足够的经验成为一位真正的鉴赏家，但教师能成为榜样，可以指导学生发展这些技能。Bevis 和 Watson（1989）在 Eisner 的成果基础上做了修改，提出了评判的 6 个水平：看、看见、感知、描述、解释和判断。这些步骤包括识别一个事件、关注事件的重点、个人层面上解释事件（采用价值澄清法完成），以及辨别事件的意义所在。可以围绕这些步骤建立评价标准。

教师对学生的反思做出的回应要深思熟虑。有效的评价包括对学生的努力做出反馈、针对学生的作品（而不是学生个人）给出个性化及清晰的评论，以及对学生学习的关注。教师的评论应聚焦于学生从作业中学到了什么。Beach 和 Marshall（1991）提出了 7 个要素来对写作进行评价，这对于给学生的写作做出反馈非常有用（框 23-4）。

优点

反思作为一种评价策略，可提供机会来检验评判性思维及价值观意识。冥想学习实践过程，包括完成对经历学习的反思，有助于强化预期的标准（O'Sullivan et al.，2012），并可以促进深度学习（Kuroda，2014）。连续性反思能提供循序渐进学习的证据。

缺点

采用评判性自我反思进行评价需要花

框 23-4　对写作进行反馈的七要素

1. 赞扬：对学生提供正面强化。
2. 描述：从读者的角度对自身的反应作出反馈以对学生回应的感知进行反馈，其中暗示了你对这些回复的判断。
3. 诊断：测定学生自身独特的知识、态度、能力及需求。
4. 判断：评价学生回应的充分性、水平、深度、完整性、效度和洞察力。
5. 预测和回顾成长：根据具体的标准预测改进学生回应的潜在方向，以及回顾学生从上一次回应中取得的进步。
6. 记录保存：对学生的表现进行记录，以此跟踪学生的改变。
7. 认可 / 表扬成长：对学生的成长给予认可及表扬。

节录自 Beach，R.W.，& Marshall，J.D.（1991）. Teaching literature in the secondary school（pp.211-212）. New York：Harcourt Brace & Company，1991.

费教师和学生的时间。如果作业范围不明确，评判性技能也没有得到实践，学生最初可能会产生挫败感。另外，教师必须明确评分的过程。对于这一类型的作业，评分不应过多关注形式，而应更多地关注见解（Pohlman，2013）。教师确定评价标准并向学生清楚地传达这些标准至关重要。例如，Wyss、Freedman 和 Siebert（2014）为研究生在线讨论制订了一个评价量规。这个评价量规以一般性指导和标准作为开头。最终版的评价量规以 3 个关键属性（最低的表现、基础的表现、精湛的表现）为中心，并清楚地描述了什么是最低的表现、什么是基础的表现以及什么是精湛的表现。这些作者注意到随着评价量规的实施，学生的表现有所改善。

相关问题

学生必须重视那些对高质量反思至关

重要的元素。作者从对反思的最初经验中发现，学生的书面反思作业中大部分都是在描述事件，而提供的分析较少。如果反思活动的目的是要提供分析和应用的证据，那么就应围绕这个目的来完成作业。一个三部分的日志框架可以帮助达到这个目的。第一部分是描述事件；第二部分要求学生通过把课程内容中的概念应用到经历中来展示对这些概念的理解；第三部分要求学生将从分析过程中获得的认识应用到将来的职业活动中。

时间对于教师和学生来说都是一个问题。学生需要一个时间承诺来完成深思熟虑的反思。那些拖延的学生可能无法从这个练习中获益。对于教师来说，阅读学生的反思作业及做出反馈是一个漫长的过程。如果是以连续性日志的框架形式来布置反思作业，教师必须根据评价目的决定是阅读每一篇反思日志，还是只抽取其中的一些日志进行评价。

作业的目的必须明确，以全面实现其效益。在学生完成作业之前，教师确立的评分标准能给学生传达效果期望。教师的反馈实质上也应是一种评判性反思，其作为一种形成性评价可能最有效。这类作业的评分可能适合采用匿名的方式，因为这种方式不仅能提高评价者一方的客观性，也尽可能地减少了学生的恐惧对其诚实性及创造力的抑制。

在评判性反思的学习情境中，教师与学生的关系转变为权力共享。教师与学生之间的关系变得更协作化，他们之间高度的相互信任感和共同的成长愿望必不可少。学校和教师的理念支持评判性反思的实践也是必要的，学生也应知道谁会看到他们的反思。如果同伴可以看到这些反思作业（如通过线上讨论），那么学生选择提供的自我披露的信息量可能会受到影响。因此，对学生的反思进行保密是一个值得考虑的重要因素。如果这些反思作业以电子格式保存，密码保护可以增加其安全性。

论文和短文

描述及用途

论文和指定的短文或考试中的论述题可用于展示被评价者的组织技能、评判性思维、临床推理和书面交流能力，同时也能激发其创造力。论文是一些书面报告，而短文则是对开放式问题的自由回答。鼓励学生在回答论述题时要有创造性。论文和短文可以用来测量情感领域及较高阶的认知领域。

优点

撰写论文可以获得深入的信息，有助于学生理清自己对论题的思考，并提高写作能力。论文是一项公开的作品，可以被其他专业人士评价。写论文要求学生把自己的观点和其他来源的观点整合起来。同样，短文也有助于评估较高阶的认知技能，如分析和综合能力。

测试中使用论述题的优势在于，论述题比多项选择题更容易建构。论述题的表述清晰易懂、重点突出非常重要。教师给学生提供评分标准可帮助他们更有效地分配考试中的作答时间（Davis，2009）。短文测试可以展示学生在不引用资料的情况下，综合所学知识的能力和清楚表达自己观点的能力。

缺点

对于学生及教师来说，论文的主要缺点是写作及评分花费的时间。如果一个学生的写作技巧较差，那么教师在评分时可能会从论文的内容中分心。同样，教师的反馈可能会更侧重于支持自己评定的分数，即使他们声明了反馈的目的是提高学生的技能（Li

& Barnard，2011）。教师可通过给出一些促进性评论的问题，而不是命令式问题来提供一些建设性评论。Davis（2009）建议运用这类问题如"你希望读者对你的论文做何理解？"而不是像"更清楚地陈述你的论文"这类指令式的陈述。教师在评分时也应避免重写论文的冲动。一篇短文测试可能涉及的内容范围比多项选择题测试涉及的内容范围要窄。

相关问题

论文评分的信度是一个问题。清晰地确立评价标准，并让不止一名专家对论文进行评分可以提高论文评分的信度。这对那些评分低或不及格的论文来说尤其重要。匿名评分的方式可以提高评分者的客观性。教师应根据论文的目的和预期结果来设置评价计划。例如，如果论文的目的是要展示评判性思维和创造力，那么论文格式在论文评分总分中可能占比较少。同样，如果论文的目的是要学生展示学术性写作，那么评价可能会强调写作的格式和风格。

提出一个清晰、重点突出的论述题对教师来说是一个挑战。论述题的陈述应让学生清楚它的作答范围。教师根据考试计划构建论述题，使其内容有充分代表性也同样重要。在对短文测试题进行评分之前，教师必须确立清晰的评分标准。当不止一名教师进行评分时，必须确立评定者间信度。教师也需要确定给予学生回答论述题的时间。Davis（2009）建议，在考试时给学生提供的作答时间大约是教师作答时间的 2 倍。

概念图

描述及用途

概念图、思维导图和护理程序图都是一些描述性术语。学生可以应用这些策略以可视化的形式来表达概念以及概念之间的相互关系。这种策略能让学生以可视化的方式展示他们是如何组织信息、如何理解复杂的关系以及如何把理论知识整合到实践当中的（Harrison & Gibbons，2013；George，Geethakrishnan，& D'Souza，2014）。概念图作为替代传统护理计划的方法，让学生展示他们对基础知识的理解，从而指导护理服务。多重问题都可以融合到一个以患者为中心的概念图中，让学生展示有关患者照护问题之间的相互关系（Harrison & Gibbons，2013）。图 23-1 和图 23-2 列举了两个概念图的示例。

放入概念图中的概念可以由教师提供、学生提出，或患者所需的特殊照护服务所决定。教师可以规定概念图的结构，也可以不做规定，让学生发挥创造力。许多基于计算机的程序可用于构建概念图，对在线环境很有用。电子概念图可以让其每一个组成部分都与一个资源进行超链接。这种电子概念图可称为概念资源图。

当概念构图用于评价时，这个概念图的目的就驱动了评价标准。例如，评价标准可能包括内容分析（被纳入的项目数）、组织结构的清晰性、关系的准确性以及内容的分门别类。让学生对概念图进行自评及互评可作为帮助学生发展自评及互评的职业技能的一种方法。

优点

概念图要求学生以最少的文字展示其认知综合能力。概念图可以让教师洞察学生吸收新知识的方法，以及学生如何把这些资料联系起来。概念图也可以很好地用于评价，尤其是用来评价学生看待关系的方式。让学

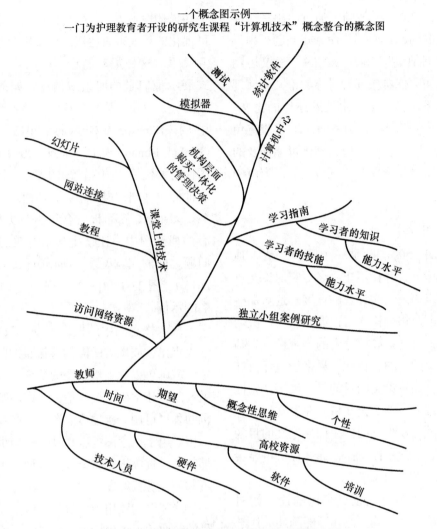

一个概念图示例——
一门为护理教育者开设的研究生课程"计算机技术"概念整合的概念图

图 23-1 评价主要课程概念掌握情况的概念图
（授权自 Mary Beth Riner，印第安纳大学护理学院）

生口头解释概念图可以让他们更清楚地理解概念图上线条所表达的关系。

缺点

概念图可能会很大、很难懂。概念图中仅使用了一些关键词和短语，所以学生用概念图来表达其意图会更具有挑战性。概念图的艺术性及整体外观很像手稿，这可能会对教师产生影响。电子概念图则需要一些特殊的软件。教师和学生都需要时间来学习使用

这些软件。阅读概念图及对概念图做出反馈评价也需要较长的时间。

相关问题

在运用概念图进行评价前，教师必须教会学生如何成功地创建概念图，并让其进行练习。将练习概念图作为一种课堂学习经历，能使学生对这个过程更加熟悉。在课堂上，以小组为单位完成概念图，然后与其他同伴分享概念图，这就是一种主动学习策

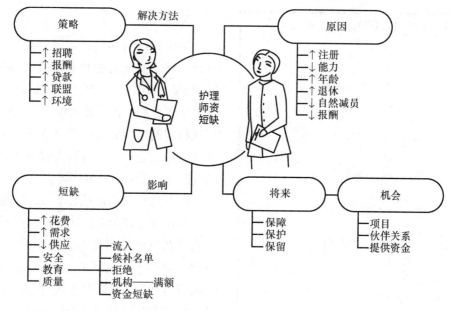

图 23-2　分析护理师资缺乏的概念图

（授权自 Carolyn Low，RN-BSN，克罗拉多基督教大学）

略。学生根据评价量规对同伴提供反馈，不仅给予学生练习反馈评价的机会，同时也让其熟悉了这项作业（概念图）的期望值。在在线环境中，特殊的软件可以改善概念图的性能。支持概念图制作的软件可为学生生成一条学习曲线。但无论使用何种方法构建概念图，要揭示概念之间相互关系的基本原理均具有挑战性，这是概念图的一个缺陷。解决这个缺陷的方法是把概念图作为教师-学生会议的焦点。

除非建立清晰的评分标准，否则教师对概念图的评分就很容易变得主观。在学生提交作品之前，教师就应确立评分标准并传达给学生。教师应确立这些用于评价概念图的工具的信度和效度。

口头提问

描述及用途

为了评价学生的评判性思维能力及发展其临床推理能力，教师历来都采用口头提问。在研究生阶段，硕博论文的答辩采用口头提问。在这个过程中，学生必须展示对这个学科的知识应用以及口头辩论的能力。这些问题的答案展示了学生掌握的知识、技能和态度。对于医疗专业来说，在临床学习过程中，口头提问是为了评价各个层次的认知领域和情感领域，并提供评判性思维的证据。这些问题可能只涉及事实信息，或要求进行比较、排优先顺序和叙述基本原理。在提问环节中，要求学生详细叙述答案，并证明他们的答案是正确的。作为一种评价方法，口头提问可以按照顺序让学生从一个基础的认知水平（事实信息）过渡到一个较高的认知水平（澄清关系）。教师与学生之间为了学习成长而形成的高度信任感及协作感是成功运用这种方法的关键。随后的评价可以说明这种形成性反馈过程的效果（Al Wahbi，2014）。框 23-5 中列举了使用布鲁姆分类法来提出问题的示例。

框 23-5　评价认知领域的问题示例

记忆

定义_____。

列出_____的五项原则。

根据你的作业，你能回忆起_____？

理解

解释_____的意义。

请用你自己的语言解释什么是_____。

这些例子中，哪一个例子证明了_____？

应用

什么是_____的一个新的例子？

怎样让_____应用到_____中？

如何把这些信息用图表呈现出来？

分析

_____暗示着什么？

_____的意义是什么？

哪些是_____的关键组成部分？

评价

请解释这种方法的有效性。

你会选择哪一种方法？请给出理由。

_____的后果是什么？

创造

对于_____问题，可能的解决方法是什么？

根据这些信息，请对_____创造你自己的模型。

假如你可以_____，你将如何处理_____？

摘自 Hansen, C.（1994）. Questioning techniques for the active classroom, and King, A.Inquiry as a tool in critical thinking. In D.F.Halpern（Ed.）, Changing college classrooms: New teaching and learning strategies for an increasingly complex world（pp.13-38，93-106）. San Francisco: Jossey-Bass. Cognitive taxonomy dimensions based on Krathwohl（2002）. A revision of Bloom's taxonomy: an overview. Theory into Practice, 41（4），212-218.

优点

口头提问不需要特殊的设备，成本低。教师可以快速发起口头提问。在口头提问时，学生可以获得即时反馈，这是一种形成性评价的好方法。

缺点

口头提问可能会让学生感到压力很大。同样，并不是所有的教师都擅长提供反馈。Al Wahbi（2014）发现多达40%的临床教师高估了他们提供反馈的能力，这些教师可以从特定的反馈实践培训中受益。缺乏评定者间信度也是口头提问测试的一个令人担忧的问题（Rahman，2011）。

除非这段对话被记录下来，否则就没有永久的记录。评价者在评价过程中可能会受到各种各样的因素影响而产生偏倚。例如，如果一名学生在对话的起始阶段表现良好，但随着对话的进展，其表现变差，那么早期的表现可能会因随后的表现产生偏倚。因此，在提问环节开始之前，需要确立评价标准。

相关问题

教师必须区分用于评价的提问及用于鼓励学生主动学习的提问，避免引导性问题或既定观点问题。教师应考虑给予学生1分钟的时间写下答案，这能最大限度地减少提问环节带来的压力。在学生回答问题的时候，教师应避免打断学生，这非常重要。教师在对学生进行口头反馈时，尤其是纠正学生的错误答案时，应把促进学生进步这个目的作为优先考虑，这样才能让口头提问更适合作为一种评价策略。并不是所有教师在口头提问这种策略上均受到过良好的培训。在向学生提问之前，教师必须确立评价标准。由于对会话环节缺乏永久记录，这种评价策略的主观性风险更大。

录音与录像

描述及用途

录音可以用来评价沟通技巧、小组过

程、临床护理模拟和面试技巧。录音能让评价者在没有其他干扰的情况下专注于口头交流。录像可以更全面地捕捉被评价的能力要素。例如，可以通过视频捕捉来对精神运动技能和临床推理方面进行评价。录音及录像作为一种评价方法，在开始实施之前，教师就必须确定它们的用途，是用来提供反馈帮助学生改进他们的表现，还是用来对学生的表现进行评价和评分。

使用摄像机记录学生的表现是一种可以评价多个表现参数的方法。记录学生表现的视频对评价沟通技巧很有用，因为它记录了学生的使用的词汇、词形变化以及肢体语言。视频栩栩如生的特点可以为学生的动手技能表现排序提供证据。这种方法可以很好地用于技能验证，也有助于学生运用评价量规对自己的表现进行自评。视频捕捉一直被用来作为模拟之后的一种总结汇报。基础视频录制设备相当便宜，许多手机、平板电脑及计算机中都有摄像头。专门设计的用于高保真情境模拟的综合音频-视频捕捉设备则非常昂贵。

优点

购买录音设备相对便宜。大多数数码相机、手机、平板电脑和计算机都有录音功能，而且相当便宜。在录音时，麦克风的存在对学生造成的压力比使用摄像机或教师现场观察给学生造成的压力要小。视频录制可以很好地评价技能掌握情况，尤其是精神运动技能。这些技术可以让学生私下不断练习及记录他们的技能，可以听或观看自己的表现，也可以对自己的表现进行评论，甚至可以不断地重新录制，直到他们在提交评分作品之前对自己的表现满意为止。

这种策略为学生及教师的时间安排提供了灵活性。如有必要，教师可以对录音、录像进行二次分析。通过录音及录像，教师可以评估学生照护患者的表现，而不干扰学生与患者之间的互动。

缺点

在听一段录音的时候，很难分辨出团队中每个参与者的声音。建议每个团队成员在录音开始时说出自己的名字，以此帮助识别发言者的声音。另外，沟通包括语言成分及非语言成分。因此，录音作为一种评价策略，其局限性表现在仅能评价沟通技能的语言成分。

摄影师应具有正确调试摄像机的能力，以保证高质量的录音及录像效果。摄影师的技能以及摄像机的角度会影响拍摄的质量。小型麦克风可能会被使用，以充分保证录音的质量。高保真情境模拟室通常有更昂贵的设备，摄像头可能被安置在整个房间的多个位置，每个摄像头拍摄到的画面可以同步到一个控制室中。通常需要额外的技术人员维护设备。如果有患者参与，必须征求患者的知情同意。无论何时从患者那里获得数字资料，都需要考虑《健康保险可携性和责任法案》（Health Insurance Portability and Accountability Act，HIPAA）中的隐私规则要求。因此，应有协议来维护患者隐私安全。教师应教育学生有关录音及录像资料的使用，尤其是资料的保密性问题。学生需签署协议，以表明他们理解了相关内容。

被录像的体验可能会给一些学生带来压力，因为他们面对镜头时可能会感到难为情。然而，在某些情况下，这种压力水平可能会低于被教师直接观察而产生的压力水平。如果录像中涉及了患者，在录像开始前应先征求患者的知情同意，并向患者解释对其的要求。评价者需要有良好的观察技能。

相关问题

在使用这种评价策略之前，必须先确定评分标准。在学生运用这种策略完成待评分的作业前，他们应有机会练习这种策略。教师需要做出决定，是对整个录音录像进行评价，还是选择其中一些样本进行评价。保密性及获得参与者的知情同意都是录像过程中涉及的问题。收集患者的相关数字资料时，要求遵循 HIPAA 指南中的有关要求。

角色扮演

描述及用途

在角色扮演中，学习者扮演了一个特定的个体，并被赋予了许多的自由来自发地扮演这个角色。角色扮演尤其适合用来与患者、同伴及其他卫生保健提供者发展人际关系（Oermann & Gaberson，2014）。角色扮演过程提供了一个活生生的人类行为样本，可以作为一种媒介让学生：①探索情感；②洞察自己的能力、价值观及认知；③培养解决问题的能力及态度；④以不同的方式探索主题。

角色扮演所需的时间取决于可利用的时间、扮演角色的复杂性，以及让学生创造性地表演所需的准备时间。教师应对学生表演的内容而不是表演能力进行评价。根据表演内容及表演过程，可以对学生的沟通技巧进行评价。角色互换可用来改变态度（在一些出于改变态度的目的情境中可以使用角色互换），这有助于理解对立的信念。在角色扮演结束时，学生观察者应分析发生了什么、产生了什么感觉、获得了什么见解、事情为什么会这样发生，以及如何将发生情况与现实相关联。

优点

角色扮演的情境可以是结构化的，也可以是开放式的。在学生对角色扮演进行评论后，可以重复这个过程。角色扮演为学生练习同伴互评提供了机会。角色扮演促进了学生的积极性，培养了学生的创造力。

缺点

如果在没有进行练习的情况下就对角色扮演进行评估或评价，这对教师和学生来说都是棘手的。若许多小组同时进行角色扮演，教师很难提供即时反馈。

相关问题

在角色扮演被用于评价之前，教师将其作为一种教学模式，可以帮助学生及教师熟悉这种策略及有关资料。所有可能发生的事情都无法预料。若运用这种策略进行评价，学生需要提前被告知。学生建立对这种策略的适应感可能需要时间和经验。

模拟病人

描述及用途

模拟即创建一个真实情境的模型或演绎（摘自 http://sb.thefreedictionary.com/simulate）。在护理中，模拟被用于提供一个安全的实践环境让学生学习、评估及评价（Jeffries，2012）。模拟不断地发展，从角色扮演到计算机支持的高保真新型模拟人，再到计算机驱动设备复制的几近真实的仿真情境。标准化病人（那些经过标准化、系统化培训后，能准确表现患者的实际临床问题的正常人）的使用是另外一种角色扮演的形式，用于评价学生在模拟情境中的表现。面对有限的临床资源，标准化病人和高保真情境模拟在护理教育中得到了广泛的应用。美国国家护理联盟对模拟的研究表明，大学生可以通过模拟来体验超过 50% 的临床实践教学（Hayden，Smiley，Alexander，Kardong-Edgren，& Jeffries，2014）。当模拟被用于临床教学时，教师还需考虑一种最适合的方法来评估和评价临床学习效果；教师也需要做出决定，模拟作为一种评估方式，什么时候用于提供反馈以促进学生进步是最好的，什么时候用于评价或评分是最好的。

优点

标准化病人、低保真情境模拟及高保真情境模拟提供了一个安全的环境，以此评估及评价优质护理实践中必需的技能。低保真情境模拟可以让学生在一个更真实的环境中练习精神运动技能。例如，一个更真实的模拟涉及在某个患者身上执行新的医嘱，要求学生根据当时的情况对患者进行护理，从而表现出相应的技能，而不是设置一些站点，让学生在每个站点展示他们执行程序的能力。视频录制与模拟相结合，为教师提供了一个对学生进行事后解说的机会。教师必须仔细考虑这些情境更适合于评价，还是更适合于促进学生学习。

除了评估个人技能表现及高阶思维能力，模拟还能评估团队合作及跨学科互动。高保真情境模拟已被用于不同学科的学生，以提高跨学科交流及团队合作。学生和教师都发现模拟的患者护理环境既有趣又刺激。同样，在这些情况下，教师必须慎重考虑使用模拟进行评分和评价。

缺点

高保真情境模拟用于评价的主要缺点是其涉及的时间和费用。虽然设备成本在不断降低，但对于最初的购买，其价格仍然很高。另外一个缺点是在给定的时间内，模拟只能接纳少量主动参与者。同样，使用标准化病人的缺点包括所需的培训、涉及的费用，以及增加的教师评价工作量。

相关问题

使用模拟作为一种评价策略涉及的主要问题包括（但不限于）情境的选择、评价之前的练习机会、设备的维护、教师的培养及培训、人员需求，以及学生的合理安排。用于评价的情境形式应与用于练习的情境形式相匹配。在评价之前，学生应有充足的机会进行练习，这有助于提高学生在被评分之前（无论是令人满意的分数还是令人不满意的分数）对模拟环境的适应感。建立有效、可靠的评价工具，以及确保评价工具使用时的评定者间信度是其另一个问题。

由于模拟只能接纳少量主动参与者，如何有效安排学生这个问题必须得到解决。无论模拟是用于教学、评估还是评价，必须制订出有效调度学生的机制。如果学校与临床实践场所之间建立了合作伙伴关系，共享模拟设备及模拟室，那么学生的调度问题可能会变得更加复杂。

服务性学习

描述及用途

许多大学校园都把服务性学习作为一门课程的框架或课程中的一个组成部分。1990年美国《国家与社区服务信托法案》（1993）对服务性学习的定义是：服务性学习应满足社区的需要，培养公民责任感，以一种支持学生教育并为学生提供机会进行反思的方式来构建。一个服务性学习项目可以采用多种形式。它可以作为一个个人项目，让一名学生来完成这个项目，以满足一个机构的需求（如在一个特定的主题上给一个护理单元开发一种服务）。它也可以作为一个团体项目，让多名学生共同完成（如为社区活动中心的老人设计并实施一次健康展览会）。作为一名团队成员，其在团队中有效工作的能力是与服务性学习相关的一个常见结果（Foli，Braswell，Kirkpatrick，& Lim，2014）。在项目中途使用一些评价策略如鉴赏性探究反思，有助于与团体成员一起解决面对的挑战（Kirkpatrick & Braswell，2010）。掌握在项目中途开展这种评价的时机有助于重新调整团队项目进程，并有助于团队成员对项目进展形成自我意识。一般来说，服务性学习最后都需要完成及提交一个最终的团体演示或报告，以便给予评价和评分。

优点

服务性学习项目对学生来说有意义，因为这种学习体验是真实的，并且是基于现实生活的情况。对于那些从学生完成的这些项目中受益的人来说，这也具有意义。在现实环境中进行学习，会让学生面临一些毕业后可能遇到的情况，这能给他们提供机会来找到自己的解决方式，同时还能得到教师的支持。当服务性学习项目做出的贡献满足了社区的需要时，它可以为学校带来积极的社会关注度。此外，服务性学习项目给学生提供了更好地了解个人和社区的需求的机会。

缺点

教师管理服务性学习项目所需的时间被视为项目的一个缺点，因为教师需要利用课外时间与各个机构的人员见面、安排服务性学习活动经历、定期对学生及各个机构进行随访。确保机构对学习要求的期望值与教师对学习要求的期望值一致非常重要。确保评价标准与机构、教师的期望值相匹配也非常重要。教师可能需要帮助学生澄清和解决与机构或团队成员间的冲突。另外一个存在的风险是学生团体可能达不到机构的期望值，从而使学校的声誉在这个社区中受到损害。

相关问题

服务性学习的最终问题即如何进行评价。同样，教师必须聚焦于期望的学习效果。例如，如果服务性学习的主要目的是帮助学生学会团队合作，那么评价策略应强调学生自我意识的加强、沟通能力的提高，以及冲突解决能力的提高。服务性学习可以采用多种策略进行评价。反思及论文是评价学习效果的最常用策略。团队工作或团队合作可以采取三方评价，即个人和团体报告、教师的观察和机构人员的观察。在某些情况下，学生可能会被要求开展同伴互评。对服务性学习项目进行评价时，应注重评价此项目给学生、机构、教师以及被服务的社区所带来的一些可测量的效应。为了组织、监管及评价服务性学习活动，教师需要花费时间来发展、培养及维护与社区合作方之间的关系。

总结

很多评价策略可以被用于有效地评价课堂及临床环境中的学习效果。使用不止一种评价策略可以更全面地展示学生的学习效果。使用任何一种评价策略进行评分前，学生都应有机会练习这种策略。本章介绍的评价策略包括档案袋、反思、论文、短文、短文测试、概念图、口头提问、录音、录像、模拟、角色扮演及服务性学习。为了选择最佳的评价策略，教师必须考虑评价的目的及场所、准备的时间、实施的时间、评分的时间、成本，以及每种评价策略的优缺点。虽然策划评价学生的学习效果需要时间、精力和毅力，但这种努力最终会让学生以及学生将要服务的患者受益。

实施评价策略的教师将为最佳实践不断增加证据基础，为教学学术做出贡献。运用评估及评价策略得到的结果有多种多样的用途。最明显的用途是提供反馈给学习者，以及指导修订教学及学习活动。评判性思维、临床推理及治疗性沟通的证据是系统化程序评估计划中的一部分。另外，评估及评价资料对于教师个体而言也有帮助，可以作为教学优秀的证据。由于护理教育面临当前的挑战，评估及评价策略的完善将随着教学策略的发展而不断扩展，从而为不断提高未来护士的教育质量做出贡献。

对证据的反思

1. 选定课程或课程项目的一个效果指标，并应用本章所讨论的 6 个步骤为这个效果指标确定一种评价策略。

2. 比较两种不同的评价策略，并讨论这两种评价策略在课堂上或临床环境中的应用。

3. 找到可以提高本章介绍的评价策略的信度及效度的方法。对一种评估或评价策略建立评价量规，以此评价一门课程的学习效果。

参考文献

Al Wahbi, A. (2014). The need for faculty training programs in effective feedback provision. *Advances in Medical Education and Practice, 5*, 263–268.

Beach, R., & Marshall, J. (1991). *Teaching literature in the secondary school*. San Diego: Harcourt.

Benner, P., Sutphen, M., Leonard, V., & Day, L. (2010). *Educating nurses: A call for radical transformation*. San Francisco: Jossey-Bass.

Bercher, D. (2012). Self-monitoring tools and student academic success: When perception matches reality. *Journal of College Science Teaching, 41*(5), 26–32.

Bevis, O. M., & Watson, J. (1989). *Toward a caring curriculum: A new pedagogy for nursing*. New York: National League for Nursing.

Brookhart, S. M., & Nitko, A. J. (2014). *Educational assessment of students* (7th ed.). Upper Saddle River, NJ: Pearson Education.

Cronenwett, L., Sherwood, G., Barnsteiner, J., Disch, J., Johnson, J., Mitchell, P., et al. (2007). Quality and safety education for nurses. *Nursing Outlook, 55*(3), 122–131. http://dx.doi.org/10.1016/j.outlook.2007.02.006.

Davis, B. G. (2009). *Tools for teaching* (2nd ed.). San Francisco: Jossey-Bass.

Eisner, E. (1985). *The educational imagination* (2nd ed.). Macmillan: New York.

Foli, K., Braswell, M., Kirkpatrick, J., & Lim, E. (2014). Development of leadership behaviors in undergraduate nursing students: A service-learning approach. *Nursing Education Perspectives, 35*(2), 76–82.

George, A., Geethakrishnan, R., & D'Souza, T. (2014). Concept mapping: a child health nursing practical exercise. *Holistic Nursing Practice, 28*(1), 43–47.

Gikandi, J. W., Morrow, D., & Davis, N. E. (2011). Online formative assessment in higher education: A review of the literature. *Computers and Education, 57*(4), 2333–2351. http://dx.doi.org/10.1016/j.compedu.2011.06.004.

Harrison, S., & Gibbons, C. (2013). Nursing student perceptions of concept maps: From theory to practice. *Nursing Education Perspectives, 34*(6), 395–399.

Hayden, J. K., Smiley, R. A., Alexander, M., Kardong-Edgren, S., & Jeffries, P. R. (2014). The NCSBN national simulation study: A longitudinal, randomized, controlled study replacing clinical hours with simulation in prelicensure nursing education. *Journal of Nursing Regulation, 5*(2), S3–S64.

Interprofessional Education Collaborative Expert Panel. (2011). *Core competencies for interprofessional collaborative practice: Report of an expert panel*. Washington, D.C.: Interprofessional Education Collaborative. Retrieved from: http://www.aacn.nche.edu/education-resources/IPECReport.pdf.

Jeffries, P. (2012). *Simulation in nursing education: From conceptualization to evaluation*. New York: National League for Nursing.

Karagory, P., & Kirby, K. (2014, November 20–22). *Digital badges in nursing education: An innovative tool to showcase student knowledge, skills, and competencies (poster)*. Baltimore, MD: AACN Baccalaureate conference.

Kirkpatrick, J., & Braswell, M. (2010). Service-learning. In L. Caputi (Ed.), (2nd ed.) *Teaching nursing: The art and science. vol. 2.* (pp. 879–899). Glen Ellyn, IL: College of DuPage Press.

Krathwohl, D. (2002). A revision of Bloom's taxonomy: An overview. *Theory Into Practice, 41*(4), 212–218.

Krathwohl, D. R., Bloom, B. S., & Mases, B. (1964). Taxonomy of educational objectives. *Handbook II, affective domain*. New York: David McKay (pp. 66–91).

Kuroda, A. (2014). Contemplative education approaches to teacher preparation program. *Procedia-Social and Behavioral Sciences, 116*(21), 1400–1404. http://dx.doi.org/10.1016/j.

sbspro.2014.01.405.

Larkin, K. T., & Klonoff, E. A. (2014). *Specialty competencies in clinical health psychology.* New York: Oxford University Press.

Li, J., & Barnard, R. (2011). Academic tutors' beliefs about and practices of giving feedback on students' written assignments: A New Zealand case study. *Assessing Writing, 16*(2), 137–148.

McComb, S., & Simpson, V. (2014). The concept of shared mental models in healthcare collaboration. Shared mental models. *Journal of Advanced Nursing, 70*(7), 1479–1488.

Miller, M. D., Linn, R. L., & Gronlund, N. E. (2012). *Measurement and assessment in teaching* (11th ed.). Upper Saddle River, NJ: Prentice-Hall.

Mok, J. (2012). As a student I do think that the learning effectiveness of electronic portfolios depends, to quite a large extent, on the attitude of students!. *The Electronic Journal of e-Learning, 10*(4), 407–416. Retrieved from www.ejel.org.

O'Sullivan, A. J., Harris, P., Hughes, C. S., Toohey, S. M., Balasooriya, C., Velan, G., et al. (2012). Linking assessment to undergraduate student capabilities through portfolio examination. *Assessment & Evaluation in Higher Education, 37*(3), 379–391.

Oermann, M., & Gaberson, K. (2014). *Evaluation and testing in nursing education* (4th Ed.). New York: Springer.

Olantunji, M. O. (2014). The affective domain of assessment in colleges and universities: Issues and implications. *International Journal of Progressive Education, 10*(1), 101–116.

Ondrejka, D. (2014). *Affective teaching in nursing: Connecting to feelings, values and inner awareness.* New York: Springer.

Pohlman, S. (2013). Reading Ella: Using literary patients to enhance nursing students' reflective thinking in the classroom. *International Journal of Nursing Education Scholarship, 10*(1), 283–291.

Rahman, G. (2011). Appropriateness of using oral examination as an assessment method in medical or dental education. *Journal of Education and Ethics in Dentistry, 1*(2), 46.

Roberts, C., Shadbolt, N., Clark, T., & Simpson, P. (2014). The reliability and validity of a portfolio designed as a programmatic assessment of performance in an integrated clinical placement. *BMC Medical Education, 14*, 197. http://dx.doi.org/10.1186/1472-6920-14-197.

Robertson, J., Rossetti, J., Peters, B., Coyner, S., Koren, M., Hertz, J., et al. (2010). Portfolio assessment: One school of nursing's experience. In L. Caputi (Ed.), (2nd ed.)*Teaching nursing: The art and science. vol. 2.* (pp. 525–558). Glen Ellyn, IL: College of DuPage Press.

Schoen, D. (1984). *The reflective practitioner: how professionals think in action.* New York: Basic Books.

Stevens, D. D., & Levi, A. J. (2012). *Introduction to rubrics: An assessment tool to save grading time, convey effective feedback and promote students learning.* Sterling, VA: Stylus.

Sullivan, D. F. (2014). *It's time to get serious about the right kind of assessment: A message for presidents.* Retrieved from https://www.aacu.org/value/right-kind-of-assessment.

Tashiro, J., Shimpuku, Y., Naruse, K., Matsutani, M., & Matsutani, M. (2013). Concept analysis of reflection in nursing professional development. *Japan Journal of Nursing Science, 10*(2), 170–179. http://dx.doi.org/10.1111/j.1742-7924.2012.00222.x.

The National and Community Service Trust Act of 1990. (December 17, 1999). *P. L. 106-170.* Retrieved from http://www.nationalservice.gov/pdf/cncs_statute.pdf.

Wyss, V. L., Freedman, D., & Siebert, C. J. (2014). The development of a discussion rubric for online courses: Standardizing expectations of graduate students in online scholarly discussions. *TechTrends, 58*(2), 99–107.

电子档案袋网站资源

http://ddp.alverno.edu/.
http://www.wix.com/.

概念图网站资源

http://www.socialresearchmethods.net/mapping/mapping.htm.
https://library.usu.edu/instruct/tutorials/cm/CMinstruction2.htm.

服务性学习网站资源

http://www.compact.org/initiatives/service-learning/.
http://www.compact.org/disciplines/reflection/structuring/.
http://citl.indiana.edu/programs/serviceLearning/ResourcesforService-Learning.php.
http://www.purdue.edu/cie/learning/servicelearning/faculty/courses.html.

教室评价技术

http://cft.vanderbilt.edu/guides-sub-pages/cats/.
http://www.cmu.edu/teaching/assessment/assesslearning/CATs.html.

编制和使用课堂测验：多项选择题和其他形式的测验题目

Developing and Using Classroom Tests：Multiple Choice and Alternative Format Test Items

Diane M. Billings，EdD，RN，FAAN，ANEF

（周谊霞　译）

第24章

测验是护理教育者用来评估学生学习成果的一种策略，由教师编写或从题库中选择（并根据需要修订）。虽然编写课堂测验似乎是一个相对简单的任务，但实际上它是一个参与教学的过程。本章的目的是提供一个循序渐进的方法来规划、编制、管理、分析和修订课堂测验。了解这些步骤不仅有助于教师自行编写公平、可靠和有效的测验，而且还有助于判断标准测验中以及商业化编写的题库中的考试题目的质量来准备考试题。

规划测验

编写或使用有效（具有代表性）和可靠（具有一致性）的测验，需要反复思考和规划（Tarrant & Ware，2012）。在规划阶段，教师必须对有关于测验的设计、管理和测验结果的使用做出深思熟虑和明智的决定。这些决定必须基于证据，遵循最佳实践，并在被管理和分级之前进行测验。本节讨论了测验的目的。了解标准参照测验与常模参照测验，编制双向细目表，选择题目类型，编写结构化反应测验题目，以及提高测验的信效度。

测验的目的

测验在护理教育中被赋予各种各样的理由，而教师必须先确定如何使用这一测验。由于测验的最终结果对于评价学生的学习效果以及决定学生入学、学习进度和毕业都会起到重要的影响，因此如果使用已经编写好的测验，则了解该测验的信效度等其他评价指标就变得尤为重要。

用于入学、学习进度和毕业的测验

护生首次接触到的测验之一或许就是用于入学考试的测验，虽然有各种标准化的大学入学考试，如学术能力评估测验（Scholastic Aptitude Test，SAT）和研究生入学考试（Graduate Record Exam，GRE）。许多护理学校现在都在采用一系列专门设计的测验，用于测试护理学生基本学术能力。标准化测验也被用于监督学生的学习进度，特别是在护理教学前期的课程中，而且也作为结束某一课程的结业考试，可以用来决定学生能否毕业（Santo，Frander，& Hawkins，2013）。因为根据这些测验做出的决定将会对申请人或者是通过该课程并取得进步的学生产生重大影响，这些测验被称为高利害测验（Sullivan，2014）。

当使用高利害测验对入学、学习进度和毕业做出决定时，国家护理联盟（2010）建议教师应深思熟虑后再做出决定，同时应了解测验的编写方法、构成测验衡量标准的内容、测验的信度和效度，以及测验题目的可读性、存在的语言和文化偏见。如果将测验用于预测执业考试的成功率，教师就必须知道这些数据的确定方法以及适用于哪些学生。当使用商业开发编写出的高利害测验时，教师还必须考虑到使用这些测验的伦理道德和法律方面的问题，以及参加测验学生的文化背景和社会经济的多样性（Santo et al.，2013）。例如，当使用标准化考试决定那些已经缴纳学费学生的升学和毕业时，教师必须考虑到测验对学生的影响；学生之前已经在教师出的试题中体现出通过学习而获得的成绩，以及在临床实践中已经展示掌握了必要的知识、技能和态度。

用于确定准备工作是否充分、按水平分班或作为先行组织内容的测验

如果在授课前就给予测验，即预测验，则可以使用该测验来确定受测试者准备工作是否充分（获得成功所要掌握的必备技能）或按水平分班（掌握教学目标的程度）。进行一次测验，类似于一个单元或期末考试，也可以作为"先行组织内容"提醒学生应该学习的重要内容，以及随后会进行测验的内容（Carey，2014）。

用于改进学习的测验（练习测验）

在教学过程中，随着题库的广泛使用，如与教科书配套的测验，或在学习管理系统中运用考试程序编写系统，以此来创建一套测验题就比较容易。测验可以作为学习的形成性评价，或作为识别学习问题的诊断性工具，还可以作为学生练习和评估自己学习的方法。

用于确定分数的测验

作为对学习成果的衡量标准，测验提供了对学习的终结性评价以及评分决策的依据。请参阅表24-1，根据管理的时间安排对测验的方式进行总结。

测验可以有多种附加功能，例如，测验可以提供给这些学生一些需要指导的学习活动安排（如最后期限），或者教师可以通过衡量学生学习的结果，将测验用作评价教学效果的一种方式。

表 24-1	在时间管理（分配）基础上的测验方式	
时间	测验的种类	衡量标准
前	预测验	必要的技能
	分班级	知识的回顾
中	形成性	学习进度
	诊断性	遇到的学习问题
后	终结性	最终的成绩

测验类型

标准参照测验

标准参照测验是根据特定的学习结果构建和阐释的测验（McDonald，2013）。这种类型的测验对于衡量学科的掌握程度很有帮助。设定绝对的表现标准，目的是用来评

分。通常，护理教育工作者倾向于使用标准参照测验，因为护理教育的目的是让所有学生能够掌握所学内容。例如，标准参照测验经常用于确保药物剂量的计算等领域的安全性，在这种情况下，无论其他学生的表现如何，绝对的表现标准都可能被设定为 100%。

常模参照测验

创建和解释常模参照测验是为了提供学生相对排名的一种测验（McDonald，2013）。这种测验对于测量学生的差异性表现是有用的。表现的相对标准用于评分的目的，SAT 和 GRE 等标准化测验就是常模参照测验的例子。

双向细目表

编写一个双向细目表（测验图、测验网格、测验计划、测验大纲）的目的是通过对有代表性的预期学习结果和教学内容进行采样，确保测验达到预期目的。编制双向细目表的第一步是确定具体的学习结果。具体的学习结果源于大纲预定的学习结果（如课程和单元目标），规定学生在完成教学任务时的表现（Miller，Linn，& Gronlund，2012）。

布鲁姆分类学（Bloom，Englehart，Furst，Hill，& Krathwhol，1956）已经被用作开发编写一般的教学水准以及特定学习成果的指南。虽然情感和精神运动领域的认知组成部分可以通过结构化选择测验题进行评估，但测验最常用于确定布鲁姆认知领域的 6 个层次水平的成果（表 24-2）。Anderson 和 Krathwohl（2001）修订了布鲁姆分类学，定义了知识维度和认知过程。知识维度是事实、概念、程序和元认知。认知过程是记忆、理解、运用、分析、评价和创造（表 24-3）。6 个认知过程中的任何一个，

都可以应用于知识的各个维度。国家护理联盟提供的执业考试就是使用 Anderson 和 Krathwohl（2001）的分类法。

护士的认知处理技能也被给予了额外的关注，例如评判性思维、临床判断和临床决策（Wendt & Harmes，2009）。测验题目也应该强调这些过程，并在每一个教学阶段都应评价综合认知过程，并越来越强调（或注重）更高阶的技能。这是至关重要的，因为更高阶的技能更容易让知识保留和传递下去。此外，这将帮助学生准备主要在应用和分析水平上进行的执业资格考试等测验。

制订双向细目表的第二步包括确定要评估的指导性内容和要分配给每个区域的权重，这可以通过编写教学大纲来实现，并通

表 24-2　布鲁姆分类学中的认知水平的行为动词

认知水平	行为动词
记忆	定义、识别、列举
理解	描述、解释、总结
运用	运用、展示、使用
分析	比较、对比、区分
评价	评判、评价、判断
创造	构建、发展、制订

表 24-3　Anderson 和 Krathwohl 分类学中的认知过程的行为动词

认知过程	行为动词
记忆	检索、识别、回忆
理解	诠释、分类、总结、推断、比较、解释、举例
运用	执行、实施
分析	区分、组织、归因
评价	检查、评判
创造	生成、计划、生产、重组

过在教学中花费的时间作为权重的指示器（表24-4）。

最后，编制了双向网格，将内容部分列在左侧，学习结果列在网格顶部（表24-5）。根据内容的权重和学习结果的认知过程，为每个单元格分配一些问题。

一些教师更喜欢使用三向细目表，在三向细目表中，护理程序的5个步骤在左侧列出，结果在顶部列出，将题目的数量或有特定内容的部分分别列在每个单元格中。护理程序步骤的权重再一次取决于教学层次。例如，在教学过程早期，评估和诊断可能最重要，而所有的阶段都可以在教学结束时进行同等的测验。表24-6和24-7是三向细目表的例子。

表 24-4　内容概述与相对教学时间比例

内容	教学时间比例（%）	项目编号/部分 *
1. 抗精神病药	25	10
2. 抗焦虑药	25	10
3. 抗抑郁药	25	10
4. 抗狂躁药	12.5	5
5. 抗帕金森病药	12.5	5
总计	100	40

*教学时间百分比 × 总数项目＝项目数/部分

表 24-5　双向细目表

结果 *（内容†）	运用（20%）	分析（40%）	评价（40%）	总计
抗精神病药（25%）	2	4	4	10
抗焦虑药（25%）	2	4	4	10
抗抑郁药（25%）	2	4	4	10
抗狂躁药（12.5%）	1	2	2	5
抗帕金森病药（12.5%）	1	2	2	5
总计	8	16	16	40

*根据教学层次随意地人为决定
†根据教学时间决定百分比

表 24-6　三向细目表：每个单元的项目数量

结果 *（内容†）	运用（20%）	分析（40%）	评价（40%）	总计
评估（40%）	6	6	4	16
诊断（10%）	1	3	—	4
计划（10%）	1	2	1	4
干预（20%）	—	2	6	8
评价（20%）	—	3	5	8
总计	8	16	16	40

*根据教学层次随意地人为决定
†根据教学时间决定百分比

表 24-7　三向细目表：每个单元的测验内容

结果 *（内容†）	记忆（20%）	理解（40%）	运用（40%）	总计
评估（40%）	P, A, A, D, D, M	P, P, A, D, M, PA	P, A, D, PA	16
诊断（10%）	P	A, D, M	—	4
计划（10%）	PA	A, D	P	4
干预（20%）	—	P, A	P, A, A, D, M, PA	8
评价（20%）	—	P, PA, D	P, A, D, D, M	8
总计	8	16	16	40

A：抗焦虑药；D：抗抑郁药；M：抗狂躁药；P：抗精神病药；PA：抗帕金森病药

*由教学时间决定的每种类型的项目内容
†教学时间决定的百分比

或者可以通过使用现有的执业或资格考试的测验计划（National Council of State Boards of Nursing，2014）来创建细目表。在制订基于这些考试的测验计划时，教师也必须通过适当的学习结果和教学学习策略来使用这些测验计划。

规划阶段的其他注意事项

选择题目的类型

有几种类型的题目可以用来测验获得的学习结果。题目可以是选择题，提供一组答案用于选择，也可以是主观题，提出问题，需要学生给出答案。常用的选择类型题目包括正误判断题、匹配题、排序题以及多项选择题。填充类题的题型通常包括填空题（通常需要从数学计算中得出正确的答案）、简答题、多项选择题、热点问题和短文题（Wendt & Kenny，2009）。

只选择一种类型题目的主要原因是通过这样一个问题来确定的："哪种类型的题目最直接地衡量了预期的学习结果？"这两种类型的题目——选择题和填充类题都可以从认知领域的所有层次来编写，并测验评判性思维、解决问题的能力和临床决策能力。其他因素也可以影响题目类型的选择。例如，规模较大的班级，因为时间分配的关系，在条件上可能不允许使用填充类题。

除了有一个正确答案的多项选择题外，执业考试还可以使用其他形式的题型，其中包括填空题、多项选择题、排序题、图片或图表题以及使用音频文件的题目。目前正在考虑将视频剪辑用于测验（Wendt & Harmes，2009b）。关于考试形式的最新信息可以在国家护理联盟的网站上获得（www.ncsbn.org）。

选择测验题目的难度

确定题目的难度，即正确回答问题的学生人数的百分比，主要取决于考试的目的和类型。如果考试的目的是检验一个指定年级的学习情况，那么考试应该是中等难度的，并且要区分出学生是否学习过相应的内容。如果是标准参照测验，那么难度应该与反映要掌握的技能学习水平相匹配。因此，对于一些问题，这个题目可能是一个"容易"的题目。标准参照测验包括删除简单的题目和使用中等难度的题目来使学生之间的差异最大化。

确定测验题目的数量

确定包括在测验中的题目数量取决于要评价的学习结果的数量。虽然测验信度随着测验题目数量的增加而增加，但是测验题目的数量还是受到许多实际约束的限制。例如，在规定时间内，可以回答更多的选择题，而不是填充类题型的题。同样，更高阶思维技能的题目比那些低阶技能的题目需要更多的时间来回答。

普通的测验规划指南是1分钟完成一个中等难度的多项选择题。对于更大难度和更长的问题，如多项选择题型，可能需要分配更长的时间，每个问题大约需要1.5分钟。教师也应考虑学生在文化和语言方面的多样性，创造一个支持性的考试环境，为所有学生提供足够的时间来处理问题、给出答案（Fuller，2013）。

编写测验题目

了解多项选择题和其他形式在测验问题中的结构

护理教育者编写使用的大多数类型的测

验题目，涉及创建场景，描述需要解决的问题、做出判断和临床决策的护理操作场景；一个题干或问题；一组答案或选项，其中一个或多个是正确的，另一些是不正确的（干扰项）。编写测验题目的一般指南见框 24-1。

编写多项选择题和其他形式的测验题目

护理教师使用的最常见问题题型是多项选择题和其他形式的题型。其他形式的问题包括图表展示题、简答题和填空题、图表热点（用鼠标点击）类题型、排序题、图表题、音频题、视频题。多项选择题通常用于资格认证考试。以下是每种测验题目的定义、优点、缺点、编写指南以及示例。

多项选择题

多项选择题包含一个情境，提供了关于患者以及情境的信息；一个词干，可以是一个问题或不完整的陈述；选项（答案），其中一个正确，三个错误（干扰项）。多项选择题经过精心设计后，可以衡量评判性思维和更高阶的认知领域（McDonald，2013；Su et al.，2009）。

优点

多项选择题允许教师在一个单独的测验中抽取大量内容。测验题目可以轻松客观地打分，多项选择题的分数比在判断正误的测验中的分数更少受到猜答案因素的影响。这些题目是多用途的，因为它们可以测量多个层次的学习认知过程。

缺点

编写出包括似是而非的干扰项的好的测验题目很费时。学生需要花更多的时间阅读和理解这类题目。这些题目可能会排斥那

框 24-1　编写测验题目的指南

情境

1. 提出一个单一、现实的临床情境，要求学生解决问题、做出临床判断或决定。

2. 包括相关和不相关的数据，以测验学生区分重要数据的能力，但同时避免不必要的信息或过多描述性信息。

3. 只有在回答问题时才明确年龄、性别、种族或民族。

4. 不要使用患者的名字。

题干

1. 提出问题；可以是完整的，也可以是不完整的句子；可以问一些优先考虑的事项，如护士首先应该做的是什么。

2. 应该清楚地知道答案，而不需要看选项。

3. 题干要精简，如果太复杂，学生会耗费大量的时间来解读题干。

4. 陈述题干用明显而非隐藏的方式，突出显示（下划线、斜体或粗体字体）关键词如不、从不、第一、接下来。

5. 使用与所测量认知过程一致的行为动词。问题

的认知水平必须与被用来评价的学习结果相符合。

6. 避免将线索词放在题干中。

7. 题干中保留尽可能多的信息，并在选项中避免重复。

8. 用主动语态来写题干。

9. 使用精确的术语和测量值，避免出现以下描述：经常、通常、一些。

答案和选项

1. 保持所有选项在语法方面与题干一致，以避免给正确选项提供线索。

2. 按字母顺序或数字顺序排列选项。

3. 保持选项的长度相同。

4. 使所有的选择都合理且同质。

5. 只采用所有编写人都同意的最佳答案。

6. 避免使用"以上全有"或者"以上全无"选项，学生只掌握部分知识，也通常能猜出正确答案，多项选择题型可以用来评价学生的能力，并收集数据。

7. 所有选项都必须合理。

些有创造力和有语言能力的学生。分数可以受到学生的阅读能力和出题者写作风格的影响。此类题目可以提高那些能识别答案而非具有创造性学生的分数。

举例

一名老年人由于严重腹泻，住进了医院。患者口渴、水肿。血压 92/64 mmHg，脉搏 100 次 / 分，血清钠（Na^+）165 mmol/L。护士应制订计划如下：

1. 保护皮肤免受摩擦。
2. 增加液体摄入。
3. 防止肛门部位皮肤损伤。
4. 为患者放置防跌倒的警示。

多项选择题型（multiple-response items）

多项选择题型如同多选题，有一个情境、一个题干和多个选项。但其有 4 个以上（通常为 5 ～ 6 个）选项被编入题中。因此，会有两个或多个正确答案。要求学生选出所有正确答案（选出所有相对应的答案），才能获得该题的分数。

优点

多项选择题型允许有多个正确答案，并要求学生把这些正确答案集中起来。与标准的多选题相比，通过淘汰或消除的方式选择正确答案的机会减少了。使用多项选择题型可以避免采用"以上所有"作为选项。

缺点

多项选择题型需要更多的选项（通常是 5 ～ 6 个），因此比标准多选题需要更多的干扰项。特别是测验通过计算机来执行时，得分可能会更难。

举例

护士为老年人实施药物安全教学计划。

患者的哪些陈述表明教学是有效的？"我会"（选择以下所有符合的选项）

1. 扔掉我不再使用的任何药物。
2. 把我的处方放在不同的药店配药，从而对比得到最便宜的价格。
3. 告诉医生我正在服用的任何非处方药。
4. 把我难以吞下的所有药物都压碎后再服下。
5. 我所有的药物都会和食物一起服下，以此避免胃部出现不适。
6. 向医生报告我的药物可能会出现的副作用。

图表展示题

这些问题是一个解释性问题的例子，是评估考生在患者的图表或健康记录中查找和使用数据的能力。这些数据来自一个或多个图表的"标签"：处方、病史和查体、实验室结果、多项报告、影像结果、流量表、出入量、用药记录、病程记录，以及生命体征。当测验通过计算机来执行时，要求测验者通过搜索模拟患者图表或电子病历的方式进行。这种问题可能类似于有 4 个选项的多项选择题，有一个正确的选项；或者一个多项选择题型，有 4 个以上选项，要求学生选出"所有符合的题目"。

优点

图表题测试了患者的照护需要哪些数据，并测验更高阶的认知能力。这种题要求学生将数据用于临床决策，并用它们解释一组数据，如生命体征记录单上标记趋势的数据。同时也模拟了从患者图表上获取数据；受测人员可以定期确定他们是否需要获取哪些数据，以及在图表上的哪里找到这些数据。

缺点

图表题在编制上很耗时，并且编制这种测验的题目可能需要复制图表的表格。

举例

一位家长将一名4个月的孩子带到了免疫接种诊所，护士正在检查进度单上的免疫接种记录（见下表）。

进度单

2015年1月11日：1个月，儿童体检，接种卡介苗
2015年3月2日：2个月，儿童体检，接种百日咳疫苗和脊髓灰质炎疫苗

问题：婴儿将在这次接种中接种哪种疫苗？

1. 百日咳疫苗
2. 卡介苗
3. 脊髓灰质炎疫苗
4. 麻疹、腮腺炎和风疹的混合疫苗
5. 水痘疫苗

填空题

简答题和填空题要求学生给出一个答案（Miller et al., 2012）。这种题可以有一个场景和一个题干，但答案由学生填写。当教师要求学生能回忆并通过所学的知识或者计算得出答案的时候，通常使用这种题型。也可以要求学生通过观察给出答案，例如，"计算药物剂量，然后在注射器图片上标注答案"。当在执业考试中使用填空题时，考生可写出一个正确或者是不正确的答案，并且通常包括出入量、药物剂量或静脉输注滴速的计算。

优点

这种题型减少了"猜答案"的回答方式，对于数学问题很有效，因为它要求学生解出答案。能够测试比较广泛的内容。

缺点

这个问题很难表述，因此只有一个正确答案。评分可能很耗时，因为学生可能提供一个连教师都没有考虑到的答案，并且学生的书写也增加了评分的难度。

举例

护士需要给患者舌下含服4 mg吗啡酊剂。而可用的药物是：吗啡，20 mg/ml。护士应该给予的量是多少？（四舍五入到小数点后1位）_____mg。

图表热点（用鼠标点击）类题型

热点问题要求考生在图表或图形上找到一个特定的"点"。热点问题使用场景、词干和方向来标识图表或插图上的特定"点"。当编写的问题需要通过笔试的形式执行时，教师可以编写4个选项，放置4个"点"在图中（1个正确的，3个错误的），并要求考生能识别正确点的编号。热点问题用于通过计算机执行的考试更有效，考生可以用鼠标在图表或图形上找到正确的位置。

优点

热点问题提供了一个简单的方法来测验对解剖知识的理解和应用，是一种测验学生对身体评估技术的理解的有效的方法。这类问题可以用来测验程序中或者护理技能中正确或不正确的定位点。

缺点

热点问题在计算机应用程序中最有

效，可以使用鼠标滚动以识别热点。但热点问题可能更难编写，因为需要以图示为参考点。

举例

一名患者已经有 10 小时没有排泄，请确定护士应评估的膀胱膨胀的解剖区域。

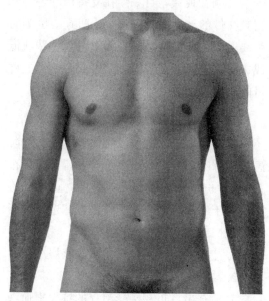

图片来自 Wilson, S.F., & Giddens, J.F.（2011）. Health assessment for nursing practice（5th ed）St.Louis, MO: Mosby.

拖放和排序问题

拖放排序问题要求考生按指定的顺序放置已经给出的信息，例如，可以编写一些问题，让考生按操作过程的步骤排序，或者给出一组患者，确定护理的优先顺序。这些题目有一个场景和题干，并且所有选项都正确，但必须按正确顺序来放置。在执业考试中，考生会将左列中的每个答案拖放到右列正确的顺序中。

优点

排序题评估考生对程序中每一个步骤的理解，或如何为患者或患者群体设定优先级。这种题目编写相对比较容易，当用作笔试时，该顺序可以被"打乱"，而题目的编写者可以提出 4 个或者更多可能的排序。

缺点

排列所有的步骤或优先级可能会让人感到困惑。步骤、序列和优先级可能是有争议或特定于上下文决定的；因此，题目需要进行结构化，以便专家能够就正确的顺序、正确的答案和基本原理达成一致。

举例

一名患者癫痫发作。护士应依次采取哪些措施？
1. 记录发作时间
2. 通知医生
3. 保护患者免受伤害
4. 在癫痫发作前获取病史

图形题

图形题在问题或答案选项（图形反应）中使用照片或插图。这种类型的问题有一个场景、题干和选项。考生对图形中的细节做出反应以回答问题，或通过从 4 个不同的图形中选择正确的答案作答。

优点

图形题测验能评估技能以及临床决策。

缺点

图形题需要使用艺术技巧；可能涉及费用，以此获得不正确答案的图像。图形题的编写可能会耗费时间。

举例

护士正在评估一名刚刚被指导如何用拐杖行走的患者。护士应指导患者（如下页图）：

1. 向前倾斜 30°
2. 将拐杖顶端垫好
3. 如图所示，把手臂放在拐杖上
4. 低下头去观察地板上的物体

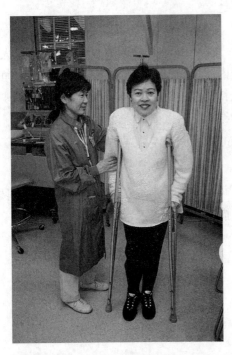

图片来自 Ignatavicius D.D.，Workman L.M.（2013）. Medical-surgical nursing：Patient-centered collaborative care（7th ed.）. Philadelphia：W.B.Saunders Company.

音频和视频题

在音频和视频题目中，音频或视频剪辑在问题或答案的一部分被用作激发点，音频和视频题目使用场景、题干和答案。音频或视频的剪辑包含在场景中；学生点击打开音频文件的图标。国家注册护士执业证书考试（NCLEX-RN）目前使用的即是音频题型，并且目前考虑使用视频这一类题型。

优点

音频和视频题测试学生识别声音或对视频信息做出反馈的能力，并根据音频或视频文件中提供的信息进行临床判断。测验的问题可以在较高阶的认知领域上编写，要求学生从场景的音频或视频文件中，将里面提供的数据综合为最终数据。这类题型测试了可能难以用其他测验题型评估的能力。

缺点

音频和视频题目只能在支持访问音频和视频文件的计算机管理环境中进行。因为必须要遵守版权保护法规，所以寻找免费或低成本的文件可能比较困难。因此，购买文件可能是必要的。

举例

护士正在评估一位因细菌性肺炎而住院患者的呼吸音。点击这里听呼吸音（声音很粗糙）。护士应先做什么？注意：正确的答案取决于考生正确地识别呼吸音和选择适当的护理措施。

1. 让患者深吸一口气，咳嗽咳痰。
2. 鼓励患者每小时喝一杯水。
3. 检查患者正在接受治疗的抗生素血液水平。
4. 告诉患者呼吸音清晰，并继续进行深呼吸练习。

避免测验题目中的潜在偏倚

同等能力的学生应具有回答测验题目的同等正确率。如果特定群体的成员之间对题目的回应有系统差异，但与总分无关，那么这类题目就可能会有偏倚。Bosher（2003）将测验题目中存在偏倚的潜在领域划分为四类：测验的缺陷、与内容无关的难度、语言偏倚和文化偏见。

"测验的缺陷"是那些在题目或测验本身为正确答案提供线索的错误信息。这些缺陷可能给拥有更多应试经验的学生，或者是参加过培训，以及那些语法很好或将英语作为母语的人带来不公平的优势。

与内容无关但有难度的题目，可能会因为格式而非内容的原因产生偏倚。这种类型的偏倚可能发生在写作。原因是不清楚的题干、提供多余的信息或使用了负面短语。

语言的复杂性、语法错误和不一致用词也可能导致产生有偏倚的题目。语言修改涉及编写简短和清晰易懂的问题（Abedi，2014），教师可以通过消除无关的信息、使用简单的单词和简短的句子来减少测验题的阅读负担。教师也应避免使用只有某些学生群体才能理解的成语或"俚语"。教师还可以使用现在时和主动语态，减少测验问题中的语言负荷。

教师在编写测验题目时必须避免文化偏见（Hicks，2011）。依赖于文化特定的知识的题目不应该被使用，除非文化实践本身就是问题测试的领域。编写题目的准则就是为了避免偏见。

确保考试题目的可读性

考试题目必须按照考生的阅读理解程度来编写。可读性是指考试题目的语义和句法的复杂性。目前有多种可读性测验，如 Lexile 框架、Fry 和 Flesch-Kincaid 可读性测验。文字处理软件也有简易版本的可读性测验，如果感兴趣，教师可以使用其中一种程序对其测验的可读性进行粗略估计。国家护理联盟（NCSBN）使用与 Lexile 量表相关联的年级阅读水平来确定其执业考试的可读性（O'Neill，2004）。实践护士考试的可读性水平不超过八年级的阅读水平；注册护士考试的阅读水平不超过十年级阅读水平。

如果考试通过计算机执行，教师和教学设计师还必须考虑感官可读性，包括屏幕位置、屏幕颜色和字体大小等元素。大多数学院和大学都遵循美国残疾法案，以提高在计算机屏幕上的可读性。NCSBN 假定考生可以读取在计算机屏幕上呈现的文本。但对于阅读计算机屏幕和记录有障碍的考生，可以向他们的州护理委员会申请调整。

编辑考试题目

在编写完考试题目后，有必要对题目进行编辑和纠正。在此阶段，对问题进行同行评审有助于改进问题，确保问题的准确性和可读性，检查考试题目的公平性和文化敏感性，以及消除语法错误。专业同行评审者应具备相应知识来检查错误，以及具备相应编辑能力来检查语言的清晰度和使用情况。当同行评审时，应给他们提供足够的时间以进行仔细而全面的检查。

编辑工作可以在提问题或检核表格式中完成。在编辑考试时，应考虑的问题包括以下内容：

1. 题目是否以准确的方式予以表述？这些题目是否使用了简短、简单并且直接的句子？

2. 题目是否与双向细目表相匹配？

3. 每个题目是否有最佳答案（多项选择类题型除外）？

4. 每个题目是否都独立？

5. 句子结构和标点是否正确？

6. 成见、歧视和偏见是否已消除？

7. "俚语"或含有多个意思的词是否被删除？

8. 问题是否消除了性别偏见？如将护士称为"她"。

9. 是否避免使用幽默？

10. 是否删除了不相干的信息？

11. 是否有同事审查过这一测验？

12. 正确选项的布局是否有变化从而没有明显的模式可循？

13. 测验中使用的术语与在课堂和阅读作业中使用的术语是否相同？

14. 页面上的测验题布局是否容易阅读？是否留有足够的"空白"？整个问题在同一页面上（场景、题干和选项在页面没有中断）。

使用题库和编写考试题的系统

教师应尝试创建考试题库，从中可以提取特定的试题。尽管积累大量的题目很费时，但通过对考试的不同版本进行管理，或者为那些不能按时参加考试的学生进行补考，这些努力就会得到回报。用文档的形式来存储考试题目，使得试题的修订更加容易。所有测试文件都应在文件服务器的密码保护区中进行安全保护。

许多教科书出版商会免费提供考试题目给教师，让教师能采用他们的教材。通常，这些考试题目是用来测试在教科书各个章节中呈现的特定知识，在认知领域较低阶层次上编写，或者包含题目的编写漏洞（Masters et al.，2001），并且不能测验学生的评判性思维或临床判断技能（Clifton & Schriner，2010）。如果使用这些测验题目，教师必须对题目进行评审，以适应学生的学习成果和测验规范或大纲。教师可以修改题库中的问题，以便在更高阶的认知水平上进行测验，以此满足特定课程的需要。

创建考试题目的任务可以通过使用计算机化的测验开发软件来简化，这些软件通常被作为一个学习管理系统的组成部分（参见第 21 章）。该软件可以通过创建考试题目的集合（题库）来促进测验的开发与编写，教师可以根据考试大纲选择合适的问题，还可以生成其他形式的测验。由于题目数量足够大，因此可以随机选择问题。一些测验授权软件可以用于机房或互联网的在线测验，从而简化了考试管理过程。

组配试卷

一旦题目被编写和编辑，它们就会被组配成一套试卷。该步骤包括安排考试中的题目、撰写测验指示、印刷试卷和执行测验。

安排考试中的题目

除非使用随机产生题目的测验管理软件，否则教师可以决定如何在考试中安排测验题目。为了加强对思维的追踪，增加学生的信心，防止学生对早期测验题目的焦虑，现提出以下准则：

1. 将类似的题目类型组合在一起（例如所有是非题）。

2. 按照难度升序排列每组中的题目。

3. 按照难度升序排列题目类型（例如，是非题在前面，论述题在最后）。

4. 从简单题目开始测验。

测验指示的撰写

测验指示应不解自明，并包括以下信息：

1. 测验目的：如果在教学过程早期已经解决了这个问题，则可能不需要包括在内。

2. 完成测验的时间分配：该信息允许学生在回答题目时按照自己的意愿分配答题时间。

3. 回应依据：为学生提供必要的信息选择适当的答案（例如，仅选择一个答案；匹配的选项可以多次使用）。

4. 记录答案：答案可以用各种方式记录以加快评分（例如，使用 2 号铅笔在计算机表格上记录答案，用 X 标记正确答案在单独的答卷上作为模板进行评分，直接在测试册的左侧标记答案）。

5. 猜测：鼓励学生回答所有问题，防止因很多学生大胆的猜测而导致分数膨胀。

6. 分配项目的价值 / 分数：这些信息可以让学生有效地计划使用其时间。

7. 学术诚信政策：有些教师引用或提醒学生这个政策，还可以要求学生签署遵守学术诚信的协议。

印刷测验（笔试卷）

在准备笔试题目时，试题应易于阅读和理解。使用标准的字体和大小；遵守页面布局和使用空白的指导原则；题目排列均匀并使用连续编号；保持一个题目的题干和选项在同一页上；在题目之前安排介绍材料（如图表或图），并确保其清晰地再现，保持匹配列表在同一页上。编制之后，在重复测验之前进行测验校对，并且只做单面打印。

测验的安全管理与维护

维持适当的测验环境场地

物理环境应有利于测验任务。在教室环境中，包括充足的照明、舒适的温度、足够的工作空间和最少的干扰。为减少学生的焦虑，教师应保持积极、乐观的态度，避免在测验前和期间进行不必要的交谈。教师应避免在测验期间向要求澄清问题的个别学生提供无意识的提示。

在网络环境中进行测验时，教师必须确定测验是否将在护理学校或校园内的专业测试中心进行，或者在特定时期内让学生在自己的计算机上进行测验。学生应有一张舒适的椅子、书桌、计算机以及足够的空间。

维护测验环境的安全

近年来，保持测验环境的安全并确保学术诚信已成为一个挑战（Di Bartolo & Walsh，2010；Klocko，2014）。在课堂上防止测验作弊的建议如下：

1. 维护测验的安全性（如严防试卷流出）。在学生离开教室之前，要确保所有考试试卷都已归还给教师。

2. 每个学期都修改测验题。

3. 在教学过程中及早说明作弊的后果，并向学生告知测验的学术诚信政策。

4. 让学生签署已经印在试卷上的诚信承诺书（或在网络测验之前），表明测验是自己独立完成的。

5. 要求将书包、手机以及可以存放"作弊字条"的服装物品如帽子等放在教室前方。

6. 教师监考始终贯穿在测验中；根据班级规模，可能需要更多监考者。应有一个明确的方案来说明发现或怀疑有人作弊时监考者该如何管理。

7. 安排或指定特殊座位（例如，在学生之间放置空椅子；让学生坐在指定的位置）。

8. 使用 AB 卷来测验。

9. 使用其他答题表（例如，在试卷下面答题，或在试卷跨页面答题）。

有关维护在线网络测验安全的内容，请参阅第 21 章。有关学术诚信的问题，请参阅第 3 章。

特殊照顾测验

残疾或情况特殊的学生可以要求特殊照顾测验（另见第 4 章）。还可以考虑以下原因：允许额外的时间进行测验；需要额外的休息时间；要求所使用的计算机进行适当的调整，如用计算机屏幕阅读（需要增加字体大小或颜色变化）或使用轨迹球鼠标；具有听力或其他听觉障碍、视觉或视力困难者（如需要盲文、大字体印刷）；需要安静的干扰少的空间来避免分心，让监考者观察或记录考生的反应，同时还需要手语翻译器，或在房间内装有医疗设备。

在学院或大学，教室的特殊照顾测验政策由教师建立并公布。学生必须登记并存档的文件需符合美国残疾人法案所规定的特殊照顾测验（见第 4 章），并遵循实施这种测验要求的既定程序。对于其他测验，如资格考试或认证考试，政策由测验管理服务机构（州护理委员会的 PN 或 RN 执业认证考试）设置，考生必须以书面形式提出请求，并具有来自相关卫生专业人员确认的诊断证明或残疾证。是否批准这些要求可以根据残疾的等级对报考人在该州实施护理能力的影响来确定。

测验结果分析

一旦测验完成并评分，教师应使用量度和数据分析的概念来检查结果。在这些发现的基础上，教师可以评定成绩。大多数护理学院的教师都可以使用测验评分服务来计算测验统计数据并提供题目分析。虽然可能会收取与服务相关的费用，但测验评分服务提供的数据是有帮助的，特别是在使用测验的前几次。教师应寻求这些服务的协助，并可以在测验中心进行咨询。

测量的概念

采用各种指标确定测验的有效性，包括效度、信度和集中趋势的衡量。

效度

效度的概念是指从测验成绩推断其适当

性、意义性和有用性。效度是判断测验与预定要达到的目标相符合的程度。这种判断基于三个类别的证据：与内容相关的、与标准相关的和与结构相关的。

内容效度应表明所抽取的测验题充分反映了相关的内容。在护理教育方面，有关内容由护理教育者、相关课程和专业来界定。内容效度与以下测验内容相对应：

1. 双向细目表
2. 同行专业判断
3. 专业组织定义的核心材料
4. 机构和专业组织界定的护理标准

效标关联效度表明，测验可以同步测出或预测其所衡量的表现，其指标必须与某些效标关联变量进行比较。护理教育工作者可以在认证考试（NCLEX-RN 或 NCLEX-PN）中使用诸如通过或失败的指标作为效标关联变量。

结构效度应显示测验表现与某些要衡量的"质量"之间的关系。这是一个宽泛的证据类别，必须包括关于测验的细节（从内容和效标类别上），还有对所测量的质量或结构的描述。

可能对测验的效度产生不利影响的一些因素包括说明不明确、从双向细目表取样不一致或不充分、笔试题目出得不好、主观评分不一致（McDonald，2013）。因此，仔细准备测验可提高测验的效度（框 24-2）。

框 24-2　提高测验的效度

- 使用细目表（大纲）
- 根据日常护理实践开发测验项目
- 根据护理标准出试题
- 使用最佳护理实践的证据开发测验题目
- 获得来自临床相关专家的指导和测验问题的同行评审

信度

信度是指能够给测验提供可靠和稳定一致分数的能力。根据两个相似测量工具的一致程度，可以作出信度判断。信度是效度的必要不充分条件，然而即使没有效度，信度也可能很高。护理教育工作者应寻找证据来判断测验既可靠又有效。

影响测验可靠性的因素是长度不足和组变异性不足。为了提高测验信度，一项考试最短长度为 25 个多项选择题，题目难度应足以确保对课堂测验来说题组有足够的变异性。

可以通过对同一组受测者进行相同的测验，并注意其对应关系（重测信度），或通过给同一组进行"等效"测验来测量信度，但这两种方法在课堂测验中都有很大

的缺陷，因此，护理教育工作者通常不会采用。信度可以通过进行一次性测验使用分半方法或内部一致性方法来衡量。分半方法是分别对奇数问题和偶数问题作答，然后将"奇数"得分与"偶数"得分相互进行比较。一个测验的内部一致性可以通过使用 Kuder-Richardson 公式来计算（Mc Donald，2013）。许多计算机评分程序提供测验信度系数作为结果的一部分（图 24-1）。

信度是按 0 ～ 1.00 的比例进行测量的。信度系数 1.00 表示两个测验或测量之间是 100% 对应关系。许多标准化测验的信度系数为 0.90 或更高。良好的测验其信度系数大于 0.80；可接受的测验信度系数为 0.70 ～ 0.80；测验可靠性差的信度系数小于 0.70（Tarrant & Ware，2012）。图 24-1 显示

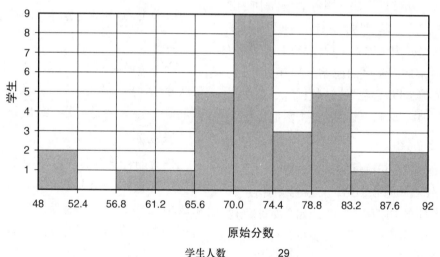

学生人数	29
题目数	100
最大分值	100
最高得分	92(92.0%)
最低得分	48(48.0%)
中位数	73
平均分	72.690
标准差	9.813
信度系数	0.844
测量的标准误差	3.872

图 24-1　计算机测试评分程序的考试数据统计报告样本

测验结果的信度系数是 0.84，表明测验内部一致性良好。测验信度的措施是基于这样一个假设：所有学生有足够的时间回答所有问题，所有的试题难度均相同。由于信度系数在得分变异性最大时效果更好，因此对较小学生组（N）进行的测验可能具有较低的信度系数。见框 24-3。

框 24-3　提高测试的信度

- 增加测试题目数量
- 提高区别层次
- 增加考生人数（小于 25 会降低信度）
- 提高分数可变性（掌握性知识的测试具有低可变性）

考试数据统计

各种测试数据可以通过测试制作软件生成，或者从计算机评分服务的报告中得出（图 24-1）。这些统计数据有助于教师解读测试结果，并为试题修订提供数据。测试评分软件通常提供学生的原始分数和百分比、学生个人报告以及测试统计数据，如集中趋势、测试信度指标以及试题分析数据。

原始分数

原始分数是正确回答试题的数量。原始分数是最准确的测试分数，但得到的信息有限，频率分布可以用于安排原始分数来创建类区间。如果测试是通过计算机评分，可能会出现频率多边形。百分比是原始分数与最大可能得分的比值。

百分比＝原始分数（x）/ 最大可能得分

集中趋势

集中趋势是对一组分数的描述性统计。描述集中趋势的统计指标包括平均值、中位数和众数。平均值（或平均分）具有易于计算的优点。平均值为所得分数总和除以得分总人数。

平均值（m）＝所有分数总和（x）/ 得分总人数（N）

中位数即中间得分数（即 50% 的分数低于中位数，50% 的分数高于中位数）。如果分数不是正态分布，中位数是比平均值更好地描述集中趋势的统计指标。

变异性

变异性指分散的分数，因此是组间差异性。分数的变异性影响其他统计数据。例如，低变异性（分数的均一性）将趋向于降低信度系数，如 Kuder-Richardson 系数（Lyman，1997），相对评分法在范围广泛的得分中最有意义。掌握性测试通过设计可显示出很小的变异性。随着学生在护理项目中的进展情况，由于学生的流失（退出学习项目或退学），得分的变异性可能较小。

全距

全距是最简单的变异量，以最高分减去最低分来计算。因此：

全距＝最高分－最低分

标准差

分数的标准差（SD）是描述变异性的最佳统计指标。大多数计算机评分程序提供成绩的标准差，具有统计功能的计算器也可用于计算 SD。有关计算 SD 公式和方法的更多信息，请查阅统计信息。SD 只是距离平均值的均值，在图 26-1 中，SD 值为 9.8。SD 可从正态曲线中进行解释（Lyman，1997）。

正态曲线

正态曲线是分数呈钟形对称的理论分布。平均值、中位数和众数在正态曲线上的分值相同。此外，对于正态曲线，68% 的分数将落在平均值的 $\pm 1SD$ 内，95% 的分数将落在平均值 $\pm 2SD$ 内，该分布可用于评分。

测量的标准误差

测量的标准误差是估计所观测到的分数与"真实"分数之间可能相差多少。也就是说，学生"真正的"得分很有可能位于观察分数加减标准误差之间。

真实分数＝观察分数 ± 标准误差

测量的标准误差是通过使用 SD 和测试信度来计算的。许多计算机评分程序可以计算测量的标准误差。一些教师给予学生质疑的好处，并在评定成绩之前向每个原始分数添加标准误差。

标准化分数

标准化分数可以方便地将个人成绩和一组成绩进行比较。z 值可在正态曲线上将原始分数转换成 SD 单位。z 值可以如下计算：

$$x = \frac{x - m}{SD}$$

其中 x＝观察分数，m＝平均值，SD＝标准差。例如，在原始分数为 34 的情况下：

$$z = \frac{34 - 36.8}{6.6} = -0.42$$

因此，原始分数为 34 分，则比平均值低约 $0.5SD$。

由于 z 值是用小数和正负值来表示，因此许多教师喜欢使用 t 值来代替。z 值可用于计算 t 值。将原始分数转换为 t 值有如下优点：

1. 均值的分配被设置为 50。
2. SD 的均值被设置为 10。
3. t 值可以用数学方法进行评分处理。

$$t = 10z + 50$$

例如，-0.42 的 z 值将被转换如下：

$$t = 10 \times (-0.42) + 50 = 45.8$$

试题分析

经典测验理论可用于讨论试题分析和区分指标。经典测验理论和相关推论以标准参照测量法作出假设。对于经典测验理论的点评和新的项目反应理论解说，请参阅"开发和验证多项选择测验题"一文（Haladyna，2004）。项目反应理论依赖于大样本，因此在课堂测验中的应用有限。

试题分析有助于教师确定测试题是否能将学习者与非学习者区分开。许多计算机评分程序可提供试题统计数据。

试题难度

试题难度指数（P 值）只是回答试题的正确率。试题难度上限为 1.00，即 100% 的学生正确回答了问题。试题难度的下限取决于可能回答的数量，即猜测正确答案的概率。例如，对于一道有 4 个选项的问题，$P = 0.25$ 是猜测的下限或概率。试题难度指数大于 0.80 表明试题难度较低；指数在 0.30 ～ 0.80，表示中等难度；指数低于 0.30 表示难度高（Tarrant & Ware，2012）。McDonald（2013）建议将试题的 P 值保持在 0.70 ～ 0.80，以帮助确保将学习者与非学习者区分开来（一个良好的区分指数）。Clifton 和 Schriner（2010）推荐使用 0.50 作为参考点，下限为 0.30，上限为 0.80。然而有些试题可能会稍微容易些，也可能更难，教师可以确定适合学生和测试的难度范围。

试题区分度

试题区分度即试题区分指数，指一个题目区分那些知道和不知道内容的学生的方式。区分度可以由二列相关值测量出来。二列相关值可将每个学生的试题表现与其整体考试表现之间进行比较。如果一个问题区分得很好，其二列相关值对于正确答案将是高度关联的正数，对其余的干扰答案则为负数，这表明"学习者"或知道内容的学生正确回答了问题，而"非学习者"选择的则是干扰项。指数大于 0.40 表示区分度极好；$0.30 \sim 0.39$ 表示区分度较好；$0.15 \sim 0.29$ 表示区分度满意；小于 0.15 表示区分度低；0 则表示没有区分度（Tarrant & Ware，2012）。Haladyna（2004）警告，如果题目难度指数太高或太低，则区分指数将减小。题目难度适中（$P = 0.50$）时区分指数最大化。最终，测验信度取决于题目的区分度。将学生掌握性学习层次的材料纳入标准参考测验，往往会降低测验信度，因为许多学生通常能正确回答这个题目。这将是一个很糟糕的区分度。

干扰项评估

除了对题目的正确答案评价显现出正的二列相关值外，还应分别评估每个干扰项。

有效的干扰项对于"非学习者"而言，是由负的二列相关值显示的。二列相关值为 0，表示学生没有选择干扰项。因此，需要修订或换一个更合理的干扰项，以此吸引不了解内容的学生。没有干扰项选择增加了学生可以通过猜测获得正确答案的机会。制订吸引人的干扰项的方法是定期询问一些开放式问题，以确定学生在思维中最常见的错误。具有数字答案问题的干扰项需要通过追踪学生最典型的错误来制订。

修订测验题目

开发有效可靠的测验题目是一个持续过程。在修订题目后立即测验是有益的，教师还可以回忆题目和学生对题目的反应。修订题目后，应进行题目分析。分析修订题目的方法是使用测验题目分析表（图 24-2）。各题目分析的结果记录在表格中。对那些属于"理想"范围之外的题目，应考虑修订。待修订的题目应包括以下统计特征：

1. P 值过高或过低的题目（0.50 左右是理想的）。

测试　2
日期　3/08

P（题目难度）/ D（题目区分度）	>0.50	0.40~0.49	0.30~0.39	0.20~0.29	0.10~0.19	0.01~0.09	负值	总数
非常难　　$P \leqslant 50\%$								
难　　　　$P = 51\% \sim 69\%$	20	10	4	2, 18, 26				6
一般　　　$P = 70\% \sim 80\%$	3, 5, 25, 27	9, 14, 19, 24	12, 16, 17, 23, 29					13
简单　　　$P = 81\% \sim 100\%$			6, 8, 11, 15, 21, 28	1, 7, 13, 22, 30				11
总题目数	5	5	12	8				

X 　75
KR 　0.75
SD 　3.7
SEM 　2.8

图 24-2　30 道测试题目的样本测验题目分析

2. 正确答案有低正或负的二列值
（＞ 0.30 是理想的)。

3. 有高正值的二列值的干扰项（负值是
理想的)。

修订测验题目的其他考虑因素包括在
评分时出错的问题、未明确编写的题目或使
因语言或文化障碍而不理解题目的学生答错
的问题，或与教和学过程中有明确的学习目
标、明确的指导以及有反馈的练习机会不相
匹配的问题。

评定分数

评分为学生提供反馈和激励。在学术环
境中，评定分数可以由该机构的评分政策或
有关规定尺度作指南。许多计算机软件程序
可帮助教师准确高效地进行评分。评分的两
种基本方法是绝对和相对（“曲线”）尺度
（在以下各节中描述)。良好的评分原则包
括以下内容（McDonald，2013)：

1. 在课程开始时，告知学生具体的评分
标准（在教学大纲中明确说明)。

2. 成绩以学习成果为依据（不是考勤或
努力等因素)。

3. 收集足够的数据（数量和种类）用于
有效评分。

4. 用量性记录收集数据（如 89%，而
不是 B ＋)。

5. 对所有学生公平使用评分制度。

6. 对成绩保密

7. 使用可靠的统计学原则来评分。

绝对尺度

绝对评分尺度率相对于标准而言
（McDonald，2013)。将学生取得的分数与
总分比较，并以百分比表示。课程开始时，

应将该标准纳入课程大纲。从理论上，根据
这一尺度所有学生都可以获得一个 A（或 F)
评分。实际上，评分的散布取决于测试的难
度。有关绝对评分尺度的示例见表 24-8。

相对尺度

相对评分尺度率可根据学生在小组内的
排名来评定学生的分数。要在这个系统中进
行成绩评定，教师应将成绩从高到低按顺序
记录，然后可以采用各种技术进行评分。一
种方法是根据分布的自然“中断”法评定分
数。这种方法具有主观性的缺点。评分的更
好方法是根据相对尺度使用测试统计数据来
创建一条“曲线”：

1. 决定是使用平均值还是中位数作为集
中趋势的最佳衡量手段。如果平均值和中位
数大致相同，则使用平均值。如果是偏态分
布，则使用中位数。

2. 确定 SD。评分为 C 级将被设定为平
均值加减 SD 的一半（包含分数的 40%)。
有关相对评分尺度的示例参见表 24-9。

表 24-10 显示了对绝对和相对评分尺度
的原始分数进行的比较。

相对评分尺度也可用 z 值或 t 值等线性
分数来制订（参见标准化测试分数部分关于
计算这些分数方面的内容)。t 值更常用于

表 24-8　绝对评分尺度样本

正确百分比（%）	评分
90 ～ 100	A
80 ～ 89	B
70 ～ 79	C
60 ～ 69	D
＜ 60	F

表 24-9　相对评分尺度样本

分级	计算	例数	范围
A	> B	> 45.5	> 45.5
B	> C + 1SD	40.5 + 5	40.6 ~ 45.5
C	中位数 ± 0.5SD	38 ± 2.5	35.5 ~ 40.5
D	C < − 1SD	35.5 − 5	30.5 ~ 35.4
F	< D	< 30.5	< 30.5

表 24-10　三种方法评分的成绩比较

原始分数	百分值（%）	绝对分级	相对分级
49	98	A	A
45（2）	90	A	B
42（2）	84	B	B
40	80	B	C
39（3）	78	C	C
38（4）	76	C	C
37	74	C	C
35（2）	70	C	D
34（3）	68	D	D
33	66	D	D
30	60	D	F
28	56	F	F

评分目的，因为可在该系统中没有负值，即平均分的 t 值为 50 分。每个原始分数的 z 值和 t 值都被计算出来。教师决定 t 值的范围内怎样评定分数。在假设一条正态曲线的情况下，t 值为 50 时则成绩会被评为 C。也可以使用根据绝对或相对评分尺度计算成绩的计算机程序。但许多评估和评分专家不推荐使用相对评分尺度（Haladyna，2004；McDonald，2013）。

评分标准、分数膨胀和评分等级索引

　　教师、管理人员、董事会或消费者会定期对成绩的相对含义和潜在或实际的"分数膨胀"提出疑问。分数膨胀的可能原因有：被录取学生的学业准备水平得到提高；学生保留计划；基于能力的评价；有竞争力的录取标准；学生群体年龄偏大、比较成熟；学生有明确的职业导向；仅以及格或不及格作为评分制度。

　　评分等级索引指在某一课程或课程阶段有多少学生得到的分数等于或超过该名学生的分数。索引可能出现在学生的成绩单上。

　　护理教师作为一个整体，应定期审查评分等级的政策和做法。一个关于评分等级和公平、公正评分做法的一致性理念，向学生传达了要关注的问题，并向护理所面对的各种不同对象传达了要培养的能力。教师还必须不断努力进行有效可靠的测试管理，以此衡量学生获得课程和项目成绩的能力。

总结

　　虽然编写、管理和分析课堂测试似乎是一项艰巨的任务，但本章提出的分步方法可以作为简化这一过程的指南。通过遵循这些指导原则，教师可以创建书面测试作为有效措施来检测课堂教学效果。评定分数是此过程的最后一步。

对证据的反思

1. 比较 Bloom（1956）的 6 个认知领域，以及 Anderson 和 Krathwohl（2001）的 6 个认知过程。注意两种分类法中评价、综合与创造的相对定位。在新分类法里，创造相对于评价作为较高层次的认知过程有何证据？提示：思考一篇好的文献综述的结构。

2. 评价一名教师所开发测试（你自己或另一名教师）的结构、内容或标准的有效证据是什么？如果不存在此类证据，你将如何建立有效证据？

3. 在文献中搜索一篇关于项目反应理论和经典测验理论的文章，比较两种理论的假设和用途。注意：这个问题最适合于具有强大统计背景或对统计学感兴趣的读者。

4. 你使用的是商业制作的"高利害"测试吗？使用这些测试有哪些优点和缺点？用证据支持你的回答。

5. 考试结束后，学生告诉你有几名同学被发现作弊。这时你会怎么做？你如何回应那些向你报告这件事的学生？在下次测试中你可采取哪些措施来防止作弊事件的发生？

6. 你班上的学生要求你在课堂测试中使用"曲线"评分。对于你是否愿意使用"曲线"评分法，请根据自己的决定，并依据有关证据用学生可以理解的术语简要解释你的立场（即你将告诉学生的信息）。

参考文献

Abedi, J. (2014). *Linguistic modification, part I: Language factors in the assessment of English language learners: The theory and principles underlying the linguistic modification approach.* Retrieved from, http://www.ncela.us/files/uploads/11/abedi_sato.pdf.

Anderson, L. W., & Krathwohl, D. R. (2001). *A taxonomy for learning, teaching, and assessing: A revision of Bloom's taxonomy of educational objectives.* New York: Longman.

Bloom, B. S., Englehart, M. D., Furst, E. J., Hill, W. H., & Krathwhol, D. R. (1956). *Taxonomy of educational objectives: The classification of educational goals. Handbook 1: Cognitive domain.* New York: Longman.

Bosher, S. (2003). Barriers to creating a more culturally diverse nursing profession: Linguistic bias in multiple-choice nursing exams. *Nursing Education Perspectives, 24*(1), 25–34.

Carey, B. (2014). *Why flunking exams is actually a good thing,* Retrieved from, http://www.nytimes.com/2014/09/07/magazine/why-flunking-exams-is-actually-a-good-thing.html?smprod=nytcore-ipad&smid=nytcore-ipad-share.

Clifton, S. L., & Schriner, C. L. (2010). Assessing the quality of multiple-choice test items. *Nurse Educator, 35*(1), 12–16.

DiBartolo, M. C., & Walsh, C. M. (2010). Desperate times call for desperate measures: Where are we in addressing academic dishonesty? *Journal of Nursing Education, 49*(10), 543–544.

Fuller, B. (2013). Evidence-based instructional strategies, facilitating linguistically diverse nursing student learning. *Nurse Educator, 38*(3), 118–121.

Haladyna, T. M. (2004). *Developing and validating multiple-choice test items* (3rd ed.). Mahwah, NJ: Lawrence Erlbaum.

Hicks, N. (2011). Guidelines for identifying and revising culturally biased multiple-choice nursing examination items. *Nurse Educator, 36*(6), 266–270.

Klocko, M. (2014). Academic dishonesty in schools of nursing: A literature review. *Journal of Nursing Education, 53*(3), 121–125.

Lyman, H. B. (1997). *Test scores and what they mean* (6th ed.). Boston, MA: Allyn & Bacon.

Masters, J. C., Hulsmeyer, B. S., Pike, M. E., Leichty, K., Miller, M. T., & Verst, A. L. (2001). Assessment of multiple-choice questions in selected test banks accompanying text books used in nursing education. *Journal of Nursing Education, 40*(1), 25–32.

McDonald, M. E. (2013). *The nurse educators' guide to assessing learning outcomes.* Sudbury, MA: Jones & Bartlett.

Miller, M. P., Linn, R. L., & Gronlund, N. E. (2012). *Measurement and assessment in teaching* (9th ed.). Upper Saddle River, NJ: Pearson Education.

National Council of State Boards of Nursing. (2014). *A test plan for the National Council Licensure Examination for registered nurses.* Retrieved from, http://www.ncsbn.org.

National League for Nursing. (2010). *High stakes testing.* Retrieved from, http://www.nln.org/aboutnln/reflection_dialogue/refl_dial_7.htm.

O'Neill, T. (2004). *Readability of NCLEX exams. NCLEX, psychometric technical brief.* Volume 1, Chicago: National Council of State Boards of Nursing.

Santo, L., Frander, E., & Hawkins, A. (2013). The use of standardized exit examinations in baccalaureate nursing education.

Nurse Educator, 38(2), 81–84.

Su, W. M., Osisek, P. J., Montgomery, C., & Pellar, S. (2009). Designing multiple-choice test items at higher cognitive levels. *Nurse Educator, 34*(5), 223–227.

Sullivan, D. (2014). A concept analysis of "high stakes testing." *Nurse Educator, 39*(2), 72–76.

Tarrant, M., & Ware, J. (2012). A framework for improving the quality of multiple-choice assessments. *Nurse Educator, 37*(3), 98–104.

Wendt, A., & Harmes, J. C. (2009a). Developing and evaluating innovative items for the NCLEX, part 2, item characteristics and cognitive processing. *Nurse Educator, 34*(3), 109–113.

Wendt, A., & Harmes, J. C. (2009b). Evaluating innovative items for the NCLEX, part I, usability and pilot testing. *Nurse Educator, 34*(2), 56–59.

Wendt, A., & Kenny, L. E. (2009). Alternate item types: Continuing the quest for authentic testing. *Journal of Nursing Education, 48*(3), 150–156.

临床表现评价
Clinical Performance Evaluation 第25章

Wanda Bonnel, PhD, RN, APRN, ANEF

（吉彬彬 译）

在卫生保健领域的重大变革时期，对学生的临床知识、技能和能力的评价却仍保持不变。从患者安全到学生作为临床专业人员的自信，实施认真的临床表现评价对于每个学生都至关重要。由于学生和卫生保健团队将一起建立一个安全和优质的患者照护文化，在临床表现评价中进行最佳实践势在必行。提供公平、合理的临床评价是教师角色中最重要和最具挑战性的一个方面。教师必须辨别学生能否在临床环境中进行评判性思维、保持专业行为、适当地与患者互动、找出优先考虑的问题、拥有临床操作程序的基本知识并准确完成护理程序。教师需一直在复杂的卫生保健环境中帮助学生减少焦虑，以便能够观察到学生的临床表现，而不是其他外部因素，如焦虑或疲劳。

临床表现评价可以提供一些资料，从而帮助教师判断学生在多大程度上获得指定的学习成果。本章讨论了临床学习评价中普遍存在的问题、临床评价方法和工具以及临床评价过程。

临床表现评价中普遍存在的问题

评价临床表现时，根据某个相关的既定患者照护标准来评判学生的技能。好的临床表现包括学生在复杂多变的临床环境中逐步发展形成的行为、知识和态度。文献回顾发现，要获得临床评价的全貌十分具有挑战性。例如，临床判断的概念或评价学生的思维和解决问题的能力一直被认为是重要且具有挑战性的。研究者在一项对临床教师的调查中发现，尽管临床教师希望获得一个整体的学生评价，但大部分时间还是花在任务完成度和观察工作技能方面（Ironside, McNelis, & Ebright, 2014）。文献还表达了对评价临床判断和解决问题能力模型的需求。Tanner（2006）描述了一个包含学生行动中和行动后反思等的临床判断模型。评判性决策模型进行了调试，描述了包含对学生临床情景意识、行动线索和模式识别的观察和提问（McNelis, Ironside, Zvonar, & Ebright, 2014）。加入其他评价方法（在后面部分探讨），如写作、主动学习案例、模拟，可以帮助教师获得一个全面的评价。

临床表现评价的最终目的是安全和优质的患者照护。临床表现评价可以给学生提供关于他们表现的信息，可作为学生个人发展、作业成绩和选择课程的相关资料。学生有权得到可靠和有效的评价以评估成为新护士所需的能力。框 25-1 提供了在评价开始时需要用到的一些小技巧。

良好的实践包括应用多维评价方法，且随着时间的推移完成各种评价方法，以寻求学生的成长和进步。所有的评价都应尊重学生的尊严和自尊。除了评估和评价的概念外，评分制度被认为是评价的系统性方法的一部分，综合了作为学习的最后一步——评价（Walvoord，Anderson，& Angelo，2010）。在评估和评价学生临床表现之前，教师必须考虑几个问题。这些问题包括谁将参与评价、评价时间、评价途径和隐私。

团队的应用：评价中的参与者

教师

临床评价是复杂的。虽然教师对学生临床评价负有主要责任，但仍需获得其他人的观点，或应用团队的方法来加强其他人在评

价中的贡献，教师知道将用于判断每个学生表现的评价目的和目标。这个清晰的目的为选择评价工具和评价过程提供了方向。教师在完成临床评价的过程中，最初遇到的挑战因素有教师价值体系、指导学生的人数以及学生合理的临床学习机会。教师需要意识到自身的价值体系，以避免在评价过程中的偏见。当教师监督一群学生进行安全的正确的照护时，此时仅能抽样检查学生的行为。有限的行为采样或个人偏见可能会导致不准确或不公平的临床评价。由于存在这些局限性，教师需要使用多种评价方法以获得关于学生能力更广泛全面的认识。教师努力确定公平的任务分配，同时可以考虑来自学生、护理人员、带教导师、同伴评价者和患者等潜在辅助评价者意见的输入。

学生

由学生完成自我评价不仅可以提供评价过程中的部分资料，也是学生的一种学习经历（Bonnel，2008）。学生自我评价为评价的重新审视提供了一个起点，可以与教师进行评价资料的比较和讨论。最初，学生参与自我评价是倾向于促进学生的行为改变，并提供一个积极学习和改进的环境。参与自身的评价也可以加强学生做出选择和认清自身长处的能力。自我评价将在本章自我反思和自我评价部分进一步讨论。

框 25-1   临床评价的小技巧

- 明确定义学生需要展示的知识和技能。
- 使用多方面资源进行评价。
- 在对所有学生的评价中做到合理和一致。
- 必要时，做出小的形成性评价、小建议和简单的修正。
- 用无偏见的语言提供反馈和评价，评论只限于针对学生行为。
- 提供"三明治"式评价，先评论学生的优点，然后是缺点，最后对学生行为的某一长处进行评价。
- 为每个学生随身携带一个日常记录本或移动设备类记录本，维护资料隐私。
- 做具体的笔记，关注每个学生行为的具体细节。
- 通过汇编记录，逐渐记载学生的行为模式。
- 请学生完成自我评价，并总结他们所学到的知识。
- 帮助学生区分学习需求的优先次序，并将其反馈变成学生每天有具体目标的建设性挑战。

护理人员和带教导师

临床教育新模式包括由全体患者照护的护理人员参与学生教育的专科科室、指定的带教导师和支持临床教育的各个学院，强调纳入带教导师作为临床评价团队一部分的必要性。护理人员和其他指定的带教导师经常为评价过程提供信息输入，并倾向于从知

情的角度提供资料，作为其与学生合作的结果。即使有了新的临床评价模型，这些团队成员对于临床评价的经验也很有限。护理文献表明，临床带教导师一直表达需要更多关于实施临床评价和给予反馈方面的知识。还有一个需要解决的问题是教师和带教导师的评定者间信度问题。带教导师指出他们需要教师的支持，尤其是当学生没有准备好进入临床时（Dahlke，Baumbusch，Affleck，& Kwon，2012；McClure & Black，2013）。

护理人员应理解他们在学生评价中的角色，他们的期望也应在评价过程中明确地表达出来。这包括决定护理人员的反馈意见是否该仅仅直接反馈给学生，还是也与教师分享。将护理人员纳入评价过程的一个缺点是他们对学生在临床环境中的期望可能与课堂学习目标不同。与护理人员一起分享课程目标、对学生的期望和临床评价表格可以促进评价合作关系的形成。尽管评价对于忙碌的护理人员来说很耗费时间，但这也可能是护士职业发展或联合聘任责任的一部分。

带教导师在学生临床教育建模和促进的过程中承担着特别的角色，尤其是对于护理专业高学位学生。通常，带教导师在评价过程中有一个更加正式的角色，如辅助教师角色，并作为教师团队的一员提供评价资料。如果护理人员和护理带教导师为评价过程提供资料，那么他们应熟悉和了解护理院校的评价计划。角色应界定清楚，明确是否要求护理人员偶尔提供意见，或是仅仅报告事件或关注事件，或者是否需要完成特定的评价表格。Hrobsky 和 Kersbergen（2002）描述了利用临床导图帮带教导师识别学生的优点和缺点。Seldomridge 和 Walsh（2006）指出对辅助评价者角色充分准备的重要性，

教会评价者使用工具，如评价准则来提供好的反馈，以促进临床活动评价的一致性和明确性。

同伴评价者

同伴评价可以帮助学生培养合作技能、建立沟通能力和提升专业责任感。学生肯定了同伴评价角色的价值，但也表明同伴评价需要教师的支持和明确的指导方针（Burgess，Roberts，Black，& Mellis，2013）。关于让学生在临床环境中作为评价者是否合适的争论认为，学生同伴评价者应只评价他们有能力判断的学生能力和作业。一个潜在的缺点是同伴评价者可能存在偏倚，只提供对同学有利的信息或对其同学有不切实际的期望。给学生提供同伴评价的机会，然后适当地对其贡献加以权衡是合理的做法（Boehm & Bonnel，2010）。同伴评议作为团队和小组工作的重要组成部分，包括学会分享对标准（如准则）的缜密、客观的评判。提供学生同伴互相评判和提供反馈信息的机会也是一个团队学习的机会。教师可以帮助学生领会同伴评价的重要性、使用基本准则和练习职业同行间交流（Institute of Medicine，2014）。

患者

患者可以从产品消费者的角度提供资料。患者满意度被认为是优质卫生保健的一个重要标志，也是学生评价的一部分。对从患者的个人体验和资料中获得的学生表现评价应进行权衡。患者常常对学生做出积极的评论，这些评论在被学生听到后有积极的作用。特别是随着卫生保健将患者纳入重要团队成员成为趋势，患者对于学生护理的看法就更有价值。

评价时机：形成性评价和终结性评价

教师必须考虑评价学生和反馈的合适时间点。形成性评价侧重于在临床活动中学生的发展过程，而终结性评价是对某一个特定的临床活动给出结论，从而确定学生的成绩。形成性评价可以协助诊断学生的问题和学习需求。适当的反馈可以使学生从错误中学习，并在行动中成长和改进。终结性评价可以证实学生的能力养成或既定目标实现情况。每个概念在评价过程中均有独特的贡献，在第22章已进行了进一步的讨论。

参与临床表现评价的各方在开始均应注意评价的时间范围。持续的和按计划定期进行的教师对学生的及时反馈可以减少出现意外评价结果的风险。持续的形成性评价可以使学生和教师都意识到学习成果的进展，并增加目标设定的机会。教师的早期干预可为改进提供需要的方向，并防止学生在临床学习中获得令人不满意的评价结果。

评价资料的获取和隐私考虑

与评价数据隐私相关的伦理和法律问题会影响学生、教师和相关机构。在执行临床评价之前，教育者必须先确定都有谁可以接触到评价资料。在大多数情况下，详细的评价资料仅可以在教师和学生个人间共享。项目政策应确定谁可能接触评价、评价信息将如何保存及保存多长时间。评价资料应保存在一个安全的地方。《家庭教育权和隐私权法案》规定18岁及以上学生或大专院校学生有权检查由学校保存的记录（U.S. Department of Education，2013）。学校的项目材料，如目录和手册，可以作为工具以保障创建符合法律和认证指南的合理、审慎的

政策。此外，日常笔记和学生表现的文本摘要应客观书写，因其可能在法律诉讼中被传讯。书面日常笔记和计算机文档或移动设备记录的隐私也需要得到保护。缺乏信息安全可能会导致学生隐私的泄露。

保护患者的隐私也是一个需考虑的问题，尤其是当使用电子健康档案（EHR）评价学生时。尽管保护了患者的健康信息隐私，《健康保险可携性与责任法案》也可能给教师和学生在查阅书面临床资料时带来挑战。因为电子健康档案是学生学习的重要组成部分，教师需要熟悉临床机构为学生和教师接触所需的患者护理文件而制订的指南和程序。关于学生对电子档案的使用和其在评价中的角色的持续探讨，对于未来的临床工作者非常重要（Niederhauser, Schoessler, Gubrud-Howe, Magnussen, & Codier, 2012）。如果临床限制使用电子健康档案，评价学生能力的另一种方法即使用一些设计好的商业产品来模拟电子健康档案教学。其他法律方面的考量在第3章已进行了讨论。

临床评价方法和工具

在临床环境中有很多方法和工具用于评价学习，包括认知、精神运动和情感领域，以及文化能力和伦理决策等多样的方法均应纳入临床评价中（Gaberson, Oermann, & Shellenberger, 2014）。此外，教育者不能忽视评分等级的社会内涵，包括评价对学生学习过程和学习动机的作用（Walvoord et al., 2010）。

评价的目的是客观地报告临床表现质量。教师需意识到评价学生临床表现的主观性和不一致性的潜在可能。即使有基于可测

量和可观察行为的"客观"工具，主观性仍可能被引入视为客观的工具中。教师应对影响评价主观方面的各种因素保持敏感，并尽量争取公平和一致性评价（Oermann & Gaberson，2014）。

公平合理地对学生在临床环境中的学习进行评价，需要使用合适的、适于教师使用的理想化的高效评价工具。Krautscheid、Moceri、Stragnell、Manthey 和 Neal（2014）在一篇综述中总结了临床评价工具中存在的多变性。尽管通常认为工具需要包括参照准则和明确的标准，并与项目目标和使命保持一致，但被认识到的普遍挑战包括评价者偏见、主观性和对指导方针的误解。作者总结出最佳可靠临床工具应能协助确定学生在多大程度上达到学习目标，验证其作为安全从业者的能力，并提供形成性和终结性反馈的机会。

任何用来测量临床学习和表现的评价工具都应有与课程目标及教学机构理念和宗旨保持一致的准则。不仅贯穿各个学期，还应在整个项目中关注学生的临床进展，这被认为与跨项目的评价过程和工具相似及一致（Bonnel & Smith，2010）。

教师团队应参与关于工具选择和工具使用目的的持续讨论中。不断熟悉工具的使用，练习使用并对之进行评级值得倡导（Krautscheid et al.，2014）。教师必须根据临床评价的目的来确定工具的使用。

临床实践评价的主要策略包括：①观察；②书面沟通；③口头沟通；④模拟；⑤自我评价。因临床实践的复杂性，逐渐联合使用多种方法值得推荐，并有助于建立一个公平合理的评价。表 25-1 总结了常用策略和临床评价工具。这些在后面的内容中也有讨论。

表 25-1　评价策略和工具分类样例

观察	日常笔记
	检核表
	评定量表
	录像带
书面沟通	图表和病程记录
	概念图
	护理计划
	过程记录
	书面测试
	基于网络的策略
口头沟通	学生访谈和案例报告
	临床会议
模拟	交互式多媒体患者模拟器
	角色扮演和临床情景
	标准化病人考试
自我评价	临床档案
	日记和日志

评价策略：观察

观察是在临床学习评价中最常使用的方法，将学生的表现与在课程目标中设定的临床能力期望值进行对比。教师观察和分析这些表现，并根据观察情况给予反馈，决定是否需要给学生进一步的指导。一项大型的针对教师临床评价和评分实践的全国性调查确定了观察在临床评价中的主导地位（Oermann，Yarbrough，Saewert，Ard，& Charasika，2009）。作者也指出，在临床评价中仍然存在一些问题，包括临床环境的多变性、日益复杂的患者和更加多样化的学生。

本节讨论了实时观察和延迟视频观察。观察的优点是具有直接可视化和确认学生表现的潜能，但观察也存在一些挑战。干扰观察的因素包括缺乏对特定观察行为的专一性；对得出关于学生表现结论的行为采样不足；评价者自身的影响和认知也会影响对观察结果的判断（Oermann & Gaberson，2014）。

教师应寻求支持公平合理评价的工具和策略。通常，观察工具越结构化，在观察特定行为时就越有用，也越容易完成。尽管结构化的观察工具可以帮助增加客观性，教师对列出的行为的判断仍需进行阐述。当不同的评价者赋予项目描述以不同的含义时，便出现了可靠性问题。对教师进行培训可以帮助减少这个问题。

跟踪临床观察评价资料

在临床观察中必须跟踪大量的信息。教师可以受益于帮助记载和组织信息的系统。教师可以携带评价工具和日常记录本，或考虑使用移动设备来方便检索和使用临床评价记录。在临床环境中有多种策略以使用移动设备（Lehman，2003）。用移动设备记录时也需注意隐私问题。

记载临床实践中观察行为的常用方法在结构上各不相同。例子包括日常笔记、检核表、评定量表、评估准则和录像带。

日常笔记

日常或进展笔记是对所观察学生的表现或行为的客观书面描述。笔记格式可以从松散的结构式"正负"观察笔记，到与特定的临床目标相关的结构化观察清单。对学生的表现可随着时间推移进行记录，日常笔记作为形成性评价的一部分，已建立了一种形式。这个关于学生和特定临床行为的信息记录或形式可以帮助终结性评价和学生-教师座谈会时回忆学生的表现形式。有研究也指出了决定评价哪些临床事件的重要性及识别正面的和负面的学生行为的必要性（Hall，Daly，& Madigan，2010；Liberto，Roncher，& Shellenbarger，1999）。

检核表

检核表是两极应答条目或表现指标的列表，如满意-不满意或及格-不及格（表25-2）。Gronlund（2005）描述了一个检核表，有专门的地方记录一个简单的"是"或"否"的判断，作为可测量表现维度或产出的详细目录。这些简短、容易完成的工具在评价临床表现中经常被用到。检核表就像护

表 25-2　检核表的条目和格式样例

专业领域	期中			期末	
	满意	不满意	未观察到	满意	不满意
根据标准在合法范围内进行实践					
使用专业护理标准为患者提供安全保障					
在患者照护过程中遵循护理程序和医院政策					
与同事、同学、教师和患者系统一起展示专业行为					
展示尊重个人和保密的伦理原则					
按正常程序参加临床会议					
按时报告；遵循缺席程序					

理技术核对清单，对于评价特定、明确定义的行为非常有用，且经常用于临床模拟实验室。评定量表和评估准则将在下一段落中进行描述，它们比检核表提供更多关于学生表现质量的细节。

评定量表和评估准则

评定量表结合了对学习者在临床环境中表现的定性和定量判断（框 25-2）。一系列临床行为或能力均采用数字量表进行评定，如 5 级或 7 级描述符评分量表。这些描述符可采用抽象标签（如 A、B、C、D、E 或 5、4、3、2、1）、频率标签（如总是、经常、有时、偶尔、从不）或定性标签（如好、较好、一般、不好）。评定量表为指导教师提供了一种便利的形式来记录对学生表现程度的判断。它与检核表的不同之处在于，相对于"是"和"否"的两极选择，在对行为进行判断时允许更多的区分。评估准则作为评定量表的一种，能够帮助传达对学生临床任务的期望（Suskie，2009），为评分者提供了清晰的方向，且提高了多名评分者间的信度。评估准则支持精确、一致和无偏见的评级。评估准则内的细节允许教师给学生提供快速和信息丰富的反馈，而无需大量的书面记录（Walvoord et al.，2010）。评估准则

框 25-2 评定量表条目和格式的样例

指导语：请对以下每项学生行为进行 1～5 级评定
（等级代码：1 ＝不合格；2 ＝合格；3 ＝满意；4 ＝良好；5 ＝优秀；NA ＝不适用）

_____1 作为患者照顾者（独立提供患者照护，及时完成所有患者的照护）

_____2 团队成员的角色功能

_____3 使用正确的程序执行护理干预措施

_____4 根据临床学习目标进行自我评价

_____5 在给予反馈时表现积极

的主要内容包括任务或作业的描述、某类量表、任务内容的分解细则和每个等级表现的描述（Stevens & Levi，2005）。作为一个评分指南，评估准则可以使注意力全部集中在对最佳实践技能的期望方面，同时促进沟通交流。可以参考评估准则的例子，以便提供对临床相关任务的详细反馈，如书面临床计划和会议参与情况。某项兴趣话题的网络搜索，如团队沟通，可为评审提供样例。基于技术的评估准则可以为学生提供技能实践和学习的方向。学生可以使用这些工具进行自我评价和参与同伴评价，以此促进学习。这些工具可以分发给学生或者由教师完成，随时间推移进行跟踪和监测（Bonnel & Smith，2010）。

视频——观察资料的来源

另一种记录对学生临床表现观察的方法是视频。视频通常在模拟环境中完成，可以用来记录和评价与多样化临床环境相关的特定表现行为。视频的优点包括其有启动、停止和回放的宝贵功能，这就可以多次回顾观察结果。视频可以促进自我评价，允许学生观看他们自己的表现，从而更加客观地评价他们的表现。视频也可以让教师和学生有机会回顾表现，进而提出是否需要进一步练习的反馈意见。通过知识和反馈信息的共享，视频的使用可有助于整个临床团队的学习和成长。视频在模拟汇报和远程学习评价中特别受欢迎。视频也可以与评定量表、评估准则、检核表或日常记录一同使用，以此组织和报告视频中观察到的行为。

此外，将学生作为评价观察者的方法是让其在线观察和评价临床视频，如美国国立卫生研究院（NIH）的脑卒中评定量表培训。在这个例子中，视频案例基于合

理使用脑卒中评定量表所需要的能力而开发。学生参考在线视频案例完成这些特定能力的测试（NIH Stroke Scale，n.d.），这种方法允许学生参与到标准化测试中。作为临床评价的一部分，学生也有额外的机会观察视频，如对由教师或其他人开发的在线视频进行评判。

评价策略：学生书面交流

使用书面交流，无论是纸质还是电子形式，都可以使教师通过评估学生将自己所学表述为书面文字的能力来评价其临床表现。审查学生的护理计划或手记便于教师评价学生与其他护理人员的交流能力。通过写作业，学生可以理清和组织他们的思路。另外，通过书写可以巩固新知识，开拓对某一话题的思维。适当设计的反思性写作任务可以帮助教师看到学生从讲述或描述资料到将信息转化为知识的过程（Wear，Zarconi，Garden，& Jones，2012）。教师评价侧重于内容质量以及学生书面交流信息和想法的能力。评价者能够确定学生的观点，同时洞察学生行为的原因。评分工具，如针对某一指定任务的特定目标评定量表可以促进特定任务评分的一致性和有效性（Stevens & Levi，2005）。书面信息可以帮助教师进行临床观察。

患者病程记录和电子健康记录文档

电子文本通信的使用在不断变化的卫生保健系统中越来越多，能够撰写有说服力的护理和临床病程记录是一项非常重要的临床技能。回顾学生的文档可以给教师提供机会来评价学生处理和记录相关资料的能力。这些记录可以检查学生使用医疗术语和文档实践的技能，同时展示其评判性思维的过程。电子记录作为保障患者安全的一种工具，使学生适应这些工具并评价学生在这方面的技能十分必要（Bonnel & Smith，2010）。在某些临床实践环境中，学生接触电子健康档案的机会有限，或对电子系统不熟悉，但教师可以首先利用临床实验室和模拟环境鼓励学生学习使用电子健康档案，然后利用案例学习来评价他们的文档。对学生在临床患者照护过程中不断改进的电子文档能力的持续性评价，需要与临床合作机构发展持续性战略。

概念图

概念图是评价学生记录思维过程能力的另一个工具，并可以帮助学生创建一个包含概念之间关系的患者需求和护理应对图。这些工具可以帮助学生形象化和组织与诊断工作、护理和医疗诊断相关的患者特定数据。概念图可以作为学生的工作表和文档的组织工具（Schuster，2000）。教师可以评价学生对概念和相关概念之间关系的理解程度，并协助澄清学生的错误概念。这些工具也可以给教师提供机会，以完成对学生思维方式的快速检阅，同时在学生执行患者照护前确定下一步的学习需求（Castellino & Schuster，2002；King & Shell，2002；Vacek，2009）。有作者建议在当今复杂的卫生保健环境下，概念图比传统的线性文档模型能更好地展示照护过程（Kern，Bush，& McCleish，2006）。第23章进一步探讨了概念图，它是评价学生在特定患者照护中综合概念能力的一种有用工具。

护理计划

护理计划允许教师评价学生根据对患者个人卫生保健问题的理解和解释，以确定和区分出照护需求的轻重急缓的能力。以往护理计划已被学生用于记录临床思维过程，但也有人认为大量可用的标准化护理计划使评判性思维成分变得很少。有报道称可以用概念图或临床日记和日志取代详细的临床照护计划。Mueller、Johnston 和 Bligh（2001）描述了一种修订护理计划的策略，将护理计划与概念图相结合，以帮助学生理清患者问题间的相互关系。

过程记录

过程记录用于评价学生在临床环境中的人际交往能力。这种形式的评价要求学生记录其护患互动，并自评所使用的沟通技巧。作为一种自我反思形式，过程记录给学生提供了一种自我评价的形式，让学生分析自己的互动行为，从而更好地意识到自己在人际交往中的优缺点（Sigma Theta Tau International，2005）。这种评价方法历来被用于精神科护理的人际交往课程中。过程记录还另外附加了可用于进行临终关怀护理的内容，使学生从中获益（Hayes，2005）。

书面或电子测试形式

书面测试被经常用于评价学生在临床实践中解决问题和决策的基本知识。各种测试形式（是非题、多选题、配伍题、简答题、论文写作）可被纳入临床前或临床后会议，以评价学生对特定概念的理解（书面测试问题的信息详见第 24 章）。

基于网络的策略

书面评价形式也可包括基于网络的临床评价。例如，教师可以在在线学习管理系统中召开临床实习课后会议或开展临床案例讨论（Johnson & Flagler，2013）。在在线学习系统中，学生可以提交电子临床日志，以记录所照护患者的年龄和诊断。教师还可以给学生提供关于临床论文写作、在线论坛和电子日志的快速反馈。尽管不限于远程学生间的使用，基于网络的策略在地理位置不同的学生的临床评价中也特别流行。该策略对临床会议和不同社区的社区健康课程临床作业中的学生评价都是有用的。

评价策略：口头交流方法

交流和信息共享在护理任务和重要的护理技能中都很常见。口头交流策略如学生访谈、案例演示和临床会议提供了评价的机会。这些可以用于评价学生使用语言清晰表达意见和想法的能力。此外，这些策略允许教师评价学生的评判性思维技能，并提出问题以引出更复杂的思维形式。口头交流方式的评价策略将在接下来的段落中重点阐述。

学生访谈和案例报告

简单的访谈形式是教师提问，学生进行回答。这些问题和回答式的会话为教师提供了探索学生更多详细信息和澄清错误理解的机会。教师可以专注于问"高阶"的问题，超越单纯的对事实的回忆，以更好地提高学生的评判性思维（Boswell，2006）。学生案例报告，如对患者问题和照护策略的"要点"式总结，帮助学生掌握简明汇报的技巧。教师可以为学生提供反馈，同时获得关于学生对患者照护的观念和方法的有价值的信息。

临床会议

临床会议为学生提供了根据他们自身的临床经验整合理论和实践知识的机会。会议中的问题、反思和讨论鼓励评判性思维的发展，同时可以获得同学的反馈。临床经历的汇报类似于模拟汇报，为学生提供了反思和进一步巩固学习的机会。学生听取汇报时，可以获得机会以评估他们在临床照护中发生了什么，与公认的标准进行比较，同时评价自己做得如何。会议为教师提供机会来衡量学生分析资料和评判计划的能力。多名学生同时参与临床会议，使教师可以一次评价多名学生。临床会议汇报的另一个重要组成部分是要求学生参与下一步学习的目标设定（Bonnel & Smith，2010）。

跨学科会议是临床会议的另一种形式，以团队合作努力的形式解决问题和决策。因涉及多个医学学科，评价关注学生在团队中积极参与和在患者照护计划中清晰表达想法的能力。对跨学科教育的日益关注已成为提出学生清晰交流能力和与团队成员合作解决问题能力的重要时刻（Institute of Medicine，2014）。学生可能发现在分享知识和接受其他学科的评判性评价时存在着一定的风险。

评价策略：临床模拟

模拟的范围可以从简单的案例角色扮演到与复杂的电子人体模型的互动。通过模拟，指导教师可以识别演示中特定的临床目标，关注在这个案例中定义的学生认知和精神运动行为。模拟可以帮助学生创造一个安全的学习环境。模拟的优势是在标准环境下进行技能的验证，并对真实患者没有危险（Harder，2010；Jeffries，2012）。

随着卫生保健环境的不断变化，学生不太可能有机会在多变的临床环境中照护不同类型的患者，而毕业后其将负责这些工作。采用案例学习和安全的情景进行模式识别教育，结构化的学习环境正在成为一个越来越重要的策略。模拟方法的例子包括基于技术的模拟病人、角色扮演和临床情景以及标准化病人考试。

基于技术的模拟病人

迅速发展的技术为临床评价提供了更多机会，包括虚拟案例模拟和高保真模拟。虚拟案例模拟与高保真模拟的相同之处是在线模拟环境中基于网络的化身。化身作为一种学生的荧屏表现方式，放置在虚拟的卫生保健环境中，为学生提供一个半现实的学习经历来呈现护理角色、与模拟病人互动，并进行护理决策（Robert Wood Johnson Foundation，2014）。通过使用交互式多媒体，护理案例学习可以呈现在一个安全的环境中，而没有临床环境的干扰或学生参与临床决策的风险。

高保真模拟病人涉及更传统的临床实验室支持活动，围绕由技术模拟的病人。优点是可以有效地展示学生的技术，学生有很多机会在安全的环境中进行练习。护理新生表示在使用高保真模拟病人作为学习工具时，能够获得对临床照护的舒适感和自信（Bremner，Aduddell，Bennett，& VanGeest，2006；Jeffries，2012）。

研究发现，高保真模拟无论是作为教学工具，还是评价工具，都越来越普遍。例如，Meyer、Connors、Hou 和 Gajewski（2011）应用直接表现指标和设立对照的方式研究了模拟对学生传统临床表现的益处。他们发现在医院临床经历前完成模拟学习的学生比对照组学生更快获得更高的绩效评价，并保持高表现水平。模型可用于指导开发以教学和测试为目的的仿真（Jeffries，2005）。教师应向学生说明模拟活动是形成性的（用于教学目的）还是终结性的（用于结果评价）。

作为形成性评价，对学生的汇报和反馈被认为是高保真模拟病人教学过程中的关键要素（Henneman & Cunningham，2005；Issenberg，McGaghie，Petrusa，Gordon，&

Scalese，2005；Waznonis，2014）。这些汇报环节为学生提供了洞察自身表现和考虑进一步改进的机会。高保真病人模拟器作为记录学生能力的机制，在当今的卫生保健环境中越来越重要。模拟作为临床评价的一种形式，在第 18 章中进行了进一步讨论。

角色扮演和临床情景

角色扮演为学生提供了尝试模拟与临床实践相关的护理照护新行为的机会。当学生完成了在指定案例中（或角色扮演剧本中）按照指南需要展示的角色行为时，学生即获得了练习作为称职护士互动和行为的机会。学生练习人际沟通技巧，并获得观察、评价和互相反馈的机会。

此外，应用音频或视频剪辑而成的临床情景为学生提供了回顾临床情景并由教师促进该过程的主动学习的机会（Dearman，2003）。学生可通过口头或书面方式回应视听情景。情景的多样化潜能促进了与大部分护理领域的关联性，并使情景可以在多样环境中用作评价方法。这些方法的其中一个优势是判断特定临床实践的一种现成、可用的方法，无需在临床环境中等待类似的机会出现。临床情景在大批量教育学生的情况下经济有效。此外，这些临床情景中的大部分有可能在在线环境中应用。

标准化病人考试

标准化病人考试，有时被称为客观结构化临床考试（objective structured clinical examinations，OSCEs），是临床教育的另一种评价能力的方式。这些客观结构化临床考试被描述为在创建的环境中设计演员或模拟病人来模拟真实临床环境。仿真中心就是配备标准化病人的一个真实临床环境，可以为观察和记录学生能力提供安全的环境。

标准化病人可以为学生提供反馈，确保学生具备在复杂真实的环境中实践的工作能力。在短暂的测试期间，可能存在多名评价者，以观察和测试学生众多技能的表现。OSCE 过程被认为是一种可接受和强有力的临床表现评价方法，可以快速给学生反馈识别到的临床缺陷。很多项目应用 OSCE 作为形成性反馈的一个学习工具。如果 OSCE 被用作高利害测试，那么应考虑建立相应的补考计划（McWilliam & Botwinski，2010）。有研究报告在课程的临床评价中实施标准化病人的具体方法；学生也报告了标准化病人的学习经历和满意度（Ebbert & Connors，2004；Gibbons et al.，2002）。

评价策略：自我反思和自我评价

有研究表明，对自身实践的反思是临床学习中不可分割的组成部分（Freshwater，Taylor，& Sherwood，2010）。反思被认为是对自我想法和感受的自我观察和反省的过程，其提供了对个人经历的思考和理解的机会，并能指导和帮助对学习者进步的评价。反思的潜在结果包括对经历的新视角、行为的改变、应用的准备和采取行动的承诺（Sherwood & Horton-Deutsch，2012）。

自我评价和自我反思是两个相互关联的概念。在自我评价时，学生应用自我反思完成基于标准的评价。针对某个标准的自我评价被认为是帮助学生获得终身学习技能的关键工具（Fink，2013）。在自我评价时，学生表述并定性评价指定的经历，以此平衡评价的量性本质。基于评估准则或标准的自我评价是学生的重要学习工具，协助学生检查自己的进步，识别自身的优势和劣势，同时为指定领域设定改进目标。自我评价也可以帮助教师更好地了解学生的态度、价值观和思维过程（Suskie，2009）。

自我反思为学生提供了思考所学的机会，同时促进其成为善于反思的临床工作者。临床推理取决于认知和元认知（对思维的思考）技能的发展（Kuiper & Pesut，2004）。将反思融入临床实践的途径包括活动前、活动中和活动后。当教师将反思作为临床评价的重要工具时，就需要持续保持方法的精确和思虑周到，包括目的和学生被要求反思的关键要素（Wear et al.，2012）。框25-3 提供了反思性提示的样例。

框 25-3　临床学习的反思性提示样例

以下是用于鼓励学生反思，并为教师提供考虑情感和认知学习机会的书面提示样例。

临床前活动

- 你为什么来这里？
- 你的学习目标是什么？
- 你希望学到哪些概念和能力？
- 你如何保证参与到学习机会中？

临床患者照护

（在护理过程中应考虑的问题，然后总结你的临床经历）

- 在这种情况下，你最突出的问题是什么？
- 在这种情况下你关心的是什么？
- 你会做出什么假设？还有其他可能吗？
- 在这种情况下，你知道哪些帮助性资源？
- 你会做出什么样的临床决策？
- 你会采取什么行动？
- 如果你那样做，你预测会有什么反应？

临床后活动

- 你学到了什么？
- 这对你有什么帮助？
- 你会为患者 / 家庭 / 社区做计划吗？实际上有没有按计划进行呢？
- 你有什么不同的做法吗？
- 下一步你将如何利用这些信息呢？

摘自 Sherwood and Horton-Deutsch（2012）

自我评价的一个潜在缺点是学生可能为了保护自己免受潜在批评而不坦诚面对自身的理解水平（Walker & Dewar，2000）。对个人表现的评判性反思的能力可能会受到学生成熟度和自尊的影响。如果相互信任的基础已经打好，学生可能更容易与教师分享总结和反思。如果自我评价在学生临床经历开始阶段就进行，学生可以从对他们持续进步的审视中受益。通过师生互动过程，可以分享观察和感知，可以相互讨论学生的优点和缺点，也可以提高学生的自我评价策略。师生关系也会随着学生的进步而更牢固和更有建设性。

档案袋

档案袋为学生提供了集合不同类型学习记载证据的机会，为全面评价方法提供了依据（Kaplan，Silver，LaVaque-Manty，& Meizlish，2013）。档案袋被认为是由学生自行准备收集证据，提供了学习的拼贴画或相簿，而不是一次性快照。档案袋允许对一系列评价进行综合，同时帮助提供特定临床学习成果的进展性证明文档（详见第 23 章）。反思性档案袋是为了帮助学生思考自己在临床学习中的进步，也可以帮助教师了解学生的临床学习过程。教师可以提供档案袋指南来帮助学生组织他们的档案成分并结合反思性总结（Suskie，2009）。档案袋帮助学生学习记载临床能力的策略，这也是终身学习的一部分。有证据表明，当档案袋被很好地实施时，其对帮助学生承担学习责任和支持他们的专业发展非常实用和有效（Tochel et al.，2009）。

日记和日志

日记和日志从本质上说，是自我和指定

读者间的书面对话。这些书面对话给学生提供了分享价值观和评判性思维能力的机会。日记让学生有机会记录他们的临床经历和回顾他们的进步。这使学生回忆需要改进的领域，并允许其解决问题和临床表现的弱项。临床日记和日志的概念有时是同义的，但临床日志在很多细节上多变，从患者类型的清单和指定的学生照护角色，到对每个患者照护经验反思的更详细的日志。引导性反思，如基于临床判断模型的反思性提示，为帮助学生进行关于临床思维的交流提供了清晰的方向（Lasater & Nielsen，2009）。其他对书面反思的标准包括对事件的描述、学生对该事件的反应和感知价值、对已发生事件的学习和学生的未来计划（Blake，2005）。通过使用详细的反思性临床日志，学生会更积极地学习，并对自己的行为和过程进行思考。

教师应提供关于临床日记中所需细节的量的具体指南，并提供关于日记或日志如何（或是否）评定的明确规范（Kennison & Misselwitz，2002）。如果自我反思材料如日记被打分，那么诸如学生思想深度、理论和实践之间的联系与相关的信念和行为这类概念都可能发展为评价标准量表。教师对学生自我反思的反馈可以为进一步进行关于学习经历的对话提供机会（Murphy，2005）。自我反思和自我评价可以成为终身学习和自主学习过程的一部分。

临床评价过程

在评价过程开始之前，教师和学生需要清晰地了解在学习经历结束前所需取得的成果。临床评价是一个系统性的过程，可以分为三个连续的阶段：①准备阶段；②临床活动阶段；③最终数据解读和反馈阶段。框25-4 展示了在每个阶段的示例任务清单和教师应承担的角色。接下来将讨论关于每个阶段选定的要点。

准备阶段

选择临床基地和患者任务以作为评价过程的一部分

教师负责给每个学生提供足够的机会以完成课程目标，并必须留意对将给学生提供这些机会的临床基地的选择。尤其是当传统的临床基地作为评价基地时，提前计划非常必要。即使是在理想的临床基地，患者、医疗服务提供者和各科室的活动水平都是每天变化的，这些均会使评价复杂化。除了科室的任务，特定患者的临床任务也应被视作公平评价的一部分，包括指定患者的类型和临床任务的持续时间。

教与学在自然环境下给教师和学生均带来了独特的挑战。协商学生独立性和教师监

框 25-4　评价过程中教师评价者的角色

第一阶段：准备
确定目标和能力。识别评价方法和工具。选择临床基地。
让学生熟悉评价计划。注意评价中的客观性。

第二阶段：临床活动
使教师和学生熟悉学生角色。为学生提供临床学习机会。确保患者的安全。
多维视角观察和收集评价数据。给予学生反馈以加强学习。
记录观察结果和维护档案隐私。与学生签订关于认识其不足之处的合同。

第三阶段：最终资料的解读和展示
公平、合理和一致地解读数据。评定成绩。
召开终结性评价会议（确保隐私和尊重保密性）。
评价经历。

督之间的平衡非常复杂。教师必须提供足够的监督以确保照护服务的安全提供，且患者安全是第一要务。临床经历开始前，教师必须制订哪些是不安全或不合适的行为，以及如果发生这种行为会有什么后果的标准。进行临床体验前，教师和学生之间的沟通至关重要，包括对评分过程的介绍（Walvoord et al.，2010）。

如果学生没有充分准备好提供安全的护理，教师必须做好从临床基地开除学生的准备；学生有权利知道安全实践和评价的标准。学生也应被给予对应用于临床学习的临床设施、工作准则和规程的熟悉过程。熟悉科室和评价方法在减少阻碍学生临床学习的

焦虑方面也非常重要。

对于医疗系统来说，教师和学生基本上是访客，学生的舒适状态和临床环境中的支持都应被考虑在评价过程中。Chan（2002）指出积极的临床学习环境对于学生学习的重要性；学生应有机会与教师分享他们对临床基地的评价。框 25-5 是学生对临床基地进行评价的一个格式样例。

确定标准和评价工具

教师有责任选择合适的工具和方法来评价学习者的临床表现。特定评价工具用于记录和交流对学生表现的判断。这些工具应记录与课程目标相关的对表现的预期，并且实

框 25-5　学生对临床基地的评价

临床基地名称
具体科室
使用说明
写上临床基地和指导教师的姓名、临床实习的具体科室和每周实习的天数。
请在下列陈述中选取与你的观点最相符的评级。
A. 非常同意
B. 同意
C. 不同意
D. 非常不同意
请对在评级为 C 或 D 的地方附上意见或建议。临床基地的工作人员要求你给予意见，是因为这是唯一的途径可以让他们做出改进或知道哪一种方法是积极的。你的评级和书面意见将被用于决定未来学生的临床实习基地的取舍。并可能只以总结的形式与实习基地的人员分享。
课程材料的应用
1. 工作人员促进我的能力达到临床目标。
2. 我基本达到这个基地的课程目标。
群体 / 患者
3. 患者表现适合课程目标的临床问题。
4. 这个基地有多元文化（如文化、社会、经济）

的患者。
卫生专业人员
5. 护士长、护理人员和后勤人员接纳学生及其学习。
6. 护士长、护理人员和后勤人员可以回答我的问题并提供援助。
7. 护理人员是积极的角色榜样。
8. 护理人员展示与其他医疗专业人员间的职业关系。
物理环境
9. 这个基地有利于与患者和其他卫生保健团队成员工作。
10. 有可用于教师和其他学生开会的场地。
对基地的总体印象
11. 我对该基地提供的医疗服务质量有积极的印象。
12. 我会向未来选择这门课程的学生推荐这个基地。
13. 请补充该表格中没有涉及的针对该临床基地的陈述。
你的临床经历如何在这个临床基地得到改进？
请在该表格的背面给予意见和建议。

改编于堪萨斯大学护理学院使用的一个表格

用和省时。

在选择特定的临床评价工具时，至少需要考虑评定者间信度（评价结果是否可以被其他评价者重复）和内容效度（这个测量工具是否可以测量想测量的内容）。更多关于信度、评定者间信度和效度的讨论详见第23章。

如果每门课程的协调者独立开发课程工具，将极可能导致评价结果的不一致。Wiles 和 Bishop（2001）建议教师以团队方式确定或开发反映随着学生从初学者到高年级毕业生所需的日益复杂能力的工具，以促进课程间的一致性。

临床活动阶段

在获取和分析评价资料时，教师需对学生的表现做出专业判断，同时留意评价的主观性本质。为防止有偏倚的判断，教师需要留意可能影响决策的因素，且必须积极采用策略来避免偏倚。

可以帮助支持临床评价数据可信度的策略如下：

- 有特定的目标或能力作为评价的基础。
- 使用多种策略和联合评价法来整编资料。
- 囊括定性和定量测量。
- 确定实用的抽样计划并追踪评价。
- 在收集和解读数据时，为评价工具提供清晰的评分指南，以提高评分者间的一致性。
- 培训教师使用特定的临床评价工具，以及确保评分一致性和公平的方法。
- 了解常见错误，如光环效应（假如发现被评价者的积极行为，则认为他的其他能力也是积极的）。
- 纳入可能影响评价过程的教师自我评

价的价值观、信仰或偏见（Oermann & Gaberson，2014）。

最终数据的解读和展示阶段

临床评价会议

临床评价结果通常在临床实习或课程结束时与学生一对一分享。这时不应出现意外情况。初期的形成性评价应及时反馈给学生，为学生提供充足的信息，并为本次评价做准备。学生的自我评价通常在评价会议前提交，在会议中进行讨论。

评价结果一般有书面和口头两种形式。通常，主要评价工具用来展示学生的进步和特别值得谨记的事件。教师应首先阐明这次会议的目的是提供关于学生临床表现的信息。同时应对结果进行解释，列举部分学生有困难、成绩优异、表现充分或得到改进的具体事件。此外，教师需协助学生建立持续性学习目标。最后，教师需对会议进行总结，并积极乐观地结束。

召开评价会议的环境应使学生感到舒适，同时应保护学生隐私。学生负责患者照护期间或在一个疲劳的临床经历刚结束时不适合召开会议。在办公时间内离开临床基地进行预约，可以给学生提供一个更舒适和私密的环境来听取建设性批评或鼓励发言。

学生反应

学生对教师评价的反应也各不相同。通常情况下，如果学生对自己的评价与教师的评价一致，学生会认为这个评价结果是公平的。学生在会议前提交自我评价可以帮助教师深入了解学生的认知，也可以给教师时间做出应对。但是，对于教师来说，确保一致性结果最好的办法是给学生足够数量的形成性评价和时间来反思自身的表现。教师要对学生的需求敏感，强调学生的长处、短处及鼓舞人心的目标和启发。

应对表现不好的学生

支持高危学生

创造积极的学习环境是促进积极的和支持性学习关系的基本环节。学生有权得到尊重，教师指出学生需要改进的地方和实现临床目标的具体方法可以促进积极的学习环境，并减少潜在的法律风险。

Scanlan（2001）讨论了对安全和不安全临床实践的明确定义，以及应对"问题"学生的明确政策方针的重要性。在实验室学习时，可以通过观察、考核和记录确保患者安全所需的最基本能力。学校政策应表明学生在进入真实临床环境前，在实验室学习中必须获得的最基本安全能力。学生将患者置于安全风险中的行为同样也会将学生自己置于失败风险中。有必要对文化安全做进一步讨论，包括从错误中讨论和学习，而不是只有惩罚（Tanicala，Barbara，Scheffer，& Roberts，2011）。

Zuzelo（2000）总结了以下要点，尽管这些要点与所有评价均相关，但在评价学生出现有问题的临床表现行为时，其有独特的价值。

- 确保各方都清楚学生成功的标准（如书面课程目标或能力的陈述）。
- 如果学生面临风险，客观地记录边缘性行为或过失行为的模式。
- 以形成性评价方式报告表现不佳的学生，并提供补救机会。
- 使用诸如临床实习留用观察的策略来帮助高危学生。学生的临床合同可

以用来记录改进计划。书面合同应明确学生和教师的预期，同时明确学生为达到合格状态需要具备哪些行为。

- 遵循学校手册中的书面程序。

日常记录应客观书写，并用于记录行为模式。需要书面确认过失行为，同时，教师和学生需签订改正合同（Osinski，2003）。每次咨询的带注释记录和学生评价应由学生和教师共同签字，然后由教师保管。

不尽如人意的表现

教师在给予不及格成绩时经常感到挑战，包括学生失败时的情绪反应和对学生的评价是否正确的焦虑。Poorman 和 Mastorovich（2014）通过对这些问题的研究发现，教师担心有限的评价经验和对数据判断的主观性。除了持续的教师培训，研究表明教师还需要帮助学生更好地理解评价，并为评价做准备；也包括需要所有团队成员关注照护和职业关系。

Boley 和 Whitney（2003）指出，当学生被给予不及格成绩时，教师必须知道需要达到的标准，成绩不能是"随意或反复无常的"，教师必须能够解释这个成绩是如何根据相关大纲和课程目标确定的。当公平的判断已认定学生的表现是不令人满意或失败的时，应使用策略来避免不良人际关系或法律问题。清晰的计划政策、明确的沟通问题控制系统（前瞻性的）和团队支持的需求被反复重申（Poorman & Mastorovich，2014）。

一旦做出决定，与学生的沟通至关重要。形成性评价会议的记录和学生合同可以支持该决定。公开的学校政策和校务规则应被遵守，包括决定的记录应认真而慎重。当确定表现不令人满意时，来自学校或学院的支持至关重要，管理机构应在评分初期即被

告知将要出现的问题。

导致不令人满意或失败表现的最终评价需要特殊的机智和关心。教师需要分享在那些导致学生不能满足预期临床目标方面的发现。学生合同未能履行的部分需要被确认，学生需要时间处理这些信息，而不应让学生感到仓促。教师需专注地倾听，对学生的看法表示强烈的关心和支持。学生可能需要时间来反思，并在接受事实后转向另一个会议。

学生对成绩不合格的反应

学生对收到不及格成绩的反应多种多样。有爱心的教师会发现这些行为，并给予善解人意的支持。学生可能会否认，提供他们对某一特定事件发生或没发生的看法并提供解释。教师需将谈话引导至学生没有达到临床课程目标上，并给予学生情感需求的支持。学生可能会尝试为及格分数讨价还价。教师需要立场坚定并专注于评价结果。教师可以准备为临床课程不及格的学生提供适合他们的其他计划的选择信息。当意识到失败的现实时，学生会绝望、困惑、缺乏动力、犹豫不决和流泪。教师应给予支持，耐心倾听并传达关怀的行为。在某些情况下，教师可能还需要推荐专业的咨询服务。学生可能会接受这个结果，并开始为未来制订计划。学生在考虑下一步的选择时，经常寻求教师的帮助。通常情况下，学生对最后的评价结果适应如何，取决于学生对结果的准备情况。

学生也可能会愤怒地回应，有诸多要求或指责他人，并有暴力的可能性。在这种情况下，教师需采取措施来确保学生和自身的安全。教师不应带有个人愤怒，而是提供情绪指导，并将愤怒视为失败的一部分。

Thomas（2003）建议用"职业性深呼吸"来处理愤怒。

此外，应有一个现成的申诉政策。教师和学生分担了解并适当使用该政策的责任。学生有权对申诉做出适当的回应。关于法律问题的进一步讨论详见第 3 章。

将不安全的学生从临床实践中开除

教师必须及时处理对患者照护不安全的学生行为，如缺乏准备、暴力和药物滥用。Pierce（2001）指出了广泛和深入政策的重要性，以使有安全适当的行为来保护患者和学生。需要遵守学校的政策和校务规则。明确的政策有助于防止对事件做出随意和反复无常的反应。O'Connor（2014）总结了对患者照护有不安全行为的学生的要点，指出在开除学生时应最优先考虑患者安全，但教师也有责任确保所有学生都回到安全区域。未准备好对指定临床患者提供照护的学生应回到图书馆或实验室做好准备。学生对临床实践的适应过程应包括对相关政策的回顾和明确专业的学生行为。

对评价的评价

在最后一次学生会议结束后，教师和学生需对整个经历做出总体评价。需要评价临床基地在满足学生学习和实践需求方面做得如何。护理人员与教师和学生的理念一致吗？学生是否有足够的机会来达到所有目标？对这些问题做出回答时，评价的准备阶段也就再次开始了。我们应考虑对临床评价进行持续质量改进的过程，关注结构（合理的评价工具和临床环境，以及适当的患者照护机会）、过程（合理的抽样、评价临床行为、分享反馈和评价结果的计划）和结果（对评价结果的满意度，是安全与合格的毕业生的体现）。不断质疑评价实践，包括进一步结合学生视角的新方法值得推荐（Rankin, Malinsky, Tate, & Elena, 2010）。

总结

临床评价无论是对患者安全还是学生的技能和自信都非常重要。尤其是在不断变化的临床环境中，最佳实践包括长久而持续地应用多种多样的评价方法来完成多维度评价，以寻求学生的成长和进步。技术的进步也促进了临床学习评价的新机遇。临床表现评价给学生提供了一个评判其未来护理角色的途径。适当的评价过程为学生的学习进行富有成效的评价打下了基础。

对证据的反思

1. 你最近是怎样给学生提供形成性反馈的？你使用哪些策略来激励学生自我反思，并设定进一步的学习目标？这些策略如何促进主动学习和评判性思维？

2. 如何将本章中提到的方法应用到证明学生临床能力中？例如，如何充分利用学生的书面作业为临床评价服务？你会将学到的哪些方法用于评价中？

3. 你目前完成临床评价的流程是怎样的？你通过哪些方式将多种临床指标纳入评价中（如访谈和观察资料、文档回顾）？你怎样综合这些不同的临床评价资料？你将如何评估这些方法是否成功？

4. 日常记录和评估量表在临床评价文档记录中的优势是什么？你们教师团队目前如何使用这些工具？有什么方法可以扩展或改进这些工具？你将如何确定这些方法是否真的可以提高临床评价的效率和效果？

5. 你目前在临床评价中使用这些技术的流程是什么？例如，在临床评价时，高保真病人模拟器中的最佳实践方法是什么？如何将高保真病人模拟器纳入你的临床评价中？你使用什么模型来指导你的工作？哪种流程最有效率和效果？有哪些研究支持这些实践？

参考文献

Blake, T. (2005). Journaling: An active learning technique. *International Journal of Nursing Education Scholarship*, 2(1) Article 7.

Boehm, H., & Bonnel, W. (2010). The use of peer review in nursing education and clinical practice. *Journal for Nurses in Staff Development*, 26(3), 108–115.

Boley, P., & Whitney, K. (2003). Grade disputes: Considerations for nursing faculty. *Journal of Nursing Education*, 42(5), 198–203.

Bonnel, W. (2008). Improving feedback to students in online courses. *Nursing Education Perspectives*, 29(5), 290–294.

Bonnel, W., & Smith, K. (2010). *Teaching technologies in nursing and the health professions*. New York: Springer.

Boswell, C. (2006). The art of questioning: Improving critical thinking. In M. Oermann & K. Heinrich (Eds.), *Annual re-view of nursing education innovations in curriculum, teaching, and student and faculty development, 4* (pp. 291–304). New York: Springer.

Bremner, M., Aduddell, K., Bennett, D., & VanGeest, J. (2006). The use of human patient simulators: Best practices with novice nursing students. *Nurse Educator*, 31(4), 170–174.

Burgess, A., Roberts, C., Black, K., & Mellis, C. (2013). Senior medical student perceived ability and experience in giving peer feedback in formative long case examinations. *BMC Medical Education*, 13(79), 1–5.

Caldwell, L. M., & Tenofsky, L. (1996). Clinical failure or clinical folly? A second opinion on student performance. *Nursing and Health Care Perspectives*, 17(1), 22–25.

Castellino, A., & Schuster, P. (2002). Evaluation of outcomes in nursing students using clinical concept map care plans.

Nurse Educator, 27(4), 149–150.

Chan, D. (2002). Development of the clinical learning environment inventory. *Journal of Nursing Education, 41*(2), 69–75.

Dahlke, S., Baumbusch, J., Affleck, F., & Kwon, J. (2012). The clinical instructor role in nursing education: A structured literature review. *Journal of Nursing Education, 51*(12), 692–696.

Dearman, C. N. (2003). Using clinical scenarios in nursing. In M. Oermann & K. Heinrich (Eds.), *Annual review of nursing education* (pp. 341–356). New York: Springer.

Ebbert, D., & Connors, H. (2004). Standardized patient experiences: Evaluation of clinical performance and nurse practitioner student satisfaction. *Nursing Education Perspectives, 25*(1), 12–15.

Fink, L. D. (2013). *Creating significant learning experiences: An integrated approach to designing college courses* (2nd ed.). San Francisco: Jossey-Bass.

Freshwater, D., Taylor, B., & Sherwood, G. (2010). *International textbook of reflective practice in nursing.* Indianapolis: Sigma Theta Tau International.

Gaberson, K. B., Oermann, M. H., & Shellenberger, T. (2014). *Clinical teaching strategies in nursing* (4th ed.). New York: Springer.

Gibbons, S. W., Adamo, G., Padden, D., Ricciardi, R., Graziano, M., & Levine, E. (2002). Clinical evaluation in advanced practice nursing education: Using standardized patients in health assessment. *Journal of Nursing Education, 41*(5), 215–221.

Gronlund, N. (2005). *How to make achievement tests and assessments* (8th ed.). Needham Heights, MA: Allyn & Bacon.

Hall, M., Daly, B., & Madigan, E. (2010). Use of anecdotal notes by clinical nursing faculty: A descriptive study. *Journal of Nursing Education, 49*(3), 156–159.

Harder, B. N. (2010). Use of simulation in teaching and learning in health sciences: A systematic review. *Journal of Nursing Education, 49*(1), 23–28.

Hayes, A. (2005). A mental health nursing clinical experience with hospice patients. *Nurse Educator, 30*(2), 85–88.

Henneman, E., & Cunningham, H. (2005). Using clinical simulation to teach patient safety in an acute/critical care nursing course. *Nurse Educator, 30*(4), 172–177.

Higuchi, K. A., & Donald, J. G. (2002). Thinking processes used by nurses in clinical decision making. *Journal of Nursing Education, 41*(4), 145–153.

Hrobsky, P. E., & Kersbergen, A. L. (2002). Preceptors' perceptions of clinical performance failure. *Journal of Nursing Education, 41*(12), 550–553.

Institute of Medicine. (2014). *Assessing health professional education: Workshop summary.* Washington, DC: The National Academies Press.

Ironside, P., McNelis, A., & Ebright, P. (2014). Clinical education in nursing: Rethinking learning in practice settings. *Nursing Outlook, 62*(3), 185–191.

Issenberg, S., McGaghie, W., Petrusa, E., Gordon, D., & Scalese, R. (2005). Features and uses of high-fidelity medical simulations that lead to effective learning: A best evidence medical education systematic review. *Medical Teacher, 27*(1), 10–28.

Jeffries, P. (2005). A framework for designing, implementing, and evaluating simulations used as teaching strategies in nursing. *Nursing Education Perspectives, 26*(2), 96–103.

Jeffries, P. (2012). *Simulation in nursing education: From conceptualization to evaluation.* Philadelphia: Lippincott Williams & Wilkins.

Johnson, G., & Flagler, S. (2013). Web-based unfolding cases: A strategy to enhance and evaluate clinical reasoning skills. *Journal of Nursing Education, 52*(10), 589–592.

Kaplan, M., Silver, N., LaVaque-Manty, D., & Meizlish, D. (2013). *Using reflection and metacognition to improve student learning: Across the disciplines, across the academy.* Sterling, VA: Stylus Books.

Kennison, M. M., & Misselwitz, S. (2002). Evaluating reflective writing for appropriateness, fairness, and consistency. *Nursing Education Perspectives, 23*(5), 238–242.

Kern, C. S., Bush, K. L., & McCleish, J. M. (2006). Mind-mapped care plans: Integrating an innovative educational tool as an alternative to traditional care plans. *Journal of Nursing Education, 45*(4), 112–119.

King, M., & Shell, R. (2002). Teaching and evaluating critical thinking with concept maps. *Nurse Educator, 27*(5), 213–216.

Krautscheid, L., Moceri, J., Stragnell, S., Manthey, L., & Neal, T. (2014). A descriptive study of a clinical evaluation tool and process: student and faculty perspectives. *Journal of Nursing Education, 53*(3), S30–S33.

Kuiper, R., & Pesut, D. (2004). Promoting cognitive and metacognitive reflective reasoning skills in nursing practice: Self-regulated learning theory. *Journal of Advanced Nursing, 45*(4), 381–391.

Lasater, K., & Nielsen, A. (2009). Reflective journaling for clinical judgment development and evaluation. *Journal of Nursing Education, 48*(1), 40–44.

Lehman, K. (2003). Clinical nursing instructors' use of handheld computers for student recordkeeping and evaluation. *Journal of Nursing Education, 42*(1), 41–42.

Liberto, T., Roncher, M., & Shellenbarger, T. (1999). Anecdotal notes: Effective clinical evaluation and record keeping. *Nurse Educator, 24*(6), 15–18.

McClure, E., & Black, L. (2013). The role of the clinical preceptor: An integrative literature review. *Journal of Nursing Education, 52*(6), 335–341.

McNelis, A., Ironside, P., Zvonar, S., & Ebright, P. (2014). Advancing the science of research in nursing education: Contributions of the critical decision method. *Journal of Nursing Education, 53*(2), 61–64.

McWilliam, P., & Botwinski, C. (2010). Developing a successful nursing objective structured clinical examination. *Journal of Nursing Education, 49*(1), 36–41.

Meyer, M., Connors, H., Hou, Q., & Gajewski, B. (2011). The effect of simulation on clinical performance: A junior nursing student clinical comparison study. *Simulation in Healthcare: The Journal of the Society for Simulation in Healthcare, 6*(5), 269–277.

Mueller, A., Johnston, M., & Bligh, D. (2001). Mind-mapped care plans: A remarkable alternative to traditional nursing care plans. *Nurse Educator, 26*(2), 75–80.

Murphy, J. I. (2005). How to learn, not what to learn: Three strategies that foster lifelong learning in the clinical setting. In M. Oermann & K. Heinrich (Eds.), *Annual review of nursing education strategies for teaching, assessment, and program planning* (pp. 37–58). New York: Springer.

National Institutes of Health (NIH) Stroke Scale (NIHSS) training—Online or mobile. (n.d.). American Heart Association. Retrieved from, http://www.strokeassociation.com.

Niederhauser, V., Schoessler, M., Gubrud-Howe, P., Magnussen, L., & Codier, E. (2012). Creating innovative models of clinical nursing education. *Journal of Nursing Education, 51*(11), 603–608.

O'Connor, A. B. (2014). *Clinical instruction and evaluation* (3rd ed.). Boston: Jones & Bartlett.

Oermann, M. H., & Gaberson, K. (2014). *Evaluation and testing in nursing education* (4th ed.). New York: Springer.

Oermann, M. H., Yarbrough, S. S., Saewert, K. J., Ard, N., & Charasika, M. E. (2009). Clinical evaluation and grading practices in schools of nursing: National survey findings Part II. *Nursing Education Perspectives, 30*(6), 352–357.

Osinski, K. (2003). Due process rights of nursing students in cases of misconduct. *Journal of Nursing Education*, *42*(2), 55–58.

Pierce, C. S. (2001). Implications of chemically impaired students in clinical settings. *Journal of Nursing Education*, *40*(9), 422–425.

Poorman, S., & Mastorovich, M. (2014). Teacher stories of blame when assigning a failing grade. *International Journal of Education Scholarship*, *16*(11). article 1.

Rankin, J. M., Malinsky, L., Tate, B., & Elena, L. (2010). Contesting our taken-for-granted understanding of student evaluation: Insights from a team of institutional ethnographers. *Journal of Nursing Education*, *49*(6), 333–339.

Robert Wood Johnson Foundation. (2014). Simulation and virtual reality. *Charting Nursing's Future*, *23*, 1–8. Retrieved from, http://www.rwjf.org/content/dam/farm/reports/issue_briefs/2014/rwjf415763.

Scanlan, J. M. (2001). Learning clinical teaching: Is it magic? *Nursing and Health Care Perspectives*, *22*(5), 240–246.

Schuster, P. (2000). Concept mapping: Reducing clinical care plan paperwork and increasing learning. *Nurse Educator*, *25*(2), 76–81.

Seldomridge, L., & Walsh, C. (2006). Evaluating student performance in undergraduate preceptorships. *Journal of Nursing Education*, *45*(5), 169–177.

Sherwood, G., & Horton-Deutsch, S. (2012). *Reflective practice: Transforming education and improving outcomes*. Indianapolis: Sigma Theta Tau.

Sigma Theta Tau International. (2005). *Resource Paper on The Scholarship of Reflective Practice*. Author, Retrieved from, http://www.nursingsociety.org/aboutus/PositionPapers/Documents/resource:reflective.pdf.

Stevens, D., & Levi, A. (2005). *Introduction to rubrics: An assessment tool to save grading time, convey effective feedback and promote student learning*. Sterling, VA: Stylus.

Suskie, L. (2009). *Assessing student learning: A common sense guide* (2nd ed.). San Francisco: Anker.

Tanicala, M., Barbara, K., Scheffer, B., & Roberts, M. (2011). Defining pass/fail nursing student clinical behaviors phase I: Moving toward a culture of safety. *Nursing Education Perspectives*, *32*(3), 155–161.

Tanner, C. A. (2006). Thinking like a nurse: A research-based model of clinical judgment in nursing. *Journal of Nursing Education*, *45*(6), 204–211.

Thomas, S. P. (2003). Handling anger in the teacher–student relationship. *Nursing Education Perspectives*, *24*(1), 17–24.

Tochel, C., Haig, A., Hesketh, A., Cadzow, A., Beggs, K., Colthart, I., et al. (2009). The effectiveness of portfolios for post-graduate assessment and education: BEME Guide No 12. *Medical Teacher*, *31*(4), 279–281.

U.S. Department of Education. (2013). *The Family Educational Rights and Privacy Act. Uninterrupted Scholars Act Amendment*. Retrieved from, http://www.ed.gov/.

Vacek, J. (2009). Using a conceptual approach with concept mapping to promote critical thinking. *Journal of Nursing Education*, *48*(1), 45–48.

Walker, E., & Dewar, B. (2000). Moving on from interpretivism: An argument for constructivist evaluation. *Journal of Advanced Nursing*, *32*(3), 713–720.

Walvoord, B., Anderson, V., & Angelo, T. A. (2010). *Effective grading: A tool for learning and assessment*. San Francisco: Jossey-Bass.

Waznonis, A. R. (2014). Methods and evaluations for simulation debriefing in nursing education. *Journal of Nursing Education*, *53*(8), 459–465.

Wear, D., Zarconi, J., Garden, R., & Jones, T. (2012). Reflection in/and writing: Pedagogy and practice in medical education. *Academic Medicine*, *87*(5), 603–609.

Wiles, L., & Bishop, J. (2001). Clinical performance appraisal: Renewing graded clinical experiences. *Journal of Nursing Education*, *40*(1), 37–39.

Zuzelo, P. R. (2000). Clinical issues, clinical probation: Supporting the at-risk student. *Nurse Educator*, *25*(5), 216–218.

系统的项目评价
Systematic Program Evaluation

第26章

Peggy Ellis, PhD, RN, FNP-BC

（范宇莹　译）

项目评价通过应用评价程序、专业技术和知识，对学术项目的所有组成部分进行系统评价和分析，以提高项目在实现目标方面的有效性。一个项目评价方案可作为评价某一特定项目的指导性文件。项目评价方案应具体阐述评价目标、评价方法、频次、负责评价每一部分的个人或小组，以及每部分的预期结果或预期目标。本章的目的在于介绍护理教育项目评价的原因和方式，在介绍项目评价的背景及优势后，将对项目评价的实施过程进行说明。

项目评价的目的和好处

全面、系统的项目评价可以阐明某一项目实施全部学术计划后达到既定目标或结果的程度。评价的范围涵盖了各级护理教育项目，如执业护士教育、在职护士教育、护理专业博士和护理哲学博士（PhD）等，并通过评价确定项目是否有效并得以改善。项目评价可以是前瞻性评价，旨在为某一项目的开发和实施提供指导性意见；也可以是反馈性评价，或者称为以结果为导向的评价，来判断被评价项目总体方案的优势。项目评价须涵盖项目计划方案、具体实施过程以及

学生对项目的感受及认知（Merritt, Blake, McIntyre, & Packer, 2012）。项目实施过程越先进，其评价过程就越复杂。项目评价的具体目的如下：

1. 评价项目中的各个组成部分的相互作用机制及其对项目整体有效性的影响。

2. 确定评价项目方案中的任务、目标和预期成果最终达成的程度。

3. 评价项目是否按既定方案执行。

4. 为提高项目的有效性提供决策依据。

5. 为提升项目的质量及有效性，确认评价项目中可利用的资源情况，以及如何最有效地利用资源。

项目评价与认证的关系

认证机构对护理项目评价产生了巨大的影响，包括国家护理委员会、专业护理组织和大学区域认证机构在内的认证机构均参与认证，以确保项目符合标准并保证项目质量（详见第27章）。护理项目历来参考认证程序指导项目评价工作。一些护理项目直到为现场考察而着手准备自评报告时，才开始全面参与项目评价。项目评价活动具有较强的连续性，以期实现最终目标。因此，仅根据

485

认证标准建立项目评价准则并不可取，可能会导致一些影响项目成败的重要因素缺失，或对各要素之间关系的理解有误。尽管如此，仍然有很多护理项目以认证准则作为框架来构建其评价方案。各机构在使用认证标准进行项目评价的过程中，虽然缺失了对项目有效性的评价，但也为地区乃至国家构建更完善的项目评价标准做出了一定的贡献。

发展历程

最早应用的教学项目评价方案基于 Ralph Tyler（1949）的行为目标模式而建立。Tyler 的行为目标模式是一个简单的线性过程。该模式在建立之初，主要用于制订学习目标、开发测量工具和评价学生表现，从而了解目标的达成情况。由于评价的时间点是在学习结束时，因此 Tyler 模式属于总结反馈性质的评价。与结果评价相对应的即为形成性评价，是将课程结构的测试和修订融合在教育项目的开展和实施过程中。形成性评价方式在 20 世纪 60—70 年代最为盛行。

以结果为导向的评价在 20 世纪 80 年代成为教育评价的关注重点。1984 年美国国家高等教育卓越条件研究小组将"以结果为导向的评价"作为提高高校教育质量的重要策略来进行研究（Ewell，1985）。到了 20 世纪 80 年代中期，区域认证机构开始在它们的认证标准中加入"以结果为导向"的评价原则（Ewell，1985）。20 世纪 90 年代初，美国国家护理联盟（NLNAC）将学习结果评价增加为其认证标准的一部分。高等护理教育委员会（CCNE）也将其纳入 1997 年首次出版的初始认证标准中，美国国家护理教育认证委员会（NLN CNEA）亦复如是。美国教育部也强调了"结果导向评价"的重要性，尤其指出升学率和毕业率是结果导向评价的主要指标。在过去十年，大多数与项目评价有关的文献都侧重于项目评价的具体内容，而不是系统的项目评价。

项目评价模型

评价模型提供了一个组织或项目整体评价的系统方法。表 26-1 提供了一些关于过去的评价模型和评价框架的总结。然而，人

表 26-1　评价模型

评价模型为总体项目评价提供了一种有组织的或系统的方法。使用特定模型可以提高项目评价的效率和有效性。与其他院校相比，护理院校往往不赞同仅使用一种评价模型。在护理项目评价中，常用以下几种模型

Scriven 的目标游离评价模型

Scriven 的模型于 20 世纪 60 年代发展而成，提供了一个宏观的评价视角，并提出了"形成性评价"和"终结性评价"两大评价理念。该模型认为，对目标的评价是不必要的。目标游离评价模型针对已确定的需求来衡量项目的结果或实际影响。评价内容包括项目的进展过程、执行程序、结果和可能的正面或负面影响。Scriven 指出，来自其他院校的评价者可以更为客观、准确地开展项目评价工作，从而更好地控制偏倚。其他院校的评价者在使用该模型进行评价时不需了解项目的预期目标，仅评价该项目的主要内容及其结果即可。这种项目评价方法提倡对项目的预期或非预期结果，以及项目带来的更为广泛的社会效益进行全面评价（Scriven，1991）

表 26-1　评价模型（续表）

Stake 的全貌模型

Stake 的全貌模型于 20 世纪 60 年代被引入护理教育，主要包括三个组成因素——前提、过程和结果。前提因素指在教学活动开始之前就已经存在的因素，如学习者的知识储备能力以及学习能力。过程阶段包括教学中所涉及的教学方法和学生参与教学的过程。结果因素则是前提因素和过程阶段的产物。全貌模型于 1967 年被引入护理项目评价中，侧重于项目描述和判断。这种模型认为应将利益相关方的意见纳入考量，包括学生、教学和教育经验以及结果（Stravropoulou & Stroubouki，2014）

Tyler 的行为目标模型

Tyler 的行为目标模型于 20 世纪 30 年代提出，基于教师期望学生在课程结束时所达到的目标，或在课程中所确定的目标发展而来。该模型指出，院校应思考以下问题：在教学活动中，需要为学生提供哪些经历才能达到目标？怎样才能有效地组织这些教育经历？即怎样的学习顺序和学习经历的整体计划会有助于学生内化他们所学的知识？经历如何被组织起来？教师如何确定目标能否得到实现？教育目标应从社会评价、学习者和学科评价中衍生而来。表面上看，知识由教师教授，然而，Tyler 指出，学生是否能够学会或掌握这些知识并不完全受制于教师，还受学生的观念、兴趣和以往学习经历的影响。然后，既定目标再被用作一个基准，用来评价课程结束时学生是否达到了预期目标（Lunenburg，2011）

Stuffelbeam 的背景、输入、过程和结果（CIPP）模型

Stuffelbeam 的模型起源于 20 世纪 60 年代末，被用作形成性评价和终结性评价的指南。CIPP 模型是一个系统模型，由背景评价（context evaluation，C）、输入评价（input evaluation，I）、过程评价（process evaluation，P）和结果评价（product evaluation，P）组成。背景评价着眼于被评价的项目背景。在此阶段，评价者会对需求、问题、有利条件和发展机遇进行评判。这些信息被用来定义目的、优先排序及预期结果。输入评价主要帮助决策者选择实现目标的最佳手段，并对各种可供选择的课程计划进行评价。在此阶段，应考虑备选方案以及可能的教学计划和教师人员编制；确定教育预算是否能满足需要并实现目标，判断资源分配及预算的合理性。过程评价涉及计划或教学策略的实施，以及方案效果的判断和对预期结果的解释。结果评价是对结果的评价和确定既定目标是否达成。这个过程将有助于回答计划是否成功，以及为实现既定目标需要做和改变的事。该模型强调对项目问题的改进和纠正（Stufflebeam，2003）

Deming 的持续质量改进模型

持续质量改进模型由 W. Edwards Deming 于 20 世纪 50 年代提出。该模型被看作嵌入学校文化和日常工作中的一个持续过程。持续质量改进模型分为四个阶段——计划、执行、研究和处理。这四个阶段是一个持续性的活动循环。"计划"阶段包括制订发展目标以确定项目的预期成果；"执行"阶段的主要工作是数据收集；"研究"阶段是对数据进行分析或研究，以确定方案是否按计划执行，以及如何对方案进行改进或更改以达到预期结果；"处理"阶段则主要是对分析中所提出的更改做出修正。此后，这个过程就开始循环，这样就可以使"执行计划、收集数据、分析研究和处理"的过程不断持续下去（Brown & Marshall，2008）

所有评价模型的共性是界定"评价环"，即评价内容、评价途径和策略的实施、评价结果报告以及整改建议。重复这个"评价环"以确保项目质量的持续改进非常重要（图 26-1）

陈氏理论驱动模型

陈氏理论驱动模型于 1980 年被引入护理教育。该模型提供了识别方案中基本要素的评价框架，指出了教学过程的基本原理，并描述了教学要素、教学过程和教学结果之间的因果联系。陈氏理论强调了对教学过程设计、基本概念框架、教学实施及其效用进行研究。通过研究结果指导教学方案的制订，并进行相应的数据收集，以发现未达成预期结果或出现无意义结果的原因（Chen，1990）

们必须了解，虽然在评价中可以使用特定的模型来提高项目评价的有效性和效率，但绝大多数模型已经不再应用于护理教育中。原因在于，这些模型在使用时有一定复杂性，从而导致其可行性不强。由 Sauter 等（2000）主持开展的一项研究发现，大多数本科护理教育项目并没有既定的教育评价模型，而是主要依据教育认证标准开展项目。目前，大多数高等护理院校仍然以护理认证标准为准绳作为开展系统和全面护理教育项目的基本框架。

在所有评价模型中，共同性是界定"评价环"，即评价内容、评价途径和策略的实施、评价结果报告以及整改建议。重复这个"评价环"以确保项目质量的持续改进非常重要。对评价环的描述见图 26-1。

无论采用何种模式或理论，项目评价最终要做出关于某项目整体、课程以及持续质量改进方案的决策。为便于做出最终决策，可以将评价方案划分为不同的领域，以利于对项目的全方面进行信息收集、判断和分析。虽然评价方案对项目持续改进的意义十分重要，但使用指导教育改革的评价数据涉及教师收集和检查数据，以及基于这些数据决定怎样进行改进的承诺。

项目评价方案

项目评价方案为组织和跟踪项目评价活动提供了路径图。该方案作为一份系统的书面文件，应具体包括评价框架、收集和分析数据的方法、责任方、时限、认证标准和准则，以及信息决策方法和途径。项目评价方案为持续有效地完成项目评价提供了机制和

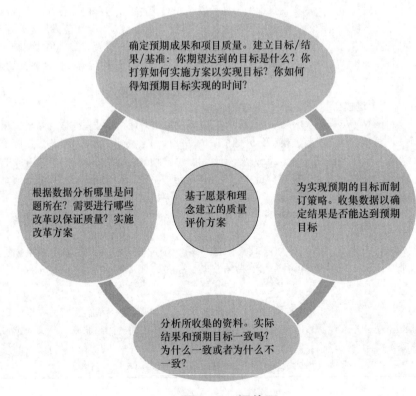

图 26-1 评价环

信息保证。

认证机构需出台一个系统的评价方案，对各评价要素进行具体介绍。认证机构的评价方案可以作为项目评价方案的具体参考文件。

表 26-2 提供了评价护理教育项目任务和目标的方案样例。该样例展示了项目评价方案中的理论基础、评价过程、责任方、评价时间以及相关评审标准等各要素及其相互联系。评价计划有多种方式。项目评价的重要组成部分在该样例中得以阐述和说明。本章后面提到的其余评价样例，仅介绍与分析预期和实际结果数据收集有关的一些理论基础和方法。这部分内容中，关于理论基础和评价策略等内容并非已经包罗万象，但是这仍然可以帮助护理院校在未来发展出有特色的评价理论和策略。

项目任务与目标评价

项目评价首先应评价项目的任务、理念、目标和预期成果是否适宜。护理院校与大学本部的任务、定位与目标需要保持一致。另外，在进行项目评价时，必须同时考虑院校内部和外部利益相关方的期望。内部利益相关方包括管理人员、教师、学生和大学管理委员会。外部利益相关方包括具有宗教背景私立学校的宗教组织、区域认证机构、国家专门学科认证机构、国家教育委员会、护理委员会、立法机构、社区和专业组织等。在评价时应考虑项目的任务、理念、目标和预期结果是否符合利益相关方的期望。对于有宗教背景的私立学校，还必须将宗教的基本理念纳入项目任务、指导思想、目标及预期成果中。

表 26-2　护理项目综合评价方案

大学护理教育委员会规定的要素	收集和审查的责任人	时间点	佐证材料	预期结果
标准 1： 任务、目标和预期结果需与上级机构相一致，能反映护理专业的标准和指导方针，并考虑到社会效益、需求和期望。上级机构的政策明确支持该项目的任务、目标和预期成果。全体教职员工和学生均参与该项目的管理，并不断努力提高该项目的质量				
要点 1-A： 任务、目标和预期结果与上级机构一致，并符合护理专业的相关标准和护理专业人员行为准则	院长和教师	每 5 年的春季学期或按需进行（2013，2018，2023，等）	1. 将护理学院的任务、目标和预期结果与大学任务和目标等进行比较 2. 将任务和目标与美国护理学院协会的基本要求及其他明确规定的护理专业标准进行比较	1. 护理学院的专业标准与大学的使命、目标和标准相一致
要点 1-B： 定期审查任务、目标和学生的预期成果，并酌情修订培养方案，以反映护理专业的标准和指导方针及社会需要和期望	院长和教师	每 5 年的春季学期或按需进行（2013，2018，2023，等）	1. 学生的预期成果、专业标准和社会需要进行比较 2. 在教师会议纪要中有记录 3. 在行政顾问委员会和学生顾问委员会会议中进行讨论，并有记录	1. 护理专业标准、社会需要和期望在护理学院会议记录和实际行动中有所体现

表 26-2　护理项目综合评价方案（续表）

大学护理教育委员会规定的要素	收集和审查的责任人	时间点	佐证材料	预期结果
要点 1-C：预期的教师教学成果由护理学院组织予以鉴定，书面传达给教师，并与机构的期望一致	院长和教师	每年的秋季学期	1. 教师取得的成果列表 2. 将对教师绩效的期望写入指导手册中 3. 教师年度考核	1. 教师表现与指导手册描述相一致 2. 教师评价反映预期成果
要点 1-D：教师和学生参与项目管理，并能相互合作	院长、教师和学生顾问委员会	每年的春季学期	1. 教师会议记录 2. 教师会议中关于大学委员会的报告记录 3. 大学教师指南 4. 大学教师理事会细则 5. 教职员工委员会名单 6. 学生顾问委员会会议记录 7. LU 和 SONAHS 学生手册 8. 教授委员会章程	1. 教师会议记录显示 100% 的教师积极参与护理学院的管理 2. 教师至少在一个大学委员会层次拥有社会兼职 3. 从学生顾问委员会和教师会议的记录可以看出学生和教师的反馈是经过仔细考虑的
要点 1-E：文件和公布的材料准确无误。文件或公布的材料的变更由相关组织按照程序完成	院长和教师	每年的夏季并根据需要持续进行	1. 每年审核文件和公布的材料（包括学生手册，大学专业目录，招生资料和网站等内容）的准确性和完整性，根据需要进行修订 2. 材料变更按照专门程序完成	1. 所有文件准确无误 2. 文件归档，变更时遵循变更要求和变更过程
要点 1-F：上级机构的现有专业政策与护理项目一致，并为护理项目完成任务、目标和预期学生成果提供支持条件。所有政策公平、公正、公开、易于理解。在必要时可加以审查和修订，以促进项目改进	院长和教师	每年夏季	1. 表格体现了大学政策与护理学院政策在任务、目标以及学生预期成果上的一致性 2. 有指导手册及学生手册的线上和印刷版本 3. SONAHS 学生手册、教学大纲	1. 大学政策与护理学院的政策在任务、目标和学生的预期成果方面相一致 2. 政策公平、公正、公开

标准 2：上级管理机构明确表示持续支持护理项目的开展。上级机构提供支持条件，使项目能够完成任务、实现目标并取得预期成果。教师作为护理项目的其中一项资源，也能达成目标并取得预期成果

大学护理教育委员会规定的要素	收集和审查的责任人	时间点	佐证材料	预期结果
要点 2-A：教学投入与硬件设施应为完成项目任务、达成目标和预期成果提供有力保障。定期检查支持条件、硬件设施是否充足、完备，并根据需要对设施进行增补	院长、项目负责人、教师和其他相关员工	每年秋季学期或者按需进行	1. 项目发展规划 2. 师资现状及资源利用的合理性 3. 教师会议中对资源利用情况进行审查，并讨论其数量是否充足 4. 教师及时向院长反馈资源需求，并在会议纪要中体现对资源需求及配置的讨论	1. 支持条件足以满足项目需求，并能实现任务目标，取得预期成果 2. 教师对资源需求的反馈机制健全 3. 教室空间能够满足教学需求，以教室使用安排作为佐证 4. 财政支持还应体现在人力资源方面的投入

表 26-2　护理项目综合评价方案　（续表）

大学护理教育委员会规定的要素	收集和审查的责任人	时间点	佐证材料	预期结果
要点 2-B：完善的学术支持服务以确保教育质量，并定期评价，以满足项目进展和学生的需要	院长、项目负责人、教师、院长论坛、学生顾问委员会	每年夏季	1. 对大学学术支持的服务调查 2. 在学生手册和大学网站可以查找到相关学术支持服务清单 3. 学生社区网站 4. 学生顾问委员会会议记录 5. 院长论坛会议记录 6. 教师关于学术支持服务讨论的会议记录	1. 与支持服务相关的 7 个问题中，EBI 论证了 5 个 2. 学术支持服务信息是准确和最新的
要点 2-C：对护理项目主要负责人的要求：必须是注册护士；拥有护理硕士研究生学位；如该护理项目有研究生教学任务，则管理者应具有博士学位；无论从学术还是经验上均能保证完成任务、实现目标及取得预期成果；有保证实现目标以及取得预期成果的行政权力；提供保证实现目标和预期结果的有效领导力	校长、主管学术的副校长	每 5 年一次（2017、2022、2027）	1. 管理者（院长）简历 2. 院长职务描述 3. 院长业绩审查	1. 院长有注册护士执照，拥有护理研究生学位或护理及相关领域的博士学位 2. 职务描述显示行政授权
要点 2-D：对教职员工的要求：数量充足、足够完成项目任务、实现目标并取得预期成果；教师的教学经验丰富、教学准备充足	院长和项目负责人	每年	1. 教学计划 2. 教师入职证明 3. 与教学任务相匹配的教师简历 4. 教师绩效指标	1. 临床教学要求师生比为 1：10 或略少，课堂教学师生比为 1：20 或略少 2. 70% 的教师取得博士学位或者在读博士 3. 教师简历均为最新；教师的工作经验在教学中得以体现
要点 2-E：带教导师要求，可视为项目中对于教师要求的一种延伸；导师须在学术和经验方面完成任务，起到实现目标和帮助学生取得预期成果的作用	院长和项目负责人	每学期	1. 导师简历 2. 导师评价，包括同行评价和学生评价 3. 导师资格	1. 导师上岗均通过严格的学术和经历测评 2. 所有导师（100%）均达到导师上岗标准 3. 有完善的导师考评方案 4. 导师资格认定符合 EBI 评价中 7 个条件中的 5 个

表 26-2　护理项目综合评价方案（续表）

大学护理教育委员会规定的要素	收集和审查的责任人	时间点	佐证材料	预期结果
要点 2-F：上级机构应提供有利于教师开展教学活动的组织环境，包括奖金、相关服务和实践机会。教学环境应与既定的任务目标等相辅成	院长、主管学术的副校长	每年	1. 教师指南有对教师期望的描述 2. 教师简历以及每月的教学完成情况报告 3. 教师关于组织支持的体会报告 4. 年度愿望清单	1. 教师在开展各种教学活动的过程中，可感受到组织支持 2. 每年所有教师（100%）均有机会获得专业发展机会 3. 所有教师（100%）都有自己独立的办公室和相应的设备 4. 教室和实验室开放情况良好且仪器设备齐全
标准 3：护理院校依据项目的基本任务、目标和预期成果进行课程设置，且课程设置能反映专业的护理标准和指导方针以及社会需要和期望。教学实践活动安排与学生的预期成果相一致；所提供的教学环境能促进取得学生的预期成果				
要点 3-A：学科课程的设置、实施和修订应与学生预期成果、项目任务和目标相一致，并与该项目对毕业生的未来角色相一致	院长、项目负责人和教师	从项目立项开始每 5 年一次（如 2015、2020、2025）	1. 将预期的学生成果与培养方案任务和目标相比较 2. 课程体系、教学大纲以及相关材料的副本 3. 学生手册 4. 课程设置建议	1. 预期学生成果与培养方案的任务和目标相匹配
要点 3-B：以护理专业标准和相关方针为依据，确定、实施和修订课程体系。所遵循的标准和指导方针须在课程体系和预期学生成果中得以体现	院长、项目负责人和教师	每 5 年一次（2015、2020、2025）或者根据需要缩短时间间隔	1. 将护理专业标准、指导方针、课程体系和预期的学生成果进行对比 2. 具体课程安排及相关材料，作为判断护理专业标准和指导方针是否有效执行的依据 3. 课程组织形式	1. 课程体系与学生预期成果和现有的护理专业标准相一致
要点 3-C：课程的逻辑结构与预期学生成果相匹配	院长、项目负责人和教师	每 5 年评估一次	1. 专、兼职教师的教学活动均符合学生的学习计划 2. 对课程设置和具体安排情况进行审查 3. 课程大纲 4. 相关文件审查报告	1. 课程体系设置具有逻辑性。预修课程和并修课程能够保证学生知识和技能的连续性
要素 3-D：教学实践和环境为学生预期成果的实现提供保证	项目负责人和教师	每学期	1. 教学大纲 2. 学生作业得分 3. 学生对课程的评价	1. 良好的成绩和作业评价作为学生达到预期成果的证据 2. 学生在课程评价中对教学策略和环境给予高度评价

表 26-2　护理项目综合评价方案 （续表）

大学护理教育委员会规定的要素	收集和审查的责任人	时间点	佐证材料	预期结果
要素 3-E：实践课程按计划进行，使学生能够整合新知识，并实现课程教学成果；由学院教师进行综合评价	项目负责人和教师	每学期	1. 审查临床实践计划和相关目标 2. 审查临床协议的多样性 3. 审查学生对实践课程的评价 4. 建立了临床实践课程评价的现场标准	1. 学生通过临床实践课程或完成临床实践作业，达到了预期教学目标 2. 临床实践基地建设符合实践课程的标准和要求
要素 3-F：课程和教学实践考虑了利益相关方的需求和期望	院长、项目负责人和教师	每学期	1. 课程评价 2. 师资投入 3. 用人单位评估 4. 顾问委员会会议纪要 5. 教师会议纪要	1. 课程评价得分在 5 分量表中为 3.5 分及以上，在 4 分的量表中得分为 3 分及以上 2. 对课程的反馈反映了利益相关方的需求和期望
要素 3-G：学生的个人表现由教师进行评价，并反映学生预期成果的完成情况。定义和持续使用对学生个人表现的评价要求和程序	项目负责人和教师	每学期	1. 课程大纲 2. 课程评分和评价方法 3. LU 和 SONAHS 学生手册 4. LU 和 SONAHS 学生课程表现评价标准 5. 签署学生手册确认表	1. 在课程大纲中定义的课程评价程序符合 LU 和 SONAHS 的规定 2. 学生了解课程评价要求和程序以及自己的课程评价等级 3. 所有学生（100%）均签订了学生手册确认表
关键要素 3-H：定期评价课程和教学实践，以促进持续改进	院长、项目负责人和教师	每年春季学期	1. 课程和临床实践评价 2. 学院会议纪要 3. 学生顾问委员会会议纪要	1. 学院会议纪要记载课程评价的相关数据

标准 4：课程设置有效地履行了培养方案和目标，能够实现预期课程效果。课程效果包括预期学生成果、学院成果以及课程带来的其他成果。对课程有效性的评价对于课程质量的持续提升发挥了作用

大学护理教育委员会规定的要素	收集和审查的责任人	时间点	佐证材料	预期结果
要点 4-A：系统的项目评价合格说明项目的有效性	院长和教师	每 5 年回顾一次（2014，2019，2024）	形成书面系统的评价文件	1. 系统的评价计划得以全面实施
要点 4-B：用项目完成率说明项目的有效性	院长、项目负责人和教师	每年 6 月	1. 学生从上第一门课起计算完成从注册护士到 4 年内本科毕业的数量	1. 预期毕业率 70%

表 26-2 护理项目综合评价方案（续表）

大学护理教育委员会规定的要素	收集和审查的责任人	时间点	佐证材料	预期结果
要点 4-C： 学士学位获得率说明项目的有效性	院长和教师	每年 5 月	1. 毕业生调查结果	1. 学士学位毕业后 3 年内尝试申请专门证书的学生中，通过率达到 80%（专门证书为非要求项目）
要点 4-D： 就业率证实项目的有效性	院长和教师	每年 6 月	1. 就业调查 2. 毕业生调查结果	1. 毕业生在毕业 1 年内的就业率达到 70%
要点 4-E： 项目成果证实项目的有效性	院长和教师	每年 6 月	1. 成果集 2. 所有课程的学生成绩 3. 毕业生调查 4. 用人单位对毕业生的满意度 5. 毕业设计成果	1. 毕业生对课程的评价符合要求 2. EBI 证实 7 名毕业生中至少有 5 名满意 3. 用人单位对毕业生满意
要点 4-F： 教学个人成果与集体成果证实项目的有效性	院长和教师	每年春季	1. 教师自评 2. 院长对教师的评价 3. 向教务处长报告学院每月、每年所取得的成绩 4. 数字手段 5. 教师所授课程的评价	1. 教师所授课程／教学评价在 5 分量表不少于 3.5 分或者在 4 分量表中不少于 3 分 2. 全部教师（100%）每年都参加大学、专业或社会服务
要点 4-G： 项目根据投诉意见不断改进	院长和教师	每年 6 月	1. 正式的书面投诉和书面处理结果 2. LU 和 SONAHS 学生手册	1. 制订政策并遵循投诉的处理规定 2. 有关投诉和冲突内容的会议纪要
要点 4-H： 数据分析用于促进持续的项目改进	院长和教师	每年 6 月	1. 学院会议纪要展示数据分析和反馈过程	1. 使用数据分析法促进项目质量持续改进

护理系或护理学院的任务和目标必须与大学本部的任务和目标相一致。如果任务和目标不一致，意味着大学不支持该护理项目。将学院的任务关键词与大学的任务关键词进行比对，可以判断两者之间的一致程度。识别两者任务声明之间的差异性可以提示需关注领域的信息。学院与大学的任务对比应定期进行，以随时对任务声明进行修改。

项目评价方案应注意涵盖学院所有的护理课程层次，包括护理博士学位教育。虽然目前现有的认证机构并不对护理博士课程体系进行评价，但制订完善的项目评价方案是提高教学质量的一个重要方面。可以在线确认并通过质量指标，而后将其用于评价护理博士学位项目。

学院全体教职员工必须对护理学院或护理系的任务和理念达成共识。一种有效的策略是采用改进的德尔菲法来确定全体教师在项目任务和理念中每一项陈述的一致程度。德尔菲法对信念和理念陈述的发展和评价较为有效，该方法通过整合多个个体的观点和看法以达成共识。这种方法允许参与者在不同地点进行，可以不用频繁地面对面交流以保障参与者的匿名性。采用德尔菲法时，在调查问卷中需列出关于信念或理念表达的每个内容要素。答案设置通常从"非常赞同"到"非常不赞同"5 种程度，被调查者表明他们对每一条目的支持程度。在第一轮问卷调查结束后，被调查者会得到关于选项被选中情况的反馈信息。第二轮函询的目的是判断与中位数条目一致或不一致的程度（Aguilar, Stupans, Scutter, & King, 2013）。经过几轮分析报告之后，通常可以确定通过后续讨论可以基本达成一致的条目，以及即使通过进一步讨论也不可能达成一致的分歧极强的条目。在对已经形成的理念陈述进行评价时，在进程中将提供关于哪些条目会继续得到支持、哪些不再予以支持、哪些需要公开讨论的基本报告（Aguilar et al., 2013）。这个结果提供了一致性的条目列表，要么支持理念陈述，要么建议需修改的地方。使命与理念的发展详见第 7 章。

所有认证机构都有对使命、理念、目标和预期成果的期望。要明确声明使命、理念、目标和项目成果。例如，护理教育认证委员会（ACEN）、国家护理教育认证护理委员会（NLN CNEA）和大学护理教育委员会（CCNE）的学士学位及硕士学位课程的认证标准中明确提到了将毕业率、就业率、学位获得率以及项目利益相关方的满意度作为项目成果指标予以评价（American Association of Colleges of Nursing, 2013; Commission on Collegiate Nursing Education, 2013; NLN CNEA, 2015）。项目任务和目标及预期成果的期望与上级机构、专业护理标准和指导方针，以及利益团体的需求应保持一致。

护理项目应考虑将专业指南和标准中的指标在项目任务、理念和目标中予以体现，包括美国护理协会（ANA）、美国护理学院协会（AACN）、美国国家护理联盟（NLN）、国家执业护士教师组织等均发布了相关指南和标准，其他护理机构发布的标准也可供参考。需要注意，项目的目标和预期成果的描述务必与选择的护理专业标准和指南相一致。常用的护理专业标准和指南包括 ANA 的实践标准（American Nurses Association, 2010）、执业护士项目评估标准（National Organization of Nurse Practitioner Faculties, 2012）、医学研究所（IOM）报告（2011）和护理质量与安全教育标准（Cronenwett, Sherwood, &Gelmon, 2009）。

在制订项目任务和目标时还应考虑其他重要的外部利益相关方的需求，包括临床实践基地或聘用毕业生的用人单位，如各级医疗保健机构。对现有和潜在聘用毕业生的用人单位的调查有助于学院确定就业市场对毕业生的知识与能力的需求，以及对该项目毕业生的满意度。目前已有一些护理项目建立了顾问委员会提供相关信息和选择焦点研究小组不断丰富信息。院校掌握这些信息用于确保项目的目标和预期结果，满足市场的需求，以及为大纲计划提供意见。这些信息也用于开发确定毕业生的质量是否满足市场需求的评估问题和评估工具。

所有项目的任务、理念和培养目标都必须明确和公开发布。护理院校如提供多种不同类型的学位项目，则还需明确阐述每个项目的任务、目标和预期成果，通过互联网、印刷课程手册和目录等方式发布项目目标公告。框 26-1 列出了关于任务和目标评价的基本要点。

课程评价

　　课程是否有效地达到了预期成果，主要依赖于课程设置。课程设置是一个组织框架，它将各门课程按照学习的逻辑顺序排列。课程设置为课程内容和课程实施所涉及的教学过程提供了方向。课程内容既包括学科具体知识，也包括人文基础。在制订课程设置之前，学院必须首先明确学科门类的界定，以便确定最适合学生学习的课程。在进行课程设置时还必须确定相应的学习方式或途径，以符合课程知识和技能的要求。课程目标和预期成果声明可指导学院进行课程设置。课程设置时还应注意课程门类的确定要与护理课程的理念相一致。护理理念应明确界定人、健康、护理和教育等基本概念，这些基本概念的确定将为课程设置中的具体课程门类、课程内容及组织形式提供理论指导。课程目标将课程任务和学院的使命陈述与课程设计、教学和学习方法以及预期结果联系起来。因此，对课程的评价应建立在对

框 26-1　任务和目标的评价要点

- 护理学院或护理系的项目任务应与大学本部的相一致。
- 学院教师团队就项目任务和理念达成共识。
- 项目的任务、理念、理论框架、目标和预期成果具有一致性。
- 与护理项目参考的专业护理标准和指南一致。
- 了解认证或支持机构的期望，并将其融入项目的任务、目标、理念和预期成果中。
- 护理项目顾问委员会对项目目标和预期成果的制订做出了有实际意义的努力。
- 项目有关文件记录和公布的材料准确地反映了项目任务和目标。

课程任务和目标的评价基础之上。更多关于课程设置的信息详见第 6 章。

课程组织形式评价

　　课程设置首先必须是合理的，以保障学习者从课程开始到课程结束所学知识的系统性和连贯性。可参考纵向组织管理形式或"脚手架"原则来指导课程规划和评价。纵向管理或"脚手架"原则为课程内容的层级构建提供了理论基础（Brown，Bourke-Taylor，& Williams，2012）。例如，护理学院经常应用课程的深度和复杂性作为课程排序指南；也就是说，课程内容的学习一般是逐步深入、范围越来越广、越来越复杂。课程教师也可根据从简单到复杂的原理，在课程学习刚开始时介绍较为简单的内容，然后逐渐增加内容深度。在进行课程设置评价时，必须评价其深度和复杂性，以确定课程设置的顺序性是否有利于学生学习，并能达到课程教学的预期效果。确定课程和层次目标是证明顺序学习贯穿于每个学期的课程中，可以作为纵向组织的测试。分析可以使用 Bloom 的分类法作为指导，以确定目标是否遵循越来越复杂的路径。Bloom 分类法常用于说明学习层次，并将这些层次与动词相联系。Bloom 分类法和学习轮示例见图 26-2。

　　与纵向组织有关的排序概念有助于指导课程结构。因此，在现有知识被吸收之前，新的信息和经验是不会被呈现出来的。换言之，在课程学习开始之前，学生应储备哪些知识以便接触并学会新知识呢？通常教师会认为所有知识都需要立即习得，当然这在实际操作中完全不可能。教师应思考的一个问题是："学生需要什么样的技能和知识作为掌握后续知识和经验的条件？"教师对这

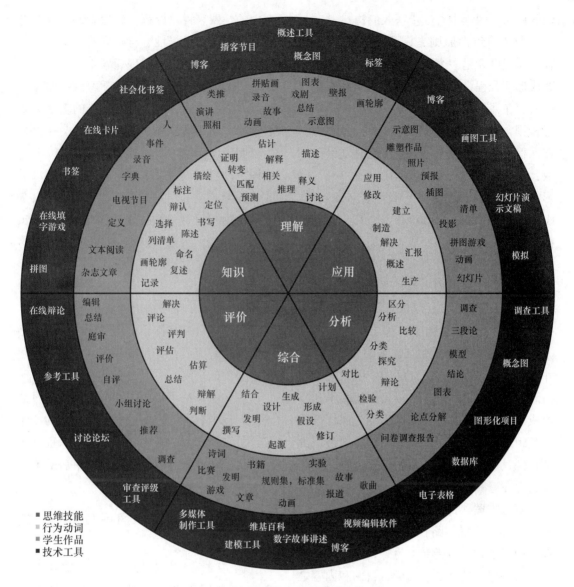

图 26-2　布鲁姆的分类学和学习轮层次

图形由 Emily Hixson、Janet Buckenmeyer 和 Heather Zamojski 创作，经作者授权使用

个问题的理解将决定课程的安排与实施。评价问题可以解决学生在课程由浅入深的进阶中已具备了入门级的技能。可见，这是一个关键问题，决定了学生学习大学课程的全过程。一般来说，通常难以确定入门知识和技能的基本内容，以及应同时学习哪些知识。以计算机技术学习为例，学生在使用计算机时可表现出多种多样的能力，因此有必要确定在学习过程中所需的技能储备和由低级到高级技能的讲授顺序。

在评价课程时，也会应用到线性一致原则，也被称为横向组织或对齐原则，可帮助教师确定每学期或每学年课程的并行性（Brown et al.，2012）。对齐原则意味着相同的概念在课程中有逐步深入的构建。

内部一致性原则是课程评价的重要内容。课程设置是一个精心构思的方案，该方案成形于课程设置者对人的信念和其所接受的教育在课程理念中的体现。课程设置中的考核则是判断各要素是否契合的延伸形式。在课程设置中有四个要素应注意时刻保持一致：课程目标和结果、教学内容、讲授与学习策略，以及课程评价（Willett, Marshall, Broudo, & Clarke, 2007）。评价工作应包括审查课程目标和预期成果与项目任务、理念等陈述的相关程度。需追踪项目目标的层级是否与课程目标相一致。评价内部一致性的方法之一是绘制课程树或课程图（Willett et al., 2007）。课程图是一种可视化的图示方法，要求在课程图中列出所有护理课程，并显示从项目理念和概念框架中引入的主要概念的位置。课程图也可以为课程教学和学习成果的关系提供佐证。课程图为课程设置及其组成部分提供了广阔的图景。通过评价课程图，可全面了解项目的课程设置，判断是否存在遗漏、重复和不一致性。

有些护理项目使用特定的概念框架，以确定关键课程的"路径"，并为课程的开发和实施提供进一步指导。另外，在评价时需评估有关课程的路径、目标、目的和内容之间的一致性。有关课程开发和课程框架的更多信息，详见第6章。

课程评价

这里是指对单一课程进行评价，以确定是否符合内部一致性、线性一致性和纵向组织管理原则。在课程评价过程中，三角形测量方法较为实用。这种方法使用三方数据来源（教师、学生和材料审查）来确定课程优势和课程改革方案。根据单一课程在课程体系中的位置来评价课程，以检验课程教学内容、学生学习积极性、考核方法和学习效果是否与课程目标以及课程任务相一致。

教师应清楚地阐明学生学习该门课程后可以发展的能力，还要确定相应的教学和学习策略，从而逐步提高学生的能力，并建立用于明确不同学习阶段的测评标准。以上这些评价内容不仅对了解学生的知识掌握水平或相关专业技术能力十分重要，而且可以有效评价由项目带来的技能迁移能力（Merritt et al., 2012）。部分教师通过提取课程中的相关知识和技术要素构建链式组合图来进行单一课程评价。链式组合图列出每门课程的内容、目标，以促进学生达到预期结果。链式组合图也可用来指导评价课程内容是否已经按照计划完成合并，或者内容之间是否存在不必要的重复。

许多工具都可以用来评价教学与学习策略。课程内容和课程图（如本章前面的"课程评价"中所介绍的内容）对确定课程内容和逻辑一致性十分有用。课程结束后的研讨会对课程评价也至关重要。

对支持性课程和通识教育基础的评价

通识教育是专业教育的基础，人文社科类课程的预期成果近年来备受关注（Association of American Colleges and Universities, 2002）。如今大学生的人文能力培养包括有效的沟通技巧、解决问题时应用定量和定性数据的能力、评估各种信息的能力、在复杂情境中有效工作的能力、变革型管理能力，以及在运用各种知识时所表现出的判断力。此外，学生还应表现出对公民参与卫生服务的承诺，对各种文化和全球问题的理解，以及应用道德进行推理的能力。人文社科类课程的目标应与大学的任务和目标保持一致。护理教师应致力于多学科合作，支持并促进 21 世纪通识教育目标的达成。

评价通识教育课程时，应着重评价所选择的通识课程在多大程度上提高了学生的能力，并为取得预期结果做出贡献。还应对其进行排序检查，以协调支持性课程与专业课程之间的关系，使支持性课程起到补充主要课程教学内容的作用，进一步丰富专业知识和实践知识。为开发与通识课程相关的评价问题，学院必须首先明确每一门课程的基本内容、预期结果，以及课程如何支持专业人员开展广泛的通识教育。当预期目标变得明确时，就更容易选择所需的措施来确定期望是否得到满足。通识教育课程的结果评价将在结果评价部分进行讨论。

外部认证机构也重视对通识教育的评价，如 ACEN、NLN CNEA 和 CCNE 都指出通识教育为护理教育提供了坚实的基础，通识教育可以提高护士的知识水平和实践能力（American Association of Colleges of Nursing，2013；NLN CNEA，2015；Commission on Collegiate Nursing Education，2013）。框 26-2 为课程评价提供了要点总结。

框 26-2　课程评价要点

- 课程层级目标显示课程的学习顺序是建立在深度和广度（纵向组织管理）基础上的。
- 课程总目标与层级目标一致，也与项目的目标一致（内部一致性）。
- 课程的内容顺序根据先决要求和主要要求设置，课程内容逐步深入（横向组织管理）。
- 课程内容（课堂教学和临床教学）向学生明确了完成的课程和层次目标、课程目标及确定能力所需的知识和技能。
- 支持性课程增强学习经验，为艺术、社科和人文课程提供基础。

教学效果评价

教学效果评价包括教学策略（含教学资料）的评价、用于评价学生表现的评价方法和评价学生的学习能力。学生积极参与教学、学生为实现教学目标寻求帮助，以及学生动用储备知识学习新知识等情况出现时，说明教学策略是有效的。在评价数据的基础上修改教学策略，教学效果即可得到提高。教学设计策略和学生学习活动的相关内容详见第 15 章。

为了展示和记录教学效果，教师需采用多种评价方法（Johnson & Ryan，2000）。这些评价方法包括：学生对通过课程评价和焦点讨论小组产生的教学效果做出的反馈、同伴评价反馈、正式教学策略测评和学生学习能力评价。

教学策略的学生评价

护理院校可开展课程评价，以获得学生对教学效果的反馈意见。在内部进行评价的优点是可以对项目进展过程进行自查。内部测评工具的主要缺点是缺乏信度和效度。目前美国已开发了一些标准的评价工具。例如，由堪萨斯州立大学提供的个人发展和教育评价中心（IDEA）调查表、由印第安纳大学高等教育研究与计划中心研发的学生参与度全国调查表，都记录了量表的信度和效度。标准测评工具的开发，有利于比较专业课程的教学效果，并得到各学术项目、系、学校和机构之间的学习效果对比，以及与国家标准之间进行比照的机会。

目前，焦点讨论小组评价已广泛应用于市场营销和社会研究，并有潜力作为强有力的工具进行项目评价（Wilson，Morreale，Waineo，& Balon，2013）。与学生进行焦点小组讨论可以对教学效果进行质性评价。正式课程评价容易忽略的见解、领悟和学生的观点，可以通过焦点小组讨论获得。焦点小组组长应是一个有主持会议的能力且做事公正的人。组长应明确说明会议的目的，确保机密性，为所寻求信息提供明确的指导方法，以及解释如何应用这些信息。组长应向全部参与者征集意见，记录所有评论，并提出正式报告等（Nestel et al., 2012）。当利用有针对性的设计和对参与者进行仔细选择的研究途径时，从焦点小组讨论获得信息的可靠性和有效性得以增强。然而，风险在于学生可能因为害怕自己提供的信息被泄露，而不愿意指出关于课程或教师的不足之处。因此，在焦点小组成员和受访者之间建立融洽的信任关系、取得相互信任和尊重就显得十分重要。

教学策略的同行评议

通过课堂观摩和课程资料，由同行或同事做出评议可以得到有关教学效果的信息。在这种情况下，同行被定义为同一学科领域内的具有专业知识的其他教师，而同事是在本学科之外具有人文社科教学专长的教师。同行评议可以帮助提高教学效果，并可以作为绩效考核的依据。在进行同行评议之前，必须明确要收集哪些数据、谁将收集这些数据，以及以何种目的使用。作为与工作利益相关的教师和管理者，应合作建立相应的规范和标准。那些从同行评议中获得的数据应用于帮助教师发展和改善教学技巧。在某些时候，也需要利用同行评议的数据进行绩效考核和行政决策。有些学校既需要课堂观摩，也需要有机会为新教师和所有教师进行定期课堂听课。有些学校的课堂观摩是自愿的。将课堂作为教师私人领域的时代正在快速消失，而问责制和将教学作为展示学术的

机会使高等院校要求更多的教学文件记录，以此作为常规的评价内容。

虽然课堂观摩是多年来对教学同行评议的一种技术，但这种方法的信度和效度仍存在疑问。作为评价工具，课堂现场观摩的信度和效度可通过以下策略进行提升：①受众为多次参与和多个无偏见的同行；②在听课之前制订明确的标准；③确保被听课教师同意评价工具和评议过程的适当性和公平性；④提前让接受评议教师做准备等（Danielson, 2012; Rui & Feldman, 2012）。在课堂现场观摩之前，告知学生同行专家将进行课堂观摩，并说明学生不是被评议的对象。同行评议专家应在现场听课之前与教师见面，并了解课程目标、本次授课之前和之后的内容、计划采用的教学方法、课程内容安排，以及本次授课内容与整个课程之间的关系。这些准备工作为同行评议者勾勒出一个清晰的场景，并可与授课教师初步建立融洽的关系。一些教师有特定的专业发展目标，可在评议时与同行分享。最后，应再进行一次听课后的回顾和反馈，并确定教师的优势及有待提高的方面。这次听课将包括教学策略提高方法咨询，并可约定后续回访的行程安排。听课结束之后，听课者可通过对学生进行简要采访以了解学生对课程的反馈，并明确本堂课与被评议教师平常的课堂教学并无区别，不是特殊安排的一堂课。除非有特定的听课团体，否则被听课教师通常可以对听课者做出选择或给出听课建议。对临床课程进行同行评议的过程与课堂教学评议类似，但临床课程应制订更符合临床情境的课程评价标准，而且需要遵循临床访问的基本要求。另外，临床教学评议有一个附加要求即来访者应对听课内容涉及的临床实践较为熟悉。

教与学资料的评价

对教与学资料的评价是反映教学效果的另一个要素，教学效果评价可以通过同行评议的方式完成。评价材料通常包括教学大纲、教科书和参考书目（阅读书目）、教学计划、教具、作业和取得的成果。在进行评价时，应评价教学资料是否与教学目标一致，并且契合学生所处的层次水平，其内容范围和深度是否清晰、准确，教学材料的选用与组织是否有利于实现课程目标。

对教学大纲进行评价的目的是可确定其对教学目标的描述是否清晰、对考核方法的介绍是否详细等。教学大纲应向学生阐明通过该门课程的学习，学生将学习和重点掌握的内容。同时，该门课程的考核形式、评分标准以及各部分权重也必须在教学大纲中予以体现。

在审查教科书的适用性时，对于给定的某门课程，需要评价的因素较多。课本的可读性和阅读要求与学生阅读能力的匹配程度有关。这里假设教师已经通过提前入学考试了解了学生的阅读成绩。课本的可读性通常是基于词汇的难易程度和句型的复杂程度。其他值得关注的问题还包括视觉教具（直观教具）辅助、文化和性别歧视、课本内容覆盖的广度和深度，以及课本中涵盖内容的范围、价值和精确度（Sellers & Haag, 1993）。还有一个重要因素即教师对教科书的分析与理解，这与教师组织教学内容的能力有关。教师组织教学内容必须具有逻辑性、增加教科书的可读性，从而促进阅读者对教学内容的理解，并增强理论联系实践的能力。评价中应注意确定主要与次要教学资料的比例，以及重要内容的表达、澄清和例证的程度。还应判断作者是否将主要思想加入章节的主旨中、是否阐明了核心概念之间的关系，教科书中的信息索引简洁明了十分重要，以便学生可以用课本进行查阅或参考。由于教科书成本较高，因此，在选用教科书时也应考虑这本书能否作为其他课程的最佳参考书来使用。教科书的评价还必须考虑其内容是否有利于学生学习。

当学生论文或创作成果作为教学成果用于评价时，需要从中抽查一些样本，如对被授课教师评为较差、及格和良好的学生作品需要重新审视，以此进一步衡量预期教学成果的界定与学生是否达到了预期目标。这种评价能提供学生展示学习成果的机会。当教师为了展示教学成果而欲保留学生论文或者创造性作品的副本时，务必先征得学生的知情同意方可进行。虽然评审机构通常希望看到学生的学习成果展示，然而某些教师可能会为提高自己的评价分数或等级，而有目的地利用学生来展示学习成果。因此，在评价中注意每位学生的身份信息应得到保护，并事先征得学生的同意。

教学辅助工具的评价取决于在教学过程中对这些工具的组织和应用。由于所有教师都期望在某一特定情境或授课内容中应用某些教学辅助工具，以起到提高教学效果的作用，因此各学院对教学辅助工具的管理一般是有序管理的。教师一般期望学生能主动检索、定位学习资源，开发辅助工具以促进学习效果，或者仅仅是按照常规方法使用提供的学习资源。因此，在评价教学辅助工具时，侧重点为评价其多样性、创造性和可用性，以及是否按照预期充分地利用了这些辅助工具。总之，应对教学辅助工具的利用率和成本效益进行评价，这一点可以通过寻找确定适宜的教学辅助工具所需要的时间和努力是否与教学效果相匹配来衡量。成本效益可以通过考虑资料的花费是否与成果相匹配来衡量。

评价教学策略的正式措施

正式、客观的教学策略可使用实验或类实验设计、随机对象和实验干预等方法来衡量。例如，教师可以建立一个对照组和一个实验组来尝试不同的教学策略，通过教学效果评价以证明或反驳预先假设。这种方法虽然也可被用于单一教学内容中，然而它更适用于某一课程中多个内容的对比，通常使用这种方法来检验教学效果。常用的方法是在对照组中使用传统教学策略，而实验组采取新的教学策略，然后对两组进行常规测试或者采用其他评价方法。分析两组得分的显著差异，并重点考察差异较为明显的条目，分析两组之间的一致性与不一致性。

这种方法的一个缺陷是其受课程内容影响较大，且不是普遍适用的。优点则是能为课程的评价问题提供有价值的反馈。

教学策略评价的另一个措施是请教师完成课程报告。课程报告记录了所使用的教学方法类型、选择这些方法的依据以及这些方法的应用效果。可通过同行评议程序或相关管理者每年对课程报告进行审查。关于正式教学策略评价的理论教学课程报告示例参见框 26-3，关于临床课程教学策略评价报告示例参见框 26-4。

对学生学习的评价

当教师的教学策略可以有效地提升学生的学习效果时，即可说明教师的教学策略有效。现场课堂教学评价可说明即时教学效果，也就是即时评价。即时评价是指在特定学习情景、课程阶段或学习水平的测评，而不是在全部学习结束时得到的测评结果。Glennon（2006）指出，学习效果评价与学

框 26-3　示例：理论课堂的课程报告

项目评价方案：教学策略评价

对于课堂教学的教学策略评价应给予以下问题：① "我们正在做想要做的事情吗？" ② "我们能否把正确的事情做正确？" 项目评价方案的主要评价内容：①教学策略；②选用教学策略实现课程目标的能力；③扩展学生知识储备的机会；④学生成绩评价。

教学策略

1. 教学策略有助于实现课程目标。
2. 明确每个教学策略的基本原理。
3. 教学策略提供了利用之前所学知识构筑新知识的途径。
4. 基于评价结果改进教学策略。

列出每个教学目标

1. 列出为达到每个教学目标而采取的教学策略。
2. 明确教学策略的基本原理。
3. 确定如何使用之前所学知识来构建新知识。教学策略的示例包括教科书、课程任务、讲课、作业、补充阅读、讲座、课堂讨论或在线论坛讨论、视听教材、小组活动、嘉宾演讲、基于网络的 / 网络支持课程等。
4. 描述每个策略的有效性，包括适当的学生反馈，并说明下次授课时的改进措施。

生的专业实践能力直接相关，不仅用于评价教学目标实现与否。在对学生的学习效果进行评价时，仅用成绩作为评价显然是主观而不充分的。因此，教学效果不仅体现在帮助学生更好地学习，而且还应表现在帮助教师更好地评价学生的学习（Glennon，2006）。

课堂教学中可以采用多种方法（包括正式与非正式方法）用以评价学生的进步和所采用教学策略的有效性。本书第 23、24 和 25 章详细介绍了这些方法。教师可使用非正式课堂教学评价，从而有效地判断学生的学习效果。根据评价结果，教师可随时改变教学策略，从而提高学生的学习效果。非正

项目评价方案：教学策略评价

1. 教学策略有助于实现临床教学目标。
2. 明确教学策略的基本原理。
3. 教学策略提供了利用之前所学知识构筑新知识的途径。
4. 基于评价数据改进教学策略。

列出每个教学目标

1. 列出为达到每个教学目标而采取的教学策略。
2. 明确教学策略的基本原理。
3. 确定如何使用之前所学知识来构建新知识。临床教学策略的示例包括日常教学数据表、日志记录、护理程序/护理计划、教师技能示范（实验室或临床）、学生回示（实验室）、直接观察技能表现和对患者的护理、提出问题、观察体验、策划教学项目、实习后讨论会、角色扮演、案例分析、基于计算机的学习模块、数学能力测试、实验室技能测试和有针对性的学习任务布置等。
4. 描述每个策略的有效性，包括适当的学生反馈，并说明下次授课时的改进措施。

式课堂教学评价往往不评分，并且采取匿名形式，从而可获得真实的反馈。虽然可以采用非正式评价方法收集资料，但正式评分性质的课堂教学评价不能省略，以便获得对教学质量的正式反馈，并确定学生的学习效果。

学生可以使用形成性评价来确定自己学习目标的完成情况，将学习的困难程度或采用的学习方法与他们所学到的知识做比较分析，并帮助自己对未来学习的规划做准备（Reig，2007）。

执业证书教育项目中适合使用正规的外部测试方法，用以辅助评价学生的学习。例如，市场中有机构提供内容丰富且适合学生学习指导的综合预测考试形式。这些考试一般包含类似于学生将在执业证书考试中遇到的问题，并可向教师提供反馈意见，提出在某些特定内容领域加强教学或加以改进的建议。之后，教师可对学生得分较低的知识点进行重点回顾。追踪某一门护理课程中的学生成绩也有助于学院修订课程内容和结构，以提升学生的学习结果。

学生个人成绩必须及时准确地反馈给学生，学院应提供证据表明评价可以提升个人学习效果，这在临床教学评价中尤其重要。临床评价工具应符合临床课程的性质和教学目标。设计临床考核工具时必须明确指标，通过考核，可让学生清晰地了解教学目标。评价工具务必准确地反映学生成绩，并能提供适当反馈以促进学生进一步提升学习效果。评价工具还应包括学生得到反馈后的反应信息以及行为改变信息。

学生表现的评价方法

教学过程中不仅要保证教学方法的有效性，学生学习成绩的评价方法也必须有效和可靠。多项选择题是既能测试学生在课堂上的即时领悟程度，同时也能测试课程结束后学生对课程理解和领会程度的一种常见方法，其成本效益和时间效率的优势较为明显。该方法为个人评价和汇总数据集中评价提供了快速和量性的数据，本书第 23、24 和 25 章还讨论了其他评价方法。与评价教学效果相关的要素总结见框 26-5，与学生成绩评价有关的示例见框 26-6。

对学生入学、学习过程、毕业政策和程序的评价

对学生入学、学习过程和毕业（admission, progression, and graduation, APG）政策和程序的评价从学校是否招收了足够的合

框 26-5　评价教学效果

- 学生对教学策略感到满意。
- 基于反馈和评价数据修订教学策略。
- 教学策略有助于实现课程目标。
- 教学资料对提升学生的学习效果有效，并能满足学生的学习需求。
- 对每个学生的学习成绩进行评价，并反馈给学生，以提高学生的学习成绩。
- 学生成绩的评价方法有效。

格学生进行入学考试开始，学生的潜在学术水平及其人口构成特征也很重要。应首先考虑大学或护理学院的任务和目标，以学生多样性为目标和高选择率为目标的大学在录用学生时的选择肯定不同。公立和私立院校在录取学生的类型方面可能会有所不同。卫生保健的发展趋势为确定学生入学目的提供了重要的数据来源。例如，医疗改革是影响招

框 26-6　理论课教学效果评价示例

项目评价计划：教学策略评价

评价学生表现

1. 评价学生学业表现的方法有效，且一贯适用。

学生课程表现评价

考试	数据	描述这些方法的有效性，包括适当的学生反馈评价。	下次如何进行课程改革？
你如何应用试题分析来改进考试？	在单元测试中列出 KR20 值的范围，不包括期末考试。 范围 秋季学期 春季学期 夏季学期 [KR20 的正常范围在 0.00～1.00，数字越高表示内部一致性越高，一般不应期望超过 0.80（某些用于商业目的的测试 KR 值可达到 0.95）]。	评价试题的信度、难度及区分度。	
期末考试／布置任务分别占课程成绩的百分比是多少？（具体描述）	秋季学期_____% 春季学期_____% 夏季学期_____% _____考试 _____任务		
期末考试／任务是否为综合测试？	秋季学期_____是 _____否 春季学期_____是 _____否 夏季学期_____是 _____否		

框 26-6　理论课教学效果评价示例（续表）

学生表现的课程评价

学生表现的课程评价有 多少学生（占班级的数 量和百分比）没有达到 平均考试分数的80%， 但是通过完成课程任务 情况、家庭作业和（或） 学生课堂表现或发言通 过了课程？	秋季学期_____ 　　　　_____% 春季学期_____ 　　　　_____% 夏季学期_____ 　　　　_____%

其他评价方法

在本课程中还使用了哪 些评价方法？	_____书面作业 _____学生课堂发表 _____家庭作业 _____在线讨论 _____小测验 _____其他 （如有请列出）
在所有评价过程中是否 使用评分量表（是或 否）？如果选"否"，请 证实是效度和一致性。	是 否（解释）
本课程是否遵循了护理教 学指南或规范中的系里的 评分制度（是或否）？ 如果不是，请解释原因。	是 否（解释）

学生表现的外部衡量标准（ATI）

明确这次课程的 ATI 内 容的掌握。		你从测试数据分析中 学到了什么？	下次你再教这 门课时要做什 么改变（以及 为什么）？
参加 ATI 测试的学生总 数是多少？	秋季学期_____ 春季学期_____		
达到测试基准的课程数 量和百分比是多少？（熟 练水平达到2级及以上）	秋季学期_____% 春季学期_____%		

ATI，评估技术研究所；ATI 测试是学生在考取护士执业证书之前的一个精准测试，通过该测试可以评估自己目前的知识掌握水平和程度

生的一个重要因素，如医疗改革对执业护士开放了市场，很多院校将以此为培养目标招生。招生政策一旦确定，就要开始着重研究招生策略。应对招生宣传手段和招生宣传材料、招生信息的准确性以及招生结果进行回顾。对于学生获取的关于该校基本信息的审查可以从一个方面确定招生宣传手段影响学生申请决定的程度。

招生政策应明确界定，并符合项目的既定目标。招生政策务必可靠、有效，招生时应考虑学生最终通过执业证书考试或资格考试的可能性，防止不必要的减员。学生资料是入学招生及确定项目特点和发展趋势的重要判断依据。许多高校都要求进行基础入学考试，包括学术能力测试或学科专业测试、数学、英语和阅读能力考试等标准化考试。中学和高等院校有时会刻意夸大学生的考分，使审查成绩单很难衡量学生的能力。Breckenridge、Wolf 和 Roszkowski（2012）研究发现了许多执业证书前项目学生成功的原因，也确定了相关风险因素。除了考量学生平均成绩、美国学业能力倾向测验和相关成绩等因素之外，其他因素如收入水平低和英语非母语等因素对于学生能否成功通过执业证书考试更为重要。评估技术研究所开发的基础学术技能测试成绩也可以预测学生的学习成功率（Newton，Smith，Moore，& Magnan，2007）。整体综合考量学生的情况并使之适应当前医疗保健服务体系的特征，可能对判断学生能否有效地为多样化人群服务提供一定的借鉴。

应审核招生政策中是否存在歧视性因素，还应明确找出那些教育上的歧视因素，以保障学生与学习计划相适应，以及从社会正义角度来看明显的歧视因素。例如，要求学生在进入护理课程学习之前完成某些预科

学习是合理的，其目的是提升学生的学习效果，这样一来就获得了取得成功的基本能力，特别是招生目标要求多样化时要注意这一点。根据性别、性取向、宗教、种族或者种族本源而不录取学生的做法不合适且违法。

随着大学入学要求的变化，许多州对高中学习的要求也相应增加。执行评价审查者须及时了解这些变化，以保证评价一致性，并对那些在没有增加课程要求前已经毕业的高中毕业生设立专门的指导项目。计划必须到位，并确保及时沟通。有些项目负责人提出，应将入学成绩与学业完成情况、毕业率及执业证书通过率等做相关研究，以确定招生和毕业之间的联系。尽管这种方法不能衡量有潜在成功可能但却未被录取的学生，但它也可以为各项与成功标识看上去关系不大的标准提供一些相关数据。

对于学生在校学习过程的评价必须公正合理，符合项目目标和大学制度标准。例如，每个学期结束时，分数是否作为升级的条件？如果学生出于某种原因辍学，那么返校的条件和标准是什么？这些制度是否现实？学生是否完全知晓？除了例外情况，制度标准是否适用于所有学生？

学生满意度和正式投诉记录应作为学生在校学习过程评价的一部分。学生如对大学制度或程序有异议，可以遵循学校的申诉程序提出申诉，学生需了解申诉程序以及如何使用。某些程序应以书面形式进行，以便为审查有关课程成绩或进度争议提供依据。这些制度是否根据具体学科或具体学校制订，要由大学的规模和复杂程度确定。对学生申诉的年度审查和关于这些申诉的决议，可作为学校政策和程序修订的重要依据。所有利益相关方都应参与申诉的审查。大多数项目都会设立一个由

学生和教师组成的申诉委员会，并建立相应的行政审查渠道。

还有一个项目内部的审查方法是对辍学学生进行调查或采访，可以获知学生辍学的原因。常见的原因可能包括学习困难或因成绩不合格而被开除、经济困难、角色冲突、家庭压力、参军或健康问题等。对辍学潜在原因的审查常常表明可以改变干预方法以降低辍学率，这些变通的干预方法可能与学校的学生服务或具体项目问题相关。

一些项目还会收集学生辍学前的数据，这些数据可能对该项目有潜在的影响。收集数据的范围取决于评价的目的。如学生学业记录无法收集到相关数据，可以通过学生调查来补充。在取得学生知情同意后，从学生学业记录中获得的数据可包括入学考试成绩、平均成绩、辍学时的学习进度、具体课程成绩以及辍学史和返校继续就读的数据。这些数据范围虽然较广，但有助于分析辍学学生的资料，以试图在学校的控制下判断潜在的干预策略要素。在研究时，可以将辍学学生与完成课程学生的资料予以对照，通过学业成功指标评价分析两组之间的显著差异，研究结果将会更有意义。框 26-7 提供了与 APG 政策和程序评价相关要素的总结。

框 26-7　对入学、学习过程、毕业政策和程序的评价

- 招募足够数量的合格学生来保证项目的可行性。
- 招生入学政策明确界定，招生宣传材料与项目目标一致。
- 学习政策和规定公平合理，向学生公示并与项目目标一致。
- 学生满意度和正式申诉的记录作为持续改进的组成部分。
- 评价和解决可能的辍学原因。

对教师的评价

项目必须有足够数量的合格教师来达成项目的任务、理念和预期成果。项目的性质、上级机构的期望、学生人数以及认证机构的要求，都将影响所需教师的数量和资格。教师的资格可以从以下几个角度来衡量：教师资格证书、教师多样性和专业经验等。

教师资质

教师应具有与教学任务及所教授课程的水平、学校、服务和学术要求相匹配的资质。教师的专业经验、教育和专业背景应能满足其教学任务的要求。对护理教师拥有的学位层次评价与教师所教授的课程层次有关。为学士学位课程教学的教师应最低拥有硕士学位，从事硕士研究生教学的教师应具有护理学博士学位或相关领域的最高学位。许多护理院校鼓励教师研修并获得最高学位，但护理人员拥有高学位教师数量不足，护理教育行业面临着一定的挑战。美国护理学院协会 2013 年度报告指出，只有 47.9% 的护理教师具有博士学位。该报告还指出，约 88% 的护理教师职位虚位以待，仍在招聘拥有护理学博士学位或相关领域最高学位的教师（American Association of Colleges of Nursing，2014）。为解决博士学位护理教师的短缺问题，一些护理院校可能会向已获得硕士学位的教师提供额外的奖励或支持，以激励他们继续攻读博士学位。在这种情况下，必须注意避免"近亲繁殖"导致的比例失调的现象，即太多教师在同机构获取学位。各教育机构的教师资质标志着学院的多样化理念和开放包容的创造性，而教师的"近亲繁殖"则不利于学院的发展。

教师资质的评价还应包括与职称相关的

教师资料评价、对有终身任期或非任期职位任命的区分，以及全职与兼职职位的平衡。对不同层级教师人数和比例进行评价，为评价教师的教学经验和专业知识提供了衡量标准。如果学院中已经获得高级职称（副教授或教授）的教师数量较少，与其他学术学院相比，会由于高水平教师不足而影响该学院护理教育的发展。在某些大学，教师层次呈现多样化，如教师中有非终身教授、临床指导教师，也有终身教授和科学家受聘为教师（参见第 1 章）。而在某些大学，只有正式聘用的教授才能参与机构管理。大学和学院教育常委会负责制订教师职称评级和任期标准。在大学层面，标准和政策的制订受有资格参与管理的教师数量影响。另一方面，如学院教师大部分为终身聘用制教师，则可能成为多元化教师聘用或增加某领域聘任教师数量的阻碍。为推进足够数量的教师参与管理，满足学术咨询、课程开发和课程评估的需求，专、兼职教师数量的平衡也应作为评价指标之一。

关于各院校的教师资格，应首先明确相关要求和标准，护理院校可根据这些要求进行师资配置。一旦确定了教师资质的相关评价标准，评价者就可以根据这些标准对教师的基本情况进行评价或分析。在评价时，还应注意分析影响师资配置的相关因素。追溯学院 5 ～ 10 年之内的退休教师档案，并分析教师离职的原因至关重要。学院招聘教师的计划和教师的留任因素都会影响教师资格评价。

影响院校招聘和留任教师的相关因素是薪酬。如果护理院校的发展目标是促进优质教学并在全国有一定的影响力，则所提供的薪酬必须具有竞争力，才能吸引各种卓越的教师群体。对于薪酬的比较有多种途径。内部重要的比较方式为，护理教师的薪酬与学校更大院系内同等级别和成果产出量的教师薪资是否基本持平。外部数据比较可从美国护理学院协会、美国国家护理联盟、美国大学教授联合会以及诸如 10 所著名大学联盟等地区组织的数据中获得。美国护理学院协会为专职护理教师提供了薪酬水平信息，包括按职称、学位以及国家地区的平均和中等薪资水平参考（American Association of Colleges of Nursing，2014）。美国学院和大学人力资源专业协会对提供学士学位和更高学位类型项目的公立和私立机构教师薪酬进行了年度调查。国家教职工薪酬调查组调查了四年制教学机构，按照学科和教学层次提供薪酬的依据（College and University Professional Association for Human Resources，2014），本次调查的结果可在网上查询到。此外，根据国家的不同地区、机构运营预算的多少以及有宗教背景的私立学校等变量也可获得关于教师薪资分类数据的定制报告，并可用于更准确地比较本校教职工与同行机构的薪酬。某些护理院校也可通过与共享数据的同行机构联网来获得薪酬信息比较。

教师发展

教师发展应该始于对大学或学院、各部门的目标的介绍和了解。在这个过程中，教师社会化开始向学术界转变，要对教师们介绍每个机构及学校各个层面的使命和目标。应该将原来的预期目标作一个回顾，并且分享所有能加强和引导目标达成的文件。例如，新教师通常可以领到制度手册，内容包括一般政策和教学、服务和科研期望等。院校还会带领新教师熟悉学校内部各院系、后勤部门及其他物理环境。每个层次都有更明确的方向。除了从校园和机构层面向新教师做介绍之外，学校或学院一般会为新入职及已有教师提供一系列开放的有计划的会议讨论。讨论的重点可能包括新教师的常见问题、基本需求及学校政策变更等内容。例如，很多学校会在采用新技术的同时定期举办教职工会议培训。向教师们提供有关政策变化、课程变更、学校或机构的任何其他层面的新发展很有必要。

教师完成入职手续后，就会获得有关专业发展的支持。学院教研室会支持教师开展科学研究，学院其他部门或技术支持部门也会为教师提供技术支持。学院还应不吝动用经费或合作计划鼓励教师参加会议、研讨会、研究座谈会等，这些都是教师发展的重要途径，并作为评价结果部分进行追踪。

越来越多的院校开展了辅导项目，这为研究和教育提供了多方面指导。辅导是一种多维度的活动，由高度个性化的二元过程和关系组成。理想的导师致力于帮助学生在个性和专业方面得到双重发展。导师的特性包括守信、诚实、慷慨，并且拥有学生想要效仿的品质（Carey & Weissman，2010）。导师和学生之间建立了一种相互关系，在这种关系中，参与者之间存在着知识差异，但这种关系超越了导师关系。导师通过对学生的倾听、肯定、建议、鼓励和期待其付出，帮助初学者进入专业状态和规划职业方向。无论导师与学生的观点有何差异，导师和学生都应清楚自己的角色定位并允许个性化的发展。在高等院校，根据部门级别分配导师，在普通学校，导师经常由相关的管理中心或学校教师委员会分配。基于个人需求或发展计划的需要，一名高级教师被指派为 1 年期限的导师，同时继续担任原先的职务很常见。如果这种关系延长并超过了 1 年，年

末或一段特定时间之后应对师生双方进行评价，主要评价内容是师生指导关系的性质和有效性。导师的职责一般由机构确定，但一般职能包括咨询和讨论、回顾课程材料、观察教学过程、协助处理评价数据、建立教学模式、鼓励学习以及辅导。

导师可以指导教师或其他人员利用校园支持系统申请经费以开展科研。导师也会给教师建议或提供服务资源，以帮助教师升职或达到任期愿望。这种关系的主旨通常具有协商性和建设性；然而，一些学校更倾向于有针对性的规范方法，尤其是对新教师。为了努力构建公平的教师发展机会，导师不会成为评价者。

最后，高等学校拥有其继续教育部门，并期待这些部门参与教师发展。通过继续教育提供一系列与教育策略、试题编制、教学评价或其他方面相关的工作坊。这些活动通常也对其他教师开放，并提供更加多样化的参与人员，并为部门提供财政支持。一些继续教育部门帮助教师举办与其专业知识领域相关的会议，并辅以学术讨论会或其他活动，为教师的专业发展提供服务，并为教师提供分享他们作为专业知识上的专家进行演讲的机会。

教师学术发展

教师在学术活动中的成就可反映项目的有效性。许多学校应用 Boyer（1990）模式作为评审教师学术成果的基础。知识发展（探究性学术）和教学发展对于学院来说都是至关重要的，也是全体教师所期望的（详见第 1 章）。教师选择在他们卓越的领域进行研究，并根据学校及部门建立的标准进行衡量。学科内外标准需要同专业评价一起进行审查。研究数量和发表论文的重要性评价

远远不如研究成果的质量评价。一些委员会要求教师选择 2～3 个最好的研究课题和发表的论文以备审查，而不是提交全部成果进行审查，这突出反映了质量是重点。另一个期望是由外部同行和部门主席对提交的作品进行审查。文章的发表与刊登是考查成果质量的重要依据。文章发表的期刊和发表期刊在本学科靠前的排名也是被考量的依据。文章发表之前，知晓学院建立的与文章发表有关的制度标准至关重要。具体举例说明，与发表整本书的一个章节相比，一些学校更看重重点期刊发表和整本书的编写。第一作者、合作作者或通讯作者权重相同。通常也将文章引用情况作为评价重点。一些大学也会考虑成果的创新程度，如广播或电视制作、录像带、乐谱和依据学术或专业特长进行编舞等。获得高额奖励和得到领域内专家的认可将为此成果提供令人信服的评价证据。

获得研究项目、学术项目和特殊项目的资助是评审教师学术成果的重要评价依据。根据资金来源界定成果的分量。内部资助不可能和外部资助占同样的权重，外部资助或许更为重要。例如，得到主要基金或联邦基金的资助应比得到来源不明的小额资助获得的权重更大。在审查过程中，无论是对主要研究者还是课题参与者的评价都十分重要。有广泛受众的应用型研究的价值正越来越受到重视。任何学术研究的关键都是分析证据，并在理论基础上进行综合研究，而不是简单的描述性研究。总之，各高等院校评价标准的确立应基于其任务和使命。学术成果最好由作者的杰出同行做出价值判断。

教师学术研究的应用可通过专业实践和服务予以评价。有些学校将专业实践服务作为重点，而其他学校的教师认为这不如研究那样有价值。并且，有证据表明越来越多的院校开始尝试制订反映学术服务的发展标准，以引起大家对实践服务的重视。学者的临床实践和临床能力评价标准基于国家对个人的认证，特别是对那些希望寻求认可和提升临床能力的教师。各大学的使命使其侧重点有所不同，大学服务的重点在于与教师群体专长紧密联系。在学院内部，教师通过参加所在部门的委员会及项目并发挥领导作用来展示服务。更广义地说，是在整个校园及大学层面上的参与。参与对创新事业、改良及政策制订有决策性影响的委员会是有意义的服务的体现。在校内行政管理岗位上任职已可被视为专业服务的证据。

除了为所在机构提供社会服务之外，教师还可以通过专业实践或参与政府组织的其他活动来提供服务。政府组织相关的专业活动从某种程度上反映了知识的应用及拓展，并更新了学术上的发掘点。例如，给代理机构提供技术支持和为政府或私人组织提供公共政策分析等。双职岗位或与需要某种专业知识的实践机构签订合同对专业人员来说是另一种服务的例子。当然，教师开办诊所是这种服务方式的强有力的例子。一些机构在评估时也会考虑应用研究作用服务的内容。

教师提供或参与一些社会服务时，不仅要提供活动列表，而且要用文字说明服务的价值。教师在服务领域内得到表扬信或外部机构提供的奖金也可以作为证据用以评价。在机构内，教师提供有价值的服务的对象要给予一定的系统反馈。通常教师会因服务而收到例行公事的感谢，这对界定服务的价值意义不大。对提供服务者表示感谢并对其特别专业服务进行评议反馈和说明效果可作为服务有价值的证据。

学术整合还体现在从事跨学科研究、解

读研究成果或在专业领域提出新见解方面。向公众展示学科相关问题以帮助公众了解本学科、开发新型教学材料、提出新的教学方法、出版专业报告的教师都是学术整合的例子。整体学术评价可通过确认研究是否发掘了新知识、阐明了主题或展示了创造性的洞察力予以判断（Boyer，1990）。

让教师在系统里所有领域的课题都有卓越成果是不可能的。Boyer（1990）模式尝试着眼于学术需求并从这个角度看待学术成果，教师提供多种途径证明研究成果的价值。研究成果和出版物对于学院来说是评价的重要组成部分，对综合研究性大学来说也是至关重要的。教师单一领域的评价和奖励具有局限性。而且，这会使多样化的教师工作价值大打折扣。多样化的学术专长可以提升该院校的声誉并促进资源的更好利用。教师有责任在一项或多项成果学术领域提交成果的证据，机构负责人也有义务支持研究过程和奖励优秀成果。

教师表现评价

教师表现评价的目的在于提升改进教学质量。教师表现评价基于大学内所在护理项目的理念、使命和初始目标。教师表现评价主要根据具体工作描述或课堂教学、临床教学任务完成情况以及对学术和服务的期望。初级院校、某些社区院校和部分高校重点关注所在区域的教学和服务任务的完成情况，这也是教师表现评价的重点。研究型大学不仅关注教学和服务，还强调对研究和学识的关注。在教师表现评价政策和标准中，有宗教信仰的高校和大学可能包括关于为教会服务的附加期望。

教师表现评价政策和程序应清楚地传达给教师。常见的一种方法是要求教师每年向直接监管部门提交他们过去 1 年中的绩效评价报告和发展计划，这需要与大学各部门的任务和目标一致。教师的个人目标也可作为发展计划的一部分，需得到监管部门的认可。教师个人目标可以是短期目标或长期目标，应包括实现目标的活动计划和策略，以及完成目标的时间表。这些教师目标不只与教学有关，也与获得职称和晋升有关。学院应定期开展教师研讨会来回顾目标发展过程。会议由监管部门和管理部门组织。

教师一般会在期末进行自我评价，包括教师的表现和发展目标的达成、阻碍目标实现的绊脚石，以及未来要如何克服这些障碍才能提升表现。也可以采用档案袋评价方法，包括教师的发展计划、自我评价、学生对课程评价的副本、学术工作和服务的事例，并提供书面说明材料详细描述教师的学术成果和展望。在年度绩效审查时，教师的上级主管审查教师的自我评价材料，并为完成工作总结和展望的教师提供书面反馈。各院校采取的形式不尽相同。一般这种反馈以绩效量表的形式评价，根据相应的标准给出等级。使用绩效表格的形式可以保持评价的一致性，量化分析学院教师的学术表现，确定教师在某一领域发展的可能性。例如，如果一些新入职教师表现欠佳，那么可以根据量表提示提供额外的进修或教学训练。

同行评价是教师表现评价的另一个重要组成部分。大多数高等教育机构都已开始实施针对教师教学活动和表现的同行评价。同行评价标准一般由教师商议后拟定，经教师委员会同意后实施。委员会评价由形成性评价和终结性评价两部分组成。有些院校的形成性评价是在教师试用期完成一半时进行，通常定在教师任职的第三年。在对教师进行授予终身教职的终结性评价之前，也可每隔一段时间进行一次形成性评价。院校一般允许委员会将形成性评价结果向教师说明并提供建议，为终结性评价做准备。终结性评价一般在试用期末进行，通常在教师首次任职之后的第六年。在规模较大的高等院校，一个在学院或系层面的由同事组成的初步评审委员会将对该教师的终身教职档案进行初始审核，做出有关是否推荐晋升，或授予终身教职的建议，然后再将评价表转给相应管理部门和同行校委会做进一步审查。最终建议递交到相应管理部门，由董事会董事或其他校级机构管理人员做最终审定。各特定院校根据其特点可能会有所区别。

高等教育中的一个普遍问题，特别是在研究型大学，即缺少全体教师按类型进行区分的评价计划和标准。针对晋升和终身聘任制教师的测评标准在不断完善和细化，但针对非终身聘任制教师的测评标准尚不完善。有些学校也有非终身聘任制教师担任讲师、研究员或临床指导教师职位，这些人也会从有系统地根据其职位描述及预期成果而审慎制订的评价标准中受益。Boyer 学术模式和六种评价属性为非终身聘任制教师的绩效评价提供了一致的方法（Wood et al.，1998）。另一个群体是兼职教师群体，他们也需要通过评价和获得机会促进成长和发展。越来越多的兼职教师希望将他们也纳入年度考评以再度聘任。院校可以根据终身制教师的考评标准尝试为非终身制教师和兼职教师提供测评。

外部因素可能会影响教师表现评价的结果。例如，外部机构诸如州立立法机构和教育委员会可建立问责制，其对高等教育的要求及标准适用于整个州。教学工作量成分分析就是常见的例子，经常根据教师授课学时来确定教师的工作量。有多种评价模式满足

标准，无论采取哪种评价模式，常规标准都是大同小异的。教师工作量设计应满足大学和学院的使命和目标，并涵盖这些机构对教师强调的专业角色的期望（教学、服务、研究）。虽然教师预期工作量均等是很重要的标准，但为满足学校需要，也应具有灵活性。框 26-8 提供了与教师表现评价相关因素的总结。

框 26-8　教师表现评价要点

- 教师完成工作量要求，教学工作表现与学院的使命、理念和项目预期结果相一致。
- 教师入职时接受学校的培训。
- 教师有充足的专业发展支持。
- 教师学术活动成果与项目的效用性和大学使命相一致。
- 教师绩效评价能够促进教学质量提升。
- 教师团体和个人成果验证了项目的效用性。

学习资源评价

大学的教室和实验室需要提供有效的教学和学习环境来支持项目效用性。评价教学空间包括教室是否有足够的规模、数量，以及环境是否舒适以提高教学效果和促进学习。教学环境评价内容一般包括学习资源中心、模拟实验室、计算机中心、教学设备和用品供应中心。教学额外支持空间可包括教师与学生的休息室。此外，足够的办公室场地和设备、会议室等对支持教师团队合作和学术研讨均非常重要。教师需要封闭的个人办公室，以提供咨询、敏感建议及评价会议。除了这些基本因素，在项目任务书中应明确对于空间需求和配置的说明。教学空间配置应与项目任务书中对设备和空间的最初期望保持一致。该因素评价通常通过调查教师、学生和职员来进行。该项评价的另一个

内容是对这些设施资源所记录的书面清单。对教学空间来说，空间和设备的配置不仅对完成项目使命和目标非常重要，对了解教学空间的具体位置以及设备的利用与维护也十分重要。

临床机构评价也是重要组成部分，以此确认其在提供恰当的学习体验中的效用性及对达成项目使命和目标中的作用。此评价包括对该医疗机构所服务患者的考虑。对患者数量是否能满足项目的学习目标及是否能够匹配学生数量的评估十分重要。当然，这对于该机构提供高质量护理教学服务以促使学生达到高标准的社会化来说同样重要。一种评价方式是机构认证合格证明，另一种方式是专家鉴定由教师对该机构进行评价。护理人员愿意与学生沟通互动是十分重要的，同样重要的是该机构的护理人员有足够的能力进行言传身教。评价时需要了解有多少学生使用同一种机构，机构内有几个科室、预订这些科室是否困难都是要考虑的重要因素。任何特殊限制或要求都可能影响该机构作为实习点的决定。

对临床经验评价的另一途径是审核代理协议，这些协议必须被重视并应定期审查。协议条款说明务必明确并满足项目标准。例如，所有协议都应包括取消或中止协议的步骤和时间表，并用条款说明允许学生完成当前课程学习的安排。在协议限制和规定的范围内，教师保持对学生任务和评价的掌控也至关重要。法律顾问对协议的审查将确保合同经过专家鉴定且符合各项法规。

一些学校也设立并实行了教师运营诊所，这些诊所也是学生的学习基地。诊所中与学生学习相关的评审与合同，应像其他机构一样进行评价。

教学技术

信息和教学技术必须跟上时代的发展，并且能支撑项目目标的达成。对教师和学生而言，教学效率与可利用的信息技术直接相关，使他们能履行各自职责并创造一个动态的学习环境。信息技术成果的应用情况属于评价的一项内容。例如，某院校一开始只有部分教师希望在教学中使用虚拟仿真，随后全体教师都愿意应用虚拟仿真来提升学生的学习效果，说明该技术成果得到了认可。另外，还可以通过虚拟技术与项目课程的整合情况判断成果的效用性。虚拟实验室的使用评价包括使用频率和从简单到复杂模拟的学习经验类型。教师和学生对虚拟实验室的满意度是另一个有效的衡量结果。技术需要应最大限度地与学校任务及目标相联系，尤其是与教师教学活动和学生的学习需要有效结合。

同时，还应评估学生入学或就业时是否应用了信息技术。学校图书馆或计算机实验室等资源设施的使用，为学生和教师的软件和硬件发展提供了机会。护理技能的教学和学习的信息技术已经取得了令人兴奋的进步，但评价时还应考虑这些设备和软件的适用性、师生是否已经准备好使用这些资源。与信息技术部门建立合作关系以确保信息技术效用性很必要，教师和学生应与信息技术维护人员进行及时有效的沟通。

远程教育

远程教育在高等教育和护理教育中越来越普遍。对远程教育的课程内容认证、学时分配以及课程回顾，一般由不同州或国家委员会的相关标准确定。在一个州内，如果一门课程内容的 80% 使用远程教育，那么这门课程就是远程教育课程［Definitions of Distance Education（courses, programs and students）for SIS Coding and Compliance Review and Reporting Credit Hour Allocation, 2013]。混合式教学模式是有些课程内容采取远程教育模式，有些课程内容则需教师与学生面对面进行。

一个项目应用远程教育作为部分课程或全部课程教学的基本方式时，其教学方式对项目结果、教学实践的实施、技术应用的效用性和教学质量的影响必须纳入评价。远程教育项目的数据收集方式可能与一般教育有所不同，需加以修改。因为学生不在现场，需要采用具有创意的方法，如应用视频和书面表达相结合的方式评价学生学习情况。远程教育需要采用与以往不同的互动和创新性教学策略。远程教育在招收和录取学生时需要有特殊考虑，因为一些学生缺乏取得最终成果的动力和能力。需要考虑远程教育项目实施的其他方面，包括教师的发展和支持，学生的定位及如何给予在线学习指导、学习资源和支持服务等。必须用合适的技术，特别是互联网传输模式和用户支持维持远程教育。另外还应考虑远程教育的相关费用（参见第21章）。

图书馆资源

学校和机构提供的馆藏资源必须足够支持项目学习。评价时需关注图书资源（书籍和期刊）的持有量、图书馆服务以及图书资源的利用率。教师、学生以及图书管理员都是评价的重要利益相关方，通常遇到相同的问题时，每类人群都有不同的看法。对于通过馆际合作和在线数据库直接或间接获得图书资源的相对重要性常有争议。显而易见，对教师和学生来说，直接获得图书资源非常重要。

有各种标准用以衡量图书馆藏书量是否充分。一些学校采用公布资源列表的方式作为图书馆藏书量的标准。基于书籍年鉴，《美国护理学杂志》资源列表经常被作为衡量标准。一些院校认为，图书馆藏书中拥有所有符合需要的教科书和阅读资料是非常重要的，至少对于本科学生而言应有这些要求。由于研究生学习阅读预期量比本科阅读量更大，所以需要更多的数据库来查阅更多资料。教师工作小组经常被分派查阅与研究生专业特色教育相关的馆藏。查阅资料可能会用到相同科目的同等级别机构的馆藏量，而有些科目则依赖于教师的专业知识。有些人认为让专业教师列出所需护理书籍作为评价依据是可行的。总之，图书馆馆藏总数量将会成为审查的参考点。

图书馆服务同藏书量一样重要，通常用调查的方式进行评价。图书馆服务评价应建立在均衡一致的基础之上。图书管理员、学生和教师均需对提供的服务和服务效用性做出评价。内部调查结果可能提示有关图书馆服务的具体信息。例如，内部调查通过审查图书馆系统来确认满意度和借还图书的时间表。这可能是根据既定目标进行衡量，如1周内的平均借书时间。除了量性数据之外，对图书馆服务的评价，如经常提供有价值的数据服务，可以提供关于图书馆服务的质性数据。有些图书馆会针对不同院系对图书馆利用的情况进行分析。有些图书馆不做这种分析，但是可以估计实验组学生使用图书馆的机会少于、等于或多于其他学生。有些图书馆查询系统有非常自由的查询时间，而有些图书馆没有。这可以根据实际情况纳入评价体系中。

大多数图书查询系统都能有效使用互联网技术，互联网提供了阅读丰富资源、阅读全文和复制服务。因为互联网无处不在，这种方式可为五湖四海的学生获取信息资源带来新机遇和挑战。利用此服务机会的人将建立专门的访问评价标准。识别和审查供教师和学生使用的数据库，以及用于引导他们使用这项服务的方法非常重要。框 26-9 提供了与学习资源评价相关的要素总结。

框 26-9　学习资源评价

- 教室和实验室设施提供了有效教学和学习环境。
- 临床机构提供了有效学习经验的场所。
- 信息和教学技术及时更新并支持教学目标的实现。
- 图书馆服务和馆藏具有综合性，并能满足师生的需要。

管理效能、结构及管理方式评价

项目管理者的资历和领导能力对项目效果而言十分重要。应每年或定期对管理者进行正式评价。对管理者进行的具体评价包括管理者是否引导部门建立明确的任务和目标，以及管理者领导学校或部门取得的成果。成果包括内部成果和外部成果，即所在机构在校内和校外的单位声誉。评价还应关注管理者筹资和公平有效地进行预算分配的能力。正直和协作也是一个值得关注的问题，解决冲突、做出决策、激励和处理人际关系的管理能力也同样要关注。

无论大学的规模和关注点是什么，管理效果评价都应由全体教师共同参与。教师应有提供管理者绩效评价反馈的机会。这个协作过程在不同等级的护理院校和机构内均可进行。例如，护理学院院长应在收集教师的全面反馈信息后，对护理项目负责人进行评价。学术副校长评价护理学院院长的管理水平时与上述过程类似。对于所有级别的管理人员，来自其上级和下级的评价都纳入考虑之中。作为教师或管理者都应做出自我评价，从而鉴别自身优势、列出未来需要改进的地方及发展计划，如接下来一年内的计划。除合适的绩效评审考核过程之外，教师和管理者应反思评价过程的效用性，包括评价形式和改进策略等方面的有效性。

在评价中也可使用标准化评价工具，如由 IDEA 中心提供的对部门主任和院长的评价量表，这也是一种评价管理效果的较好的方法。使用标准化工具的优点是可以提供一个与国家基准进行行政绩效比较的机会，但缺点是成本过高。

除有效的领导，部门结构和管理方式必须提供有效的沟通和解决问题的途径。制订规章制度和章程可提升管理效果。护理院校应检查规章制度与上级机构以及学校规章制度的一致性，并且评价促进教师参与学术管理相关机构的效用性。例如，对委员会与院校的使命和目标进行比较分析是有必要的。这些常务委员会的机制能够处理与教职员工事务、学生事务、课程安排、院校预算和任务等有关的重大问题吗？在设有法学院的大学里，随时都可以就章程是否符合议政制度及检查其一致性等问题进行咨询。

从某种程度讲，章程内对利益相关方的纳入评价也很重要。例如，学生代表在委员会中的位置是什么以及如何定义投票权？是否建立了相关机制并描述其功能？所有委员会的会议记录都应存档，并予以有效报告。这些记录应包括参与成员、会议议题、重点讨论的问题，以及对决策和行动的精确描述。这对每年委员会的接任候选人评价很有帮助。每个条目后面，应有一个代表性指标（如教师、学生、校友或服务对象代表）。通过这种方式，可以考查利益相关方是否真正是指定的委员会代表。代表性是整合利益相关方的一种预期手段，但出席和参与是实际参与的指标。因此，每次会议的出席者都应在记录中体现出来。评价小组可能会为了考查这些因素，检查会议参与记录和决策。在评价过程中，追溯数据十分重要。例如，被检查者应说明决策和文件如何引导形成最后的决策。如果课程委员会的建议要转交给教师理事会审议并采取行动，则应记录转交日期。学院委员会的记录可以体现项目的阶段进展情况和做出决定的时间。记录要求准确以供审查。

应评价政策的有效性，以支持和指导与项目执行有关的沟通和决策。学院政策须用手册或文件的形式展示，并且尽可能提供给任何有需要的教师。很多院校为新入职教师提供电子或打印的政策手册并不断进行修订。学生一般在合适的时机也会收到与自身学习有关的政策消息。例如，学校目录中也包含了一些政策。与特定课程相关的政策通常包括在课程材料中。政策如何传播给受政策影响者的调查，应是政策评价的一部分。当政策有变更时，应及时让师生了解，院校应每年审查并定期更新学院的相关政策与规章。政策的投入使用须有批准文件，以及利益相关方的签字和投票情况说明。主题会议记录提供了相关方的讨论和行动依据。政策表达要明确、准确。相关政策若未得以实施，则应分析其原因并制订相应干预措施。框 26-10 介绍了与管理者、组织结构、管理方式相关的评价要点。

财政资源评价

项目效用性取决于充足可用的财政资源。护理院校的预算（学院或部门）应参照相关人员、设备和用品、参加会议及基础设施等相关因素来制订。作为一个评估起点，个人工资会根据供求情况进行评价，并针对该大学、地区以及全国的教师和员工工资的指导方针进行审查。例如，某政策已经指明多样化的教师可以完成项目的任务和目标，但是这一政策的实施取决于院校财政能力用以招聘和吸引教师来满足综合结果的期望。如果大部分人事预算是针对兼职教师，那么想在教学、奖学金和服务方面实现广泛的教育目标，就很难在理想水平上转换成全职职位。在前面提及的对教师薪酬的对比性分析结果也会影响预算审查。如果教师薪资需要增加或缩减，则需要另一套替代方案，以达到财政支持充分满足教学需求的预期。

随着技术的进步，确定财政支持的用途变得越来越重要，远不止在物理空间部分提到的通常考虑的物理环境。虽然可找到内部和外部的资源来获取这类技术，但维护和升级技术的资金是一个需要关注的问题。许多项目都获得了技术硬件的拨款，结果却发现预算中没有可用的软件维护和升级款项。严谨的记录保存为该领域的未来需求和技术成本效益评价提供了一个数据库。为投资提供最大回报的技术做出决策。这些数据也为获得额外资金提供了支持性证据。可靠的数据比愿望清单更有说服力。未来的采购可能部分取决于有效使用现有技术的数据。这是涉及多个利益相关方的问题。

> **框 26-10　管理者、组织结构和管理方式评价**
>
> - 项目管理者具有提高项目效果的资格和技能。
> - 部门结构和管理方式提供了有效的沟通、决策和解决问题的途径。
> - 护理教师积极参与院校管理系统。
> - 有足够数量的教职员工和专业人员支持项目的效用性。

基础设施需要的维护和应用扩展也需要仔细记录。诸如对供暖、照明和电话服务等基本问题的记录为预测未来需求提供了趋势数据。必须记录对新项目进行维护和扩展的必要性；在没有数据支持的情况下申请资金，会导致做出不恰当的选择。

教师发展的资金对教师的成长来说十分重要，应基于学校和部门的使命和目标来确定并听取管理层和教师的意见。例如，如果提高学术产出是一个目标，一定比例的预算则主要用于参加研究会议和做演讲。一定比例的预算可以用于与教学和学习相关的会议和演讲，以提高教学卓越性。一些学校指定部分资金用于学生参加学术会议或用于学生的研究成果发表论文。评价应对指定用途的资金使用情况进行审查，并在某些情况下采取后续行动，以确定由学校资助的个人活动对学校的好处。有些学校在财务报告中会说明某位教师在某一特定时期内收到的拨款，并监测这一评价措施以促进公平。

财政资源也取决于护理院校寻求和获得外部资金的能力。校总部和学院或分校的规模和性质将影响本领域的成果预期。越来越多的学校不得不为项目和学术成果争取外部资金。稳定的资金来源也影响这方面的问题。公立学校过去从国家、学费和外部资助这三方来源获得资金。在大多数州，国家拨款的比例逐渐下降，公立学校正在努力通过增加学费或其他费用来弥补这一损失。因此，更需要建立获取外部资助的明确目标，并评价这一方面的进展。设定的目标可能比较宽泛或非常具体。例如，有些学校可能只是简单地表明每年依据审查增加的外部资金。在这种情况下，任何增加都是合理的。其他学校可能会设定具体的目标，如预计每 1～2 年要增长的百分比或一个五年目标

（在年度目标规定的水平上增长，以实现长期目标）。另一些学校具体指明了增加资金的来源。例如，一些学校表示希望从特定来源如美国国立卫生研究院增加资金。这些措施提供具体的评价指标。5 年和 10 年的趋势数据有助于分析进展情况，并作为未来目标的数据库。

与财政资源相关的另一个问题是发展资金。通常必须提供资源建立一个有预期回报的筹资项目。例如，许多学校都支持"学科之友"类型的咨询小组（聚在一起进行筹资活动）。校方应明确说明筹资的目标。一些人认为，受到潜在捐赠者重视的特定方案，获赠的可能性更大。当然，应指定一定比例的资金作为学校的自由裁量权，但目标资金也是成功的关键。评价包括衡量筹集资金的成本，而不是由此产生的利益。趋势数据对这一领域至关重要，重要的是不仅要知道获赠的金额，还要知道来源以及这些来源和市场营销的关系。

许多学校都有针对性的财政奖励计划以鼓励捐赠者参与教育任务，包括捐赠的桌椅、教学中心、技术设施、教师和学生的奖学金、图书馆的改建、课程创新计划等。评价这些举措的成果远比仅仅评价获得资金的数目更有意义。它应包括与既定的使命和目标的一致性、投资绩效指标的趋势数据、与同行业的比较，并分析这些举措实现既定目标的价值。

为了今后的发展，将资金来源作为审查指标也很重要。有些学校完全依赖校友作为发展资金的来源；有些学校则依靠公司和特殊利益集团。例如，在护理教学方面，医院为培养未来的护理人力资源，经常为护理专业师生的兴趣活动提供资金。如果建立资金投入效果和资金利用有效性的评价报告，医

院的投入可能还会增加。在这一领域经常被忽视的评价要素之一是告知捐赠者由于其慷慨资助而取得成果的机制，单是这一点就可能影响未来的捐赠。

对财政资源分析和决策的另一个数据来源是资金组的目标审查和针对附加资金的国家举措。当外部机构的目标和举措与学校的使命和目标相一致时，可为学校提供申请资金的机会，从而有助于实现外部资金的投入预期。通常可通过大学、图书馆检索、专业组织、研究和开发办公室或资助组织的直接接触获得这些数据。

无论资金来源如何，护理项目与高等教育中的其他项目一样面临着对更高的成本效益的期望。高等学校不仅面临提高质量、增强学术声誉的需求，还面临州和国家对财政的问责。由于学术项目是成本的主要驱动因素，所以高等教育机构审查学术项目的成本效益是合乎逻辑的。Dickeson（2010）通过使用一套通用标准（确定最有效、有效率以及重要的项目）对项目进行同步审查，提出了一个优先学术项目的程序。项目优化的结果是资源的战略分配，可能涉及关闭产出较低的项目，从而将资源转移到更具生产力的项目上。护理院校可能也会在不久的将来参与机构项目优化课题。具备多元护理项目的大型护理学校可能需要开展基于学校的优先项目，以确定护理项目中的资源配置。

足够数量的合格教师和专业人员支持项目的有效性是必要的。教师要达到教学、学术和服务的期望，提供给他们人员方面的支持显得至关重要。机构的性质、使命和目标也影响这一领域的标准制订。例如，有研究生项目的护理院校认为，研究生助教和研究助理的数量是重要问题。在某些情况

下，计算机程序员和统计学家对目标的实现也很重要。

文职和专业人员的水平对所有级别的项目都很重要。教职员工比例和满意度调查为管理、教师和工作人员对这种支持质量的看法提供了审查的基线数据。对这些数据的分析可能表明需要更多数据完成完整的分析。

许多高等教育机构都有专门的评价专业人员和文职人员的主要评价工具及程序。其他机构则依赖学校或部门的评价。还有一些机构的具体单位补充核心评价程序。根据学校的规模和复杂性，对工作人员的审查范围将大不相同。在任何情况下，都应重点评价被审查人员的职位描述和工作期望，以及工作职责在效率和效力方面达到的程度。与所有其他评价领域一样，该过程应包括对优势和需要成长方面的反馈；建立增长目标应符合评价结果。所有后续的评价需审查既定目标的进展情况。在工作人员评价中遇到的一个常见问题是，由于工作环境的变化，工作人员的作用已经偏离了工作描述。这可能会对评价造成负面影响。因此，有必要定期审查职位描述，以与目前的预期一致。应按照需求以及根据工作人员和主管之间的合作努力进行修订。

框 26-11 是评价财政资源相关要素的总结。

框 26-11　评价财政资源的要素

- 教职员工的薪资应与机构、区域和国家薪资指南相符。
- 预算应支持技术和教学创新。
- 有财政资源招聘和培养教职员工。
- 制订从外部来源、基金会、校友和朋友筹集资金的计划。

评价与外部机构的合作和关系

护理项目与外部机构的关系影响着项目的有效性。例如，与卫生保健机构建立的伙伴关系与合作安排对于为学生提供必要的教育体验至关重要。促进这些关系的一种方法是建立一个与这些重要的利益相关方直接沟通联系的顾问委员会，应评价顾问委员会的构成以确定其成员是否合适。为方便澄清问题，应向各成员传达并定期审查顾问委员会的宗旨和职能。顾问委员会的职责可以由调查委员会成员和护理教师决定，认定有关顾问委员会在实现其目标方面的有效性。

许多护理项目都与其他教育机构达成协议，为学生攻读更高学位提供延续性服务。社区学院和传统大学都接受学分互认协议（规定特殊录取政策和学分转换类型）。例如，一项学分互认协议可能涉及将入学为专科学历的学生录取为本科学历学生。为了满足学分适用性，涉及的两个护理院校应审核转学与录取标准，并评价学分互认协议和延续性计划的有效性。接受学生的护理项目应定期审查学分录入的评价程序，以确保准确。学分互认协议有效性的最终检验是审查入学录取率和其他各项成果。学分互认协议是否符合招生目标？由延续性计划录取的学生最终获得了成功吗？比较延续性计划的学生和传统计划学生的进步、各种能力以及课程完成率将为确定学分认证项目的有效性提供基线数据。框 26-12 总结了评价合作关系和从跨组织维度评估外部机构关系时需考虑的要素。

学生支持性服务的评价

对项目的评价还包括对入学前、录取时、毕业后学生的支持性服务。如果该项

> **框 26-12 评价合作关系和外部机构的要点**
>
> - 咨询委员会和其他利益团体与重要的利益相关方有效地沟通以支持项目改进和项目质量。
> - 学分互认协议和其他合作协议是互惠互利的，书面协议应符合双方组织要求。

与准学生的关系并不令人满意，将会影响学生入学率。当学生收到了关于项目的最新和准确消息时，学校便开始建立与准学生的积极关系。由于高等教育的成本，准学生需要获得准确的财政资助信息。学院务必准确评价学生成绩单并及时为所有新生办理手续。学院应有效率地办理新生注册手续，并营造欢迎的气氛。入学和注册过程应在尽可能少的时间内有效进行。如果学生在大学录取和入学时不够顺利，则可能导致大学失去生源。学生录取注册后，需要对即将加入的护理项目进行培训。培训应提供有关该护理项目的政策信息，尤其是进入临床课程的要求和学术发展政策方面的信息。

项目进展过程中的活动可能会影响学生的满意度及其作为校友的持续关系，也会对是否能成功获得最终成果产生影响。护理学院应为参加执照考试的学生召开专门的工作坊；对于为简历做准备和寻找工作的学生，学院还要提供帮助以便他们做好职业准备。

学术指导是影响项目有效性的重要因素，也对学生能否成功地完成项目产生影响。一些机构使用员工级别的顾问帮助学生注册和提供持续咨询，而另一些机构则将学生分配给教师顾问。项目应评价为教师提供有关进行有效指导学生的培训的效用性。通过调查学生对咨询的满意度，从而进一步分析咨询的有效性。作为咨询系统的一个组成部分，学生进入项目时会创建学术

咨询记录。这些记录能够提供学生咨询的全面客观的记录。对学生记录文件进行审核以确保在整个学习期间记录的正确保管和精准维护。

其他一些影响项目成功的直接环境因素包括住宿、保健服务、学生学术支持服务、办公室职员服务以及课外活动。通过调查学生满意度评价这些服务的有效性。全国学生参与的调查（Indiana University School of Education Center for Postsecondary Research，2014）是一项用来评价学生对校园支持服务和活动满意度的调查。通过测量学生用于教育相关活动上的时间量鼓励学生参加校园活动、激励学校更好地组织校园活动，这种调查还审查学生是否参与了有效的教育实践。学校层面提供相关佐证并可与国家准则进行比较。

框 26-13 是对学生支持服务评价相关要素的总结。

结果评价

结果评价的目的是确定项目是否达到预期成果。评价步骤可整合到期末课程或用于

框 26-13 评价学生支持性服务

- 准学生可以得到关于项目选择、入学标准以及经济资助方面的准确信息。
- 学生招生计划支持不同的学生群体入学。
- 准确评价成绩单，并及时为所有新生办理手续。
- 有效率地为新生办理注册并营造欢迎的气氛。
- 对学生进行适当的项目培训。
- 服务到位以支持学术、语言、文化多样的学生群体。
- 学术咨询有效。
- 从项目开始到项目完成，学生相关咨询记录准确并保持完整。
- 充分支持学生学习。
- 项目完成后，帮助学生准备执业资格考试。

离校学生校友及用人单位的后续研究。对每一项结果，可使用一个简单的模型提供评价框架。学院必须明确界定利益行为，并用基准阐明该行为的属性。教师必须确定采用哪些措施评价行为属性，并为所选的措施提供依据。最后，教师必须说明如何使用这些评价数据开发、维护和修订课程。为了实现评价结果这一最终目标，评价必须贯穿整个项目。孤立的结果评价不会为项目修订提供足够的指导。然而，结果评价是至关重要的，因为它可能是外部利益相关方判断项目价值的主要依据。

学生结果

在学习项目的多个层次上衡量学生的结果。学生的学习结果与学习者展示其实现项目目标的属性相关。例如评判性思维、沟通、治疗性干预技巧等。衡量学习者结果的其他方面有课程、临床实践和课堂表现。第 23～25 章对分层次衡量结果作了详细讨论。在广泛的项目层面上评价学习结果通常涉及总体数据的集合，用这样的设计来检验学习者成功的总体衡量标准。在这一层面上，可以向公众传达一种声音，即如何培养受过良好教育和有能力的从业人员来满足社区护理人力资源需求。

特别令人感兴趣的是学校内每个项目的毕业率和保留率（与学生流失率相对应）。明确了解毕业率和保留率将会影响项目未来招生和吸引学生方法的改进。从人力资源流动的角度来看，州的机构对毕业率感兴趣并将此作为教育项目投资回报率的衡量标准。监测毕业率可衡量一个项目的产出并提供有关项目本身的信息。低毕业率和高流失率可以说明录取标准、课程、教学有效性以及学生辅导等方面的问题。随着时间的推移，监

测个体学生的绝对流失以及记录毕业生的数量并与按毕业年份计算进入项目学习的人数做比较很有用。这就使得项目可以监测被录取的学生和最终毕业的学生。在成年学生人数较多的项目中，由于家庭原因或工作原因，可能会有更多的学生辍学。他们可能在日后返回学校或申请延迟毕业。在某个特定的班级里，若以录取人数定义，而非按照录取后如期毕业的人数来界定，则可能有较低的流失率。

许多项目把国家执业证书考试或认证考试的合格率作为衡量项目成功的标准。在某一特定领域就业的毕业生获得执照和认证的数量被视为培养出合格人力资源的标准。低于学校或审批认证机构设置的基准的合格率，可能表明该护理项目有问题，如课程设置问题。然而，学习项目以外的变量，如个人准备不足或考试焦虑，也可能影响毕业生的考试成绩。当然，如果学校合格率低于合理的标准，学校应给予重视并启动额外的评估措施，以尝试确定可能出现的问题以及如何改进这些问题。可能有一些问题不在护理项目的控制范畴内。

就业率是人力资源需求的总度量。毕业生实现就业的程度既可以提供市场数据，也可以提供用人单位对培养人才满意度的反馈。当需求量高时，就业率可能更多是一种需求指标，而不是基于申请人的素质选择就业。当供大于求时，用人单位选择的特定申请人可能会提供更强有力的数据。如果一个特定项目的毕业生不被市场需要或不具备市场价值，应评价护理项目以确定市场能力下降的原因是否与毕业生和课程质量有关。从潜在的或当前的用人单位那里获取的数据或许有用。最终，该项目的可行性就可能会受到质疑。

用人单位结果：毕业生就业率和满意度

用人单位调查提供了一种方式，以确定用人机构对该毕业生满足就业预期能力的评价，由此可间接反映该项目的质量。来自用人单位的反馈为项目审查提供了有用的数据，然而用人单位调查往往很难得到良好的回收率。简洁和令人感到舒适的调查表是获得高回收率的关键。重新设计量表答题时间和增加用人单位调查时间尤为重要。调查项目如包括大量条目，或要求个人回答一长串关于能力的问题清单是不太可能完成的。回答者更倾向于回答较少的并提供有用信息的问题。其他收集数据的途径可能很有用，比如由用人单位组成的焦点访谈小组。

收集与几个领域相关的数据特别有意义。关于机构性质的简要人口统计信息有助于了解哪些机构聘用了该项目的毕业生。一个特定机构表达的不满和赞扬往往是具体的。用人单位是否聘用了该项目的毕业生，以及在何种程度上对其他方面感兴趣？如果用人单位聘用了该项目的毕业生，那么继续了解用人单位是否会聘用该项目更多的毕业生是有意义的。当问及关于满足特定能力的问题时，广义地陈述毕业生具有的能力比提供传统的能力细目清单更有效。例如，满意度的数据可能与用人单位认为该项目的毕业生解决问题、评判性思考、解决矛盾、有效沟通、有效利用资源以及合理运用基本的精神运动技能有关。这些和其他广泛的行为分类可以根据项目结果的期望来选择。为扩大毕业生评价的空间，应允许添加开放性信息，并使用人单位有机会反馈任何具体且备受关注的领域信息。

在许多用人单位的调查中，另一个问题是确定最适合回答特定问题的利益相关方。

虽然管理者能对一般资料问题和毕业生就业人数问题做出更迅速准确的回答，但可能不适合回答与毕业生的技能和能力相关的问题。管理者可能会根据不同于直接观察的因素来做出反应。一些用人单位指派别人完成调查。因此，要求在调查的附函中填写调查对象的信息是必要的。例如，可能需要询问调查对象的职位，作为确定其与毕业生直接互动的指南。一些学校向毕业生发放用人单位调查，并要求他们将调查转交给直属主管完成。这一举措存在问题，因为它通常导致低回收率，并且完成的调查往往反映调查对象对某个毕业生的看法，而不是其所观察的该项目毕业生的全部。框 26-14 提供了用人单位调查和样本问题的示例。

另一种获得关于该项目的毕业生持续反馈的方法是建立一个通常聘用该项目毕业生机构的顾问委员会。这样的委员会通常在多个事项上提供咨询和建议，但对人力资源的满意度和对市场需求变化的建议是该委员会的基本议程项目。

毕业生评价：就业率和简况

有多种方法可获取毕业生的数据，其中一种方法是调查即将毕业的学生。毕业生的民意调查是学生针对刚刚完成的项目确定满意度的方法。在这一点上，学生对学校的印象仍记忆犹新。通过离校调查，可以了解哪

框 26-14　示例：用人单位调查

为了提高护理项目的教学质量，您对本调查谨慎和诚实的回答对我们很重要。请将与您的回答相对应的椭圆涂黑。

第一部分：项目目标	不好	好	很好	非常好
1.项目目标举例＃1：价值……	0	0	0	0
2.项目目标举例＃2：沟通……	0	0	0	0
第二部分：项目目标的组成部分	不好	好	很好	非常好
3.举例：营造一个体现患者自尊、维护其尊严、保证安全、促进舒适的环境。	0	0	0	0
4.与患者、家属、其他重要人员和医疗团队成员建立并保持有效沟通。	0	0	0	0
5.利用机构外部适当的沟通渠道促进患者护理的连续性。	0	0	0	0
第三部分：对 ASN 护理项目的整体满意度	不好	好	很好	非常好
6.我对这个员工的整体满意度是：	0	0	0	0

用人单位调查问题的其他例子：

7. 您关于这个毕业生的主要信息来源是什么？

8. 您对加强这个护理项目有什么建议？

9. 您对于促进学生过渡到专业角色有什么建议？

10. 卫生保健环境出现了哪些影响未来毕业生的教育准备的变化？

11. 其他评论：完成调查者_____职位_____

些学生在毕业时已找到工作，并根据收集到的入学数据进行比较，确定学生对他们刚完成的项目优缺点的看法。在线调查一般比普通邮件发送的调查有更高的回收率。毕业调查通常在毕业 10 天内完成，这比在毕业 10 天后发送调查有更高的回收率。缺点是离校的学生可能没有机会在工作环境中运用他们所学的知识，而这在之后可能会改变他们的看法。

普遍用于收集毕业数据的另一种方法是焦点小组。焦点小组为毕业班的代表学生组提供了一个机会，让他们更详细地讲述自己的经历。主持人的选择对于收集丰富而有效的见解很重要（Nestel et al.，2012；Wilson et al.，2013）。

应首先注意的是主持人要善于团队合作和倾听。主持人应提前准备几个问题来指导小组讨论，在其他相关问题出现时能做出回应并促进小组讨论。在课程结束的焦点会议上，更多开放式的问题可鼓励自由回答，并邀请参与者表达他们所希望得到的信息。如果需要具体类型的信息，问题可能会更为结构化。问题越结构化，数据越可靠，但结构化的问题可能降低数据的丰富性。讨论时，从开放和宽泛的问题开始，并跟进很多结构化的问题比较有效。

焦点小组若由持中立态度的学生主持，并且主持人能表达对立观点，参与者则更容易公开地做评论，内容将可能更有效。焦点小组的优势在于提供的数据比在书面调查中获得的数据更详细，但劣势是代表性的小组可能不会得到全体调查得来的那样全面的数据。同时使用调查和焦点小组法可以解决这一问题，但学生在期末考试过程中和学期末评价期间可能不愿意参加多个项目的调查工作。这项工作的时间点选择是关键。

定期进行毕业生调查，以获取有关教育项目产出的长期数据。数据应以一种没有威胁性的方式收集，并且管理成本相对较低。开展此调查取决于所需数据、学校项目的规模和复杂性，以及调查工作的成本效益比。完成至少 1 年或 5 年的调查很常见。寻求的信息取决于项目的层次和所寻求数据的效果指标。毕业生调查可以使用护理项目开发的工具，也可以使用标准化工具，如教育标准制订公司开发的工具。标准化工具的优势是有与全国其他学校和认证标准进行比较的能力。一种方法是使用双维度调查，其中第一维度致力于广泛的成果评价和毕业生对自己在学校接受的普通教育的看法。调查的问题可能包括对他们所获得的评判性思维、有效写作、口头交流能力的看法；对不同的文化和哲学的理解力；培养一种价值观和道德标准、领导力、艺术鉴赏力、从不同的角度看待事物和现象的能力，以及对科学原理和方法的理解力。还可以了解毕业生对学校服务的看法以及与跨学科师生交流的机会。本次调查的一个优点是有机会比较跨学科学生的看法，以明确相关的经验和观点。

毕业生调查的第二维度通常是有关学科特性的调查。除了一般的人口统计数据，本次调查寻求有关职位的信息（职务、位置、服务人群、薪资）、毕业生准备实践的程度、他们对与学术相关的项目和活动（如出版物、演讲、证书和进入更高级别教育项目）的总体满意度。研究生项目发现与校友奖学金相关的数据特别有价值。

在进行调查时，对决策中将要使用的数据应予以仔细斟酌。如果调查简明扼要、问题明确陈述，则更容易收到回复。一般来说，如果调查表不超过 4 页，回复率就会提高。高回复率增加了被调查观点数据的可信度。该调查可通过常规电子邮件或在线发送。在线调查有更好的回复率且成本较低。在线调查发送后跟进纸质调查有时是有帮助的。发送大量的电子邮件，信息可能会丢失或被忽略。通过电子邮件或纸质调查对非受访者进行跟踪有助于提高回复率（Grava-Gubis & Scott，2008）。无论哪种方式，附函都是调查中的一个重要内容。附函应简明扼要，但须说明教育项目数据的重要性和对毕业生投入的重视。附函越个性化、调查工具越专业化，毕业生做出回应的可能性就越大。附函应包括一份关于保密性的声明，以及在调查报告中使用汇总数据的说明，以保护被调查者的匿名性。虽然设置几个开放式的问题来获取定性数据有一定必要性，但调查工具越简单，被调查者完成任务的可能性就越大。对于设计合理的问题，更有可能得到答复，回答者可在条目上打勾、画圈或提供数字作为回答。多个邮件是提高回复率的另一种方法。关于发送邮件的最佳顺序有几

种观点。一种方法为防止第一份邮件未被获取，在第一份邮件发送后的 2～3 周内，发送第二份包含另一调查工具的普通邮件或电子邮件。如果调查通过普通邮件发送，考虑到成本问题，一份提醒卡片即足够。根据调查的性质，在发送第二份邮件之后的 10 天～3 周期间，以电子邮件或明信片的形式发送第三份邮件。有时，适当奖励对提高回复率有帮助。物质奖励和给予获得抽奖的机会是常用的策略（Grava-Gubis & Scott，2008）。

框 26-15 提供了毕业生调查和样本问题的示例。

框 26-16 提供了与成果评价相关的要素总结。

提高项目成果

为了确定如何提高项目成果，教师必须首先审查有助于项目成功的每个变量。这些变量包括：

框 26-15　示例：毕业生调查

作为护理项目的毕业生，您非常有资格告诉我们哪些工作做得好、哪些工作有欠缺。我们期待您意见的输入并感谢您提出的任何建议。请您花几分钟时间完成这项调查，该调查完全匿名。请将与您的回答相对应的椭圆涂黑。

第一部分：实现项目目标的认知。说明这个
项目如何为您准备好实现以下项目目标

	不好	好	很好	非常好	
1. 项目目标示例 # 1：整合……	0	0	0	0	
2. 项目目标示例 # 2：利用……	0	0	0	0	
3. 项目目标示例 # 3：综合……	0	0	0	0	

未开课

第二部分：护理课程的满意度。说明每门课程
如何帮助您实现目标

	不适用	不好	好	很好	非常好
4. 课程 A 示例	0	0	0	0	0
5. 课程 B 示例	0	0	0	0	0
6. 课程 C 示例	0	0	0	0	0

框 26-15　示例：毕业生调查（续表）				
第三部分：对 BSN 护理项目整体满意度	不好	好	很好	非常好
7. 我对 A 大学护理项目的整体满意度	0	0	0	0
调查问题的其他示例：				
8. 哪个学期或年份您在 A 大学毕业或完成你的项目？				
9. 我最喜欢的项目是：				
10. 我认为应该做出改变的是：				
11. 您对于促进学生角色过渡到专业实践有什么建议？				
12. 额外的评论				

框 26-16　成果评价的要素

- 学生到毕业时实现所有项目目标和做出成果。
- 学生到毕业时获得所有能力。
- 该项目为毕业率确定基准。
- 该项目为首次参加全国执照考试的通过率和认证率确定基准。
- 该项目为就业率确定基准。
- 学生对项目的整体质量感到满意。
- 用人单位对毕业生的表现感到满意。
- 确定和评价其他潜在成果。

1. 录取学生进入该项目的条件
2. 一系列政策的制订与实施
3. 课程质量
4. 教学质量
5. 用于评价学生的知识、技能和能力的方法
6. 学生对就业的准备和用人单位满意度

应定期审查项目评价计划，以确定每个变量都被作为项目评价计划的一部分用于审查。所有项目成果都应遵循类似的程序。规划出变量之间的关系可能有助于阐明每个变量在影响结果成就方面的作用。

应每年审查潜在变量并根据需要将其添加到评价计划中。通过文献回顾、项目评价报告或内部研究确定干预变量。所有的变量都需要在项目评价计划的某个点上进行评价。对这些变量的分析将有助于确定对项目进行改进的地方，以便满足标准。

项目的内部评价

有些大学要求对其项目进行内部评价和自查。内部评价这些项目的目的是评价和提高项目质量，以及开展这一项目是否有助于完成大学的使命。需要回答的问题包括：①项目是否按照最初的承诺进行？进行得如何？②项目如何支持学生的学习？③如何做好相关联的学术项目？④是否能完成项目任务并实现目标？在项目的进展过程中向大学通报项目中的优势和不足，以促进项目的改进。内部评价通常循环进行，以便对每个项目进行定期审查。

这个过程通常是一个循证、书面的自主评价过程。由来自部门外的团队和至少一名来自学校外部的专业代表组成客观的评价团队对项目进行审查。评价人员负责对项目质量进行评价和鉴定。这些鉴定将会提出一系列改进建议，包括对完成目标的可用资源、建议、校园管理人员、教师以及项目团体等方面的评价。

虽然每个学校可能有不同的评价过程，

但许多区域认证机构要求高等院校进行内部项目评价（Middle States Commission on Higher Education，2014）。

项目的全面评价

全面项目评价提供了审查整个项目的机会，并进行修订以提高其有效性。项目评价旨在通过项目的全面评价以促进项目改进。

开发和编写一个全面的项目评价计划，并应包括以下问题：

1. 应评价哪些领域？
2. 评价应多长时间进行一次？
3. 谁负责收集和分析数据？
4. 谁负责循证决策？
5. 为了凸显质量，项目应设置哪些标准？

待评价的领域包括任何潜在的干预因素，并应指定收集哪些数据以及如何收集数据。认证标准常作为一个框架帮助定义干预因素并阐明是否符合标准。为了保证评价的完整性，应定期审查评价计划。

应设置每个领域的评价时限，如该项目的使命和目标可能不需要经常评价，每 3 年或 5 年为一个周期的评价对于一个包罗万象的事物足矣，任何变动都必须经过深思熟虑。然而，仍需每年评价学生的毕业率和注册护士国家执业考试（NLCEX-RN）的合格率。

在评价计划中，应指定专人负责数据收集、分析和决策的相关工作。明确责任承担人，事情往往会得到更多的重视。因此，委员会或相关职位的评价者应明确自身的职责和责任。例如，对教师的评价往往与院长有关，而对课程的评价取决于教师或教师委员会，如课程委员会。

设置评价标准为各学院提供了目标，质量目标的设立直接影响实现目标的过程。应定期审查并酌情修改质量目标。评价全国其他学校和关于一些标准的趋势数据可能对标准的设置有一定帮助。例如，为注册护士的国家执业考试设置 100% 合格率的基准是不合理的。然而，在检查趋势数据后，可能会决定 90% 的合格率是一个可达到并能表明质量的基准。

一旦制订了评价计划，就应正确实施。在学年开始时，按照责任方要求确定在项目中的各项活动将有助于完成评价。将项目的评价计划输入电子表格或数据库可以帮助学院确定责任人、活动和时间框架，从而使评价方案根据这些类别进行分类。准备年终报告以及所有已完成的表格和数据集将有助于监测评价活动的实施情况。

要注意整理收集到的数据记录、数据分析、与数据有关的决策，以及由评价活动引起的项目改变。一年内的数据分析并不会引起项目改变，最终的决策可能需要收集更多的数据，或者重新进行评价。

在年度总结报告中要整理和总结为提高项目质量而采取的行动。本报告将作为评价计划效用性的永久性记录，以促进项目改进。学院可能需要审查这些总结报告、讨论计划的优势和局限性。并建议在相关负责人和教师审查年终报告后改进项目。有助于指导审查的问题如"评价计划是否提供了决策需要的信息？""教师是否相信评价所提供的信息？"

计划有效性的另一个重要因素是评价工具的信度和效度。信度是指测量的准确性，效度是评价工具测出所需测量事物的程度。内部开发的测量工具应在工具开发时评价其信度和效度。如果学院无法证明评价工具的信度和效度，学院将无法相信该评价工具的评价结果。此外，为了支持决策，数据随着时间变化需要进行适当的汇总和趋势分析，学院或项目负责人应基于有限的数据谨慎地做出决策。

任何教育项目评价都是具体的。因此，一个项目评价的结果可能无法推广到其他项目。不过，护理学院教师应在护理文献中报告项目评价的成功策略。全国护理教师可能会受益于项目评价研究，如报告成功的评价策略或提供对常见项目结果的干预变量的见解。

框 26-17 提供了全面的项目评价相关要素的总结。

项目评价的责任

护理管理者和护理教师均有责任制订和实施项目评价计划。不同护理学院的制订和实施过程可有所不同，这取决于护理学校的教师数量和学院支持评价的资源。在一些学校中专门设立评价者的职位来管理项目评价（包括制订和实施项目评价计划）。在较大型的学校可能需要设立评价办公室，提供支持人员协调多层次的数据收集工作。中小规模学校的普遍做法是设立一个为评价工作提供领导和协调的教师常务委员会。总之，没有明确的问责机制和严格的时间框架，很容易使评价工作迷失在教师和管理者的日常要求压力之下。

另一个值得关注的问题是评价数据的报告和记录。除非决策的负责人获得信息，否

则信息对决策并没有多大价值。对这一问题的密切关注不仅增加真实数据做出决策的可能性，而且有助于分析数据的价值。当需要对外部报告和认证预期做出回应时，评价数据也是丰富的资源。其中一个危险是数据过载。因为数据为决策服务，所以最好确定哪些数据是必要的、哪些数据有趣但并不重要。随着时间的推移，评价的目标是简化收集的数据量。询问诸如"我们为什么需要这些信息或数据？""这些数据和信息将如何帮助做出改进的决策？"这样的问题将有助于避免数据过载。

评价信息的定位也很重要。获取信息可增加其使用的可能性。确保在需要时可以随时找到相关信息。技术的进步使计算机数据库发展成为一个重要的信息来源，可以由多个利益相关方从中心或文件服务器进行访问。

最后，在记录保存中及时记录评价计划做出的更改信息，这些信息有时容易被忽略。认证机构关心的是对有计划评价数据进行的分析所带来的行动。当数据提示需要进行干预时，如果不予以改变，再好的计划也无济于事。

总结

项目评价是一个全面且复杂的过程。使用系统化的方法进行项目评价可使所有的项目内容得到适当的关注，并通过项目评价促进项目的改进。本章介绍了项目评价的过程及其作为改进护理教育项目的指南。项目评价计划作为基本路线图，可确保项目评价活动得以适当地实施。制订和实施精心设计的项目评价计划将支持护理教育项目的持续质量改进。

框 26-17　全面项目评价的要素

- 评价方法可靠有效。
- 评价计划为项目改进提供有意义的数据。
- 审查和改进评价计划以提高其有效性。
- 评价计划的实施基于书面决策并根据收集的数据及时改变策略。

| 对证据的反思 |

1. 项目评价的优缺点是什么？
2. 项目评价与认证标准之间有哪些联系？
3. 项目管理者如何有效实施项目评价计划？
4. 一个系统化的项目评价如何应用于新项

目的开发？
5. 开发和实施一个全面评价计划的过程是什么？

参考文献

Aguilar, A., Stupans, I., Scutter, S., & King, S. (2013). Towards a definition of professionalism in Australian occupations therapy: Using the delphi technique to obtain consensus on essential values and behaviours. *Australian Occupational Therapy, 60,* 206–216. http://dx.doi.org/10.111/1440-1630, 12017.

American Association of Colleges of Nursing. (2013). *AACN annual report.* Retrieved from, www.aacn.nche.edu.

American Association of Colleges of Nursing (AACN). (2014). *2013–2014 salaries of instructional and administrative nursing faculty in baccalaureate and graduate programs in nursing.* Retrieved from, http://www.aacn.nche.edu.

American Nurses Association. (2010). *Nursing: Scope and standards of practice.* Retrieved from, http://www.nursing world.org.

Association of American Colleges and Universities. (2002). *Greater expectations: A new vision for learning as a nation goes to college.* Washington, DC: Author.

Bloom, B. S. (1956). *Taxonomy of educational objectives: The classification of educational goals, Handbook I, Cognitive domain.* New York: McKay.

Boyer, E. L. (1990). *Scholarship rediscovered: Priorities of the professorate.* Princeton, NJ: The Carnegie Foundation for the Advancement of Teaching.

Breckenridge, D. M., Wolf, Z. R., & Roszkowski, M. J. (2012). Risk assessment profile and strategies for success instrument: determining prelicensure nursing students' risk for academic success. *Journal of Nursing Education, (3),* 160–166.

Brown, T., Bourke-Taylor, H., & Williams, B. (2012). Curriculum alignment and graduate attributes: Critical elements in occupational therapy education. *British Journal of Occupational Therapy, 75*(4), 163.

Brown, J. F., & Marshall, B. L. (2008). Continuous quality improvement: An effective strategy for improvement of program outcomes in a higher education setting. *Nursing Education Perspectives, 29*(4), 205–211.

Carey, E. C., & Weissman, D. E. (2010). Understanding and finding mentorship: A review for junior faculty. *Journal of Palliative Medicine, 13*(11), 1373–1379.

Chen, H. (1990). *Theory driven evaluation.* Newbury Park, CA: Sage.

College and University Professional Association for Human Resources. (2014). *2013–14 faculty in higher education salary survey.* Retrieved from, www.cupa-hr.org.

Commission on Collegiate Nursing Education (CCNE). (2013). *Standards for accreditation of baccalaureate and graduate nursing education programs.* Retrieved from, http://www.aacn.edu/accreditation.

Cronenwett, L., Sherwood, G., & Gelmon, S. B. (2009). Improving quality and safety education: The QSEN learning collaborative. *Nursing Outlook, 57*(6), 304–308.

Danielson, C. (2012, November). Observing classroom practice. *Educational Leadership,* 32–37.

Definitions of Distance Education [Courses, Programs and Students] for SIS Coding and Compliance Review and Reporting Credit Hour Allocations, (2013). Indiana University Office of Online Education and Student Services and Systems. retrieved from http://online.iu.edu/_assets/docs/definitions0913.pdf.

Dickeson, R. C. (2010). *Prioritizing academic programs and services: Reallocating resources to achieve strategic balance.* San Francisco: Jossey-Bass.

Ewell, P. T. (1985). *Introduction to assessing educational outcomes: New directions for Institutional research.* San Francisco: Jossey-Bass.

Glennon, C. D. (2006). Reconceptualizing program outcomes. *Journal of Nursing Education, 45*(2), 55–58.

Grava-Gubis, I., & Scott, S. (2008). Effects of various methodologic strategies: Survey response rates among Canadian physicians. *Canadian Family Physician, 54*(10), 1424–1430.

Indiana University School of Education. (2014). *National Survey of Student Engagement.* Retrieved from, www.nsse.iub.edu.

Institute of Medicine (IOM). (2011). *The future of nursing: Leading change, advancing health.* Washington, D.C.: The National Academies Press.

Johnson, T. D., & Ryan, K. E. (2000). A comprehensive approach to the evaluation of college teaching. In K. Ryan (Ed.), *Evaluation of teaching in higher education: A vision for the future* (pp. 109–123). San Francisco: Jossey-Bass.

Lunenburg, F. C. (2011). Curriculum development: Deductive models. *Schooling, 2*(1), 1–17.

Merritt, B. K., Blake, A. I., McIntyre, A. H., & Packer, T. (2012). Curriculum evaluation: Linking curriculum objectives to essential competencies. *Canadian Journal of Occupational Therapy, 79*(3), 175–180.

Middle States Commission on Higher Education. (2014). *Accreditation criteria.* Retrieved from, www.msche.org.

National League for Nursing Commission on Nursing Education Accreditation (2015). Retrieved from, http://www.nln.org/accreditation-services/the-nln-commission-for-nursing-education-accreditation-(cnea).

National Organization of Nurse Practitioner Faculties. (2012). *Criteria for evaluation of nurse practitioner programs.* Retrieved from, http://www.nonpf.com.

Nestel, D., Ivkovic, A., Hill, R. A., Warrens, A. N., Paraskevas, P. A., McConnell, J. A., et al. (2012). Benefits and challenges of focus groups in the evaluation of a new Graduate Entry Medical Programme. *Assessment & Evaluation in Higher Education, 37*(1), 1–17.

Newton, S. E., Smith, L. H., Moore, G., & Magnan, M. (2007).

Predicting early academic achievement in a baccalaureate nursing program. *Journal of Professional Nursing, 23*, 144–149.

Reig, S. A. (2007). Classroom assessment strategies: What do students at risk and teachers perceive as effective and useful? *Journal of Instructional Psychology, 34*(4), 214–225.

Rui, N., & Feldman, J. M. (2012). IRR (inter-rater reliability) of a COP (classroom observation protocol)—A critical appraisal. *US-China Educational Review, B, 3*, 305–315.

Sauter, M. K. (2000). *An exploration of program evaluation in baccalaureate nursing education*. (Unpublished doctoral dissertation), Bloomington, IN: Indiana University School of Nursing.

Scriven, M. (1991). Prose and cons about goal-free evaluation. *American Journal of Evaluation, 12*(55), http://dx.doi.org/10.1177/109821409101200108.

Sellers, S. C., & Haag, B. A. (1993). A nursing textbook evaluation instrument for multicultural, nonsexist concepts. *Journal of Nursing Education, 22*(6), 270–272.

Stravropoulou, A., & Stroubouki, T. (2014). Evaluation of educational programmes—the contribution of history to modern evaluation thinking. *Health Science Journal, 8*(2), 193–204.

Stufflebeam, D. L. (2003, October 3). The CIPP model for evaluation. Paper presented at the 2003 Annual Conference of the Oregon Program Evaluation Network (Open). Portland, Oregon, October 3, 2003.

Tyler, R. W. (1949). *Basic principles of curriculum and instruction*. Chicago, IL: University of Chicago Press.

Willett, T. G., Marshall, K. C., Broudo, M., & Clarke, M. (2007). TIME as a generic index for outcome-based medical education. *Medical Teacher, 29*, 655–659.

Wilson, M. W., Morreale, M. K., Waineo, E., & Balon, R. (2013). The focus group: A method for curricular review. *Academic Psychiatry, 37*(4), 281–282.

Wood, S. O., Biordi, D. L., Miller, B. A., Poncar, P., Snelson, C. M., Banks, M. J., et al. (1998). Boyer's model of scholarship applied to a career ladder for nontenured nursing faculty. *Nurse Educator, 23*(3), 33–40.

第27章 认证过程
The Accreditation Process

Michael J. Kremer, PhD, CRNA, FNAP, FAAN; Betty J. Horton, PhD, CRNA, FAAN

（胡　韵　译）

在美国，认证已开展了100多年，这是一个持续、自愿的过程，许多护理项目寻求认证，旨在保证护理项目的质量。通过认证过程，护理项目肩负起发展合理的项目成果测评手段，并设计有效的评价系统以测量项目结果的责任。在这一过程中，由于护理项目尽力达成自己的教育目标，故促进了质量的持续改进。护理教育认证委员会（Accreditation Commission for Education on Nursing，ACEN）和大学护理教育委员会（Commission on Collegiate Nursing Education，CCNE）是开展护理教育项目认证的两个机构。这两个机构都得到了美国教育部（U.S. Department of Education，USDE）的认可，致力于维护护理教育的质量。执笔此文时，美国国家护理联盟（National League for Nursing，NLN）正在发展另一个护理教育认证机构——国家护理教育认证委员会（NLN Commission for Nursing Education Accreditation，NLN CNEA），目前正处于申请美国教育部认可的过程中。

认证和监管是两个不同、独立的实体。各州的护理委员会对护理教育和实践进行监管。各州的护理委员会还制订规章、条例以保障社会大众的健康、安全和福利。与上述宗旨一致，护理项目必须遵循各州护理委员会的行政法规，并提交表明该项目符合各州标准规范的年度报告。护理项目可以在失去认证资质的情况下仍然保持运作，因为认证机构没有取消这个项目的权力。但是，如果护理项目没有达到行政制度中规定的要求，各州的护理委员会具有取消它们管辖范围内的护理项目的法定权力。

本章概述了护理项目的认证过程，讨论护理项目认证过程的要素，包括自评材料准备、专家咨询和现场调研。

认证过程概览

认证是高等教育创造并使用的外部质量审查过程。通过该过程，对大学、学院和项目进行密切监察，以保证并改进教育质量（Eaton，2012，p.1）。认证为利益相关方，包括学生、家庭和公众提供教育质量的证据。认证和质量的紧密联系为教育项目增加了获得公立或者私立部门资金支持的机会，并增加了被认证项目毕业生的就业机会。认证便于院校间的学分转换。从认证的护理项目毕业是许多研究生项目的招生要求。

认证机构的外部审核通过美国教育部和高等教育认证委员会（Council for Higher Education Accreditation，CHEA）进行。美国教育部部长按要求依法发布被认可的认证机构名单。这个名单被认为是关于高等教育机构和项目质量的可靠保证和权威。除了符合质量标准外，成功完成申请过程的机构还必须符合与质量无关的标准，如向美国教育部或其他提供资助的联邦机构展示获得认证的链接。CHEA 是一个非政府机构，包括数千个授予学位的学院和大学。CHEA 负责审核为高校及项目提供认证的机构，审核的目的侧重于认证 2 年制和 4 年制公立和私立高校的区域认证机构质量；还有为非营利、授予学位、宗教或者以教义为基础的院校提供认证的机构；再就是为全国职业学校提供认证的机构，这类机构专门考查目的单一、营利性、以职业培训为基础的学校；以及针对特定教育项目和专业的项目认证机构（Eaton，2012；USDE）。

认证机构的分类

认证机构有不同的分类，包括机构认证和项目认证。主办护理项目的教育机构可能还有区域性组织对其进行认证。区域性认证组织认证教育院校并负责制订标准，监察学院或者大学作为一个整体是否符合制订的标准。获得 CHEA 认可的区域性认证组织，其建立的标准和过程与 CHEA 建立的学术质量、改进和责任期望的要求相一致（CHEA，2010）。CHEA 认可的区域认证机构包括高等学习委员会、中部州立高等教育委员会、新英格兰学院协会、高等教育机构委员会、南部学院委员会协会、认证社区和初等学院的西部院校认证委员会协会、认证高等学院和大学的西部院校委员会协会（http://www.chea.org/Directories/regional.asp）。

项目认证机构针对专业项目认证以及职业学校，如护理、法律和工程院校的认证。护理项目的项目认证机构包括 ACEN、CCNE 及刚刚创建的 NLN CNEA。除了这些组织，还有一些高级护理实践的认证机构，包括麻醉护士教育项目认证委员会（Council on Accreditation of Nurse Anesthesia Educational Programs，COA）和助产专业教育认证委员会（Accreditation Commission for Midwifery Education，ACME）。

一些认证机构肩负着联邦基金"守门人"的角色，这些基金以资助学生的形式授予学校机构和项目。《高等教育法案》第四章授权的赠款和贷款是资助联邦学生的主要来源。想获得联邦或者州政府资助和贷款的学生，要求入学的学院、大学或者项目必须通过认证并得到美国教育部的认可。基于这方面的考虑，美国教育部认可的认证机构担任着联邦基金的"守门员"的角色。

多数护理学生通过参加地区认证的大学护理项目获得联邦资金的资助。其他在医院或者独立机构而非地区认证大学学习的学生，则依靠美国教育部批准的 3 类计划项目认证机构获得第四章规定的联邦资金资助（United States Department of Education，USDE，2014）。3 类认证机构必须符合具体要求规定，包括规定与其主体组织独立并与之分离。ACEN、COA 和 ACME 是被美国教育部认可的 3 类认证机构，通过这些机构认证的项目可以参加第四章规定的项目资助。护理专业认证组织中，CCNE 和 NLN CNEA 被认为是 2 类认证机构，因此，不能作为第四章规定的"守门人"的角色为学生提供联邦资金资助，而是通过学校获得美国教育机构认可的具有第四章规定的守门人资质的机构认证得到资助。

认证模式

多数认证机构采取的认证过程模式是自评报告和同行评估小组现场调研相结合的方式。一份自评报告对整个项目及其公布的宗旨和预期结果提供系统、彻底的检查文件。自评报告提供了项目符合认证机构标准和要求的证据。自评报告经过同行评议，成员包括教师、管理员和相关专业执业人员。现场调研是由同行评审员对自评报告的内容予以证实、澄清和放大。同行评议小组会基于现场调研和自评报告，向认证调研提供一份认证报告，说明项目符合认证标准。认证的决策机构由评选的代表组成，他们会做出授予认证、重新认证、拒绝认证或者延期认证的决定。认证调研会在它们的网站上公布通过认证的院校和项目的名单。

各家认证机构的认证过程重点类似。院校或项目认证的基本问题包括：

- 可测量的项目成果
- 课程体系
- 教师
- 学生资质
- 学生支持服务
- 质量和足够的资源
- 合格的管理
- 政策和程序
- 正式的申诉机制
- 系统性项目评价方案

护理学专业认证机构

在撰写本文时，美国有 ACEN 和 CCNE

两个护理项目认证组织。成立于 2013 年的 NLN CNEA 是第三个正在寻求美国教育部认可的美国护理学专业认证机构。本节概述了各机构及其标准、准则和流程的摘要，但请读者查看各机构网站以获取最新信息。

护理教育认证委员会（ACEN）

1997 年，美国国家护理联盟批准了国家护理联盟认证委员会（NLNAC）作为认证机构。2014 年 NLNAC 更名为护理教育认证委员会（ACEN），其任务是通过认证支持护理教育和实践以及公众护理。ACEN 将认证定义为"由非政府机构对教育机构和项目达到或超过教育质量标准进行自愿自管自控的过程"（ACEN，2013）。ACEN 为中专、大专、副学士、学士、硕士、硕士后证书及临床博士学位课程等护理项目提供认证，也作为第四章联邦基金的守门人，为不具备地区认证的护理项目提供认证，并得到 CHEA 认可。

ACEN 由 15 名成员组成委员会，9 名代表护理教育界的委员，3 名代表临床服务的委员，3 名代表公共事务的委员。ACEN 的首席执行官向委员会报告。ACEN 由专业人员、行政人员、支持人员、项目评审员和委员会支持运营。

ACEN 项目评审或同行评议人，也是参加现场访问、评审小组委员，以及申诉小组委员会的成员。项目评价员除定期参加项目评价专业发展研讨会外，还必须达到规定的教育程度、符合护理教育专业知识和专业服务有关标准。对项目评价者的要求包括：对访问项目的有关内容及结合自评和现场调研而给出的推荐意见建议保密。ACEN 有关现场访问的规则和程序详见 ACEN 认证手册（ACEN，2013）。

ACEN 标准和准则

ACEN 有 6 个认证标准及其每个标准的相关细则（ACEN，2013）。ACEN 公开的标准和准则涵盖了 ACEN 认证的所有项目，包括临床博士、硕士和硕士后证书、学士、副学士、大专和中专。认证标准覆盖了办学使命、管理功能、教职员工、学生、课程设计、资源和成果。也有针对国际项目的补充评审手册（ACEN，2013）。这些标准和准则通过进行持续评估，并进行每 5 年一次的全面检查以确保其恰当性。

ACEN 要求项目首次认证时应符合所有的认证标准和细则，并在后续认证时持续达标。护理项目按要求提交报告总结项目优势、待发展领域以及基于标准和准则进行改进的行动计划。认证或再认证开始前，ACEN 会为护理项目提供自评论坛。论坛的重点是概述认证过程和书写自评报告。

ACEN 认证过程

ACEN 认证模型在本章前已述及。模型有四个步骤，包括自评报告、现场调研、评审组对提交材料的审查，以及理事会最终决定（ACEN，2013）。现场调研由护理专业的教育和实践同行实施。现场调研组查看自评与他们所观察到的项目实际情况是否一致。现场调研者向 ACEN 提交一份报告，并发送护理项目负责人一份报告副本。负责人有 2 周时间查看报告和做出回应，以澄清所有事实误差。该报告的最终稿发送给现场评审人员和该护理项目负责人。下一步由评审委员会审阅报告。委员会审核现场审查小组的报告，并确定材料是否符合认证标准和细则。评审组由 ACEN 理事会任命成员，评审组含 1 名理事会成员。项目负责人可实地或电话参与评审会议。评审组向 ACEN 理事会提出

其意见，ACEN 理事会是对该护理项目的认证申请是否获得批准的唯一权威。

初始认证和持续认证

护理项目开始 ACEN 认证须符合 www.acenursing.org 的现行政策和程序。这些政策和程序随时有可能变动。按目前规定，学院或大学的首席执行官启动和授权 ACEN 开始认证。ACEN 委派 1 名护理项目顾问指导完成护理项目的自评过程。护理项目通过提交州护理委员会颁发的批准文件、缴纳申请费，以及与教师、课程设计和资源有关的信息获得候选资格。一旦成为候选，护理项目应在 2 年内完成认证。护理项目获得初步认证须符合所有认证标准和细则，不符合上述条件可导致拒绝认证。初始认证项目 5 年后由 ACEN 再次检查（ACEN，2013）。

寻求持续认证的护理项目在此期间须符合所有 ACEN 标准和准则方可获得 8 年的认证。对不完全符合标准的项目，根据违反规定的类型和数量实行短期认证和不同的制裁（ACEN，2013）。护理项目可以对拒绝或撤销认证的决定进行上诉，ACEN 规定可以在 30 天内对不良认证的决定提出上诉。上诉委员会审查所有相关材料，包括与不良决定有关的任何文件和护理项目代表，含其负责人在上诉听证会上提交的证词及材料证据。该上诉委员会可确认负面决定，撤销负面决定，或向理事会发回重审决定。美国教育部、州护理委员会及公众都会被告知 ACEN 的所有认证决定。ACEN 网站（www.acenursing.org）为护理项目提供认证过程中的全面指导信息。

大学护理教育委员会

1998 年，美国护理学院协会（AACN）

创办了护理教育认证委员会（NEAC），其唯一目的是认证学士和更高学位，包括 MSN 和 DNP 的护理项目。后来 NEAC 更名为大学护理教育委员会（CCNE）。2000 年，CCNE 获得美国教育部认可。CCNE 努力以其宗旨为动力，重点包括创新、自主和独创性。独立于 AACN 的 CCNE 使命是"作为自治的认证机构致力于为改善公共健康做出贡献"。CCNE 提供学士和高等护理项目包括护理科学硕士（MSN）和护理实践博士（DNP）与学士后护生规培项目认证。哲学博士（PhD）项目由区域认证机构进行认证。CCNE 是美国护理学院协会（AACN）的自主认证机构，不为认证项目提供第四章基金资格审查。理事会通过评价和鉴定认证项目的教育实践效率为公共利益服务。"从自愿自管自控的角度，CCNE 认证支持和鼓励护理项目自评，并支持大学护理教育和学士后护生规培项目不断改进和提高"（CCNE，2009，para.1）。

CCNE 认证的程序以其核心价值观为基础：

- 在专业机构和 CCNE 认证过程中促进信任。
- 关注支持护理教育项目的持续质量改进及其效果。
- 在实施活动时有包容性，对各个不同利益方及个人的问题和意见持开放态度。
- 依靠利益共同体的同行进行评议和监督。
- 通过一致、公平和诚实的认证过程保持公正性。
- 重视和促进认证程序与被认证项目的创新。
- 促进和参与自我评价。

- 培养支持学院学生、毕业生和教师终身学习的教育氛围。
- 对包括消费者、学生、雇主、教育项目和高等教育机构在内的认证过程所服务的公众保持高度责任感。
- 认证符合成本效益和成本责任原则。
- 鼓励项目培养具有社会责任感和高度专业知识的人才。
- 确保评审和决策过程自治自主。

CCNE 由 13 名成员组成理事会，含 3 名护理项目领导、3 名教师、2 名专业消费者、2 名大众消费者，以及 3 名执业护士。CCNE 执行董事向 CCNE 理事会报告。CCNE 内部机构还包括员工和常委会，这些常委会含认证评审、预算、提名、报告审查和听证委员会。CCNE 员工向主任和副主任报告，并负责支持所有委员会和常务委员会的活动，以及认证的过程和程序。

CCNE 现场评价员为护理教师、行政人员和执业护士。每个现场评审员都需要经过 CCNE 评估培训。现场评审人员会在评审过程中全程保密。CCNE 认证团队领导人需参加现场评审领导培训。现场评审员有关资料可在 CCNE 网站 www.aacn.nche.edu/accreditation/EvalResourceBG.htm 进行查阅。

CCNE 标准、关键要素及解释

CCNE 有 4 个标准和 23 个关键要素，涵盖项目宗旨和管理、机构承诺和资源、课程设计，以及教学与学习活动。这些标准设置了预期的机构表现，以及为实现总体目标提供指导的关键要素。提供关键要素的意义在于为护理项目在最广泛的层面上解释每个关键要素提供机会，让创造力和创新成为可能。每个要素都经详细阐述，以对其做出澄清和解释。每个标准之后都附有自评和现场调研可能需要的相关支持文件列表，这些文件可以用来证明自评和现场调研符合项目标准。在准备认证的项目自评中，护理项目需针对每一标准表明自身的长处、面临的挑战和行动计划，并提出正在改进的证据。CCNE 每年提供自评工作坊和认证更新，以对有关 CCNE 认证过程的护理计划进行教育。

已具备 CCNE 认证资格或正在认证的护理项目都需要使用 AACN 的专业标准和指南。项目还可以在此基础上，用 AACN 之外的其他专业标准，如执业护士实践项目评价标准（AACN，2012）。每一项目类型都有特定的"要素"来指导护理项目及其课程设计。这些课程要素概述了特定项目毕业生的预期成果。如专业护理实践学士学位教育的要素（AACN，2008）也在 CCNE 的学士课程认证标准内，并对本科毕业生所具备的能力做了具体要求。同样，AACN 也规定了 MSN 和 DNP 教育要素。

CCNE 认证过程

CCNE 认证过程与其他机构的认证类似。CCNE 确定了六步认证过程。护理项目做自评报告，以自我评价的形式讲述如何符合 CCNE 标准和关键要素。在此期间，同行评议小组通过现场调研验证自评结果。同行评审员相当于事实调查小组。评审员通过准备的评审报告，描述项目是否符合 CCNE 认证标准，以及每项标准的相关关键要素。评审小组的报告发给护理项目组，其负责人可对报告做出答复，并澄清任何领域的相关疑问。

CCNE 评审委员会（ARC）查阅自评报告、评审小组报告和护理项目对报告所做的反应。委员会向 CCNE 理事会做出有关认证的意见推荐。理事会审阅评审委员会的意见并决定是否给予初始或继续认证、拒绝批准，或使该项目退出认证。理事会定期访问认证项目以检查其是否持续符合标准（www.aacn.nche.edu/ccne-accreditation/standards-procedures-resources/overview）。

初始和持续认证

CCNE 的政策和程序可通过访问该机构的网站：（www.aacn.nche.edu/ccne-accreditation/standards-procedures-resources/overview）了解。目前的要求是，授权申请认证院校的首席执行官及首席护理负责人向 CCNE 提出项目要求认证的申请，以此启动 CCNE 认证的程序。护理项目须说明授权的院校已获得认证，且该项目已获州护理委员会的批准。候选的认证项目须表明其有达到认证标准的潜力并支付必要费用。申请获批后，该护理项目有 2 年时间完成认证，包括写自评文件和安排现场调研，得到初始 CCNE 认证的护理项目 5 年后须再次接受检查。5 年认证期的中点要提交认证进度改进报告，不符合认证标准的护理项目无法获得 CCNE 认证。

需要重续申请 CCNE 认证的护理项目需在计划现场访问 12～18 个月前联系认证机构。首席护理负责人发出重新评价的意向书并提出可能的现场调研日期。CCNE 理事会授予符合所有 CCNE 认证标准项目 10 年的持续认证。CCNE 将根据自评报告和现场调研的结果给予再次认证。不符合 CCNE 认证标准的护理项目可能会被撤销认证。项目也可向理事会就不符合认证标准的问题做回应，对不应被撤销的认证进行释由。在指定时间框架内，项目可向 CCNE 发起"释由"行动。CCNE 认证结果会通知教育部、其他可能涉及的认证机构和相关公众。面临被拒绝或撤销认证决定的护理项目可根据CCNE 的规定程序提出上诉。护理项目接收不良的认证决定后可在 10 天内启动上诉程序。CCNE 理事会主席会任命一个听证委员会，该委员会的目的是审查所有上诉中提供的书面证据和口头证言。在上诉过程中，上诉人护理项目承担举证责任。听证委员会向理事会提出书面建议，确认不良评审决定或发还理事会重新讨论决定。欲了解 CCNE认证过程的所有信息可访问 AACN 网站www.aacn.nche.edu。

国家护理教育认证委员会（NLN CNEA）

2013 年 9 月，鉴于护理专业的项目认证需求，国家护理联盟（NLN）会员投票建立了一个新的自治认证分部——国家护理教育认证委员会（NLN CNEA）。NLNCNEA 将提供所有类型的护理认证，包括实践 / 职业护士、大专、副学士、学士、护理硕士、硕士后证书和临床博士学位课程的认证。NLN CNEA 不具备第四章基金的资格审查职能。有关 NLN CNEA 的信息可以在网站 http://www.nln.org/cnea 上找到。

NLN CNEA 的使命为：

> 通过认证过程在全球范围内促进卓越及高资质的护理教育，认证尊重护理项目在以下方面的多样性：宗旨、课程设计、学生和教师；强调持续质量改进的文化；以此影响对具有关怀与合格护理人才的培养（NLN CNEA，2015）。

NLN CNEA 吸收了 NLN 的核心价值观，即通过提供认证服务实现关怀、多元化、有道德和追求卓越。

NLN CNEA 委员会由 15 名成员监管，由护理教育工作者代表 10 人、护士执业代表 3 人、公众代表 2 人组成。NLN CNEA执行董事向 NLN CNEA 理事会报告。NLNCNEA 员工由执行董事领导，负责支持所有委员会和常务委员会的活动，以及认证的过程和程序管理。

NLN CNEA 标准和认证过程

NLN CNEA 有 5 个标准及相关质量指标和解释性指南。这 5 个标准涉及项目的宗旨、管理和资源；教师、学生、课程设计及教学、学习和评价程序；以及项目成果，并以持续质量改进模型为基础。在本文写作时，NLN CNEA 理事会尚未最终定稿质量指标和解释指南。建议标准可以在 http://www.nln.org/cnea 网站查阅。NLN CNEA 认证政策和程序也在制订中，亦可由网站内查阅。NLN CNEA 预期 2016 年开始护理项目认证。

护理项目认证过程步骤

护理项目对认证的准备工作应在该项目初始或持续认证的实地考察 1 ～ 3 年前即开始，这样可有足够的时间保证完成所有认证过程要素。准备时间也可根据整个护理项目内全部需认证的项目数量进行调整。例如，某护理项目认证可能需要检查学士、护理科学硕士和护理实践博士等学位。其他院所则可能仅有一个护理副学士或学士项目。

护理项目需要使用特定的量化行为指标和尺度，同时使用适当的衡量工具，进行一次涵盖该项目的各个方面的系统性评价，进行数据分析并公布结果（详见第 26 章）。例如，需要讨论的问题包括总体措施如项目成果的完成情况、教学质量和学习资源，以及学生、毕业生、教师和雇主对该项目的总体满意度等。护理项目需要有数据跟踪机制来支持项目成果，包括项目结业和毕业率、证书和资格考试合格率、毕业生和雇主满意度以及毕业生就业情况等。机构评价计划如数据库、分析和评价结果的发布，有助于项目评价工作的开展。项目被要求收集、跟踪和分析某个特定时间段的数据（如 3 年总体数据）。

专业标准与指导纲领须体现在项目及其内容中。作为护理课程的组成部分，这些标准和指导纲领是项目课程设计的基础，须与该项目的宗旨、目标和预期成果相一致。专业标准和指导纲领由护理专业组织、州管理部门和国家认可的认证机构制订。护理教育认证委员会、大学护理教育委员会以及国家护理教育委员会支持专业护理标准的使用，要求护理项目能够证明这些标准被应用到课程设计中，与总体项目成果相一致。大学护理教育委员会根据项目类型，要采取某些美国护理学院协会的专业标准，护理项目也可在此基础上按需使用其他专业标准。这些专业标准和指导纲领参见表 27-1。

表 27-1　专业标准和指导纲领示例

成人与老年急诊执业护士能力（AACN，2012）

成人与老年人临床专科护士能力（AACN，2010）

成人与老年人全科保健护士能力（AACN，2010）

执业护士项目评价标准（National Task Force on Quality Nurse Practitioner Education，2012）

新生儿护理项目教育标准和课程指南（National Association of Neonatal Nurses，NANN，2009）

美国护理联盟（NLN）对职业、大专、副学士、学士、硕士、实践博士和研究博士学位毕业生的培养成果与能力的要求（NLN，2009）

美国职业护士教育和服务协会对职业护士从业的标准（NAPNES，2004）

高级执业护士核心能力（National Organization of Nurse Practitioner Faculties，NONPF，2012）

为不同人群服务的高级护士执业能力（家庭 / 全年龄段、新生儿、小儿急症、小儿全科保健、精神卫生、妇女保健、性别相关保健）（NONPF Population-Focused Competencies Task Force，2013）

本科护理专业从业教育的要素（AACN，2008）

高级护理硕士从业教育的要素（AACN，1996）

高级护理博士从业教育的要素（AACN，2006）

高级护士项目的评价标准（National Task Force on Quality Nurse Practitioner Education，2008）

护理：范围和从业标准（ANA，2010）

美国病案管理协会（CMSA）病案管理的从业标准（CMSA，2010）

跨专业协作实践的核心能力（Interprofessional Education Collaborative Expert Panel，2011）

美国专科护士专业范畴与核心能力（NONPF，2010）

在高级执业护士课程设计中强调对老人的护理（NONPF，2008）

全国临床专科护理博士核心从业能力协会（2009）

全国新生儿高级执业护士协会（2010）

美国护理联盟护理教育者核心能力（NLN，2012）

美国护理联盟杰出标准（NLN，2004）

实践护理博士入门级能力（NONPF，National Panel for NP Practice Doctorate Competencies，2006）

公共健康护理能力四方理事会（2013）

麻醉护理教育项目认证标准（COA，2014）

麻醉护士项目实践博士学位认证标准

护士麻醉师项目认证标准——实践博士

准备自评报告

准备自评文件的第一步是确定报告的结构与写法一致。不同院校会有不同的方法，但教师与管理层应就其结构与格式达成共识，以便自评作者都在同一框架内进行运作。自评报告的写作方法可以有多种形式，如按照单独的标准匹配各工作委员会，写出第一版草案，安排1～2名教师撰写自评报告，指定教师组团队完成各项标准，聘请专业作者，或设立由各内部项目及管理层代表组成的自评指导委员会。指导委员会的每一位代表都带领一个教师写作小组。确定有写作和编辑专长的教师，并特意将其分配到各个工作组中，有助于报告的撰写。

不管用哪种自评方法，教师都应了解和投入自评过程，并跟进文档进展。例如，认证可以列入历次教师会议的议事日程。应明确谁作为报告的作者和编辑者来完成定稿。这个人需要确保文稿全面、清晰和准确。提交终稿的作者可进行全面审阅，删除错误材料和重复内容，并确保每个标准得到充分和准确的强调。

所有教师都需要熟悉自评文稿和认证标准的阐述方法。如果有外部顾问参与了自评过程，教师熟悉其内容非常重要，这样在回应现场评审时，他们就可以准确应对并提供必要的澄清。

制订时间节点对认证自评文稿的完成和为现场调研做计划至关重要。应有充足的时间对护理项目的所有内容进行自我检查和评价，完成自评过程，撰写自评文稿。如果有足够的时间完成自评，参与的教师和工作人员压力较小，更利于写出全面和良好的报告。

在自评过程中，不宜对项目进行大的改动。发生大的项目改动可能会导致教师关注重点从自我审查、自我评价和自评发展转移到执行这些改动上。或许在自评过程中发现做变动的原因十分突出，应在报告中特别指出来。

自评时间节点应逆向制订，开始于现场调研的可能日期。其中应包括各项标准草案完成写作的日期；在自评写作及现场调研准备过程中，组织教师讨论认证标准；记录项目进展和成果；自评报告定稿，与外部顾问设置模拟现场日期；定出为教师、管理层和来访者印刷及装订自评副本的日期；准备资料室；确定最后的现场调研日程。护理项目可以选择将自评电子版文稿和支持文件存放于安全的网络存储端或U盘，并拷贝备份。

正确理解认证标准对自评文档的准备过程非常重要，是现场评审成功的基础。每个护理认证机构均提供自评工作坊、网上研讨会和教师论坛，为每个标准提供重要的解释信息，澄清容易引起疑惑的内容，提供达到各种标准的例证。编写自评文档的教师应认识到回答所有相关认证标准问题的重要性。叙事性文稿需要提供项目符合标准的证据材料。认识到项目的优势、挑战、待解决的问题以及行动计划，可为评价人员提供对项目质量进行持续改进的全面承诺的依据。

请有资格担任现场评审员的教师在自评过程中作为内部顾问将有助于自评报告的写作。这些人可以对自评报告的开展和组织提出宝贵意见。

提供达到认证标准的证据是自评的一个重要方面。进行全面项目评价时，使用数据说明质量改进，有助于自评作者将注意力集中在质量方面。一个明确简洁的印象更符合来访评价人员的需要。

自评小组需在自评文稿中说明项目使

用评价数据做"反馈循环"的终结点。叙述性自评文稿需要支持该项目达到标准的证明材料。虽然现场评审时也会要求提供文件证据，但当评审者得到了达到评审标准的具体例子时，也进一步强化了自评。例如，评价某一课程时可能未持续达到项目标准。如果评价数据包含改进的相关内容，如修改教学方法，或加入新教师，则这些评价数据能够支持由反馈引起的改进。如果收集的评价数据未用于决策过程，反馈循环便没有终结。基于数据的项目决策应体现在对特定标准的自评说明以及自评报告的辅助文稿中。

反映符合具体标准的支持文件包括委员会名单、课程和教师组织会议记录，内含委员会名称、课程名称和会议日期。若这些文件反映出的评价数据可作为反馈循环的终结点，项目则对质量改进做出了可信的承诺。参考其他组织信息如目录（包括页码和数据来源），有助于准确的项目回顾。如果可能，建议使用表格、图表和图形。必要的图和表应放在自评主报告正文内。其他诸如策略计划、课程评价体系和组织结构图等文件应恰当地标注并放在不限页数的附件中。

对参与现场调研的机构有关认证、标准、政策和程序有充分了解的外部顾问，有助于完成自评文稿，并为现场调研做准备。外部顾问可详细审阅自评文稿，并提供客观的改进建议。现场模拟评审时，外部顾问可为教师和管理者提供机会参与模拟认证，使教师和管理层练习现场评审提问时的反应。模拟调研也可帮助教师明确自己的知识优势及需进一步发展的与自评相关的领域。模拟现场调研可以提醒教师，哪些教师更适合回答某些类型的问题。模拟调研可告知教师准备的重要性，让每位教师了解现场调研的认证标准和程序反应，以及与现场评审员的会面。在模拟调研中，教师应练习用简短的回答和实例来进一步阐明自己的观点。

自评文件应格式工整和易于翻阅。叙述性和辅助自评文件应专业打印以确保外观的整体美观。让读者能轻松地从标准翻到标准，或从标准翻到具体表格及附录，对现场评估和审阅人来说较为重要。在每个标准和每个附录之间使用打印的制表符和分页符有助于确保材料的可读性。一份详细的目录表和表格与附录列表可方便阅读，并减少查找特定文档的时间。

若提供电子版自评和支持文件给现场评审员，可在叙述时使用超链接，以便读者能查阅在线参考文档。供审稿人审阅的项目文件如课程、教师评价和教师简历也可以提供电子版。

框 27-1 是回应 CCNE 标准 Ⅰ-A 的一个例子。这个例子是概念性的，不是规范性的，因为可以采用多种策略来阐述该项目符合认证标准。

现场调研

现场调研的目的是使评价小组有机会核实、确认和丰富自评文档中的信息。在现场访问期间，评审员评价该项目是否符合认证标准，并了解护理项目如何使用评价数据进行质量改进。评价小组对相关利益团体包括教师、学生、核心管理层、临床机构代表、毕业生、雇主和其他利益相关者进行访谈，完成评价目标。评价小组组长和护理项目负责人共同决定现场调研的议程。

评价小组会有一个指定区域作为文件资料室，其中有自评报告和支持文档的纸质文件。该区域将作为现场调研期间评价团队的"大本营"。

框 27-1 CCNE 自评回应示例

Ⅰ-A.宗旨、目标和项目预期结果为:

- 与上级机构保持一致。
- 与培养护理专业人员相关专业护理标准和指南保持一致。

详细说明:该项目的宗旨描述、目标和预期成果以书面形式体现,目前和未来的学生、教师和其他有关人员皆可阅读。项目成果包括学生成果、教师成果以及项目确定的其他成果。宗旨描述可涉及护理专业单位开设的所有护理项目,具体项目也可以有其不同的宗旨描述。当多个学位或证书项目存在时,项目目标会被明确区分开。学生成果可以用能力、客观标准或其他与学校和项目常规一致的术语表示。

本项目确定其所采取的专业护理标准和指南,CCNE 也要求相应采用如下专业护理标准和指南:

- 本科护理教育专业实践标准(美国护理学院协会,2008)
- 护理硕士教育基准(美国护理学院协会,2011)
- 高级实践护理博士教育基准(美国护理学院协会,2006)
- 执业护士项目评价标准(National Task Force on Quality Nurse Practitioner Education,2012)

项目可附加其他标准和指南。

培养专业证书学员的项目,将根据相关教育定位和领域采用专业护理标准和指南。

按照 APRN 管理共识模式条例之资格、认证、证书和教育上的有关规定,一个 APRN 项目(授予学位或证书的)应培养学生成为四个 APRN 角色之一,且面向至少一种人群:AACN(2008 年 7 月)。

护理项目的回应

护理学院的宗旨和愿景。护理学院(SON)的任务是通过培养未来护理实践、教育和研究的学科带头人,促进和保护公众健康。该宗旨与大学的宗旨一致,共同目标为教育、研究和优质保健。

护理学院宗旨以书面形式公开,当前和未来的学生和教师通过护理学院手册(见文件资料室),其他有关人员可通过网站"了解学院实际情况"的链接获取。今年前期修订的宗旨陈述更准确地表述了护理学院的方向。

学院宗旨的核心任务是通过护理实践、教育和研究的创新和卓越成果,使护理学院成为护理教育学科的领头羊。护理学院的战略重点包括:

- 培育出教育、实践、研究和政策的新一代领导者。
- 创造新知识并将其应用于实践。
- 引领卫生保健制度的改革,使护士能够根据其所受的教育和培训,充分发挥其作用。
- 了解和参与卫生保健政策的发展。
- 与其他健康专业一起在学习和实践中有效协作。
- 确保护理学院活动与大学目标一致。
- 参与社区协作,改善卫生保健。

区分项目目标

护理学院通过倡导以患者为中心和循证护理实践的教育,培养未来护理实践带头人。对毕业生的项目目标按层次进行了明确区分。

框 27-1 CCNE 自评回应示例（续表）

- 临床护理主管（护理硕士 MSN）项目的毕业生培养通科护士，重点是在微观层面的护理实践和临床领导力。
- 护理实践博士（DNP）项目培养毕业生通过循证决策、结果管理和制度改进引领变革，改善不同环境不同人群的健康状况。护理实践博士（DNP）计划包括本科到博士和硕士到博士项目，包括培养侧重点在五种不同人群（成人 / 老年人、家庭全年龄段、新生儿、小儿和精神健康）之一的高级实践注册护士（APRN）（麻醉护师，临床护理专家，执业护师）、高级公共卫生护士、系统带头人、和促进公共卫生的带头人。
- 护理硕士后证书项目培养寻求高级知识和技能的护士，在如下四个专业中的一个取得证书，成为高级执业注册护士：成人-老年、儿科、新生儿及精神健康。
- 护理哲学博士（博士）培养临床研究人员，为全年龄段人群护理提供科学依据。

预期的学生成果以终极目标体现，具体根据各个不同水平的项目来制订。所有项目通常的认知结果都包括核心概念知识、分析思维、循证决策、结果评价和护理角色。精神运动技能方面的目标根据培养角色的不同，通过临床评价工具反映出来。情感目标包括宣传、自主性、人类尊严与道德。2010 年修订了护理实践博士的最终目标，反映了高级执业项目向新的护理实践博士项目转变的趋势。

指导教育项目的专业标准

护理学院所有项目都基于美国护理学院协会（AACN）开发的全国护理标准。护理实践博士基于 AACN 的高级实践护理博士教育要素。课程设计的审批程序均按第三条标准规定的要求进行，其中包括课程负责人需要提交表明与课程的终极目标、课程目标、课程设计主线、课程内容、学习活动与 AACN 要素、国家执业护士教师组织（NONPF-DNP）的核心领域和（或）国家临床护理专家协会（NACNS）的核心能力相吻合的证据。护理实践博士最终目标、AACN 要素和 NONPF 核心能力的队列比较见附录 X。

高级实践注册护士（ARPN）培养路径，包括从本科到护理实践博士、从硕士到护理实践博士以及硕士后证书项目均采用了高级护士项目评价标准（National Task Force on Quality Nurse Practitioner Education，2012）。ARPN 培养路径按照执业师管理共识模式的规定：资格、认证、证书和教育（APRN Consensus Work Group，2008）。培养学生成为四种执业护师之一，且面向至少一组人群。以上内容将会在要素 I-B 中详述，并在第三条标准下的目前课程描述中做清楚的说明。

此外，每个临床路径培养的 ARPN 与社区 / 公共卫生专家，需要具备特定专业领域的能力：执业护士实践核心能力（NONPF，2012）；特定人群的护士实践能力（家庭 / 全年龄段、新生儿、儿科急症、儿科全科保健、精神卫生、妇女健康 / 与性别相关的健康）（NONPF Population-Focused Competencies Task Force，2013）；成人老年急症执业护理能力（AACN，2012）；成人-老年的全科护理师能力（AACN，2010）；麻醉护士教育项目认证标准（COA，2012）；全国新生儿护士协会（2010）；四方理事会公共健康护理能力（2013）；国家临床护士专科协会实践博士核心能力（2009）；实践博士士入门的能力（NONPF，National Panel for NP Practice Doctorate Competencies，2006）；护理实践跨专业协作核心能力（Interprofessional Education Collaborative Expert Panel，2011）；专科护士领域和核心能力（NONPF，2010）；在高级执业护士课程中强调对老年人的护理（NONPF，2008）；成人-老年人专科护士能力（AACN，2010）；新生儿护理项目教育标准和课程指南（NANN，2009）。各专业标准可由文件资料室获取。

在 ARPN 和毕业后证书课程结业后，毕业生可具备参加美国护士资格认证中心、儿科护理认证委员会、国家麻醉护师认证与再认证委员会、美国执业护士认证项目学院和国家认证公司证书考试的资格。

现场调研的准备工作

仔细准备现场调研有助于评价小组获得必要的文件，并为评审员和护理项目营造一个积极愉快的氛围。护理项目主管制订访问日程的草案，并发送给评价小组负责人或主持人最后批准。这个审批过程完成要经过多次讨论修改是很常见的事。制订议程时，评价小组成员与项目相关的个人和团体包括校长、教务长、临床机构和校友要设置会面讨论时间。及时向利益相关的社区通报认证调研计划很重要，这样可管理日程安排。一般由护理行政官员写信给相关社区的成员告知现场调研日期和日程，并邀请他们提交关于护理项目的意见。也可在网站和大学出版物以及课堂上发送通知，或通过学习管理系统和电子邮件分发。认证调研的公开会议信息可在当地媒体如报纸和电台上公布。

现场调研日程应包括如下个人、团体会面的时间和计划访问的地点：核心管理层，如校长和教务长；校园关键人员，如研究生院院长、图书馆馆长与远程教育负责人以及教务长和首席财务官；学生、教师、校友和临床机构代表，还包括临床实习点和教室。会面与临床实习点调研来去的交通需根据日程做出安排。

如果评价小组要访问临床实习点，需通知相关教师和临床实习点负责人。最后，评价小组需充分安排在资料室的时间。现场评审日程也应包括会议休息时间。虽然项目日程要提前几个月进行安排，但最好在实际调研前 1～2 周内与所有利益相关方确认日程。

文件资料室的准备工作

资料室被视为评审小组的"大本营"，

应按评价团队需要进行配备。应有桌椅、计算机、打印机、办公用品如钢笔、铅笔和便签，以及所有要检查的物品清单。水、软饮料、小吃等都应配置给评价小组。所需的配置评价小组都应很容易地随时获得。准备资料室的有效方法之一是安排特定的教师负责该任务。这些教师负责确保所有文件都贴上标签，并正确放置在资料文件中。资料文件应按标准或关键要素分类。建议编写多份短文件副本（如记录），突出自评中引用的信息，并在每一个标准或关键要素的自评支持文件中放置副本。这样可以让多个评审团队成员同时查阅信息。

资料文件应包含学生作业实例、课程计划、课程安排、教师的教学任务、教师的履历和成就、各种来源的评价反映、自评中引用的表明使用相关数据终结反馈循环的记录、学生的投诉和不满以及来自社区项目相关人员的信件。现场评审可能会检查学生或教师的投诉或不满的文件以评审处理程序是否恰当。资料室内应包含对总体数据文件的跟踪，如国家执业证书考试和资格考试的通过率和就业率等，以供评价人员查阅。资料室还应包含最近的外部机构检查结果，如地区认证机构和州护理委员会的评审结果。

许多护理项目采用信息技术，包括文档管理和提供课程内容的学习管理系统。资料室可加入数字资源。例如，为现场评审员提供可以访问内部数据源的途径，提供存有认证文档的受密码保护的共享驱动器。外部资源如 Dropbox 和谷歌驱动器都支持网络文件共享。文档管理系统如 Dokmee 和 FileHold 软件可以让用户安全地在线集中管理文件。应确保这些软件为最新版本（Capterra，2014；Thompson & Bovril，

2011 ）。

有些项目可能选用混合方法提供资料室的文件，如自评文件和大学及学院目录；可以是打印版或电子版，其他文件如课程和讲师的评价则为电子版。可以将含有认证相关文档的闪存提供给现场评价团队，或让其临时访问有密码保护的存有认证文档的共享驱动器或学习管理系统。自评报告里的叙事性文档可采用超链接指向在线支持文档。

资料室的电子文档减少了打印的纸质文件数，减少了资源耗费，如减少了复印和装订的时间、纸张消耗及节省空间。自评报告和支持性电子版文件便于评审人进行审查，无需运输沉重的纸质文件，从计算机工作站上查阅认证相关文件即可（Thompson & Bovril，2011 ）。

所有护理认证机构在各自网站上显示了资料室应提供的认证访问相关文件信息。见美国认证护理教育委员会（ACEN）（www. acenursing.org/accreditation-manual/ ）、大学护理教育委员会（CCNE）（www.aacn.nche. edu/accreditation/pdf/advice.pdf ）和美国国家护理教育认证委员会（NLN CNEA）（http:// www.nln.org/cnea ）。

认证机构的决策过程

所有的认证机构都按类似步骤进行决策，部分步骤由美国教育部（USDE）规定。这些机构的规定包括以下步骤：

- 同行评议小组根据自评文件与现场调研之吻合情况，向认证机构提交认证项目是否符合认证标准的报告。
- 护理项目负责人可对评价小组的报告做出回应。
- 评价小组的报告、护理项目对报告的回应和自评文件一同被送到认证机构审查小组。审查小组根据评审决定给出有关认证决定方面的推荐意见。
- 审查小组的建议和所有相关材料均发送给理事委员会，尤其最后决定是否批准、继续认证、拒绝或撤销认证。
- 最终认证结果要与教育部、上级机构和相关认证及监管机构进行沟通。

每个认证机构都有上诉程序，护理项目收到负面评审决定时可选择上诉。上诉要在规定的时间段内进行。上诉程序可能需要相关的附加费用。

总结

认证是自愿活动，在美国有 100 多年的历史。其他国家的政府常肩负教育机构的监督职能。美国则由私营认证机构为认证项目和院校提供质量保证和质量改进建议，它们也可以为认证的项目及院校把关包括学生财政援助计划在内的教育部或其他联邦机构管辖的资金项目。认证机构经由联邦政府和州政府认可，是保障学术质量的可靠权威（ASPA，2007；CHEA，2010；COA，2014 ）。

认证是同行评议过程，由私营非政府机构将对机构或项目的认可情况告知公众。认证通过意味着该机构或项目符合或超过国家公认的教育质量标准。对院校机构或专业项目的评审，依据其宣称的教育目标，只要这个目标在施教上恰当，且符合认证标准，并在认证机构所认定的范围内即可（ASPA，2007；CHEA，2010；COA，2014 ）。

认证的存在确保了评价的质量，并支持

质量的持续改进。由于认证适用于院校或项目，而证书与资格执照则适用于个人，故认证并不能确保毕业生个体的质量，但能针对其教育的背景和质量提供合理保障（ASPA，2007；CHEA，2010；COA，2014）。

认证对公众的益处：

- 合理保证项目的外部评价及督促其实现在专业领域的期望值。
- 识别出明确表示愿意进行质量改进活动的项目。
- 由循证程序修改对项目的要求以改善面向公众的专业服务。
- 减少公共机构对教育项目运作的干预，由私立认证机构提供质量评价和改进依据。

认证对学生的益处：

- 合理保证获得认证项目的教育活动的满意度，并满足学生的需要。
- 便于项目和院校之间的学分互认。
- 提供统一的行业准入条件。
- 设定申请第四章财政援助和其他联邦或州项目的资格。

认证对项目的益处：

- 认证促进自我改进。
- 认证机构可提供同行评议和咨询。
- 提高通过认证的项目声誉。
- 认证为特定的政府资助项目和私人基金赠款设定资格。

认证对行业的益处：

- 促进从业人员建立职业教育的要求。
- 通过汇集从业人员、教师、学生和社区利益相关人士参与该项改进专业教育和实践的活动，提高专业凝聚力（ASPA，2007；CHEA，2010；COA，2014）。

顺利完成认证过程对所有护理项目来说都是重大的成就。自我审查和自我评价的内容应持续不断而非随机进行审查。认证成果表明了该项目对质量评价和改进的承诺。

大多数护理项目可选择认证护理教育委员会（ACEN）、大学护理教育委员会（CCNE）和新的国家护理教育认证委员会（NLN CNEA）三个认证机构之一进行认证。学士学位和更高学位课程可以选择 ACEN、CCNE 或 NLN CNEA 进行认证。副学士学位、专科和实践/职业护理项目认证可选择 ACEN 或 NLN CNEA 进行认证。如果项目需要第四章财政援助认证，ACEN 将依然是首选。从上述任一认证机构获得认证均反映该项目质量达标。

虽然教师可能认为评审过程冗长而费时，但这是一个改进项目的机会。护理项目根据认证机构提供的详细指南可进行初始认证及持续认证。

对证据的反思

1. 技术如何应用于提升认证过程？
2. 是否有其他模式可以精简认证过程？
3. 根据你的认证经验，哪些建议可以让教师在认证过程中更好地参与，尤其是新教师或初级教师？

参考文献

Accreditation Commission for Education in Nursing (ACEN). (2013). *ACEN accreditation manual*. Retrieved from, www.acenursing.org.

American Association of Colleges of Nursing. (2008). *The essentials of baccalaureate education for professional nursing practice*. Author.

American Association of Colleges of Nursing. (2012). Retrieved from, http://www.aacn.nche.edu/education-resources/evalcriteria2012.pdf.

Association of Specialized Professional Accreditors. (2007). Retrieved from, http://www.aspa-usa.org/.

Capterra. (2014). *Top document management software products*. Retrieved from, http://www.capterra.com/document-management-software/.

Case Management Society of America. (2010). *Standards of practice for case management*. Retrieved from, www.cmsa.org.

Commission on Collegiate Nursing Education (CCNE). (2009). *CCNE mission statement and goals*. Retrieved from, www.aacn.nche.edu.

Council for Higher Education Accreditation (CHEA). (2010). Retrieved from, www.chea.org.

Council on Accreditation of Nurse Anesthesia Educational Programs. (2014). Retrieved from http://home.coa.us.com/Pages/default.aspx.

Criteria for Evaluation of Nurse Practitioner Programs. (2012). *American Association of Colleges of Nursing*. Retrieved from, http://www.aacn.nche.edu/education-resources/evalcriteria2012.pdf.

Eaton, J. (2012). *An overview of U.S. accreditation*. Washington, D.C.: Council for Higher Education Accreditation.

National Association for Practical Nurse Education and Service (NAPNES). (2004). *NAPNES standards of practice for licensed practical/vocational nurses*. Retrieved from, www.napnes.org.

National Task Force on Quality Nurse Practitioner Education. (2008). *Criteria for evaluation of nurse practitioner programs: A report of the national task force on quality nurse practitioner education*. Retrieved from, www.aacn.nche.edu.

National League for Nursing Commission on Nursing Education Accreditation. (2015). Retrieved from, http://www.nln.org/accreditation-services/the-nln-commission-for-nursing-education-accreditation-(cnea).

Thompson, C., & Bovril, C. (2011). Information technology as a tool to facilitate the academic accreditation process. *Nurse Educator, 36*(5), 192–196.

United States Department of Education (USDE). (2014). *Accreditation FAQs*. Retrieved from, www.ope.ed.gov/accreditation/FAQ/Accr.aspx.

中英文专业词汇对照表

abstract conceptualization	抽象概念化
academic advising	学术咨询
academic dishonesty	学术欺诈
academic failure	学业失败
academic health centers	学术健康中心
academic institutions	学术机构
academic issues	学术问题
academic performance	学业表现
academic progression models	学术发展模式
accreditation	认证
Accreditation Commission for Education in Nursing（ACEN）	护理教育认证委员会
Accreditation Commission for Midwifery Education（ACME）	助产专业教育认证委员会
accreditation organization	认证组织
accreditation review committee（ARC）	认证审查委员会
accrediting bodies	认证团体／组织
action verbs	行为动词
active learning	主动学习
acute and transitional care environments	急症和过渡性护理环境
Americans with Disabilities Act（ADA）	美国残疾人法案
adjunct faculty	兼职教师
administrative violations	行政违规行为
admission policies	入学政策
adult learning theory	成人学习理论
affective domain of knowledge	情感领域的知识
affordability	可负担性
American Association of Colleges and Universities	美国大学协会
American Association of Colleges of Nursing（AACN）	美国护理学院协会
American Association of University Professors（AAUP）	美国大学教授联合会
American Journal of Nursing list of resources	美国护理杂志资源清单
American Nurses Association（ANA）	美国护士协会
annoying acts	令人讨厌的行为
American Organization of Nurse Executives（AONE）	美国护士行政组织
appeal process	申诉程序
application	申请
appointment，promotion，and tenure（APT）committee	任命、晋级与终身教职评定委员会

appointment process	任命程序
appointment tracks	任命路径
Accreditation Review Committee	认证审查委员会
audience response systems（ARSs）	即时教学反馈系统
assessing learning	学习评价
assessment	评价
associate degree programs	副学位课程
asynchronous technologies	非同步技术
at-risk students	高危学生
attitude scale	态度量表
audio conferencing	音频会议
baccalaureate curriculum	学士学位课程
baccalaureate degree programs	学士学位项目
behavioral learning theory	行为主义学习理论
behavioral objective model	行为目标模型
behaviorism theory	行为主义理论
blended courses	混合式课程
blending online teaching	混合式在线教学
Bloom's taxonomy	布鲁姆分类学
brain-based learning theory	基于大脑的学习理论
California critical thinking disposition inventory（CCTDI）	加利福尼亚评判性思维倾向量表
campus policies	校园政策
caring theory	关怀理论
Carnegie Foundation for the Advancement of Teaching	卡耐基教学促进基金会
case study	案例分析 / 研究
classroom assessment techniques	课堂评价技术
competency-based education（CBE）	能力导向教育
Council for Higher Education Accreditation（CHEA）	高等教育认证委员会
Chen's theory-driven model	陈氏理论驱动模式
CIPP（context，input，process，product）model	背景、输入、过程、产出模式
classic test theory	经典测验理论
flipped classroom	翻转课程
clinical learning environment（CLE）	临床学习环境
clinical conferences	临床会议
clinical nurse leader（CNL）	临床护理主管
clinical performance evaluation	临床学习评价
clinical reasoning	临床推论
clinical simulations	临床模拟
clinical teaching	临床教学
clinical teaching associate（CTA）model	临床教学相关模式
cloud-based solutions	基于云的解决方案
course management system	课程管理系统

Commission for Nursing Education Accreditation（CNEA）	护理教育认证委员会
cognitive domain of knowledge	认知领域知识
cognitive learning theory	认知学习理论
cognitive self-instruction	认知自我指导
cognitivism theory	认知主义理论
collaborative curricular models	合作课程模式
collaborative learning	合作学习
community-based service learning	以社区为基础的服务性学习
competency	能力
competency-based education（CBE）	基于能力的教育
competency learning progression charts	能力学习进展图表
computer-assisted instruction	计算机辅助教学
concept maps	概念图
conceptual knowledge	概念性知识
connected classroom	互联课堂
construct-related evidence	结构相关的证据
construct validity	结构效度
constructivist learning theory	建构主义学习理论
content mapping	内容构图
content-related evidence	内容相关的证据
content validity	内容效度
continuing education	继续教育
continuity	连续体
continuous quality improvement	持续质量改进
cooperative learning	合作性学习
course design	课程设计
course evaluation	课程评价
course grades	课程成绩
course management systems（CMSs）	课程管理系统
course syllabus	教学大纲
courses	课程
criminal conduct	犯罪行为
criterion-referenced tests	标准参考测验
criterion-related evidence	标准相关证据
critical reflection	评判性反思
critical thinking	评判性思维
cultural bias	文化偏见
cultural care theory	文化照护理论
cultural competence	文化能力
curriculum design	课程设计
curriculum development	课程设置
curriculum evaluation	课程评价

curriculum map	课程图
debriefing	总结报告
deep learning theory	深度学习理论
didactic course	理论课程
digital natives	数字原生代
digital technology	数字技术
distance education	远程教育
diverse learning	多元学习
doctor of nursing practice（DNP）degree	护理实践博士学位
electronic health record（EHR）	电子健康档案
employer surveys	雇主调查
English as second language（ESL）	英语作为第二语言
environmental scanning	环境扫描
equivalence reliability	等值信度
evaluation models	评价模型
evidence-based practice	循证实践
experiential learning	体验式学习
external evaluators	外部评价者
factual knowledge	事实性知识
faculty development	教师发展
faculty tenure	终身教职
focus groups	焦点小组
formative evaluation	形成性评价
global health	全球健康
goal-free evaluation model	目标游离评价模型
grade inflation	分数膨胀
grading	评分等级
grading rubrics	评价量规
health care reform	医疗改革
health care system	卫生保健系统
hidden curriculum	隐性课程
high-stakes test	高利害测试
higher order of thinking	高阶思维
high-fidelity simulation	高保真模拟
high-stakes simulations	高利害模拟
hybrid courses	混杂课程
in situ simulations	原位模拟
Institute of Medicine（IOM）	美国医学研究所
integrative clinical preceptor model	整合的临床带教导师模型
intellectual and ethical development theory	知识和伦理发展理论
interactive assignments	交互式作业
interactive learning	互动学习

interdisciplinary competencies	跨学科能力
internal consistency	内部一致性
interpretive pedagogies theory	解释教育学理论
interprofessional clinical education	跨专业临床教育
interprofessional collaborative practice	跨专业合作性实践
interprofessional education（IPE）	跨专业教育
interrater reliability	评定者间信度
item difficulty index	试题难度指数
item discrimination	条目区分度
item response theory	项目反应理论
procedural knowledge	程序性知识
leadership	领导力
learner-centered clinical education environment	以学习者为中心的临床教学环境
learner-centered courses	以学习者为中心的课程
learning disabilities	学习障碍
learning domains	学习领域
learning experiences	学习经历
learning management systems（LMS）	学习管理系统
learning style	学习风格
liberal arts curriculum	通识课程
licensed practical nurses	执业实践护士
linguistic bias	语言偏见
low-stakes simulations	低利害模拟
metacognition	元认知
multicultural education	跨文化教育
multiple clinical assignments	多重临床任务
multiple intelligences theory	多元智能理论
multiple-choice questions	多项选择题
narrative pedagogy	叙事教学法
National Council Licensure Examination-Registered Nurse（NCLEX-RN）	国家注册护士执业证书考试
National Institutes of Health	美国国立卫生研究院
National League for Nursing（NLN）	美国国家护理联盟
National League for Nursing Accrediting Commission（NLNAC）	美国国家护理联盟认证委员会
norm-referenced tests	常模参照试验
null curriculum	缺失课程
nursing grand rounds	护理大查房
objective structured clinical examination（OSCE）	客观结构化临床考试
online courses	在线课程
online learning	在线学习
online learning communities（OLCs）	在线学习社区
partnerships models	合作模式
passive learning	被动学习

patient safety	患者安全
pedagogy	教育学
peer active learning	同伴主动学习
peer evaluation	同伴评价
peer learning	同伴学习
Pew Health Professions Commission	皮尤卫生专业委员会
phenomenology theory	现象学理论
point-of-care technology	定点照护技术
portfolios	档案袋
practice learning environments	实践学习环境
preceptor model	带教导师模式
predictive validity	预测效度
problem-based learning	基于问题的学习
program evaluation	项目评价
psychomotor domain	精神运动领域
quality and safety education for nurses（QSEN）	护理质量与安全教育
raw score	原始分数
relative grading scales	相对分级量表
relative scale	相对尺度
relevance	关联性
reliability	信度
retention rates	保留率
role play	角色扮演
self-assessment inventory（SAI）	自评问卷
self-evaluation	自我评价
self-learning model	自学模式
service learning	服务性学习
short-answer item	简答题
simulation design scale（SDS）	模拟设计量表
situated cognition	情境认知
situated learning theory	情境学习理论
social learning theory	社会学习理论
social responsibility	社会责任感
social cultural learning theory（SCT）	社会文化学习理论
Socratic questioning	苏格拉底提问法
spiral design	螺旋式设计
standard deviation（SD）	标准差
standardized patients	标准化病人
strand design	链式设计
student engagement	学生参与
student interviews	学生访谈
summative evaluation	终结性评价

syllabus	教学大纲
synchronous technologies	同步技术
table of specifications	双向细目表
teaching assistant	助教
teaching performance	教学绩效
teaching strategies	教学策略
team-based learning	基于团队的学习
undergraduate programs	本科课程
unfolding case simulations	展开式案例模拟
U.S. Department of Education（USDE）	美国教育部
utility	效用
validity	效度
video podcasts	视频播客
virtual classroom	虚拟教室
virtual clinical practicum（VCP）	虚拟临床实习
virtual learning environments（VLEs）	虚拟学习环境
virtual simulations	仿真模拟
web-based courses	网络课程
webinar	在线研讨会
Wikipedia	维基百科
World Health Organization（WHO）	世界卫生组织
written assignments	书面作业
written testing	笔试
zone of proximal development（ZPD）	最近发展区